中医外科医籍荟萃

zhongyi waike yiji huicui

王思农　李廷保　杨鹏斐　杜雪洋　主编

甘肃科学技术出版社

图书在版编目（CIP）数据

中医外科医籍荟萃 / 王思农等主编 . -- 兰州：甘
肃科学技术出版社，2023.3
ISBN 978-7-5424-3056-4

Ⅰ.①中… Ⅱ.①王… Ⅲ.①中医外科学－临床医学
－经验－中国－现代 Ⅳ.①R26

中国图家版本馆CIP数据核字(2023)第048081号

中医外科医籍荟萃

王思农　李廷保　杨鹏斐　杜雪洋　主编

责任编辑　刘　钊
封面设计　孙顺利

出　版　甘肃科学技术出版社
社　址　兰州市城关区曹家巷1号　730030
电　话　0931-2131572（编辑部）　0931-8773237（发行部）

发　行　甘肃科学技术出版社　　印　刷　兰州万易印务有限责任公司
开　本　880mm×1230mm　1/16　　印　张　47.25　插　页　2　字　数　880千
版　次　2023年6月第1版
印　次　2023年6月第1次印刷
印　数　1~2000
书　号　ISBN 978-7-5424-3056-4　　　　定　价　198.00元

编委会

主　编：王思农　李廷保　杨鹏斐　杜雪洋

副主编：金彩云　王思阳

编　委：（按姓氏笔画排序）

马超超（甘肃中医药大学）　　于坤良（甘肃中医药大学）

牛凡红（甘肃中医药大学）　　牛凡琪（甘肃中医药大学）

王思农（甘肃中医药大学）　　王　宁（甘肃中医药大学）

王亚红（甘肃中医药大学）　　王余乔（甘肃中医药大学）

王雅佩（甘肃中医药大学）　　王思阳（酒泉市人民医院）

冯大鹏（甘肃省中心医院）　　刘　芳（甘肃省中医院）

刘　婧（甘肃中医药大学）　　刘俊俊（甘肃中医药大学）

李廷保（甘肃中医药大学）　　李　丹（甘肃中医药大学）

李彦梅（甘肃中医药大学）　　李炳男（甘肃中医药大学）

杜雪洋（甘肃中医药大学）　　杜艳丽（甘肃中医药大学）

肖　佼（甘肃中医药大学）　　何鑫瑜（甘肃中医药大学）

杨鹏斐（甘肃中医药大学）　　杨世睿（甘肃中医药大学）

金彩云（甘肃中医药大学）　　柳文红（甘肃省中心医院）

费晓影（甘肃中医药大学）　　高金娟（甘肃中医药大学）

郭斐斐（甘肃中医药大学）　　康秀英（甘肃中医药大学）

程　淼（甘肃中医药大学）　　缪中翠（甘肃中医药大学）

前　言

　　中医药文化历史悠久,在中华民族几千年的繁衍生息和劳动生产中发挥了重要作用,经过前人反复总结与实践,现已形成了一个内容丰富而完备的中医药学科体系,是中华民族文化遗产的重要组成部分,以其独特的辨治体系矗立于世界医学之林。中医外科学是中医学临床特色学科之一,其以中医理论为指导,以阴阳辨证为总纲,辨病与辨证结合,研究外科疾病发生、发展变化。中医外科从周代成为专科,至明清时期理论体系发展成熟,期间学术流派林立,学科著作不仅涵盖众多外治方药,更重视阐明病因病机、外病内治之法。

　　中医外科史书资料众多,外科专著中许多验方效方时至今日仍应用于临床。后世医家将古方化裁与现代理论研究结合,内服外治并举,古为今用,与时俱进。作为现代中医外科从业者,将临床常见外科疾病古人经典记载与现代研究、治疗结合,以疾病为线,以时间为轴,古今结合,时空交会,继承创新。基前人之经验,引后世之诊疗,不断提高中医外科临证水平,给中医学子、爱好者以及广大医疗工作者提供了一本专业性较强、实用性较高的外科论著,这也是编者团队一直追求的方向和希望。

　　古籍文献浩如繁星,诸如粉刺、湿疮、蛇串疮等病,不同时期古籍中均有记载,本书编撰从疾病入手,根据朝代梳理古籍中关于本书的内容,主要摘录了中医外科中常见皮肤疾病、疮疡疾病、瘿瘤及肛肠疾病,加以整理,纵向挖掘梳理常见疾病的古籍记载叙述,并与名家经验、典型医案及现代研究内容结合,融贯古今。其具体编撰分为四部分:一、疾病的古籍记载。二、近现代名家对病因病机、证型、临证的认识。三、医案。四、现代研究进展。通过史书资料与现代研究结合,以期对临床常见皮肤病及疮疡疾病发展演变有更深刻的认识,供医学专业人员查阅,人民群众学习保健。

　　本书编撰搜集整理史书文献较多,涵盖古籍与现代研究,跨度较大,且古人关于疾病细分不如今之专细,故而在深度把握上有一定困难。虽多次论证审稿,力求精益求精,然水平有限，不足在所难免。本书内容中可能存在错漏和不当之处，敬请广大读者指正，不吝赐教。

编者：王恩农

2022 年 1 月 12 日

目 录

第一章　疮疡疾病

第一节　疖

疖是指发生在肌肤浅表部位、范围较小的急性化脓性疾病。其临床特点是色红、灼热、疼痛,突起根浅,肿势局限,范围多小于3cm,易脓、易溃、易敛。根据病因、证候不同,又可分有头疖、无头疖、蝼蛄疖、疖病等。本病相当于西医学的疖、头皮穿凿性脓肿、疖病等。

一、古籍选粹

古籍参考书目:《肘后备急方》《刘涓子鬼遗方》《诸病源候论》《备急千金要方》《太平圣惠方》《证治准绳》《医学纲目》《外科理例》《外科正宗》《外科集验方》《外科启玄》《外科证治全生集》《疡科心得集》《疡医大全》。具体内容摘录如下:

(一)晋·葛洪《肘后备急方》

【外用治疗】

又热肿疖。彬膠数涂,一日十数度,即瘥。疗小儿疖子,尤良。每用神效。

《胜金方》治发脑,发背,及痈疽,热疖,恶疮等。腊月兔头,细锉,入瓶内密封,惟久愈佳。涂帛上,厚封之,热痛敷之,如冰频换,瘥。

(二)南齐·龚庆宣(编)《刘涓子鬼遗方》

【内服治疗】

治客热郁积在内,或生疖,**黄芪汤方** 黄芪二两 人参一两 川芎 当归 甘草炙,各一两 远志去心 干地黄各二两 大枣二十枚 生姜五两 麦门冬去心,五两 上十味切,以水一斗二升,煮取三升,分温三服。

（三）隋·巢元方《诸病源候论》

【疾病概述】

肿结长一寸至二寸，名之为疖。亦如痈热痛，久则脓溃，捻脓血尽便瘥。

【病因病机】

风寒十气客于皮肤，血气壅结所成。六腑不和，血气不调，风邪客于喉间，为寒所折，气壅而不散，故结而成痈。凡结肿一寸为疖。

（四）唐·孙思邈《备急千金要方》

【内服治疗】

凡肿，根广一寸以下名疖，一寸以上名小痈，如豆粒大者名子，皆始作。急服**五香连翘汤**下之，数剂取瘥乃止。青木香 薰陆香 鸡舌香 沉香 麻黄 黄芩各六铢 大黄二两 麝香三铢 连翘 海藻 射干 升麻 枳实各半两 竹沥三合

治疖子方：凡疖无头者，吞葵子一枚，不得多服。

【外用治疗】

又方：生椒末 釜下土等分 上二味为末，醋和涂之。（《翼方》有曲末，为三味）

又方：以鼠粘根叶贴之。

又方：烧葛蔓灰封上，自消。牛粪灰封之亦佳。

（五）宋·王怀隐等《太平圣惠方》

【病因病机】

夫疖者。由风湿冷气搏于血，结聚所生也。人运役劳动，则阳气发泄，因而汗出，遇冷湿气搏于经络，血得冷折，则结涩不通，而生疖，肿结如梅李也。又云：肿一寸二分为疖也。

【临证辨治】

凡痈疽疖初生，皆只如粟黍粒许大，微似有痛痒，或触破之即焮展。初觉有之，即须速服犀角汤丸及诸冷等药，取通利疏畅腑脏，兼以汤水淋射之，涤其壅滞，疮头涂石药，四畔贴熁药，折其毒势。如此将理，觉不退，是热毒较坚，即停用汤水淋射，精意辨之，定是痈疖，便当上灸之；若是疽，则审按候其浅深，烧针烙之，于维上涂，止痛引脓，膏维之兼帛贴之，常令开润，勿令燥也。四畔贴熁药。夫血脉喜温而恶寒，若着冷气过埋迫之，即血滞难瘥。若已成大脓者，兼疮中有恶肉，即须用猪蹄汤洗之，敷蔄茹散等，蚀其恶肉。候烂肉欲尽，即贴生肌膏药，及饮食慎忌，寝御居处，触事抑情，克意将理。若用心有误，犹草从风，既辨识匪瘥，如汤沃雪也。

【内服治疗】

治热毒生疖，五脏壅滞，**大黄散方**。川大黄一两，锉碎，微炒 栀子仁半两 黄芩一两 川升麻

一两　甘草半两,炙微赤,锉　上件药,捣筛为散,每服四钱,以水一中盏,煎取六分,去滓,不计时候温服,得快利为度。

治热毒痈疖,**漏芦散方**。漏芦一两　木通三分,锉　川升麻一两半　赤芍药一两　桑根白皮三分,锉　黄芩一两半　枳壳一两,麸炒,微黄去瓤　甘草三分,炙微赤,锉　上件药,捣筛为散。每服四钱,以水一中盏,煎至六分,去滓。温服,日三四服。

治热毒疮疖肿硬,**生干地黄丸方**。生干地黄一(二两)　川大黄三两,锉碎,微炒　赤芍药　赤茯苓　甘草生锉　王不留行子　远志去心　桂心　川升麻　黄芩　麦门冬去心　人参去芦头,以上各一两　上件药,捣罗为末。炼蜜和捣三二百杵,丸如梧桐子大。不计时候,以温水下三十丸。

治初觉皮肤及项背有疮疖,恐成痈疽,兼脏腑壅涩,或寒热口干心烦,**犀角散方**。犀角屑一两　知母三分　木通一两,锉　赤芍药三分　川升麻三分　荠苨三分　葳蕤一两　川大黄一分　上件药,捣粗罗为散,每服四钱,以水一中盏,煎至六分,去滓,入竹沥半合,不计时候温服,以利一两行为度。

治发背,一切痈疖,身体烦躁,热渴疼痛,**芦根散方**。芦根一两,锉　连翘一两　玄参一两　射干一两　川升麻一两　栀子仁一两　赤芍药一两　羚羊角屑一两　寒水石二两　甘草三分,生锉　生干地黄二两　上件药,捣筛为散,每服四钱,以水一中盏,煎至六分,去滓,不计时候温服。

治小儿痈疮,及丹毒疮疖,**漏芦散方**。漏芦一分　麻黄一分,去根　连翘一分　川升麻一分　黄芩一分　白蔹三分　上件药。捣粗罗为散。每服一钱,以水一小盏,煎至五分,去滓,量儿大小,不计时候。

治小儿热毒生疽,肿硬疼痛,及赤白诸丹毒疮疖,并宜服**漏芦散方**。漏芦半两　麻黄半两,去根节　连翘半两　川芒硝半两　川升麻三分　枳实三分　赤芍药二分　上件药,捣粗罗为散。每服一钱,以水一小盏,煎至五分,去滓,量儿大小,不计时候。

治小儿疽肿及疮疖,身体壮热,口干心躁,**黄芪散方**。黄芪半两,锉　连翘半两　川升麻半两　玄参一分　丹参一分　露蜂房一分,微炙　上件药,捣粗罗为散,每服一钱,以水一小盏,煎至五分,去滓,放温,量儿大小,分减服之。

治小儿壅热在脏,皮肤毒肿,或生疮疖,心神烦躁,大小便不利,**漏芦散方**。漏芦半两　白蔹半两　黄芩半两　麻黄半两,去根节　知母半两　枳实半两,麸炒微黄　川大黄半两,锉碎微炒　川升麻半两　犀角屑半两　赤芍药半两　川芒硝半两　甘草半两,炙微赤,锉　上件药,捣粗罗为散,每服一钱,以水一小盏,煎至五分,去滓,放温,量儿大小,不计时候,分减服之。

治小儿初生疮疖,五脏壅热,宜服**大黄散方**。川大黄半两,锉碎微炒　栀子仁一分　黄芩半两　川升麻半两　甘草一分,生用　上件药,捣粗罗为散,每服一钱,以水一小盏,煎至五分,去滓,放温,量儿大小,分减服之。

治小儿热毒气壅,外攻皮肤生疮,赤肿痛,或时烦热,少得睡卧,**犀角丸方**。犀角屑三分 川升麻半两 黄芩半两 玄参半两 黄芪半两,锉 人参半两,去芦 上件药,捣罗为末,炼蜜和捣三百杵,丸如麻子大,每服,以生甘草汤,下七丸,量儿大小。

治小儿虚热,消疮疖,**地黄丸方**。生干地黄一两 桂心半两 川大黄一两,锉碎微炒 赤芍药半两 赤茯苓半两 上件药,捣罗为末,炼蜜和丸,如绿豆大,每服,以熟水下七丸,量儿大小,加减服之。

真人服食方 云母粉五十斤 松脂十二斤 白茯苓十斤 附子去皮脐,生用 蜡蜜十斤 上件药,先捣罗上四味为末,与蜜相和,更捣三千杵,以三年米醋拌令匀,用不津瓮子盛之,埋于地中,满千日方乃药成,出之,其上时时有光。每服,以温水化鸡子大服之,日三服。至一斤,身中三虫伏尸,万邪恶病,及诸疮疖皆除。服之二斤,饥渴寒热一切尽除。服之三斤,筋骨强。服之四斤,气力盛。服之五斤,颜色如玉。服之六斤,身如飞行。服之七斤,延年不老,可致神仙。

【外用治疗】

治疮疖初生,热毒始结,疼痛妨闷,**硝石散方**。川硝石三分 紫檀香半两 甜葶苈一分 莽草一分 白芍药一分 川大黄半两,生用 白蔹一分 上件药,捣细罗为散,以浆水旋调,稀稠得所,涂于肿上,干则易之,以热退肿消为度。

治痈疖,结肿赤热者方。上水磨半夏涂之,燥复更涂。

治痈疖无头者方,上取鼠粘叶粘贴,又用水和雀粪敷之。

治热毒恶疮,及诸疮肿,**胡粉散方**。胡粉一两 黄连一两,去须 水银一两,与胡粉同研令星尽 糯米二十粒 赤小豆十四粒 上件药,捣罗为末,以麻油和诸药,并水银调令匀。薄薄涂之。

治软疖虽出脓水,热痛不止方。赤小豆四十九粒 乳香半分 腻粉半两 上件药,捣细罗为散,先去脓水,后贴药末,三两上效。

治软疖,热毒不散,疼痛不止方。食草猪粪 冬瓜皮等分烧灰 上件药,都研为末。先用盐浆水洗了,以生油调涂,以瘥为度。

又方:上以麻油四两,熬乱发如鸡子大,成膏,入乌猫儿粪末一分,调令匀。涂于绯帛上。贴之。

又方:鲫鱼上取蒿柴火烧令焦,捣罗为末,入生油调贴于疖上。

治痈疽发背,痈肿风毒,一切疮疖,**内消止痛黄丹膏方**。黄丹二十四两,微炒,细罗 麻油二斤半 猪脂八两,腊月者 松脂四两 紫菀一两,去土 当归一两 防风一两,去芦头 黄芩一两 莨菪子二

(一)两　棘针四十九枚,头曲者　青绯帛各二尺,烧灰　人粪灰一两　青柏叶一两　蜥蜴七枚　乱发如鸡子大　蜡三两　葱并根二十茎　上件药,锉碎,先下油脂于锅中,煎,令熔;次下药,以文火煎半日;次下松脂、蜡,候香熟,以绵滤去滓;都入药油于锅中,纳黄丹,不住手搅令匀,候色变紫色,收得油方尽,软硬得所,用瓷盒盛。摊在故帛上,贴之。

夫小儿肿结,长一寸至二寸,名之为疬,亦似痈热痛。久则脓溃。捏脓血尽便瘥。

治小儿疮疬初生,热气始结,疼痛妨闷,涂之便令消,**硝石散方**。硝石半两　紫檀香半两,锉　甜葶苈一分,生用　莽草一分　川大黄半两　白药一分　白蔹半两　上件药,捣细罗为散,以浆水和稀稠得所,用竹篦子涂于肿上,干即易之,以热退肿消为度。

治小儿软疬,**乳香膏方**。乳香半两　腻粉一合(分)　油一两　黄蜡半两　松脂一分　密陀僧一分,细研　上件药,先取油煎蜡、松脂、乳香,然后,下粉、密陀僧,调和成膏,看疬大小,摊膏于帛上贴之。

又方:上以油麻子炒热。烂嚼敷之。

治小儿软疬,有脓不穴,宜用此方。巴豆一粒　豆豉五十粒　葱白一寸　上件药,同研令烂,涂在疬上,别以醋面糊封之。

治小儿软疬,立效方。石灰半两　干姜半两,生用　上件药,捣细罗为散,以生油和捏作碗子,罨在疬上,立瘥。

又方:甘草霜半两　盐花半两　黄柏一分,锉　乳香一分　寒食面半两　上件药,捣细罗为散,每次,醋和涂于故帛上,贴之。

又方:豆豉半两　盐半两　葱白七茎,细切　上件药,都捣作饼子,量疮贴之,如疮大,即以大艾炷灸之,效。

又方:生椒末面　伏龙肝以上各等分　上件药,细研为散,以醋和封之,干即易之效。

又方:上以葛蔓,烧灰细研,封之。

治小儿疬无头者方,上取鼠粘叶,烂捣敷之。

又方:上雀粪细研,水调敷之。

又方:上以葵子一枚,以水下之,即有头。

夫小儿头疮者,由脏腑有热,热气上冲于头,而复有风湿乘之,湿热相搏,折于血气,而变生疮也。治小儿头疮,经年不瘥,**松脂膏方**。松脂一两半　川大黄一两　苦参一两,锉　黄连一两半,去须　胡粉一两　黄芩一两　上件药,捣罗为末,以腊月猪膏,和研水银星尽,以瓷盒盛,每使,可疮涂之效。

治小儿头疮久不瘥,恶汁出不断方。黄连一两,去须　黄柏一两,锉　白矾一两,烧灰　蛇床子

半两 胡粉三分 上件药,捣细罗为散,以熬成猪脂调如膏,日二涂之效。

治小儿头疮,及恶疮方。香豉二合 麻油二合 臭黄半两 葱白四两,细切 上件药,先煎油令熟,入香豉等,熬令烟出,熟捣贴于疮上,以物密裹效。

又方:黄连一两,去须 吴茱萸半两,生用 腻粉半两 杏仁半两,汤浸,去皮 麻油一合 上件药,捣罗为末,入麻油杏仁同研如膏,每涂药时,先以盐浆水洗,拭干了,涂于疮上。

治小儿头上生恶疮,及疳疮,软疖,并宜敷**胡粉散方**。胡粉一分 黄连一两,去须 糯米二十一粒 赤小豆十四粒 吴茱萸半分 水银一两,点少许水入胡粉研令星尽 上件药,捣罗为末,即以麻油和诸药,调匀涂之。

治小儿恶疮,淋洗**大黄汤方**。川大黄 黄连去须 黄芩 泽兰 白矾研 石南以上各一两 戎盐一分,研 蛇床子三分 上件药,细锉和匀,每用二两,以水三大盏,煮至二盏,去滓,适寒温,洗淋患处,日三用。

(六)明·王肯堂《证治准绳》

【临证辨治】

疖,触则彻心痛,四边微起如橘皮孔,色红赤不全变,脓水不甚出,至七八日疼闷喘急不止。若始发肿高,五七日忽平陷者,此内攻之候也。

疖者,初生突起,浮赤而无根脚,肿见于皮肤间,止阔一二寸,有少疼痛,数日后则微软,薄皮剥起,始出清水,后自破脓出,如不破,用镵针丸、拔毒膏贴之,脓出即愈。

疖,脏腑阴阳,有浅深、虚实、冷热,用药有补泻、温凉,老幼、少壮,其禀受浓薄,形志苦乐,随年岁而增损。奈何?欲以不冷不热,四五方而通治之,又以多服为妙,此不能无疑也,学人当审经络,察病机而处治,岂可仗此为通治之法乎!

右额角一处发毒疽及恶疖,为近太阳穴。如肿满太阳,即成虚损,为近穴而难消,不可破;如破后,外伤风水,即能害人,亦宜用药,溃脓后速敛疮口。

两臂肘起至接骨下引手至小骨之上发痈疖,此处虽实,奈连大小筋骨,举动不便,垂手多坠疼,如脓深沉彻骨,即伤筋脉,拳缩不舒,搐搦,宜急用缓慢筋脉药饵治之。

(七)明·楼英《医学纲目》

【医案选粹】

权小娘,疟后右腿股生疖,破后筋吊疼,脉虚而涩。询之,小便时疼处亦相应,宜与生血导热。川芎 归头 条芩 生地 赤芍 牛膝 黄柏 甘草炙,二分 青皮炒 槟榔五分 通草三分 桂皮一钱 上煎,食前热饮之。

（八）明·汪机《外科理例》

【临证辨治】

疔，轻重浅深，或止发于一经，或兼二经者，止当求责于一二经。不可余经也，若东垣用药处方是矣，矧有兼风、兼湿、兼痰、兼气、兼血、兼阴虚等证者，病本不同，治当求责，疮疡郁冒，俗呼昏迷是也，宜汗之则愈。

小儿疮疖，先当温衣覆盖，令其凝泣壅滞，血脉温和，则出血立已，不如此，血脉凝便针，则邪毒不泄，反伤良肉，又益其疮势。

夫痈、疽、疮、疖，皆由气血壅滞而生，当推虚实表里，而早治之，可以内消。此内消之法，宜早治也。若毒气已结者，勿泥内消之法，当辨脓之有无、深浅，急宜酌量刺之，缓而不刺，毒则内攻，穿通脏腑，腐烂筋骨，可不慎哉。若脉紧为脓未成，紧去但数，为脓已成；以手按之，热者有脓，不热无脓；按之牢硬未有脓，按之半软半硬已有脓；大软方是脓成，若大按之痛者，脓深；按之不甚痛者，脓未成；按之即复痛者，为有脓，不复痛者，无脓；薄皮剥起者，脓浅；皮色不变不高阜者，脓深。浅者宜砭，深者宜针。

【医案选粹】

一人髀上生疖数日，疮口欲合，四边痒甚，以绵帛蘸汤熨洗，甚快，再痒再熨，觉倦。洗熨最损人气血或至眩绝，于是取盐于四缘遍擦，觉疮内外清凉，更不复痒，如或痒甚则重擦，随其轻重，盐入疮内亦无害。

（九）明·陈实功《外科正宗》

【医案选粹】

一男子年近六旬，时值仲夏，背生热疖二十余处。彼家邀请视孙疮恙，见彼坐于堂，满背皆疖，予略视之，内有一疮比疖甚小，其毒甚大。予对曰：此非疮疖比也，后发势不可及。彼笑而答之：无恙也。乃即送至门庭，予又嘱曰：可急请他医治之，不可缓待。俱不听信。又至十日，情势稍发，命里中一医治之，又曰：是疖也。又十日，情势内陷，败症齐出，稍信前言，方央亲友邀予相视，其人睡卧于堂，帛覆疮上，登堂未进二、三步即退，人曰：何也？予曰：败气满前，死期速矣，何必视疮，急备后事，再七日死。后果如言，不差时刻，此为讳疾忌医致其自败者也。可惜！以上治法种种，不能枚举，聊陈数条，与同志者采访观之，所谓得其要者，一言而终；不知其要者，流散无穷。但病不参透，举手错乱，医理精明，决断自成。

（十）明·周文采《外科集验方》

【疾病概述】

疖者，有头小疮也。

五脏风毒积热攻注于肌骨,其发猛恶,初生一头如瘖,白色焦枯,触之而痛应心者,疽也。热发于皮肤之间,是以浮肿,根小不过二三寸者,疖也。

【病因病机】

夫痈疽疮疖者,皆由气血不和,喜怒不时,饮食不节,寒暑不调,使五脏六腑之气怫郁于内,以致阴阳乖错,气血凝滞而发也。

【临证辨治】

凡人年四十以上,头顶鬓颐背脊腰胁,或筋骨之上,所视不见之处,稍有疮疖,便不可轻易待之。若视之怠慢,以为常疾,每见从微至险,丧命者多矣。便宜速急治之,庶几得救。譬之救火,初起则易救,至于燎原之势,不可扑灭矣。其理亦由是也。

神仙太乙膏 治八发痈疽,及一切恶疮软疖,不问年月深浅,已未成脓,并宜治之。蛇虎伤,蜈螫,犬咬伤,烫火,刀斧所伤,皆可内服外贴。如发背,先以温水洗疮净,软帛拭干,却用绯帛摊膏药贴疮,即用冷水下。血气不通,温酒送下。赤白带下,当归酒下。咳嗽及喉闭,缠喉风,并用新绵裹膏药,置口中含化。一切风赤眼,用膏捏作小饼贴太阳穴,后服,以山栀子汤送下。打扑伤损外贴,内服,橘皮汤下。腰膝痛者,患处贴,内服盐汤送下。唾血者,桑白皮汤下。诸疮,并量大小,以纸摊贴。每服一丸如樱桃大,蛤粉为衣。其膏可收,十年不坏,愈久愈烈。一方久远瘰病同上,瘘疮盐汤洗贴,酒下一丸。妇人血脉不通,甘草汤下。一切疮疖并肿痛疮及疥癞,别炼油少许,和膏涂之。玄参 白芷 当归 赤芍药 肉桂去粗皮 大黄 生地黄各一两 上锉碎,用麻油二斤浸,春五夏三秋七冬十日,火熬黑色,滤去渣,入黄丹一斤,青柳枝不住手搅,候滴水中成珠不粘手为度,倾入瓷器中,以砖盖口,掘窨子埋阴树下,以土覆三日出火毒。欲服,丸如鸡头子大。

【内服治疗】

排脓内补十宣散(一名十奇散,一名内补散) 治痈疽疮疖,未成者速散,已成者速溃。败脓自出,无用手挤;恶肉自去,不用针刀。服药后疼痛顿减,其效如神。人参去芦 当归酒洗,去芦焙干 黄芪去叉芦,各二两 甘草生用 川芎晒干,不见火 防风去芦叉 厚朴去粗皮,姜汁制 苦桔梗去芦 白芷不见火 薄桂不见火,各一两 上如法修制,晒焙令燥,方称人参、当归、黄芪各二两,余药各一两,为细末,每服三钱,用无灰酒调下,日夜各数服,以多为妙。服至疮口合,更服为佳。所以补前损,杜后患也。不饮酒人,浓煎木香汤调下。然终不若酒力之胜。或饮酒不多,能勉强以木香汤兼酒调下亦可。

内消散 治痈疽发背诸疮疖结硬,疼痛不止。人参 当归 黄芪 川升麻 沉香 黄芩 防己 防风 瞿麦 白蔹 甘草各一两 赤小豆十合,炒熟 上为细末,每服二钱,不拘时温酒调服。

内托千金散 专治痈疽发背,乳疽乳痛,诸恶疮疖,未成者自散,已成者即溃。人参 当归 黄芪 白芍药 川芎 防风 官桂 桔梗 白芷 甘草 栝蒌 金银花,痛甚者加当归 乳香 没药 芍药 㕮咀,每服七八钱,水二盅,煎至七分,入好酒半盏,去渣温服。日进二三服,服后疮口有黑血出及有汗出者,此药之功效也。

远志酒 治一切痈疽、发背、疖毒恶候侵大,有死血阴毒在中则不痛,传之则痛。有忧怒等气积而内攻,则痛不可忍,传之即不痛。或热蕴在内,热逼人手不可近,传之即清凉。或气虚血冷,溃而不敛,传之即敛。此本韩大夫宅用以救人,极验。若七情内郁,不问虚实寒热,治之必愈。远志不以多少,浸洗去土,捶去心上为细末,酒一盏,调药末三钱,迟顷,澄清饮之,以渣敷病处。

解毒丸 治诸邪热,痈疽肿毒疮疖,筋脉拘挛,寝汗切牙惊悸。一切热毒,并宜治之。大黄 牵牛 滑石俱一两 黄连 栀子 黄芩以上俱五钱 上为细末,滴水为丸,如梧桐子大。每服三十丸,温水送下,虚减服之。

通门散 治一切痈疽疖,无头肿痛宣愈。大黄二两 牡蛎五钱,炒 山栀子三钱 地龙三钱,去土 甘草五钱,炒 上为细末,每服五钱,水一盏,煎至六分,去渣温服,以利为度。

立效散 治发背及诸痈疖及瘰疬有效,或妇人乳痈,与前方间服神效。紫色皂角刺半斤,不用枯者,细锉耐久炒赤 生粉草二两 乳香另研,半两 没药另研,一两 栝蒌五个,去皮取肉仁,捣碎炒黄,干不炒 上为细末,每服二钱,温无灰好酒调下,无时候。

升麻和气饮 治疮肿疖疥痒痛。升麻 桔梗 苍术 干葛 甘草 大黄煨,各一钱 陈皮二钱 当归 半夏 茯苓 白芷 干姜 枳壳各五分 芍药一钱半 上作一服,水二盅煎至一盅,食远服。

【外用治疗】

神异膏 治发背痈疽,诸般恶毒疮疖,其效如神。治疽疾,先以麦饭石膏涂敷,俟其疮根脚渐收止于径寸大,却用神异膏贴之收口。此药随其人病深浅取效。合时不可与妇人、鸡犬猫、厌秽物见之。玄参半两 绵黄芪三分 杏仁去皮尖,切,一两 全蛇蜕盐水洗,焙,半两 男子乱发洗净,焙干,半两 露蜂房净锉,一两,用有蜂儿者为炒 黄丹飞罗细,五两 上用真麻油一斤,同发入银铫中文武火熬,候发焦熔尽,以杏仁投入。候变黑色,用好绵滤去渣,再将所熬清油入铫内,然后入玄参黄,慢火熬一二时,取出铫子,安冷炉上半时久。火力稍息,旋入露蜂房、蛇蜕二味,将柳枝急搅,却移铫于火上不住手搅,慢火熬至紫黄色,用绵滤过。复入清油在铫内,乘冷投黄丹急搅片时。又移铫于火上,以文武慢火熬,不住手柳枝搅千余转,候药油变黑色,滴于水中凝结成珠则是膏成就。若珠子稀,再熬少时,必候其得所,然后瓷器内收封待用。或恐偶然熬火太过,稍硬难于用,却少将蜡熬麻油在内,以瓷器盛封盖,于甑上蒸,乘热搅调收用。膏药熬成了,须连所盛瓷器置净水中,出火毒一昼夜,歇三日方可用。日换两次,夜换一次。熬此膏药极难于火候,须耐烦看火紧慢,火猛则药中火发,不特失药性,又伤人面目,救助不及,千万谨戒。膏药方甚多,不下数十,治疽之时神效无出于此方。千金不换,杖疮尤妙。

万金膏 治痈疽发背,诸般疮疖,从高坠堕,打扑伤损,脚膝生疮,远年疮,五般痔,一切恶疮。又云专治发背,神妙不可具言。若初觉或做疮,用牛皮胶熬令稀稠得所,如药化摊在毛头纸上,于初觉处,或有做疮处贴。次用软布帕子二条,于酽米醋内煮令热,漉出互相于胶纸上,乘热蒸熨。不可令布帕冷,布帕二条不可都齐漉出,常留一条在醋内煮,候蒸熨得一条冷却,于醋内取热布蒸,冷布却入醋内煮,庶几常得热布替换熨蒸,即易见效。若疮痒,乃是药攻其病,须忍痒,不止蒸熨。直候脓出将尽,即浓煎贯众汤候温,洗去胶纸。次日根据前更洗。若尚有脓,又如前法蒸熨,虽连数日蒸熨不妨,但要疮中脓净疮干为度。然后用生肌红玉散掺在疮上,即以万金膏贴。每日一上或两上,每用再蒸熨并如前先铺胶纸于疮上熨了,亦如前用贯众汤洗去胶纸。龙骨 鳖甲 苦参 乌贼鱼骨 黄柏 草乌 黄连 猪牙皂角 黄芩 白芨 白蔹 木鳖子 当归 白芷 川芎 厚朴去粗皮,各一两 槐枝 柳枝各四寸长,二十一条 没药另研 乳香另研,各半两 黄丹水飞净炒过,一斤八两 清麻油四斤,入前药煎紫赤色去渣,称净油三斤 上除乳香、没药、黄丹外,余药入油内慢火煎,候白芷焦色,去渣,入黄丹一半,不住手搅令微黑色,更入黄丹仍搅,待滴入水中成珠不粘手为度,搅温下乳香、没药末亦搅匀,瓷器盛。用时量疮大小,摊纸贴之。治诸恶疮,加自然铜、肉桂各一分。一方无当归。

(十一)明·申斗垣《外科启玄》

【外用治疗】

顽疖疮瘤妒其脓,半载医治不得愈者,当用烙法,烙之易愈也。

(十二)清·王维德《外科证治全生集》

【注意事项】

马曰:数分之疖,亦须看生在何处。若在险要穴上,亦不可小视,谁谓数分之疖无害耶!

又曰:如疖生在险要穴上,用广东所产金壳榔,水研搽,可移于不致命一二寸。但此药有毒,不可入口。

(十三)清·高秉钧《疡科心得集》

【疾病概述】

肘痈生于肘之围绕,由心肺风火凝结而成,形小为疖,形大为痈。

【临证辨治】

夫臂肘之上,接骨之下,内连大小筋脉,此处发痈疖,每举动不便,垂手多坠疼;如脓深彻骨,即伤筋脉,拳缩不舒,搐搦,又宜加缓慢筋脉之药,此治法之大较也。至其散邪清热、化毒和营,则与诸痈疽同治。

男子乳疖,与女子不同。男子乳头属肝,乳房属肾,以肝虚血燥,肾虚精怯,故结肿痛。治当以六味地黄汤加当归、白芍、青皮主之。

【内服治疗】

五福消毒丹 治咽喉、牙口疮毒肿痛,并小儿一切热毒疮疖,惊惕烦躁,口舌生疮,夜卧不宁等证。玄参 桔梗 茯苓 人参 牙硝 青黛 甘草 麝香 金箔 上为末,炼蜜丸,芡实大。每服一丸,薄荷汤下。

(十四)清·顾世澄《疡医大全》

【疾病概述】

寒伤形,热伤气,气伤痛,形伤肿。(热之阳气,则热结于肉分而故痛,寒之伤形,则寒薄于皮腠,所以坚凝而肿斯作也)先痛而后肿者,气先受伤,而形亦受伤也;先肿而后痛者,形先受伤,而气亦受伤也。故有形不痛者阳伤,无形有痛者阴伤,更有汗方发泄,寒水浴之,以致热郁皮里,湿邪凝结,甚为痤疖,轻为痱疮;亦有阳气不固,邪气入于陷脉,陷脉者谓寒邪陷缺其脉,积寒于中,经血稽凝,久瘀内攻,积于肉里,发为鼠瘘。

经曰:天空西北,左寒而右凉,地不满东南,右温而左湿。东南方,阳也,阳精降于下,故右热而左湿;西北方,阴也,阴精奉于上,故左寒而右凉;适寒凉者胀,而湿热者疮,下之则胀已,汗之则疮已。夫东南二方,在人则丙小肠热,甲胆风,皆俱下性炎上,其疮外有六经形证,内无便溺阻隔,饮食如故,小便自调,知不在里,非疽也;痈疽,小为疖,大为痈,其邪受风湿地气,自外而来侵内。

又有初生一头,色浮赤而无根,肿见于皮肤之间,大小一二寸者,疖也。

夫热发于皮毛之间,是以浮肿根小,至大不过二三寸者,疖也。

疽发或如小疖,触则彻心痛,四边微起,如橘皮,孔色红赤不全变,脓水不甚出,至七八日,疼闷喘急不止,若始发肿,高五七日,忽平陷者,此内攻之候也。

疖者,节也。

疖者,如错疖之结著也。

夫火热为病,亦有微甚,所谓君火、相火是也。疮疡所发,有痈疽、疖轻重浅深不同,或止发于一经,或兼二经者,止当求责于一二经,不可干扰余经也,若东垣处方用药是已。

凡人年四十已上,头顶鬓颐背膂腰胁,或筋骨之上,所视不见之处,但稍有疮疖,便不可轻易待之。

热于皮肤之间,是以浮肿根小,不过二三寸者,疖也。

《心法》曰:鳝拱头,又名蝼蛄疖,俗名貉。

《心法》曰:肘痈生于肘之围绕,由心肺风火凝结而成。形小为疖,形大为痈。

鼻心红,主心中热,疽疖之毒或夜啼。

蒋示吉曰:此乃暑邪血热所致,初起不发寒热,高肿于皮肤之间,浅而小,最大不过一二寸者,名曰疖,俗呼疖子。(《说约》)

李东垣曰:有因微热外攻而发于皮肤之上,高肿热痛,此热疖也。(《精义》)

【临证辨治】

凡痈疽疮疖,轻重缓急,大有不同,治之之法,总宜察其虚实冷热,或重或轻,对证发药,无失先后次序。治法当分初、中、末异,初宜散热解毒通经为主,以图消去;中宜排托为主,以图散去余毒;末宜补宜托宜温,以图易于收功,此大法也。

夫疖与疮初生,并宜灸之,谓其气本浮达,以导其热,令速畅也。疽则烙,不宜灸,谓其根本深沉,须达其原也。凡疮生于外,皆由热毒蕴于内,明乎三者,其余可以类推矣。

澄曰:男妇小儿,但是额、颅、眉、囟、耳、项,无论是疮是疖,溃后俱要用膏封贴,不可经风露。若不慎,头面必发肿,宜外用红升丹膏盖提之,内服荆防、僵蚕、天麻、白芷等味散之,自愈。

【内服治疗】

消痈疽疖毒并天杨梅等疮 香油一斤,入水半盅,熬至油耗白烟起,住火。以瓷瓶收贮,每早晚用熟油一盅。将无灰酒一盅和匀温服,七日除根。

梅花点舌丹 白梅花阴干,一钱二分 冰片 犀牛黄 蟾酥 熊胆各一钱 珍珠 麝香各六分 朱砂 硼砂 葶苈 乳香去油 没药去油 沉香 血竭 雄黄各二钱 上乳细,将入乳浸蟾酥、熊胆为丸,每重三四厘,水飞金箔为衣,晒二日瓷瓶收贮。修合时预为斋戒三日,忌鸡、犬、妇人见闻。此丹专治对口痈疽、发背疔疮、瘰、乳疖、一切无名肿毒,每用一丸,含于舌底,随舌运动,不可停止,舌下化去一半时,用白酒尽量饮醉出汗。如重者,先用酒送下二丸,再嚼化一丸。如七岁小儿,用酒化服一丸。患处不用敷药膏药,自能生肌长肉,收口痊愈。孕妇忌服。一方减硼砂、珍珠、葶苈、血竭、熊胆,加轻粉、蜗牛、胆矾、铜绿。

阳城罐升炼红升丹,名曰大升,不比三仙丹、小升力单,只可施于疮疖,若痈疽大证,非大升不能应手。

【外用治疗】

鲫鱼膏 贴一切无名肿毒,未成即散,已成拔毒提脓,并治脓窠疮疖。大蛤蟆 活乌背鲫鱼各七个 草麻仁十二两 麻油二斤 同蛤蟆、鲫鱼、草麻子文武火熬枯,滤去渣,熬至滴水成珠,离火,入真轻粉四两,铅粉十二两,收藏,临用取膏摊贴。

又方:贴痈毒疮疖。大鲫鱼一尾 巴豆四两 草麻仁六两 甘草五钱 用菜油、麻油各一斤,先将鲫鱼炸枯去渣,再入巴豆、草麻、甘草熬枯滤净,熬滚离火,将铅粉徐徐投下,搅匀成膏,摊贴。

育红膏 肿毒疮疖。老松香四钱 潮脑一钱 轻粉八分 银朱七分 铜绿 冰片各一分五厘 麝香一分 草麻仁二钱,夏月只用一钱六分 研细,重汤炖化,忌见火,任摊贴。

肿毒疮疖膏 当归 金银花 防风 木鳖子 元参 生甘草 白芨 石菖蒲 连翘 生大黄 白芷 生地黄各四钱 麻油一斤四两,同入净锅内熬枯,滤去渣,复入净锅,熬至滴水成珠为度,入飞过炒黄丹八两,收成膏离火,入白蜡黄蜡各二钱化尽,再入乳香去油、没药去油、轻粉各二钱,研细末,和入。任摊贴。

槐枝膏 贴疮疖 槐枝取二三寸长三百六十段 真麻油三斤,入铜锅内熬至枝枯黑为度,用夏布滤去渣,再入净锅内,熬至滴水成珠,入密陀僧细末半斤搅匀,再入龙骨、象皮砂炒成珠,血余、乳香去油,没药去油,赤石脂各五钱,研细搅匀,务须老嫩得宜,收贮摊贴。

五治论云:砭针,乃磁石锋芒利快,决毒甚便,乃东方之民,善于此,用于疮疖、丹瘤,涂生油于赤肿之上,砭之出血。妙在合宜,亦不可过之耳。

若疮疖脓成未破,于上薄皮剥起者,即当用破头代针之剂,安其上,以膏贴之。脓出之后,用搜脓化毒之药,取效如神矣。(《十书》)

又方:乌梅肉捣烂,和黄蜜再捣如膏,量疮大小摊贴,恶肉即消,并治诸疮疖内突出肉。

澡豆方 雀印或面生疮疖,疤痕色变赤黑,大效。密陀僧另研 甘松 杏仁生用 白芷 蛇床子各一两 白果肉四十个 草麻仁四十九粒 白蒺藜杵去刺 白牵牛酒浸,各三两 白僵蚕二两 肥皂去皮弦子三斤,捣细 同药末为丸,早晚擦面,洗去。

又方:白盐梅一小瓶,入大蟒蜒虫百十条,任其常久,如遇此证,取梅煅研吹之。以梅肉贴小儿恶疖,并效。

对口疖初起:桃叶尖九个捣烂掺上。

消毒散 治多骨疽初起,并敷一切痈疽疮毒,无论有骨无骨,用之神效。凡疽生于环跳之间,不用此围药,多成多骨前疽,用此药则可免多骨之患。芙蓉叶晒干 大黄 五倍子各一两 藤黄 生明矾各三钱 冰片 麝香各三分 各为末,米醋调成如厚糊,涂于多骨疽之左右四边,以药围其皮肉,中留一顶如豆大;外以醋用鹅翎不时扫之。若不扫,任药干,围则无益矣。一日夜即内消。

竹衣乖搽方 白芦 甘石煅过,淬入黄连汁内三次,童便内四次,一两 赤石脂煅 紫甘蔗皮烧炭存性 儿茶各五钱 黄柏猪胆涂炙七次,七钱 真绿豆粉炒,七分 冰片五分 共研细。用麻油入鸡蛋黄煎黑去渣,候冷调搽,即愈。

小儿胎热,眼肿赤,肚热啼哭及身上红肿,或头顶疮疖,耳出脓汁,此方神效。郁金 天花粉 甘草 干葛 桔梗 薄荷叶各等分 共为末,白汤调下五分或一钱,仍用艾叶煎汤浸足底,引热下行。

烂疖久不愈者:青石灰 铸铜杓罐子各等分 研细,菜油调搽。

又方:川铜绿一两,研末 柏油熬膏摊布上贴之,即消。

又方:红柿子皮贴之自干。软疖,大芋头捣烂敷。

验方《精义》:大黄 朴硝各等分 为末。醋调敷。

热疖,五月五日午时取独蒜切片贴眉心,至夏不发。

热疖,菊花根捣汁,无灰酒冲服。疖在上身空心服,疖在下体饱服,自消。采二蚕桑叶滴下之水点上,愈。顽疖不溃,人乳调白面敷之,不久即溃。

疖久不敛:白术 槿花 存性,研末搓之。

热疖神效膏 麻油四两,熬成珠,再入松香末四两,炒黄丹二两,搅成膏摊贴。初起热疖枯矾研细,香油调敷。顽疖久不出头 生巴豆仁半粒,同饭捣成饼,贴疖上,明日即出脓。

【注意事项】

余毒未消,不时为痈为疖;见风太早,犹防复发疮痍。此是先贤之秘诀,匪人切勿以胡传。

澄曰:顶门疽,有坚硬不痛者为疽,均照痈疽门施治,故不另立方法。若红肿如桃似李,或上有黄头,脓血相亲,小儿积暑热疖,多有类此者,不可作顶门疽治之。

(十五)清·吴尚先《理瀹骈文》

【疾病概述】

凡毒小而有头者,疖也。

【外用治疗】

观音救苦丹 治小疖等,即阳燧锭。硫黄 朱砂 麝香三味等分,荡片,烧后连灰罨于肉上,不痛亦不溃脓。

又方:治痄腮、发颐,黎洞膏,用紫花地丁 蒲公英 豨莶草 加苦参三两,象贝 赤苓 川萆薢 生甘草各一两五钱 陈橘核五钱 山甲片炮用,二两五钱,麻油熬,黄丹收。并治一切风毒及痈疖、痰核。

太乙膏 原方:大黄四两 元参 生地 当归 赤芍 白芷 官桂各二两 小磨麻油二斤熬 黄丹十四两收 治妇月不行,结块作痛。痈毒不论脓已成未成,皆可。太乙方加土木鳖仁二两,轻粉四钱 槐、柳枝各百寸 血余一两 乳香 没药各五钱,阿魏二钱,名**加味太乙膏**,治筋骨并心、背、胸、腹、腰、脚诸痛,及跌扑、汤火、痛毒、疮疖等,皆可。

神授膏 治无名肿毒、痛疗疮疖均妙 黄柏 赤芍 红花 乳香 没药各五钱 生地 当归 白芷各四钱 蓖麻仁二钱 马钱子七个 蝉蜕三钱 蜈蚣十一条 蛇蜕一大条 全蝎十五个 男发一团,麻油熬,铅粉收贴。此方共研末,入铅粉炒二两和匀,糁膏贴亦妙。

海犀膏 五月午日以水胶一两 乳香一两 煎水,摊纸上阴干,剪贴,能治诸痛。或入明雄 飞矾等分 朱砂三分,刷纸同。一用端午艾四两,煎汤去渣,先下红花,次象皮,次乳香、没药各四两,煎去渣,下牛胶二两,煎至汁黏,刷桑皮纸或木红纸数遍,阴干,临用以唾沫润软贴,可治狗咬、虫蝎、蛇伤,并跌打破伤,一切烂膀疮疖等,能活血生肌。

朱砂膏 松香两半 黄蜡 樟脑各一两 朱砂五钱,凡疮疖不收口,及金、木、蛇、蝎、犬伤,皮破血流者皆可贴,摊时宜薄,厚则不效。

二、近现代名家对病因病机、证型、临证的认识

赵炳南认为疖为内蕴湿热,外感毒热之邪,热毒不得外泄,阻于肌肤而发病。

刘玉兰认为本病乃湿热内蕴化为火毒所致,采用内服加外用中药治疗,对于早中期患者,采用清火解毒,方用清热解毒汤;对于病久体虚患者,以清热解毒、托毒活血为法,方用仙方活命饮加减。

石丽莉认为本病属本虚标实之证,其本在于气血虚,蕴湿不化,兼感毒邪,而标在于湿毒郁久化热。故采取扶正清热解毒法,以清热除湿解毒、益气养血。

陈淡清认为本病是素体虚弱,复感毒热之邪,蕴结头皮,酿久化脓所致,且由于脓液不断,反复发作,导致正气更虚。治法以清热解毒、活血化瘀、补益气血为主,以托里消毒散加减。早期以清热解毒为主,中期以活血化瘀为主,晚期以补益气血为主。

王伟志认为素体痰湿或夹有火盛体质之人,在劳累、精神负担过重,食辛辣食物之后患本病,且发病者多为青年人,且在劳累、精神负担过重时加重,考虑与火邪上攻,外感风邪蕴阻于皮肤相关。治疗采取扶正祛邪,解毒化瘀为法。

三、医案

【医案1】王某,男,24岁,初诊日期:1967年5月8日。主诉:头皮出现小脓疱,此愈彼起反复发作已1年多。现病史:1年多来头部经常出现小脓疱,反复发作,胀疼,发无定时,服药不效。检查:头皮上可见针头大的小白脓疱,几乎布满全头,部分周围有红晕。脉弦滑,苔薄黄。中医诊断:发际疮。西医诊断:慢性毛囊炎。证属:湿热上蒸,化火化毒。治则:清热燥湿,和营解毒。药用:马尾连9克,黄芩9克,黑山栀9克,蒲公英30克,

生甘草6克,配服犀黄丸,每日3次,每次服3克。外洗:苍耳子15克,雄黄15克,明矾9克,水煎温洗患处,每日洗3~4次。外用金黄散18克,雄黄6克,麻油调搽。

二诊(5月23日):方连服15剂,头皮上已基本不起脓疱,患者平时大便干结,在前方中加生大黄6克(后下)。续服10剂,痊愈。

【按】毛囊炎为毛囊部的化脓性炎症,机体免疫力下降及消渴(糖尿病)患者易并发。皮损为与毛囊一致的轻度浸润和炎症丘疹,毛发贯穿中心,顶部有小脓点,以后排出少量脓液,干燥结痂,愈后不留痕迹或有浅在疤痕,自觉痒痛不适。头皮、项、背、臂及小腿等多毛或易受摩擦部位多发。王姓患者反复发作已年余,为慢性毛囊炎。辨证属湿热蕴蒸型,本型临床最多见。湿热之邪极为顽固,难以攘除,临证时须细心辨证,选用方药。朱氏首选味苦性寒,功能清热燥湿,泻火解毒的马尾连,该药能祛皮里膜外及经络之邪热;黄芩、山栀清热利湿,宁心除烦,蒲公英、生甘草和中解毒,并制它药碍胃之弊。配服常用成方犀黄丸(由乳香、没药、牛黄、麝香组成)清热解毒,消肿散坚,活血止痛。金黄膏等外涂直达病灶,清热消肿。初诊连服15剂,穷追猛击,病无喘息之机,疮头迅速收敛。二诊又加生大黄一味,荡涤余寇。病家获安。内外呼应,苦寒并举,一气连服,为本案治疗一大特点,取效如此之速,尚与患者年轻、体质壮实有关。

(摘自《朱仁康临床经验集》)

【医案2】孟某,男,23岁,1989年3月8日初诊。病史:1年前头部起"疖肿",曾多次口服头孢氨苄、红霉素等抗生素。外用鱼石脂软膏并切开排脓,脓肿时轻时重,一直未愈。近日新生脓肿增多,在外院多次住院治疗未效,痛痒不休,影响睡眠,自觉乏力。诊查:头顶及枕部可见十余个蚕豆大小的脓肿,部分压之有波动感,可流出少量脓性分泌物,质稠,色黄。患处毛发脱落,多处呈秃发性瘢痕。舌质淡,苔薄黄,脉滑。西医诊断:脓肿性穿掘性头部毛囊周围炎。辨证:素体有湿,兼感毒邪,毒热蕴结。治法:清热解毒,除湿活血。处方:金银花15克,连翘15克,蒲公英30克,赤芍15克,败酱草30克,薏米30克,萆薢15克,元参15克,土茯苓30克,生地30克,全瓜蒌30克,天花粉15克,生甘草10克,外用黑布化毒膏。

二诊:服药14剂,自觉周身病痛减轻,脓肿分泌物减少,舌脉无明显变化。于前方去萆薢、元参、土茯苓、生地、天花粉、甘草,加白术10克、茯苓10克、陈皮10克、丹参15克、藁本6克、重楼15克。

三诊:服上方14剂,脓肿基本平复,部分形成瘢痕。舌质淡苔白,脉缓。证属内有蕴湿,余毒未尽。治法清脾除湿,兼清余毒。处方:生白术10克,生枳壳10克,生薏米30克,草薢10克,茯苓皮15克,冬瓜皮15克,车前子15克,泽泻10克,猪苓10克,元参15克,连翘15克,赤芍15克。四诊:服上方14剂,脓肿全部消退,半年后随访未反复。

【按】本病系多数聚集的毛囊周围炎在深部融合,相互贯通形成脓肿,相当于中医的"蝼蛄串"。多系素体蕴湿,复感毒邪,湿毒郁久化热,肉腐成脓,脓毒流窜,相互贯通,发为本病。由于脓腔深在,引流不畅,西医治疗疗效不佳,特别是近年来耐药菌株增多,常久治不愈。该患者1年余迁延不愈,已造成萎缩瘢痕及秃发。张氏认为此症其本在于脾虚蕴湿不化,兼感毒邪,而标在于湿毒郁久化热,故首先抓住主要矛盾,投以清热除湿解毒之方药。方用大剂量金银花、连翘、蒲公英、败酱草、重楼清热解毒治其标,佐以薏米、草薢、土茯苓除湿解毒。因久病气血瘀滞,故又用丹参、赤芍、陈皮行气活血,以促使湿毒化解,硬结消散。后期脓肿基本消退,患者舌淡苔白脉缓,有脾虚湿盛之象,按中医缓则治其本的原则,再以清脾除湿兼解余毒之方,而收全功。

（摘自《张志礼皮肤病医案选萃》）

四、现代研究进展

疖相当于西医学的疖、头部穿掘性毛囊炎、疖病。其中头部穿掘性毛囊炎是一种少见头部慢性化脓性炎症性疾病,为多数聚集的毛囊炎及毛囊周围炎在深部融合后相互贯穿形成的脓肿。本病好发于青年男性,病程长,反复发作,伴有组织瘢痕化及结节表面瘢痕性秃发,长期慢性炎症刺激可能导致鳞状细胞癌发生。

【病因病理】

迄今为止,关于头部穿掘性毛囊炎的具体发病原因仍未明确。目前大量文献报道该病可能与毛囊闭锁、各种感染、免疫因素等多种因素有关。

(1)毛囊闭锁　本病的主要病因是由毛囊闭锁而引起的一种非化脓性毛囊闭锁性疾病,发病时常伴发聚合性痤疮和化脓性汗腺炎,三者同时发作被称为毛囊闭锁三联征。毛囊角化过度,导致毛囊皮脂腺导管狭窄、阻塞或闭锁,影响毛囊壁脱落的上皮细胞和皮脂正常排出,在毛囊内堆积,导致微生物的感染,并引发毛囊周围炎症,反复发作形成脓肿、窦道和瘢痕。

(2)细菌感染　在患者的病灶脓液中培养出来的大多为金黄色葡萄球菌、链球菌以及白色葡萄球菌等,但是否为原发性细菌感染尚有争议。

(3)免疫因素　本病组织病理提示有毛囊口角栓形成,肉芽肿改变,脓肿内找到角化物质,抗生素治疗效果不佳,而口服糖皮质激素及环孢素等免疫抑制剂治疗有效,从这些特点来看,推测本病可能是一种抗原抗体反应造成的局部组织坏死。有文献报道TNF-α

在该病的病理发展过程中起重要作用,且TNF-α单克隆抗体(英夫利昔单抗)对该病疗效显著。

【临床表现】

头部穿掘性毛囊炎多见于成年男性,易发于头顶及枕部。皮损此起彼伏,可迁延数年乃至数十年。皮损初期为毛囊炎和毛囊周围炎,继发细菌感染后形成痛性结节,表面光滑,局部隆起;结节软化形成脓肿,底部相互贯通,形成窦道,破溃后成为多数瘘孔,有脓性和血性分泌物流出。病程缓慢,反复出现新的皮损,愈后常留有疤痕,导致永久性脱发。

【组织病理】

病理检查在急性期可见真皮层有大量淋巴细胞、浆细胞、嗜酸粒细胞等炎性细胞浸润,并向下浸润至皮下脂肪组织,部分可见坏死组织,以及破坏毛囊组织,引起脱发;慢性期可见多核巨细胞及朗格汉斯细胞,引起炎性肉芽肿反应,可见角化物形成。Kurokawa等对14例患者皮损的研究发现,覆盖在引流窦道的复层鳞状上皮可能存在脆性增加、分化不全及过度增生等特征。愈合区的皮损可见广泛纤维化,陈旧性皮损可见瘢痕疙瘩样纤维组织增生。有文献报道在穿掘性毛囊炎患者皮损局部出现色素沉着。

【临床治疗】

本病临床特点是病程长、反复发作、长年不愈,因此患者承受了较大的心理压力。本病目前尚无特效疗法。早期明确诊断和积极治疗有助于控制病情的发展,减少囊肿、脓肿、窦道及瘢痕的形成。现将近年来的治疗报道如下。

(1)综合治疗 早期应用维A酸类,对本病具有积极的治疗作用,它对毛囊皮脂腺有多重作用,抑制皮脂腺的分泌,促进上皮细胞分化,调节免疫及抗炎作用,阻止病情的发展。有研究显示,联合使用维A酸类药物和氨苯砜可治疗穿掘性毛囊炎。

(2)免疫抑制剂 郝继报道免疫促进剂头孢地尼、匹多莫德、复方黄柏液及那氟沙星软膏联合治疗2例,疗效显著,基本痊愈。Navarini等报道了使用免疫制剂有效治疗3例穿掘性毛囊炎。国内外有文献报道TNF-α拮抗剂英利昔单抗和依那西普对本病的治疗有满意效果,但是由于病例数量较少,从远期来看,其治疗疗效和安全有待进一步研究。

(3)局部处理 外用药如夫西地酸软膏、莫匹罗星软膏、利福平等在急性期控制病情的发展与炎症后皮损消退期以预防新的皮损发生。对于脓肿较大者,可行手术切开引流,用双氧水、生理盐水反复冲洗伤口,用5%聚维酮碘纱条填塞脓腔和湿敷换药,保持引流状态。

(4)光动力治疗 光动力治疗是利用光动力效应进行疾病诊断和治疗的一种新技

术,是通过特定波长的激光照射使组织吸收的光敏剂受到激发,通过一系列光化学和光生物学反应,选择性破坏病变组织细胞。ALA-PDT治疗头部脓肿性穿掘性毛囊周围炎是在病灶给予5-ALA封包后,3~4h后ALA将其转变为内源性卟啉并累积在毛囊细胞内,当通过一定波长(630±5)nm,能量密度70mW/cm²的光照,产生细胞毒而使细胞坏死、凋亡,从而抑制毛囊皮脂腺分泌、抑制毛囊皮脂腺过度角化和杀灭毛囊内病原菌,使毛囊周围炎得到有效治疗。张云杰等用光动力局部治疗穿掘性毛囊周围炎患者22例,取得了满意的疗效。Lci等研究表明,ALA-PDT(20%ALA,红光630nm,80J/cm²)对促进溃疡愈合的作用明显优于单纯红光,对于治疗穿掘性毛囊周围炎及其继发的多重感染有明显疗效。

参考文献

[1] 赵炳南,张志礼.简明中医皮肤病学[M].北京:中国中医药出版社,2014:102.

[2] 刘玉兰.内外合治头部穿掘性毛囊炎106例[J].中医药信息,1997(4):38.

[3] 石丽莉.扶正清热解毒法治疗头部脓肿性穿掘性毛囊周围炎28例[J].中国中西医结合皮肤性病学杂志.2006,5(3):160.

[4] 陈淦清.托里消毒散加减治疗脓肿性穿掘性头部毛囊周围炎四例[J].广西中医药,1986,9(4):22-24.

[5] 王伟志,朱忠才,夏春阳,等.中西医结合治疗脓肿性穿掘性毛囊周围炎临床体会[J].吉林中医药,2010,30(3):228-229.

[6] 卫生部中医研究院广安门医院皮肤科.朱仁康临床经验集[M].北京:人民卫生出版社,1977:1.

[7] 安家丰,张志礼.皮肤病医案选萃[M].北京:人民卫生出版社,1994.

[8] Ljubojevic S, Pasic A, Skerlev M. Perifolliculitis capitis abscedens et suffodiens[J]. J Eur Acad Dermatol Venereol. 2005,19(6):719-721.

[9] Brănişteanu DE, Molodoi A, Ciobanu D, et al. The importance of histopathologic aspects in the diagnosis of dissecting cellulitis of the scalp[J].Rom J Morphol Embryol. 2009,50(4):719-724.

[10] Brandt HR, Malheiros AP, Teixeira MG, Machado MC. Perifolliculitis capitis abscedens et suffodiens successfully controlled with infliximab[J]. Br J Dermatol. 2008,159(2):506-507.

[11] Mihić LL, Tomas D, Situm M, et al.Perifolliculitis capitis abscedenset suffodiens in a Cau-

casian:diagnostic and therapeutic challenge[J]. Acta Dermatovenerol Croat. 2011,19（2）: 98-102.

[12] Kurokawa I, Nishijima S, Kusumoto K, et al. Immunohistochemical study of cytokeratins in hidradenitis suppurativa（acne inversa）[J]. J Int Med Res. 2002,30(2):131-136.

[13] Miteva M, Romanelli P, Tosti A. Pigmented casts[J]. Am J Dermatopathol. 2014,36(1):58-63.

[14] Bolz S,Jappe U,Hartschuh W. Successful treatment of perifolliculitis capitis abscedenst suffodiens with combined isotretinoin and dapsone[J]. J Dtsch Dermatol Ges. 2008,6（1）: 44-47.

[15] 郝继.免疫促进剂联合治疗头部脓肿性穿掘性毛囊周围炎2例临床观察[J].药物与临床,2015,20(20):61.

[16] Navarini AA,Trüeb RM.Three cases of dissecting cellulitis of the scalp treated with adalimumab: control of inflammation within residual structural disease[J].J Arch Dermatol. 2010, 146(5):517-520.

[17] 张云杰,邹先彪,刘少卿,等. 5-氨基酮戊酸光动力治疗头部脓肿性穿掘性毛囊周围炎疗效观察[J].中国美容医学,2013,22(2):364.

[18] Lei X, Liu B, Huang Z, et al. A clinical study of photodynamic therapy for chronic skin ulcers in lower limbs infected with Pseudomonas aeruginosa[J].Arch Dermatol Res. 2015,307 （1）:49-55.

（王思农　费晓影）

第二节　疔

疔是指发病迅速,易于变化而危险性较大的急性化脓性疾病,多发于颜面和手足等处。其临床特点是疮形虽小,但根脚坚硬,有如钉丁状,病情变化迅速,容易造成毒邪走散。如果处理不当,发于颜面部的疔疮很容易走黄而有生命危险;发于手足部的疔疮则易损筋伤骨而影响肢体功能。本病相当于西医学的颜面部疖、痈、甲沟炎、脓性指头炎、急性淋巴管炎及气性坏疽等。

一、古籍选粹

古籍参考书目:《三因极一病证方论》《华氏中藏经》《外科正宗》《外科枢要》《疡医大全》《外科证治全生集》。具体内容摘录如下:

(一)宋·陈言《三因极一病证方论》

【疾病概述】

世医谓伤寒在诸风之上,痈疽冠杂病之先,言此二病,重大急切。然方论疔肿又在痈疽之前,其意谓急切甚矣。但江左少见此病,医者不以为事,《病源》既有,不可不知,且依《千金》类例,具列于后,既不能究其源,亦不敢妄有改作。一曰麻子疔,肉上起头如黍米,色稍黑,四边微赤,多痒,忌食麻子及麻衣,并入麻田中行;二曰石疔,皮肉相连,色乌黑如黑豆,甚硬,刺之不入肉,阴阴微疼,忌瓦砾、砖石之属;三曰雄疔,疱头黑黡,四畔仰,疮疱浆起,有水出,色黄,大如钱孔,忌房事;四曰雌疔,疮头稍黄,向里黡,亦似灸疮,四畔疮浆起,如钱孔,心凹,色赤,忌房事;五曰火疔,状如汤火烧灼,疮头黑黡,四边有疱浆起,如赤粟米,忌火灸烁;六曰烂疔,色稍黑,有白斑,疮中溃,溃有脓水流出,疮形大小如匙面,忌沸热食,烂帛物;七曰三十六疔,头黑,浮起,形如黑豆,四畔起,大赤色,今日生一,明日生二,三日生三,若满三十六,药所不治,俗名黑疱,忌嗔怒,蓄积愁恨;八曰蛇眼疔,疮头黑,皮上浮生,形如小豆,状似蛇眼。大体硬,忌恶眼看之,并嫉妒人见,及毒药;九曰盐肤疔,状如匙面,四边皆赤,有黑粟粒起,忌咸食;十曰水洗疔,形如钱,或如钱孔大,疮头白,里黑黡,汁出,中硬,忌饮浆水,水洗,渡河;十一曰刀镰疔,疮阔狭如韭叶大,长一寸,左侧肉黑如烧烁,忌刺,及刀镰切割,铁刃所伤,可以药治;十二曰浮沤疔,疮体曲圆,少许不合,长而狭,如韭叶大,内黄外黑,黑处刺不痛,内黄处,刺之则痛;十三曰牛拘疔,肉疱起,掐不破。此十三证初发，必先痒后痛，先寒后热，热定则寒，四肢沉重，头痛，心惊，眼花，大重者呕逆。呕逆则难治。麻子疔始末唯痒，所录忌者不得犯，犯即难治，浮沤疔、牛拘疔无忌，纵不治，亦不杀人。欲知犯触，但脊强，疮痛极，甚不可忍者，是犯之状也。

【内服治疗】

治十三种疔，皆以此方治之。以绯帛一片裹药，取匝为限，乱发鸡子大，摊布帛上，牛黄如梧子大，反钩棘针二十一枚，赤小豆七粒，为末，并布发上，卷绯帛作团，外以发作绳，十字缚之，熨斗中急火烧灰，研筛细。以枸杞或子、或根皮枝叶随得为末。用枸杞末二匕，绯帛灰一匕，共成三匕，研匀，分二服，空腹，酒调下。

【外用治疗】

苍耳散 治一切疔肿，神良方。苍耳(根茎苗子，但取一色便可用) 上烧为灰，醋沰淀和如泥，涂上，干即易之，不过十度，即拔根出。

（二）汉·华佗《华氏中藏经》

【疾病概述】

五疔者，一曰白疔，二曰赤疔，三曰黄疔，四曰黑疔，五曰青疔。

白疔者，起于右鼻下，初起如粟米，根赤头白，或顽麻，或痛痒，使人憎寒头重，状若伤寒，不欲食，胸膈满闷，喘促昏冒者死，未者可治。此疾不过五日，祸必至矣，宜急治之。

赤疔在舌下，根头俱赤，发痛，舌本硬，不能言，多惊，烦闷，恍惚，多渴引(一作饮)水不休，小便不通，发狂者死，未者可治。此疾不过七日，祸必至也，不可治矣，大人小儿皆能患也。

黄疔者，起于唇齿龈边，其色黄，中有黄水，则令人多(一作能)食而还(一作复)出，手足麻木，涎出不止，腹胀而烦，多睡不寐者死，未者可治。

黑疔者，起于耳前，状如瘢痕，其色黑，长减不定。使人牙关急，腰脊脚膝不仁，不然即痛，亦不出三岁，祸必至矣，不可治也。此由肾气渐绝故也，宜慎欲事。

青疔者，起于目下，始如瘤瘢，其色青，硬如石，使人目昏昏然无所见，多恐悸惕，睡不安宁，久不已则令人目盲，或脱精，有此则不出一年，祸必至矣。

白疔者，其根在肺；赤疔者，其根在心；黄疔者，其根在脾；黑疔者，其根在肾；青疔者，其根在肝。五疔之候(一作疾)，最为巨疾(一作病)，不可不察也。

【病因病机】

五疔者，皆由喜怒忧思，冲寒冒热，恣饮醇酒，多嗜甘肥，毒鱼酢酱，色欲过度之所为也。畜其毒邪，浸渍脏腑，久不摅散，始变为疔。

【内服治疗】

治白疔增寒喘急昏冒方　葶苈、大黄各一两　桑白皮、茯苓各二两　槟榔七个　郁李仁、汉防己各三分　上件为末，每服三钱，蜜水调下，以疏下恶物为度。

治赤疔方　黄连、大黄各一两　上件为末，以生蜜和丸，如桐子大，每服三十丸，温水下，以利为度。

治黄疔方　巴豆七个，去心膜　青州枣七个，去核安巴豆在枣内以面裹煨，通赤，上件为末，以硼砂、醋作面糊为丸，如菉豆大，每服五丸至十丸，米饮下，以利为度。

治青疔方　谷精草、蝉壳各一两　苍术五两　上为末，每服一钱，水调服，食前。仍以针刺疔出，用桑柴灰汁洗之立效。

【外用治疗】

又取白疔方　铅霜一分　胆矾、粉霜各一钱　蜈蚣一条　上件为末，先刺令血出，内药米心大，以醋面饼封口立愈。

又取赤疔方　杏仁七个生用　上件嚼烂漱之，令津满口吐出，绵滤汁，入轻粉少许调匀，以鸡羽扫之。

又取黄疔方　黄柏二两　郁金半两　上件为细末，以鸡子清调，鸡羽扫上。

治黑疔方　菟丝子、菖蒲　上二味等分为末，酒浸取汁，扫疔上。更服肾气丸补之。

（三）明·陈实功《外科正宗》

【医案选粹】

(1)治左颧发生一泡案

一监生中年妻丧，继娶幼室，乃娇态人也。自服补肾助阳之药，以致肾水受伤，不能上制心火，左颧发生一泡，先紫后黑，麻木不知痛痒。凡黑者肾经之毒也，其毒岂浅？且喜疮之四边尚未走散，此犹可取。随用针刺疔上，量别药不济其事，用冰蛳散厚糊作条插入患孔，用糊纸密封，勿令泄气。朝服加减八味丸以滋肾水，午服盖气养荣汤接补真气，以滋不足，晚用琥珀蜡矾丸护心解毒。候至十一日外，疔根与药结成一块，依期脱落，次用生肌敛口，补助调理脾胃之剂，二十日而愈。后因此公不慎调理，失于保节，几及三年，复成虚损劳瘵而殁。

(2)治腮发一疔案

一妇人年近四旬，夫主不利，愁郁种种，抱怀不散。时值季夏，岁荒之极，腮发一疔，六日后方延予视，其时疔毒已经走散，头、目、唇、项俱肿，形色紫赤，予曰：肉肿疮不肿，乃疔毒走黄不治之症。彼妇流涕叹曰：一家皆绝也。予问曰：何其如此？妇又曰：吾夫乃不肖之人，妇有一女二子，俱未适配，设若妇死寄托于夫，子女日后必为流荡辈也。故妇在一家生,妇逝一家死。自然之理。予时闻之,沉吟不已。如此何以得生,不忍弃治,况此疮势大,又非药力可回。思之当先雇一贫人,以饭餐饱,再用火酒数杯,随用针刺肿上十余处,令彼噙吸吸恶血数碗,将温汤洗净,用蟾酥锭磨浓涂之,四围敷金黄散,早晚二次,内以护心散、蜡矾丸清心护里,兼服降火化痰、开郁安神之药调治,庶保不变。吸血之后,余肿稍退。又至六日,夫又对言:何其不死?彼妇相闻甚苦,暴怒之极,仍又复肿,比前尤甚也。复用针刺肿甚上十余处,出血三四碗,针孔上小膏盖贴,余肿仍敷。其人出血多而其内必虚,以人参养荣汤加香附、贝母服数日后,针口渐脓,余肿渐消,原疮处复得高肿,仍用蟾酥条插化,亦渐腐溃。外用生肌敛口,内服开郁和中、养血健脾等剂调理,百日外方愈。此病设若相论疮势形色者,百无一生之理,此功出于强勉行之,亦得其生者。此妇愈后,二子一女俱以婚配,其夫亦守其终,见今已六旬半矣。

(四)明·薛己《外科枢要》

【医案选粹】

薛己治疗案:

薛己治一妇,左手指患疔,麻痒,寒热恶心,左半体皆麻。脉数不时见。曰:凡疮不宜不痛,不可大痛,烦闷者不治。今作麻痒,尤其恶也。用夺命丹二服,不应。又用解毒之剂,麻痒始去,乃作肿痛。薛曰:势虽危,所喜作痛,但毒气无从而泄。乃针之,诸症顿退,又用解毒之剂而瘥。

治疗疮气血两虚案:

长洲庠苏子忠,鼻梁患之,症属表邪,但气血俱虚,不胜发散。遂用补中益气为主,佐以防风、白芷而愈。

(五)清·顾世澄《疡医大全》

1.疗疮

【疾病概述】

王肯堂曰:两腮及鼻下焮肿生疮,恶血淋漓,此名疗疮,属足阳明胃经。三日口噤如痉,角弓反张,按之如疗钉著,骨痛不可忍者是也。治之稍缓,则毒攻心,呕吐不食,昏迷躁乱,谵语者死。(《准绳》)

澄曰:疗疮者,乃醇酒炙煿,膏粱厚味,或误食自死牛马、宿茶陈菜,食中汗毒而成。不可妄用刀针,当照疗疮门方法治之。故毋庸另立主方。

华元化曰:疔有五色属五脏。红属心,发于舌根;青属肝,发于目下;黄属脾,发于口唇;白属肺,发于右鼻;黑属肾,发于耳前。以种类言之。

王肯堂曰:疗之四围有赤肿,名曰护场,为可治。疗之四围无赤肿,名曰不护场,不可

治。(《准绳》)

又曰:疔证急者有应。如生一疔之外,别处肉上再生一小疮即是有应,可用针挑破护场;疮四围有赤肿,生多疮者谓之满天星,饮食如常,头痛身热手足温。

又曰:毒发于心经者,生为火焰疔。多生心脏之俞募井之端,唇口手掌指节或手之小指。初生一点红黄小泡,抓破痛痒非常,左右肢体麻木,心烦发躁,言语昏惯。

又曰:毒气发于肝经者,生为紫燕疔。多生手足腰胁筋骨之间,或足大指。初生便是紫泡,次日破流血水,三日后串烂筋骨,疼痛苦楚,眼红目暗,指甲纯青,睡语惊惕。

又曰:毒气发于脾经者,生为黄鼓疔。初生黄泡光亮明润,四面红色缠绕,多生口角腮颧,眼胞上下及太阳正面之处。便作麻痒,绷急硬强,重则恶心呕吐,烦渴干哕。

又曰:毒气发于肺经者,生为白刃疔。多生手大指。初生白泡,顶硬根突,破流脂水,痒痛骤然,易腐易陷,腮损咽焦,毛耸肌热,咳吐脓痰,鼻掀气急。

又曰:红丝疔起于手足节间。初起形似小疮,渐发红丝上攻手膊,或攻大腿,令人寒热,恶心呕吐。迟者红丝至心,常能坏人。急用针于红丝尽处挑断出血,寻至疔上挑破,插入蟾酥条,膏盖,内服蟾酥丸发汗,追出疔根,得脓自愈。

又曰:唇下疔又名马口疔。

又曰:手掌心疔又名擎珠疔。

又曰:患疔经五六日不瘥,目中见火光,心神昏昧,口干心烦,呕吐不定,皆属疔毒内陷,均须速治。

冯鲁瞻曰:疔者,经曰:膏粱之变。盖因膏粱之人皮肉厚密,内多滞热,故变为疔。然古方计有一十三种,三十六疔之分,总由脏腑积受热毒,邪气搏于经络,以致血凝毒滞,注于毛孔、手足、头面,各随脏腑部位而发。其形如粟米,或痛或痒,渐至遍身麻木,头眩寒热,时生呕逆,甚则四肢沉重,心惊眼花,经虽所载疔色有五,以应五脏,其实紫黑及黄泡者居多,先痒后痛,先寒后热也。宜内服发散解毒攻托之剂,外敷拔毒菊花叶、苍耳草之类。大概疔已成脓,则毒已外泄,可无他虑。惟在初起,最宜谨慎,疔毒攻心,祸如反掌。盖疔由心火蕴结,故其疼痛异常,为害甚速,病人口嚼生豆,不觉豆腥者即是也。若于耳后方圆一寸发者尤甚。盖水枯火炽之极也,不可妄动,如抓破见风毒,即内攻不救。(《锦囊》)

又曰:红丝疔者,又名血丝疔,发于两手指,而作红丝,渐渐行至关节,势必杀人。可先以线扎住红纹之处,次将银针砭去恶血,以药涂之,上者血红,次者血紫,下者血黑。若一失治,则稽留不散,轻则烂伤堕指,重则入腹而死。

李东垣曰:疔上按之磣痛应心者,是疔也。秋冬寒毒久结皮肤中,变作疔疮,不急治

之,日夜根长,流入诸脉数道,如箭入身,颤掉不已。若不慎口味房室,死不旋踵。(《精义》)

申斗垣曰:夫疔疮取治,其法不一,当先看其缓急。如缓者,一日疮疱白色而小,二日色白微大,三日色微紫,四日色真紫,此候之缓也;急者五日色青紫小,六日色深青大紧,七日色黑如火灸疮之状,此最急之候。假如身上生一疮,而他处又生一小疮,为之应候。先用针挑破小疮,则泄其毒谓之可治;若只有一疔,他处无小疮,谓之无应候,不可治。疔无应候,是毒气之甚,故不可治也。大抵疔疮四围有红赤焮肿者,名曰有护场。如疔疮四围不赤肿者,即是不护场,不可治也;有护场方可治也。疔之生者,身热头疼,手足温暖,饮食如常,是常疔也。疔之危者,眼转大渴而喘,唇面青,不进食,五心肿,无有脉,四肢冷,不起床,不精神,腹痛甚于常,是有内疔也。(《启玄》)

周文采曰:凡疗疔疮,皆宜刺疮中心至痛处,又刺四边十余下,令血出,去尽恶血,敷药。药力得入针孔中方佳,若药不达中,药力难达,反致误事。又看口中颊边舌上,有赤黑如珠子者,是疔也。(《集验》)

《养生篇》曰:人汗入肉,食之则生疔疮,不可不慎。

程山龄曰:治疗之法,贵在乎早,初起即治者,十全十活,稍迟者十全五六,失治者十全一二,内服莫妙于菊花甘草汤。项之以上,三阳受毒,必用针刺挑断疔根,插药膏盖;项之以下,三阴受毒,即当艾灸。灸之不痛,亦须针刺插药自效。(《十法》)

过梁疔

申斗垣曰:过梁疔,乃劳伤太甚,忧虑伤于肺经,致气血停滞,热毒内攻,穿于心胸,缠于四肢,筋骨酸疼,六七日添恶心,八九日肿过耳目,至十一日命促。此疔生于眉心鼻上,初起未见疔形,最难识认,五六日头破身寒,若痛甚冷汗出者,不治。救治均同疔疮门施治。(《启玄》)

耳疔

王肯堂曰:耳疔,寒热大作,痛楚难禁者是也。(《准绳》)

窦汉卿曰:耳疔,以烧酒滴疔根上,方得脱。随用苦茶洗,解去酒毒。

陈实功曰:黑疔生于耳窍之内,黑硬腐烂,破流血水,疼连腮颧,宜针刺之。照疔疮门治法。(《正宗》)

红茧疔

王肯堂曰:红茧疔,因心火太盛,传于脾经,故毒发于四末,若水珠,若水泡,与血齁无异,多生手足胸背之间,今人不识,伪称火丹,或认斑疮,养成大患。初起红色,宜用针,针去恶血,内服清心败毒黄连丸;如紫色则危,灰黑必死。根行甚速,宜针恶血,以缓毒势,

治同疗法。(《准绳》)

手心毒

王肯堂曰：手心毒，焮赤肿痛，俗名病穿掌，又曰穿窟天蛇，又名贫子盂。若偏于掌边者，名穿边天蛇，又名穿埂天蛇，亦名鹚痈。此手厥阴心包经劳宫穴，乃积热所致。(《准绳》)

李氏曰：手心毒，一名擎珠毒。

陈远公曰：有手心中忽红肿高突变成一疽，疼痛非常，日夜无间，世所谓擎疽也。此证多是冤家相寻，内外治疗，往往不能收功，有流血至死者，似乎不必治也。然有证无方，安见吾道之大乎！苟能忏悔怨艾，安在不可救。此疽虽是冤孽，亦因病人有火热之毒，乘机窃发，消火热之毒，何不可奏功耶！但火热非起于一旦，而解毒难于小剂。盖毒成于热，热起于火，火之有余，终是水之不足，不大料以滋水，惟小剂以灭火，安得取胜乎！必大用补水之剂，少佐解毒之味，则自愈耳。

释擎汤

元参一两　金银花二两　生地一两　当归一两　紫花地丁五钱　贝母二钱。水煎，二剂疼止，已溃者又服四剂，未溃者又服一剂，无不全愈。愈后仍须忏悔，则无后患，否则恐变生他证，非方之过也。此方滋水以治火，补正以解毒，自居于无过之地，又何拟议哉。(《冰鉴》)

陈实功曰：手心毒，一名穿板疗，又名擎珠，又名瘭疽，乃心火热毒也。是于五心痛不可忍，其疮如泡，色如血赤，外形虽小，内有热毒发于心窠者，难治；发于手足心者，可疗。如在手掌心敷药，当从手腕敷起；如在足心，须从脚胫骨四围敷住，以截血路，免毒上攻。(《正宗》)

胡公弼曰：右手心毒，乃太阳、阳明二经受证，气流足厥阴经。左手心毒，乃少阴、太阳二经受证，气流足太阴、阳明经。或因七情内伤，气血凝滞，亦能患此。(《青囊》)

【临证辨治】

陈实功曰：疔疮有朝发夕死，随发随死，诚外科证中迅速之病也。凡治此证，贵在乎早。如在头面，头乃诸阳之首，亢阳热极所致。其形虽小，其恶甚大，再加艾灸，火益其势，逼毒内攻，反为倒陷走黄之证作矣，既作之后，头面耳项俱能发肿，形如胖尸，七恶顿起，治虽有法，百中难保一二，不可不慎。(《正宗》)

窦汉卿曰：凡疔疮针刺患人手足中指不痛者，难治。又曰：如疔在头面、手足、骨节间者，甚急。又曰：疔疮头陷碧绿色者，不可用针刀出血。又曰：疔疮日久溃烂者，不可用针出血，只可用刀割去腐肉。又曰：疔疮生根入腹者便死，用磨针刀铁浆水一碗，丝绵滤净，银锅内煎三四沸，服之，病者须臾肠鸣，行得一二次苏醒方妙。又曰：疔疮不破则毒入肠胃,惟蝉蜕极效,用一两为末,蜜调下。又曰:疗发于太阳眼边者,名曰钉脑疗,十死一生。又曰:疗疮脓水出,孔如蜂窠,病易瘥也。又曰:凡人暴死多是疗毒,急取灯遍照其身,若是小疮,即是其毒,宜急灸之,并服飞龙夺命丹等药,亦有复苏者。(《全书》)

窦梦麟曰:嘴唇痘疗,初生米大,或粉刺挤破,入汤火风气,即要变为疱疮,疱疮即疗之别名也。先用葱白同飞龙夺命丹五粒和嚼烂,熟酒半碗送下,以衣覆患上,略出汗为妙。上午服药,下午即将绝利磁锋划破疮口十字,即掺飞龙夺命丹末在内,而外用蟾舌研烂,蟾肚底皮贴之,内服追疗汤剂。若发须发者,即剃去须发。如前法治之。此法静夜细思,试而行之,百发百中,活人多矣,焉敢自秘,遂并梓行。病人一个月内无色欲者,患处平妥无胬肉,乃其征也。(《全书》)

陈远公曰:有生疗疮者,疼痛非常,亦阳毒也。初生之时,人最难辨,但以生黄豆令嚼之,不知腥者便是。其疮头必发黄泡中现紫黑之色,细看泡中必有红白一线通出泡外。凡疗生足上,红线由足入脐,疗生手上,红线由手走心,如生唇面,红线由唇面至喉,如见此红线,即于尽处以针刺出毒血,则免毒攻心。若现白丝,不必刺也。总以消毒泻火为主,世人戒用官料之药,此乃不知医之语,毒非药安得除哉!**拔疗散**治之,紫花地丁、甘菊花各一两,水煎服。一剂红线除,二剂疗散,三剂痊愈,不必外治挑疗之多事也。若已溃烂,加当归二两治之,不必四剂,毒尽肉生也。(《冰鉴》)

【内服治疗】

菊花甘草汤(《十法》) 治疗之圣药也。菊花四两 甘草四钱 水煎顿服,渣再煎服。

血疗,出血不止者是。真麻油一盏,服下自止。

消疗简便方 疗疮及诸恶毒初起,但未成脓者,服之神效。白矾研,三钱 葱白七茎 上二味同捣极烂,分作七块,每块用热酒一杯送下,服毕用厚被盖之,再进葱白汤一盏。少顷汗出如淋,从容去其覆物,其病如脱。此虽味涩难服,其效甚妙。凡居乡村之处,遇有此证,不及延医,只传此方,服之活人甚众,诚为良便方也。

诸疗 菊花叶捣汁服一碗,死可回生。

土蜂房一具 蛇蜕一条,黄泥固济烧存性为末,每空心好酒服一钱,少刻大痛,痛止,其疮已化为黄水。

扎马疗 切不可食肉,生白酒煎豨莶草、紫花地丁、车前草服之。

追疗夺命汤(《赤水玄珠》) 羌活、甘草节、蝉蜕、川黄连、独活、北细辛、青皮、金银花、防风、泽兰叶、僵蚕、金线重楼、赤芍各等分 有脓加何首乌、白芷;要通利加大黄、牵牛、青木香、山栀;毒在下加木瓜各等分。每服五钱,先将一贴加泽兰叶、金银花各一两,姜十片煎,热服,汗出为度;病退再加大黄二钱,煎,热服,取利一二次,去余毒为妙。此方取效如神,百发百中。若心烦呕吐,用甘草节、绿豆粉各等分,酸浆汤调下二钱;如呕逆恶心,用乳香、绿豆粉各等分,甘草汤调下二钱。

小夺命散 治疗疮及脑疽、恶毒,其效如神。槐花子、地丁、千头子(即扫帚子,又名地肤子)各等分 水煎,通口温服,加真蟾酥少许尤妙。

飞龙夺命丹(《正宗》) 专治疗疮及痈毒发背,脑发乳痈,一切无名肿毒,恶疮及有头不知痛痒者,已成未成神效。蟾酥酒化 雄黄各三钱 乳香去油 没药去油 铜绿各二钱 胆矾、朱砂、血竭、寒水石各一钱 当门子、冰片、轻粉各五分 蜗牛二十一个 蜈蚣一条,酒浸泡、炙、去头、足 上俱为极细末,用蜗牛连壳研如泥,少加飞罗面,和丸如绿豆大。每用三丸,用白葱二个,令病人嚼烂,吐于男左女右手心,将丸药放在葱内,热酒送下,被盖约人行五六里,出汗为效;无汗以热酒助之。重者再进一服。病在上食远服,病在下食前服。忌冷水、瓜茄、油腻、猪、鸡、鱼、面及一切发物。孕妇忌服。

疔疮丸 专消一切疗疮,兼治湿痰流注,梅疮初起。巴豆仁去皮、膜 明雄、生大黄各三钱 共研细末,加飞面醋打糊为丸,如金凤花子大,每服二十三丸,热汤送下,泻三四次无妨,弱人只服十九丸自消,得嚏即愈。

万灵夺命丹 治一切疗毒入腹,烦闷恶心,兼治痈疽发背、恶疮。朱砂水飞、蟾酥人乳泡、轻粉、胆矾各五钱 铜绿、血竭各一两 雄黄、枯矾各二两 共为细末,面糊丸,芡实大,每服一丸,令病人先将葱白三寸嚼烂,吐在手心,将丸包在葱内,热汤吞下,出汗。

恶疗大毒 金银花、当归身各五钱 天花粉、甘草、地丁各三钱 皂角针二钱 川椒九粒,酒煎服。

疗毒恶疮 家菊花并叶共捣汁,用酒冲服。将渣加盐少许,敷上立愈,冬月用根亦可。
又方:紫梗菊花捣碎,白酒煎服。

【外用治疗】

敷一切肿毒疗疮 猪牙皂火煨再炒 羌活、大黄、防风、白芷、天南星、白芨、白蔹、连翘各一钱 乳香、没药去油,五分 贝母三分 上研细,用蛋清同蜜调敷患处,未成者即消,已成出头者,其效亦速。

敷一切大毒疗疮 五倍子微火焙、白芷各四两 陈小粉十年者佳,慢火炒黑黄色,一斤 川乌、黄柏、草乌、狼毒、天南星、半夏、粉甘草各一两 研细。未破者,用滴醋调敷四围;已溃者,用蜜调敷,俱放滚水内顿,匀敷。

反唇疗、擎珠疗 经霜南瓜蒂煅灰,加冰片少许研细,麻油调搽。

拔疗法 巴豆去壳,半粒 磁石研末 用葱涎和蜜为膏,敷疗上。

蟾酥饼 兼治脑疽、乳痈、附骨疽、臀痈,一切恶证,或不痛,或大痛,或麻木,用此敷贴疮头。潮脑、朱砂各一钱 真蟾酥酒化、没药去油、乳香去油、明雄黄、巴豆霜各二钱 轻粉五分 麝香三分 以上各为细末，五月五日午时在净室中用蟾酥酒和丸如绿豆大，每用一丸，口涎调贴疔疮上，以膏盖之。此药为丸、为条、为饼，听便使用。一方去巴豆霜、潮脑，加寒水石煅、枯矾、胆矾各一钱，蜗牛二十一个。

疔疮神方 苍耳草根、叶捣烂，入童子小便，绞汁冷服一盏，日三次。仍以根、茎、叶、苗任取一束，烧灰存性为末，用醋、泔、蓝、靛和如泥，先将疮中心及四边刺破，令血淌出，拭净敷之，不过十次，根即拔出，为诸方第一。

走马回疔丹 疔疮初起，针破，用此一粒插入孔内，膏盖之，次后追出脓血疔根为效。朱砂、雄黄各二钱 蟾酥酒化、硇砂、白丁香、轻粉各一钱 蜈蚣一条，炙 金顶砒、麝香各五分 乳香六分 上为细末，糊和成如麦子大，插疮内，以膏盖之。

铅粉散 冷疔生于脚上，初起紫白泡，疼痛彻骨，渐至腐烂，深孔紫黑，血水气秽，经久不瘥，用此大效。黑铅(四两，铁杓内化开，倾入水中，取起再化，如此百遍，以铅尽为度，去水取澄下者。三钱) 松脂一钱 黄丹飞，炒 轻粉各五分 麝香三分 共研细，先用葱汤洗净，麻油调搽疮口，油纸盖好。

束毒金箍散 疔疮针刺之后，余毒走散作肿，宜此药箍之。生大黄、郁金(蝉肚者)、白芨、白蔹、白芷各四两 黄柏二两 绿豆粉一两 轻粉五钱 共为细末。酸米浆调箍四边，夏热甚，用蜜水调。

敷疔 银朱三钱 红枣七个煮烂去皮核 捣敷留顶。

疔 甘松、三奈各五钱 雄黄研细，一钱 麝香一分，酒水各半，先煎甘松、三奈，煎好滤清，调雄黄、麝香服。疔疮生葱和蜜捣敷患处，过一饭时，疔即拔出。

保生梃子 疔疮、背疽、瘰疬，一切恶疮。巴豆四十九粒，文武火炒，研 硇砂三钱 轻粉半大匣 金脚信、雄黄各三钱 麝香一钱 为极细末。用黄蜡五钱熔开，将药合成梃子，冷水浸少时取出，旋丸捏作饼子如钱眼大，将疮头拨开，安一饼于顶上，次用膏贴。

蟾酥丹 蟾酥不拘多少 黄丹、白面等分，为丸如麦粒大，针破疔疮，以一粒纳之，膏盖。

散疔膏 磁石乳细，以葱头十四根取汁，入蜜少许调匀，敷留一孔。一敷即散，妙不可言。内服托里药。

一切疔肿 一色苍耳草连梗叶烧灰，以醋调搽。干即再搽，重者十余次。

吃牛肉中毒生疔 金线重楼即七叶一枝花，不拘多少，切碎，研细，和溏鸡屎调匀搽上，立效。

烂头疔 白梅二个 大蜒蚰二条 白菊花根一把，共捣烂，加透明雄黄同敷，如干再另敷一二遍，无不愈者。

拔疔丹 凡一切疔疮，无名肿毒，初起磨敷，已成已溃，用一粒放疮上，脓血即拔出，如遇阴疽对口大证，可用十数粒铺疮上，如神。巴豆霜、乳香去油、没药去油、真蟾酥酒化开，乳成膏、明雄各二钱　樟冰、露蜂房阴阳瓦焙存性、劈朱砂各一钱　真轻粉、当门子各五分　上各乳极细，照分两称准和匀，以蟾酥膏和杵为丸如药珠大，晒干磁瓶密贮任用。此即蟾酥饼原方加露蜂房也。

疔　生磁石一钱　麝香一分　研极细，每用少许膏盖。

又方：胡椒二十五粒　大独蒜一个　葱白三根，共捣烂，油纸上作膏贴之，神验。

秘方　用铁钉放屋上受风露之气，日久上锈，以刀刮下，乳极细，加麝香少许，磁瓶密贮。如遇疔疮已破者，掺少许即流黑水，不过三次，疔根自出。如未破者，以水调点疔上，即可拔疔如神。

疔疮不用刀针　蓖麻仁七粒　银朱一分　共研细，如干，加唾津少许，疔头让出，即周围敷之，两三次即出小黄头矣。

拔疔第一方　蓖麻仁四十九粒半　杏仁去皮，十七粒半　松香二两一钱五分　荔枝肉三个半　银朱少许，共捣成膏贴之。

拔疔　荔枝肉一个　溏鸡屎　菊花根叶不拘多少，共捣烂敷上，立愈。

【注意事项】

胡公弼曰：猪疔其形圆而小，口内有油，忌食猪油、猪肉。牛疔其形圆而小，口内无油，疱起掐之不破，有寒热，忌食牛肉。狗疔其形长而带尖，色赤，有寒热，忌食狗肉。羊疔其形长而带白色，有寒热，忌食羊肉。瓜藤疔不计其数，其形圆长如瓜形，因食瓜毒而生，忌食诸瓜。豆腐疔其状白泡，三日内顶陷，因食豆腐，内有人汗而生，忌食豆腐。气疔其形或大或小，疱白如有气在内，因感恚怒而生，忌气恼。鬼疔其形大小不一，因中邪毒之气而生，异于诸疔，比气疔更甚，令人言语如见鬼状。红丝疔其形缕缕赤色如丝线，周身缠绕，宜松针刺去血，忌热物。内疔言其于内，脏腑上腔子里面，喉内、口内，与外疔更不同利害，宜托里追疔。萝葡疔其形黑兼紫如水晶，故名之。疱白黑血毒水宜去之，宜托毒。杨梅疔形黑紫如熏梅，状若遍身杨梅疮，内杂疔疮一二个，则令通身疮不起发，须针刺出毒，服托里土茯苓等药。鱼脐疔如鱼之肚脐，多生胳膊肚、小腿肚上，乃手足阳明经分毒气，治宜加引经药。蜈蚣疔形长如蜈蚣，亦有头足，发寒热，因饮食中被蜈蚣游走遗毒于内而生，宜加雄黄。

2.天蛇毒

【疾病概述】

王肯堂曰：天蛇毒，即天蛇头，不拘何指，焮赤结毒，肿痛有脓，裂开有口唇如蛇头状，是以名焉。又名发指，属手厥阴心包络经积热所致，虽黑色顽麻，溃烂脱指者，亦不死。（《准绳》）

陈实功曰：天蛇毒即蛇头疔，乃心火妄动，攻注而成。其指头肿若蛇头，赤肿焮痛，疼极连心；甚者寒热交作，肿痛炎上。初起宜灸，蟾酥饼膏盖。(《正宗》)

冯鲁瞻曰：天蛇头者，手指毒疮，各随经络而生。疼痛殊甚，宜审其经络，投以解毒和血，加以引经之药治之。(《锦囊》)

窦汉卿曰：此证如脓未熟，不可刀开针拨，不然则胬肉起发难医。

胡公弼曰：天蛇头患久有出骨者，如初起紫黑者，必死。须割去其指，方可医治。治同脱疽。(《青囊》)

汪省之曰：手三阴、三阳经，亦有气血多少不同，生于手之十指，名敦疽。四五日溃脓，可刺者生；如不溃无脓，黑色过节者，死不可治也。(《理例》)

王肯堂曰：五指头生疽，名曰敦疽，系脏腑积热。治不可缓。(《准绳》)

又曰：手大指疽发指头，小点如粟，渐大如豆，或如桃李，或青或紫，乍黄乍白乍黑，或痒，或麻木不痛，或大痛澈心，此名调疽，属手太阴肺经积毒。毒盛者，宜截去了，四日刺得血脓者生，得黑白者死。毒气攻心，呕吐不食，膨胀者死，齿缝出血者死。(《准绳》)

朱丹溪曰：蛇头疔在手指顶，坚硬有头，十指同，自筋骨发出，根深毒重。初起小泡，色紫疼痛，坚硬如疔者是。

王肯堂曰：天蛇毒，在手指顶，闷肿无头，十指同自肌肉发出，其毒稍轻。夫手指虽各有专经，然俱兼脾经火发而成。但手指系皮肉浇薄之处，不宜艾灸，亦不宜开早。若误灸开早，以致皮裂肉胬翻出，疼痛倍增，不能速愈，慎之。

又曰：调疽生于手大指，由肺经积热而成。初如粟豆，渐肿如李，青紫麻木，痛痒澈心。六日刺破，出稠脓鲜血者吉；出黑血者险。若黑腐延蔓不痛者，名断指，属逆。当如足部脱疽治法。

澄曰：凡手指患天蛇毒，如内脓已成胀痛者，用针挑放，务须从下往上挑破，切不可从上向下挑，否则毒传下节溃烂，俗谓戳了蛇头，蛇头往下缩也。

又曰：凡指头溃后，切忌用力拿重，如操作用力，则胬肉必出，难以速愈。足指溃后，俱忌行走，否则亦然。

又曰：凡慵工操作之人，指皮粗厚，每每脓已胀急，不能穿溃，常见通手化脓。凡遇此等人，须用针向指尖上挑砭出脓，不可向下砭，如误向下砭，每每毒流下节，遂有脱指之患，不可不知。

又曰：凡溃后须将老皮剪去，免藏毒水，浸伤良肉。

又曰：每见当砭不砭，脓已胀过，以致甲脱肉无，惟存筋骨，用玉红膏搽上生肌。只有指尖难以长皮，复原如旧，须以生肌散内加珍珠末掺上，其皮即长合矣。脚尖不长皮，亦照此法。

澄治手指足指,溃后形如蝉蜕者,须用利剪剪去死皮,方可上药。不然,皮中蓄有脓水难干,虽用珍珠散冀其收功,何异隔靴抓痒,决难速愈。

蛇节疔

王肯堂曰:手指节间,结肿焮赤,又名病茧,又名蛇节疔,又名钉节天蛇,又名病蚰节,治与天蛇头同。(《准绳》)

李东垣曰:蛇节疔生手指中节骨节,又名蚍节疔,绕指俱肿,其色或黄或紫,由火毒凝结而成。

蛇眼疔

朱丹溪曰:蛇眼疔生于指甲旁,夹角间,形似豆粒,色紫,半含半露,硬似铁钉,乃火毒凝结而成。

蛇背疔

王肯堂曰:蛇背疔生指甲根后,形如半枣,色赤胖肿,乃火毒凝结而成。

鳅肚疔

王肯堂曰:鳅肚疔即中节疔。生中指节绝骨之处,由辛热风湿之毒,上干心经,故发此毒,乃心经受证也。但中指通连五指,疔色紫黑者,其毒必恶,易于攻心,指节里面色青黄,心一受毒,其人昏迷必死,其指必落,务用护心丹,时时呷之,以护其心,再服蜡矾丸护膜,追疔夺命丹追疔为主。(《准绳》)

李东垣曰:泥鳅疽生在手指,一指通肿,色紫形如泥鳅,焮热痛连肘臂,由火毒凝结而成。

又曰:蛇腹疔生十指中节里面,形如鱼肚,色赤疼痛,乃火毒凝结而成。

【外用治疗】

蛇头疔　轻粉、银粉、铜绿各等分　研细。灌入猪胆内调匀,将指套入胆内,用线轻轻扎定,三日一换,重者二次。

又方:生栗去壳去衣,捣烂敷之。

又方:黑黄牛粪做饼晒干,入罐内,烧酒熏之,极效。

又方:白果叶入灯窝油内浸透贴之,腐尽肌生。

又方:黑豆、天南星研细,滴醋调敷。

又方:人粪、雄黄同捣,裹在患处,即愈。

又方:生鸡蛋一个,一头打洞入雄黄细末五钱,将患指套入浸之,拔去毒,立止痛。

又方:生鸡蛋三个,一头打一洞,每个入雄黄细末一钱,和匀,将痛指插入,待热换之,立刻止痛。

苦瓜膏 苦瓜(即癞葡萄)不拘多少,捣烂,以盐卤浸收,不可太稀,愈久愈好。凡遇蛇头毒,取一匙敷患上,外以绢缚过一夜,痛止即愈。

水蛇套(《明医集》) 治天蛇毒,痛不可言。取活水蛇一条,取中段去骨,以蛇皮肉如指长,裹患指上,外用纸包,顿觉半身凉快,痛止肿消,即愈。数日后去皮,指上蛇形宛然。

雄黄散 治蛇头疔,初起红肿发热,疼痛彻心者,宜用。明雄二钱 轻粉五钱 蟾酥微焙,二分 冰片一分 共为末。新汲水调涂,纸盖,日用三次,极效。

蜈蚣散 大蜈蚣一条 全蝎七个 雄黄三钱 共为末,用鸡子清调敷患处,外以猪胆皮套上即愈。

又方:雄黄一钱 蟾酥一分 研细。用蝣蜓一条,共捣如泥,敷患处空顶,立愈。

又方:蜈蚣、雄黄各五分 研细。装入猪胆内,套指上扎紧,立愈。

又方:白萝卜一段挖空,入雄黄末三分,蒸半熟,套指上愈。

又方:雄黄研细,猪胆汁调涂。

又方:生鸭蛋二个 蜈蚣一条,焙研 分装两蛋内搅匀,套指上候热,再换一个,即消。

雄黄散 治蛇头疔,明雄二钱 轻粉五分 蟾酥二分 冰片一分 研细,新汲水调浓,重汤炖温敷上,薄纸盖之。

雄蛎散 治天蛇毒,牡蛎煅,四钱 明雄二钱 研细,蜜水调浓,重炖温,涂患上,止痛,日用五六次。

蛇头疔 麻油脚一钱 酒曲、血竭各一钱 百草霜少许,和匀敷上,以布护好。

3.脉骨疔

【疾病概述】

申斗垣曰:脉骨疔,又名鱼脐疔,生于掌后横纹陷中,根行甚急。亦有生肘臂间者,红者为疽,黑者为疔,有红丝者是也。宜用针先针断红丝,后服追疔丸剂,外敷丝瓜叶膏。(《启玄》)

【外用治疗】

丝瓜叶膏 丝瓜叶、韭菜叶、连须葱各等分 同入石臼内研如泥,以热酒中和去渣服,以渣病在左手敷左腋,病在右手敷右腋,胁下亦敷。在左足敷左胯,病在右足敷右胯,病在中敷心脐,并用布缚,候红丝皆白为安。如有潮热,亦用此法,令人抱住,不可放手,恐毒气颠倒难救,病人发颤跌倒,亦难救。

4.虎丫毒

【疾病概述】

王肯堂曰:虎口疽,一名虎丫毒,又名合谷疽,又名丫刺毒,又名臂蟹毒,又名手丫发,又名病蟹叉。此手阳明大肠经风热积毒之所致也。(《准绳》)

陈实功曰:合谷疔,俗名虎口百丫是也。此患多系疙瘩泡起,亦有红丝走上,故有疔名。此足阳明胃经湿毒攻注作痒。初起挑破,蟾酥饼膏盖,金黄散敷之,必须内外消托为主。(《正宗》)

胡公弼曰:虎口毒即丫刺毒,最能烂手,毒归肝脾,亦能杀人。(《青囊》)

又曰:赤焮热痛,更有虎口胀裂者。

薛氏曰:此患多生大指次指连界处,忽生肿毒,痛不可忍。若不早治,必烂人手,名曰拍蟹毒。

朱丹溪曰:虎口疽生在手大指次指岐骨间,属大肠经湿热凝结而成。一名丫叉毒。初起如豆,漫肿色青,木痛坚硬。若初起黄粟小泡,痒热焮痛,根深有红线上攻腋内,即名合谷疔。

【外用治疗】

初起,鲜蟹捣烂敷之,其毒可散。

5.水疔

【疾病概述】

凡人手足一时生出小疮,四围红赤,中间一点漆乌,坚硬如石,痛不可忍者,名曰水疔。破后惟流血水。(《启玄》)

【外用治疗】

治水疔　土牛膝_{不拘多少},捣烂入盐少许和匀,敷疔上半日即愈。

又方:陈壁土、食盐_{各一钱}　雄黄_{三分},共研细末,津液调敷疔上,其疔自落。

6.红丝疔

【疾病概述】

胡公弼曰:红丝疔一名急疔。生于手足肘腕之间,初起如黄豆大,色似绯袍。此疔根行如箭,日夜行一尺二寸,状如红丝线一般。皆因大喜大怒,气血逆行所致,走入心腹,令人闷乱不救。凡遇此等急证,寻见红丝之处,即用神针针断其根,针入四五分,取去紫黑恶血,急服追疔夺命丹,随饮浮萍酒,立愈。(《无愧青囊》)

【内服治疗】

浮萍酒　治红丝疔一服即愈。浮萍不拘多少捣烂,用好酒一斤或半斤煎滚,冲浮萍内半时许。通口服,随嚼浮萍草敷疔上。

　　(六)清·王维德《外科证治全生集》

【疾病概述】

疔毒其害最速,生面、目、耳、鼻之间,显而易见,生肩足衣遮之处,隐而难知。知觉早者,晨医夕愈;迟者枉死甚多。故妇女而患暗疔者,误认伤寒,致毒攻心,走黄不救。如头、面、唇、鼻、肩、臂、手、足等处生一疱,或紫红,或黄黑者,疔也。初起刺挤恶血,见好血而止。取拔疔散插入,以膏掩之,次日疔毒化脓而愈。

红丝疔,手小臂,足小腿,生如红线一条者,名曰红丝疔,要在红丝始末两头刺破,毒随血出而愈,迟则毒入肠胃不救。凡属疔毒,宜服夺命汤。

【内服治疗】

刀镰疔 疔形阔如韭菜,长有寸余,肉色紫黑者,名曰刀镰疔。忌行针刺,以生矾三钱葱白七根,共捣烂作七块,葱汤逐块送下,盖汗。如无汗,再饮葱汤催之,汗出为度。取烂鸡屎,涂患立愈。迟则毒归心腑致命。

二、近现代名家对病因病机、证型、临证的认识

肖泽梁擅长汤、膏、丸、散治疗外科疮疡等疾病,其将疔疮的病因病机总结为:①嗜食肥甘厚味致体内火热之毒蕴结脏腑,熏蒸于肌肤。②外感风、火、暑、热等实时之邪,邪气相互搏结体内。③毒虫咬伤、刺伤、扎伤未及时治疗致经络气血凝滞,火毒郁结。在治疗上以清热解毒为其大法,自创芩连解毒饮,并根据疔疮初期、中期、后期的不同临床表现辨证论治,辅以肖氏外科外用药治疗,内外结合,治疗疔疮的临床疗效显著。其主要学术观点有:①疔疮辨证论治全过程中须时时顾护脾胃。②疔疮辨证施治过程,应根据临床症状和病变的发生阶段,适时采用凉血活血之品。③颜面部疔疮治疗禁切开、针挑、挤压等。

梁勇才认为,甲沟炎乃素体禀赋不耐,外感湿热毒邪,邪热壅聚,阻滞经络,毒热不得外泄、郁于肌肤而致本病。治宜清热凉血、泻火解毒。因此治疗以清热去湿、解毒、活血生肌为主。

三、医案

【医案1】治蛇头疔 王某,男,六月十七日。病史:右手食指疔疮剧痛,彻夜不眠已两天,心烦意乱,食不甘味,时时神志迷离,脉有伏象,治从三阴入手,以达其阳。方药:寻骨风、生地榆、炒常山三钱,高良姜二钱,王氏三黄丸二钱(分服)。

【按】从三阴入手,是使阴症转阳。此方相传得之于一江南人,曾秘而不泄。后孔师用以治疗常获良效,又加王氏三黄丸,其效更佳。

(摘自《孔伯华医案》)

【医案2】治红丝疔 彭某,女,16岁。初诊日期:1972年12月4日。主诉:左手食指背部红肿,左前臂起红线五天。现病史:五天前左手食指背部近指根处起一小白疱。当

天晚上开始发烧,体温39℃以上。次日中午,局部红肿明显,并起红线,查白细胞计数17.400/mm³。曾服清热解毒的丸药及外用药,一天后烧稍退,但局部红肿未消,红线向上臂蔓延到肘窝以上。病后食纳差,尿黄赤,大便不干,口渴。检查:体温38.7℃,左侧食指背侧红肿隆起中央有脓样白头,中心破溃,疮口局部有少量脓性分泌物,周围发红而且肿起,范围有3cm×2.5cm大小,有灼热感及明显压痛,境界尚清楚,沿前臂内侧有暗红色线状索条延及肘窝上方,腋下淋巴结未扪及。脉象:滑数。舌象:舌苔薄白,舌质稍红。西医诊断:手背部疖肿,合并急性淋巴管炎。中医辨证:火毒蕴结,毒势蔓延(红丝疔)。立法:清热解毒,凉血护阴。方药:金银花、蒲公英、地丁、花粉、生地、白茅根各一两,黄芩、赤芍各三两,连翘五钱。人工牛黄散(附方1)五分,分二次冲服。外用芙蓉膏。12月8日服上方三剂后,体温恢复正常,复查白血球计数5900/mm³,手背红肿减轻,红晕逐渐消失,疮面已愈合,红线完全消失,食纳恢复正常。按前方稍佐活血通络之剂,以疏通气血:金银花、连翘、公英、生地、花粉、鸡血藤各五钱,赤芍、姜黄各三钱,12月17日手背红肿消失,皮色恢复正常,眠、食、二便均正常,临床治愈。

(摘自《赵炳南临床经验集》)

【医案3】治红丝疔 张某,女,60岁。初诊日期:1972年7月25日。主诉:右手腕麻木,剧烈疼痛,伴有发冷发烧五天。现病史:5天前右手腕内侧突然发麻,疼痛,伴有发冷发热。患处起一红线,向肘部蔓延。当日经某医院治疗,诊断为"局部感染急性淋巴管炎"。曾注射"青霉素"等未能控制。局部红肿逐渐加重,红线继续向上蔓延。患处麻疼难忍,彻夜不眠,食纳不佳,恶心欲吐,局部肿起脓样白疱,疼痛更加重。检查:体温39℃,右侧腕部内侧红肿,范围2cm×3cm,中心发白有脓疱未破,并有红线一条向肘部蔓延。脉象:滑数。舌象:舌苔黄腻,舌质红。西医诊断:手腕部疖肿合并急性淋巴管炎。中医辨证:火毒蕴结,毒热蔓延入里。立法:清热解毒,托里护心。方药:金银花、公英、野菊花各一两,地丁五钱,连翘、花粉、炒皂刺、归尾、川贝母、生草各三钱,陈皮、姜黄各二钱,灯心五分,紫雪散三钱,分冲。外用化毒散、如意金黄散,用鲜荷叶捣汁外敷。8月4日服上方二剂后,体温恢复正常,局部麻痛已减,恶心欲吐已解,纳食稍增。继服前方四剂,诸症见消,患处引流通畅,已无麻痛感觉。8月9日改用牛黄清心丸,每日一丸,日二次;外用化毒散软膏。8月17日患处红肿消失,伤口愈合,临床痊愈。

　　【按】此例患者火毒蕴结,起病较急,已有毒邪内传之势,随经治疗,未能控制。仍有高烧、红肿、疼痛。在此情况下,急投清热解毒托里护心之剂。方中重用金银花、连翘、野菊花、地丁、公英解其毒热;炒皂刺、归尾、姜黄、川贝母活血化瘀,托毒外出;灯心、紫雪散凉血清宫护心,以防毒热内陷;花粉清热生津,养阴护心;陈皮、甘草,和中助胃气。外敷解毒消肿止痛之剂。内治外治相结合,二剂后诸症平息。后用牛黄清心丸,以荡余邪而善其后。外用药,赵老医生善用鲜荷叶捣汁调散剂,非但清热作用加强,而且疗效持久。是外用剂型中独特的经验之一。

(摘自《赵炳南临床经验集》)

【医案4】治托盘疗 王某,男,62岁。初诊日期:1972年4月3日。主诉:右手肿胀疼痛两周。现病史:患者于两周前因玻璃刺入右手中指感染,局部出现红肿疼痛,手掌麻木,发烧38℃,经治疗,注射"链霉素""卡那霉素",口服"土霉素"及中药,发烧稍退,但手掌手背肿胀逐渐明显,手指不能弯曲,肿势逐步向上蔓延至手腕以上,疼痛难忍,右前臂麻木,恶心,食欲不振,自感手部骨头痛,每天晚上仍发烧至39℃以上。既往史:有胃病史。检查:右侧手掌及手背部肿胀明显,皮色微红,按之较硬而且疼痛,稍有波动感,腋下淋巴结可扪及触痛,白细胞计数14200/mm³。上午体温37.9℃,晚上最高体温39℃以上。脉象:滑数。舌象:舌苔黄腻,舌质红。西医诊断:右手掌间隙感染。中医辨证:毒热壅滞,经络阻隔。立法:清热解毒,除湿通络。方药:金银花、公英、地丁各一两,黄芩、鸡血藤各五钱,赤芍、桑枝、苦参、酒军各三钱,六一散四钱。4月11日服上方三剂后,烧已退,右手肿未消,复查白细胞计数9200/mm³,右手X线摄片,骨质未见异常。继以清热解毒、活血透脓,佐以芳香化湿:金银花、公英、地丁、鸡血藤各一两,黄芩、赤芍、归尾、姜黄、白芷、佩兰、藿香、酒军各三钱。4月26日按上方加减治疗,手掌及手背肿胀基本消失,体温一直正常,中指仍肿胀,右上肢发麻仍未解,舌苔黄腻,脉沉,纳差,口苦,烧心,大便干,二三日一行,尿黄。进一步分析其病情,系因湿热与毒热交织阻隔经络,缠绵日久。拟以活血通络、清热利湿为法:归尾四钱,赤芍、桃仁、红花、白芷、泽泻、藿香、泽兰、姜黄各三钱,蒲公英五钱,外用骨科洗药。按上方加减继服,5月19日复查时肿胀已消,嘱加强手部功能锻炼。

【按】本例掌间隙感染为时已二周,虽经抗菌素治疗未能控制,毒热炽盛。患者凤因脾虚湿盛,湿热与毒热交织,故病程日久,症见发热,局部肿胀,缠绵不愈,舌苔黄腻。开始以清热解毒为主,佐以除湿通络,方中用大剂金银花、公英、地丁清热解毒,赤芍、桑枝、鸡血藤凉血活血通络;酒军、黄芩、苦参、六一散取其苦寒燥湿,清热利湿。待其毒热渐退,加减使用归尾、白芷、姜黄活血托脓。继而用赤芍、桃仁、红花、泽兰活血通络为主;公英清其余热;藿香、佩兰取其芳香化湿、利水泄热。并外用骨科洗药熥洗促进局部血运,恢复患手功能。抓住湿热与毒热交织,壅阻经络的实质,逐步加以解决。

(摘自《赵炳南临床经验集》)

【医案5】治蛇眼疔　胡某,男,立春后第六天。主诉:左手手指肿痛逐日加重,夜不能寐已三天,无寒热。现病史:三天前左手食指被鱼刺扎伤,未作处理,遂发作红肿疼痛,日益加重。昨晚疼痛至夜不能寐。特求治。既往史:无。舌象:舌红,苔薄黄。辨证分析:证属外伤染毒,毒邪内阻。中医诊断:蛇眼疔。西医诊断:甲沟炎。治则治法:清热解毒。方剂组成:新鲜猪胆汁浸泡患指指头,3次/日,1h/次。

二诊:1991年2月13日。病情变化:手食指无红肿,触诊无热无痛,指节活动正常,患指已治愈。

【按】蛇眼疔,西医称甲沟炎。爪者筋之余,筋赖血养,血热甚于指端,故手指红肿热痛,继而结聚成脓。一般治法可内服五味消毒饮清热解毒之剂,外用金黄膏或挑开引流。导师用猪胆汁浸泡,方法简单,疗效确切。猪胆汁性寒味苦,有清热解毒、止咳定喘之功。其中含有胆盐(去氧胆酸盐类),胆盐有抗菌作用。

(摘自《当代名老中医典型医案集》)

四、现代研究进展

(一)颜面部疔疮

颜面部疔疮是指发生于颜面部的化脓性疾病。相当于西医的颜面部疖、痈。

【病因病理】

(1)中医病因:本病多由感受火热之毒,或因昆虫咬伤,皮肤破损染毒,蕴蒸肌肤,气血凝滞而发生的病变迅速、危险性较大的急性化脓性疾病。相当于颜面部疖和痈。

(2)西医病因:本病多由皮肤不洁、搔抓、摩擦、高温潮湿、免疫力及抗感染能力低下时与表皮金黄色葡萄球菌接触时发生感染。

【临床治疗】

颜面部疖痈应局部与全身治疗相结合。在炎症早期,无显著全身症状时应以局部治疗为主,同时选择必要的药物治疗。

局部治疗宜保守,避免损伤,严禁挤压、挑刺、热敷或用石炭酸(酚)、硝酸银烧灼,以防感染扩散。唇痈还应限制唇部活动,如语言及咀嚼等。进食可用管喂或鼻饲流汁。

疖初起时可用2%碘酊涂擦局部,每日1次,并保持局部清洁。痈的局部治疗宜用高渗盐水或含抗生素的盐水纱布局部持续湿敷,可促进早期痈的局限、软化和穿破。在急性炎症得到控制、局部肿瘤局限并已形成明显的皮下脓肿而久不溃破时,才可考虑在脓肿表面中心、皮肤变薄的区域作保守性的切开,引出脓液;切忌分离脓腔。已溃破或切开引流后,局部仍应以高渗盐水纱布持续湿敷,可收到良好的提脓效果;但已脓污的盐水纱布应及时更换。湿敷一般应持续到脓液消失、创面趋于平复为止,过早停止湿敷,可因脓栓阻塞而使病情反复加重。有时,脓栓一时难以排出,可试用镊子轻轻钳出,但对未分离的脓栓或坏死组织切不可勉强牵拉,以防撕伤,促使扩散。

对面部疖伴有局部蜂窝组织炎和面痈患者应全身给抗菌药物,最好从脓头处取脓作细菌培养及药敏试验,以供正确选用抗生素。疑有败血症者应反复作血细菌培养,根据结果选择用药。如致病菌一时不能确定,可暂时选用对金黄色葡萄球菌敏感的药物,如青霉素、新型青霉素、头孢菌素及红霉素等,广谱抗生素也可应用。联合用药效果可能更好。

重症患者应加强全身支持疗法,包括:卧床休息,加强营养,输液或小量输血。出现中毒性休克时,应积极采取综合措施,并尽快纠正循环衰竭所出现的低血压。患者昏迷或伴严重肺部并发症时,呼吸道分泌物多,咳嗽反射差,宜行气管切开术以利分泌物的抽吸及改善缺氧状态。

(二)手足部疔疮

手足部疔疮临床常见的有:蛇眼疔、蛇头疔、蛇肚疔、托盘疔。相当于西医的甲沟炎、化脓性指头炎、手掌侧化脓性滑囊炎和掌深间隙感染。

【病因病理】

(1)中医病因:本病多由外感毒邪或手部外伤染毒,火毒之邪结于皮肉之间阻塞经络、气血凝滞,化热肉腐而成。

(2)西医病因:本病多由外伤引起,如针尖、竹、木等刺伤过深、逆剥新皮倒刺感染,可向深部蔓延,修甲过深、逆剥新皮倒刺、昆虫咬伤等轻微外伤,也可发展为严重感染。

【临床治疗】

(1)全身治疗 全身性抗感染治疗可酌情给予口服或静脉注射青霉素类或头孢菌素类抗生素,或根据脓液细菌药敏试验报告选用敏感抗生素。

(2)局部治疗 可用50%硫酸镁溶液湿敷、鱼石脂软膏外敷、理疗等,并注意休息,平置或抬高患侧前臂和手以减轻疼痛。若局部化脓,则需切开减压引流:

①甲沟炎化脓时,宜沿甲旁处挑开引流。

②甲下积脓应切除部分指甲或拔甲。

③化脓性指头炎脓成时,切口,宜在患指末节掌侧面作一纵行切口,必要时对侧也作

切口,以行双侧引流。

④化脓性腱鞘炎切开引流时,切口应在患指侧面,纵行切开,打开整个腱鞘,长度不能超过远近指关节横纹,分离皮下时避免损伤神经和血管。

⑤掌深间隙感染切开时宜在中指与环指间的指蹼掌面纵行切开进入掌中间原,切口不应超过手掌远侧横纹,以免伤及掌浅动脉弓。

⑥鱼际间隙感染引流的切口可直接作在鱼际最肿胀和波动明显处,切开皮肤钝性分离至脓腔。手部引流时多采用橡皮片或消毒抗菌溶液纱布条引流,也可用抗生素溶液冲洗脓腔。

(三)红丝疔

红丝疔是发于四肢,皮肤呈红丝显露,迅速向上走窜的急性感染性疾病。可伴恶寒发热等全身症状,邪毒重者可内攻脏腑,发生走黄。本病相当于西医学的急性淋巴管炎。

【病因病理】

(1)中医病因:本病多由手足部生疔,或足癣糜烂,或有皮肤破损感染毒邪,内有火毒凝聚,以致毒流经脉,向上走窜而继发红丝疔。若火毒走窜,内攻脏腑,可成走黄之证。

(2)西医病因:本病是由乙型溶血性链球菌或金黄色葡萄球菌经由损伤的皮肤、黏膜或其他感染性病灶侵入淋巴管引起淋巴管及其周围组织的急性炎症。

【临床治疗】

(1)系统治疗 抗生素治疗,早期给予敏感抗生素控制感染。

(2)局部治疗

①局部热敷,抬高患肢,促进静脉和淋巴回流。②为防止淋巴水肿,患肢给予压力包扎阻止淋巴滞留。③局部感染形成淋巴结脓肿时,应及时切开引流。

(四)烂疔

烂疔是发生于皮肉之间、腐烂甚巨、病势暴急的急性化脓性疾病。易发生走黄。本病相当于西医学的气性坏疽。

【病因病理】

(1)中医病因:本病多由皮肉破损、感染特殊毒邪以致毒滞肌肤,气血凝滞、热盛肉腐而成。

(2)西医病因:本病多由梭状芽孢杆菌经伤口进入受伤组织,在厌氧环境中生长繁殖,释放毒素引起组织液化,蛋白质和糖类分解,产生大量气体,造成组织肿胀、缺血、坏死。

【临床治疗】

气性坏疽一旦确诊,应不失时机地尽早进行手术。即使有休克,也应在抢救休克的同时进行手术。加强全身支持疗法、高压氧治疗、紫外线照射伤口等综合治疗。对气性坏疽患者必须就地隔离治疗。

（1）手术

①术前准备　抗休克、输血、输液以纠正脱水、电解质及酸碱平衡紊乱。

②手术方法　一是再次清创，二是对全身毒血症状严重、肢体坏死已无法保留者，施行截肢。再清创时，充分暴露伤口，作广泛多处的纵深切口，彻底切除坏死组织，直到能见出血的健康组织为止。如感染仅限于某一筋膜腔，可把受累肌肉全部切除，术后敞开伤口。整个肢体均坏死者，如不截肢将加重全身毒血症，有生命危险者，应果断截肢。在正常部位用快速高位截断术，如截肢部位必须通过受累组织时，应把残端皮肤纵行切开，并将残余的受累肌肉从起点全部切除，截肢后不缝合伤口。手术时禁用止血带。手术中，用3%过氧化氢或1∶4000高锰酸钾液反复冲洗伤口，并持续滴注，继续输液，视情况给予输血。

③术后护理　全身支持治疗，适当输血、输液，保持每天尿量在1500mL以上，有助于毒素的排泄。给予易消化的高营养饮食。每天由静脉给予青霉素等有效抗生素。伤口敞开，每半小时用3%过氧化氢液冲洗伤口1次或用1∶4000高锰酸钾液持续滴入伤口，直至伤口感染完全被控制。

（2）紫外线强红斑量照射　紫外线照射伤口，对本症有较好的疗效。照射范围包括伤口及其周围5~10cm的健康皮肤，用量为强红斑量，局部炎症控制后减量，直至可作二期缝合或植皮时为止。

（3）高压氧　高压氧治疗并不能代替手术。用高压氧治疗气性坏疽取得了满意的疗效，用2~3个绝对大气压，每次2~4h，第一天3次，第二、三天各2次，通常3~4天即可控制病情。

参考文献

[1] 吴编.中西医临床外科学[M].北京:中国医药科技出版社,2019:158-163.

[2] 北京中医医院.赵炳南临床经验集[M].北京:人民卫生出版社,1975:1-4.

[3] 徐世杰,姜秀新.孔伯华医案[M].北京:科学出版社,2018.

[4] 贺兴东,翁维良,姚乃礼.当代名老中医典型医案集[M].北京:人民卫生出版社,2009.

[5] 梁勇才.实用皮肤病诊疗全书[M].北京:学苑出版社,1996:433.

[6] 肖贤忠.肖泽梁老中医治疗疔疮经验[J].福建中医药,2019,50(06):60-61.

[7] 王延超,李婷,程相琨,于冬冬.蛇眼疔案[J].中国针灸,2015,35(05):524.

（李廷保　缪中翠）

第三节　痈

痈是指气血被邪毒壅聚而发生的化脓性疾病,表现为局部光软无头、红肿疼痛(少数初起皮色不变),发病迅速,易肿、易脓、易溃、易敛等症状。痈之大者称为发。本病相当于西医学的皮肤浅表脓肿、急性化脓性淋巴结炎等。根据其发病部位不同而名称繁多,包括颈痈、腋痈、脐痈和委中痈等。

一、古籍选粹

古籍参考书目:《黄帝内经》《刘涓子鬼遗方》《景岳全书》《疡医大全》《外科证治全生集》《疡科心得集》《理瀹骈文》。具体内容摘录如下:

(一)先秦《黄帝内经》

【病因病机】

《素问·生气通天论》载:"劳汗当风,寒薄为皶,郁乃痤。阳气者,精则养神,柔则养筋。开阖不得,寒气从之,乃生大偻。陷脉为瘘,留连肉腠。俞气化薄,传为善畏,及为惊骇。营气不从,逆于肉里,乃生痈肿。"

《灵枢·痈疽》载:"血脉荣卫,周流不休,上应星宿,下应经数,寒邪客于经络之中则血泣,血泣则不通,不通则卫气归之,不得复反,故痈肿。"

《灵枢·痈疽》载:"荣卫稽留于经脉之中,则血泣而不行,不行则卫气从之而不通,壅遏而不得行,故热,大热不止,热胜则肉腐,肉腐则为脓,然不能陷,骨髓不为焦枯,五脏不为伤,故名曰痈。"

(二)南齐·龚庆宣(编)《刘涓子鬼遗方》

【内服治疗】

治初患痈疖,觉在虚处,防其肿胀,内服匀气调脓,**犀角饮方**。犀角法制 连翘 木漏芦 甘草半生半炙 当归生 肉桂法制,上六味各一两,净,为粗末。每服二钱,水一盏,姜三片,同煎七分。通口服,不拘时。

次宜服排脓托毒,**棘针丸方** 皂角刺四两,烧存性 生甘草一两 川芎半两 乳香一分,上四味为末,炼蜜丸,如梧桐子大。每服十丸,用胡桃温酒下,不拘时。

治痈疽不问气毒、风毒,一切毒气所结,初起高肿,发疼不定,患人喘息气粗,**托毒散**。

大附子一枚,去皮、脐 当归 麻黄 甘草 桂枝 川芎 羌活 石韦 龙胆草,上九味各半两,为细末。每服二钱,水一盏,姜二片,盐少许,用煎六分。通口服,空心、日午、夜卧。

溃脓散 煨大黄 炙甘草 黄芪 连翘 木漏芦,上五味各一两,为末。每服一钱,煎生姜汤、枣子汤调下,不计时。

治痈疽不拘或风或气所生,但疼痛不急胀,宜用**缩毒金粉散**。干葛 甘草 郁金 川芎 栝楼根 香白芷,上六味各四两,并生为末。每服一钱,温酒入蜜调下,不拘时。此药大散五脏积毒凝滞,日三服。

【外用治疗】

治妇人乳肿痛,**丹参膏方** 丹参 芍药各二两 白芷一两,上三味,以苦酒渍一夜,猪脂六合,微火煎三上下,膏成傅之。

生芎䓖膏方 生芎䓖汁一升 丹砂二两 生地黄二斤 白芷三两 大黄三两 麝香末,三两 甘草三两,炙 当归二两 升麻二两 薤白八两,上十味㕮咀,以苦酒渍一夜,猪脂五升微火煎三上下,膏成,摩于肿上。

生地黄膏方 生地黄 白蔹 白芷 黄连 升麻 黄芩 大黄各十两,上七味㕮咀,以猪脂一升半微火煎成膏,绞去滓,傅疮,日四五。

金花散 郁金 黄芩 甘草 山栀 大黄 黄连 糯米,上七味各一两,生为末。用蜜和冷水调傅患处。

(三)明·张介宾《景岳全书》

【疾病概述】

《景岳全书·外科钤·论证》载:"痈者,热壅于外,阳毒之气,其肿高,其色赤,其痛甚,其皮薄而泽,其脓易化,其口易敛,其来速者,其愈亦速。"

(四)清·顾世澄《疡医大全》

【疾病概述】

痈疽之名,虽有二十余证,而其要有二:阴阳而已。发于阳者,为痈,为热,为实;发于阴者,为疽,为冷,为虚。故阳发则皮薄,色赤肿高,多有椒眼数十而痛;阴发则皮厚,色淡肿硬,状如牛领之皮而不痛。又有阳中之阴,似热而非热,虽肿而实虚,若赤而不燥,欲痛而无脓,既浮而后消,外盛而内腐。阴中之阳,似冷而非冷,不肿而实,赤微而燥,有脓而痛,外虽不盛,而内实烦闷。阳中之阴,其人多肥,肉紧而内虚,阴中之阳,其人多瘦,肉缓而内实。又有阳变为阴者,草医凉剂之过也;阴变而为阳者,大方热药之骤也。然阳变阴者,其证多,犹可返于阳,故多生;阴变为阳者,其证少,不能复为阴矣,故多死。然间有生者,此医偶合于法,百中得一耳。观此则痈与疽但有阴阳深浅、内外虚实之分,而无大小之别。《精要》乃谓二寸至五寸为痈,五寸至一尺为疽者,谬也。

【临证辨治】

李东垣曰:夫疮疽丹肿,结核瘰疬,初觉有之,即用内消之法。经久不除,气血渐衰,肌寒肉冷,脓汁清稀,毒不出,疮口不合,或聚肿不赤,结核无脓,外证不明者,并宜托里。脓未成者,使脓早成;脓已溃者,使新肉早生,气血虚者,托里补之;阴阳不和,托里调之;大抵托里之治,使疮无变坏之证。凡为疮医,不可一日无托里之药,然而寒热温凉,烦渴利呕,临证宜审其缓急耳。

又曰:治疮疡,治表不云发汗,而曰托里;治里不云攻下,而曰疏通;治经络不云疏通,而曰和荣卫;盖欲保全元气为主,而不专于攻疮也。今之医者,以速愈为高,汗下峻攻,温毒漫治,毒或速散,不知元气伤而天年夭矣。可不慎哉!

又曰:古人用药因病制宜,治不执方,随病增损,疗积聚补益,可用丸药,以从旧不改方增损。盖疮疡危要之际,证候多种,安有执方之论?固可临时加减,以从其法,只如发背、脑疽、恶疔、肿脓溃前后虚而头痛者,于托里药内加五味子;恍惚不宁,加人参、茯苓;虚而发热者,加地黄、栝蒌;往来寒热者,潮热者,加地骨、柴胡;渴不止,加知母、赤小豆;大便不通者,加木通、灯草;虚烦者,加枸杞子、天门冬;自利者,加厚朴;四肢厥逆者,加附子、生姜;呕逆者,加藿香、丁香;多痰者,加半夏、陈皮;脓多者,加当归、川芎,甚痛者,加芍药、乳香;肌肉迟生者;加白蔹、官桂;有风邪者,加独活、防风;心惊怯者,加丹砂;口目瞤动者,加羌活、细辛。愚虽不才,自幼及老,凡治疮疽,常依此法,加减用药,取效如神,后之学者,宜细详焉。

又曰:痈疽之发,其受之有内外之别,治之有寒温之异。受之外者,法当托里,以温剂反用寒药,则是皮毛始受之邪,引入骨髓;受之内者,法当疏利,以寒剂反用温剂托里,则是骨髓之病,上彻皮毛,表里通溃,共为一疮,助邪为毒,苦楚百倍,轻则危殆,重则死矣。予闻洁古云:疮疡之生也,表里不同,或攻或发,少有差舛,变证随能杀人,甚于伤寒也。针灸施治,各随其宜,所用之药,又当明入五脏君臣,是其法也。

又曰:大抵痈肿之证,不可专泥于火为患。况禀有虚实及老弱不同,岂可概用寒凉之药。设若毒始聚,势不盛者,庶可消散,尤当推其病因,别其虚实,若概用凉药,必致误事;如脓将成,邪盛气实者,用消毒之剂先杀其毒,虽作脓不为大苦,溃亦不甚,若就用托里,必益其势;如脓将成不成,及不溃者,方用托里,脓成势盛者针之,脓一出诸证悉退。

又曰:疮热奋然高起,结硬而痛,色赫赤微带黯色,其邪在血脉之上,皮肤之间,急发其汗,则毒随汗散矣。大法宜荆防败毒散,冬月万灵丹,脉虚者四妙汤,内托复煎汤。

大凡治疗疮疽之要法曰:初觉热毒,发热郁结而作疮疽,一二日宜荡涤邪气,疏通脏腑,令内消也。古今汤法谓切锉、咬咀如麻豆大,以猛火急煎,无令过熟,欲其速利也;次用丸散宣导血脉,渐次消磨,令缓散也;助以淋渫,调和荣卫,行经络也,更当膏润温养,兼磨敷四畔贴熁之药,顺其阴阳也。追蚀托里,汗下调补,临时制宜,深浅缓急,自有等差,如男女贵贱,亦当别论。

薛立斋云:夫疮疡之作,皆膏粱厚味,醇酒炙煿,房劳过度,七情郁火,阴虚阳凑,精虚气节,命门火衰,不能生土,荣卫虚弱,外邪所袭,气血受伤而为患。当审其经络受证,标本缓急以治之。若病急而元气实者,先治其标;病缓而元虚者,先治其本;或病急而元气又虚者,必先于治本而兼以治标。大要肿高焮痛,脓水稠粘者,元气未损也,治之则易;漫肿微痛,脓水清稀者,元气虚弱也,治之则难;不肿不痛,或漫肿黯黑不溃者,元气虚甚,治之尤难者也。主治之法,若肿高焮痛者,先用仙方活命饮解之,后用托里消毒散,漫肿微痛者,用托里散,如不应,加姜桂,若脓出而反痛,气血虚也,八珍汤,不作脓,不腐溃,阳气虚也,四君加当芪肉桂;不生肌,不收敛,脾气虚也,四君加芍药、木香;恶寒憎热,阳气虚也,十全大补加姜桂;晡热内热,阴血虚也,四物加参术;欲呕作呕,胃气虚也,六君加炮姜;自汗盗汗,五脏虚也,六味丸料加五味子;食少体倦,脾气虚也,补中益气加茯苓、半夏;喘促咳嗽,脾肺虚也,前汤加麦冬、五味;欲呕少食,脾胃虚也,人参理中汤;脾痛泄泻,脾胃虚寒也,附子理中汤;小腹痞,足胫肿,脾肾虚也,十全大补汤加山药、山萸、肉桂;泄泻足冷,脾肾虚寒也,前药加桂附;热渴淋秘,肾虚阴火也,加减八味丸;咳嗽淋秘,肺肾虚火也,补中益气汤、加减八味丸。大凡怯弱之人,不必分其肿疡,惟当先补胃气,或疑参芪满中,间有用者,又加发散败毒,所补不偿所损。又有泥于气质素实,或有痰不服补剂者,多致有误。殊不知疮疡之作,缘阴阳亏损。其脓既泄,气血愈虚,岂有不宜补者哉。故丹溪云:但见肿痛,参之脉证虚弱,便与滋补,气血无亏,可保终吉。

又曰:大抵脓血大泄,当大补气血为先,虽有他证,以末治之,疮口虽合,尤当补益。

又曰:按张仲景先生治伤寒,有汗、吐、下三法,东垣先生治疮疡,有疏通、托里、和荣卫三法,用之得宜,厥疾瘳矣。假如疮疡肿硬木闷,烦热便秘,脉沉而实,其邪在内,当先疏其内以下之;焮肿作痛,便利调和,脉浮而洪,其邪在表,当先托其里以汗之。元戎云:荣卫充满,抑遏而为痈者,当泄之,以夺盛热之气,荣卫虚弱,壅滞而为痈者,当补之,以接虚怯之气。又东垣先生云:疮疡虽面赤伏热,不得攻里,里虚则下利。仲景先生云:疮家虽身体疼痛,不可发汗,汗之则发痉,苟不详审,妄为汗下,以致血气亏损,反延陷少壮者,难以溃敛,老弱者多致不救。

又曰:槐花治湿退热之功,最为神速,大抵肿毒非用蒜灸及槐花酒,先去其势,虽用托里诸药,其效未必甚速,惟胃寒之人,不可过用。

又曰：忍冬酒，治痈疽发背，初发时便当服此，不问疽发何处，或妇人乳痈，皆有奇效。如或处乡落贫家，服此亦便且效，仍兼以麦饭石膏及神异膏贴之，甚效。

又曰：愚意前论肿疡，有云忌补宜下者，有云禁用大黄者，此其为说若异，而亦以证有不同耳。盖忌补者，忌邪之实也；畏攻者，畏气之虚也。即如肿疡多实，溃疡多虚，此其常也。然肿疡亦有不足，则有宜补不宜泻者，溃疡亦或有余，则有宜泻不宜补者，此其变也。或宜补，或宜泻，总在"虚实"二字，最多疑似，贵有定见。如火盛者，宜清者也；气滞者，宜行者也；既热且壅，宜下者也；无滞无壅，则不宜妄用攻下，此用攻之宜禁者也。至若用补之法，亦但察此二者，凡气道壅滞者，不宜补，火邪炽盛者，不宜温。若气道无滞，火邪不甚，或饮食二便，清利如常，而患有危险可畏者，此虽未见虚证，或肿疡未溃，亦宜即从托补，何也？盖恐困苦日久，无损自虚，若能预固元气，则脓必易化，脓必易溃，口必易敛，即大羸大溃，犹可望生者，必待虚证叠出，或既溃不能收敛，而后勉力支持，前轻者必重，重者必危，能无晚乎！此肿疡之有不足也，所系非细，不可不察。

又曰：据东垣之意，疮疡面赤，虽伏火热郁，不得攻里，为阳气怫郁，邪气在经，宜发表以去之，虽大便数日不见，亦宜多攻其表，发散阳气，少加润燥药以润之。薛立斋云：肿疡内外皆壅，宜以托里表散为主，如用大黄，宁无孟浪之非，若此则大黄之难用也，明矣。而丹溪又曰：大黄治痈症之要药，岂诸名家亦相矛盾乎？盖痈疽初起，有六经表证者，大便如常者，脉紧浮数者，邪气在表，断不可下，若表证不现，大便燥结，口渴引饮，脉浮沉实沉数，疮头坚硬不起，若不用大黄，何以宣通脏腑耶！初虞世云：痈疽初作，须以大黄等药急转利之，勿以困苦为念，此亦一偏之说，在辨表里，胡可为训。总之，真知其实而泻利，真知其虚而补益，浮露而浅者则外消，藏伏而深者则内托，庶无弊也。

又曰：凡痈七日以后，疮头见黄色，竟以白降丹点上，升头拔毒，上以膏药盖之，以防风邪外入，每日用葱艾汤洗净，再换膏药，大约在十一朝前后，脓出痛定，是阳疮之顺候也。人服四妙汤托之，若八九日痛而不溃，疮势已定，毒气已聚，尚未成脓，须用神灯照法。

又曰：溃后遍身作痒，乃外风乘虚而入，宜内托解之。

又曰：脓少色赤不敛，乃血虚也，若秽气触而亦然，当以乳香、没药之类和之。

又曰：余毒未尽，四妙汤加白芷、防风、花粉、连翘。

又曰：寒邪凝滞，十全汤加防风、桂枝。外用葱艾汤洗。

程山龄曰：凡痈疽服药，宜照顾脾胃为主，不得已而用清凉，但期中病，切勿过剂。初起时设有挟风寒者，宜先用芎芷香苏散一剂，或万灵丹、蟾酥丸以散之，散后而肿未消，随用银花甘草汤、四妙汤以和解之。若肿势焮痛，大便闭结，内热极盛者，则清药中须兼补托之剂,透脓散主之。若脓水已溃,必须托补元气为主,参芪内托散主之;如元气虚寒,则补托药中须加辛热以佐之;脾虚者,理中汤、参芪白术散;气虚下陷者,补中益气汤;胃经受寒,饮食停滞者,藿香正气散;气血两虚者,十全大补汤加附子、鹿茸;间亦有虚而挟热者,即去附子、肉桂,加麦冬、银花、丹皮以收功,不可不知也。大抵有阳毒,有半阴半阳,宜细辨之。阳毒者疮势红肿,疮顶尖耸,根脚不散,饮食如常,口渴便结,五心烦热,脉洪数;阴毒者疮势灰白平塌,顽麻少痛,根脚走散,食少便溏,手足厥冷,口鼻气冷,脉沉迟;半阴半阳者,疮虽红肿,不甚尖耸,饮食差减,大便不结,寒热往来,微渴喜热,脉虚软;此三者必须细辨,俾用药寒温得宜,方为合法。治阳者清凉解毒,治阴者温中回阳,半阴半阳之法,清不伤胃,温不助邪,如斯而已矣。(《十法》)

又曰:败脓不出者,用白芷,不可用白术,盖白术能化毒生脓。

又曰:夫热发于皮毛之间,是以浮肿根小,至大不过二三寸者,疖也;六腑积热,腾出于外,肌肉之间,其发暴甚,肿皮光软,侵展广大者,痈也。

娄全善曰:痈之邪浅,其稽留壅遏,独在经络之中,而专攻于外。故初发时,自表便发热,患处便如碗如盆,高肿而痛,甚者纵欲下陷,得正气内固,不肯受,故或便秘,或发渴发逆以拒之,是以骨髓终不焦枯,五脏终不伤也。

所以凡察疮疡者,当识痈疽之辨。痈者热壅于外,阳毒之气也,其肿高,其色赤,其痛甚,其皮薄而泽,其脓易化,其口易敛,其来速者,其愈亦速,此与脏腑无涉,故易治而易愈也。

陈实功曰:夫痈者,壅也,为阳,属六腑,毒腾于外,其发暴而所患浮浅,因病原于阳分中,盖阳气轻清,浮而高起,故易肿易脓,易腐易敛,诚为不伤筋骨易治之证。疽者,沮也,为阴,属五脏,毒攻于内,其发缓而所患深沉,因病原禀于阴分中,盖阴血重浊,性质多沉,故为伤筋蚀骨难治之证也。凡年壮气血胜毒则顺,年老毒胜气血则险。七情六欲发则为疽,为痰核、瘿瘤之类。七情者,喜伤心,怒伤肝,忧伤肺,思伤脾,悲伤于魂魄,恐伤肾,惊伤胆。六欲者,耳聪声音,眼观物色,鼻闻香气,舌贪滋味,心帷天地,意握万方。诸病诸疮,皆由于此等之情欲也。六淫之气发则为痈,为风癣疥癞之类。六淫者,风为四时不正,浩荡肃杀之气,发而最能中人。寒乃节候不调,疾风暴雨,冰雪严寒所伤,或口贪生冷之物。暑因亢阳酷日,烁火流金,湿热熏蒸而中。湿从坐卧久阴卑湿之地,或身骤临风雨潮气所侵。燥为阴虚内热,消烁津液,不能滋润脏腑,以致皮肤枯槁便干,为燥火生于心绪烦扰、醇酒膏粱、房欲不闲所动,邪气客于脏腑经络关节之内,积袭日久,或待内伤,或因外感邪气,触而发之也。又有膏粱厚味,醇酒肥鲜炙煿,爽口快心,不顾销阴烁脏,兴阳涩精,取之快意于一时,不觉阴销。平日大疮恶毒,多起于膏粱,不生于藜藿。但凡患痈疽,未有不先伤五脏,而后发之者,当辨阴阳顺逆治之。总之疮疡漫肿难治,焮肿易愈,漫肿者肉肿疮不肿,焮肿者疮肿肉不肿,顺证根脚鲜明,险证四围平塌。经曰:气盛兮项自高而突起,血盛兮根脚束而无疑。此之谓也。

又曰:夫人之疮肿,因内热外虚,为风湿之所乘。盖肺主皮毛,脾主肌肉,气虚则肤腠开,而风湿所乘,且脾虚而内热,即生疮也。肿者,由寒热之毒气客于经络,使血涩而不通,壅结成肿;风邪内作者,无头无根,气血相搏者,有头有根;壅结盛而热胜血,则为脓矣。其毒小者,气血自然能溃能收,不必忧治;大而重者,血气恐难任之,必假药力佐助气血,以为运行逐毒之本。

又曰:夫痈疽皆由膏粱之家,湿热气逆所结,且多犯肥白之人,气居于表,中气必虚者。初起即以凉血活血,散结解毒,大剂连进,内外夹攻,务使消散;即势大毒盛,一时不能散尽,亦必十消七八,以免后来口舌生疮,内攻之患,纵使溃脓,保无大害。若失于救治,则热毒内陷,其膜必坏,多致凶危。然书云:五发痈疽者,谓发背、发脑、发鬓、发眉、发颐是也。但人之一身,血气稍有壅聚,莫不随所而至,岂特此五者而已。发背者,乃五脏风热,六腑邪毒,贯于筋骨之间,发于经络之内,外虽如钱,里可著拳,慎勿忽略。若初起红肿高起者,则易;阴塌平陷者,则难。至于发脑、发眉、发鬓、发颐,地位不同,总因伏阳结滞,邪毒上壅,随其经络而发。气血旺者,受毒则轻,气血衰者,每因致危。然云毒者,即气血不和,偏胜壅滞之谓也。治者必须凭脉以救阴阳气血之偏,则毒滞自散,而危者可安。若误认毒为有迹之物,寒凉攻削,则阴滞之毒是必愈致其危;即阳盛之毒,亦必难溃难长,盖由气血不和而致病,岂可更令气血不调而增病乎!

又曰:夫痈疽之生,始于喜怒哀乐之不时,饮食起居之不节,或金石草药之发动,寒暑燥湿之不调,阴阳不平而蕴结,荣卫凝涩而腐溃。轻者起于六腑,浮达而为痈;重者发于五脏,沉涩而为疽;浅者为疖,实者为痈,深则为疽也。发于外者,为背痈、脑疽、鬓眉等疽;发于内者,为肝痈、肺痈、肠脐等痈。外证易识,内证难明。太阳经虚从背而出,少阳经虚从鬓而出,阳明经虚从髭而出,督脉经虚从脑而出。

周文采曰:凡人年四十以上,顶、项、鬓、颐、背、脊、腰、胁,或筋骨之上,所视不见之处,稍有疮疖,便不可轻易待之。若视之怠慢,以为常疾,每见至微至著丧命者多矣,便宜急治之,庶几得救。譬之救火,初起则易救,至于燎原之势,不可扑灭耳。(《集验》)

蒋示吉曰:六腑积热,发于肌肤之间,高肿而痛,如碗如盆,曰痈;五脏积热,攻注肌肤,初发如粟,或如豆许,与肉俱平,而不高肿,或作赤色,时作痒痛,曰疽。(《说约》)

论肥人疮疡　夫肥人多湿、多痰、多气虚,形体外实者,外虽多肉,其实内虚,凡体丰气虚之人,疮疡故多痈。痈者,壅也。属阳在表,气虚即表虚,故多浮肿于外,皮薄色赤,宜内托之,使邪毒不内陷,则易溃而易敛。丹溪云:肥人宜二陈汤加参、芪、归、术、银花、连翘等类治之,无出于此。又曰:大凡体肥则肉潭于气,加之斫丧,则真气不足以维持,平日语言气短,行动喘急,一遇脓血出多,空火陡发,精散神离,每多暴脱。

论瘦人疮疡:夫瘦人多火,多血虚,血虚即阴虚,阴虚则火盛,火盛则发热,筋骨瘦而不胜于寒,盖皮宽肉缓,如生疮疡则多疽。疽者,沮也。属阴,因荣血受邪,凝注不从,正是阴滞于阳,血滞于气,则为疽也。又云:疽乃五脏之毒,痈为六腑之毒,故疽多附于骨,肉色不变,故难于溃,溃而难敛,治宜八珍汤中加金银花、连翘、附子之类加减治之。

论痘后疮疡:或问小儿痘已出尽,胎毒已化,复生疮疽疔毒,是何气使然?答曰:胎毒虽化,气血已亏,皆由失于调护,致令阴阳壅塞经络,营气不从,逆于肉里,乃生痈肿疔毒,变生异证,亦皆有之,何况疮疡乎?故痘后不可不慎调护也。澄曰:每见小儿痘后,月余忽发痈疽,咸谓痘浆不足,余毒为害,殊不知痘后气血未复,脾胃失调所致,若妄用败毒清凉之品,内服外敷,则鲜有不危者。必须培补气血,扶脾内托,可消自消,即溃亦易于敛口。

论诸经向导药随经引使:一切痈疽,须分是何部位,属何经络,用何药向导,施治庶易于奏效也。太阳:上羌活,下黄柏。阳明:上白芷、升麻,下石膏。少阳:上柴胡,下青皮。太阴:上桔梗,下白芍。厥阴:上柴胡,下青皮;少阴:上独活,下知母。蒋示吉曰:用药引经,庶药力直攻患处,如太阳用防风、羌活,阳明用白芷、升麻,少阳用柴胡,太阴用白芍、升麻,少阴用独活,厥阴用柴胡、青皮,佐之以桂。

随经者,引经必要之药也。引者,导引也,引领也。如将之用兵,不识其路,纵兵强将勇,不能取胜,如贼入无抵,脚不能入其巢穴,叩之箱簧,此理也。故用引经药,不可不知。太阳经疮疽,生于巅顶之上,必用羌活、藁本、麻黄,在下黄柏。少阳经耳前上用升麻、柴胡,下用柴胡、连翘。阳明经面上用葛根、白芷、黄芩,下用花粉。太阴经中府、云门、尺泽,上用条芩、连翘,下则箕门、血海,用苍术、防己。少阴经少冲、少海,上用细辛,下涌泉、照海,用知母。厥阴经中冲、内泽,上用川芎、菖蒲,下大敦、曲泉、柴胡之类。上则言其手经,下则言其足经,当察其此。

论初起肿疡:初起肿疡者,乃痈疽恶毒,始发壅肿,七日之内,未成脓者,目曰肿疡,施治之早,仅可内消十之六七,纵不能全消,亦可移深居浅,转重就轻。但不可骤用寒凉敷药,冰凝肌肉,更勿轻投苦寒丸剂,凝滞气血,遏郁毒气,便难消散。若已八九朝,内脓已成,治无消法,若勉强消之,不独不能消散,反致气血受亏,根脚散漫,内脓不能外泄,脓汁清稀。所以消肿疡之法,贵乎早也。

王肯堂曰:痈疽之证,发无定处,欲令内消于初起红肿结聚之际,施行气活血、解毒消肿之药是也。当审浅深大小，经络处所，形脉虚实。如发于脑、背、腰、项、臀、腨者，乃太阳经也，宜黄连、羌活。背连胁处，为近少阳，宜柴胡，并宜败毒散、仙方活命饮。形实脉实者，宜漏芦汤、内疏黄连汤、追毒丸疏利之。气虚者，参芪为主，血虚者，归芎为主，佐以消毒之药，随分野以引经药行至病所。六经分野，上有痈疽，其五经各随本经标本寒温，气血多少，以行补泻。惟少阳一经，虽曰气多血少，而气血皆不足也，治与气虚血虚同法。凡瓜蒌、射干、穿山甲、金银花、夏枯草、蟾酥、连翘、地丁、鼠粘子、木鳖子之类，为内消之药。仙方活命饮、内消丸、柞木饮子、牛胶饮子、车辙散、返魂丹、消毒饮，为内消之方，众皆知之。殊不知补泻虚实，平治寒温，使气血各得其常，则可内消也。其外用紫葛汤淋洗，及用散涂膏贴者，亦使气血和平，而肿消热退也。

程山龄曰：内消者，肿毒初起，即用药消散也。凡病痈疽、发背、对口、疔毒，其初起憎寒壮热，有似伤寒，而痛偏著一处，饮食如常者，蓄积有脓也。当初起时，脓尚未成，不过气血乖违，逆于肉理耳。外敷远志膏，或金黄如意散、铁箍散，或贴普救万全膏；内服银花甘草汤，或内消散，即时消散。若系疔疮，即宜刺破，或艾灸肿处，上搽蟾酥饼，贴以万全膏，内服菊花甘草汤，随即平伏。菊花连根带叶，皆治疔疮之圣药也。其中亦有挟风寒而发者，又宜先用荆防散，或芎芷香苏饮，冬月万灵丹以散之。随服银花、菊花等药，即可内消，务须及早下手，不可迟滞。《十法》。

【内服治疗】

立消散 生地 龙胆草 柴胡 防风 荆芥穗 槐花 青木香各等分 升麻上部加 牛膝下部加，酒水同煎，热服取汗，轻可立消，重者二剂。如已成将溃，禁服。

银花甘草汤 一切恶毒肺痈，初起立消，诚外科捷法。鲜金银花五两 甘草节一两，作一剂，入砂锅内，水二碗，煎一半，加无灰酒一大碗，略煎数沸，分作三服，一日夜服完，重者二剂。服至大小便利，则药力到矣。如下部加牛膝，外用生金银花捣烂，敷四围，中留一孔透气。沈内翰云：金银花干者，终不及鲜者力大而效速。

四妙汤即神效托里散 此疡科首用捷法，功效立奏，增减活法，医者临证酌用。生黄芪五钱 大当归 金银花各一两 甘草节二钱，水煎，昼夜服尽，自可移深居浅，转重作轻。如已成，气血素亏，不能穿溃者，加白芷、皂针、山甲各二钱，一伏时自溃。如已溃后，即宜删去皂针、山甲，如初起焮痛，口渴加天花粉。此治痈疽、发背、肠痈之神方也。

大毒恶疮，初起即消，已成自溃。广陈皮二钱五分 白芷 当归尾 乳香去油 甘草节 没药去油 天花粉 防风 川贝母去心 赤芍 穿山甲 皂针各一钱 连翘 肉桂各八分，酒水同煎，热服取汗。忌犯铁器，孕妇忌服。

槐花酒 初起大毒肿，服之内消。槐花四两，入砂锅内炒黄，乘热入酒二碗，煎十余沸，滤去渣,热服取汗。如未消再服取效。

活血调气汤 专主消毒散瘀。荆芥 天花粉 防风 赤芍 陈皮各一钱二分 甘草节八分 川贝母去心 金银花 白芷 当归尾各二钱,水煎服。背上及冬月加羌活,内热及夏月加连翘、山栀,消肿加牛蒡子、穿山甲,痛甚加乳香、没药,小便涩加木通,泄泻加苍术。

消无名大毒 陈琉璃砥炙黄存性,研极细,轻者三钱,重者五钱,无灰酒冲服,取汗忌风。

神授卫生汤 解毒消肿,清热活血止痛。白芷 天花粉 连翘各八分 牛蒡子 荆芥 甘草节各一钱 乳香去油 没药去油 防风各五分 金银花三钱 当归尾 川贝母各一钱五分,水煎服。若大便秘结热甚者加大黄酒炒,一二钱。

芎芷香苏散 凡毒初起多有挟风寒而发者,宜先用此药。川芎 紫苏 赤芍 陈皮 荆芥 香附 秦艽 白芷 甘草,加葱头二寸,水煎服。伤食加山楂肉、麦芽、萝卜子。

真人活命饮 治初起痈疽发背,一切肿毒疔疮恶证。金银花 白芷 天花粉 陈皮 穿山甲 防风 甘草节 川贝母各五钱,其毒在背以皂角刺为君,加紫花地丁。其毒在胸加瓜蒌仁三钱,其毒在腹以白芷为君,其毒在四肢以金银花为君,如疔疮加草紫河车。上咬咀,每服用无灰酒十茶盅,如毒小各减半,用有嘴瓶装厚纸盖口,勿令泄气,煎至五盅,去渣作三五服,接连频服,渣再煎。此药宜无灰酒,不可用酸薄酒,莫犯铁器,服后侧卧,睡一觉,定有回生之意,神功浩大之至。

消毒圣神汤 金银花四两 天花粉五钱 蒲公英 当归 生甘草各三钱,水煎服。一剂即消,二剂全愈,不必三剂。盖金银花专能内消疮毒,然非多用则力轻难以成功。生甘草一味已足解毒,况又用之于金银花内,亦足以散邪而卫正。蒲公英阳明经药也,且能散结逐邪;天花粉消痰圣药,当归活血,是以专功血不活所以生痈。今血活而痈自愈,此方之所以奇而肆也。

雷公消痈疽 当归一两 天花粉三钱 附子一片 生甘草 元参各五钱 金银花三两 白矾一钱,水煎服。初起一剂即消,肿者二剂必消。

华佗真君消痈疽 金银花三两 当归一两 天花粉五钱 蒲公英 生甘草各三钱,水煎服。

孙真人统治诸痈 金银花一两 蒲公英五钱 天花粉三钱 甘草一钱,水煎服。一剂轻,二剂全愈。此方消毒,实有奇功。

内消方 金银花四两 甘草二两 蒲公英一两 元参五钱 当归一两,水煎服。一剂即消。

华真君消头面疮疽 当归一两 金银花二两 黄芩一钱 蒲公英 桔梗各三钱 生甘草 川芎各五钱,水煎服。一剂轻,二剂全消,不必三剂。

华真君**消痈万全汤** 治身上手足之疮疽。金银花三两 当归一两 牛蒡子二钱 蒲公英 生甘草各三钱 天花粉五钱 芙蓉叶七片,无叶时用梗三钱,水煎服。一剂即消,二剂全愈。

岐天师消痈，消中部痈疽。当归　金银花　白芍　元参各一两　甘草五钱　荆芥　栀子各三钱　白芥子　白矾　连翘各二钱，水煎服。一服知，二剂全消，破溃者，四剂愈。如阴疽去栀子，加肉桂一钱。

张仲景统治痈疽。当归　蒲公英　甘草各一两　金银花二两　乳香去油　黄芩各一钱，水五碗，煎一碗，调乳香末服之。

化痈汤　金银花五两　元参三两　当归二两　荆芥　白芥子各三钱　肉桂三分　水煎服。

雷真君消痈方　痈疽发背，或生于头项，或生于胸腹，或生于手足、臂腿、腰脐之间、前阴粪门之际，肺痈、大小肠痈、毋论阴毒阳毒，初起一服立消，已溃者即敛。金银花四两　当归二两　蒲公英　元参各一两，水五碗，煎八分，饥服一剂，尽化为无有矣。切勿嫌其药料之重，减去分两，则功亦减半矣。此方既善攻散诸毒，又不耗损真气，可多服久服，俱无碍。

岐天师消痈汤　金银花　当归　蒲公英各一两　荆芥　连翘各一钱　生甘草一两，水煎服。一剂轻，二剂消，三剂愈。

威灵仙散　消初起肿毒恶疮。贝母　威灵仙　知母炒，各一两　蟾酥五厘，研细，酒调，空心服三钱，每日二服，以消为度。

初起肿毒　全当归八钱　生黄芪　金银花各五钱　甘草节一钱八分，水煎服立消。上部加白芷，中部加杜仲，下部加牛膝，各一钱八分，乳痈加橘叶五十片。

消壮盛人肿毒　穿山甲土炒研　何首乌切，各二两　牛膝一两，作一剂，酒水同煎服，立消。

痈疽发背　真人妙诀世间稀，一切痈疽皆可医，化血就如汤泼雪，消脓立效肉生肌。任他发背臁疮毒，那怕疔疮瘰疬儿，假饶疥癞并风癣，乳疽五背尽消除。

金银花在四肢倍加　白芷在腹胁倍加　甘草节　防风　没药去油　赤芍　陈皮各三钱　当归一钱五分　乳香去油　川贝母　沉香各一钱　广木香八分　穿山甲蛤粉炒黄，去粉　皂角刺挫碎，铅粉八钱同炒黄去粉，各五钱，上药将乳香、穿山甲另研细末，分作四包。其余药分四剂，河水二盅，煎七分，加好酒半盅调乳香、穿山甲末。上部饱服，下部空心服。

消大毒　金银花二两　广胶一两　全当归一枚，要一两重者　木通五钱　甘草节二钱，用无灰酒不拘多少，锅内煎。上部饱服，下部空心服。服后尽量饮醉，盖暖取汗即消，神速无比。

苍龙丸　消诸般大毒。苍龙三百条　朱砂　明矾　明雄各三钱　蟾酥酒化硼砂各一钱，乳细，面糊丸如桐子大，每服七丸、九丸、十一丸，酒水任下，取汗自消。

追毒丸　青竹蛇　防风　穿山甲炮　羌活　猪牙皂各三钱　全蝎二对　当门子　蟾酥各三分　瓜儿竭　乳香去油　孩儿茶　没药去油　明雄黄　白砒肉制　大朱砂　茜草　雷公藤各五分　甘草　当归尾各八分　蜈蚣三条　金银花五钱，共乳极细末，凡一切痈疽大毒，大人每服三分至五分止，小儿一分至二三分止，无灰酒调服，令醉自消。

消痈疽疖毒，天疱杨梅等疮。香油一斤，入水半盅，熬至油耗白烟起，住火。以瓷瓶收贮，每早晚用熟油一盅。将无灰酒一盅和匀温服，七日除根。

消毒汤 甘草一钱 金银花 紫花地丁去芦 大黄酒浸炒 当归 黄芪 赤芍各五钱，一方加升麻为末，作二剂，酒煎服。

内消沃雪汤 治发背并五脏内痈、尻臀诸毒、大小肠痈、肛痈脏毒，初起但未出脓，坚硬疼痛不可忍者并效。青皮 乳香去油 陈皮 甘草节 穿山甲 金银花 没药去油 连翘 黄芪 天花粉 皂角刺 川贝母 当归 白芍 射干 白芷各八分 广木香四分，水酒各一碗，煎至八分，甚者加大黄二钱，量病上下食前后服。

飞腾神骏膏 治痈疽、发背、瘰疬专门之方，初起至破溃时，皆可服，捷如奔马。杏仁热水泡去皮尖，用砂钵擂开，再入水同擂，澄去浊渣，用清汁 地骨皮去骨净 防风去芦净 甘草各四两 黑铅一块 木鳖子去壳，十四个 麻黄二斤，去节取一斤净 灯草一大把 头发一大把，温水洗净，上药熬时，不用柴草，用炭五十斤，大铁锅一口，将药入锅内，注清水二三桶，煮至五六分，看药水浓时，滤去药渣，将汁另放缸注，又将前渣入锅内，再入水二三桶，又熬至五六分药汁，又注前汁内，如前法三次去渣，将前二次汁并作一锅，熬至干，去黑铅、头发、灯草，其味香甜，瓷罐收贮，五年不坏。凡遇前证，每服三钱，热酒调，临卧服，厚被盖出大汗为度。徐徐去被，不可被风吹，汗后恐致虚人。次早煨猪蹄以补之，以复元气。好酒调服，随人酒量，以醉为度，汗出立愈。

国老膏 一切痈疽将发，预期服之，能消肿逐毒，使毒气不内攻。大甘草有粉者二斤，捶碎，河水浸一宿，揉令浆汁浓，去渣，慢火熬成膏，每服一二匙，不拘时，无灰酒下。

立效散 治痈疽瘰疬。皂角刺半斤，炒赤 粉甘草二两 黄瓜蒌五个，连皮研碎 乳香去油，另研 没药去油，另研，各一两，每服一两，好酒煎服。

神效瓜蒌散 痈疽乳痈瘰疬，与立效散相间服。黄瓜蒌一枚，杵碎 没药去油，另研一钱 当归尾 甘草节各五钱，酒三碗，煎至一碗，分三次服，未成即消，已成即溃。

神仙截法 痈疽发背，一切恶疮，预服毒不内攻，可保无虞。真麻油一斤，银器内煎数十沸，倾出候冷，入无灰酒两盅，约五大盅，重汤稍热，通口急服，一日饮尽为妙。如患数日者，亦宜急服之。

如意酒 一切痈疽疮毒服之，解毒消肿止痛。新鲜大如意草，每用一两捣烂，滚酒冲入，少顷挤汁温服，渣敷肿上缚住，三服愈。如无新鲜者，取叶阴干，为末。为丸服亦可。

痈疽未成即消，已成即溃，已溃即敛。蛇蜕不拘多少，用阴阳瓦煅存性，研细，每早晚俱用米糕蘸食。

保安万灵丹 痈疽疔毒，对口发背，发颐，风湿风温，湿痰流注，附骨阴疽，鹤膝风证，左瘫右痪，口眼㖞斜，半身不遂，气血凝滞，遍身走痛，步履艰辛，偏坠疝气，偏正头风头痛，破伤风，牙关紧闭，截解风寒，无不应验。茅苍术半斤　全蝎　何首乌　川乌泡去皮尖　荆芥穗　草乌泡去皮尖　炙甘草　川芎　钗石斛　羌活　明天麻　麻黄　北细辛　防风　全当归各一两　明雄六钱，上为细末，炼蜜丸弹子大，每药一两，分作四丸，一两作九丸，一两作六丸，三样做下，以备年岁老壮，病势缓急取用，预用朱砂六钱，乳细为衣，瓷罐收贮。如恶疮初起二三日之间，或痈疽已成至十朝前后，但未出脓者，状若伤寒，头痛烦渴，拘急恶寒，肢体疼痛，恶心呕吐，四肢沉重，恍惚闷乱，坐卧不宁，皮肤壮热，又治伤寒，四时感冒，传变瘟疫，但恶寒身热，表证未尽者，俱宜用之。用连须葱白九根煎汤一茶盅，将药一丸，乘热化开，通口服尽，被盖出汗为效。如服后汗迟，再用葱白汤催之，后必汗如淋洗，渐渐褪下覆盖衣物，其汗自收自敛，患者自然爽快，其病如失。但病未成时，随即消去，已成者，随即高肿。如溃脓诸疾，无表证相兼，不必发散者，只用热酒化服。(此方原载内科诸风瘫痪门中)

太乙紫金丹　解诸毒，疗疮肿，利关窍，通治百病，立建奇功，真能起死回生。凡居家出入，兴大兵，动大工，不可无之。山慈姑洗净，二两　五倍子捶碎洗净　千金子去壳，去油，净，各一两　飞朱砂　明雄　当门子各三钱　红芽　大戟去芦根焙，一两五钱，以上药于净室中各为细末，候端午七夕，或天德月德日合，以糯米浓粥汤和匀，杵千下。凡合药，切忌妇人鸡犬见。每锭一钱，每服一锭或半锭，开水磨服。病在上者必吐，在下者必利，吐利后以温粥补之。

万病解毒丸　痈疽发背，鱼脐毒疮，药毒草毒，蛇毒兽毒，诸恶疮病，解毒收功。续随子取仁，去油取霜　五倍子　全蝎各五钱　山豆根　山慈姑各一两　朱砂　雄黄各二钱　麝香一钱　红芽大戟七钱，先将五倍子、全蝎、山豆根、山慈姑、大戟，入木臼捣成细末，次研续随子、雄黄、朱砂、麝香，和匀，用糯米糊丸，分作三十五丸。端午、七夕、重阳、腊日净室修合，每服一丸，生姜蜜水磨下，并水浸研敷患之处。

飞龙夺命丹　治恶疽发背，不痛或麻木，或呕吐昏愦。蜗牛二十个，另研　蟾酥　乳香去油　铜绿　轻粉　胆矾　没药去油　血竭　朱砂各一钱　明矾　雄黄各一钱　冰片　麝香各三分，研细。将研烂蜗牛和丸如绿豆大，如丸不就，入些酒糊丸，每服七丸，或九丸，或十一丸，用葱白三五寸，病人自嚼吐于男左女右掌中，包药在内，用暖酒和葱送下，如人行五里，汗出为度，无汗再用葱研烂裹药服之。此外科之圣药也。

蟾酥丸　诸恶疮服之，微汗即消。雄黄　乳香去油，各一钱　蟾酥一分，用黄酒打面糊丸绿豆大，每服三丸，用葱白汤下，不愈再一服。

十宝丹　海蚌二十一个　朱砂　轻粉　寒水石煅　雄黄　铜绿各二钱　血竭　蟾酥　胆矾各一钱　麝香五分，研极细，酒丸桐子大，朱砂为衣，大人服七丸，小儿三丸，先嚼葱白头三根，吐男左女右手心包药吞之，黄酒送下，尽醉，被盖出汗。外用万灵丹点之，内服此丸，诸毒无不内消,此外科之至宝也。救诸苦难,尤为便捷,有志者宜共珍之。

百效丸 治一切大毒恶疮,无论已溃未溃。草乌头酒浸半日,刮去皮,切片炒 马前子切薄片炒黄色,筛去毛,净 全当归切片,酒拌,晒干 麻黄去节,不见火,晒脆 直僵蚕酒洗,炒,去丝,各一两 大甘草不见火,晒干,研,五钱,(注:原方含有穿山甲,炒,去沙,一两)上研细,葱汁熬汤,水法为丸如芥子大,晒干,瓷瓶密贮。高年者五六分,中年者七八分,少年者三分,孕妇忌服。凡服俱用葱汁白汤送下,务须避风取汗,如出汗后,必须次日辰巳时方可起床见风,如不遵戒守,汗出见风,则手足坚硬。凡犯此者,即用甘草末,酒调服即解。

神仙一醉忍冬汤 银花藤 蒲公英各一两 没药去油 乳香去油 雄黄各二钱,上药用酒一瓶,封固煮千余沸,再加白蜜四两,生葱七根,再煮数沸去葱,尽量饮醉,以大蒜压之,取汗即愈。

五香追毒丸 治一切无名肿毒,初起有余之证,疔疮去毒定痛,内消妙法。乳香去油 血竭 巴豆霜 老君须 母丁香 连翘 没药去油 沉香 广木香 苦丁香各一钱二分,上为末,炼蜜为丸如芡实大,朱砂为衣,每服一丸或二丸,空心食前酒送下,行二三次后,用冷粥补之。

小蟾酥丸 治一切疔疮、肿毒、时毒,初起发汗。蟾酥一分 明雄三分 蜈蚣一条,研细,酒糊丸桐子大,每服五丸,葱酒送下,热处发汗散之。

九流疽阴毒仙方 蜘蛛一个,用银罐化存性 川贝母五钱,去心,共乳细末,分作二三服,甜酒调服,少刻周身作战,次日依前,再服一次,其疽毒尽消,人若虚弱,其药分三日服,恐担不起。

初起发背无名肿毒疔疮。桃芽三月采,阴干 桑芽三月采,阴干,各二钱 铁锈 雄黄 蟾酥酒浸化,各一钱,研细,捣丸如红豆大。每用一丸,入五寸长葱头内,湿纸包煨香,细嚼,热酒送下,出汗自消。

舌化丹 治疔疮、无名肿毒。辰砂 血竭 硼砂 乳香去油 没药去油 雄黄 蟾酥人乳浸化 轻粉 冰片 麝香各等分,共乳细末,于净室中至诚修合,勿令妇人、鸡、犬见,用头生乳捣和丸如小麦大,每用三丸,含舌下噙化,咽下,出汗自消,如无汗以热酒催之。

冷水金丹 肿毒恶疮,兼治痰痞老痰,翻胃噎食,伤寒发汗。海浮石 飞罗面各三两 乳香去油 没药去油 牛蒡子各一两 冰片 麝香各一钱,用蟾酥三钱七分五厘,酒浸化为丸,绿豆大,以飞过辰砂五钱为衣。轻者冷水送下一丸,重者三丸,牙痛只用一丸。忌鸡、鱼、小米一日,戒怒郁忧闷,气恼费心力。

神化丹 痈疽疔毒,一切无名肿毒,初起服之立消,双解表里,疏通经络,以毒攻毒,削坚导滞如神。黑丑头末 母丁香 槟榔 何首乌 荆芥 三棱醋炒 熟地 蓬莪术醋炒 巴豆 五

灵脂　大黄　白豆蔻去壳　桂枝　当归　赤芍药　川乌　小茴香　草乌　杏仁妙　全蝎去足　连翘　麻黄　甘草　桔梗　斑蝥　雄黄　朱砂各三钱　乳香去油　没药去油，各二钱　麝香五分　大蜈蚣一条，各乳细末，称准和匀，水法为丸如萝卜子大，朱砂为衣。每服三分，热酒吞下，尽醉为度，被盖出汗。孕妇忌服，体虚禁用。

梅花点舌丹　白梅花阴干，一钱二分　冰片　犀牛黄　蟾酥　熊胆各一钱　珍珠　麝香各六分　朱砂　硼砂　葶苈　乳香去油　没药去油　沉香　血竭　雄黄各二钱，上乳细，将人乳浸蟾酥、熊胆为丸，每重三四厘，水飞金箔为衣，晒二日瓷瓶收贮。修合时预为斋戒三日，忌鸡、犬、妇人见闻。此丹专治对口痈疽、发背疔疮、瘰疬乳疖、一切无名肿毒，每用一丸，含于舌底，随舌运动，不可停止，舌下化去一半时，用白酒尽量饮醉出汗。如重者，先用酒送下二丸，再嚼化一丸。如七岁小儿，用酒化服一丸。患处不用敷药膏药，自能生肌长肉，收口全愈。孕妇忌服。

双解金桂丸　治发背诸毒，初起木闷坚硬，便秘脉沉实者。生大黄一斤　白芷十两，共为末，水法为丸。每服三五钱，五更时用连须大葱三根，黄酒煎吞服，被盖出汗，过二三时辰，俟大便行一二次，为效。

至宝丹　痈疽肿毒，发背对口，乳痈结毒，危险诸证。白砒用豆腐一块，厚二寸，中挖一孔，纳砒于孔中，以豆腐盖砒，酒煮三个时辰　猪牙皂去皮，酥炙　乳香去油　熊胆　铜绿水飞　荆芥穗去梗　直僵蚕　穿山甲炒　血竭　胆矾　川乌　草乌同川乌酒浸，剥去皮，面包煨熟，取净肉用　没药去油　全蝎石灰水洗，去头、足、尾，瓦上焙干　蝉蜕去头、足　雄黄各二钱　麝香七分　朱砂水飞，三钱五分　蜈蚣大者五条，酒蒸去足，瓦焙，小者加倍，上药以天医吉日，研极细末，飞面打糊为丸，每粒重四分，再用朱砂三钱五分为衣，黄蜡作壳收藏。临用时，用葱头三寸，生姜三片，黄酒煎一小盅，将药化开服，随量饮醉，被盖出汗，至重者二三服。

【外用治疗】

内消散　金银花　知母　穿山甲　半夏　大贝母　乳香去油　天花粉　白芨　皂角针各一钱，酒水同煎，热服取汗。渣加秋芙蓉叶二两，捣敷患上，留顶透气。

立马消　川斑蝥大者，是川产者佳，去翅、足，糯米拌炒　全蝎尾各一百五十个　蜈蚣三十条　乳香去油　没药去油，各四钱　真蟾酥三钱，酒浸研膏　冰片　麝香各二钱，上为细末。用麻黄四两熬膏为丸，如桐子大，朱砂为衣，略晒干，瓷瓶密贮。凡遇发背痈疽肿毒，每用一丸，如势大者用二三丸，乳细掺于太乙膏。如疮未破，贴上以热手摸百余下，次日即消。如疮已破，先以薄棉纸盖疮上，再贴奏功。

红升丹　一切疮疡溃后，拔毒去腐，生新长肉，疮口坚硬，肉暗紫黑，用丹少许，鸡翎扫上，立刻红活。外科若无升降二丹，焉能立刻奏效。水银一两　火硝四两　白矾二两　皂矾六钱

雄黄 朱砂各五钱,先将白矾、皂矾、火硝研碎,入铜杓内加烧酒一杯炖化,候一干即起,研极细末。另将水银、朱砂、雄黄,共研细末,以不见水银星为度,再将硝矾末,一共和入研匀。

拔萃丹 提脓生肌,化管如神。生铅 水银 火硝 白矾 青盐各一两,同研至水银星不见为度,入阳城罐内,铁盏盖定,以铁梁铁线扎紧,盐泥固济,先文后武,火升三炷香,冷定开看,盏内升药刮下,研细,加冰片乳匀收贮。凡升药罐底药渣铲下,研细,搽癣疥颇神。

五虎粉 治发背疔疮,恶疮如神,起钉拔箭,喉痹并效。白矾飞过 焰硝用雄猪胆三个,取汁拌,晒干,同矾研合,各二两 雄黄八钱五分 朱砂一两,同雄黄研细,合一处 水银一两五钱,用小铁锅安定,先将硝矾末堆锅底中心,用手指捺一窝,再将朱雄末倾放硝矾窝中,又以手指捺一窝,再将水银倾放朱雄窝中,上用瓷器平口碗一只盖定,外以盐泥周围封固,放炭火上,先文后武,升三炷香火,则药上升矣。离火冷定,去泥开看,如沉香色为佳,研细,瓷瓶密贮,每用时先将疮顶上以乳汁或米汤点湿,掺药于上,过一二时辰,再掺一次,即散。

小升丹 水银一两 明矾 火硝各一两二钱,用铁锅一只,将硝、矾、平汞研细入锅内,用平口宫碗一只,先用生姜片擦碗内外,则不炸。盖定碗口,以潮皮纸捻挤定,盐泥封口,碗底俱泥固之。用炭二斤,炉内周围砌紧,勿令火气出,如碗上泥裂缝,以盐泥补之,升三炷线香为度,冷定开看,碗内药刮下,研细,瓷瓶收贮。用之提脓长肉,小毒俱有功效。

万应灵丹 一切痈疽发背诸毒,有脓怕开刀者,以针挑破浮皮,用丹一厘,醋调点患处,即溃头出脓。或发背痈疽大毒,每用一厘,针挑破醋调,点患处,一日上三次,药性内攻,深可寸余,毒气有门而泄,则毒易消。如根盘大者,用丹五厘,川贝母末一钱,浓茶卤调敷周围,必起黄泡,自有黄水流出,其毒自消。

白降丹 凡痈疽、无名大毒,每用少许,疮大者用六七厘,小者用一二厘,水调敷疮头上。初起者,立刻起泡消散;成脓者,腐肉即脱,拔毒消肿,诚乃夺命金丹也。水银 食盐 皂矾 火硝 白矾各二两五钱 朱砂 雄黄水飞,各三钱 硼砂五钱,一方用硇砂,先将朱、雄、硼研细,再入皂、盐、硝、矾、汞,研至不见水银星为度,将阳城罐放微火上,徐徐挑药入罐化尽,微火逼令极干,所谓阴升之法,全在此刻,如火大则汞先飞走,如不干则药必倒塌无用,其难如此也。再用空阳城罐一个,两口合上,以好棉纸截寸许阔,用罐子泥、草鞋灰、光粉三样研细,以盐卤汁和练极熟,两罐口合紧,一层泥,一层纸,糊五六层候干。降药之神,不假刀砭,一伏时便见功效,胜于刀针之险多矣。上降药法:痈疽初起坚硬,未成脓者,用水调一二厘,涂于疮顶上,不可贴膏药,少顷即起一泡,挑破出水,自消。已成而内脓急胀,按之随手而起者,此脓已熟矣,用水调一二厘,点正顶上,以膏贴之,一伏时,大脓自泄,不假刀针。若内脓已胀,皮壳不厚,点之便不十分痛楚,有用蟾酥化汁调白降丹用,其痛稍减。

紫阳丹 提脓拔毒。水银 银朱 生铅 百草霜 轻粉 杭粉 雄黄各等分 麝香宜少用,共研极细末,每用少许搽之,以膏贴之。如治下疳加儿茶。

提毒丹 乳香去油 没药去油,各二钱 元参瓦上焙脆 前胡瓦上焙脆 血竭 麝香各四分 生斑蝥八钱,去净头、足、翅,阴阳瓦焙,上各乳极细末。于端午正午时和匀,瓷瓶密贮。凡初起肿毒,每用二三厘,先看疮势大小,即以膏药照疮大小,周围用大蒜捣如泥,敷膏药上,中留一孔,入药于内,次日即起小泡,挑去水泡即消。如已溃者,掺药于疮孔内,亦能拔毒生肌,神验。

一方乳香、没药各一钱二分,血竭六分,多冰片四分,余者分两俱同,端午虔心焚香修合,每用一分,用大蒜捣如泥,敷毒四围,将疮头挑破,听疮口流水,外用膏药,中剪一孔贴之,以备疮毒出其毒气,此神速痈疽疔疮圣药也。

阴阳至圣丹 人参 广三七 儿茶水飞去砂 川倍子各一两 血竭透明者五钱 藤黄 乳香去油,各三钱 轻粉一钱 冰片一钱 川贝母去心,二钱,共研至无声为度。阳疮每用二钱,阴疮每用五钱,掺于疮上,其余疮毒不消二次,阴疽不消三次,全愈。

冯氏援生膏 治诸般恶疮,及瘰疬鼠瘘才起者,点破即愈。雄黄五钱 乳香去油 没药去油 血竭各一钱 蟾酥 轻粉各三钱 麝香五分,上研细末。用真炭灰一斗三升,淋灰汤八九碗,用桑柴文武火煎作三碗,取一碗,收留二碗,盛瓷器内,候温将药入灰汤内,用桑柳枝搅,再以好风化石灰一饭碗,入药汤内搅匀,过宿候冷,盛瓷罐内。凡遇恶疮,贴在当头,一日一次,次日又一次,疮头自然蚀破,血水流去即愈,如药干,将前收留灰汤润之。

海浮散 搽痈疽疮毒,腐去新生,乃回生保命之宝丹也。乳香 没药各等分,安箬叶上,火炙去油,乳细搽上,以膏贴之,此药未尽则提脓外出,如毒已尽,则收口,其神妙处,难以言喻。

乌金膏 去腐肉,不伤新肉,最为平善,先用降香煎汤洗疮。巴豆去壳,新瓦上炒黑色,研烂,瓷瓶收贮,多寡看疮势大小,酌量用之。

灵宝如意丹 发背疔疽大毒。人参 乳香去油 没药去油 辰砂 甘草 儿茶各一钱 琥珀 珍珠各二分 阿胶 白芷 冰片各一分 犀牛黄 当门子各五分,上乳细,瓷瓶密贮,勿泄药味。如用,先将疮用金银花甘草煎汤洗净,每日掺药四五次,用膏盖之,脓水自然拔尽,忌口味,戒烦恼,慎劳碌。

抵金散 治痈疽发背,溃后烂开作痛。屎蜣螂五月五日收采,不拘多少,装入竹筒内阴干,研细,瓷瓶收贮,凡用将末掺上。

神功紫霞丹 大蜈蚣一条,去头、足,放瓦上焙脆 麝香二分,研细。瓷瓶收贮,每用少许掺疮顶上,以膏盖之,其头即溃,并不疼痛。

拔毒生肌 红升丹 轻粉 草麻仁去油,各三钱 乳香去油 黄丹各二钱 石膏煅,一两 琥珀乳细一钱,共乳细末,掺上膏贴。

诸疮毒四边紫黑不消,疮口不敛。红升丹 轻粉 雄黄 龙骨各五钱 白蔹 密陀僧 海螵蛸各一两 麝香一分,共乳极细,掺上。

(五)清·王维德《外科证治全生集》

【疾病概述】

痈疽二毒,由于心生,心主血而行气,气血凝滞而发毒。患盘逾径寸者,红肿称痈,痈发六腑;若其形止数分,乃言小疖。按之陷而不即高,顶虽温而不甚热者,脓尚未成;按之随指而起,顶已软而热甚者,脓已满足。无脓宜消散,有脓当攻托。醒消一品,立能消肿止疼,为疗痈之圣药。白陷称疽,疽发五脏,故疽根深,而痈毒浅。根红散漫者,气虚不能拘血紧附也;红活光润者,气血拘毒出外也。外红里黑者,毒滞于内也;紫暗不明者,气血不充,不能化毒成脓也。脓色浓厚者,气血旺也;脓色清淡者,气血衰也。未出脓前,痈有腠里火毒之滞,疽有腠里寒痰之凝。既出脓后,痈有热毒未尽宜托,疽有寒凝未解宜温。既患寒疽,酷暑仍宜温暖;如生热毒,严冬尤喜寒凉。然阴虚阳实之治迥别,古书未详,因立其旨备览焉。诸疽白陷者,乃气血虚寒凝滞所致。其初起毒陷阴分,非阳和通腠,何能解其寒凝?已溃而阴血干枯,非滋阴温畅,何能厚其脓浆?盖气以成形,血以华色。故诸疽平塌,不能化毒者,阳和一转,则阴分凝结之毒自能化解。血虚不能化毒者,尤宜温补排脓,故当溃脓。毒气未尽之时,通其腠里之药仍不可缓。一容一纵,毒即逗留;一解一逐,毒即消散。开腠里而不兼温补,气血虚寒,何以成脓?犹无米之炊也。滋补而不兼开腠,仅可补其虚弱,则寒凝之毒,何能觅路行消?且毒盛者,则反受其助,犹车粟以助盗粮矣。滋补不兼温暖,则血凝气滞,孰作酿脓之具。犹之造酒不暖,何以成浆?造饭无火,何以得熟?世人但知一概清火以解毒,殊不知毒即是寒,解寒而毒自化,清火而毒愈凝。然毒之化必由脓,脓之来必由气血,气血之化,必由温也,岂可凉乎。况清凉之剂,仅可施于红肿痈疖。若遇阴寒险穴之疽,温补尚虞不暇,安可妄行清解,反伤胃气。甚至阳和不振,难溃难消,毒攻内腑,可不畏欤!盖脾胃有关生死,故首贵止痛,次宜健脾。痛止则恶气自化,脾健则肌肉自生。阳和转盛,红润肌生,当投补养气血之剂。若犀角、羚羊、连翘等性寒之药,咸当禁服。

(六)清·高秉钧《疡科心得集》

【内服治疗】

陈氏万灵丹 治痈疽、疔毒、对口、湿痰流注、附骨阴疽、鹤膝等证。茅术八两 全蝎 石斛 明天麻 当归 炙甘草 川芎 羌活 荆芥 防风 麻黄 北细辛 川乌去皮 草乌去皮 何首乌各一两 明雄黄六钱,蜜丸,如弹子大。每药一两,分作四丸,又六丸,又九丸,观年之老弱壮取用。外用朱砂六钱,研细为衣。

犀角升麻汤 治时毒或风热头面肿痛,或咽喉不利,或鬓疽、瘰腮等证。犀角 升麻 防风 羌活 白芷 白附子 黄芩 甘草。

五福消毒丹 治咽喉、牙口疮毒肿痛,并小儿一切热毒疮疖,惊惕烦躁,口舌生疮,夜卧不宁等证。玄参 桔梗 茯苓 人参 牙硝 青黛 甘草 麝香 金箔,上为末,炼蜜丸,芡实大。每服一丸,薄荷汤下。

五利大黄汤 治时毒,焮肿赤痛,烦渴便秘,脉实而数。大黄 黄芩 升麻 芒硝 栀子。

犀角散 治痘疮、痈毒、时毒,热盛烦躁多渴,小便赤涩,或赤斑。犀角 甘草 防风 黄芩,上为末。每服二钱,水一小盏,煎五分温服。

芩连消毒饮 治天行时疫,大头瘟,发热恶寒,颈项肿痛,脉洪,痰痹等证。柴胡 桔梗 羌活 防风 黄连 连翘 枳壳 荆芥 白芷 川芎 射干 黄芩 甘草 加姜煎服。

连翘汤 治痈疽时毒,焮赤肿痛。连翘 升麻 朴硝 玄参 芍药 白蔹 防风 射干 大黄 甘草 杏仁。

通圣消毒饮 凡头面肿盛,两目不开,鼻塞,口干舌燥,内外有热,或咽肿痛不利,或内实大便秘结,脉洪数,烦渴者,宜服之。荆芥 防风 白芍 连翘 甘草 川芎 当归 薄荷 黄芩 山栀 滑石 桔梗 石膏 芒硝 大黄 麻黄 牛蒡子。肿不消加元参。

参芪内托散 治疮痈脓毒不化,脓溃作痛,及痘疮里虚发痒,或不溃脓,为倒靥等证。人参 黄芪 当归 川芎 厚朴 防风 桔梗 白芷 紫草 官桂 木香 甘草 白芍。

新方橘叶汤 治乳痈焮红漫肿,或初起,或渐成脓者。橘叶 蒲公英 象贝母 夏枯草 青皮 当归 赤芍 花粉 香附 黄芩。

西黄化毒丹 治疔疽火毒内陷,神识模糊,不醒人事者。西黄一分 真珠三分 血珀五分 胆星三分 辰砂三分,共为细末。均作三服,灯心汤下。

【外用治疗】

如意金黄散 治痈疽,发背,诸般疔毒,漆疮,火丹,湿痰流毒,风热天泡,肌肤赤肿,妇人乳痈,小儿丹毒。天花粉 黄柏 大黄 白芷 厚朴 陈皮 甘草 苍术 南星为末。或蜜水,或葱汤,或葱酒,又或大蓝根叶汁调敷,要在临证审用。

解毒雄黄散 治一切痈肿溃疡,毒势甚者,用此药洗二三次。雄黄一两 白矾四两 寒水石煅一两五钱,为末,用滚汤二三碗,乘热入药末一两,洗患处,以太乙膏或神异膏贴之。

陈氏太乙膏 一切痈疽疮疡,提脓生新,神效。生地 土木鳖 元参 赤芍 大黄 白芷 当归各五钱 肉桂二钱五分 乳香 没药各二钱 阿魏一钱 轻粉一钱五分 血余一团,用麻油一斤,入药熬枯,滤去渣,下血余再熬枯,去渣;入炒,过净东丹六两,搅匀,看老嫩适中,方下阿魏、乳没、轻粉,搅匀摊贴。

应用膏 治疔、疽、流注、腿痈,穿溃者用此。当归 连翘 白芨 白蔹 大黄 山栀各八钱 官桂二钱 苍术 羌活 天麻 防风 黄芪 荆芥 川甲 甘草 芫花各六钱 方八(龟甲之隐称) 蓖麻子 小生地各一两 用真麻油十斤,入药,文武火熬枯,滤去渣,再熬至滴水成珠,称每斤净油,春秋下润净东丹五两,冬四两,夏六两,收成膏后,下乳香、没药末各一两,搅匀摊用。

万灵膏 治一切无名肿毒,未成即消,已成即溃,并治一切寒湿之证。生地 归身 川芎 苍耳子 大戟 尖槟 甘菊 蒲公英 生大黄 土槿皮 羌活 独活 红花 川乌 草乌 赤芍 紫草 香附 川椒 番木鳖 桂枝 狗脊 泽兰 生姜 胡椒 附子 牙皂 白附子 荆芥 金银花 黄柏 山慈菇 生首乌 全虫 玄胡 僵蚕 百部 南星 白蒺藜 山甲 白芷 白芥子 花粉 益母草 蛇床子 川牛膝 黄芪 大枫子肉 细辛 苦参 龟板 桑寄生 升麻 黄芩 胡麻 杜菖 蒲根 冬瓜皮 天麻 杨树须 闹阳花 茜草以上各五钱 土茯苓一两,用香油八斤,将前药入油,加嫩桑枝二三斤,熬药至枯,滤去渣,入后药:松香四两 朴硝 雄黄 桂园核灰 皂矾 牛皮灰 樟冰各五钱 麝香三钱 冰片三钱 龙骨五钱,再入东丹三斤,收成膏。

紫霞膏 治老年结毒,穿溃不敛。嫩松香六两 糠青研,二两 乳香去油,研 没药去油,研,各五钱,用麻油六两,熬至滴水成珠,下松香,再煎二三十沸,下糠青,再熬,自有紫色,离火,下乳香、没药。

千捶红玉膏 治湿毒流注,无名肿毒,未经穿溃者。蓖麻子去壳 松香葱头汁煮,四两 南星研,五钱 半夏研,五钱 乳香去油,五钱 没药去油,五钱 银朱七八钱,捣成膏,看老嫩,以蓖麻肉增减,用布摊贴。

冰硼散 吹喉间肿痛,或蛾痈。硼砂二钱 风化霜二钱 僵蚕炙,三钱 薄荷叶一钱 生矾一钱 冰片五分 滴乳石三钱 人中白煅,三钱,共研极细,瓷瓶收贮。

【注意事项】

凡刺痈肿,须认有脓无脓,用手按之,手起而即复者有脓,手起而不即复者无脓。此所谓引手。重按乃痛,脓之深也;轻按即痛,脓之浅也;按之不甚痛者,未成脓也。至于用刀手法,刀口勿嫌阔大,取脓易尽而已。凡用刀之时,深则深开,浅则浅开,慎勿忽略。

(七)清·吴尚先《理瀹骈文》

【疾病概述】

凡毒小而有头者,疔也。大而无头者,痈也。欲验头,以湿纸覆之,先干处是头。或蛇皮贴之,即有头出。痈与疽别,阴滞于阳发痈,大而高起,属六腑,阳也,易治。阳滞于阴发疽,平而内发,属五脏,阴也,难治。痈则红肿热痛,疽皆皮色不变,然亦有肿痛坚柔之分。如其初起,疼痛者可消,若重按不痛而坚者,毒根深固,不易消也。

【临证辨治】

诸痈初起,以疏托解毒为主,忌热药。既溃,以补托元气为主,忌冷药。诸疽初起,毒陷阴分,宜阳和开其腠理。既溃,阴血干枯,宜温补厚其脓浆。然通腠与滋补当兼用之。若半阴半阳证,宜托里以转阳,用药清不伤胃,温不助邪可也。冲和、清凉、阳和诸膏,已见。凡外证试肿法,以手按之,肿而痛者为实邪,漫肿不痛者为虚邪。又肿而赤者为热,肿而不赤为留气、停痰。又,实痛者热,若虚而痒者寒也。试脓法,手掩肿,热软而即复者,有脓。不热,强而不复者,无脓。按之坚硬者未脓,半软半硬者已脓也。小按即痛,脓浅;重按方痛,脓深。又,深按之而速起者,内是稀黄水;深按之而缓起者,内是坏污脓。按之实而痛甚者,内必是血;按之虚而不痛者,内必是气。薄皮剥起者,脓浅;皮色不变,不高阜者,其脓必稠。

二、近现代名家对病因病机、证型、临证的认识

赵炳南认为在治疗时应不局限于局部脓肿及炎症表现,一味考虑攻邪,而充分考虑患者全身体质,根据患者身体机能的强盛、邪正盛衰的关系合理配方药物,同时关注患者饮食起居。

朱仁康认为痈疡疾患与心火、血热关系极大,故最喜用清热法,并注意顾护阴液,打破传统滋阴可助湿,利湿可伤阴的局限,给予滋阴除湿法治疗。同时认为内因外因不能截然分开。

周正华认为在治疗过程中注重患者的心理调节,嘱调畅情志,饮食上多食易消化食物,少食生冷硬物,时时固护胃气,忌辛辣刺激、肥甘厚味,防止疾病加重。

凌云鹏认为从清热解毒为主,以三星汤(银花、蒲公英、生甘草)加味;若正气渐虚,毒邪蕴结,治宜消补兼施,以扶正解毒汤加减;若正气虚衰,阴液干枯,治以温阳托毒为先,自制鹿角托里汤主之;成脓腐溃阶段,若正虚不能托毒,治宜益气托毒,排脓去腐,用自拟黄芪托毒汤治疗。

三、医案

【医案1】陈某,初诊:左膝后腘中结块赤肿,焮热疼痛,寒热交作。口渴烦躁,腿膝屈伸不利,步履艰难。苔黄腻,脉滑数。症由足跟破损,湿毒循足太阳膀胱经入侵,湿毒日久,已郁成脓。冀毒溃脓泄,拟和营利湿托毒。方药:当归五钱,赤芍三钱,丹参三钱,防己四钱,萆薢三钱,生薏仁四钱,川牛膝四钱,忍冬藤四钱,炒车前子三钱(包煎),皂角刺三钱。(注:原方有炙穿山甲三钱)二诊:委中毒,脓已成熟,切开排脓,脓出颇多。肿胀疼

痛,步履艰难,苔黄腻,脉滑数。湿热余毒未清,筋脉失养。症非轻易,再以和营解毒,利湿通络为法。原方去穿山甲、皂角刺,加伸筋草、苍术、白术、丝瓜络。外用:金黄膏、九黄丹纸捻线。

【按】痛是指发生在皮肉之间的急性化脓性疾病,相当于西医学皮肤浅表脓肿。本案委中毒是指生于委中穴的痛。由于足跟破损,湿热毒邪循经入侵,气血为毒邪壅塞不通,结于委中而发病。初诊,委中肿块红肿热痛伴见寒热,口渴,舌苔黄腻,脉滑数。此为痛肿欲脓之势,内消之机已经失去。故顾氏拟和营利湿托毒之法,以促其毒溃脓泄。另外,顾氏认为:痛肿切开排脓时,委中毒切口要注意循经直开;若在委中之下,切口则宜大,以使排脓顺畅;创口收口后,则应配合足踏竹筒运动。以助患肢屈伸功能的恢复。

(摘自《古今名医外科医案赏析》)

【医案2】尹某,男,32岁,初诊日期:1968年2月13日。现病史:臀部初起一小红疙瘩,轻微痒痛,逐渐加重,伴有发冷发热,注射"青霉素"数日不效,来院就诊时仍发热,口干,不思饮食,大便干,小便黄赤,舌红,舌苔黄厚,脉弦数。因局部肿痛影响走路。检查:体温38.8℃,左侧臀部红肿范围约8cm×5cm,灼热明显,压痛拒按,触之稍软,但波动不明显,左侧下肢活动受限。左腹股沟淋巴结肿大,有压痛。辅助检查:白细胞计数30.1×10^9/L。西医诊断:左臀部蜂窝织炎。中医辨证:清热解毒,活血内托。方药:金银花15克,蒲公英15克,连翘12克,赤芍9克,白芷9克,青皮12克,陈皮12克,穿山甲(炒)9克,皂角刺(炒)9克。外用:铁箍散软膏围贴。

二诊:1968年2月15日,体温38.6℃,服药后,臀部红肿减退、疼痛仍剧烈,尤以夜间为甚,局部波动明显,局麻下切开一小口,流出脓汁约100mL,用红粉纱条填塞,继以解毒内托之剂。方药:金银花15克,蒲公英30克,连翘15克,天花粉12克,紫花地丁15克,当归9克,败酱草15克,黄芩12克,青皮、陈皮各12克。外用:局部每日换红粉纱条1次。

三诊:1968年2月17日,局部周围红肿已消,疼痛已止,有时局部有痒感如虫行,疮面肉芽组织红润,有少许脓液向外润溢。体温恢复正常,白细胞计数13.6×10^9/L,脓液细菌培养结果为大肠杆菌,拟以理气活血、清热解毒为法。方药:当归12克,青皮15克,陈皮15克,全瓜蒌15克,红花9克,金银花15克,蒲公英15克,连翘12克,生甘草9克。外用:局部换药同前。按上方加减3剂后,创口日益变浅,疮面清洁,6天后疮口愈合,痊愈出院。

【按】患者中年男性,素体阳盛,火毒内攻,以致臀发痛肿。红肿范围较大伴局部灼热疼痛,压痛拒按,触之稍软,舌红苔黄厚,西医诊断为左臀部蜂窝织炎,属中医痛肿欲溃脓期。此时治疗宜取托法。首诊拟清热解毒、活血内托法,以仙方活命饮主之。药用金银花、连翘、蒲公英清热解毒;穿山甲、皂角刺软坚透脓;赤芍、青皮、陈皮、白芷活血理气排脓;同时配合外用铁箍散软膏聚毒拔脓。二诊痛肿脓液已熟,遂行小切口排脓,给邪以出路,防止毒邪流窜,并保留纱条引流,并以解毒内托之剂内服。三诊病势大减,体温恢复正常,局部肉芽红润。但仍有少许脓液,此余毒未尽之象,继以理气活血、清热解毒法善后。此案治疗章法分明,用药丝丝入扣,体现了赵氏深厚的理论功底和丰富的临床经验。

(摘自《古今名医外科医案赏析》)

【医案3】陆某,男,33岁,初诊:1993年7月3日。主诉:左臀部红肿热痛1周。现病史:1周前左臀部皮肤瘙痒,2天后有肿痛,在当地医务所诊治,予内服乙酰螺旋霉素。近2天左臀部红肿热痛日益加重,坐卧不安,特求治疗。既往史:2年前发现左臀部有一个黄豆大样圆形质软的肿块,无痛无痒。体格检查:T:38℃,P:90次/min,R:19次/min,BP:16/10kPa。局部检查:左臀部红肿约手掌大,触诊灼热触痛明显,质硬。舌质偏红,苔薄腻,脉濡数。中医诊断:臀痈。西医诊断:左臀部蜂窝织炎。辨证要点:左臀部红肿热痛,舌质偏红,苔薄腻,脉濡数,为实热证。处理:①治法:清热解毒,和营化湿。予五味消毒饮加减。处方:紫花地丁15克,赤芍10克,红花10克,蒲公英20克,金银花15克,黄柏10克,皂角刺10克,乳香6克,没药6克。水煎服,每日1剂,共3日。外用:野菊花15克,黄柏10克,薄荷8克,芒硝10克,甘草10克。水煎湿热外敷,每日1剂,共3日。②忌酒,忌肥甘,注意休息。

二诊(7月6日):自诉左臀部肿痛减轻。T:37℃,P:80次/min,R:18次/min,BP:16/10kPa。舌质尖红,苔薄白。处理:①脓肿切开、排脓、引流。②每天用药1次,共3日。

三诊:自诉患处肿痛明显减轻,舌质尖红,苔白。检查:脓液明显减少,露位见切口左上方有小硬块。处理:方药:蒲公英20克,赤芍12克,红花8克,黄柏10克,地榆10克,川牛膝8克,厚朴8克,野菊花10克,生甘草6克。水煎服,每日1剂,共3日。外用:雷佛奴尔纱条引流,每日1次,共3日。四诊:自诉左臀疼痛消失,只是切口处偶有痒痛。检查:引流纱条无脓液,但切口旁左上方轻按有白色粉渣样物排出,系原发脂瘤破溃。处理:药线引流,每日1次,共5日。

【按】外科对臀痈的诊治,并不困难。若只注意臀痈而不追问病史,则对在粉瘤基础上合并感染臀痈易被忽略。粉瘤若不彻底切除或用中药药线化除,则易反复发作,对病者带来痛苦。所以医者要细心、耐心,要有高度责任感,这也是提高医疗质量的关键。一般说来,主要是服务态度问题,而不是技术问题。

(摘自《当代名老中医典型医案集》)

【医案4】患者刘某,女,39岁。颈部生一肿块,疼痛发烧7天,用过青霉素、庆大霉素,外贴鱼石脂软膏无效,肿痛渐剧,夜不能寐,头难移动,纳差口干,便秘溲赤。查:后颈正中偏右方有疮口多处,脓栓堵塞,状若蜂窝,四周漫肿发硬,两侧延至耳后,上延发际内,面积11cm×13cm,扪之灼热,压痛明显,颌下淋巴肿大,舌质红,苔黄,脉弦数。诊断:颈部痈。辨证:毒热壅遏,气血阻隔。治则:清热解毒,活血消肿排脓。方药:金银花、连翘、野菊花、公英各30克,赤芍、蚤休、花粉各15克,白芷、陈皮、羌活各10克,山甲珠、皂刺、甘草各6克。水煎服,每日1剂。外治:扩畅疮口,以棉纸药捻粘八二丹插入疮口,外盖疮疖膏,每日换药1次。

二诊:上药连进6剂,体温正常,疮口扩大,脓排通畅,四周漫肿渐消,二便正常。用上方减甲珠、皂刺,每日1剂,水煎服。外用棉纸药势粘九一丹插入疮口,外盖疮疖膏。每日换药1次,1周后复诊。

三诊:脓已排尽,疼减肿消,苔白,脉弦缓。方用金银花、连翘各20克,赤芍、羌活、陈皮、白芷各10克,甘草6克,山药15克,每日1剂,水煎服。外用九一丹少许涂患处,生肌玉红膏盖敷。1周后疮口长平,一切恢复正常,告愈。

【按】本例颈痈面积较大,患者正气未衰,疮口四周漫肿,脓成难以排出,治宜清热解毒,活血排脓,待毒排脓消,剪去赘皮腐肉,继以拔毒药捻,丹药提净腐肉败絮,再以生肌敛疮而愈。八二丹治疗痈疮之重症,九一丹用于痈疮之轻症,轻症重症要分清,不可盲目使用。患者体质健壮,正气未衰,正盛邪实,无其他并发症,以祛邪为主,邪去则正安,非按消、托、补套用。

(摘自《陕西省名老中医经验荟萃》第五辑)

四、现代研究进展

痈相当于西医学的皮肤浅表脓肿、急性化脓性淋巴结炎等。

【病因病理】

病原菌主要为金黄色葡萄球菌,也可为乙型溶血性链球菌或表皮葡萄球菌引起。人体与葡萄球菌接触的机会较多,故有一定的自然免疫力。多在皮肤不洁、搔抓、摩擦、高温潮湿、免疫及抗感染能力低下时发病。多为毛囊炎、毛囊周围炎、淋巴结炎,毛囊及其周围皮脂腺、淋巴管壁和周围正常组织受到细菌破坏,形成脓肿,含有病原菌、大量脓细胞、中性粒细胞及少数淋巴细胞。

【临床表现】

病变部位与正常组织分界清楚,局部隆起,有红、肿、痛、热的典型症状,压之剧痛,有波动感。局部可(或)有淋巴结肿大和压痛。发于头面、口腔和颈肩的淋巴结感染可引起颌下和颈部淋巴结炎;上肢、胸背及脐以上腹壁感染可引起腋窝淋巴结炎;下腹壁、下肢、会阴、臀部感染可引起腹股沟淋巴结炎。病情发展则局部淋巴结红、肿、热、痛加剧,炎症继续向淋巴结周围蔓延,多个淋巴结可融合成团,也可发展为脓肿。可伴有发热、全身不适等症状。

【临床治疗】

治疗原则:首先积极处理原发感染灶。中医早期以清热解毒、消肿散结为主,中期透脓为治则,并结合发病部位辨证用药。西医以全身给予抗生素治疗。脓肿形成时则切开引流。

(1)中医辨证论治

①火毒入络证

证候:患肢红丝一条或数条,红肿疼痛,向近端蔓延,可伴淋巴结肿大作痛,伴有发热恶寒,头痛,全身不适,纳差,口渴;舌质红,舌苔黄腻,脉洪数。

治法:清热解毒。

主方:五味消毒饮合黄连解毒汤。

加减:壮热加生石膏、知母。

②风热痰毒证

证候:多发颈旁两侧,亦可发于颌下、颏下及耳后。初起结块形如鸡卵,色白濡肿,灼热疼痛,逐渐红肿化脓,伴有恶寒发热,头痛项强,咽痛口干;舌质红,舌苔白腻,脉滑数。

治法:散风清热,化痰消肿。

主方:牛蒡解肌汤。

加减:热甚加黄芩、生石膏。脓出不畅,加白芷、皂角刺。

③肝郁痰火证

证候:腋部出现肿块,灼热疼痛,同时上肢活动不利,可伴有恶寒发热,头痛,胸胁牵痛;舌质红,苔黄,脉弦数。

治法:清肝解郁,消肿化痰。

主方:柴胡清肝汤。

加减:脓成加炙山甲、皂角刺。

④湿热蕴结证

证候:腹股沟部结块,形如鸡卵,肿胀灼热,疼痛明显。患侧步行困难,可伴有恶寒发热;舌质红,苔黄腻,脉滑数。

治法:清热解毒,利湿消肿。

主方:五神汤合萆薢渗湿汤。

加减:脓成加炙山甲、皂角刺、白芷。

⑤湿热壅阻证

证候:腘窝部木硬肿胀,焮红疼痛,患肢小腿屈曲难伸,活动受限。可伴恶寒发热,纳呆;舌质红,舌苔黄腻,脉滑数。

治法:清热利湿,和营消肿。

主方:五神汤合活血散瘀汤。

加减:湿重加苍术、黄柏。

(2)中医外治 给予局部外敷金黄散。红丝浅而细者皮肤消毒后用针沿红线浅刺至微出血。淋巴结炎时,早期外敷金黄膏,脓肿形成宜切开引流。

(3)西医治疗

①全身治疗 首先积极处理原发病灶,选用青霉素,严重者可选用头孢菌素类抗生素。

②局部治疗 主要是对原发病灶的处理。及时清创,通畅引流,患肢抬高,局部制动。50%硫酸镁溶液湿敷,形成脓肿切开引流。

附:黄连解毒汤通过调节各种炎症发生的途径,比如IL-17信号通路,TNF信号通路,TLR4信号通路,单核巨噬细胞系统以及新发现的调节粒细胞免疫等来降低血清中的炎症因子水平。

参考文献

[1]韩世荣,闫小宁.古今中医名家皮肤病医案荟萃[M].西安:陕西科学技术出版社,2017:9.

[2] 贺兴东,翁维良,姚乃礼.当代名老中医典型医案集[M].北京:人民卫生出版社,2009:1.

[3] 马拴全,赵孝平,高新彦.古今名医外科医案赏析[M].北京人民军医出版社,2008:2.

[4] 张董晓,付娜,东浩,等.赵炳南教授治疗痈思路浅析[J].天津中医药大学学报,2020,39(04):389-393.

[5] 赵颖,黎立,王振国.朱仁康学术思想初探[J].辽宁中医药大学学报,2009,11(11):182-183.

[6] 北京中医医院.赵炳南临床经验集[M].北京:人民卫生出版社,2006:2.

[7] 中国中医研究院广安门医院.朱仁康临床经验集[M].北京:人民卫生出版社,2005:9.

[8] 吴谦.医宗金鉴[M].北京:人民卫生出版社,1963:2.

[9] 顾世澄.疡医大全[M].北京:人民卫生出版社,1987:12.

[10] 陈红风.中医外科学[M].北京:中国中医药出版社,2016:1.

[11] 董颖,刘保光,许二平.黄连解毒汤抗炎作用与临床应用研究进展[J].中国实验方剂学杂志,2021,27(12):245-250.

[12] 冀建斌.周正华从痈疡论治溃疡性结肠炎经验介绍[J].新中医,2017,49(12):210-212.

（杨鹏斐　王余乔）

第四节 发

中医认为"发"是外邪入侵人体,导致人体免疫力下降,脏腑功能失调,气血运行停滞,郁久化热,而发于皮肤表面的化脓性、感染性疾病,多因感受风火湿毒,蕴于肌腠,阻隔经络,凝滞气血而成,或由局部疮疖等毒邪扩散而继发。常好发于下肢、足背、颜面、外阴、肛周等部位,主要临床表现为疼痛、高热、寒战和全身不适,局部皮损处红、肿、热、痛。西医称为蜂窝组织炎,是发生在皮下、筋膜下、肌间隙或深部等疏松结缔组织的急性弥漫性化脓性感染。发在中医文献中常和有头疽共同命名,本病内容后附有头疽古籍摘录。

一、古籍选粹

参考书目:《证治准绳》《外科启玄》《景岳全书》《寿世保元》《丹台玉案》《外科理例》《医宗金鉴》《疡科心得集》《外科大成》《疡医大全》《外科证治全生集》《古今医彻》《包氏喉证家宝》。具体内容摘录如下:

(一)明·王肯堂《证治准绳》

1.手发背

【疾病概述】

《鬼遗》云:两手背发痈疽,初生如水刺无头脑,顽然满手背,肿满后聚毒成疮,深入至骨而为发手背。

【临证辨治】

手背肿毒,乃三阳经风热郁滞而发,宜服活命饮加芩、连、山栀、桔梗、升麻。寒加桂枝,热加姜黄,水酒煎服。有表证者,紫金丹、乌金散、夺命丹汗之。有里证者,一粒金丹、八阵散下之。老弱者,宜大补之剂。

【外用治疗】

柿根膏,治蜘蛛背。

紫背草、狐柿子根皮,上砍烂,糟炒,敷之。

又方:加岩松子,或单用亦可。

2.臀痈

【临证辨治】

问:臀上生痈何如? 曰:肿高根浅为痈,肿平根深为疽,俱属足太阳经,湿热所致。宜服内托羌活汤、内托复煎散加羌活主之,胜金丹、黄芪木香散选用。壮实者,一粒金丹、八阵散下之;老弱者,十全大补汤、人参养荣汤。先贤云:此疮当服补养之剂,若无补养之功,其祸多在结痂之后,治之难愈,切须戒谨,勿辍大补之剂。肿而不溃者,服台阁紫微丸。

(薛)臀,膀胱经部分也,居小腹之后,此阴中之阴,其道远,其位僻,虽太阳多血,气运难及,血亦罕到,中年后尤虑此患。治者毋伤脾胃,毋损气血,但当固根本为主。若肿硬作痛者,形气虚而邪气实也,用托里消毒散主之,微肿微痛者,形气病气俱虚也,用托里散补之。欲作脓,用托里羌活汤。若痛甚,用仙方活命饮。大势既退,亦用托里消毒散。若脾虚不能消散,或不溃不敛者,六君加芎、归、黄芪。若阴虚不能消散,或作渴便淋者,六味丸加五味子。阳虚不能溃或脓清不能敛者,补中益气汤。气血俱虚者,十全大补汤。若肿硬未成脓者,隔蒜灸,活命饮。溃后,豆豉饼,补中益气、十全大补二汤。若灸后大势已退,余毒未消,频用葱熨,以补气消余毒为善。

【内服治疗】

内托羌活汤　治尻臀生痈,坚硬肿痛大作。羌活　黄柏酒制,各二钱　防风　当归尾　藁本　连翘　苍术　陈皮　甘草炙,各一钱　肉桂三分　黄芪一钱半,上作一服。水一盏,酒半盏,煎至八分,食前服。

内托复煎散　治肿敫于外,根盘不深,形证在表,其脉浮,痛在皮内,恐邪气盛则必侵于内,急须内托以救其里。地骨皮　黄芪　防风各二两　芍药　黄芩　白术　茯苓　人参　甘草　当归　防己各一两　桂五钱　上㕮咀。先将苍术一斤,用水五升,煎至三升,去苍术滓。入前药十二味,再煎至三四盏,绞取清汁,作三四服,终日服之。又煎苍术滓为汤,去滓,再依前煎十二味药滓,服之。此除湿散郁热,使胃气和平,如或未已,再作半料服之。若大便秘及烦热,少服黄连汤。如微利,烦热已退,却服复煎散半料,如此使营卫俱行,邪气不能内侵也。

胜金丹　麝香　白砒制,各五分　蟾酥一钱　雄黄　辰砂　乳香　没药　血竭各一钱五分　全蝎泡,炙　上为细末,炙和匀。

【医案选粹】

巡抚陈和峰,脾胃不健,服消导之剂,左腿股及臀患肿。余曰:此脾气虚而下注,非疮毒也,当用补中益气倍加白术。彼惑于众论云:白术能溃脓,乃专以散肿消毒为主,而肿益甚,体益倦。余用白术一味煎饮而消。儒者杨启元,左臀患此,敷贴凉药,肿彻内股,服连翘消毒散,左体皆痛。余以为足三阴亏损,用补中益气汤以补脾肺,六味丸加五味子,以补肝肾,股内消而臀间溃。又用十全大补汤而疮口敛。一儒者,肿焮痛甚,此邪毒壅滞,用活命饮、隔蒜灸而消。后因饮食劳倦,肿痛仍作,寒热头疼,此元气虚而未能复也,与补中益气汤,频用葱熨法,两月而愈。一男子,漫肿而色不变,脉滑数而无力,脓将成矣。余用托里而欲针,彼畏针而欲内消,误用攻伐之剂,顿加恶寒发热、自汗等证。余用十全大补汤数剂,肿起色赤,仍外针内补而愈。吴辅之父患此,内溃肿胀,发热口干,饮食少思,此脾胃虚弱也,先用六君子加芎、归、芪数剂而溃,又用十全大补汤,倍加参、芪五十余剂而愈。一人年三十,脉如屋漏、雀啄,肿硬色夭,脓水清稀,误服败毒之药。余曰:此足三阴亏损而药复伤也。余用六君加归、芪、附子一钱,二剂肿溃色赤,又减附子五分数剂,元气复而疮愈。一男子硬痛发热,此膀胱气虚而湿热壅滞,用内托羌活汤二剂,热痛悉退,后用托里消毒散而溃。又用托里散四十余剂而敛。一上舍患痔,外敷寒凉,内服消毒,攻溃于臀,脓水清稀,脉洪大而数,寒热作渴。余辞不治,果殁。此足三阴亏损之证,失滋化源,以致真气益虚,邪气愈甚矣,不死何俟。

3.足跗发

【疾病概述】

手背脚背肿大,有赤痕如虾之状,名病虾证也。

《鬼遗》云:阳疽起足跗及足下,二十日不穴死。十日可刺,发赤白脓血不多,其疮上痒及赤黑者死。

【临证辨治】

跗亦作趺,足面也。其处结毒肿痛,亦名足发背,属足厥阴肝、阳明胃经之会,多因湿热乘虚而下注。宜服活命饮加木瓜、肉桂,牛膝及隔蒜灸之,继以十全大补汤、托里温中汤。脓稠可治,脓清紫陷者死。

【内服治疗】

牛黄金虎丹 牛黄研,二两半 龙脑生研,五两 腻粉研,二十五两 雄黄研,飞,一百五十两 白矾枯过,二十五两 金箔八十片,为衣 天雄炮,去皮、脐,研,十二两半 天竺黄研,二十五两 天南星汤洗,焙,二十五两,研末 用牛胆汁和作饼,阴干,无牛胆,用法酒蒸七昼夜,研为细末,炼蜜搜和,每一两半作十丸,以金箔为衣。每服一丸,新汲水化下。有孕妇,不可服。

牛膝散 治足蜘蛛背。

又方:紫鳖苏,擂酒服,以渣敷患处。

【外用治疗】

百草膏　治脚面恶疮，如桐油浸淫延漫，及治一切恶疮。不问干湿痛痒，日近年深，百药不瘥者，上用羊粪二三十粒。留瓦上，四畔炭火烧烟住火。箸钳于地上以盏覆存性，罗成白灰研细，以纱片筛去沙土，麻油调敷。痒入轻粉，痛入麝香少许，效。

【医案选粹】

一人脚背患此，赤肿作痛，隔蒜灸三十余壮痛止，以活命饮四剂而溃，更以托里消毒药而愈。一人脚背患之，色黯而不肿痛，烦躁大渴，尺脉大而涩，此精气已绝不治，后殁。赵子固母刘氏，年六十，左足面一疮，下连大指，上延外踝，以至廉骨。每岁辄数发，发必兼旬累月。昏暮痒甚抓搔，移时出血如泉流，呻吟痛楚，殆不可忍，夜分即渐已，明月复然。每一更药，则疮转大而剧，百试不验，如是二十余年。淳熙甲辰仲冬之末，先生为太府丞，一夕母病大作，相对悲泣无计。困极就睡，梦四神僧默出一室，旁有一长榻，子固亦坐，因而发叹。一僧问其故，子固答之以实。僧云：可服牛黄金虎丹。又一僧云：朱砂亦可。既觉颇惊异，试取药半粒强服之，良久大痛，举家相泣且悔。俄而下礌魂物如铁石者数升，是夕疮但微痒不痛而无血，数日成痂，自此遂愈。朱砂之说，竟不复试。先生因图僧像如所梦者而记其事。金虎丹出《和剂局方》，本治中风痰涎壅塞，所用牛黄、龙脑、腻粉、金箔之类，皆非老人所宜。今乃取奇效。意热积脏腑而发于皮肤，岁久根深，未易洗涤，故假凉剂以攻之，不可以常伦。神僧之梦，盖孝感云。

（二）明·申斗垣《外科启玄》

【疾病概述】

手背发：此疮发于手背中渚、液门二穴，系手少阳经，多气少血。初起时令人憎寒发热，或作呕及作痒痛，有五善七恶，内详照篇论治之。

足背发：此疮发于足背，衝阳、陷谷二穴，乃足阳明胃经，多血多气。初发时令人发热作呕，痛痒麻木，俱照前篇中可灸之可托之，以平为善也。

臀痈：臀上乃足太阳经，多血少气。盖精肉气血罕来，最痛，因见虚弱，即当内托补其血气，如疮少向胯骨环跳穴者，兼足少阳经，少血多气，更加引经药更妙，左右相同，承扶穴是也。

（三）明·张介宾《景岳全书》

【疾病概述】

马益卿曰：臀痈证，臀居小腹之下，此阴中之阴也。道远位僻，虽曰多血，然气运不到，血亦罕来。中年之后，尤虑患此。才有肿痛，参之脉证，但见虚弱，便与滋补，气血无亏，可保终吉。

【临证辨治】

立斋曰：凡治此者，毋伤脾胃，毋损脾气，但当以固根本为主。若焮痛，尺脉紧而无力者托之。肿硬痛甚者，隔蒜灸之，更以解毒，不作脓者，托里为主。不作脓而痛者，解毒为主。不溃或溃而不敛者，托里为主。

又曰：凡毒气已退，不起者，但可补其血气，使脓速成而针去之，不可用内消之论。若肿高而软者，发于血脉；肿下而坚者，发于筋骨；肉色不变者，发于骨髓也。脓血大泄之后，当大补气血为先，虽有他证，以末治之。

又曰：若肿硬作痛者，形气虚而邪气实也，用托里消毒散；微肿微痛者，形气病气俱虚也，用托里散补之；欲作脓者，用内托羌活汤；若痛甚者，用仙方活命饮。大势既退，亦用托里消毒散。若脾虚不能消散，或不溃不敛者，六君子加芎、归、黄芪；若阴虚不能消散，或作渴便淋者，六味丸加五味子；若阳虚不能溃，或脓清不能敛者，用补中益气汤。气血俱虚者，十全大补汤；若肿硬未成脓者，用隔蒜灸及活命饮。溃后宜豆豉饼及补中益气、十全大补二汤。若灸后大势已退，余毒未消，频用葱熨以补其气，以消余毒为善。

【医案选粹】

一男子，患臀痈，作脓而痛，以仙方活命饮二剂痛止，更以托里消毒散，脓溃而瘥。

一弱人，臀痈脓成不溃，以十全大补汤数剂始托起，乃针之，又二十余剂而愈。

（四）明·龚廷贤《寿世保元》

【疾病概述】

臀痈者，臀居小腹之后，在下，此阴中之阴，道远位僻，虽曰太阳多血，然气运不到，血亦罕来，中年后尤虑患此，才有肿痛。参之脉症，但见虚弱，便与滋补血气，可保终吉。若无滋补之功，其祸多在结痂之后，或半年以来乃病多致失手，慎之慎之。

一论足太阳经中，左右尺脉俱紧，按之无力，屁臀生痈，坚硬肿痛大作。

【内服治疗】

内托羌活汤 羌活 黄柏酒炒，各二钱 防风 藁本 归尾各一钱 黄芪一钱五分 苍术米泔浸 连翘 陈皮 甘草炙，各五分 肉桂三分 上锉一剂，酒水同煎，空心温服，以衣覆盖患处，使药力常行，不可去衣。

（五）明·孙文胤《丹台玉案》

【病因病机】

臀痈生于小腹之后，位远僻奥，气亦罕到，血亦少来。凡生是痈者，乃湿热凝滞聚结，而成此毒也。

【内服治疗】

活血散瘀汤 治臀痈初发,红赤肿痛,重坠如石,及大便秘涩。川芎 当归 防风 赤芍各一钱 苏木 连翘 天花粉 皂角针 红花 黄芩 枳壳各一钱二分 大黄三钱 水煎,食前服。

十全大补汤 治臀痈出脓后,服十余剂,外贴太乙膏。

内消沃雪汤 治臀痈未得出脓,坚硬肿痛,不可忍者。青皮 陈皮 乳香 没药 连翘 黄芪 当归 甘草节 白芷 射干 天花粉 贝母各一钱 白芍 金银花 皂角刺各八分 广木香五分 大黄三钱 水酒各一碗,煎服。(注:原方含穿山甲)

(六)明·汪机《外科理例》

【临证辨治】

臀痈:焮痛,尺脉紧而无力者,托之。肿硬痛甚者,隔蒜灸之,更以托里。不作脓而痛者,解毒为主。不作脓者,托里为主。不溃或溃而不敛者,托里为主。

凡疮毒气已结不起者,但可补其气血,使脓速成而针去,不可论内消之法。脓成,又当辨其生熟浅深而针之。若大按乃痛者,脓深也;小按便痛者,脓浅也;按不甚痛,未成脓也;按之即复起者,脓也;按之不复起者,无脓也;若肿高而软者,发于血脉也;肿下而坚者,发于筋骨也;肉色不变者,发于骨髓也。

大抵脓血大泄,当大补气血为先,虽有他症,以末治之。凡痛大溃,发热恶寒,皆属气血虚甚。若左脉不足者,补血药多于补气药;右脉不足者,补气药多于补血药。切不可发表。

凡疮脓清及不敛者,或陷下,皆气血虚极也,最宜大补,否成败症。若更患他症,卒难治疗。

凡疮不作脓,或不溃,或溃而不敛,皆气血虚也。若脓清稀,尤虚甚也。一人臀痈,脓水不止,肌渐瘦,食少思,胃脉微弦。以六君子加藿香、当归数剂,食遂进,以十全大补汤,灸以豆豉饼,两月余而痊。

【医案选粹】

一人臀痈,肿硬作痛,尺脉浮紧,按之无力。以内托羌活汤一剂痛止,再以金银花散四剂,脓溃而愈。

一人臀痈,肿硬痛甚,隔蒜灸之,更服仙方活命饮二剂,痛止肿消,以托里消毒散加黄柏、苍术、羌活,疮头溃而愈。

一人臀痈,作脓而痛,以仙方活命饮二剂痛止,更以托里消毒散,脓溃而瘥。(此条无脉可据)

一人臀痈不作脓,饮食少思,先以六君子加芎、归、黄芪,饮食渐进,更以托里散,脓溃而愈。

一人溃而脓清不敛,灸以豆豉饼,更饮十全大补汤,两月余而痊。

一弱人臀痈,脓成不溃,以十全大补汤数剂始托起,乃针之,又二十余剂而愈。夫臀居僻位,气血罕到,老弱患之,尤宜补其气血,庶可保痊。

一人腿内侧患痛,未作脓而肿痛,以内托黄芪柴胡汤二剂少愈,又二剂而消。

一人臀漫肿,色不变,脉滑数无力。脓将成尚在内,欲治以托里药,待发出而用针。彼欲内消,服攻伐药愈虚。复求治,仍投前药,托出针之,以大补药而愈。

一人腿外侧患痛,漫肿大痛,以内托黄芪汤酒煎二剂少可,更以托里数剂,溃之而愈。

一人腿痈内溃,针之,脓出四五碗许,恶寒畏食,脉诊如丝,此阳气微也,以四君子加炮附子,畏寒少止,又四剂而止,以六君子加桂数剂,饮食颇进,乃以十全大补,及灸附子饼两月而愈。

一老腿痛脓自溃,忽发昏瞀,脉细而微。此气血虚极也,以大补之剂而苏。

一弱人流注内溃,出败脓五六碗,口眼歪斜,脉亦虚极,乃虚甚也,非真中风。以独参汤加附子一钱二剂,更以大补药,月余而痊。

(七)清·吴谦《医宗金鉴》

1.臀痈

【疾病概述】

肾痈证属膀胱经,坚硬闷肿湿热凝,肉厚之处迟溃敛,最宜红活高肿疼。

【临证辨治】

此证属膀胱经湿热凝结而成。生于臀肉厚处,肿、溃、敛俱迟慢。初宜隔蒜片艾灸,服仙方活命饮消之;不应者,即服透脓散,脓熟针之。溃后,内外治法俱按痈疽溃疡门。

2.足发背

【疾病概述】

足发背属胆胃经,七情六淫下注成,详别善恶分顺逆,细辨疽痈定死生。

【临证辨治】

此证一名足跗发。凡足背虽行三阳,而偏在胆胃二经居多。证由七情内郁,或兼六淫外伤而成。经云:三背不宜生疮。惟足背多筋多骨,肉少皮薄,又在至阴之下,发疮疽者,升发迟慢,所以谓为险候也,宜别五善、七恶而分顺逆。发背者,大疮之通名也。须当细辨,或疽或痈,顺逆既分,则生死定焉。初宜服仙方活命饮,及隔蒜灸之,令疮速溃。余与肿疡、溃疡门治同。

（八）清·高秉钧《疡科心得集》

1.手发背

【病因病机】

手发背,发于手背中渚、液门二穴,属手少阳三焦经,若发于正中劳宫,属手厥阴心包络经,由风热相乘,气血壅滞而结。

【临证辨治】

初起形如芒刺,憎寒恶热,昏闷作痒,疼痛呕逆,遂满手背高肿,后聚毒成疮,深入至骨。成脓溃速者顺;若漫肿坚硬,溃迟为疽;又有初起一粒高肿,隔日即烂,此属湿火。初宜俱用荆防败毒散,次用黄连解毒汤,或犀角地黄汤。(有将手背尽行烂去者,须掺珍珠散,贴白玉膏收功)

2.锁喉痈

【病因病机】

锁喉痈,生于结喉之外,红肿绕喉。以时邪风热,客于肺胃,循经上逆壅滞而发;又或因心经毒气,兼挟邪风结聚而发。

【临证辨治】

初起外候与火痰相似,根盘松活,易于溃脓者顺,坚硬而难脓者重。治法与前证可以参用。

3.臀痈

【疾病概述】

臀痈,生于臀上胯下近大腿处,由太阳膀胱湿热流结,气血凝聚而成。形大如盘,肿阔盈尺,上覆其腰,下遮其胯。

【临证辨治】

此为阴中之阴,务须宣热拔毒,大补气血,培养肾胃,滋补根源。如此庶血易聚而脓易作,毒易出而热可宣;不然,经时累月,肿仍如故,疼痛日深。是以中年之后,犹虑患此。惟一见虚弱,即与滋补,可保终吉。若妄以清凉败毒,内服外敷,则气血得寒益凝,毒气不得外发,反致内攻,多致不救。治法:如初起患上有头,红热坠重如石,口干发热者,此毒从五脏蕴积,宜内消沃雪汤通利积热,外敷如意金黄散,拔出瘀脓紫血,内兼托药自愈。如漫肿色白,脉虚弱者,此寒凝湿滞,气血两虚,宜与桂枝和营汤,兼服万灵丹发汗,溃后服八珍、十全收口。

4.脚发背

【疾病概述】

脚发背,一名足跗发。经云:三背不宜生疮。惟足背多筋少骨,肉少皮薄,又在至阴之下,发疮疽者升发迟慢,所以为险候也。其证或由于足三阴精血亏损,或由于足三阳湿热下注而生。

【临证辨治】

若初起寒热作呕,坚硬红肿,疼痛作脓者,属湿热,为可治;又或有因物搐伤,初起一粒,渐渐加大,寒热交作,日重一日,而成斯证者;亦因湿火之盛而然。必俟热退,肿势方收止而渐消,此与烂皮乳痈相似,掺以珍珠散,贴以白玉膏可愈。若色微赤微肿而脓清者,属精血亏损,为难治;若黑暗不肿痛,不溃脓,烦热作渴,小便淋漓者,阴败未传,恶证也,为不治。治法:湿热下注者,先用隔蒜灸;内服活命饮以解壅毒;次用托里消毒散,溃后服益气汤、六味丸以补精气。若色黯不痛者,着肉用桑枝灸,以行壅滞、助阳气,更用十全大补汤、八味丸,以壮脾土、滋化源,多有复生者。若专治其疮,复伤生气,吾未见其生者。

（九）清·祁坤《外科大成》

【临证辨治】

锁喉毒:颈项忽然肿痛,如失枕之状,久则红绕肩背,坚硬难消,由肥人善饮,风热外侵所致,治宜清暑疏风。

结喉痈:生于嗌外正中,一名猛疽,属任脉及手太阳、少阴三经,由忧愤所致,宜黄连消毒饮、卫生散。

手发背:生于手背,初如水刺,无头漫肿,破烂至骨,由三阳经风热所致,宜羌活散,热加姜黄,寒加桂枝。有表症者,绀珠丹汗之;里症者,内疏黄连汤下之。元气虚者,宜大补之。

足跗发:一名足发背,属肝、胃二经之会,由湿热乘虚下注也。初宜卫生散,加木瓜、槟榔、紫苏之类为引,壮实者由风痰热积而成,宜牛黄金虎丹,继以十全大补汤、托里温中汤,阳疽发足跗,脓稠可治,脓清难治,紫陷黑血者不治。

（十）清·顾世澄《疡医大全》

1.手发背

【疾病概述】

《鬼遗方》曰:俗名蜘蛛背。

【病因病机】

李氏曰:手背肿毒,乃三阳经风热郁滞而发。(《十书》)

胡公弼曰:大抵此证,多由恼怒七情,皆能动火。各经之火不同,当分别治之。(《青囊》)

【临证辨治】

又曰:如溃后出血,发热谵语,宜清心流气饮;不应,乃热入血室,宜加减小柴胡汤,血止而热亦解矣。

朱丹溪曰：手发背，由风火与湿凝滞而成。初起形如芒刺，渐觉疼痛高肿。红活焮热溃速为脓者顺；若漫肿坚硬，无红无热，溃迟为疽。其证形势大小，但溃深露筋骨者难全。

王杏庵曰：病虾生于手背，属手三阳经积热毒盛而成。形势如虾，高埂赤肿疼痛。初宜黄连消毒饮，外用食盐酒糟香油同炒令香，淬以滚汤，淋洗患处即消。

【内服治疗】

手发背**吕氏秘方**　生甘草　炙甘草　大贝母各五钱　皂角刺土炒　知母各二钱五分　半夏一钱五分　姜引，酒水同煎，二剂痊愈。（原方含穿山甲）

【外用治疗】

紫桐散　专敷手足发背，止痛消肿。梧桐叶鲜的捣烂，或初秋采取阴干　紫花地丁各等分，研细，砂糖调敷。

2.足发背

【疾病概述】

《鬼遗方》云：足跗发（跗一作跌，足面也），起足跗及足下，二十日不穴死，十日可刺，发赤白脓血不多，其疮上痒及赤黑者，死。

《灵枢》云：发于足上下，名曰四淫。其状大痈，不急治之，百日死。

又曰：脚背或脚趾肿痛不可忍，以脚高悬起，其疼方止些。若以脚垂下，其疼不可当者，名倒拔肿疡。

《心法》曰：足发背一名足跗发。足背虽属三阳，而偏主胆胃二经居多，证由七情内郁，或兼六经外伤而成。经云：三背不宜生疮，惟足背多筋少骨，肉少皮薄，又在至阴之下，发疮疽者升发迟慢，所以谓为险候也。宜别五善七恶而分顺逆。发背者，大疮之通名也，或痈或疽，均当细辨，顺逆既分，则生死可判矣。

澄曰：脚发背生于脚背筋骨之间，乃足三阴三阳之所司也。比之手发背为尤重。皆缘湿热相搏，血滞于至阴之交，或赤足行走，沾染毒涎，抑或撞破，误触污秽而成，总之外染者轻，内邪流滞者重。

【临证辨治】

初宜隔蒜艾灸，令疮速溃。

3.颈痈

【疾病概述】

《灵枢》云：发于颈者，名曰夭疽。其痈大而赤黑，不急治，则热气下入渊腋，前伤任脉,内熏肝肺;熏肝肺,十余日而死矣。

奎光曰:颈痈,胸前红肿,情势在外,防其内攻,甚则红肿出脓。

(十一)清·王维德《外科证治全生集》

【疾病概述】

喉内无蛾形,痰声不响,而喉欲闭者是。

(十二)清·怀远《古今医彻》

【疾病概述】

臀痈:臀者,足太阳经之所属,太阳一经,从足走头,行身之背,所统者大。

【病因病机】

风寒暑湿,其邪易感,何独于道远位僻之地,气血之所不及周者,而发为痈。不知久坐伤肉,久立伤骨,久行伤筋,兼之寒湿,外郁内凝,遂觉焮肿。

【临证辨治】

究之起而不易成,成而不易溃,溃而不易敛,故其初时,切戒升托,惟欲疏散,如羌独活利其关节,当归、茯苓、杜仲、秦艽、续断等活血通经,使不至于壅滞。外以葱熨法,导引其气,便可消散,非比上、中诸部分,气血周到,可托可攻,临是症者,幸毋好事喜功也。

【内服治疗】

行经活血汤 羌活 独活 当归 牛膝 茯苓 秦艽各一钱 熟地二钱 杜仲一钱半,盐水炒 红花五分 加生姜一片,水煎,用二剂后,减羌活,入酒炒续断一钱。

【医案选粹】

治验:一人年五旬,体肥嗜酒,偶因作劳,忽发寒热,尻臀肿疼,余先与解散一剂,寒热止而肿未消,按其脉则空软不数。余曰:气血虽阻,断不成痈,用滋补中,佐行经络药,气和血行,则自散也。二旬余,果如常。

(十三)清·包三述《包氏喉证家宝》

【疾病概述】

锁喉痈:心与小肠之火,发于听会之端,注于悬膺之侧,初如疬,不能饮食,闭塞难通,红肿发热,渐次溃脓。

【临证辨治】

软而胀痛者针之。初起外用蜒蚰、麝、冰杵敷,内服当归连翘散,内闭牛黄清心丸,日久千金内托散。

二、近现代名家对病因病机、证型、临证的认识

朱松毅认为痈疽虽发于机体的不同部位,临床表现各不相同,但都离不开气血凝滞、经络痹阻的基本病机,锁喉痈(口底部蜂窝组织炎)、臀痈(臀部蜂窝组织炎)等疾病,具有起病急骤、肿形高突、色红灼热、跟脚收束、易脓易溃、脓出稠厚等局部特点,并多伴恶寒发热等全身反应。其病机为热毒炽盛、气血充足、正邪两旺,均属阳证,临床上应尽早清热解毒、消肿止痛,以求消散。朱老认为,外科疾病虽发在体表,却反映了机体阴阳气血的虚实盛衰,临证应详细观察有形无形、色红色白、跟脚深浅、酿脓难易、脓出厚薄等局部表现,结合疾病之起病缓急、病程长短、体质强弱等特点,综合分析判断,辨别阴证阳证,区分寒热虚实,然后选择合适的外用药物,方能药到病除。

张灿玾指出,痈疽致病原因有多种,但其总的机制为气血壅闭,遏止不通,经络阻塞,郁而化热,热甚肉腐而致,但阴证、阳证治疗殊途,因此首要在辨阴阳。阳性者,初起局部光软无头,表皮焮红肿胀、疼痛,逐渐扩大,高肿而硬,触之灼热,易脓易溃;阴性者,漫肿无头,皮色不变,有痛有不痛,坚硬难愈,迁延时间较长。阳证宜清热解毒、活血散瘀、消肿止痛,阴证宜温补托毒。次辨虚实,如根红散漫,或溃而不腐,或不收敛,或脓少而清,此为气血虚也,宜大补之;如红活光润,肿高色赤,易腐易溃,脓汁黏稠,易收敛,此为实证,以祛邪为主。

张庚扬对于痈疽发等急性化脓性疾病的治疗,善用清热解毒药和凉血活血药。他认为,阳证肿疡多是由于外邪入侵所致,外邪入侵则为毒,清热解毒药,如银花、连翘、蒲公英、野菊花等常在方药之列;外邪入里化热,伤津耗血,导致血热血瘀,凉血活血药,如玄参、丹参、赤芍等也为常用之品。此外,对于四肢病变,如手发背、足部溃疡等,还善用清热利湿药物,而这些清热利湿类药物的应用原理来源于部位辨证。

许履和尤推崇"盖以疡科之证,在上部者俱属风湿、风热,风性上行故也;在下部者俱属湿火、湿热,水性下趋故也;在中部者多属气郁火郁,以气火俱发于中也"之论,认为根据部位分型辨证法,较诸阴阳、气血、经络等分型辨证法,更有独到实用之处,并把它简称为"上风下湿中气火",而广泛用于临床。即对头面颈项部的疮疡,如颈痈、夹喉痈、天突痈等,喜投高氏牛蒡解肌汤化裁,药取"辛散、凉清、甘润",以轻疏上焦风热。许履和遵《内经》"中于面则下阳明,中于颊则下少阳"之论,断此证系风热痰火结于少阳阳明之络而成,治疗虽取牛蒡解肌汤,但舍弃了辛温的荆芥、过分苦寒的山栀及石斛、玄参,恐初起滋阴太过反致留邪,仅用薄荷、连翘、牛子、丹皮、夏枯草,更增银花、钩藤、桔梗、射干、赤芍、僵蚕、甘草、山豆根、橘红络。另针"合谷"穴"以泄阳明之邪热",局敷青敷药,吹喉以冰硼散,脓肿切开引流。数法兼施,共收疏散少阳风热、清解阳明火毒之功。

三、医案

【医案1】薛立斋治一弱人,臀漫肿,色不变,脉滑数而无力,此臀痈也。脓将成尚在内,欲治以托里药,待发出而用针。彼欲内消,服攻伐药愈虚。复求治,仍投前药,托出针之,以大补药而愈。凡疮毒已结不起者,但可补其血气,使脓速成而针去,不可论内消之法。脓成又当辨其生熟浅深而针之。若大按之乃痛者,脓深也;小按之便痛者,脓浅也;按之不甚痛者,未成脓也;按之即复起者,有脓也;按之不复起者,无脓也。若肿高而软者,发于血脉;肿下而坚者,发于筋骨;色相不变,发于骨髓也。

(摘自《续名医类案》)

【医案2】曹文部文兆,年逾四十,髀胛患毒,已半月余,头甚多,状如粟许,内痛如癫,饮食不思,怯甚,脉歇止。此元气虚,疽蓄于内也。非灸不可,遂灸二十五壮。以六君子汤加藿香、当归,数剂疮势渐起,内痛顿去,胃脉渐至。但色尚紫,瘀肉不溃,此阳气尚虚也。燃桑柴灸之,以补接阳气,解散其毒。仍以前药加参、归、桂,色赤脓稠,瘀肉渐腐取去,两月余而愈。夫邪气沉伏,真气怯弱,不能起发,须火灸而兼大补。投以常药,待其自溃,鲜有不误者。

(摘自《续名医类案》)

【医案3】沈侍御患臀肿痛,小便不利。彼谓关格症,以艾蒸脐,大便赤不利。以降火分利之药,治之不应。诊其脉数脓成,此痈患也,遂针之,出脓数碗许,大便即利。五日阴囊肿胀,小便不行,仍针之,参、连、归、术之药犹缓,俾服独参汤至二斤,气稍复。又服独参汤,兼以托里药,两月余而平。大抵疮疡脓血之泄,先补气血为主,虽他病,当从末治。

(摘自《续名医类案》)

【医案4】患者,男,30岁。初诊日期:2019年3月6日。主诉:左手背肿胀疼痛1月余,加重1周。病史:1个月前无明显诱因左手背处出现一直径约1cm的痈疮,边界不清,皮薄肿高,活动受限,稍有疼痛,经治疗后,稍有好转,但近1周由于训练强度加大,痈疮范围变大,按之坚硬,疼痛加重,影响日常训练及睡眠,当地医院建议手术治疗,患者因恐惧拒绝,遂来河南中医药大学第三附属医院针灸科就诊。刻下症:左手背处肿胀,突出皮肤,直径约2cm,按之坚硬,触之温热,疼痛难忍,平素纳可,眠差,小便黄,大便可,舌红,苔黄腻,舌边有齿痕,脉滑数。西医诊断:蜂窝组织炎;中医诊断:手发背(湿热蕴结型)。治则:清热祛湿,托毒祛腐,扶正祛邪。操作:①扬刺法:患者取端坐位,局部消毒后,医者先在患处轻柔的按摩1min后,用0.30×40mm毫针在痈疮上下左右各斜刺1针,深度以不超过痈疮为宜,不提插捻转。②透灸法:点燃6段长约3cm的艾条段,均匀地放置在特制艾灸箱中,在针刺处透灸,温度控制在43℃左右,以患者不觉发烫、有温热感为宜,灸至皮肤潮红汗出,自诉有热感向深层组织透达,两法结合治疗40min,每天1次。治疗1次后,患者自诉疼痛减轻,痈疮范围缩小,但活动仍受限,嘱患者休息,尽量少运动。治疗7次后,痈疮消失,无疼痛感,可自由活动。1个月后随访,未再复发。

（摘自手发背案.中国针灸,2020,40(07):764.）

【医案5】徐某。始因疯犬咬伤,挟受湿热,郁蒸不化,右足脚发背,起经四月,溃而不敛,舌红脉细。阴虚,余毒留恋,殊属棘手。细生地、赤芍药、陈皮、土贝、丹皮、黑山栀、赤苓、泽泻。

二诊前方,加白归身一味。

三诊前方,去山栀、土贝,加米仁、生草、冬术、萆薢。

四诊生地、赤芍、夜交藤、甘草、丹皮、白归身、川贝、忍冬藤、茯苓。

五诊党参、夜交藤、赤芍、云苓、米仁、生地、归身、川贝、草梢、木瓜。

六诊前方去夜交藤、草梢、川贝,加茯神、萆薢、白芍。

七诊前方去萆薢、川贝、夜交藤,加首乌、象牙屑、杜仲、桑椹子。

（摘自《陈莘田外科方案》）

【医案6】何某,男,29岁。初诊:1999年7月23日。主诉:左臀部伤口不愈4个月。患者三月前左臀部起一肿块,4cm×4cm大小,色红疼痛,自服先锋4号,后肿块范围扩大,出现恶寒发热,至外院行切开排脓,4个月后伤口不愈。查体:患者左臀上方一5cm的伤口,肉芽颜色暗红,未见腐肉,疮口略内陷,脓水稀薄,无臭秽,疮周漫肿,范围大约6cm×8cm,肤色暗红,皮温略高,触痛甚,无明显波动感。患者无恶寒发热及其他不适,舌红苔黄腻,脉沉数。诊断:臀痈。辨证:湿热下注。治则:清热化湿,扶正托毒。内服:生黄芪30克,太子参15克,白术15克,苍术15克,黄柏15克,牛膝15克,石见穿30克,狗脊15克,瓜蒌30克,当归9克,生米仁12克,土茯苓12克,皂角针12克,赤芍12克。外治:八二丹药线引流,金黄膏箍围。

二诊:1999年8月4日,疮面颜色变红,脓液由稀转稠,疮周漫肿范围缩小,内治同前。外治:九一丹药线引流,金黄膏外敷。

三诊:1999年8月16日,疮口肉芽将近长满,疮周有银白色上皮生长,周围红肿全消。

内用方去山甲、皂刺、黄柏、牛膝,外治予生肌散,白玉膏外敷。

【按】患者治疗一周后,疮口愈合。臀部为足太阳膀胱经所循,此经少气少血,故疮痈生于此处初起难消,脓成难溃,溃后难收口。初起治宜重于化湿解毒;脓成重于益气托毒;溃后重于益气养血,祛瘀生肌。在外治中金黄散可箍集围束毒邪,使疮痈肿势局限,消其余肿,起着重要的作用,正如《外科源流考》中所言:"外科之法,最重外治,而外治之中,尤重围药。"

(摘自《龙华名医临证录·唐汉钧学术经验撷英》)

【医案7】彭某,女性,72岁,1970年11月22日初诊,主诉:右臀部包块半月。2月前臀部不适,不以为意,渐至坐卧困难。在某医院诊断为臀部囊肿,嘱住院手术治疗,家属顾虑其年老,故就诊于中医。现臀部包块日大,坐下疼痛加重,纳少,睡眠欠佳,二便尚调。素患胃下垂18年。诊查:臀部肿块如鸭蛋大,焮红而肿,稍按则痛,但肿块皮肤不热。形长体瘦,面色㿠白,语声低怯。苔薄白,舌质红,舌心裂纹,脉微涩。辨证为湿热壅滞,气血凝涩。拟软坚化痰,解毒和血,除湿散风,兼养胃阴。以消毒汤加味为治,处方:生牡蛎24克,大黄5克,当归9克,僵蚕(酒炒)9克,醋香附9克,山药15克,陈皮6克,赤芍15克,红饭豆24克,红花6克,炙甘草15克。5剂,每日1剂,每次服120mL,每日4次。

再诊:药后肿痛减轻,纳谷尚差,舌脉如前。上方去红花,加浙贝母、谷芽各15克,5剂服药如前法。

三诊:囊肿逐渐回缩,肿块续减,纳食有增,守方大黄减为2克,继进10剂,每3日服2剂。

四诊:囊肿已回缩如中指头大。虽舌心裂纹减少,而舌质尚红,纳谷仍差。再拟养阴益胃,佐以软坚、化痰、散风之剂。处方:党参24克,山药24克,熟地9克,当归9克,赤芍15克,升麻5克,柴胡5克,陈皮6克,谷芽15克,牡蛎24,大黄3克,僵蚕(酒炒)9克,醋香附9克,浙贝母15克,炙甘草9克,5剂。药后肿块消失,1971年春复查,无异常发现。1971年底来诊,诉左部又发包块,不便坐卧。视之肿块如鸽蛋大,微肿压痛,以手掩上不热。再用消毒汤治之,两诊共服药12剂,囊肿完全消失。

(摘自谢任甫医案两则.中国中医急症,2004(05):305.)

【医案8】张某,男,10岁,1987年4月6日初诊。述其颔下1肿块3日余,伴寒热、头痛。经某医院肌注青霉素、外涂鱼石脂膏后寒热退,肿块稍小,但结块坚硬疼痛。查:右颔下1鸡卵大肿块,皮色如常,质地坚硬,推之活动度小,触痛明显,舌质红,苔薄黄,脉沉滑。诊为颈痈,证属外感风热,夹痰瘀结于颌下所致。治宜疏风化痰,清热祛瘀,软坚散结,方用疏风化痰汤加三棱、莪术各10克。5剂,1日1剂。外用黄川膏贴敷,每日换药1次。药后肿块消其大半,守上方,去蔓荆子、生地,加陈皮6克以理气和胃,外用冲和膏贴敷,2日换药1次。

【按】方中防风、蔓荆子疏风散邪;僵蚕、制半夏、胆南星化痰散结,尤以僵蚕疏风化痰,消上部肿块效佳;川芎、赤芍祛瘀散结,而川芎又能祛头面之风;生地清热凉血,又可监制温热药之燥;柴胡、葛根入少阳、阳明经而引药直达病所,又助风药解表散邪。诸药熔疏风、清热、化瘀、祛痰药于一炉,与本病的风、热、痰、瘀之病因病机恰合,故疗效可靠,屡用屡验。

（摘自郭长贵治疗颈痈经验.江西中医药,1999(06):9.)

四、现代研究进展

中医的"发"相当于西医中急性蜂窝组织炎,是发生在皮下、筋膜下、肌间隙或深部等疏松结缔组织的急性弥漫性化脓性感染。

【病因病理】

急性蜂窝组织炎主要由皮肤或软组织损伤引起,细菌从皮肤破损处入侵,或从局部的化脓性病灶向四周扩散,或由淋巴及血行感染所致。主要致病菌是溶血性链球菌,少部分是金黄色葡萄球菌、流感嗜血杆菌、厌氧菌或腐败性细菌引起。化学物质刺激(如局部药物注射不当)或异物继发感染也可导致本病。

【临床表现】

急性蜂窝组织炎好发于下肢、足背、颜面、外阴、肛周等部位,主要临床表现为疼痛、高热、寒战和全身不适,局部皮损处红、肿、热、痛。初起时为境界不明显的弥漫浸润性斑块,以后发炎的症状迅速扩展和加重,有显著的指压性水肿,有压痛。皮疹中央部分先是肿硬的斑块,以后软化形成脓肿,溃破后排出脓液及坏死组织。病理检查可见皮下组织广泛的急性化脓性炎症改变,有大量中性粒细胞和淋巴细胞浸润,病变处血管和淋巴管扩张,有时可见到血栓形成,皮下毛囊、皮脂腺、汗腺均遭破坏。病变后期可形成肉芽肿,病变中心区由于炎症肿胀,皮下张力增高,血液循环障碍,可引起病变处皮肤化脓坏死,严重者可致败血症。

【临床治疗】

(1)中医外治

①升丹,是由水银(汞)和其他矿物药炼制而成,临床使用时将升丹制成稀释品,另加

赋形药(一般为熟石膏粉)按比例配伍,如"九一丹"即升丹与赋形药按1:9配伍,九一丹为历版《中华人民共和国药典》中收载的临床常用外用药,其中所含硝酸汞遇水可分解成酸性溶液,能促使与药物接触的病变组织蛋白质凝固坏死,逐渐与健康组织分离而脱落,具有提脓祛腐的作用,在脓肿切开后应用,可以促进创面愈合和减少创缘水肿。

②掺药,又称散剂、粉剂,是将各种不同的药物研成粉末,根据制方规律,按其不同的作用配伍成方,用时掺布于膏药、油膏上或直接掺布于病变部位,具有收湿止痒、敛疮生肌的作用。早期使用具有消散作用的掺药,如白降丹;中期若脓肿已形成而未破溃,或溃后疮口太小、僵硬以及胬肉突起等,使用腐蚀恶肉的掺药红升丹;后期用生肌收口的生肌散、丹黄散。

③油膏,是将药物与油类煎熬或捣匀成膏的制剂。外科经典外用油膏——生肌玉红膏,出自《外科正宗》,由白芷、紫草、甘草、当归、血竭、轻粉、白蜡、麻油组成,具有活血祛腐、解毒镇痛、润肤生肌的功效,能够溶解坏死组织,软化四周疤痕组织,促进肉芽组织生长及创面愈合。金黄膏对蜂窝组织炎急性炎症控制后,形成的慢性迁延性炎症有良好效果。玉露膏对红肿热痛明显的、肿势散漫者效果尤佳。红油膏具有清热解毒、活血祛瘀、去腐生肌,促进溃烂组织迅速脱落的作用;白玉膏能消肿生肌、托旧生新,起到活血生血、行气止痛兼有祛腐生肌之效。对于脓尽后形成的窦道、创口及间隙,可用红油膏或白玉膏填充,防止伤口塌陷,减轻疼痛,吸收伤口渗液,促进局部表皮修复。

④箍围药:又称敷贴、围药。是用药粉和液体(醋、酒等)调制而成的糊剂。在治疗时以药糊围绕在病灶周围,中央留一孔,待药物干燥后,重复治疗,如此毒邪经围药缺口排出又不会扩散。初起可用,溃脓后余肿未消也可用围药消肿,如金黄散药性偏凉,能清热消肿,适宜于肿疡阳证。回阳玉龙膏药性偏温,适用于阴证,可用热酒调敷。

(2)西医治疗

①局部治疗:一般性皮下蜂窝组织炎,早期予以中、西药局部湿热敷、理疗。硫酸镁湿热敷,或金黄散外敷。早期应用紫外线、红外线可促进脓肿局限,消炎,促进血液循环,肉芽组织生长,加快创口愈合。

②脓肿引流:脓肿形成者,可根据病变范围及程度,尽早实施多处切开减压、引流并清除坏死组织。对厌氧菌感染引起的蜂窝组织炎应做广泛切开引流,清除坏死组织,采用3%过氧化氢溶液冲洗并湿敷。颌下急性蜂窝组织炎时,应尽早切开并减压,防止喉头水肿,压迫气管。

③全身治疗:一般应用足量的抗生素进行治疗,首选青霉素480万～800万单位/日静脉点滴注射;过敏者可用红霉素1～1.5g/d静脉点滴注射;或选用环丙氟哌酸0.2g/次,每日2次静脉点滴注射。口服抗菌谱较广的头孢类抗生素。一般疗程10～14天,在皮损消退

后应维持一段时间。或可采集创面分泌物做细菌培养和药物敏感试验。同时患者在治疗的同时需补充维生素,过于疼痛者可予止痛、退热等药物。

【预防调护】

(1)疮口收敛后,应注意加强患肢的功能锻炼。

(2)及时控制感染,高热病人予以物理降温,鼓励多饮水,维持正常体温。

(3)脓肿切开引流后,保持引流通畅,及时换药,更换敷料,促进伤口愈合。

(4)注意休息,饮食宜清淡,忌食辛辣、忌饮酒,加强营养,鼓励摄入含丰富蛋白质、能量及维生素的饮食,以提高机体抵抗力,促进创面愈合。

参考文献

[1] 徐阳,李云平.张庚扬治疗疮疡病用药经验[J].中国中西医结合外科杂志,2015,21(06):597-599.

[2] 李玉清.张灿玾教授治疗痈疽经验[J].山东中医杂志,2013,32(02):118-119.

[3] 徐福松,朱永康,章茂森.孟河传人许履和中医外科疾病诊治经验述略[J].江苏中医药,2016,48(07):1-5.

[4] 杨新伟,李萍,徐光耀.朱松毅辨治痈疽临证经验撮要[J].上海中医药大学学报,2014,28(02):1-2.

[5] 魏之琇.续名医类案[M].北京:人民卫生出版社,1997.

[6] 张明明,高希言,谢瑾.手发背案[J].中国针灸,2020,40(07):764.

[7] 陈莘田.陈莘田外科方案[M].上海:上海科学技术出版社,2004.

[8] 唐汉钧工作室.唐汉钧学术经验撷英[M].上海:上海中医药大学出版社,2009,02.

[9] 谢昱.谢任甫医案两则[J].中国中医急症,2004(05):305.

[10] 刘天骥.郭长贵治疗颈痈经验[J].江西中医药,1999(06):9.

[11] 周洋.中西医结合治疗四肢蜂窝织炎临床观察[J].实用中医药杂志,2020,36(07):899-900.

[12] 郑宜南.疮疡外科名家顾筱岩学术经验[J].中医文献杂志,2008,26(05):31-34.

[13] 阳淑伶.蜂窝组织炎致皮肤大面积感染缺损病人的护理[J].世界最新医学信息文摘,2015,15(32):241-242.

[14] 何秀娟,刘青武,陈佳,等.掺药治疗皮肤溃疡研究进展[J].北京中医药,2020,39(06):647-651.

(王思阳 李丹)

附:有头疽

有头疽好发于皮肤、肌肉间,是一种急性化脓性疾病。其局部初起皮肤上即有粟粒样脓头,伴焮热、红肿及疼痛,易向深部及周围发生扩散,脓头不断增多,溃烂如蜂窝状。以中老年患者多发,尤其是消渴病患者多见,易出现内陷之证。本病根据患病部位不同而命名,如生于项部的:脑疽、对口疽。生于背部的:发背。生于胸部膻中穴处的:膻中疽。生于少腹部的:少腹疽。本病相当于现代医学的痈。

一、古籍选粹

古籍参考书目:《备急千金要方》《外台秘要》《三因极一病证方论》《疡医证治准绳》《本草纲目》《外科正宗》《外科证治全生集》《疡科心得集》《理瀹骈文》《疡医大全》《医宗金鉴》。具体内容摘录如下:

(一)唐·孙思邈《备急千金要方》

【临证辨治】

凡痈,高而光大者不大热,其肉正平无尖而紫者,不须攻之,但以竹叶黄耆汤伸其气耳,肉正平为无脓也。痈卒痛,以八味黄耆散敷之,大痈七日,小痈五日。其自有坚强者,宁生破。发乳若热,手不可得近者,先内服王不留行散,外摩发背膏。若背生破无苦,在乳宜令极熟,候手按之,随手即起者,疮熟也,须针之。针法要得著脓,以意消息,胸背不过一寸。斟量不得脓,即与食肉膏散著兑头,纳痈口中。如体气热歇,即服木占斯散。五日后,痈欲著痂者,即服排脓内塞散。

【内服治疗】

治痈疽发背,**黄耆竹叶汤方** 黄耆 甘草 麦门冬 黄芩 芍药各三两 当归 人参 石膏 芎䓖 半夏各二两 生姜五两 生地黄八两 大枣三十枚 淡竹叶一握 上十四味㕮咀,以水一斗二升先煮竹叶,取一斗,去滓,纳药煮取三升,分四服,相去如人行三十里间食,日三夜一。

内补散 治痈疽发背,妇人乳痈,诸疖,未溃者便消,不消者令速溃疾愈方。木占斯 人参 干姜(一云干地黄) 桂心 细辛 厚朴 败酱 防风 桔梗 栝楼根 甘草各一两 上十一味治下筛,酒服方寸匕。药入咽觉流入疮中。若痈疽灸之不能发坏者,可服之。疮未坏者去败酱,已发脓者纳败酱。服药日七八服,夜二三服,以多为善。若病在下,当脓血出,此为肠痈也。诸病在里,惟服此药,即觉其力,痛者即不痛。长服治诸疮及痔疮,疮已溃便早愈。医人不知用此药。发背无有治者,惟服此耳。若始觉背上有不好而渴者,即勤服之。若药力行,觉渴止,便消散。若虽已坏,但日夜服之,勿住也。服之肿自消散,不觉去时。欲长服者,当去败酱。妇人乳痈,宜速服之。一方无桂心,名木占斯散,主痈疽坚结。若已坏者速愈,未坏者使不成痈,便消。

【外用治疗】

治痈疽发背,**猪蹄汤方**。猪蹄一具,治如食法　黄耆　黄连　芍药各三两　黄芩二两　蔷薇根　狼牙根各八两　上七味㕮咀,以水三斗,煮猪蹄令熟,澄清取二斗,下诸药,煮取一斗,去滓洗疮一食顷,以帛拭干,贴生肉膏,日二。如痛,加当归、甘草各二两。

又方:治痈疽发十指,或起膀胱,及发背后生恶肉者方。猪蹄一具,治如食法　当归　大黄　芎䓖　芍药　黄芩　独活　莽草各一两　上八味㕮咀,以水三斗煮猪蹄,取八升,去之,纳诸药煮取四升,去滓,以渍疮两食顷,洗之,拭令干,敷麝香膏。

治痈疽及发背,诸恶疮,去恶肉,**麝香膏方**。麝香　雄黄　矾石　茵茹各一两(一作真朱)　上四味治下筛,以猪膏调和如泥,涂之,恶肉尽止,却敷生肉膏。

治痈疽发背坏后,**生肉膏方**。生地黄一斤　辛夷二两　独活　当归　大黄　黄耆　芎䓖　白芷　芍药　黄芩　续断各一两　薤白五两　上十二味㕮咀,以腊月猪脂四升煎,取白芷黄下之,去滓敷之,立瘥。

生肉膏　治痈疽发背溃后,令生肉方。甘草　当归　白芷　苁蓉　蜀椒　细辛各二两　乌喙六分,生用　蛇衔一两　薤白二十茎　干地黄三两　上十味㕮咀,以醋半升渍一宿,猪膏三斤煎令沸,三上三下,膏成,涂之立瘥。

（二）唐·王焘《外台秘要》

【内服治疗】

深师内塞散,疗痈疽溃漏,**血脉空竭方**。黄芪　细辛　芍药　薏苡仁　白芷　瞿麦各二两　赤小豆七两　干地黄　人参　防风各二两　上十味,切,先以新成白苦酒置新器中,内赤小豆,须臾出铜器中,熬令燥,复须内苦酒中更熬,凡五反止,合捣为散。酒服方寸匕,日夜六七过。腹痛甚,倍芍药。口未闭,倍薏苡仁。脓多,倍黄芪。

【外用治疗】

刘涓子疗痈疽,先宜敷大黄食肉膏,方在发背部,《千金方》食恶肉散,后用大黄、附子等十物者乃是次,**兑膏方**。当归　川芎　白芷各二两　乌头一两　巴豆二十枚,去皮　松脂二两　猪肪二分　上七味,㕮咀,内膏中,微火合煎三沸已,内松脂搅令相得,以绵布绞去滓,以膏著绵絮兑头,大疮虽深兑之,脓自出,就兑尽,即生善肉。疮浅者不足兑,著疮中日三,恶肉尽即止。

又疗痈疽发坏出血,**生肉黄芪膏方**。黄芪一两　芍药一两　当归一两　大黄　川芎　独活　白芷　薤白　生地黄各一两　上九味,切,猪膏二升半,煎三上三下膏成。绞去滓,敷兑疮中,摩左右日三。

又疗痈疽疮,**生肉黄芪膏方**。黄芪 细辛 生地黄 蜀椒 当归 芍药 薤白 白芷 川芎 丹参各一两 猪膏一升半,腊月者 甘草 苁蓉 独活 黄芩各一两 上十五味,以苦酒一升二合,夏月渍一宿,冬月二宿,微火煎三沸,煮酒气尽成,敷之。

又疗痈疽始作便坏,**热毒发疮膏方**。羊髓一两 甘草二两 胡粉五分(一法五两) 大黄一两 猪膏二升 上五味,切,合膏髓煎二味烊,内甘草、大黄,三上三下,绞去滓,内胡粉,绞令调和,敷疮上,日五度。

又疗痈疽已溃,**白芷摩膏方**。白芷 甘草各二分 乌头三分 薤白十五挺 青竹茹鸡子大一枚 上五味,切,以猪膏一升,合煎白芷黄,膏成绞去滓,涂疮四边,勿著疮中。

《删繁》疗痈疽等毒溃烂,**猪蹄洗汤方**。猪蹄一具,治如食法 蔷薇根一斤 甘草五两,炙 芍药五两 白芷五两 上五味,切,以水二斗,煮猪蹄取八升,去滓,下诸药,煮取四升,稍稍洗疮。

(三)宋·陈言《三因极一病证方论》

【病因病机】

发背痈疽者,该三因而有之。论云:痈疽瘰疬,不问虚实寒热,皆由气郁而成。经亦云:气宿于经络,与血俱涩而不行,壅结为痈疽。不言热之所作而后成痈者,此乃因喜怒忧思有所郁而成也。又论云:身有热,被风冷搏之,血脉凝泣不行,热气壅结而成;亦有阴虚,阳气凑袭,寒化为热,热成则肉腐为脓者,此乃外因,寒热风湿所伤而成也。又服丹石及炙煿酒面、温床厚被所致,又尽力房室,精虚气节所致者,此乃因不内外所伤而成也。故知三因备矣。

【临证辨治】

疖者,节也;痈者,壅也;疽者,沮也。如是,但阴阳不平,有所壅节,皆成痈疽。又曰,阴滞于阳则发痈,阳滞于阴则发疽。而此二毒,发无定处,当以脉别之。浮洪滑数则为阳,微沉缓涩则为阴,阴则热治,阳则冷治。治之之要,虽有四节八事,所谓初觉,则宣热拔毒;已溃,则排脓止痛;脓尽,则消毒长肌;恶肉尽,则长肌傅痂。次序固明,若不别其因,施治亦昧。故治法中,有用远志宣热者,得非内因乎?至于外因,则用大黄;不内外因,则用甘草。世医但泥方书,多用五香连翘与漏芦二汤,更不知三因所自,其可守一法而普攻之?既得其因,又须观病浅深,与证候吉凶,寒则温之,热则清之,虚则补之,实则泻之,导以针石,灼之艾炷,破毒溃坚,以平为期,各有成法。近胡丞得一方,甚实秘之,持以献洪丞相,丞相与之作序,言重于世,已遍行矣。其方,乃千金内补散,添黄芪,加人参,减桂。间有轻者,服之稍效,若真痈疽,为害反甚。内补散当用在第四节,当前服内消等药,俟脓尽,方得投,苟专用之,亦所谓守一法也,孔子不尝未达之药者,良有旨哉,士大夫当深味斯言,无轻信医方,误天下后世,谨之谨之。

病者脉数,身无热,而反洒淅恶寒,若有痛处,背发其痈肿,欲知有脓无脓,以手掩肿上,热者,为有脓,不热,为无脓,此亦大略说也。自有脉不数,不热而疼者,盖发于阴也,不疼尤是恶证,不可不知。凡热盛脉数,即用漏芦,并单煮大黄等汤;不甚热,脉缓弱,只投五香连翘汤;其他依四节八事次序,及推三因以用药,未有不全济也。

【内服治疗】

大黄汤　孙真人云,缓急单煮大黄一味为汤,服,即快利,此要法。

独圣汤　治服金石,及食炙煿、饮酒、房劳为痈疽,及诸恶疮疼痛。甘草半斤,生,锉 上一味,以水一斗,浸一宿,煎至五升以下,去滓,入银石器煎,熬为膏,分二服,温酒下,临卧一服,次日五更一服,当取下恶物为效。

通圣双行汤　治伤风寒暑湿,或泣或散,使气血滞凝,肉腐为脓,壅结成痈疽,随处发作。大黄蒸,一两 木鳖去壳,切 防风 枳壳 桔梗 甘草各一分 上为锉散。每服四大钱,水一盏,煎七分,去滓,入朴硝两钱,重煎镕,热服,得疏转一两次,即服万金汤。若阴证,只服万金,不可用通圣双行也。

万金汤　治痈疽、发背、发眉、发髭须、发脑、妇人乳痈等,定痛去毒。甘草半两 没药一分 瓜蒌一个,去皮 上为锉散。以无灰酒三升,煮至一升,去滓,随量旋饮尽,或出血,或出黄水,是效。

五香连翘汤　治一切恶核、瘰疬、痈疽、恶肿等病。青木香即舶上木香 沉香 熏木香(即乳香) 丁香 麝香 升麻 桑寄生 独活 连翘 射干 木通各二两 大黄蒸,二两 上为锉散。每服四大钱,水二盏,煮一盏以上,去滓,取八分清汁,空腹热服。半日以上未利,再服,以利下恶物为度。未生肉前服,不妨,以折去热毒之气。本方有竹沥、芒硝,恐泥者不能斟酌,故缺之,知者自当量入。

漏芦汤　治痈疽发背,丹疹恶肉,时行热毒,发作赤肿,及眼赤生疮。漏芦 白蔹 黄芩 麻黄去节 白薇 枳壳麸炒 升麻 芍药 甘草炙,各二两 大黄三两,蒸 上为锉散。每服四钱,水二盏,煎七分,空腹热服,以快利为度。本方有芒硝,可去之,只加大黄作五两。

转毒散　治发背痈疽,不问浅深大小,利去根本,不动元气,神效。车螯紫背光厚者,一名昌娥 甘草生,一分 轻粉半分重 上以盐泥固济车螯,火煅,取末一两,入甘草末,同轻粉研匀,浓煎瓜蒌酒,调下四钱匙,五更初服,转下恶物为度。未知,再作,瓜蒌每用一个,酒一碗,煎一盏为一剂。

灵宝膏　治发背痈疽,宣热拔毒,排脓止痛。大瓜蒌三十个,去皮瓤取子,炒香,取仁细研 乳香二两 胡桃六十个,取肉去皮,同瓜蒌细研 白蜜一斤 上以银石器内慢火熬成膏,每服两大匙,温酒调下，不以时候服。

托里散 治痈疽欲发，未溃，及已溃，服之内托，不使透膜。瓜蒌子去瓤,秤 鬼腰带皮 皂角刺 射干（即仙人掌根,红花者是） 天罗瓜取子,各一个 茴香 木鳖五个,去壳 汉椒各一两 上焙干为末。面薄糊调作饼，炙干为末，每服二三钱，酒调下，不饮酒，以木香汤下。

瞿麦散 治痈疽已溃，排脓止痛，利小便。瞿麦一两 芍药 桂心 赤小豆酒浸,炒 川芎 黄芪 当归 白蔹 麦门冬去心,各二两 上为末。每服二钱，酒调下，空腹服。

内塞散 治痈疽热退，脓血不止，排脓止痛。防风 茯苓 白芷 桔梗 远志 甘草 人参 川芎 当归 黄芪各一两 桂心半两 附子二个,炮 厚朴姜制,二两 赤小豆二两半,酒浸,炒 上为末。每服二钱，温酒米汤调下。

千金内补散 治痈疽发背，恶肌不尽，服此消肌生肉。当归 桂心各二两 人参 川芎 厚朴姜制,炒 防风 甘草炙 白芷 桔梗各一两 上为末。每服二钱匙，酒调，空腹服。不能饮酒，以木香汤调下。

远志酒 治一切痈疽、发背、疖毒，恶候浸大，有死血阴毒在中，则不痛，傅之即痛；有忧怒等，气积而内攻，则痛不可忍，傅之即不痛；或蕴热在内，热逼人，手不可近，傅之即清凉；或气虚血冷，溃而不敛，傅之即敛。此本韩大夫宅用以救人，极验，若七情内郁，不问虚实寒热，治之必愈。远志不以多少,汤洗去泥,搥去心 上一味，为末。酒一盏，调末三钱，迟顷澄清，饮之，以滓傅病处。

忍冬酒 治痈疽肿毒，甚效。忍冬草取嫩苗一握 甘草八分,炙,锉 上同研，入酒一升半，砂瓶塞口煮，去滓温服。

【外用治疗】

白玉膏 收缩痈疽，令不蔓衍，切忌用冷药外贴，逼毒气入里，杀人。杏仁二十一粒,去皮尖,别研 川椒四十九粒,去目出汗,为末 清油一两 酒蜡半两 上文武火熬，用柳青枝打紫黑色，绵滤过，再熬，滴水成珠，收净器内。看疮大小，作新月样纸花团，圆贴候晕收，更促小疮头聚，用后药傅。

槟连散 治痈疽疮肿，未溃已溃，皆可傅。槟榔 黄连各半两 穿山甲大者十片,烧存性 上为末。先点好茶，以翎毛刷过疮，仍以茶清调药傅疮上。如热甚，则以鸡子清调傅；脓已溃，则用长肌药；未快，则用替针丸。

替针丸 治痈疽虽溃而脓不出，用之即快。雄雀粪二十七个,直者是 硇砂一字,别研 陈仓米一字,为末 没药一字,研 上研匀，以米饮丸如粟米，每用一粒，贴在疮头，或疮眼中，即溃脓出。

生肌散 傅痈疽疮毒，即生肌。黄狗头骨烧存性,二两 腻粉一钱 桑白皮各一两 上为末。

生麻油调傅，自通圣、万金、神异、白玉、槟连、替针、生肌凡七方，是一家行用，均济三因，皆良药也。

善应膏　治痈疽溃后，长肌敛瘢。白芷 黄芪各一两 甘草二分 黄蜡二两 黄丹二两半 上前三味，为粗末，春秋用麻油四两半，夏四两，冬五两，熬药紫赤色，绵滤去滓，再入黄蜡、黄丹，以柳枝不住手搅，滴水成珠，即止，用如常法。

猪蹄汤　洗发背痈疽。猪蹄一具,治如食法 黄芪 黄连 芍药各三钱三字 黄芩一分 蔷薇根 狼牙各一两 上锉散。以水二斗，煮猪蹄熟，澄清得汁半许，入药，煎至二三分，去滓，洗疮，以帛拭干，日二。如疼痛，加当归、甘草各一分。

（四）明·王肯堂《疡医证治准绳》

【临证辨治】

《集验》云：痈疽无头起者，用神矛膏、灵龟膏、拔毒膏、正铁箍散贴，即令消退。溃脓者，用灵龟膏贴之，或用追毒膏去脓，或用筒子收脓。有头疽疮，每于洗后，视赤晕阔狭，用凉水调大铁箍散成膏，隆冬用温水调如人肉温贴之。肿赤盛，用生地黄自然汁调贴。围贴之法，从四畔红晕处围贴，用皮纸掩上疮。有旋生白粒，散漫如米、如豆者，用银篦尾拨去疮眼，用老皮散敷之，再换新药敷上。凡热多，则赤焮肿散，热甚则紫黑，外寒郁之亦紫，血虚兼寒则青白，大铁箍散、正铁箍散乃常用之药。或因风寒热及秽气厌触等证，四时寒热不同，又宜从权设法，热者宜三黄散，热甚宜三消散，风者加羌活、防风。风气滞者加木香，寒郁加桂，秽气触者宜加香药熏之。肿处脆嫩者，去白芨。去贴药时，看毛下窍中当有汗珠，此则血脉疏通，热毒消散，赤晕渐缩，脓溃痛止，变逆为顺，皮毛润活，要作良肉，但疽顶有些少腐开，不用刀剪。如药下不生汗珠，腐败必阔、必多也。脓后围贴，则收散漫遗毒，尽随脓出，疮口贴拔毒膏药。如脓出不顺，用追毒膏。恶肉不去，用金宝膏。败肉去后，围贴则气血活，新肉易长，疮口用长肉膏。敷贴之药，与淋洗药，并行同功。郭氏法：如是有头疮疽，就便用朱砂备急膏一丸，如黄豆大，安于疮头上，却用软粘膏药盖护之，其疮必破。如疮晕紫黑色，外用宣毒散，周围敷住毒气。如疮晕赤红色，用水澄膏敷之；次日用坚峻碧云锭子，开了疮口；次用紧缓碧霞锭子，去其歹肉；稍净，却用缓慢碧玉锭子生肌，总名青金锭子。不拘日数，直待歹肉去净，单用膏药贴之。候脓水尽，肌肉平，方许贴生好肌敛口之药。若依此法，免教人受刀剪、针烙之苦。如是无头痈肿，待脓成，用针刺破，方依法收功也。

（五）明·李时珍《本草纲目》

【疾病概述】

陈文中曰：小儿初生，便服朱砂、轻粉、白蜜、黄连水，欲下胎毒。此皆伤脾败阳之药，

93

轻粉下痰损心,朱砂下涎损神,儿实者服之软弱,弱者服之易伤,变生诸病也。时珍曰:叶石林《避暑录》载:林彦振、谢任伯皆服伏火丹砂,俱病脑疽死。张杲《医说》载:张悫服食丹砂,病中消数年,发鬓疽而死。皆可为服丹之戒。而周密《野语》载:临川周推官平生羸弱,多服丹砂、乌、附药,晚年发背疽。医悉归罪丹石,服解毒药不效。疡医老祝诊脉曰:此乃极阴证,正当多服伏火丹砂及三建汤。乃用小剂试之,复作大剂,三日后用膏敷贴,半月而疮平,凡服三建汤一百五十服。此又与前诸说异。盖人之脏腑禀受万殊,在智者辨其阴阳脉证,不以先入为主。

(六)明·陈实功《外科正宗》

【疾病概述】

痈疽发背为何生,好好身躯出此形。

凡人处世而无疾病者,水升火降精秘血盈也。养生篇曰:毋摇尔精,毋劳尔形,皈心静默,可以长生,此皆远世俗、忘名利、无贪嗔、却疾病,此惟修身保命之士所能,今人岂能及哉!盖谓静则生水,动则生火;又水能生万物,火能克万物,故百病由火而生。火既生,七情六欲皆随应而入之,既入之后,百病发焉。发于内者,为风劳、蛊膈、痰喘、内伤;发于外者,成痈疽、发背、对口、疔疮,此皆言其大略也。故成痈者壅也,为阳,属六腑毒腾于外,其发暴而所患浮浅,因病原禀于阳分中。盖阳气轻清浮而高起,故易肿、易脓、易腐、易敛,诚为不伤筋骨易治之症也。疽者沮也,为阴,属五脏毒攻于内,其发缓而所患深沉,因病原禀于阴分中。盖阴血重浊性质多沉,故为伤筋蚀骨难治之症也。凡年壮气血胜毒则顺,年老毒胜气血则险。治法载于第二论中,宜详观之。

故将五脏多乖变,自然六腑不调匀。

五脏属五行,金、木、水、火、土是也。常欲相顺相生,所得木生火,火生土,土生金,金生水,水生木。此五脏相合相生,理禀太和之气,其疾何以生焉。是为疾者,五脏必相反相克,所被木克土,土克水,水克火,火克金,金克木。此五脏相刑相克,理返互变之机,其疾再无不作者,所谓相生者昌,相克者亡。此诚为万物生克一定之理,岂止于疾病言哉!又谓五脏不和则六腑不通,六腑不通则九窍疲癃,九窍疲癃则留结为痈。盖痈疽必出于脏腑乖变,关窍不得宣通而发也。治当寒邪而痛者,以温热散之;湿肿强痛者,渗而导之;燥搐挛痛者,滋而润之;泄而痛者温之,塞而痛者通之,虚而痛者补之,实而痛者泻之,阴阳不和者调燮之,经络秘涩者冲和之,脓胀而痛者开之,恶肉侵蚀者去之,劳而痛者逸之,损而痛者续之。此等皆为活法,惟在用者详之。

发于心上多危险,五脏相干事可明。

五脏者,心、肝、脾、肺四脏皆系于背,惟肾经一脏独居于下。虽居于下,其本脏精华、津液、元气、元神尽行灌溉荣注于上，故四脏之火，皆赖一脏之水以济之，所谓五脏根本皆系于背，即此之意也。凡发痈疽者，未有不先伤五脏而后发之，况背乃太阳膀胱、督脉所主。太阳者，六经之首领也；督脉者，十二经络之统脉也。所以疮生于背，毒犯于此，况心乃又属君主之位，岂容毒相犯之。凡发于此，故多成危险难治之症，医者不可不慎而察之。

心之已下多成顺，六腑之因亦许评。

凡疮生于心之以下者，除肾俞一穴外皆为缓。六腑者，足阳明胃经、手太阳小肠经、足太阳膀胱经、手厥阴心包络经、手少阳三焦经、足少阳胆经。此六经，其名属腑，其形在下，其气主表，其病为痈。故疾发于五脏者为重，生于六腑者为轻，此为表里脏腑轻重之别也。

心经火毒对心临。

对心发者，乃心火妄动热极而发之也。况心为主宰，周身蕴热流会于此，其结为患。最易伤人，刑截督经，害非轻浅。况此穴背脊多坑，固难起发，疮形落陷，肿不高尖，治当大降心火，急疏蕴热，顶用针通，随行拔法，务使毒气内外疏通，各从门出，庶不内攻，方为成守。保至十五日后，内无变症，得脓为解。如是期变症渐生，坚硬渐大不作脓者，死在二十二朝先后。但此症贵在乎早治，十中可保其三四也。

督脉经虚从项发，俗名对口故相称。

对口者，生于项后而对前口者是也，但有偏正之不同。发于正者，属督脉所主；发于偏者，乃太阳膀胱所司。二者皆起于湿热上攻凝结而成也。督脉者，发疮虽正而反为易治，因督脉起于下，而贯脊行于上，故毒气得之，反能冲突高肿，使邪毒不致下流低陷，乃为外发，故多易治。膀胱者，发疮虽偏，而每为难治。盖膀胱之脉起于巅顶，贯项两旁，顺下而行，乃与疮毒交会下流，故疮多平塌；又太阳膀胱主司寒水，其质多冷多沉，故疮于此多难起发，形色多难红活，坚硬难溃，又易流注，两肩、胸项作肿，十五日外无脓者，必然变黑归阴，故多不治。俗呼以正为重，以偏为轻，此皆庸说，不得其消息故也。治以黄连消毒饮主之，余皆降火、化痰、解毒、清心、托里为要也。

夫脑疽者，俗称对口是也。但所发不同，其源有二。得于湿热交蒸从外感受者轻，五脏蕴结从内发外者重。其理何也？湿热之为病，天行气候，寒暑不调，节序温凉，阴阳失度。凡有体虚者易于侵袭，项后虽属督脉，又主太阳寒水司行之道，所有侵袭，气血必凝，凝则后必为肿，此从外感受者。其患初起有头，多生正穴，三四日间，多作焮痛，始生寒热，口和而干，色红根活，疮势渐高，形不散大，时止时痛，易脓易腐，饮食知味，起坐寻常，外势虽可畏，而内无七恶之症相干，此属阳证。其由从外来矣，故多不治可愈。所有五脏蕴结而成者重,其源有五:盖心主血,故心绪烦扰,煽动不宁,以致火旺而沸腾,行于项间与寒水交滞而为肿者,一也;肝统筋,故恼怒伤肝,项乃三阳统筋之所,肝伤则血脉不潮,筋无荣养凝结为肿,故项紧急强痛,不能转侧,其患未溃前肉色紫暗,坚硬漫肿,破流血水,木痛无脓,此等之症皆肝气受伤者,二也;脾主肌肉,故思虑伤脾,脾气日损,又或膏粱损胃,胃汁干枯,以致中脘痞塞,气不运行,逆于肉里,乃生壅肿,其患外皮虽腐而内坚不溃,口燥舌干,饮食不进,根脚走散,脓秽色败,此等之症皆脾气受伤者,三也;肺主皮毛,故忧郁伤肺,肺伤则毛窍闭塞,腠理不通,气不舒畅,纵横经络,结而为肿,其形疮多平陷,色淡不华,皮腐脂流,形如汤泼,气粗短促,鼻霉鼻掀,碌碌生痰,殷殷发嗽,此等之症皆肺气受伤者,四也;肾主骨髓,故恣欲伤肾,肾伤则真阴之气败矣,真阴一败,相火自生,此火最能自升自降、或动或静,煎熬脏腑,消烁津液,更变形容,改换声音,疮形紫黑,脉数乖度,烦躁口干,随饮随渴,此等之症皆肾气受伤者,五也。凡治此症,必内分虚实,外辨阴阳,体顺天时,察其病理,七日以前疮势未成者,当通窍,以汗发之。七日以后病势已成,治当兼补以托之,此则毒不内攻,外无变症,如药攻利太过,元气受伤,毒多难出,又敷围凉药,气血冰凝,则肌肉多死,反难腐溃。予尝治此及诸发背初起未成者,用披针当顶点入知痛处,出其恶血,通其疮窍,随插蟾酥条直至疮底,外用膏盖;内服万灵丹或蟾酥丸,发其大汗,解散内蕴之毒,次日患上或肿或不肿,或痛或不痛,仍插仍贴,直至患顶肿高,根脚突起,四围列缝有脓方住插药。轻浅者,九日后吐出病根坚硬不化之物;毒甚者,不能顿然脱落,亦可渐腐成脓,为转重就轻之良法。外用玉红膏长肉,内服补托收敛其患,不久自愈。如阳证轻浅者,候自腐溃,不用前法针刺,如不肿不疼,灸亦不痛,阴证尤当速用,不必迟延,此为移深居浅之大法也。

初起顶高根活,色红皮薄,作疼焮热,肿不开散者顺。已成无论偏正,疮形献起,疼痛发热,易脓易腐者顺。已溃脓稠,肉色红活,瘀腐易脱,焮肿渐消,痛减者顺。溃后腐脱,新肉便生,疮口渐敛凝结,痂脓作痒者顺。初生一点黄泡,或似疙瘩,不肿不疼,自不知觉者逆。已成不发高肿,亦不焮痛,疮顶软陷,根脚平散者逆。已溃脓清,肉色紫黑,外皮不腐,内生臭秽,不食者逆。腐肉虽尽,新肉不生,疮口散大软陷,无神色败者逆。

【病因病机】

内被七情干脏腑,忧愁思虑总关心。

七情六欲者,皆盗人元气之贼也。人能疏于此者,无不多安多寿,人若亲于此者,无不有损有伤,但人能味之者鲜矣。盖情欲之动作,无所不好,无所不为,故喜伤心,怒伤肝,忧伤肺,思伤脾,悲伤于魂魄,恐伤肾,惊伤胆。此等七情,皆耗人一身元气之萌蘖也。至于六欲者,耳听声音,眼观物色,鼻闻香气,舌贪滋味,心帷大地,意幄万方,此等六欲,皆损人三世钟灵之真性也。又所以为苦、为疾、为夭、为疼,以及休废衰败,诸病诸疮,尽皆出于此等之情欲也。医者患者亦宜慎察之。

外又六淫伤气血,风寒暑湿火相临。

六淫者,风、寒、暑、湿、燥、火是也。风为四时不正浩荡肃杀之气,发而最能中人;寒乃节候不调、疾风暴雨、冰雪严寒所伤,或口贪生冷之物;暑因亢阳酷日、烁火流金、湿热熏蒸而中;湿从坐卧久阴卑湿之地,或身骤临风雨潮气所侵;燥为阴虚内热,消烁津液,不能滋润脏腑,以致皮肤枯槁、便干为燥;火生于心绪烦扰、醇酒膏粱、房欲不闲所动。此六淫者,皆从外而入之,体实之人遇而不中者有,体弱之人感而随发者多。又有感之不发,邪气客于脏腑、经络、关节之内,积袭日久,或待内伤,或因外感,邪气触而发之。既发之后,当参寒热温凉、邪正胜负而治之。

膏粱厚味多无忌,劳伤房欲致亏阴。

膏粱者,醇酒肥鲜炙煿之物也。时人多以火炭烘熏,或以油酥焯煮,其味香燥甘甜,其性咸酸辛辣,又至于涂藏厚料,顿煮重汤,以取其爽口快心,不顾其消阴烁脏。又得于宠妾满前,精神飞旷,温床厚被,炉火围匡,每至于未饥先食,未冷先绵,快意从心,色力太过,稍有不及,便去兴阳,惟取快意于一时,不觉阴消于平日。况所生是疾者,不起于藜藿,尽属于膏粱,谁识膏粱味短不及藜藿味长。凡知命者,当远之避之,择而用之可也。

【临证辨治】

脾家积毒生肩脊。

发生于肩下脊上者,乃因饮食膏粱积毒所致。发出高肿鲜明,根脚不过两肩者为顺。先宜解毒护心为主,次宜内托清心为要,间用蜡矾丸、护心散防毒攻心。如肿平坚硬,渐大渐开,攻注两肩胸项,肿而不定者危。

两肩左右双生发,肺肝积受不虚名。

左搭属肝,右搭属肺,俱生于左右肩骨移动之处为可治。古云:左搭串右,右搭串左,俱为难治。今治不然。余每医左右相串者,未尝见其死,惟在治法得宜。有此症者,先用万灵丹发汗疏通内外,次以清肝解郁汤、柴胡清肝汤;气用四君子汤,血用四物汤,溃后八珍汤,俱兼六郁汤参而调治,诚为妥当。但此症原起于痰凝、气滞、火郁,气血不调所生。正谓郁者开之,滞者行之,如误用疮科解毒泄气、误补误攻之药,必致多危。

内服蟾酥丸一服,外将神火照三枝。

凡疮初起,七日之前,或已灸之,后未服他药,宜用蟾酥丸一服,得汗解为妙,或万灵丹发汗亦可。所谓毒气随汗而散,最为捷径。如二药服后,发汗不出,此乃表里闭密之故,毒亦不轻,当神妙拔根方施治,神灯照法甚效。亦不可用之太早,如疮四五日之间,形未聚,毒未出,若用之早,恐留郁而内毒反致难出。用须在八九日之后,疮势已定,毒气已聚,未成脓腐之时。用此照之,已成者自高,未成者自消,不溃者自溃,不脱者自脱,亦且解毒活血、消肿散瘀之良法也。

初生有头或无头,大痛或不痛,俱隔蒜灸,兼服解毒。已成坚硬,发热焮痛,口干便秘者,邪在内也,宜泄之。坚肿不痛,发热恶寒,头疼四肢拘急者,兼发表攻里。肿硬日深,形色紫黑,外皮不腐,内脓不溃,宜行拔法。肿强头面,焮热口燥,恶心呕吐者,邪在上也,宜清之。焮热肿痛,红色光亮,疼苦有时,内脓胀痛者,急开之。将溃不溃,微热微红,不作腐溃者,脾胃虚也,宜补之。溃后腐肉不脱,脓水清稀,肿痛仍作者,当大养气血。大便多溏,小便短涩,自汗食少,脉细身凉,温中健脾。

【内服治疗】

黄连救苦汤 黄连救苦汤升葛,柴芍芎归翘梗芩,羌活防风银共草,脑疽煎服可安宁。治脑疽、发鬓、发颐及天行时毒,初起增寒壮热,头面耳项俱肿服之。未成者自消,已成者自溃。黄连 升麻 葛根 柴胡 赤芍 川芎 归尾 连翘 桔梗 黄芩 羌活 防风 金银花 甘草节各一钱 水二碗,煎八分,临服入酒一杯,食后服。

解毒天浆散 解毒天浆石决明,姜蚕山甲防风评,连翘羌活乳香迎,银花归尾大黄行。治脑疽积毒日深,坚肿木硬,口燥舌干,恶心烦渴,六脉沉实有力,大便闭结不通者并宜服之。石决明生研 僵蚕 穿山甲土炒 防风 连翘 羌活 乳香 甘草 金银花 黄连 归尾各一钱 大黄三钱 天花粉新鲜未晒者,四两,石臼内捣烂,投水一碗搅匀,绞去渣用 上花粉净汁一碗半,同药煎至八分,入酒一杯,空心热服。行过三次方用饮食,忌食煎炒发物。

内托千金散 内托千金散芍芪,芎归防桔桂花随,人参白术蒌根草,痛加乳没效堪推。治脑疽、发背、诸毒、恶疮,已成不消者,服之易溃。白芍 黄芪 川芎 当归 防风 桔梗 天花粉 金银花 人参各一钱 肉桂 白芷 甘草各五分 乳香 没药二味,痛甚加入 上水二碗,煎八分,临服入酒一小杯,食远服。

回毒银花散 回毒银花散最奇,痈疽阴毒总堪医,借问君家何等药,银花甘草协黄芪。治脑疽及诸发阴疮不起,色变紫黑者急服之。金银花连枝叶,二两 黄芪四两,生切 甘草一两,切 用细酒二十两,同药入小口砂罐内密封,重汤内煮,尽三香为度。取起滤清服之,盖暖患上,其疮渐渐高肿,此转阴为阳吉矣。后用托药溃脓,如服后不痛、不起,疮头流出黑水,此真阴不治。

梅花五气丹 梅花五气丹轻粉,乳没辰砂麝片酥,还有粉霜雄血蚯,此方原自出仙都。治脑疽、发背、诸般疔肿,初起寒热交作,筋骨疼痛,有似伤风,恶心呕吐,但未成脓者并宜服之。梅花片五分 当门麝五分 轻粉 辰砂各六分 乳香 没药 瓜儿血蚯 明雄黄各一钱 真酥散预于端午前寻之,至午日,取酥二钱,用头男乳调膏 上前药各研极细,对准分数,于端午日辰时制度,候至午时,将上药九味和入蟾酥膏内,向日丸之如茄子大,一时内晒干。用川椒二十七粒,灯心二十七段,同药收于瓷罐内养之,以蜡封口,不泄药气为妙。凡遇恶疮大毒,开器取出一枚,先用美馔食饱,次用无根水漱净口内。再含水一口,少顷待温,用葱白五寸同水嚼烂咽下,随将药饼安放舌下,睡于暖处,以被覆盖,药化苦水,徐徐咽之,疮势大者,二三饼亦可。药尽其汗即到如淋,诸病若失。如冬月天寒难汗,嚼后将葱白汤催之亦妙,凡治无有不效。如暗疗人所不知觉,及知觉而失治者,毒气入里,人便昏沉,一中便倒,不能依法服药,急用连须葱白七个,煎酒一杯,研药五饼灌下,药气到心,其功如汤泼雪,患者即便苏醒。此为外科第一奇方也。

(七)清·王维德《外科证治全生集》

【临证辨治】

毒生头顶有发疽之名,颈项有落头、对口、脑疽之号。初起未溃,当观现在之形;已溃溃久,须问初起之色。初起色红,仍施痈药;初发色白,当用疽丹,奏效如响。凡大痛溃后,世人多投炙芪、炙草,或用半炙半生。殊不知托里散内用人参者,并非以参补虚,不过以参助芪,添其托毒之力,却无补毒之害;炙芪只补气,而不能托毒;炙草只补中,而不能解毒。倘毒气未尽,误投炙芪、炙草,或用保元、十全等汤,致毒反得补助。毒攻内腑,则如之何?凡遇初溃大痛,宜止其痛,痛息则毒散,其肿亦退,色转红活。体虚年老者,投参、芪、草皆炙也。如体旺家贫者,无参亦易收功。

【内服治疗】

阳和汤 熟地黄一两 麻黄五分 鹿角胶三钱 白芥子二钱,炒研 肉桂一钱 生甘草一钱 炮姜炭五分 不用引。此方主治骨槽风、流注、阴疽、脱骨疽、鹤膝风、乳岩、结核、石疽、贴骨疽及漫肿无头,平塌白陷,一切阴凝等证。麻黄得熟地不发表,熟地得麻黄不凝滞,神用在此。

阳和丸 肉桂一两 麻黄五钱 炮姜炭五钱 共研细末,洒水为丸。

(八)清·高秉钧《疡科心得集》

【疾病概述】

脑疽之证,前言从外感受者轻,从五脏蕴结内发于外者重,兹复举而申明之。由外感发者,多生于正中,属督脉所主。督脉起于尾闾穴,贯脊而上,气血交会,毒气得之,乃能外发,故易于高肿溃脓,生肌收口,此为易治之证。从内发者,多生于偏旁,属太阳膀胱经所主。太阳膀胱主司寒水,性质多沉,起于巅顶,贯项两旁,夹脊而下,此处发疽,气血与疮毒交会下流,故疮多平塌,根脚走散,两肩漫肿,膊项难转,背如负石,难以成脓,难溃难敛,此不易治之证。

【病因病机】

夫所谓从五脏蕴结而成者,其源有五:心绪烦扰,煽动不宁,以致火旺而沸腾,行于项间,与寒水交滞而为脓者,一也;恼怒伤肝,项乃三阳经统筋之所,肝伤则血脉不潮,筋无荣养,凝结为肿,故项紧急强痛,不能转侧,其患未溃前,肉色紫暗,坚硬漫肿,破流血水,木痛无肿者,二也;思虑伤脾,脾气日损,又或膏粱损胃,胃汁干枯,以致中脘痞塞,气不运行,逆于肉里,乃生壅肿,其患外皮虽腐,内坚不溃,口燥舌干,饮食不进,根脚走散,脓秽色散者,三也;忧郁伤肺,肺伤则毛窍闭塞,腠理不通,气不舒畅,纵横经络,结而为肿,其疮形多平陷,色淡不荣华,皮腐脂流,形如汤泼,气粗短促,鼻煤鼻掀,漉漉生痰,殷殷发嗽者,四也;恣欲伤肾,肾伤则真阴之气败,真阴一败,相火即生,此火最能自升自降,或动或静,疮形紫黑,脉数乖度,烦躁口干,随饮随渴者,五也。

【临证辨治】

薛立斋曰:脑疽属太阳膀胱经积热,或湿热上壅,或风温外感,或阴虚火炽,或肾水亏损、阴精消涸所致。其源之浅深不同,而证之轻重亦异。初起一粒形如麻豆;至一二日微寒身热,渐渐加大;至七日成形,根盘红肿,顶突宽松,是为顺证。斯时憎寒壮热,朝轻暮重,舌白苔腻,胸痞哕恶,脉细弦数,此湿热上壅,即用黄连泻心汤,或温胆法;若面油红,舌干绛赤,烦躁干哕,口渴喜饮,大便坚实,是火热伤液,如犀角地黄汤,或羚羊角、银花、地丁、石斛、芦根、鲜首乌、黄芩、枳壳、山栀、丹皮、灯心、竹叶、夏枯草等类,清其火毒、解其营热。至十四日后脓透,根盘焦紫,热退身凉,脓水淋漓,倘有不能透彻,清营方内加甲末、制蚕、角针,以攻其毒。至二候半,瘀腐渐脱,新肉渐生,身热渐退,脾胃醒复。过二十八日后,腐全脱,新肉满,饮食嘉,调养好,四十日收功。

脚发背,一名足跗发。经云:三背不宜生疮。惟足背多筋少骨,肉少皮薄,又在至阴之下,发疮疽者升发迟慢,所以为险候也。其证或由于足三阴精血亏损,或由于足三阳湿热下注而生。若初起寒热作呕,坚硬红肿,疼痛作脓者,属湿热,为可治;又或有因物搔伤,初起一粒,渐渐加大,寒热交作,日重一日,而成斯证者;亦因湿火之盛而然。必俟热退,肿势方收止而渐消,此与烂皮乳痈相似。掺以珍珠散,贴以白玉膏可愈。若色微赤微肿而脓清者,属精血亏损,为难治;若黑暗不肿痛,不溃脓,烦热作渴,小便淋漓者,阴败末传,恶证也,为不治。治法:湿热下注者,先用隔蒜灸;内服活命饮,以解壅毒;次用托里消毒散;溃后服益气汤、六味丸,以补精气。若色黯不痛者,着肉用桑枝灸,以行壅滞、助阳气,更用十全大补汤、八味丸,以壮脾土、滋化源,多有复生者。若专治其疮,复伤生气,吾未见其生者。

（九）清·吴尚先《理瀹骈文》

【外用治疗】

白玉膏：炉甘石同猪油捣贴治臁。大鲫鱼、乱发、猪油熬膏涂，治手足诸疮，亦可加药。猪油先熬去渣，入苏合油八两再熬，以人指甲末、血余各二钱，陀僧、松香各四两收，治疔毒诸疮，可调药末贴。有用猪肝贴腰毒者，有用猪腰掺药贴大毒者，药即铅粉一两，轻粉、银朱、雄黄、制乳香、制没药各二分半也，治对口、发背、痈疽，拔毒减痛，定疮口出脓秽，俱妙，可参。猪网油包松香灯火上烧着，滴下油来，以蚌壳装矾承之，贴秃疮及阴阳顽癣。油纸摊贴，此又一法，如炙鸡黄。古有以鸡蛋收膏者。头发二两，麻油熬，入煮熟鸡子黄十个，沥渣，以朱砂、银珠、黄蜡收，名鸡黄膏，亦名外科膏子。如加赤芍、黄柏、大黄、白芷、当归各一两，红花五钱，川连四钱，再熬枯去渣，下制乳香、没药各一两六钱，血竭一两，儿茶八钱，琥珀五钱，轻粉四钱，熟石膏、黄蜡各二两，冰片一钱，麝五分收，去腐生新，极妙。（按：原方鸡黄膏调入煅炉甘石、赤石脂、儿茶、黄柏末、绿豆粉、紫蕹皮灰，即治胎乖、梅疮、阴烂等敷药也。如调入苦参末，可治热疮。调入鹿角屑、甘草末，可治乳痈）

（十）清·吴谦《医宗金鉴》

【疾病概述】

透脑疽生百会前，形如鸡子痛而坚，软漫脓稀虚塌陷，红硬脓稠实肿尖。（注：此证生于百会穴之前，囟门之际，亦由督脉经火毒而成。初如粟米，渐如鸡子，坚硬疼痛。疮顶塌陷，根脚漫肿，色暗者属虚；若色红肿硬，顶尖脓稠者属实。速溃者顺，迟溃透脑髓者逆。其肿溃内外治法，俱按百会疽）

侵脑疽生透脑旁，湿火攻发属太阳，穴名五处知其位，红顺紫逆要审详。（注：此疽生于透脑疽侧下，由太阳膀胱经湿火而成，穴名五处。红肿高起，焮热疼痛，脓色如苍蜡者，属气血俱实，顺而易治；若紫陷无脓，根脚散大者，属气血两虚，逆而难治。初起宜服荆防败毒散汗之，次服内疏黄连汤下之，将溃服托里透脓汤，已溃服托里排脓汤，外贴琥珀膏，围敷冲和膏。其余内外治法，俱按痈疽溃疡门）

额疽生额火毒成，左右膀胱正督经，顶陷焦紫无脓重，高耸根收红肿轻。（注：此证生前额正中者，属督脉经，或生左右额角者，属膀胱经。总由火毒而成。初起疮顶塌陷，干焦色紫，不生大脓者，其势重而属险也；若红肿高耸，疮根收束者，其势轻而属顺也。初服荆防败毒散汗之，次服仙方活命饮消之。将溃气虚者，宜服托里透脓汤；气实者，宜服透脓散，外敷冲和膏。已溃宜服托里排脓汤，外贴琥珀膏。其余内外治法，俱按痈疽溃疡门）

鬓疽三焦胆二经，证由欲怒火凝成，此经气多而血少，溃腐惟宜少见脓。（注：此证发于鬓角,属手少阳三焦、足少阳胆二经,由于相火妄动,外受风热,更因性情急怒,欲念火生,凝结而成。此二经俱属气多血少,最难腐溃,更兼鬓角肌肉,浇薄,不宜针灸,候其自溃。溃后不宜多见脓,脓多者过耗血液难敛。初起宜服柴胡清肝汤解之,脓成者宜托里消毒散托之,外敷二味拔毒散。已溃内外治法,俱按痈疽溃疡门)

玉枕疽属督脉经,证由积热风邪乘,枕骨微上脑户穴,高肿为顺紫陷凶。(注:此证由督脉经积热,外受风邪凝结而成。生在玉枕骨尖微上脑户穴。初起如粟,麻痒相兼,寒热往来,口渴便秘,渐增坚硬,大者如茄,小如鹅卵,红活高肿。溃出稠脓者,属吉而顺也;若紫暗塌陷,溃出血水者,属凶险也。初则俱服神授卫生汤消解之,虚者宜服托里消毒散,外敷冲和膏。其余内外治法,俱按痈疽肿溃疡门)

脑疽项正属督脉,左右偏脑太阳经,阳正阴偏分难易,治与痈疽大法同。(注:此疽有正有偏,正属督脉经,入发际名为脑疽,俗名对口;偏属太阳膀胱经,名为偏脑疽,俗名偏对口。正脑疽系阳亢热极而生,其证多焮赤肿痛,色鲜红活,根束顶尖,时痛时止。督脉纯阳,起于尾闾,上贯巅顶,挟毒上升,故易脓、易腐、易敛,多属顺证,若偏脑疽,系寒热错杂所生,其证漫肿,色暗,平塌,坚硬。然足太阳经外阳内阴,从头走足,阳降阴凝,难脓、难腐、难敛,多属逆证。更有兼风湿者,其疮根又易于散大旁流。故顺逆二证,治法当辨别是痈是疽。脑痈者,皮薄易破;脑疽者,皮厚难破。初起有表证,令人寒热往来,宜服荆防败毒散;有里证,令人口唇焦紫,大渴,大便结燥,宜服内疏黄连汤。若疮势已成,按痈疽肿疡、溃疡门大法治之)

鱼尾毒生后发角,在左在右浅而轻,膀胱湿热七日溃,脓出肿消痛自宁。(注:此毒生于项后发际两旁角处,由足太阳膀胱经湿热凝结而发。其毒或在左,或在右,皆属轻浅。初起宜荆防败毒散;脓将成,宜服托里排脓汤。其外治之法,同痈疽肿疡、溃疡诸证)

【内服治疗】

托里透脓汤 人参 白术土炒 穿山甲炒,研 白芷各一钱 升麻 甘草节各五分 当归二钱 生黄芪三钱 皂角刺一钱五分 青皮五分,炒 水三盅,煎一盅。病在上部,先饮煮酒一盅,后热服此药;病在下部,先服药后饮酒;疮在中部,药内兑酒半盅,热服。方歌:托里透脓治痈疽,已成未溃服之宜,参术甲芷升麻草,当归黄芪刺青皮。

柴胡清肝汤 柴胡 生地各一钱五分 当归二钱 赤芍一钱五分 川芎一钱 连翘二钱,去心 牛蒡子一钱五分,炒,研 黄芩一钱 生栀子研 天花粉 甘草节 防风各一钱 水二盅,煎八分,食远服。方歌:柴胡清肝治怒证,宣血疏通解毒良,四物生用柴翘蒡,黄芩栀粉草节防。

荆防败毒散 荆芥 防风 羌活 独活 前胡 柴胡 桔梗 川芎 枳壳麸炒 茯苓各一钱 人

参 甘草各五分 姜三片,水二盅,煎八分,食远服。寒甚,加葱三枝。方歌:荆防败毒治初疮,憎寒壮热汗出良,羌独前柴荆防桔,芎枳参苓甘草强。

托里排脓汤 当归 白芍酒炒 人参 白术土炒 茯苓 连翘去心 金银花 浙贝母各一钱,去心 生黄芪二钱 陈皮八钱 肉桂六分 桔梗胸之上加一钱 牛膝下部加八分 白芷顶之上加五分 甘草四分 姜一片,水三盅,煎一盅,食远温服。方歌:托里排脓治溃疮,排脓消肿实称强,归芍四君翘桂芷,银芪贝桔膝陈良。

（王思阳　牛凡琪）

第五节 丹 毒

丹毒是以患部突然皮肤鲜红成片,色如涂丹的急性感染性疾病。本病发无定处,发于头面部者,称抱头火丹;生于胸腹腰胯部者,称内发丹毒;发于小腿足部者,称流火;新生儿多生于臀部,称赤游丹。其临床特点是病起突然,局部皮肤忽然变赤,色如丹涂脂染,肿胀发热,迅速蔓延。本病相当于西医的急性网状淋巴管炎。

一、古籍选粹

古籍参考书目:《黄帝内经》《肘后备急方》《诸病源候论》《备急千金要方》《千金翼方》《外台秘要》《三因极一病证方论》《儒门事亲》《本草纲目》《证治准绳》《外科正宗》《景岳全书》《温疫论》《外科大成》《外科证治全生集》《医宗金鉴》《疡医大全》《疡科心得集》《理瀹骈文》。具体内容摘录如下:

(一)先秦《黄帝内经》

【病因病机】

《素问·至真要大论》载:"厥阴司天,客胜则耳鸣掉眩,甚则咳;主胜则胸胁痛,舌难以言。少阴司天,客胜则鼽嚏,颈项强,肩背瞀热,头痛少气,发热耳聋目瞑,甚则附肿血溢,疮疡咳喘;主胜则心热烦躁,甚则胁痛支满。太阴司天,客胜则首面附肿,呼吸气喘;主胜则胸腹满,食已而瞀。少阳司天,客胜则丹胗外发,及为丹熛疮疡,呕逆喉痹,头痛嗌肿,耳聋血溢,内为瘛疭;主胜则胸满咳仰息,甚而有血,手热。阳明司天,清复内余。则咳衄嗌塞,心鬲中热,咳不止而白,血出者死。太阳司天,客胜则胸中不利,出清涕,感寒则咳;主胜则喉嗌中鸣。"

(二)晋·葛洪《肘后备急方》

【外用治疗】

漏芦汤 疗痈疽,丹疹,毒肿,恶肉。漏芦 白敛 黄芩 白薇 枳实炙 升麻 甘草炙 芍药 麻黄去节各二两 大黄三两 十物以水一斗,煮取三升。若无药用大黄下之,佳,其丹毒,须针镵去血。

丹参膏 疗恶肉,恶核,瘰疬,风结,诸脉肿。丹参 蒴藋各二两 秦艽 独活 乌头 白芨 牛膝 菊花 防风各一两 莽草叶 踯躅花 蜀椒各半两 十二物切。以苦酒二升,渍之一宿。

猪膏四斤,俱煎之,令酒竭勿过焦,去滓,以涂诸疾上,日五度,涂故布上贴之,此膏亦可服,得大行即须少少服,《小品》同。

升麻膏　疗丹毒肿热疮　升麻　白蔹　漏芦　芒硝各二两　黄芩　枳实　连翘　蛇衔各三两　栀子二十枚　蔄藘根四两　十物切,舂令细,纳器中,以水三升,渍半日,以猪脂五升,煎令水竭,去滓,敷之,日五度,若急合,即水煎,极验方。

(三)隋·巢元方《诸病源候论》

【疾病概述】

丹者,人身忽然变赤,如涂丹之状,故谓之丹。或发手足,或发腹上,如手掌大,皆风热恶毒所为。重者亦有疽之类,不急治,则痛不可堪,久乃坏烂,去脓血数升。若发于节间,便断人四肢;毒入腹,则杀人。小儿得知最忌。

白丹候:白丹者,初发痒痛,微虚肿,如吹疹,疹起不痛不赤而白色。由挟风冷,故然色白也。

黑丹候:黑丹者,初发亦痒痛,或熛肿起,微黑色,由挟风冷,故色黑也。

赤丹候:赤丹者,初发疹起,大者如连钱,小者如麻豆,肉上栗如鸡冠肌理。由风毒之重,故使赤也。亦名茱萸丹。

丹疹候:丹疹者,肉色不变,又不热,但起隐疹,相连而微痒,故谓为丹也。

室火丹候:室火丹,初发时必在腓肠,如指大,长三二寸,皮色赤而热是也。

天灶火丹候:天灶火丹,发时必在于两股里,渐引至阴头而赤肿是也。

废灶火丹候:废灶火丹,发时必于足跗上,而皮色赤者是也。

尿灶火丹候:尿灶火丹,发于胸腹,及脐,连阴头皆赤是也。

熛火丹候:熛火丹者,发于背,亦在于臂,皮色赤是也。

痫火丹候:痫火丹者,发于髀,而散走无常处,着皮赤是也。

萤火丹候:萤火丹者,发于膊,至胁,皮赤是也。

石火丹候:石火丹者,发通身似缬,目突如粟是也。皮色青黑。

(四)唐·孙思邈《备急千金要方》

【内服治疗】

漏芦汤　治小儿热毒痈疽,赤白诸丹毒,疮疖方。漏芦　连翘(《肘后》用白薇)　白蔹　芒硝(《肘后》用芍药)　甘草各六铢　大黄一两　升麻　枳实　麻黄　黄芩各九铢　上十味㕮咀,以水一升半煎取五合,儿生一日至七日取一合分三服,八日至十五日取一合半分三服,十六日至二十日取二合分三服,二十日至三十日取三合分三服,三十日至四十日取五合分三服。(《肘后》治大人各用二两,大黄三两,以水一斗煮取三升,分三服。其丹毒须针镵去血。《经心

录》无连翘,有知母、芍药、犀角各等分)

五香连翘汤 治疗小儿风热毒肿,肿色白,或有恶核瘰疬,附骨痈疽,节解不举,白丹走竟身中,白疹瘙不已方。青木香 熏鲁香 鸡舌香 沉香 麻黄 黄芩各六铢 大黄二两 麝香三铢 连翘 海藻 射干 升麻 枳实各半两 竹沥三合 上十四味㕮咀,以水四升煮药减半,内竹沥,煮趋一升二合,儿生百日至二百日一服三合,二百日至期岁一服五合。(一方不用麻黄)

连翘丸 治小儿无故寒热,强健如故,而身体颈项结核瘰疬,及心胁腹背里有坚核,不痛,名为结风气肿方。连翘 桑白皮 白头翁 牡丹 防风 黄柏 桂心 香豉 独活 秦艽各一两 海藻半两 上十一味末之,丸蜜如小豆,三岁儿饮服五丸,加至十丸,五岁以上者以意加之。

治丹毒,大赤肿,身壮热,百治不折方。寒水石十六铢 石膏十三铢 蓝青十二铢,冬用干者 犀角 柴胡 杏仁各八铢 知母十铢 甘草五铢 羚羊角六铢 芍药七铢 栀子十一铢 黄芩七铢 竹沥一升 生葛汁四合,澄清 蜜二升 上十五味㕮咀,以水五升并竹沥煮取三升三合,去滓,纳杏仁脂、葛汁、蜜,微火煎取二升,一二岁儿服二合,大者量加之。

治小儿丹肿,及风毒风疹,**麻黄汤方** 麻黄一两半 独活 射干 甘草 桂心 青木香 石膏 黄芩各一两 上八味㕮咀,以水四升煮取一升,三岁儿分为四服,日再。

治小儿恶毒丹及风疹,**麻黄汤方** 麻黄 升麻 葛根各一两 射干 鸡舌香 甘草各半两 石膏半合 上七味㕮咀,以水三升煮取一升,三岁儿分三服,日三。

【外用治疗】

治小儿数十种丹,**搨汤方** 大黄 甘草 当归 川芎 白芷 独活 黄芩 芍药 升麻 沉香 青木香 木兰皮各一两 芒硝三两 上十三味㕮咀,以水一斗一升煮取四升,去滓,纳芒硝,以绵搨汤中,适寒温搨之,干则易之,取瘥止。

治小儿溺灶丹,初从两股及脐间起,走入阴头,皆赤方。桑根皮切一斗,以水二斗煮取一斗,以洗浴之。

治小儿丹毒方 捣慎火草,绞取汁涂之,良。

治小儿赤游肿若遍身,入心腹即杀人方。捣伏龙肝为末,以鸡子白和敷,干易之。

又方:白豆末,水和敷之,勿令干。

治小儿半身皆红赤,渐渐长引者方。牛膝 甘草 上二味㕮咀,合得五升,以水八升煮三沸,去滓,和伏龙肝末,敷之。

治小儿身赤肿起者方。熬米粉令黑,以唾和敷之。

又方:伏龙肝 乱发灰 上二位为末,以膏和敷之。

治小儿猝腹皮青黑方,以酒和胡粉,敷上。若不急治,须臾便死。

又方:灸脐上下左右去脐半寸,并鸠尾骨下一寸,凡五处,各三壮。

附:小儿丹

【疾病概述】

丹毒,一名天火,肉中忽有赤如丹涂之色,大者如手掌,甚者遍身有痒有肿,无定色。有白丹者,肉中肿起,痒而复痛,微虚,肿如吹状,瘾疹起也。有鸡冠丹者,赤色而起,大者如连钱。小者如麻豆粒状,肉上粟粟如鸡冠肌理也,一名茱萸丹。有水丹者,由遍体热起,遇水湿搏之结丹,晃晃黄赤色,如有水在皮中,喜着股及阴处。此虽小疾,不治令人至死。

【外用治疗】

升麻膏方　升麻　白薇(《肘后》作白蔹)　漏芦　连翘　芒硝　黄芩各二两　蛇衔　枳实各三两　蒴藋四两　栀子四十枚　上十味微捣,以水三升,浸半日,以猪膏五升煎,令水气尽,去滓,膏成敷上。诸丹皆用之,及热疮肿上,日三。(《经心录》无枳实,以治诸毒肿)。

治丹毒,**升麻揭汤方**　升麻　漏芦　芒硝各二两　黄芩三两　蒴藋五两　栀子二十枚　上六味㕮咀,以水一斗浸良久,煮取七升,冷,以故帛染汁,拓诸丹毒上,常令湿,拓后须服饮并漏芦汤方,并见前痈肿条中,服之立瘥。(《小品》用治丹疹赤毒肿)

治丹毒单用药方:水苔　生蛇衔　生地黄　生菘菜　蒴藋菜　慎火草　五叶藤　豆叶　浮萍　大黄　栀子　黄芩　芒硝　上十三味,但以一味单捣,涂之,立瘥。大黄以下水和用。

又方:凡天下极冷,无过于藻菜最冷。但有患热毒肿并丹等,取渠中藻菜细切熟捣敷丹上,厚三分,干易之。

治诸丹神验方:以芸薹菜熟捣,厚封之,随手即消。如余热气未愈,但三日内封之,瘥止。纵干亦封之勿歇,以绝本。余以贞观七年三月八日于内江县饮多,至夜睡中觉四体骨肉疼痛,至晓头痛目眩,额左角上如弹丸大肿痛,手不得近,至午时至于右角,至夜诸处皆到,目遂闭合不得开,几致殒毙。县令周公以种种药治,不瘥。经七日余,自处此方,其验如神,故疏之以传来世云耳。

五色油丹,俗名油肿,若犯者多致死,不可轻之方。缚母猪枕头卧之,甚良。

又方:牛屎涂之,干即易。

治赤流肿丹毒方:取榆根白皮作末,鸡子白和敷之。(《千金翼》又用鸡子白和蒲席灰敷)

又方:捣大麻子,水和敷之。

又方:以羊脂摩之。得青羊脂最良。(《集验方》云:治人面目身体卒赤黑丹起如疥状,

不治日剧遍身,即杀人也)

治小儿丹毒方:捣马齿苋一握,取汁饮之,以滓敷之。

又方:捣赤小豆五合,水和取汁,饮一合良。滓涂五心。

又方:浓煮大豆汁,涂之,良,后瘥亦无瘢痕。

又方:腊月猪脂,和釜下土,敷之,干即易。

治小儿五色丹方:捣蒴藋叶,敷之。

又方:猪槽下烂泥敷之,干即易。(《集验》治卒赤黑丹)

又方:服黄龙汤二合,并敷患上佳。

治小儿白丹方:烧猪屎灰,鸡子白和敷之,良。

治小儿赤丹方:捣芸薹叶,汁服三合,滓敷上,良。(《千金翼》云:芸薹末,以鸡子白和涂之)

治小儿赤丹班驳方:以唾和胡粉,从外向内敷之。

又方:铜铁屎,以猪脂和敷之。

又方:以屋尘,腊月猪脂,敷之。

治小儿火丹赤如朱,走皮中方:以醋和豉研,敷之。

又方:鲤鱼血敷之,良。

又方:捣荏子敷之,良。

治小儿天火丹,肉中有赤如丹色,大者如手,甚者遍身,或痛或痒或肿方:赤小豆二升末之,鸡子白和如薄泥,敷之,干即易,便瘥。一切丹并用此方,皆瘥。

又方:生麻油涂之。

治小儿骨火丹,其疮见骨方:捣大小蒜,浓敷之,著足踝者是。

治小儿殃火丹毒,著两胁及腋下者方:用伏龙肝末,油和敷之,干则易。若入腹及阴,以慎火草取汁服之。

治小儿尿灶丹,初从两股起,及脐间,走入阴头,皆赤色者方:桑白皮切二升,水二升,煮取汁,浴之,良。

又方:烧李根为灰,以田中流水和,敷之,良。

治小儿朱田火丹,病一日一夜即成疮,先从背起,渐至遍身,如枣大正赤色者方:浓煮棘根汁,洗之。以成疮者,赤小豆末敷之。未成疮者,鸡子白和小豆末,敷之。凡方中用鸡子白者,皆取先破者用之,完者无力。

治小儿天灶火丹,病自髀间起,小儿未满百日,犯行路灶君,若热流下,令阴头赤肿血出方:伏龙肝捣末,以鸡子白和敷之,日三,良。

又方:鲫鱼肉锉,五合　赤小豆末,三合　上二味和捣,少水和,敷之,良。

治小儿野火丹,病遍身皆赤者方:用油涂之。

治小儿茱萸丹,病初从背起,遍身如细缬,一宿成疮者方:赤小豆为末,以粉之。如未成疮者,鸡子白和傅之。

治小儿废灶火丹,初从足跌起,正赤色者方:以枣根煮汁,沐浴五六度良。

（五）唐·孙思邈《千金翼方》

【外用治疗】

丹毒方:一名天火也,肉中忽有赤如朱涂,赤色大者如掌,剧者遍身。亦有痛痒微肿者方:赤小豆二升,绢下筛,鸡子白和涂之,小干即涂,逐手消也。复合**漏芦汤**以防其内,其方如下:漏芦　白蔹　黄芩　白薇　枳实炙　升麻　芍药　麻黄去节　甘草炙各二两　大黄二两　上十味㕮咀,以水一斗煮取三升,分三服。

治五色丹,俗名油肿,若犯者多致死,不可轻之方:缚母猪枕头卧即瘥。

又方:牛屎涂,干则易之。

又方:鸡子白蒲席灰涂之。

又方:捣麻子水和涂之。

又方:煎羊脂摩之。青羊尤佳。

又方:赤小豆五合,末,水和取汁一合服,滓涂五心。

又方:以芸薹菜末,鸡子和涂之。(一云:芸薹叶汁服三合,滓涂丹上)

又方:榆根皮末,鸡子和敷之。

又方:烧苦竹叶,筛灰,和腊月猪脂涂之。亦治油肿。

又方:捣芸薹菜,封,即瘥止。

又方:捣慎火草封之,神良。

又方:鲫鱼五枚,五寸以上者,去鳞,熟研朱砂一合,捣如泥,封病上,厚三分,干易之。

麻游肿方:以生布一片揾油中,布入油出,以火燃之,持照病上,咒曰:日出游游不知羞,脂火燎你头。七遍,瘥。

白游肿方:熟捣生羊脾,涂之。

青白赤游,手近微痛者方:大黄　蒲黄　伏龙肝各二两　上三味,以水和如薄粥,涂之。

治赤游方:以鹰屎水和,涂之,二三瘥。

又方:胡燕巢灰醋和,敷之,日二三。

又方:冷水射注之。

又方:大黄一两　紫檀一两　豉一合两　上三味捣,细筛为末,大醋和,傅之。

又方:捣慎火草如泥,涂之。此最大效。

火游肿方:大黄、慎火草和为末,涂之。

又方:胡粉一两,和醋一合煎,涂之。

火游肿流,遍身赤色者,入腹即死方:以生猪肉敷上,其肉虫鸟不食,臭恶故也。

(六)唐·王焘《外台秘要》

1.丹毒

【内服治疗】

漏芦汤方 漏芦 白蔹 黄芩 麻黄 白薇 枳实炙 升麻 芍药 甘草炙,各二两 大黄三两 上十味,切,以水一斗煮取三升,分三服。若无药处,单服大黄一两,取利。忌海藻、菘菜等。(《千金》云疗一切痈。《小品》亦治丹毒)

【外用治疗】

《肘后》:夫丹者,恶毒之气,五色无常,不即疗之,痛不可堪。又待坏则去脓血数升,或发于节解,多断人四肢,盖疽之类,疗之方。煮栗荴有刺者,洗之。

又疗发足踝方:捣蒜如泥,以厚涂,干即易之。

《小品》说:丹毒一名天火也。肉中忽有赤如丹涂之色,大者如手掌,其剧者竟身体亦有,痛痒微肿方。赤小豆一升 上一味,末,下筛,以鸡子白和如泥,涂,干复涂之,逐手消也。竟身者,倍合之,尽复作。

又疗丹,诸单行方,或得一物瘥 水苔 生蛇衔 生地黄 生松叶 蒴藋叶 五叶藤 慎火草 浮萍草 豆豉 大黄 栀子 黄芩 芒硝 上十三味,但得一物捣,以贴之,即瘥。赤小豆末,和鸡子白涂。无鸡子,水和用之。

又方:新附淋草半斤 蛇蜕皮一条 露蜂房三两 上三味,以水一斗煮取四升,以帛榻洗之,随手消。神妙,经用效,故附此卷传之。

又方:煮粟,取浓汁以洗之,妙。

又方:取曲蟮粪,水和如泥,涂之。

《千金》论曰:丹毒,一名天火。肉中忽有赤如丹涂,大者如手掌,甚者竟身,痒微肿。又白丹肉中起,痒痛,微虚肿如吹,瘾疹起。亦有鸡冠丹,赤起,大者如钱,小者如麻豆粒,如鸡冠上涩,一名茱萸火丹。有水丹,由体热遇水湿抟之结丹,晃晃黄赤色,如有水在中,喜著腹及阴处。此虽小疾,不治令人至死。疗之皆用**升麻膏方**。升麻 白薇 漏芦 连翘 芒硝各二两 黄芩 蛇衔 枳实炙,各三两 栀子二十枚 蒴藋四两 上十味,捣碎,令细,以水三升渍半日,猪脂五升煎之,候水气竭,去滓,干器中收之,量取敷丹毒上,频涂敷之,以瘥止。凡种丹及热疮肿皆用之效。忌如常。(与《备急千金要方》中升麻膏方论述、药物剂量不同)

【医案选粹】

又疗丹神验方：芸薹、茱萸捣令熟，厚封之，随手即消散。余热气未愈，再封。臣以贞观七年三月八日，于内江县饮多，至夜睡中，觉四体骨肉并疼。比至晓，头痛目眩，额左角如弹子大肿，痛不可得近。至午时，近右角。至夕诸处皆到，眼遂闭合，不暂开，几至殒毙。其县令周公，以种种方药治，皆不瘥。经七日，臣自处此方，其验如神，故疏之，以传来世云尔。

2.赤丹

【外用治疗】

《肘后》疗面目身体卒得赤斑，或黑斑，如疮状，或痒，搔之随手肿起，不急疗之，日甚杀人方。羚羊角煎，以摩之数百遍。若无，用牛脂及猪脂。有解毒药者，皆可用摩，务令分散毒气。神妙。

又若已遍身赤者方：生鱼合皮鳞烧，捣末，以鸡子白和，遍涂之。

又新附方：羚羊角无多少，即烧之为灰，令极细，以鸡子清和涂之，极神效。无鸡子，以水和涂之，亦妙。（出第二卷中。一云赤小豆一升，羊角烧之三两，为末，鸡子白和，敷之。无羊角，单用赤小豆，良）

3.白丹

【疾病概述】

白丹者，初发痒痛，微虚肿如吹，疹起不痛不赤而白色。由挟风冷，故色白也。

有白丹者，肉中起痒痛，微虚肿如吹，瘾疹起者，疗之亦如赤丹法。有鸡冠者，赤色丹起，大者如连钱，小者如麻麦豆粒，肉上粟粟如鸡冠肌理也。方说一名为茱萸火丹，疗之如天火法。有水丹，由体热，过水湿抟之结丹，晃晃黄赤色，如有水在其中，喜著腹及阴处，疗之亦如火丹法。其水丹著人足跌及踹胫间者，作黄色，如火丹状，经久变紫色，不疗，皆成骨疽也。无毒，非杀人疾。若成骨疽，即难瘥也。经言：风邪客于肌中，则肌虚，真气发散，又被寒气抟皮肤，外发腠理，开毫毛，淫淫气妄行之，则为痒也。所以有风疹、风瘙疾，皆由于此。有赤疹者，忽起如蚊蚤咬，烦痒，剧者连连重沓垄肿起，搔之逐手起有白疹者，亦如此证也。疗之皆如疗丹法也。疗之方。

【外用治疗】

《肘后》疗白丹方：末豉，以酒和，涂之。捣香薷叶苦蓼，敷之。

又方：屋上尘，以苦酒和，涂之。

又方：烧鹿角作灰，以猪膏敷之。

又方：蜜和干姜末，敷之。

111

又方:酸摸草、五叶草煮,饮汁。又以淬薄丹,以荠亦佳。

崔氏疗丹毒或发背,及诸肿方:取马齿草熟捣,敷之,数数易,勿住。若得蓝淀和之,更良。

又方:以生羊、牛肉贴,数数易之,良。

又方:鼠粘草根,勿使见风及犬见,洗去土,熟捣,以敷肿处,兼绞取汁,饮之佳。

又方:茺蔚草、蛇衔草、慎火草相和,熟捣,敷之良,数数易之。

又方:捣鲫鱼敷之,数数易之良。

《备急》疗白丹方:苎根三斤 小豆四升 水二斗,煮以浴,日三四遍。

4.小儿丹毒

【内服治疗】

《广济》疗小儿丹毒方:青蓝汁五合 竹沥七合 上二味,相和,分为二三服,大小量之,一合至三合。

【外用治疗】

《救急》疗小儿赤丹,一名丹溜方:取小豆捣末,以鸡子白和涂之,以瘥为度。(《千金》亦疗久丹)

《古今录验》疗月内儿发丹方:升麻 黄芩 犀角 大黄别浸 柴胡各二分 石膏三分 蓝叶切,三合 栀子八分 甘草一分,炙 上九味,切,以水一升二合,煮取八合,下竹沥四合更煎,取一半,去滓,分二服,甚妙。

又疗小儿丹毒方:取慎火草捣,以封之,瘥止。

又方:捣蓝汁涂之。

又方:蓝淀涂之妙。

(七)宋·陈言《三因极一病证方论》

【疾病概述】

天火丹者,肉中忽赤,如丹涂之色,痛痒不定,甚至遍身,白丹者,肉中肿起;痒痛如吹状;鸡冠丹者,亦名茱萸丹,肉上粟起如鸡冠;水丹者,遍体热,起黄色,如水在皮中;五色油丹者,亦名油肿;赤硫丹,肿热,赤色流入四肢。以上皆不问大小,如天火、骨火、殃火、尿灶、朱田、野火等丹,多著少小。但自腹内生,出四肢者,则易愈;自四肢生,入腹者,则难治。

【病因病机】

《内经》云:"诸痛痒疮,皆属心,心虚寒则痒,心实热则痛。丹毒之病,由心实热也,心生血,主于脉,血热肌浮,阴滞于阳,即发丹毒。方论有云,以其色赤,如丹砂涂,故得丹名,然又有水丹、白丹、五色油丹,岂专以赤为名也。又有赤硫、天火、殃火、尿灶、废灶、野火等。古方以为小儿出入游行,触犯所致,此因容或有之,若小儿在襁褓中,未能出入,亦患此者,是岂因触犯耶？大率皆血热之所为也,叙例于后。"

【外用治疗】

香栾皮汤 治诸种丹毒,发于四肢、腹背、头面、或赤、或白、或痒、或痛、或寒、或热。香栾皮一两 以一大碗水同煎,取半碗,以翎毛刷患处,神效。

伏龙肝散 治少小诸种丹毒,伏龙肝不拘多少 上为末。以鸡子白和傅之,日三次。

金花散 治一切丹毒,郁金 黄芩 甘草 山栀 大黄 黄连 糯米 上七味,各一两,生为末,蜜和冷水调,以鹅毛上患处。

料简,治丹毒方,《千金》《外台》甚多,无出用至冷物。凡至冷物,无过藻菜,如有患丹毒,热肿等,取渠中藻菜,细切熟捣,傅丹上,厚三分,干则易之,最良。

(八)金·张从正《儒门事亲》

【临证辨治】

夫小儿有赤瘤丹肿,先用牛黄通膈丸泻之。后用阳起石扫傅,则丹毒自散。如未散,则可用绯针砭刺出血而愈。

牛黄通膈丸 黑牵牛 大黄 木通以上各半两,各另取末 上为细末,水丸,如黍粒大。量儿大小,三五十丸,或百丸,水下。

【外用治疗】

夫大人小儿,疮肿丹毒,发热疼痛不止者,又有一法:面北端,想北海雪浪潘天,冰山无际,大寒严冷之气,取此气一口,吹在疮肿处立止。用法之人,大忌五辛之菜,五厌之肉。所病之人,切忌鸡、猪、鱼、兔、酒、醋、湿面等物。无药之处,可用此法救之。

(九)明·李时珍《本草纲目》

【病因病机】

丹毒,火盛生风,亦有兼脾胃气郁者。

【内服治疗】

内解:(草部)连翘 防风 薄荷 荆芥 大青 黄连 升麻 甘草 知母 防己 牛蒡子 赤芍药 金银花 生地黄 牡丹皮 麻黄 射干 大黄 漏芦 红内消。萹蓄:汁服。积雪草:捣汁服。水甘草:同甘草煎服。攀倒甑:同甘草煎服。旋花根:汁服。丹参 (菜木)马齿苋:汁服。芸薹汁:服,并敷。青布汁 栀子 黄柏 青木香 鸡舌香 桂心 枳壳 茯苓 竹沥(金石)铁:烧,焠水服。生银:磨水服。土朱:蜜调服。同青黛、滑石、荆芥末,并敷之。(介)牡蛎肉 (禽兽)鹜肉 白雄鸡:并食。犀角 羚羊角 猪屎汁 黄龙汤:五色丹毒,饮二合,并涂。

【外用治疗】

外涂：（草部）黄芩 苦芙 马兰 白芷。葱汁：调，亦煎浴。水苔 水蘋 浮萍：并涂。景天 蒴藋 蛇衔 生苄 水藻 牛膝：同甘草、伏龙肝。

小儿丹毒，皮肤热赤。寒水石半两，白土一分，为末，米醋调涂之。

小儿丹毒，向阳燕窠土，为末，鸡子白和傅。（《卫生易简方》）

蛇含治蛇咬。今以草纳蛇口中，纵伤人亦不能有毒也。种之，亦令无蛇。（颂曰）古今治丹毒疮肿方通用之。

时珍曰：芸薹菜子、叶同功。其味辛气温，能温能散。其用长于行血滞，破结气。故古方消肿散结，治产后一切心腹气血痛，诸游风丹毒热肿疮痔诸药咸用之。经水行后，加入四物汤服之，云能断产。又治小儿惊风，贴其顶囟，则引气上出也。

（十）明·王肯堂《证治准绳》

【疾病概述】

孙真人曰：丹毒一名天火。肉中忽有赤如丹涂之状，大者如掌，甚者遍身，有痒有肿无定色。或有白丹，肉中肿起，痒而复痛，微虚肿如吹瘾疹状。亦有鸡冠丹，赤色而起，大者如钱，小者麻豆粒状，如鸡冠色皮涩，一名茱萸丹。或有火丹，或有水丹，遍身起，遇水湿抟之，晃晃然如黄色，如有水在皮中，喜着眼及阴，此虽小疾，令人至死也。

【临证辨治】

《内经》载："丹熛皆属火。经云：少阳司天，客胜则丹疹外发，及为丹熛是也。"《圣惠》云：夫一切丹毒者，为人身体忽然变赤如丹之状，故谓之丹毒也。或发手足，或发腹上如手大，皆风热恶毒所为，重者亦有疽之类也。若不急治则痛不可忍，久则坏烂出脓血数升。若发于节间，便令人四肢毒肿，入于肠则杀人，小儿得之最为急也。戴复庵云：发丹色状不一，痒痛亦异，大概皆因血热肌虚风邪所抟而发。然色赤者多，以赤故谓之丹。宜消风散，入烧枫树子存性为末，酒调服。有发而色白者，谓之冷瘭。宜消风散杂黑神散酒调。此病多缘肌肉疏，为风邪所袭而成，风热则赤，风冷则白，今人但呼赤为丹，白为瘭，所以用酒调土朱服之而愈者，亦以脾主肌肉，土能入脾，各从其类。古方亦名为隐疹，非特分寒热，亦兼备四气，近世方论呼为白婆瘭，赤为血风。赤白二证并可用乌药顺气散和消风散酒调服。白者多用顺气散，赤者多用消风散，病此者俱宜用藿香正气散煎。有人一生不可食鸡肉及獐鱼动风等物，才食则丹随发，以此见得系是脾风。脾主身之肌肉，藿香正气散乃治脾之药，而土朱亦入脾之药，此方屡试屡验。丹溪云：内伤斑者，胃气极虚，一身之火游行于外所致，宜补以降之。尝治一中年男子，痈溃后发热干呕，背发丹熛，用诸般敷贴丹熛药，及用刀于个个丹头出血，丹皆不退，后以半、陈、生姜加补剂，治呕不效，遂纯用参半两,归、术各钱半,浓煎一帖呕止,二三帖丹渐缓,热渐减,约五十余帖热始除,神气始复。

【内服治疗】

治丹毒拓方 升麻 漏芦 芒硝_{各二两} 栀子_{二十枚} 黄芩_{三两} 蒴藋_{五两} 上件以水三升,浸良久,煮取二升。以故布染汁拓后,须服漏芦汤。

漏芦汤方 非里实证,不可用。漏芦 白蔹 黄芩 麻黄 白薇 枳壳 升麻 芍药 甘草 大黄_{各三两} 上以水一斗,煮三升,分三服,快下之,无耐之处,只单用大黄下之。

五香汤 主热毒气,卒肿痛结核,或似痈疽,使人头疼寒热,气急者,数日不除杀人方。青木香 藿香 沉香 丁香 熏陆香_{各一两} 上以水五升,煮取二升。分三服,不瘥更服之。

麻黄散(《千金》) 治恶毒丹及风疹。麻黄 升麻 葛根_{各一两} 射干 鸡舌香 甘草_{炙,各半两} 石膏_{半合} 上㕮咀,以水三升,煮取一升。大人作一服,三岁儿分三服,日三。

【外用治疗】

金花散 治一切丹毒,热痛燉赤 郁金 黄连 黄芩_{各一两} 糯米_{三合} 上为末。每用蜜水调如泥,鸡翎扫丹上,干即易之。

圣涂散 长沙医者,郑愈传治大孕丹,诸般毒。凌霄花 万州黄_{各一分} 苎根_{半两,切,焙} 上同杵烂,以酒和蜜同调服少许,仍涂丹上立效。

治一切丹毒恶气攻刺,身体赤肿,疼痛不可忍。车前草 益母草 地胆草 上等分。烂研涂,干再涂之。(如无新者,只以干者为末,冷水调敷)

治一切丹毒恶气,五色无常,不即疗之,痛不可忍。若皮肤坏则出脓血,或发节解,则断人四肢。此盖疽之类也,宜速治之方。

大蒜或小蒜 上杵如泥。厚涂之,干即再涂,以瘥为度。

又方:赤小豆_{一升} 羊角_{烧灰,半两} 上为末,鸡白和涂。如无羊角,即单用小豆亦良。

治一切丹毒,走皮中浸淫疼痛方:蛴螬_研 上以鸡子白和涂,干再涂。(先刺破,涂之良)

治一切丹毒遍身。芸薹子_{一两} 上以酒一大盏,和研去滓,煎五七沸。无时温服一合。

《仙人水鉴》治火丹:荞麦面 黄连_{各少许} 上二味同研细,涂立瘥。切不得入油及盐。

《刘涓子鬼遗方》治丹、痈疽始发,燉热浸淫长成,**拓汤方**。升麻 黄芩_{各三两} 黄连 大黄_{各二两} 当归 甘草_{炙,各一两} 川芎_{二两} 芒硝_{三两} 羚羊角屑_{一两} 上㕮咀。以水一斗三升,煮取五升,绞去滓。铛中纳芒硝,上火搅令成沸尽滓。稍分适冷热,贴帛拓肿上数过,其热随手消散。王练、甘林所秘不传此方。

朱氏家传治火丹:伏龙肝 猪槽下土_{多年者} 朱砂_{少许} 上为末。鸡子清调,鹅毛扫。

又方:踯躅花根 曲蟮土 壁上多丝虫窠 百草霜 伏龙肝 猪槽下土,如上法用之。

治烟火丹发从背起,或两胁及两足赤如火:景天草　珍珠末一两,捣和如泥,涂之。

又方:治萤火丹从头起。慎火草(即景天),捣,和苦酒,涂之。

丹毒,蓝靛敷,热即易。(《子母秘录》)

丹者恶毒之疮,五色无常。苎根三斤,水三斗煮汁,每日涂之。

治赤丹:用黄瓜种中瓤水,去子以器贮之,用时以水涂患处。

又方:用腊雪贮器中,久化为水,以水涂赤游妙。(并《初虞世》)

诸丹毒肿:蚯蚓矢水和敷之。(《圣惠方》《外台》同)

疗丹隐疹方:酪和盐煮。以手摩之,手下消。

治赤游风肿:荞麦面,苦酒调敷。(《兵部手集》)

治热赤游丹:瓜蒌末二大两,酽醋调涂之。

治五色丹毒:煮栗皮有刺者,洗之佳。

拔毒散　治热毒丹肿,游走不定。石膏　寒水石生用,各四两　黄柏　甘草各一两　上为细末,以新水调扫之,或纸花子小贴尤妙。凉水润之。

十二件单方　治丹毒,或得一物瘥。水苔　生地黄　生松叶　蒴藋叶　慎火草　浮萍　豆豉水和　大黄水和　栀子水和　黄芩水和　硝石　豆叶　上一十二味,但得一味捣以贴之,即瘥。赤小豆末,和鸡子涂之。无鸡子水和用之。疗灶丹,从两脚赤如火烧。上用五加叶,烧作灰五两,取煅铁槽中水,和涂之。

治丹毒瘤:蜈蚣干者,一条　白矾如皂子大　雷丸一个　百部二钱　上为细末,醋调涂之。

郭氏金黄散　治热毒丹流游走不定,疼痛不止。寒水石二两　郁金一对　蓝实　大黄　黄柏　黄连　景天各一两　上为细末。用鸡子清调敷,水亦可。

丹痒者,用韭叶掺些盐,与香油以手摩热,于丹上揩之,立愈。治风丹,用穿山甲洗去腥,于瓦上炒过存性,每一两入甘草三钱为末,米饮调服。治血风疙瘩疮,斑疮。浮萍捣取自然汁,豆淋酒下。四物浸酒下亦得。

用羊蹄菜根,于生铁上以好醋磨,旋旋刮取,涂患处,未瘥更入硫黄少许,磨涂之。

如冰散　治风邪热毒,壅滞肌肉,营卫不宣,蕴积成肿,血涩肤腠,如丹之状,风随气行,游无定处,邪毒攻冲,焮赤热痛。朴硝五两,另研　寒水石　蛤粉各三两　白芷一两　片脑一钱,另研 上为细末,研匀。每用新汲水调,稀稠得所,以鸡翎涂扫,不令药干。

治赤游肿方:川大黄二两　慎火草五两　上各捣涂之,干即再涂。

(十一)明·陈实功《外科正宗》

【临证辨治】

赤游丹,受毒于未生前,发病于有生后。盖身在胞胎,皆赖父精母血借以生养,父母不能节其欲,多致淫火猖炽,胎必侵受。又不能戒诸浓味,以及炭火烘熏、重衾叠褥,往往受热,子无弗有,及致生后,热汤洗浴,烘熏衣物,触动内毒,而欲发之时,先发身热、啼叫、惊搐,次生红肿光亮、发热,瞬息游走,发无定处。先从头额起者,名天夺丹,以升麻葛根汤母子同服。余皆起于腹背,流入四肢者轻,起于四肢、流入胸腹者重,有此总皆先砭恶血为要。砭血之后,先用精猪肉缝片贴之一时许,换如意金黄散,用水芭蕉根捣汁调敷,甚者日换二次。内以大连翘饮、消毒犀角饮、五福化毒丹。毒气入里,腹胀坚硬不乳者,紫雪散下之。三日后身渐彻凉,砭血之处肉便软活,声清腹软,乳哺如常者顺,反此为逆。

【内服治疗】

升麻葛根汤　治丹毒身体发热,面红气急,啼叫惊搐等症服。升麻　干葛　白芍　柴胡　黄芩　山栀各一钱　木通　甘草五分　水二钟,煎八分,不拘时母子同服。方歌:升麻葛根汤芍药,柴胡栀子共连翘,木通甘草同煎服,丹毒游行效最高。

大连翘饮　治小儿丹毒,发热痰涎壅盛,一切诸疮瘰疹,颈项生核,或伤风伤寒,时行发热等症,宜服之。连翘　瞿麦　滑石　车前子　牛蒡子　赤芍　山栀　木通　当归　防风　黄芩　柴胡　甘草　荆芥　蝉蜕　石膏各五分　水二钟,灯心二十根,煎八分,母子同服。方歌:大连翘饮栀芍归,车前滑石石膏随,荆防甘麦柴芩等,蝉蜕木通牛子宜。

消毒犀角饮　治小儿毒,身热气粗,啼叫、惊搐不宁等症服。犀角镑　防风各一钱　甘草五分　黄连三分　上水二钟,灯心二十根,煎四分,徐徐服之。方歌:消毒犀角饮防风,加上黄连甘草同,还用灯心为引使,赤游丹肿效神功。

紫雪散　治小儿赤游丹毒,甚者毒气入里,肚腹膨胀,气急不乳,即宜此药救之。又治伤寒热燥发狂,及外科一切蓄毒在内,烦躁口干,恍惚不宁等症。升麻　寒水石　石膏　犀角　羚羊角各一两　玄参二两　沉香　木香各五钱　甘草八钱　水五碗,同药煎至五碗,滤清再煎滚,投提净朴硝三两六钱微火浸煎,水气将尽欲凝结之时,倾入碗内,下朱砂、冰片各二钱,金箔一百张,各预研细和匀,碗顿水内,候冷凝成雪也。大人每用一钱,小儿二分,十岁者五分,徐徐咽之。围病重者加一钱亦可,或用淡竹叶、灯心汤化服。方歌:紫雪羚羊犀角同,升麻寒水石膏逢,玄参沉木香甘草,硝片朱砂金箔从。

【外用治疗】

针砭法:治小儿赤游丹毒,红赤焮肿,游走不定,须砭之,用披针锋尖向患上,以乌木重箸在针上面击之,密砭去血多者为妙。血红者轻,紫者重,黑者死。砭毕温汤洗净,用干精猪肉缝大片贴砭处一时许,方换如意金黄散,水芭蕉根捣汁调敷。方歌:针砭法来针砭法,披针头向患中插,箸头复向针上敲,敲出血来以箸刮。

如意金黄散　治小儿赤游丹毒,红如朱,热如火,走如云,散及遍身不定者,用水芭蕉根捣汁调敷,加蜜亦可。天花粉上白,十斤 黄柏色重者 大黄 姜黄各五斤 白芷五斤 紫厚朴 陈皮 甘草 苍术 天南星各二斤 以上共为咀片,晒极干燥,用大驴磨连磨三次,方用密绢罗厨筛出,瓷器收贮,勿令泄气。凡遇红赤肿痛,发热未成脓者,及夏月火令时,俱用茶汤同蜜调敷。如微热微肿及大疮已成,欲作脓者,俱用茶汤同蜜调敷;如漫肿无头,皮色不变,湿痰流毒、附骨痈疽、鹤膝风等病,俱用葱酒煎调;如风热恶毒所生患,必皮肤亢热,红色光亮,形状游走不定者,俱用蜜水调敷;如天泡、火丹、赤游丹、黄水漆疮、恶血攻注等症,俱用大蓝根叶捣汁调敷,加蜜亦可;汤泼火烧,皮肤破烂,麻油调敷。具此诸引理取寒热温凉制之。又在临用之际,顺合天时,洞窥病势,使引为当也。方歌:如意金黄散大黄,姜黄黄柏芷陈苍,南星厚朴天花粉,敷之百肿自当安。

五福化毒丹 玄参 桔梗 赤苓各二两 人参三钱 黄连 龙胆草 青黛 牙硝各一两 甘草五钱 冰片五分 朱砂三钱 金箔二十张,为衣 上为末,炼蜜丸芡实大,每服一丸,薄荷灯心汤化服。及疮疹后余毒上攻,口齿涎血臭秽,以生地黄汁化下,如无地黄,竹叶灯心汤亦可用。方歌:五福化毒丹连桔,青黛人参赤茯苓,玄参胆草牙硝片,甘草朱砂金箔呈。

(十二)明·张景岳《景岳全书》

【临证辨治】

人身忽经变赤,状如涂丹,谓之丹毒。此风热恶毒所为,自与时毒不同。盖时毒者,感四时不正之气,初发状如伤寒,五七日之间,乃能杀人;若至十日之外,则不治自愈也。治宜辨之,先诊其脉,凡滑、数、浮、洪、沉、紧、弦、涩,皆其候也。但浮数者,邪在表也;沉涩者,邪气深也。察其毒之甚者,急服化毒丹以攻之;实热便秘者,大黄汤下之;其有表证者,犀角升麻汤以发之;或年高气郁者,五香连翘汤主之。又于鼻内搐通气散,取十余嚏作效。若搐药不嚏者,不可治之;如嚏出脓血者,治之必愈。凡左右看病之人,日日用搐药嚏之,必不传染,切须记之。其病人每日用嚏药三五次以泄热毒,此治时证之良法也。凡经三四日不解者,不可太下,尤宜和解之,以犀角散、芩连消毒饮,甚者连翘汤之类。至七八日,大小便通利而头面肿起高赤者,可服托里散、托里黄芪汤。如肿甚者,宜砭患处出恶血,以泄其毒气。此病若五日以前,精神昏乱,咽喉闭塞,语言不出,头面赤肿,食不知者,必死之候,治之无功矣。然而此疾有阴有阳,有可汗者,有可下者。尝见粗工,但云热毒,只用寒药,殊不知病有微甚,治有逆从,不可不审矣。

立斋曰:凡小儿丹毒,遍身俱赤,不从砭治,以致毒气入腹则不救。盖此证乃恶毒热血蕴蓄于命门,遇相火而合起也。如霞片者,须砭去恶血为善;如肿起赤色,游走不定者,宜先以生麻油涂患处,砭之以泄其毒;凡从四肢起入腹者不治。虽云丹有数种,治有数法,无如砭之为善。常见患稍重者,不用砭法俱不救。

【医案选粹】

一男子患丹毒,燉痛便秘,脉数而实,服防风通圣散不应,令砭患处,去恶血,仍用前药而愈。一小儿腿患丹如霞,游走不定,先以麻油涂患处,砭出恶血,毒即渐散,更以神功托里散一剂而安。一小儿患丹毒,外势虽轻,内则大便不利,此患在脏也,服大连翘饮,敷神功散而瘥。一小儿遍身皆赤,砭之,投解毒药而愈。尝治小儿丹毒,便秘或烦躁者,服五福化毒丹亦效。

(十三)明·吴有性《温疫论》

【疾病概述】

杂气为病最多,然举世皆误认为六气。假如误认为风者,如大麻风、鹤膝风、痛风、历节风、老人中风、肠风、历风之类,概用风药,未尝一效,实非风也,皆杂气为病耳。至又误认为火者,如疔疮发背,痈疽流注,流火丹毒,与夫发斑痘疹之类,以为痛痒疮疡皆属心火,投芩、连、栀、柏,未尝一效,实非火也,亦杂气之所为耳。

(十四)清·祁坤《外科大成》

1. 丹毒

【临证辨治】

丹毒者,为肌表忽然变赤如丹涂之状也。经曰:少阴司天,客胜则丹疹外发,及为丹熛。然二症亦有红白、干湿、痒痛之殊,故用药则分表里补泻之异。如色赤而干,发热作痛者,为丹毒,属肝心之火,宜化斑解毒汤;色白而湿烂,流黄水,痒痛不时者,为风丹,属脾肺湿热,宜除湿胃苓汤;痒而搔之起块,成饼成片,皮色不变者,为冷瘼。故天阴则剧,风中亦剧,晴暖则减,身暖则瘥,由风邪外袭,热郁于肌肤也,宜藿香正气散发之,外以枳壳煎汤浴之,忌用风药。

再如丹毒,由胃气虚极致令虚火游行于外者,又宜补以降之,用人参五钱,当归、白术各一钱五分,水煎服之。

又如女子十五岁而经脉未通者,多发丹疹,此由血有风热乘之也,治宜凉血,虚则补之,慎投风药。

【内服治疗】

化斑解毒汤　治二焦风热上攻,致生火丹,延及遍身而作痒痛。玄参　知母　石膏　黄连　牛蒡子　人中黄　升麻　连翘各一钱　甘草五分　水二钟,淡竹叶二十片,煎八分服。

除湿胃苓汤　治脾肺湿热,致生火丹,作烂疼痛者。防风　苍术　白术　赤茯苓　陈皮　厚朴　猪苓　栀子　木通　泽泻　滑石各一钱　薄桂　甘草各三分　水二钟,灯心二十根,煎八分服。

藿香正气散　治冷瘼,由风寒外袭者。藿香　白术　白芷　桔梗　紫苏　陈皮　半夏　大腹

皮 茯苓 厚朴 甘草 水二钟,生姜三片,红枣二个,煎八分服。

【外用治疗】

芸薹菜方 治丹毒。芸薹菜子一两,黄酒一钟,和研,滤去渣,煎四五沸,温服之。一杵芸薹菜叶敷之,干者为末,水调敷之。

柏叶散 治丹毒痒痛,并效。侧柏炒黄 黄柏 大黄各五钱 赤豆三钱 蚯蚓粪韭菜田内者佳,五钱 轻粉三钱 为末,新汲水调敷。

一捣大蒜厚涂之,干则易之。

2.小儿丹毒

【临证辨治】

小儿赤游丹毒:丹者,受毒于未形之先,发病于有生之后,由胎养失宜所致。预辨之法,小儿无故眼生厚眵,或眼胞红晕,微有气喘,夜则烦啼,此欲发丹之候也,急服蓝根等药,潜消其毒。已有赤肿者,即用芸薹等类,外锉其锋,然必兼吮、砭、洗、贴等法治之,始获全效。

胎热丹毒:初发赤肿光亮,游走遍身者,由热毒之气极与血相抟而风乘之也,故又名之曰赤游风也。初宜升麻葛根汤表之,次用百解散、驱风散清之,甚者大连翘饮。如腹胀不乳,毒气入里也,紫雪散下之,外则吮之砭之,淋洗之,随用精猪肉片贴之,一时许,换药敷之,甚者日换二次,三日后身凉腹软,声清乳哺如常。砭处肉活者顺,反此者逆。丹起于腹背,流入于四肢者顺;起于四肢,流入于腹背阴囊者逆。

胎惊丹毒:初则面生水豆,根脚微红,出没无定,次至颈项丹赤如珠,再次延及胸乳间者,由孕母受惊传袭于儿胎也。先用四圣散洗目,内服之药照前胎热。如微有痰喘作搐者,少加解惊药。

食滞丹毒:初发赤晕,行而缓慢。非若胎热之暴速者,此由食滞所致,治宜先消其食,食滞消而丹仍作者,用药与胎热药同。

凡治风丹,宜解毒托里,令微通利,使元气内护而排外邪,慎用硝黄等大下之剂。若夫发散太过,则表虚热,赤不退者,补中益气汤,加防风、白芷;寒凉太过,则胃虚热,赤不退者,异功散加升麻、柴胡。或兼发搐者,四君子汤加升麻、当归、钩藤。如丹毒已解,发热作渴不食者,七味白术散。

丹毒之法,急令人用甘草煎浓汁漱口净,随患处遍吮之,使毒各聚一处,淋洗之,敷贴之,自效,甚者吮毕,随行砭法。如赤晕走彻遍身,难以悉砭者。令人吮胸背四肢等数处而砭之,令微出血以泻其毒,血红者轻,紫者重,黑者死,或出白汁如珠亮,如水晶手粘起丝者重,砭毕,随以药水淋洗之,用精猪肉薄片贴之,一时许换药敷之,甚者日换敷二次。

次日如肿未全消,再量行砭法,洗敷照前,第砭时不可刮尽其血,血尽则出黄水矣。若身弱者有不测之变,盖为血去而气不能独居也。又儿生百日之内,不可砭之。以其肌肉不能任也。如患在头,令儿倒卧,头要低些,用铍针自下而上,偏针挑之出血,令毒从顶出,不行砭法,敷药同前。丹名虽多,其源则一,总以右法施之,自验。

【内服治疗】

升麻葛根汤　治丹毒面红,发热气急,啼叫惊搐等症。升麻　葛根　白芍　柴胡　黄芩栀子各一钱　木通　甘草各五分　用水二钟,煎一钟,母子同服。

百解散　治一切丹毒。升麻　葛根　赤芍　黄芩　连翘　麻黄　薄荷　半夏　荆芥　金银花甘草　水煎,母子同服。

驱风散　治紫赤丹毒,及诸疮咽喉肿痛,并伤风发热烦躁,鼻塞气喘,痰嗽惊风等症。金银花三钱　牛蒡子炒　防风　荆芥　当归　川芎　白芍　黄芩　连翘各八分　木通　甘草各四分,甚,加大黄;丹毒,加麻仁炒研　水二钟,煎八分,母子同服。

大连翘饮　丹毒发,痰涎壅盛一切诸疮痧疹颈项生核,或伤风伤寒,时行发热等症。连翘　牛蒡子　防风　荆芥穗　黄芩　柴胡　栀子　蝉蜕　当归　赤芍　石膏　滑石　木通　瞿麦车前子　甘草等分　用灯草二十根,水煎,母子同服。

紫雪散　药物组成同《外科正宗》。

【外用治疗】

砭法:扁鹊云:"病在血脉,治宜砭石。此举《素问》血实者决之也,非只丹毒及红丝疗走散,但见红肿色游走不定者,或时毒瘀血壅盛等症,并宜砭之,忌其太深。《内经》所谓刺皮无伤肉也。法用细瓷器击碎,取有锋芒者一块,用箸一根,劈开头,夹之缚之,用二指轻捻箸梢,以瓷锋对患处悬寸许,再用重箸一根,频击箸头,令毒血遇刺皆出。如丹毒敷贴,见小儿赤游丹毒门参考。至次日肿未全消,再量行砭之,以肿消红散为率。"

四圣散　治胎受热毒,两目不开,及丹毒眼胞红晕。黄连　秦皮　木贼　灯心　枣子等分咀片　每用二三钱,水一盏,煎七分,澄清去渣,不时洗目。

淋洗丹毒等方:丹毒赤晕渐开,或晕有碎疮者,用甘草两许,水一大钟,煎半钟,待温,令乳母满口含漱,徐徐吐淋病处,以手掌并指揩洗之,勿犯指甲。仍与小儿些须饮之,只一次,则晕不开大矣,良久再淋,三淋必瘥。一用柳叶或桑白皮,每取一升,用水一斗,煎三升,于避风处淋洗之,日五七次。

敷丹毒类方:芸薹菜子研末,酒调,澄清饮之,渣涂之。或轻粉末杵芫荽汁调稀,鹅翎蘸扫患处,须臾,赤色变白,或生,或自破,而愈,或景天草杵汁,加陈醋涂之。或紫檀香一块,水磨汁涂之。

丹流入腹者,杵马齿苋汁饮之,渣敷。

丹流入阴,赤肿出血者 牛膝一两 生甘草五钱 水一钟,煎五分,加鸡子清调伏龙肝末涂之。(伏龙肝即灶心烧红之土也)

(十五)清·王洪绪《外科证治全生集》

【外用治疗】

流火治法:生小腿,红肿热痛,不溃不烂。世之医家,惟以刀镰血出,或以鳝鱼血涂,总无痊愈之日,时常发作,复镰复涂而已。须以矿灰化于缸水内,次日水面上定结一层如薄冰者,取起,以桐油对调腻厚,每日拂上三次,三四日痊愈。后不复发。医时忌食猪肉。

赤游治法:初生幼孩,因胎中受毒,腿上患色红肿成片身热,名曰赤游。游者,游走也,游走遍身而死。取哺退鸡子内臭水,拂上一二次痊愈。

(十六)清·吴谦《医宗金鉴》

1.丹毒发

【临证辨治】

丹毒发如汤火伤,细瘤赤晕渴非常,丹石刚剂致此证,红活者生紫黯亡。(注:此证生于背,形如汤火所伤,细瘤无数,赤晕延开,发时其渴非常,由素服丹石刚剂所致。初服黄连消毒饮,兼国老膏服之。外用牛肉薄片贴之。其色红活鲜润,神清者生;若紫黯神昏,更兼脉躁、膨胀、呕哕者亡)

【内服治疗】

黄连消毒饮 苏木二分 甘草三分 陈皮二分 桔梗五分 黄芩五分 黄柏五分 人参三分 藁本五分 防己五分 知母四分 羌活一分 独活四分 连翘四分 黄连一钱 生地黄四分 黄芪二钱 泽泻二分 当归尾四分 水煎,食远温服。方歌:黄连消毒清毒火,诸般火证服最良,苏木甘草陈皮桔,芩柏人参藁二防,知母羌活独活等,连翘黄连生地黄,黄芪泽泻当归尾,服后最忌饮寒凉。

国老膏 甘草二斤,大者 捶碎,河水浸一宿,揉令浆汁浓,去尽筋渣,再用绢滤过;银器内慢火熬成膏,用瓷罐收贮。每服三钱,无灰温酒调下,或白滚水亦可。方歌:国老膏解丹石毒,诸疮用此肿即消,甘草二斤河水泡,取汁熬膏温酒调。

2.内发丹毒

【临证辨治】

丹毒肝脾热极生,肋上腰胯赤霞形,急宜砭出紫黑血,呕哕昏胀毒内攻。(注:此证由肝、脾二经,热极生风所致,生于肋骨,延及腰胯,色赤如霞,游步如云,痛如火燎。急向赤肿周围,砭出紫黑血,以瘦牛肉片贴之(羊肉片亦可),其毒即可减半。初服双解贵金丸汗之,次服化斑解毒汤,投方应病者顺;若呕哕昏溃,胸腹膜胀,遍身青紫者,则为毒气内攻

属逆）

【内服治疗】

化斑解毒汤　升麻　石膏　连翘去心　牛蒡子炒,研　人中黄　黄连　知母　黑参各一钱　竹叶二十片　水一钟,煎八分服。方歌:化斑解毒热生风,致发丹毒云片红,升膏翘蒡中黄等,黄连知母黑参同。

双解贵金丸　此方治背疽诸毒初起,木闷坚硬,便秘,脉沉实者,悉效,随证加药,服法列后。生大黄一斤　白芷十两　上二味为末,水丸。每服三五钱,五更时用连须葱大者三根,黄酒一碗,煮葱烂,取酒送药。服毕盖卧出汗,过三二时,俟大便行·二次立效。此宣通攻利之剂也。济之以葱、酒,力能发汗,故云双解,弱者顾用中剂,行后以四君子汤补之。老人虚人,每服一钱,用人参加生姜煎汤送下,过一时,再一服。得睡,上半身得汗则已。方歌:双解贵金治诸毒,肿疡初起木硬坚,大黄白芷为丸服,葱酒煎送汗下痊。

3.丹毒

【临证辨治】

丹毒名多云片形,风火湿寒肉分凝,胸腹四肢分顺逆,清火消风砭敷灵。

孙真人云,丹毒一名天火,肉中忽有赤色,如丹涂之状,其大如掌,甚者遍身,有痒有痛,而无定处。丹名虽多,其理则一也。形如鸡冠,名鸡冠丹;若皮涩起如麻豆粒者,名茱萸丹;亦有水丹,遍身起疱,遇水湿抟之,透露黄色,恍如有水在皮中,此虽小疾,能令人死,须当速治,不可忽也。色赤者,诸书谓之赤游丹;色白者,为水丹,小儿多生之。但有干、湿、痒、痛之殊,有夹湿、夹风、夹寒之别。诸丹总属心火、三焦风邪而成。如色赤而干,发热作痒,形如云片者,即名赤游丹,属血分有火而受风也。毒盛者,服蓝叶散;毒轻者,宜导赤汤加薄荷叶、独活服之。如初起白斑,渐透黄色,光亮胀坠,破流黄水,湿烂多痛者,名水丹,又名风丹。多生腿膝,属脾肺有热而夹湿也,宜防己散主之。亦有起白斑,无热无痛,游走不定者,由火毒未发,肌肤外受寒郁,名为冷瘼,宜服乌药顺气散,外用姜擦。凡丹形初见,即用牛、羊精肉片贴之,甚则用砭法,令出紫血;色重不散者,以柏叶散敷之。芸薹叶研末,靛青调敷甚效。诸丹本于火邪,其势暴速,自胸腹走于四肢者顺;从四肢攻于胸腹者逆。

【内服治疗】

蓝叶散　蓝叶晒干　川芎　赤芍　知母　生地　白芷　川升麻　柴胡　葛根　杏仁炒,去皮、尖　甘草各一钱　石膏煅　栀子仁各五分　共捣粗末,每用八钱,新汲水二钟,煎八分,去渣服。热甚,加黄芩、元参。方歌:蓝叶散却赤游丹,皆因血热风邪缠,芎芍知膏生地芷,升麻柴葛杏栀甘。

防己散 防己三两 朴硝一两 犀角镑 川芎 黄芩 黄芪 川升麻各一钱 共捣粗末,每用五钱,加竹叶三十片,新汲水二钟,煎八分服。方歌:防己丹毒始白斑,渐黄亮痛湿热原,朴硝犀角芎芩共,芪与升麻竹叶煎。

乌药顺气散 乌药 橘红各二钱 枳壳麸炒 白芷 桔梗 防风 僵蚕炒 独活 川芎各一钱 甘草。方歌:乌药顺气枳橘红,芷桔风僵独草芎,冷瘰游行无热痛,因毒未发受寒风。

导赤散 木通 生地各二钱 甘草一钱,生 竹叶二十片 水一钟,煎半钟,温服。方歌:导赤汤医口糜证,脾湿化热熏胃成,木通生地生甘草,竹叶煎服热自平。

【外用治疗】

柏叶散 药物组成见《外科大成》。

4.赤游丹毒

【临证辨治】

胎毒初患赤游丹,腹肢先后内外参,内服外贴兼砭血,红轻紫重黑难痊。(注:小儿赤游丹之证,皆由胎毒所致。欲发之时,先身热,啼叫,惊搐不宁,次生红晕,由小渐大,其色如丹,游走无定,起于背腹,流散四肢者顺;起于四肢,流入胸腹者逆。或初生之后,外用热水洗浴,兼以火烘衣物,触动内毒,遂成此证。治之者,先宜砭出恶血,看血色红者轻,紫者重,黑者死。次宜牛、羊肉片,遍贴红晕处,微干再易,俟肉片不干,换如意金黄散,用蓝靛清汁调敷,内初服大连翘饮,次服消毒犀角饮。大便秘结,加生大黄三五分,若烦躁、唇焦、面赤者,宜服五福化毒丹;若失治,毒气入里,腹胀坚硬,声音雌哑,吮乳不下咽者,宜服紫雪散下之。一二日间,身轻腹软,热退身凉,砭处肉活,乳哺如常者生,反此者不治)

【内服治疗】

大连翘饮 连翘去心 当归 赤芍 防风 木通 滑石水飞 牛蒡子炒,研 蝉蜕去足、翅 瞿麦 石膏煅 荆芥 甘草生 柴胡 黄芩 栀子生,研 车前子各五分 水二钟,灯心二十根,煎八分,子与乳母同服。方歌:大连翘饮赤游丹,归芍防通滑旁蝉,瞿麦石膏荆芥草,柴芩栀子共车前。

消毒犀角饮 犀角镑 防风各一钱 甘草生,五分 黄连生,三分 水二钟,灯心二十根,煎四分,徐徐服之。方歌:消毒犀角饮黄连,防风甘草共和煎,赤游丹毒啼惊搐,气粗身热服之安。

五福化毒丹 黑参 赤茯苓 桔梗各二两 牙硝 青黛 黄连 龙胆草各一两 甘草生,五钱 人参 朱砂各三钱 冰片五分 共研细末,炼蜜为丸,如芡实大,金箔为衣,每服一丸,薄荷、灯心煎汤化服。方歌:五福化毒清热速,疮瘤丹毒服即除,参苓桔草硝冰黛,黄连胆草黑参朱。

紫雪散　犀角镑　羚羊角镑　石膏　寒水石　升麻各一两　元参二两　甘草生，八钱　沉香锉　木香各五钱，锉　水五碗，煎药剩汤一碗，将滓用绢滤去，将汤再煎滚，投提净朴硝三两六钱，文火慢煎，水气将尽，欲凝结之时，倾入碗内，下朱砂　冰片各三钱，金箔一百张，各预研细和匀，将药碗安入凉水盆中，候冷凝如雪为度。大人每用一钱，小儿二分，十岁者五分，徐徐咽之即效。或用淡竹叶、灯心煎汤，化服亦可。咽喉肿痛等证，吹之亦效。

【外用治疗】

如意金黄散　此散治痈疽发背，诸般疔肿，跌扑损伤，湿痰流毒，大头时肿，漆疮火丹，风热天泡，肌肤赤肿，干湿脚气，妇女乳痈，小儿丹毒，凡一切诸股顽恶热疮，无不应效，诚疮科之要药也。

南星　陈皮　苍术各二斤　黄柏五斤　姜黄五斤　甘草二斤　白芷五斤　上白天花粉十斤　厚朴二斤　大黄五斤　上十味共为咀片，晒干，磨三次，用细绢罗筛，贮瓷罐，勿泄气。凡遇红赤肿痛，发热未成脓者，及夏月时，俱用茶清同蜜调敷，如欲作脓者，用葱汤同蜜调敷。如漫肿无头，皮色不变，湿痰流毒，附骨痈疽，鹤膝风等证，但用葱、酒煎调敷。如风热所生，皮肤亢热色亮，游走不定，但用蜜水调敷，如天疱火丹、赤游丹、黄水漆疮、恶血攻注等证，俱用大蓝根叶捣汁调敷，加蜜亦可。汤泼火烧，皮肤破烂，麻油调敷，以上诸引调法，乃别寒热温凉之治法也。方歌：如意金黄敷阳毒，止痛消肿实良方，南陈苍柏姜黄草，白芷天花朴大黄。

5.胎惊丹毒

【临证辨治】

胎惊丹毒面初生，形如水痘根微红，时出时隐延颈项，继发丹毒赤游同。（注：此证因孕母受惊，传袭子胎。婴儿初生之后，周岁以上，忽两眼胞红晕，面色青黯，烦热夜啼，或面如胭脂，此属伏热在内，散发于面，状如水痘，根脚微红，时出时隐，延及颈项，继发丹毒。初用四圣散洗目，其形色顺逆，治法皆同赤游丹。若此患延及胸乳，痰喘抽搐，此属火毒攻里，防变惊风，宜服百解散、五和汤救之）

【内服治疗】

百解散　干葛二两五钱　升麻　赤芍各二两　甘草生，一两五钱　黄芩一两　麻黄炙，七钱五分　肉桂拣薄者，刮去粗皮，二钱五分　共研粗末，每服二钱，水一钟，姜二片，葱一根，煎七分，不拘时温服。方歌：百解惊丹毒内攻，煎服不致变惊风，干葛麻黄芩桂草，升麻赤芍共姜葱。

五和汤　大黄　枳壳麸炒　甘草炙，各七钱五分　赤茯苓　当归酒洗、各五钱　共研粗末，每服二钱，水一钟，煎七分，不拘时服。方歌：五和甘草并当归，赤苓枳壳大黄随，惊丹延乳添抽搐,煎服火毒即刻推。

【外用治疗】

四圣散 木贼 秦皮 红枣子 灯心 黄连各五钱 共研粗末,每用二钱,水一钟,煎七分,去渣,频洗两目。方歌:四圣散治热毒侵,木贼秦皮枣灯心,再入黄连研粗末,煎汤去渣洗目。

6.滞热丹毒

【临证辨治】

滞热丹毒赤游形,伤乳多食滞热生,较之赤游走缓慢,先宜消食次宜清。(注:此证初发,形若赤游丹,较之赤游丹游走缓慢。因婴儿乳食过多,不能运化,蕴热于内,达于肌表而生。发热面赤,口酸,舌有黄苔,宜服保和丸,先消食滞。若唇焦便秘者,宜一捻金服之,丹毒仍作者,宜犀角散服之。其余治法,俱按赤游丹)

【内服治疗】

保和丸 白茯苓 半夏制 山楂肉 神曲炒,各一两 陈皮 萝卜子炒 连翘去心,各五钱 上研细末,粥丸如梧桐子大,每服三十丸,白滚水化下。方歌:保和丸用茯苓夏,陈皮萝卜子山楂,神曲连翘丸水服,能消乳积效堪嘉。

一捻金 人参 大黄 黑丑 白丑 槟榔各等分 共为细末,每服一字,蜜水调下。方歌:一捻金医食火积,唇焦便秘服通利,大黄黑白丑人参,核榔为末须加蜜。

犀角散 犀角屑 升麻 防己 山栀 朴硝 黄芩 黄蓍各一钱 牛黄五分 上为细末,每服五分,竹叶煎汤调下,量儿加减用之。方歌:犀角散消丹毒赤,升麻防己共山栀,硝芩黄芪牛黄末,竹叶汤调服无时。

(十七)清·顾世澄《疡医大全》

1.流火

【疾病概述】

凡腿上或头面红赤肿热,流散无定,以碱水扫上旋起白霜者,此流火也。两脚红肿光亮,其热如火者是。

骆潜庵曰:腿脚红肿名火延丹。

【内服治疗】

流火 当归 生地 防己 川牛膝 知母各三钱 生姜汁半杯,水煎,临晚服,服后再吃晚饭。不可过饱,一剂自好。

流火 苏薄荷 黄柏 猪苓 赤芍 木瓜 甘草 陈皮 川芎 苍术 川牛膝 羌活 薏苡仁 天花粉 葱姜引服一二剂,加当归、泽泻、木通,引换姜枣自愈。

【外用治疗】

流火门主方:贴骨火 天茄子捣烂,醋调敷之。

诸般火:黄柏 草乌各等分,研细末,用水口中漱过吐出调药,鹅毛扫数次。

脚下火:煤炭研细,陈醋调敷。

流火《卫生备要》:野辣芥子五钱,研细醋调敷。

脚上流火:广煤用红糖醋磨敷。

敷流火:雄黄 百草霜 食盐各等分 蚯蚓粪块 煤炭加倍 醋调敷。

流火:马前子水磨浓汁,鸡翎扫红肿上,一日五七次,其疼即止,红自退,两三日肿全消。

流火腿脚通红:用炭三斤烧红,以水一盆,将红炭淬入水内,其水必热,将红处洗之,即消。

流火脚气:取活大蛤蟆肚子合足底,以绢帛缚好,看蛤蟆眼睛红即解下放去,另换一个再缚之,自愈。

火延丹:白海蜇皮洗净拭干,包扎肿处一伏时,揭开看,如蜇皮黄枯,即另换一张包裹,如此者三四张,即能消散矣。

2.赤游丹

【病因病机】

《内经》载:"运气丹皆属火。"

《内经》曰:"少阳司天,客胜则丹疹外发,及为丹是也。"《圣惠》云:"夫一切丹毒者,为人身体忽然变赤如丹之状,故谓之丹毒也。或发手足,或发腹上如手大,皆风热恶毒所为,重者亦有疽之类也。若不急治,则痛不可忍;久则坏烂,出脓血数升。若发于节间,便令人四肢毒肿,入于腹则杀人,小儿得之最为急也。"

戴复庵曰:"发丹色状不一,痒痛亦异,大概因血热肌虚,气邪所搏而发。然色赤者多,以赤故谓之丹,有发而色白,谓之冷瘼。此病多缘肌肉疏为风邪所袭而成。风热则赤,风冷则白,今人但呼赤为丹,白为瘼,古方亦名为瘾疹,非特分寒热,亦兼备四气。近世方论呼白为婆瘼,赤为血风。"

朱丹溪曰:"内伤癍者,胃气极虚,一身如火游外所致,宜补以降之。"

刘涓子《鬼遗方》云:"丹者恶毒之疮,五色无痛为丹毒,痒者为风丹。"

【临证辨治】

陈实功曰:"赤游丹又名火丹,乃心火妄动,三焦风热乘之,故发于肌肤之表。有干湿之不同,红白之各异。干者色红形如云片,上起风粟作痒发热,此属心肝二经之火,治以凉心泻肝,化斑解毒汤主之。湿者色多黄白,大小不等,流水作烂多痛,此属脾肺二经湿热,宜清肺泻脾,除湿胃苓汤主之。腰胁生之,肝火妄动,又名缠腰丹,柴胡清肝汤主之。

甚者急以细磁锋砭血,精猪肉片贴之。"

许学士曰:"飞灶丹从头顶红肿光起,宜葱白自然汁调白芨末涂。吉灶丹乃膀胱经风热,从头上向脑后红肿,宜赤小豆紫荆皮末,用鸡子清或酒调涂。鬼火丹乃手足阳明经风热,从面上起红肿,宜蜜调制柏散或鸡子清调伏龙肝末涂之。天火丹乃肾经中热毒,膀胱风热,从脊背起赤肿,宜一二年陈羊油熔化,调羌活末涂之。天灶丹从两臂赤肿少黄色,或一臂,乃手阳明风热,宜柳枝烧灰,水调涂之,或冲和膏涂。水激丹两胁虚肿红热,乃足少阳胆经风热,宜有孕母猪屎烧灰,蜡水涂之。胡吹丹从脐上起黄肿者,是任脉中热与湿,宜醋调槟榔末涂,或酒调冲和膏涂。野火丹从两腿上起赤肿如火烧,乃足阳明经中风热,宜羊油调乳香末,或捣火丹草和醋涂,或水调白芨末涂之。烟火丹从两足背上起赤肿痛,乃足三阳经风热,亦有足底心起,是足少阴肾经大热,宜香油调猪石槽下土涂之,或蜜调制柏散涂。胡漏丹从阴上起,或黄肿赤肿,乃足厥阴肝经虚火发于外。宜羊油调屋漏土涂之,或调制柏散醋涂。"又曰:"此俱小儿受胎内之毒,如三日不治,攻入肠胃必死。又曰:凡小儿未满百日发丹,不拘是何丹,必死。"

窦汉卿曰:"游丹发于头者何以治之,必须将患儿眠在床上,以脚跟一头加砖一二块,以坠毒气于头,再用磁锋砭之,使毒气毒血皆从头顶而出,若乳母抱立在身砭之,则毒气顺下,遂壅咽喉,必难生矣。近观同道之友,颠倒砭之,不行其手法以害诸儿,故不辞琐琐,又申明之。又曰:凡丹入于腹中,饱闷脐凸,体若燔炭者死。"又曰:"内丹从胁下至腰下肿,发赤色至腰则死。"

申斗垣曰:"内丹言赤色如涂朱,映于肉里,故名内丹,似板而微肿。如发于渊腋京门等穴,或右或左,皆少阳胆经,一二日者可治;如连腰脐青紫及大痛,或大小便不通,皆不可治,死之必矣。"又曰:"夹豆丹者赤也,如涂赤朱于皮肤之上,乃热毒蕴蓄恶血,命门相火合而发起,与痘相兼而生。如霞片浮而薄者易治;浓而紫者难痊。当顺天时,若暑热以通圣辛凉之剂解之,严寒以升麻葛根辛温之剂解之。痘疮既发,正合其宜,又有失于调护,受风热则血沸腾,感寒冷则血凝泣,亦可用涂敷之法于外。"又曰:"丹从腹往四肢者生,从四肢入腹者无救。"

窦汉卿曰:"赤丹急用磁锋砭去紫血,自下而上,则毒血流上,不可逆砭,急用乳香末鸡子清调匀涂砭处,时以芭蕉根汁涂之。"又曰:又有一种烂皮火丹,用莲蓬、面粉、伏龙肝、黄柏末和匀干掺。"

李东垣曰:"丹毒者,谓人身忽然赤如涂丹之状,故谓之丹毒。世俗有云赤瘤,或因有疮误而相触,四畔焮赤,谓之疮瘤。凡丹毒之疾,皆游走不定,状如云气者是也。小儿得之,最忌百日之内,谓之胎瘤。以其气血嫩弱,脏腑柔脆,难任镰针,所以忌也。"

　　冯鲁瞻曰："赤紫丹瘤皆心火内郁而发,赤如丹砂,故名曰丹。因热毒客于皮肤,搏于气血而风乘之,阴滞于阳则发丹毒。热极生风,片刻之间,游走遍体,虚热则痒,实热则痛。自腹而达于四肢者易治。自四肢而归于腹者难疗。书虽有五色之分,十丹之异,总不出血热而属于心,心火内炽,客风外乘,风胜则树木皆摇,故令游走殊速。名为丹者。以心应火而色赤也。色红者生,白者气虚挟痰,紫者毒盛,色青如苔者死。赤者名赤游丹,热毒感之深也。其状赤肿,片片如胭脂涂染,或发于手足,或发于头面胸背,令儿躁闷腹胀,其热如火,痛不可忍,游走遍体,流行甚速,须急治之;若一入腹入肾,即不可救。白者名曰白游风,感风湿之轻证也。其候流块作痒,壮热憎寒,鼻塞脑闷,咳嗽吐逆。其治之法,赤者清凉解毒,甚则砭去恶血,以药涂之,白者不过疏散渗湿而已。火灼疮者,先天之热毒也,火走空窍,故必于口鼻眼目,阴囊粪门之处红点如癣,渐成红泡,逾日而穿,赤色无皮,如汤火炙之状,痛苦殊甚,睡卧不安,一二日间周身能腐;若至囟门肿气,阴毒肿亮者不治。及一切丹毒入脏,脐突出浆,面颊紫浮,噎气不乳,手足拳禁,大小便绝,胸背血点,舌生黑疮,心胸紫肿者,皆为不治。然小儿脏腑娇嫩,凡一切丹毒,必先内服解毒,方可外敷。盖毒易入难出,肌肉受伤其害轻,脏腑受伤其害速耳。"

　　钱青抡曰："天火丹从背上起赤点疤,桑白皮为末,羊脂调涂。水激丹从两胁虚肿起,生铁锉末,猪粪调涂之。缠腰丹腰生一红蕾,两边生红筋,缠至脐必死,金墨磨浓和雄黄末涂之。冷丹白色块者,用姜皮一撮煎汤洗之。热丹红色块者,紫背浮萍煎汤洗之。丹瘤或生颏下如樱桃,突出色赤而光者是也。宜以绵羊脑子同朴硝研烂贴患处,立效。丹疹遍身红点如洒朱者是也。用防己半两,朴硝、犀角、黄芩、黄芪、升麻各一钱,加竹沥煎服,即愈。火丹遍身红肿是也。用当归、赤芍、甘草、大黄各等分,每服三钱,水半盏,煎三四分,食后服,亦效。火丹发于足踝者,用芸薹菜捣敷,随手即消。赤游风丹忽然肿痒,流行不止一处者是也,此证至急,救迟则死。用雄黄、五倍子各等分为末,醋调涂之,或用无名异为末,葱汁调涂立消,或用铁锈水涂之即消,或用新生荷叶捣烂入盐少许,涂之即消。"

【内服治疗】

　　升麻葛根汤　治丹毒身体发热,面红气急,啼叫惊搐等证。升麻　葛根　白芍　柴胡　黄芩　黑山栀各一钱　木通　甘草各五分　水煎,不拘时母子同服。

　　大连翘饮　药物组成同《外科正宗》。

　　消毒犀牛饮　小儿丹毒,身热气粗,啼叫惊搐不宁等证。犀角　防风各一钱　甘草五分　川黄连三分　灯心二十根同煎,徐徐服之。

　　紫雪散　治小儿赤游丹毒,甚者毒气入里,肚腹膨胀,气急不乳,即宜此药救之。又治

伤寒热躁发狂及外科一切蓄毒在内,烦躁口干,恍惚不宁等证。(药物组成同《医宗金鉴》)

荆防散 赤丹游走。荆芥 牡丹皮 防风 金银花 牛蒡子炒杵 橘红 生甘草 羌活 连翘 天花粉 元参 赤芍药各等分 水煎服。

化斑解毒汤 治三焦风热上攻,致生火丹,延及遍身痒痛者。元参 人中黄 知母 生甘草 石膏 牛蒡子 升麻 川黄连 连翘各等分 淡竹叶二十片 水煎,不拘时服。

犀角解毒饮 治赤游丹红肿游走遍体,壮热不安。防风 荆芥穗 黄芩各一钱 犀角磅 甘草各五分 牛蒡子微炒,四钱 水煎频服,神效。

【外用治疗】

搽药方:石膏 密陀僧 雄黄 生大黄各等分 研细,芭蕉根汁调敷。

又方:腊月羊油熬搓,并治冻坼。

又方:浮萍草捣汁搓。

又方:芭蕉根捣汁搓。

又方:鼠粘根捣汁搓。

绿袍散 绿豆五钱 生大黄二两 生薄荷捣汁,入蜜调涂。

柏叶散 治三焦火甚,致生火丹,作痛作痒,延及遍身。(药物组成同《外科大成》)

当归膏 赤游丹、鹅掌风。当归 生地黄各一两 木鳖子去壳 大枫子去壳 麻黄 防风 玄参 紫草 黄柏各五钱 用麻油半斤,同药熬枯滤去渣。再将油复入净锅内熬至滴水成珠,再下黄蜡二两,试水中不散为度。候稍冷倾入盖碗内,坐水中出火毒,三日听用。

奇方:灶马(即俗呼樟木虫)在灶内寻出活的去头,以白浆擦赤游丹上,不过数次即愈。

小儿赤游丹胎毒:千脚泥一两,晒干或烘 加珍珠三分同研细,菜油调敷肿处。

又方:穿山甲炒炙 血余碳即头发灰,各等分 研末。每服五分,轻者三分,黑糖拌滚汤调下。

又方:芝麻炒研 油调敷,大人小儿火丹俱神效。

火丹遍身生遍形如水泡者单方:用小儿胞衣瓶内水,将鸡毛扫上,随手即愈。

又方:灶心土不拘多少,鸡子清调敷。

又方:船底青苔为末,鸡子清调敷。

丹瘤《修真秘旨》:蓖麻子五粒去皮,研入面一匙,水调涂甚效。

(十八)清·高秉钧《疡科心得集》

【临证辨治】

赤游丹者,乃心火内郁,三焦风热乘之,故发于肌肤之表,风胜则树木皆摇,故令游走殊速。名之丹者,以应心火而色赤也,形如云片,上起风粟,作痒而痛,或发于手足,或发于头面胸背,令儿躁闷腹胀,发热,游走遍体,流行甚速,须急治之。自腹而流于四肢者,易治;自四肢而归于腹者,难疗。治宜凉心泻肝,如龙胆泻肝汤、犀角地黄汤之类。又当顺天时,若暑热,以通圣辛凉之剂解之;严寒,以升麻、葛根辛温之剂解之。外宜用磁锋砭去紫血,以泄其毒,再用精肉片贴之;或用鸡子清调乳香末涂之亦可。又有色白者,名白游风,其候流块作痒,大小不等,津水作烂,此感风湿而发,治以疏散渗湿为主。

游火者,或头面,或腿上,红赤肿热,流散无定,以碱水扫上,旋起白霜者是也,其色光亮,其热如火。治宜疏风清火、凉血解毒,外用白海蜇皮洗净拭干,包扎患处一伏时,揭开看,如蜇皮黄枯,即另换一张包裹,如此三、四张,即消散矣。

(十九)清·吴尚先《理瀹骈文》

【疾病概述】

小儿丹毒,亦胎毒也,然大人亦有之。其症红肿痛痒,遍身皆有,游走无定,或初起白斑,渐透黄亮,搔破出水湿烂者,为水丹,又名风丹,多生腿膝,属脾肺有热而夹湿也。又,色赤而干,发热作痒,形如云片者,为赤游丹,属血分有火而受风也。又,遍起白泡,无热无痛,为冷瘼,即冷丹,由火毒未发,肌肤外受寒郁而致也。

【外用治疗】

丹毒入里,腹胀欲死,于毒气所走处,砭去恶血,以伏龙肝、鸡子清涂。

二、近现代名家对病因病机、证型、临证的认识

赵炳南以解毒清热汤(地丁、野菊花、蒲公英、大青叶、蚤休、丹皮、赤芍、板蓝根)治疗丹毒,发于颜面者加牛蒡子、薄荷、菊花,取其辛凉清上;发于下肢者加黄柏、猪苓、萆薢、牛膝以清利湿热,引药下行;缠绵不愈,反复发作者加路路通、鸡血藤、防己、黄柏以利湿解毒,活血通络。并强调治疗复发性丹毒急性期以清热解毒为主,急性期后加入活血透托药物、如用穿山甲、皂角刺、乳香、没药、紫草根、贝母、白芷、天花粉等。

朱仁康根据丹毒发于头面、腰肋、下肢、新生儿丹毒,以及丹毒毒邪内走的重笃变证归纳为以下证型论治:①风热化火型,散风清热解毒,普济消毒饮加减。②肝脾湿火型,清肝泻热利湿,柴胡清肝汤或化斑解毒汤加减。③湿热化火型,利湿清热解毒,五神汤合萆薢渗湿汤加减。④胎火胎毒型,凉营清热解毒,犀角地黄汤合黄连解毒汤加减。⑤毒邪内攻型,清营凉血解毒,清瘟败毒饮加减。

顾筱岩指出下肢丹毒病因特点为湿热下注和火毒阻络,二者互为因果,治疗时和营

活血与清热利湿需权衡兼顾,不能偏执一方。

房芝萱认为丹毒总的法则是清热解毒,活血利湿。房芝萱分水丹、湿丹、火丹论治丹毒。根据病情的不同,用药也各有所侧重。水丹多位于头面及下肢,乃脾胃积热夹湿,以致湿毒凝滞,而且水胜于湿。故在治疗时除清热解毒外,尚需运用利水药物。方用银花、蒲公英、连翘、黄芩、猪苓、云苓、大黄、生地、归尾、赤芍、红花、牛膝、生薏米、车前子。水疱较多而且药后不消者,选加泽泻、木瓜、土茯苓、六一散。其中配合活血药,不仅能够提高清热解毒药物的效能,同时还能增强利水药物的作用,发热不退者,选加丹皮、生栀子、薄荷、石斛。湿丹多位于腰胯及下肢,多因寒湿凝滞,逆于腠理,兼见气血两虚。治疗法则为温化寒湿,活血益气。方用麻黄、桂心、杏仁、黄芪、当归、云苓皮、赤芍、红花、冬瓜皮、猪苓、泽泻、苍白术、龙胆草、甘草、车前草。火丹发无定处,发病迅速,易于出现全身毒热证候。治疗的要点是清解诸经之火。方用银花、蒲公英、连翘、地丁、大黄、野菊花、当归、赤芍、红花、猪苓、陈皮、车前草、甘草。房芝萱认为丹毒复发的根本原因是治疗不彻底,内热重者,在恢复期可间断服用清热解毒之剂。反复发作形成大脚风者,治以温经通络、益气活血、健脾利湿,方用肉桂、桂枝、牛膝、桃仁、红花、鸡血藤、当归、赤芍、黄芪、党参、茯苓、白术、甘草。

戴裕光分期论治丹毒。他认为丹毒急性期以火毒论治,兼顾湿热;此时须以泻火解毒为首要之法,以防火毒蔓延,变生他证。临床上主要用犀角地黄汤、黄连解毒汤清解气血之热毒。表证兼见较为明显,则用普济消毒饮、牛蒡解肌汤等在清热解毒的基础上配合疏散卫分之温热。湿热多兼见,清热利湿为常配之法,选用甘露消毒丹利湿化浊、清热解毒,龙胆泻肝丸清肝胆实火、清下焦湿热,三妙丸清热燥湿,三仁汤清利湿热,宣畅气机等。缓解期以治痰为主;丹毒发病尽管以火毒为主要病邪,但气血不畅、经络不通也是导致邪气在肌表瘀滞的重要原因。治疗上均可以二陈汤为基础。对一些体质虚寒的丹毒患者,在急性期过后,很快表现出了其体质的倾向性,也有一些患者因前期过用寒凉而出现虚寒性的征象,此时应大胆使用温通经脉的方药,常以阳和汤为主方后期以补虚为主,重在肝肾之阴;该病以热毒为主要病邪,不论是单纯热毒还是夹痰或湿热,均有伤津耗液之弊。而且许多患者在初期均经历了数天甚至更长时间的高热,更加蒸炼津液。常用六味地黄丸、二至丸、南北沙参、桑椹子、桑寄生、何首乌、白芍、当归等调理。

张庚杨对于急性丹毒的治疗重视辨病邪之轻重。若患者以皮肤发红、疼痛为主,面肿胀不甚,多为火毒为重,而湿邪次之。火毒为阳邪,易于耗伤阴液,此时宜以清热利湿、凉血解毒为主,当用萆薢渗湿汤治疗。若患者以下肢肿胀为主,而皮肤不甚红,则应从湿论治,当以健脾利湿为要。并强调湿邪黏滞,往往贯穿于疾病的始终,应适当加入祛湿药,如茯苓、车前子等。慢性丹毒的治疗当以益气利湿、化瘀通脉为主,用黄芪、川芎、桃仁、红花、穿山甲等因丹毒患者多素体血热,故还应当配伍清热凉血之品,如赤芍、牡丹皮之类。热邪郁久多暗耗阴血,导致血虚致瘀,因此在生血补血药中加入当归可补血活血。慢性丹毒时重用虫类药如水蛭、壁虎、地龙、土鳖虫等以加强通络作用。

下肢丹毒是丹毒最为常见的一种,突出表现为游走性。赵永昌认为,丹毒不仅由热毒邪气瘀滞于经络皮肤之间,并有湿热阻滞,壅聚经络,尤其还因气血不畅、营气郁滞、邪毒入血而成重症,见高热、皮肤坏死等。而下肢丹毒主要是湿热毒邪相合;若反复发作不愈,致余邪留恋血分不去,久则热盛肉腐,故渐变紫黑,甚则破溃;病至晚期,瘀血不去,血化为水,不归水道,泛溢肌肤,可见局部水肿。急性期属湿热下注,兼血分有风热之毒,湿与热合,互相搏结,如油入面,清热则易寒凉助湿,利湿则易燥助火势,一旦血分热毒留恋不去,极易发展为慢性期。此时的关键在于鉴别湿重于热,或热重于湿,或湿热并重,或湿热化燥,同时考虑血分毒热之邪,宜凉血活血,兼疏散风热。主方选二妙丸,可加龙胆泻肝丸清下焦湿热。用药上强调大黄与牛膝的合用。

陈柏楠主张分期辨证论治,治疗总以清热利湿解毒、活血祛瘀为大法。认为急性活动期多以火毒为甚,而湿邪次之,因此应以清热解毒为主要治疗原则,重用清热解毒的药物,配合以活血、利湿药物;缓解期热毒大部分已解或已得到控制,以湿邪为主,故治疗上则偏重健脾利湿;慢性迁延期丹毒因火毒日久,易耗伤气血,而血虚至瘀,因此在治疗上应注重益气利湿、补血活血散瘀。此外,丹毒患者多素体血热,因此治疗上应增加清热凉血药物,如赤芍、牡丹皮之类。

另外,临床上常以一方为主辨证加减治疗丹毒。李玉姣以萆薢胜湿汤为主方辨证施治丹毒。主方:萆薢、牡丹皮、泽泻、牛膝、薏苡仁、黄柏、茯苓、甘草。急性期治以清热利湿、凉血解毒,主方基础上酌加连翘、白花蛇舌草、赤芍、川芎、当归;赤红较重者加生地黄;热重者加金银花、紫花地丁、败酱草;肿甚者加赤小豆;痛重者加鸡血藤、桃仁、红花。恢复肿胀期治以益气利湿、化瘀通脉,主方基础上酌加当归、川芎、红花、桃仁、丹参、地龙,疗效显著。解发良临床上将本病分为风热火炽型、肝经郁火型、湿热毒蕴型三型,以犀角地黄汤合五味消毒饮加减,其中风热火炽型加钩藤、升麻、薄荷;肝经郁火型配以柴胡、炒栀子、龙胆草;湿热毒蕴型加玄参、牛膝、苍术。孙英以清热解毒、凉血化瘀为原则用药,配以辨证加药治疗丹毒,主方金银花、赤芍、黄芩、连翘、荆芥、栀子、枳实、生地黄。风热火炽型加薄荷、黄连、升麻,肝经郁火型加柴胡、龙胆草、知母;湿热火盛型加玄参、板蓝根、牛膝;毒热入营型加紫花地丁、野菊花、苍术、茯苓等,取得满意疗效。

单方验方治疗丹毒也发挥着重要的作用,很多单验方疗效显著。林皆鹏以七味消毒饮(银花、连翘、蒲公英、紫花地丁、野菊花、生地、生甘草)治疗丹毒总有效率96.67%。钮晓红应用清火解毒法治疗丹毒经验,发现能明显减轻局部的水肿。

三、医案

【医案1】蔺某,男性,47岁,病历号20092,1957年11月4日初诊。主诉:左小腿红肿热痛,反复发作已10年。现病史:患者10年来每于感冒、劳累或步行过多后,左小腿即骤然掀红肿痛,同时恶寒身热,体温高达40℃左右。每次用抗菌素治疗后,病情始见平伏,初发时每半年发作1次,随后渐趋频繁,甚则每月发作2次。这次来诊已发病6天,右小腿掀红肿胀,灼热疼痛,体温39.1℃,脉象滑数。舌质红,苔黄。中医诊断:流火。西医诊断:慢性丹毒,急性发作。证属:湿热下注,化为火毒,发为流火。治则:利湿清热,凉血解毒。方药:丹皮4.5克,赤芍4.5克,黄芩4.5克,忍冬藤9克,生苡仁9克,泽泻9克,二妙丸9克(包),六一散9克(包),赤茯苓9克,大贝母9克,水煎服。

二诊:(11月8日)服前方3剂后,红肿渐退,又继服2剂后,改为每日口服二妙丸9克共半月。服药期间掀红肿胀全消而愈。一年半后追踪,丹毒未见复发。

(摘自《朱仁康临床经验集》)

【医案2】刘某,女性,33岁,门诊病历。1973年12月6日初诊。主诉:颜面部红肿、高热3天。现病史:3天前周身欠适,寒战,头痛,高烧体温39℃~40℃,渐渐发现左耳附近起一片红斑,烧灼感,迅速向左脸蔓延,皮肤局部红肿灼痛,表面光泽、紧张,皮表起燎浆大疱,眼睑俱肿,不能睁开。脉滑数,舌苔薄黄。中医诊断:抱头火丹。西医诊断:颜面丹毒。证属:风热外袭,化为火毒。立法:泻火解毒。方剂:宗普济消毒饮之意。药用:黄连6克,黄芩9克,玄参9克,板蓝根15克,丹皮9克,连翘9克,生甘草6克,陈皮6克,马勃1.5克,水煎服。外敷:玉露膏。

二诊:(12月7日)服前方1剂,其势未减已延及右颊脸侧,红肿起疱,壮热头痛,腿疼行走不利,脉苔如前。宗前法加以大剂凉营清热。方用:生地30克,丹皮9克,赤芍9克,板蓝根30克,连翘9克,黄芩9克,知母9克,生石膏30克,竹叶9克,大青叶9克,银花9克,陈皮6克,水煎服1剂。

三诊:(12月8日)药后,左侧脸、耳部红肿见消,但尚有向右耳头皮蔓延之势,身热较挫(38℃),腿疼已轻而见头痛、气短、胃纳少思,舌质红,苔心黄,脉细滑数。从前方去大青叶、竹叶,加黄连6克,玄参9克;水煎服2剂。

四诊:(12月10日)脸面耳项红肿基本消退,热退思纳,项下尚留掀核,苔薄黄,脉细滑,治以凉营清解为主。方用:生地30克,丹皮9克,赤芍9克,知母9克,生石膏30克,板蓝根15克,黄芩9克,生甘草6克,水煎服3剂。

五诊:(12月14日)红肿均消,疱疹已平,核尚未消,纳食尚差,舌红苔净,治以清解余毒,上方去板蓝根、知母、生石膏,加陈皮9克,水煎服3剂。

六诊:(12月17日)脸肿全消,颊下燃核未退,苔薄黄腻,脉细滑,继以利湿清热法。方用:马尾连6克,黄芩9克,板蓝根15克,丹皮9克,赤芍9克,连翘9克,蚤休9克,陈皮6克,生甘草6克,水煎服。5剂后痊愈。

附:玉露膏配方:秋芙蓉叶(干后研细末)60克,凡士林310克。制法:调成油膏。功用:清热消肿。主治:一切疮疖、肿毒、痈未破时,丹毒、带状疱疹。用法:直接涂在疮上,外用纱布固定。

(摘自《朱仁康临床经验集》)

【医案3】王某,女性,25岁,病历号26687,1959年5月24日来院急诊。主诉:颜面部红肿、灼痛半天。现病史:半天来骤然鼻、脸部红肿灼痛,尤以半侧脸部为著,伴有头痛,全身违和不适,低热,喉痛,四肢关节酸楚,大便秘结,胃纳欠佳。检查:左侧颜面、鼻部皮肤红肿热痛,境界清晰,如掌心大小,局部触之疼痛。体温37.5℃,白细胞14600/mm³,中性86%,淋巴14%,脉滑数,舌质红,苔薄白。中医诊断:抱头火丹。西医诊断:颜面丹毒。证属:风热外受、化火化毒。治则:清热解毒,疏风散邪。方药:患者先服用清热解毒方2剂,外用玉露膏,病情未见改善。

二诊:(5月26日)改以普济消毒饮加减方:川连3克,黄芩3克,牛蒡子9克,板蓝根30克,赤芍9克,连翘9克,炙僵蚕9克,马勃1.5克,生甘草3克,陈皮3克,桔梗1.5克,薄荷3克(后下),水煎服2剂。外用金黄散,蜂蜜水调敷。

三诊:(5月28日)服前方2剂后,红肿大部已消退,局部略有木感,大便秘结,舌苔薄黄。前方改用板蓝根10克,去甘草,加六一散9克(包),天花粉9克,服2剂而愈。

金黄散配方:天花粉、陈皮、厚朴、白芷、南星、甘草各18克。制法:上药共研细末。功用:清热解毒,消肿止痛。主治:痈肿、丹毒、带状疱疹、脓疱疮。用法:用蜜水或茶水调敷。

(摘自《朱仁康临床经验集》)

四、现代研究进展

【病因病理】

(1)中医病因病机

本病多因素体血热,火邪侵犯肌肤,或皮肤、黏膜破损,毒邪乘隙侵入,郁而不得外泄,则蓄热为丹。皮肤、黏膜破损,毒邪乘隙侵入,郁阻肌肤而发。

①丹毒发生于头面者,辨为风热上扰证,以散风凉血,清热解毒,用普济消毒饮加减。

②发于腰肋部,为火郁气滞证,治以泻肝火、清湿热,方用龙胆泻肝汤、柴胡清肝汤化裁。

③发于下肢者,为火毒夹湿,湿热下注证,治以和营利湿、清热解毒,方用萆薢渗湿汤、五神汤、萆薢化毒汤等加减。

(2)西医病因病理

①本病病原菌是乙型溶血性链球菌,又名丹毒链球菌。多由皮肤或黏膜破损而侵入引起。或通过血行感染、污染的敷料、器械和用具等间接接触感染。营养不良、酗酒或糖尿病患者、肾炎患者等易促发本病。

②病变主要在真皮。真皮高度水肿,血管及淋巴管扩张,真皮内有炎性细胞浸润,且多见于扩张的淋巴管内,组织间隙或淋巴腔内有链球菌存在病变严重者,表皮内可发生水肿,甚至形成大疱。

【临床诊断】

(1)临床表现

本病可发生于任何部位,尤以颜面和小腿多见。

发于颜面者,若为鼻和耳部破损引起者,可先由一侧鼻部或耳部附近开始向面颊部蔓延,并可迅速波及另一侧,若扩展至头部及下颌,则整个面部及头皮呈高度红肿,严重者可并发海绵窦炎与栓塞。长期反复发作,可引起淋巴管闭塞而形成慢性淋巴水肿,发生于小腿的称象皮腿。其初期阶段起病急剧,先有周身不适、发热、恶寒、头痛、恶心、呕吐等前驱全身中毒症状,继而在患处出现境界清楚的鲜红色水肿性斑片,表面紧张发亮,压之褪色,放手后立即恢复,有灼热感,称为红斑性丹毒。在红斑肿胀处发生水疱者,称为水疱性丹毒;形成脓疱者,称为脓疱性丹毒;患部皮肤迅速变紫黑而发生坏疽的,称为坏疽性丹毒;在原发部位反复发生的,成为复发性丹毒。

(2)实验室检查

血常规白细胞总数及中性粒细胞百分比增高。

【临床治疗】

中医治疗下肢丹毒以清热、凉血、利湿、解毒、活血、化瘀、消斑、清营八点为治疗法则。它们分别与疾病治疗的早、中、晚期有着紧密的联系。西医选用敏感、足量抗生素,并除去诱发因素。重症者应给予支持疗法。

(1)中医辨证论治

①风热毒蕴证

证候:皮损发生于头面部,畏寒发热,皮肤焮红灼热,肿胀疼痛,甚至水疱,眼胞肿胀

难睁;舌红,苔薄黄,脉数;

治法:清热解毒,散风消肿。

主方:普济消毒饮。

加减:大便干燥者,加生大黄、芒硝;咽痛者,加生地黄、玄参。

②湿热毒蕴证

证候:皮损发生于下肢,常伴恶寒、发热等全身中毒症状,局部以鲜红肿胀、灼热疼痛为主,亦可出现水疱、紫斑,甚至化脓或皮肤坏死;舌红,苔黄腻,脉滑数。

治法:清热解毒,利湿消肿。

主方:萆薢渗湿汤。

加减:局部红肿明显加五神汤加减。

③肝胆湿热证

证候:皮损发生于胸肋腰胯部、大片红斑,肿胀蔓延,灼热触痛;舌质红,苔黄腻。脉弦滑数。

治法:清肝利湿,解毒泻热。

主方:龙胆泻肝汤。

加减:疼痛者加元胡、川楝子。

④胎火蕴毒证

证候:皮损发生于新生儿,多见于臀部,局部红肿灼热,可呈游走性;或伴高热烦躁甚则神昏,恶心呕吐。

治法:凉血解毒。

主方:犀角地黄汤合黄连解毒汤。

加减:高热神昏加紫雪丹或安宫牛黄丸。

(2)中医外治

①外敷法　下肢红斑性丹毒或下肢复发性丹毒,用金黄散或玉露散冷开水或金银花露调敷,多用于消肿止痛、活血散瘀,进而达到利湿通络之效。如:王江等采用金黄散合冰枯散纱布外敷治疗下肢丹毒,起到清热除湿、散瘀化痰、止痛消肿之功,外用于各种肿痛溃烂之证。

②砭镰针刺火罐法　此法多属于"泻"的治疗。三棱火针刺络放血与火针密刺放血,以清热利湿为原则。患部消毒后,用七星针或三棱针叩刺患部皮肤,放血泄毒,亦能减少复发,头面部及新生儿丹毒禁用。

③切开引流法　若丹毒后期仍未进行治疗,或术后少数预后不良的患者,须在换药

时适当取舍切开或进行引流。切开引流法多用于脓肿溃烂、积痛成疾的情况。在糖尿病足与其他疾病治疗中较常见。

（3）西医治疗

①全身治疗　以青霉素为首选，可酌情选用头孢菌素类抗生素等，对青霉素及头孢菌素类过敏者，可选用红霉素、四环素、林可霉索或磺胺类药物，用药一般需持续10~14天。重症者应加强支持疗法。

②局部治疗　用50%硫酸镁溶液湿敷，如有水疱，应抽出疱液，再用上述药液湿敷，外用抗生素软膏，如莫匹罗星软膏、四环素软膏等，也可外敷15%~20%硫黄鱼石脂软膏。复发性丹毒，可用紫外线照射。

【预防调护】

（1）应该避免受伤。丹毒多由于伤口感染所导致，如金属或者是钝器刺伤都有可能引起丹毒。因此避免外伤可有效预防丹毒，如果身体出现有伤口，一定要注意对伤口做好消炎工作，避免伤口出现有细菌病毒感染的情况。

（2）清淡饮食，避免油腻辛辣刺激食物；并且保证营养均衡以增强机体免疫力。

（3）养成良好的生活习惯，注意规律作息。

参考文献

[1] 张历元,李元文,张丰川,等.复方紫草油联合加味过敏煎治疗对特应性皮炎模型小鼠的干预作用与机制研究[J].世界中医药,2019,14(06):1397-1401+1407.

[2] 刘光辉.火针刺络放血治疗下肢慢性复发性丹毒52例[J].中国民间疗法,2009,17(10):15.

[3] 徐昊阳,张磊.中医药治疗下肢丹毒概况与展望[J].中国医药指南,2011,9(36):55-57.

[4] 北京中医医院.赵炳南临床经验集[M].北京:人民卫生出版社.1975:51-56.

[5] 上海中医学院中医文献研究所.外科名家顾被岩学术经验集[M].上海:上海中医学院出版社,1987:81-83.

[6] 北京中医医院.房芝萱外科经验[M].北京:北京出版社,1980:30-45.

[7] 贾煜,晋献春.戴裕光教授治疗丹毒经验[J].中国中医急症,2008,17(6):798-799.

[8] 杨振华,张庚扬.张庚扬治疗下肢急慢性丹毒经验[J].山东中医杂志,2012,31(9):678-67940.

[9] 李涵泊,贾茜,陈柏楠.陈柏楠教授治疗下肢丹毒验案2则[J].光明中医,2014,29(12):

2633-2634.

[10] 孙英,黄玮宏,涂静宜.丹毒中医证型和施治规律的临床研究[J].河南中医,2013,33（10）:1699-1670.

[11] 林皆鹏.七味消毒饮和退癍散治疗丹毒疗效观察[J].皮肤病与性病,2014,36（3）:164-165.

[12] 钮晓红,陆春红,张晓洁,等.清火解毒法对大鼠下肢丹毒模型的影响[J].中华中医药学刊,2014,32（8）:1940-1943.

[13] 李玉姣,王军.中西医结合治疗下肢丹毒临床观察[J].陕西中医,2015,36（3）:328-329.

[14] 石世华,周必胜,崔纬,等.中药溻渍疗法对下肢丹毒的临床疗效观察[J].北京中医药,2013,32（7）:509-511.

[15] 邓薇.金黄散外数下肢丹毒26例[J].中医外治杂志,2015,24（1）:43.

[16] 季萍,李龙振,吴林辉,等.复方南瓜藤软膏治疗急性期下肢丹毒的临床观察[J].陕西中医,2015,36（2）:173-176.

[17] 万志杰,王品.三棱针点刺治疗丹毒11例[J].中国中医药科技,2001,8（6）:370.

[18] 朱林.朱仁康学术经验初探[J].中医杂志,1981,（10）:18-21.

[19] 朱仁康.中医外科学[M].北京:人民卫生出版社,1987:689-695.

（王思阳　杜艳丽）

第二章　瘿瘤疾病

第一节　气　瘿

　　气瘿是指颈前结喉部漫肿伴结块,按之柔软。因其肿块可随喜怒而消长,故称为气瘿,俗称"大脖子病"。其临床特点是女性多见,好发于高原、山区等缺碘地区;颈前结喉两侧弥漫性肿大,伴有结节,质地不硬,皮色如常,生长缓慢。本病相当于西医学的单纯性甲状腺肿。

一、古籍选粹

　　古籍参考书目:《诸病源候论》《备急千金要方》《外台秘要》《圣济总录》《证治准绳》《外科正宗》《本草纲目》《外科集验方》《外科大成》。具体内容摘录如下:

(一)隋·巢元方《诸病源候论》

【疾病概述】

　　瘿候:瘿者,由忧恚气结所生,亦曰饮沙水,沙随气入于脉,搏颈下而成之。初作与瘿核相似,而当颈下也,皮宽不急,垂捶捶然是也。恚气结成瘿者,但垂核捶捶,无脉也;饮沙水成瘿者,有核瘰瘰无根,浮动在皮中。

【病因病机】

　　《诸病源候论·瘿候·养生方》曰:"诸山水黑土中出泉流者,不可久居,常食令人作瘿病,动气增患。"

【外用治疗】

　　又云有三种瘿:有血瘿,可破之;有瘜肉瘿,可割之;有气瘿,可具针之。

（二）唐·孙思邈《备急千金要方》

【内服治疗】

瘿瘤第七,治石瘿、气瘿、劳瘿、土瘿、忧瘿等方:海藻　海蛤　龙胆　通草　昆布　礜石一作矾石　松萝各三分　麦曲四分　半夏二分,上九味,治下筛,酒服方寸匕,日三。禁食猪肉、鱼、五辛、生菜,诸难消之物。十日知,二十日愈。

又方:小麦面一两　海藻一两　特生礜石十两,上三味,以三年米醋渍小麦面,暴干,各捣为散合和,服一方寸匕,日四五服,药含极乃咽之。禁姜、五辛、猪、鱼、生菜、大吹、大读诵、大叫语等。

又方:昆布　松萝　海藻各三两　海蛤　桂心　通草　白蔹各二两,上七味,治下筛,酒服方寸匕,日三。

又方:海藻　海蛤各三两　昆布　半夏　细辛　土瓜根　松萝各一两　通草　白蔹　龙胆各二两,上十味,治下筛,酒服方寸匕,日再,不得作重用力。

（三）唐·王焘《外台秘要》

【疾病概述】

《古今录验》疗瘿有在咽喉初起,游气去来,阴阳气相抟,遂停住喉中前不去,肿起如斛罗,诸疗不瘥。

【内服治疗】

小麦汤方　小麦三升　昆布二两,洗去咸　厚朴炙,一两　橘皮　附子炮　海藻洗,各二两　生姜五两半夏洗,五两　白前三两　杏仁一百枚,去尖皮,上十味,切,以水一斗,煮取三升半,分五服。相去一炊顷。忌猪肉、饧、羊肉、冷水。

气瘿方一十首《广济》疗气瘿,胸膈满塞,咽喉项颈渐粗。**昆布丸方**　昆布二两,洗去咸汁　通草一两　羊靥二具,炙　海蛤一两,研　马尾海藻一两,洗去咸汁,上五味,蜜丸如弹子,细细含咽汁。忌生菜、热面、炙肉、蒜、笋。

又疗冷气筑咽喉,噎塞兼瘿气,**昆布丸方**。昆布八分,洗　干姜六分　犀角六分,屑　吴茱萸四分　人参八分　马尾海藻四分,洗　葶苈子六分,熬　杏仁八分,去皮尖熬,上八味捣筛,蜜丸如梧子,空腹以饮服。忌生冷、粘食、陈臭等余忌同前。

又疗气妨塞方:昆布三两,洗　菘萝　通草　柳根须各三两,近水生者,上四味捣筛,蜜丸如弹丸大,以海藻汤浸,细细含之,咽尽勿停。忌举重、生嗔、忧悲等。

又疗瘿细气方:昆布十二分,洗　马尾海藻十分,洗　杏仁八分　通草　麦门冬去心　连翘各六分干姜　橘皮各六分　茯苓八分　松萝三两,上十味捣末,以袋盛含之,乃以齿微微嚼药袋子,汁出入咽中,日夜勿停,有问荆加四分佳。忌嗔及劳、油腻、粘食。

深师疗气瘿方：**苏子膏** 腊月猪脂一升 苏子 桂心 大黄 当归 干姜 橘皮 蜀椒汗,各三分,上八味,切,以水六升,煮取二升,去滓,内猪脂,消尽服瘥。忌生葱。

又方：昆布二两,洗 海藻二两,洗 龙胆草一两 马刀半两,炙 海蛤半两,研 大黄一分 熏黄半两,上七味捣,蜜丸如梧子大,破除日以绵裹一丸含咽津,朝暮空腹服。忌五辛、猪肉。

又方：海藻二两,洗,上一味,以淳酒四升,渍二宿,漉去滓,细细暖含咽之,尽即更造,取瘥为度。

《必效》主气瘿方：白头翁半两 昆布十分,洗 海藻七分,洗 通草七分 玄参 连翘各八分 桂心三分 白蔹六分,上八味捣筛,蜜丸如梧子五丸。若冷用酒服。禁蒜、面、猪、鱼、生葱。

【外用治疗】

崔氏云：凡水瘿、气瘿可瘥,石瘿不可治。疗气瘿方。平旦手挽瘿令离项,摇其下根,脉断愈。一日一度摇,易愈者七日,如难瘥者三七日愈。

(四)宋·太医院(编)《圣济总录》

【疾病概述】

气瘿,论曰：瘿之初结,胸膈满闷,气筑咽喉,噎塞不通,颈项渐粗,囊结不解,若此之类,皆瘿初结之证也。

【内服治疗】

治气瘿初作 **白前汤方** 白前 昆布洗去咸,炙干 厚朴去粗皮,生姜汁炙 陈橘皮汤浸去白,切,炒 附子炮裂炙锉,各一两 海藻洗去咸,炙干 半夏汤洗七遍 杏仁汤浸去皮尖、双仁,炒 甘草炙,锉,各一两 小麦醋浸一宿,暴干,三合,上十味,锉如麻豆,每服三钱匕,水一盏半,生姜一枣大拍碎,煎至八分去滓,食后温服,日三。

治气瘿初作 **海藻散方** 海藻洗去咸,炙干 龙胆 海蛤研 木通锉 昆布洗去咸炙干 礜石煅,研 松萝各半两 小麦面一两 半夏汤洗七遍,半两,上九味,捣罗为散,每服一钱匕,温酒调下,日三,不拘时。

治气瘿初结 **昆布散方** 昆布洗去咸,炙干 海藻洗去咸,炙干,各三两 松萝一两 海蛤 木通锉 白蔹 桂去粗皮,各二两,上七味,捣罗为散,每服二钱匕,温酒调下,日三,不拘时。

治气瘿方：羊靥上一味去脂,生含汁尽,去,日一枚,七日瘥。

【外用治疗】

治咽喉气噎塞成气瘿 **紫苏膏方** 紫苏子炒 桂去粗皮 大黄锉,炒 当归切,焙 干姜炮,各半两 陈橘皮汤浸去白,焙,一两 蜀椒去目并闭口,炒出汗,一分 猪脂腊月者煎,去滓,半斤,上八味,咬咀七味如麻豆大,先以水六升,煎至二升,绵滤去滓,纳猪脂再煎成膏,取涂瘿上,日二夜一,以瘥为度。

（五）明·王肯堂《证治准绳》

【疾病概述】

瘿多着于肩项，瘤则随气凝结，此等皆年数深远，浸大浸长，坚硬不可移者，名曰石瘿。皮色不变者，名曰肉瘿。筋脉露结者，名曰筋瘿。赤脉交结者，名曰血瘿。随忧愁消长者，名曰气瘿。五瘿皆不可妄决破，决破则脓血崩溃，多致夭枉。瘤则有六，骨瘤、脂瘤、气瘤、肉瘤、脓瘤、血瘤，亦不可决溃，肉瘤尤不可治，治则杀人。唯脂瘤，破而去其脂粉则愈。丹溪云：服瘿瘤药，先须断浓味。

【内服治疗】

藻药散　海藻酒洗，一两　黄药子二两，上为末。置掌中，以舌时时舐，以津咽下。消三分之二止药。先须断浓味，戒酒色。（按：《本草》黄药子，主诸恶肿，疮）

《斗门方》以浸酒，疗项下瘿气。

二海丸　治气瘿。海藻　昆布各酒洗，晒干，上等分为末，炼蜜丸杏核大。稍稍咽汁，又用海藻洗净，切碎，油醋熟，作常菜食之。

（六）明·陈实功《外科正宗》

【疾病概述】

夫人生瘿瘤之症，非阴阳正气结肿，乃五脏瘀血、浊气、痰滞而成。瘿者阳也，色红而高突，或蒂小而下垂；瘤者阴也，色白而漫肿，亦无痒痛，人所不觉。立斋云：筋骨呈露曰筋瘿，赤脉交结曰血瘿，皮色不变曰肉瘿，随忧喜消长曰气瘿，坚硬不可移曰石瘿，此瘿之五名也。

瘿瘤看法　初起红色光亮，微热微痛，根脚浮浅，不坚实者为易。已成红赤高肿，作热焮痛，顶破皮穿，脓溃肿消者易。已溃脓稠色鲜，根脚缩小，内肉渐生，外皮渐紧者顺。溃后气体平和，饮食如故，肿消痛止，口平收敛者顺。

初起肉色不变，寒热渐生，根脚散漫，时或阴疼者险。已成坚硬如石，举动牵强，咳嗽生痰，皮寒食少者逆。已溃无脓，惟流血水，肿水消，痛不止，脾气衰弱者逆。破后血水不止，肿硬更增，败腐不脱，浣气恶心者死。

【临证辨治】

通治瘿瘤初起，元气实者，海藻玉壶汤、六军丸；久而元气虚者，琥珀黑龙丹、十全流气饮。选服此药，自然缩小消磨；切不可轻用针刀，掘破出血不止，多致立危；久则脓血崩溃，渗漏不已，终致伤人。

瘿瘤治法：初起自无表里之症相兼，但结成形者，宜行散气血。已成无痛无痒，或软或硬色白者，痰聚也，行痰顺气。已成色红坚硬，渐大微痒微疼者，补肾气，活血散坚。

【内服治疗】

瘿瘤主治方 **海藻玉壶汤** 海藻玉壶汤青陈,翘贝芎归昆布评,半夏独活并甘草,海带煎来效有灵。治瘿瘤初起,或肿或硬,赤或不赤,但未破者服。海藻 贝母 陈皮 昆布 青皮 川芎 当归 半夏 连翘 甘草节 独活各一钱 海带五分,水二钟,煎八分,量病上下,食前后服之。凡服此门药饵,先断厚味大荤,次宜绝欲虚心者为妙。

活血散瘿汤 活血散瘿汤芍归,青陈芎半地黄随,参苓昆布丹皮草,红花肉桂木香催。治瘿瘤已成,日久渐大,无痛无痒,气血虚弱者。白芍 当归 陈皮 川芎 半夏 熟地 人参 茯苓 牡丹皮各一钱 红花 昆布 木香 甘草节,各五分 肉桂各三分,水二钟,煎八分,量病上下,服后饮酒一小杯。

六军丸 六军丸内用蜈蚣,全蝎僵蚕蝉蜕同,夜明砂与穿山甲,诸肿瘿瘤可觅功。治瘿瘤已成未溃者,不论年月新久,并宜服之。蜈蚣去头足 蝉蜕 全蝎 僵蚕炒,去丝 夜明砂 穿山甲,以上等分为细末,神曲糊为丸粟米大,朱砂为衣,每服三分,食远酒下。忌大荤煎炒,日渐可消。

琥珀黑龙丹 琥珀黑龙丹海带,南星血竭五灵脂,海藻木香并京墨,麝香加上效堪随。治五瘿六瘤,不论新久,但未穿破者,并宜服之。血竭二两 京墨 海藻 琥珀一两 南星姜汁拌炒,各五钱 麝香一钱 木香三钱 海带 五灵脂炒,以上各为细末,和匀再研,炼蜜丸一钱重,金箔为衣,晒干密收。每用一丸,热酒一杯,量病上下,食前后化服。如患在下部,服后随用美膳压之。

十全流气饮 十全流气饮陈皮,赤茯青皮香附随,木香乌药芎归芍,甘草同煎效可奇。治忧郁伤肝,思虑伤脾,致脾气不行,逆于肉里,乃生气瘿、肉瘤,皮色不变,日久渐大,宜服此药。陈皮 赤茯苓 乌药 川芎 当归 白芍各一钱 香附八分 青皮六分 甘草五分 木香三分,姜三片,枣二枚,水二钟,煎八分,食远服。

【外用治疗】

秘传敛瘤膏 秘传敛瘤膏血竭,轻粉龙骨海螵蛸,象皮乳香各等分,鸡子熬油一处调。治瘿瘤枯药落后,用此搽贴,自然生肌完口。血竭 轻粉 龙骨 海螵蛸 象皮 乳香各一钱 鸡蛋十五枚煮熟用黄,熬油一小钟,以上各为细末,共再研,和入鸡蛋油内搅匀,每日早晚甘草汤洗净患上,鸡翎蘸涂,膏药盖贴。

(七)明·李时珍《**本草纲目**》

【内服治疗】

项下气瘿:自然铜贮水瓮中,逐日饮食,皆用此水,其瘿自消。或火烧烟气,久久吸之,亦可。

项下气瘿:针砂入水缸中浸之,饮食皆用此水,十日一换砂,半年自消散。

项下气瘿:《外台》用羊靥一具,去脂酒浸,炙熟,含之咽汁。日一具,七日瘥。《千金》羊靥七枚阴干 海藻 干姜各二两 桂心 昆布 逆流水边柳须各一两 为末,蜜丸芡子大。每含一丸,咽津。《杂病治例》用羊靥 猪靥各二枚 昆布洗,焙 牛蒡子炒四钱,上为末,捣二靥和,丸弹子大。每服一丸,含化咽汁。

[靥水牛者良] 主治:喉痹,瘿,古方多用之。主治:气瘿,以酒渍,炙干,再浸酒中,含咽汁,味尽更易,十具乃愈。(《深师》)

[自然铜] 气味:辛、平、无毒。主治:项下气瘿(项下皮肤,伸张成囊,囊内不是水,而是气)。用自然铜丢在水缸里,每天饮食,都用此水。日久,气瘿自消。或把自然铜烧成烟气,张口吸入亦可。

[壳] 气味:辛,微寒,有毒。(得水,烂人肠。又云得水良)扁鹊:小寒,大毒。(藏器曰:远志、蜡,皆畏齐蛤)主治:妇人漏下赤白,寒热,破石淋。杀禽兽,贼鼠。(《本经》)能除五脏间热,肌中鼠鼷,止烦满,补中,去厥痹,利机关。(《别录》)消水瘿、气瘿、痰饮。

(八)明·周文采《外科集验方》

【疾病概述】

[瘿瘤论] 夫瘿瘤者,皆因气血凝滞,结而成之。瘿则忧恚所生,多着于肩项,皮宽不急,捶捶而垂是也。瘤则随气留住,初作梅李之状,皮嫩而光,渐如杯卵是也。瘿有五种,其肉色不变者,谓之肉瘿;其筋脉现露者,谓之筋瘿;赤脉交络者,名血瘿;若随忧恼而消长者,名气瘿;若坚硬而不可移者,名石瘿。

【临证辨治】

若夫脂瘤气瘿之类,则当用海藻、昆布软坚之药治之,如东垣散肿溃坚汤,亦可多服,庶得消散矣。

【内服治疗】

治气瘿气瘤 **白头翁丸** 白头翁半两 昆布十分,洗 通草 海藻洗,各七分 连翘 玄参各八分 桂心三分 白鼓六分,上为细末,炼蜜和丸如梧桐子大。每服五丸,用酒送下。忌蒜面生葱猪鱼。

(九)清·祁坤《外科大成》

【疾病概述】

夫瘿瘤者,由五脏邪火浊气,瘀血痰滞,各有所感而成,非正病也。且瘿者阳也,色红而高突,或蒂小而下垂。瘤者阴也,色白而漫肿,而无痛痒之苦。

[瘿瘤总诀] 如初起者,根脚浮浅而不坚实;已成者,脓溃而肿消。已溃者,脓稠且根

缩而皮紧;溃后者,气体平和,饮食如故,皆为顺候。

二、近现代名家对病因病机、证型、临证的认识

赵炳南认为甲状腺肿大的病机系肝脾失调、水湿内聚成痰;肝郁化火,或阴虚火旺,灼津而成痰;正气不足,脏腑功能失调,气机阻滞,津液积聚成痰;居处饮水不宜,机体运化失常,水湿凝聚成痰。从其症状分析,甲状腺肿大、肿块,且皮色不变,不红不热,按之坚实或有囊性感,局部有形之痰显然存在。所以其治疗多离不开化痰散结消瘿,多以海藻、昆布、海蛤壳等药物,并经常使用贝母、半夏、夏枯草、白芥子、桔梗等化痰之品。具体治法有理气化痰、破瘀化痰或化痰软坚等。

祝谌予认为甲状腺肿大的病机系肝郁日久,气机不畅,津液凝聚成痰,痰气交阻结于颈部而成。气滞可致血瘀,湿痰与瘀血互结则可形成甲状腺结节,质地坚硬。治疗原则为理气化痰,软坚散结,活血化瘀。

朱仁康认为本病病因、病机不外气、瘀、痰、火四端。化痰散结常采用浙贝、海藻、昆布等药物;活血散结常采用川芎、红花、莪术等药物;解毒散结常采用连翘、山栀子、夏枯草、白花、蛇舌草、猫眼草等药物;养阴散结常采用鳖甲、牡蛎等药物;益气散结常采用黄芪和鸡内金配伍。瘿病气滞、痰凝、血瘀往往兼夹为患,各有偏重,有时难以截然分开,行气、化痰、活血常联合并用,共消瘿肿。

顾伯华治疗甲状腺肿大,始终贯穿了李东垣"内伤脾胃,百病由生"的学术观点,治疗重视扶助正气。如以健脾理气、化痰散结治疗甲状腺肿,用四君子汤加减,以温运脾阳,助化痰湿;理气则以柴胡、郁金、八月札疏肝解郁,抑木扶土;佐以陈皮、半夏以理气化痰,浙贝母、海藻、莪术以破解痰结。

张志礼认为瘿病颈部肿块,不红不痛,不脓不溃,起病缓慢或迁延日久不愈者,属于中医外科辨证中阴证范畴,温阳法治疗是正治之法,旨在振奋人体阳气以化寒邪从而达到散结消块的功能。温阳法又是标本兼治之法,既可调理全身偏盛偏衰,使甲状腺功能得以纠正,又可以借其温散的作用,配合行气、活血、化痰诸法,使甲状腺肿大消散。

三、医案

【医案1】陈某,男,27岁,1982年10月2日初诊。颈部弥漫性肿大半年余,加重月余。现呼吸不畅,动则胸闷气短,喜消怒长。经多方治疗未见显效,来医院诊治。查体:颈部肿块无压痛、无热感,皮色不变,边缘不清,纳好,舌质嫩红,苔腻有剥脱,脉弦细。西医诊断:单纯性甲状腺肿。中医诊断:气瘿。治则:滋阴健脾,软坚散结。处方:四海舒郁

丸加减。生地12克、玄参15克、陈皮15克、半夏9克、柴胡9克、香附12克、橘红12克、茯苓12克、枳壳12克、天花粉20克、海藻30克。水煎服,日1剂,5日后复诊。并嘱其避免精神刺激,多食含碘海产品,忌辛辣之物。

二诊:肿块缩小,舌脉如前,仍有呼吸压迫感。原方加生牡蛎20克,继服5剂。

三诊:上述症状明显减轻,时有乏力,面色微黄,舌淡苔薄,脉缓弱。变方治之:陈皮15克、半夏9克、柴胡9克、香附12克、橘红12克、茯苓12克、枳壳12克、海藻30克、生牡蛎20克、党参18克。水煎服,日1剂。

2个月后来院告之,症状全部消失,无任何不适,随访至今未复发。

【按】患者平时心情不畅,积郁成疾,痰气郁滞而发本病。观其舌质嫩红,苔腻略有剥脱,脉弦细,此气郁痰凝,日久化火伤阴。治以理气开郁、化痰软坚,佐以养阴。方中生地、玄参、天花粉凉血养阴生津;陈皮、半夏、茯苓、枳壳健脾理气、化痰散结;柴胡、香附疏肝理气;海藻、牡蛎软坚散结。诸药合用,药证相符,故病愈。

(摘自气瘿治验三案.山东中医杂志,1994(03):134.)

【医案2】陈某,女,16岁。患甲状腺肿大,因畏惧手术,转请中医治疗。诊见右侧颈部有一肿物,如鸡卵大小,触之质软不痛,累及颈项转动不利,伴头痛,多汗,烦躁,咽痛,咳嗽,痰中带血,口渴,便干。舌质暗红,苔黄腻,脉滑数。此为火毒蕴结肺与阳明二经,治用泻火解毒之法。处方:大黄3克、黄芩10克、黄连10克、玄参30克。水煎服,日1剂,5日后复诊。

二诊:大便通,咯血止,口渴、咽痛皆愈。然痰浊仍盛,咳吐不尽,火热生痰,痰火交结,发为瘿肿。又当清热泻火,化痰散结为法。处方:连翘10克、浙贝母15克、射干10克、石菖蒲10克、板蓝根20克、玄参30克、桔梗10克、生甘草8克、黄芩10克、黄连8克、夏枯草16克、藏青果10克、僵蚕4克、露蜂房4克、牡丹皮12克。14剂,服药后,咳出大量米粥样白痰,瘿肿消去大半。药已中鹄,继续以此方加减进退。

三诊:又服至30剂,瘿肿消失,诸症皆安。

【按】瘿肿分为5种,本案所患属气瘿范畴,临床多由肝郁、火结、痰凝所致。然本案所现,由火毒结于肺与阳明两经,故治以泻火解毒为先,方用三黄泻心汤重加玄参。以黄芩清肺火,大黄、黄连泻胃肠之火,玄参养阴清热解毒。待火热势减,痰热端露,转方改用清化痰热、解毒散结之法。方用黄芩、黄连清热泻火;连翘、板蓝根、射干、藏青果清热解毒;浙贝母、石菖蒲、夏枯草、僵蚕、露蜂房化痰散结消核;桔梗、甘草利咽开痹消肿;玄参、牡丹皮养阴凉血解毒。服之可使火去毒解,痰开肿消,诸症随之而愈。

(摘自《刘渡舟验案精选》)

【医案3】刘某,女,25岁,干部。1974年4月11日。初诊:低热2个月,气短1个月。自觉恶心、心慌、烦躁易怒、多汗、双肩背酸、乏力、全身不适感。检查:双眼略突,表情活跃,双手震颤明显,甲状腺均匀肿大,颈部可闻血管杂音,咽部充血,心率108次/分,律整,心尖区可闻及Ⅱ级收缩期杂音,舌质正常,苔薄白,脉小数,基础代谢率63%,甲状腺吸碘[131]功能,2h≤53.9%,24h≤45.9%。心电图正常。郭老会诊后,西医诊断:单纯性甲状腺肿。中医诊断:气瘿。治则:久病伤阴,内蕴积热。治法:养阴益气清热。处方:生地黄18克、黄芩12克、柴胡12克、夏枯草15克、玄参15克、忍冬藤30克、知母12克、乌梅12克、党参15克、当归12克、生石膏24克。

二诊:自觉疲乏、心慌、多汗、心跳快,舌质正常苔白,脉小数,心率120~140次/分,律齐,血压120/70mmHg。仍宗前法。方用:党参15克、柴胡15克、黄芩12克、知母15克、夏枯草15克、忍冬藤30克、生石膏30克、生薏苡仁15克、生牡蛎24克。

三诊:仍感心慌乏力,易激动,纳呆,低热,二便如常,脉小数,心率104次/分,以养阴清热散结之剂。北沙参24克、知母15克、生石膏45克、昆布18克、海藻18克、夏枯草15克、生牡蛎30克、生薏苡仁15克、浮小麦18克、郁金15克。

四诊:上方服14剂后,心慌乏力,激动易怒明显减轻,出汗减少。体温37℃左右,脉弦,心率80次/分,继上方服用20剂。

五诊:服药20剂后,心慌乏力完全缓解,体重增加,病情稳定,脉弦细,心率80次/分,颈部血管杂音,心尖部杂音均减轻。继服上方治疗2个月。

六诊:病情稳定,体温正常,基础代谢率降低10%,心率72次/分,无何不适感。继用上方,巩固疗效。

七诊:基础代谢率降低5%,病情稳定,加大活动量不觉心慌、乏力、不出汗。颈部血管杂音明显减轻。

【按】本例患者反复外感发热2月余,热邪伤阴,湿热内蕴,肝胃热甚。故心慌烦躁,易怒多汗,双眼突出,双手震颤,全身乏力,脉小数。心率120~140次/分,先给予养阴益气清热之剂20剂,以扶正除热。后予养阴清热,疏肝软坚散结之剂,连续治疗4个月,病情完全控制,基础代谢率10%,心率72次/分,临床症状消失。

(摘自《中国百年百名中医临床家丛书——郭士魁》)

【医案4】黄某,女,30岁,服务员。1987年8月2日初诊。患者甲状腺肿大,质地中等,头晕疲乏,消瘦,胸闷气喘,多汗,食欲亢进,夜寐欠佳,烦躁易怒,口渴声哑,大便溏,日行5~6次,舌质红,苔黄略干,脉弦数。心电图提示:心肌劳损,心动过速。T$_3$ 4.9nmol/L,T$_4$ 225nmol/L,基础代谢率39%。西医诊断:单纯性甲状腺肿。中医诊断:气瘿。治则:肝火上炎,阴液被劫,痰火蕴结。治法:清热养阴,化痰软坚散结。处方:生地黄15克、玄参10克、麦冬10克、海藻10克、夏枯草10克、桔梗6克、山豆根6克、五味子6克、牡蛎30克(先煎)。水煎服,日1剂。

二诊:上方服12剂后,诸症明显改善,体重增加,食欲、大便均已正常。汗已少,仍口渴、声哑、夜寐尚差,舌红苔白,脉细带数。仍守前法,于上方加玉竹、沙参、党参以滋补气阴。再服6剂后,诸症消失。T$_3$为2.56nmol/L,T$_4$为126nmol/L。

【按】本例患者烦躁易怒、胸闷气喘、头晕寐差,为肝气郁结化火,肝火上逆之象;肝火犯胃,胃热而消谷善饥;火盛伤阴则口渴声哑、消瘦疲乏、舌质干红;肝气犯脾,脾失健运则大便溏;脉弦数、苔黄皆肝火内盛之候。此证因火盛伤阴,导致明显的阴阳失调,故为病矣。视甲状腺肿大为肝气郁结化火,劫津为痰,痰气互结于颈部所致。故以清肝养阴、利气化痰、软坚散结为大法。以夏枯草清其肝火;生地黄、玄参、麦冬养阴,促进阴阳平衡;以海藻、牡蛎、桔梗软坚散结;山豆根清化痰热;五味子佐以安神。共奏阴阳平衡,消除颈部肿大之效。

(摘自《中国百年百名中医临床家丛书——盛国荣》)

四、现代研究进展

现代研究认为,单纯性甲状腺肿是多种原因引起的弥漫性或结节性甲状腺肿,无明显甲状腺激素分泌异常,一般甲状腺功能正常。病因复杂,部分患者是由于合成甲状腺激素的某个步骤的酶缺乏,或致甲状腺肿物质等所致,多数无明确病因。其患病率约为5%,女性是男性的3~5倍。单纯性甲状腺肿仅用甲状腺素治疗效果不佳。

【病因病理】

本病病因可分为三类:①甲状腺激素原料(碘)缺乏。②甲状腺激素需要量激增。③甲状腺素生物合成和分泌障碍。

由于碘的摄入不足,无法合成足够量的甲状腺素,反馈性TSH分泌增高并刺激甲状腺增生和代偿性肿大。初期,因缺碘时间短,增生、扩张的滤泡较为均匀地散布在腺体各部,形成弥漫性甲状腺肿;随着缺碘时间延长,病变继续发展,扩张的滤泡聚集成多个大小不等的结节,形成结节性甲状腺肿。有些青春期、妊娠期及绝经期妇女,因对甲状腺素的需要量暂时性增加,亦可导致轻度弥漫性甲状腺肿,但成年后或妊娠后可自行消退。此外,某些药物和食物可引起甲状腺素的分泌及合成障碍,从而引起甲状腺肿。

【临床表现】

(1)甲状腺肿大或颈部肿块

甲状腺肿大是非毒性甲状腺肿特征性的临床表现,患者常主诉颈部变粗或衣领发紧。甲状腺位于颈前部,一旦肿大容易被患者本人或家人发现,有时甲状腺肿可向下延伸进入胸腔,这可能是由于胸廓内负压和肿瘤重量下坠所致;偶见甲状腺肿发生于迷走甲状腺组织。

病程早期为弥漫性甲状腺肿大,查体可见肿大甲状腺表面光滑,质软,随吞咽上下活动,无震颤及血管杂音,随着病程的发展,逐渐出现甲状腺结节性肿大,一般为不对称性、多结节性,多个结节可聚集在一起,表现为颈部肿块。结节大小不等、质地不等、位置不一。甲状腺肿一般无疼痛,如有结节内出血则可出现疼痛。如体检发现甲状腺结节质硬,活动度欠佳,应警惕恶变可能。

(2)压迫症状

压迫症状是非毒性甲状腺肿最重要的临床表现,压迫症状在病程的晚期出现,但胸骨后甲状腺肿早期即可出现压迫症状。

①压迫气管 轻度气管受压通常无症状,受压较重可引起喘鸣、呼吸困难、咳嗽。胸骨后甲状腺肿引起的喘鸣和呼吸困难常在夜间发生,可随体位改变而发生(如患者上肢上举)。

②压迫食管 食管位置较靠后,一般不易受压,如甲状腺肿向后生长并包绕食管,可压迫食管引起吞咽不畅或困难。

③压迫喉返神经 单纯性甲状腺肿很少压迫喉返神经,除非合并甲状腺恶性肿瘤,肿瘤浸润单侧喉返神经可引起声带麻痹、声音嘶哑,双侧喉返神经受累还可引起呼吸困难。出现喉返神经受压症状时,要高度警惕恶变可能。

④压迫血管 巨大甲状腺肿,尤其是胸骨后甲状腺肿可压迫颈静脉、锁骨下静脉甚至上腔静脉,引起面部水肿,颈部和上胸部浅静脉扩张。

⑤压迫膈神经 胸骨后甲状腺肿可压迫膈神经,引起呃逆。膈神经受压较少见。

⑥压迫颈交感神经链 胸骨后甲状腺肿可压迫颈交感神经链,引起 Horner 综合征。

【临床诊断】

非地方性甲状腺肿流行区域的居民,甲状腺弥漫性肿大或结节性肿大,在排除甲亢、甲减、桥本甲状腺肿、急性甲状腺炎、亚急性甲状腺炎、无痛性甲状腺炎、甲状腺癌等疾病后,可诊断为单纯性甲状腺肿。

诊断非毒性甲状腺肿必须证实甲状腺功能处于正常状态及血清T_3、T_4水平正常。甲状腺功能状态有时在临床上难以评价,因为有些甲亢患者,尤其是老年人临床表现轻微或不典型。

【临床治疗】

(1)中医辨证治疗

治疗一般采用内治法,以疏肝解郁、化痰软坚为主。

①肝郁气滞证

证候:颈部弥漫性肿大,边缘不清,皮色如常,质软不痛,随吞咽而上下移动;瘿肿过大时有沉重感,或伴有呼吸困难,咽下不适,声音嘶哑;舌淡红,苔薄,脉弦。

治法:疏肝理气,解郁消肿。

方药:四海舒郁丸加减。

常用药:青木香、陈皮、海蛤粉、海带、海藻、昆布、海螵蛸。

②肝郁肾虚证

证候:颈粗瘿肿,皮宽质软;伴神情呆滞,倦怠畏寒,肢冷,性欲下降;舌淡,脉沉细。

治法:疏肝补肾,调摄冲任。

方药:四海舒郁丸合右归饮加减。

常用药:青木香、陈皮、海蛤粉、海带、海藻、昆布、海螵蛸、熟地、山药、山茱萸、枸杞、炙甘草、杜仲(姜制)、肉桂、制附子。

③气血瘀结证

证候:颈粗瘿肿,按之较硬或赤脉显露,胸闷气短,或声音嘶哑,舌质暗、苔黄,脉沉涩。

治法:行气活血,散结消瘿。

方药:活血散瘿汤加减。

常用药:人参、白芍、当归、熟地、川芎、丹皮、红花、昆布、青皮、木香、陈皮。结块较硬及有结节者,可加黄药子、三棱、莪术、露蜂房、丹参、甲珠等以增强活血软坚、消瘿散结作用。

(2)西医治疗

对于多数单纯性甲状腺肿患者,不论是弥漫性还是结节性,可以不需任何特殊治疗。

①治疗指征　有局部症状,从颈部不适到严重压迫症状;影响美观;甲状腺肿进展较快;胸骨后甲状腺肿;结节性甲状腺肿不能排除恶变者;伴甲状腺功能异常者(包括临床

甲亢）。

②治疗原则　单纯性甲状腺肿患者临床表现轻重不一,差异较大,因此,治疗方案应个体化。有压迫甚至怀疑肿瘤的情况下,采取手术治疗。

③临床随访　许多单纯性甲状腺肿患者甲状腺肿生长缓慢,局部无症状,甲状腺功能正常,可不予特殊治疗,临床密切随访,定期体检、B超检查。另外,要定期检测血清TSH水平,以及早发现亚临床甲亢或甲减。如有明显的致甲状腺肿因素存在,应予去除。

④TSH抑制治疗　部分单纯性甲状腺肿的发病机制与TSH的刺激有关,用外源性甲状腺激素可以抑制内源性TSH的分泌,从而防治甲状腺肿的生长。TSH抑制治疗前,应检测血清TSH水平,若血清TSH水平正常,则可进行TSH抑制治疗,若血清TSH<0.1mIU/L,则提示有亚临床甲亢,不应行TSH抑制治疗。TSH抑制治疗时应检测血清TSH水平或甲状腺摄I率(RAIU),血清TSH<0.1mIU/L或RAIU<5%为完全抑制,高于这水平为部分抑制。血清TSH水平抑制到正常范围的下限水平即可。对于TSH抑制性治疗的有效性是一个有争论的问题,治疗时需要将TSH抑制到正常值以下,并注意长期抑制TSH治疗可能造成心脏和骨骼的副作用。

⑤放射性碘[131]治疗　放射性碘[131]在毒性甲状腺肿的治疗中已广泛应用,在非毒性甲状腺肿的治疗中尚未广泛应用。近年来情况有所改变,碘[131]治疗单纯性甲状腺肿已被越来越重视。

⑥手术治疗　手术治疗可以迅速解除局部压迫症状,因此,手术治疗单纯性甲状腺肿具有不可替代的优势。

⑦穿刺抽吸或注射无水酒精　对于囊性结节可行穿刺抽吸或注射无水酒精,能起到使结节退缩的疗效。

【预防调护】

对于单纯性甲状腺肿应以预防为主,保持精神愉快,防止情志内伤以及针对水土因素治疗。注意饮食调摄,是预防甲状腺肿的两个重要方面。在地方性甲状腺肿好发地区应采用食盐加碘的方法,食盐中加碘化钠或碘化钾,以保证每人每日摄入100~200μg的碘为宜。经常使用含碘丰富的海产品;同时注意饮食习惯,尽量做到多种蔬菜混食。患者应在适宜的环境中休息,不受寒冷、感染和创伤,避免精神刺激,则可有效地预防甲状腺肿的发生。

附:桂枝茯苓丸能改善微循环,增强机体免疫力,抑制腺体增生。临床疗效证实:桂枝茯苓丸加味针对单纯性甲状腺肿大具有良好的治疗效果,未见毒副作用。

参考文献

[1] 陈红风.中医外科学[M].北京:中国中医药出版社,2016:173-175.

[2] 初蕾.中西医结合治疗单纯性甲状腺肿14例疗效观察[J].山东医药,2008,48(13):85.

[3] 王伟.中医治疗单纯性甲状腺肿[J].中国地方病防治,2007,22(6):430.

[4] 张金玲,徐凤芹.桂枝茯苓丸加味治疗单纯性甲状腺肿大的临床体会[J].中国地方病防治,2006,21(6):380.

[5] 中国中医研究院广安门医院.朱仁康临床经验集[M].北京:人民卫生出版社,2005:9.

[6] 赵佶.圣济总录[M].北京:人民卫生出版社,1962:22-24.

[7] 祁坤.外科大成[M].上海:上海科学技术出版社,1958:45-49.

[8] 巢元方.诸病源候论[M].北京:人民卫生出版社,1991:349.

[9] 孙思邈.备急千金要方[M].北京:人民卫生出版社,1995:349-351.

[10] 吴谦.医宗金鉴[M].北京:人民卫生出版社,1963:290.

[11] 陈实功.外科正宗[M].北京:人民卫生出版社,1956:150.

[12] 顾伯华.实用中医外科学[M].上海:上海科学技术出版社,1985.

[13] 北京中医医院.赵炳南临床经验集[M].北京:人民卫生出版社,2006:2.

[14] 董振华,季元,范爱平.祝谌予经验集[M].北京:人民卫生出版社,2012:9.

[15] 陈明.刘渡舟验案精选[M].北京:学苑出版社,2007:4.

[16] 郭士魁,翁维良.中国百年百名中医临床家丛书——郭士魁[M].北京:中国中医药出版社,2001:1.

[17] 王长荣.中国百年百名中医临床家丛书——盛国荣[M].北京:中国中医药出版社,2002:4.

[18] 王焘.外台秘要[M].北京:中国医药科技出版社,2011:1.

[19] 李时珍.本草纲目[M].北京:人民卫生出版社,1990:9.

[20] 周文采.外科集验方[M].北京:中国中医药出版社,2021:1.

[21] 黄志孝,袁增良,郎丰勋.气瘿治验三案[J].山东中医杂志,1994(03):134.

（王思阳　王余乔）

第二节　石　瘿

石瘿指瘿之坚硬如石者,出自《备急千金要方》卷二十四,石瘿多由气郁、痰湿及瘀血凝滞而成。临床多见颈部肿块,表面凹凸不平,有根不移,坚硬如石,常伴有易怒多汗,胸闷心悸等症状。晚期多因肿块增大而有压迫气管、食管、声带之症状。治宜化痰开郁,行气软坚,可选用海藻玉壶汤,外用阳和解凝膏掺阿魏粉敷贴。西医称甲状腺癌。

一、古籍选粹

古籍参考书目:《备急千金要方》《外台秘要》《严氏济生方》《三因极一病证方论》《外科正宗》《医学入门》《本草纲目》《卫生简易方》《万病回春》《验方新编》《医宗金鉴》。具体内容摘录如下:

(一)唐·孙思邈《备急千金要方》

【内服治疗】

瘿瘤第七,方十三首证一条,治石瘿、气瘿、劳瘿、土瘿、忧瘿等方:

海藻　海蛤　龙胆　通草　昆布　礜石—作矾石　松萝各三分　麦曲四分　半夏二分　上九味,治下筛,酒服方寸匕,日三。禁食猪、鱼、五辛、生菜,诸难消之物。十日知,二十日愈。

又方:小麦面—升　海藻—两　特生礜石十两　上三味,以三年米醋渍小麦面,曝干,各捣为散合和,服一方寸匕,日四五服,药含极乃咽之。禁姜、五辛、猪、鱼、生菜、大吹、大读诵、大叫语等。

又方:昆布　松萝　海藻各三两　海蛤　桂心　通草　白蔹各二两　上七味,治下筛,酒服方寸匕,日三。

又方:海藻　海蛤各三两　昆布　半夏　细辛　土瓜根　松萝各一两　通草　白蔹　龙胆各二两　上十味,治下筛,酒服方寸匕,日二,不得作重用方。

又方:昆布二两,洗切如指大,醋渍含咽,汁尽愈。

又方:海藻—斤,(《小品》作三两)　小麦曲—斤

又方:菖蒲　海蛤　白蔹　续断　海藻　松萝　桂心　蜀椒　倒挂草　半夏各一两　神曲三两　羊靥百枚　上十二味,治下筛,以牛羊髓脂为丸如梧子,日服三丸。

五瘿丸方　取鹿靥以佳酒浸令没,炙干纳酒中,更炙令香,含咽汁,味尽更易,尽十具

愈。治二三十年瘿瘤,及骨瘤、石瘤、肉瘤、脂瘤、脓瘤、血瘤,或息肉大如杯杆升斗,十年不瘥,致有漏溃,令人骨消肉尽,或坚或软或溃,令人惊悸,寤寐不安,身体瘪缩,愈而复发方,陷肿散。乌贼骨　石硫黄各一分　钟乳　紫石英　白石英各二分　丹参三分　琥珀　附子　胡燕屎　大黄　干姜各四分　上十一味,治下筛,以韦囊盛,勿泄气。若疮湿即敷,若疮干猪脂和敷,日三四,以干为度。若汁不尽,至五剂十剂止,药令人不痛。若不消,加芒硝二两佳。

治瘿瘤方　昆布　桂心各一两　逆流水柳须一两　海藻　干姜各二两　羊靥七枚,阴干　上六味,为末,蜜丸如小弹子大,含一丸咽津。

【外用治疗】

治痈瘤溃漏及金疮、百疮方:**生肉膏**　当归　附子　甘草　白芷　川芎各一两　薤白二两　生地黄三两　上七味,㕮咀,以猪脂三升半,煎白芷黄去滓,稍以敷之,日三。

又方:矾石　川芎　当归　大黄　黄连　黄芩　白蔹　芍药各二分　吴茱萸一分　上九味,治下筛,鸡子黄和涂细故布上,随瘤大小厚薄贴之,干则易,着药熟当作脓脂细细从孔中出,须探脓血尽,着生肉膏。若脓不尽,复起如故。

（二）唐·王焘《外台秘要》

【内服治疗】

五瘿丸方　取鹿靥以酒渍令没,炙干纳酒中,更炙令香,咽汁,味尽更易,十具愈。（《千金翼》同。出第二十九卷中）昆布三两,洗　海蛤二两,研　松萝二两　海藻三两,洗　通草　白蔹　桂心各二两　上七味作散,酒服方寸匕,日三。（《千金翼》同。出第四十二卷中）

《千金翼》:**五瘿方**　海藻一两,洗　昆布洗　半夏洗　细辛　土瓜根　松萝各一两　白蔹　龙胆各二两　海蛤二两　通草二两　上十味作散,酒服方寸匕,日再。忌羊肉、生菜、饧、葱,不得劳作。

又方:昆布二两,洗　上一味,切如大指,醋渍,含咽汁,尽愈。

又方:海藻一斤　小麦面一斤　上二味,以三年醋一升,溲面曝令干,往复渍令醋尽作散,酒服方寸匕,日三。忌怒。

（三）宋·严用和《严氏济生方》

【疾病概述】

瘿者,多结于颈项之间;瘤者,随气凝结于皮肉之中,忽忽然肿起,状如梅李子,久则滋长。医经所谓瘿有五种,瘤有六证。五瘿者,石瘿、肉瘿、筋瘿、血瘿、气瘿是也。六瘤者,骨瘤、脂瘤、脓瘤、血瘤、石瘤、肉瘤是也。

【病因病机】

［瘿瘤论治］　夫瘿瘤者,多由喜怒不节,忧思过度,而成斯疾焉。大抵人之气血,循环

一身,常欲无滞留之患,调摄失宜,气凝血滞,为瘿为瘤。

【临证辨治】

[治疗之法] 五瘿不可决破,破则脓血崩溃,多致夭枉。六瘤者,脂瘤可破,去脂粉则愈;外五证,亦不可轻易决溃,慎之,慎之!

【内服治疗】

破积散 治石瘿、气瘿、筋瘿、血瘿、肉瘿等证。海藻洗 龙胆 海蛤 通草 昆布洗 贝母去心,二分 矾枯 松萝各三分 麦曲四分 半夏二分汤泡 上为细末,酒服方寸匕,日三。忌甘草、鲫鱼、猪肉、五辛菜诸杂等物。

昆布丸 治一切瘿瘤,不问新久。昆布一两,洗 海藻一两,洗 小麦一两,好醋煮干 上三味为细末,炼蜜为丸,如杏核大。每服一丸,食后噙咽。

【外用治疗】

南星膏 治皮肤头面生瘤,大者如拳,小者如粟,或软或硬,不疼不痛,无药可疗,不可辄有针灸。生南星大者一枚,去土,薄切 上细研,稠粘如膏,滴好醋五七滴。如无生者,以干者为末,投醋研如膏,先将小针刺病处,令气透,以药膏摊纸上,象瘤大小贴,觉痒,三五易瘥。

(四)宋·陈言《三因极一病证方论》

【疾病概述】

[瘿瘤证治] 夫血气凝滞,结瘿瘤者,虽与痈疽不同,所因一也。瘿多着于肩项,瘤则随气凝结。此等皆年数深远,浸大浸长。坚硬不可移者,名曰石瘿;皮色不变,即名肉瘿;筋脉露结者,名筋瘿;赤脉交络者,名血瘿;随忧愁消长者,名气瘿。五瘿皆不可妄决破,决破则脓血崩溃,多致夭枉。

【内服治疗】

破结散 治石瘿、气瘿、劳瘿、土瘿、忧瘿等证。海藻洗 龙胆 海蛤 通草 昆布洗 矾石枯 松罗各三分 麦曲四分 半夏 上为末。酒服方寸匕,日三。忌鲫鱼、猪肉、五辛、生菜、诸杂毒物。十日知,二十日愈。

(五)明·陈实功《外科正宗》

【疾病概述】

初起红色光亮,微热微痛,根脚浮浅,不坚实者为易。已成红赤高肿,作热焮痛,顶破皮穿,脓溃肿消者易。已溃脓稠色鲜,根脚缩小,内肉渐生,外皮渐紧者顺。溃后气体平和,饮食如故,肿消痛止,口平收敛者顺。

初起肉色不变,寒热渐生,根脚散漫,时或阴痛者险。已成坚硬如石,举动牵强,咳嗽生痰,皮寒食少者逆。已溃无脓,惟流血水,肿不消,痛不止,脾气衰弱者逆。破后血水不止,肿硬更增,败腐不脱,呃气恶心者死。

【病因病机】

[瘿瘤论第二十二]夫人生瘿瘤之症,非阴阳正气结肿,乃五脏瘀血、浊气、痰浊而成。瘿者阳也,色红而高突,或蒂小而下垂;瘤者阴也,色白而漫肿,亦无痒痛,人所不觉,薛立斋分别甚详。肝统筋,怒动肝火,血燥筋挛曰筋瘤。心主血,暴急太甚,火旺逼血沸腾,复被外邪所搏而肿曰血瘤。脾主肌肉,郁结伤脾,肌肉消薄,土气不行,逆于肉里而为肿曰肉瘤。肺主气,劳伤元气,腠理不密,外寒搏而为肿曰气瘤。肾主骨,恣欲伤肾,肾火郁遏,骨无荣养而为肿曰骨瘤。

【临证辨治】

筋瘤者,坚而色紫,垒垒青筋,盘曲甚者,结若蚯蚓。治当清肝解郁,养血舒筋,清肝芦荟丸是也。血瘤者,微紫微红,软硬间杂,皮肤隐隐,缠若红丝,擦破血流,禁之不住;治当养血凉血,抑火滋阴,安敛心神,调和血脉,芩连二母丸是也。肉瘤者,软若绵,硬似馒,皮色不变,不紧不宽,终年只似复肝然;治当理脾宽中,疏通戊土,开郁行痰,调理饮食,加味归脾丸是也。气瘤者,软而不坚,皮色如故,或消或长,无热无寒;治当清肺气,调经脉,理劳伤,和荣卫,通气散坚丸是也。骨瘤者,形色紫黑,坚硬如石,疙瘩高起,推之不移,昂昂坚贴于骨;治当补肾气,养血行瘀,散肿破坚,利窍调元,肾气丸是也。此瘤之五名,治瘤之五法,惟在此也。又观立斋云:筋骨显露曰筋瘿,赤脉交结曰血瘿,皮色不变曰肉瘿,随忧喜消长曰气瘿,坚硬不可移曰石瘿,此瘿之五名也。通治瘿瘤初起,元气实者,海藻玉壶汤、六军丸;久而元气虚者,琥珀黑龙丹、十全流气饮,选服此药,自然缩小消磨;切不可轻用针刀,掘破出血不止,多致立危:久则脓血崩溃,渗漏不已,终致伤人。又一种粉瘤,红粉色,多生耳项前后,亦有生于下体者,全是痰气凝结而成;宜铍针破去脂粉,以三品一条枪插入,数次以净内膜自愈。又一种黑砂瘤,多生臀腿,肿突大小不一,以手摄起,内有黑色是也;亦用针刺,内出黑砂有声,软硬不一。又一种发瘤,多生耳后发下寸许,软小高突,按之不痛,亦针之,粉发齐出。又一种蛔虫瘤,生于胁下;又一种痞瘤,连生肩膊,详在后治验中。予观古又有虱瘤矣,但其形状之异,皆五脏湿热、邪火、浊气、瘀血各感而成,此非正病也。以上数瘤,皆亲手治验非谬也。

[瘿瘤治法]初起自无表里之症相兼,但结成形者,宜行散气血。已成无痛无痒,或软或硬色白者,痰聚也,行痰顺气。已成色红坚硬,渐大微痒微疼者,补肾气、活血散坚。形如茄蒂,瘤大下垂者,用药点其蒂茄落,生肌收敛。已破流脓不止,瘤仍不消,宜健脾胃为主,佐以化坚。已溃出血不常,瘤口开泛者,宜养血凉血,佐以清肝。溃后瘤肿渐消,脾

弱不能收敛者,补肾气、兼助脾胃。

【内服治疗】

瘿瘤主治方 **通气散坚丸** 通气散坚丸半夏,陈贝芎归粉草苓,香附桔菖参海藻,南星枳实共黄芩。治忧郁伤肺,致气浊而不清,聚结为瘤,色白不赤,软而不坚,由阴阳失度,随喜怒消长者宜服。陈皮 半夏 茯苓 甘草 石菖蒲 枳实炒 人参 胆南星 天花粉 桔梗 川芎 当归 贝母 香附 海藻 黄芩酒炒各等分 上为末,荷叶煎汤,跌为丸寒豆大,每服一钱,食远灯心二十根、姜三片泡汤送下。

海藻玉壶汤 海藻玉壶汤青陈,翘贝芎归昆布评,半夏独活并甘草,海带煎来效有灵。治瘿瘤初起,或肿或硬,赤或不赤,但未破者服。海藻 贝母 陈皮 昆布 青皮 川芎 当归 半夏 连翘 甘草节 独活各一钱 海带五分 水二盅,煎八分,量病上下、食前后服之。凡服此门药饵,先断厚味大荤,次宜绝欲虚心者为妙。

活血散瘿汤 活血散瘿汤芍归,青皮芎半地黄随,参苓昆布丹皮草,红花肉桂木香催。治瘿瘤已成,日久渐大,无痛无痒,气血虚弱者。白芍 当归 陈皮 川芎 半夏 熟地 人参 茯苓 丹皮各一钱 红花 昆布 木香 甘草节各五分 青皮 肉桂各三分 水二盅,煎八分,量病上下,服后饮酒一小杯。

(六)明·李梴《医学入门》

【疾病概述】

瘿瘤有五应五脏,旧分五瘿六瘤,惟薛立斋止言五瘤。盖瘿、瘤本共一种,皆痰气结成,惟形有大小,及生颈项、遍身之殊耳。瘿之名有五者,此也。瘿、瘤俱内应五脏,药治相同。瘤赤遍身瘿颈项;瘿、瘤所以两名者,以瘿形似樱桃,一边纵大亦似之,槌槌而垂,皮宽不急。

【病因病机】

原因忧恚所生,故又曰瘿气,今之所谓影囊者,是也。瘤初起如梅、李,皮嫩而光,渐如石榴、瓜瓠之状。原因七情劳欲,复被外邪,生痰聚瘀,随气流注,故又曰瘤。瘤总皆气血凝滞结成。惟忧恚耗伤心肺,故瘿多着颈项及肩;劳欲邪气乘经之虚而作,故瘤随处有之。虽无痛痒有虚实,散坚行气不可妄。

【临证辨治】

瘿瘤或软或硬,无痛无痒,体实者,海藻散坚丸、海带丸;痰火盛者,舐掌散、神效开结散。此皆化痰行气破坚之剂,久虚者不可妄服。虚者:筋瘤,肾气丸,或八物汤加山栀、木瓜、炒黑龙胆草;肝火盛者,间以芦荟丸暂服;血瘤,四物汤加茯苓、远志;肉瘤,归脾汤、补中益气汤;气瘤,补中益气汤;骨瘤,肾气丸、补中益气汤。通用:初起者,十六味流气饮、单蜘蛛方;稍久者,蜡矾丸,常服自然缩小消磨。外敷南星膏。切不可轻用针刀决破,破则脓血崩溃,渗漏无已,必至杀人。但有一种脂瘤红粉色,全是痰结,用利刀破去脂粉则愈。或有如茄垂下,根甚小者,用药点其蒂,俟茄落,即用生肌收口药敷之,防其出血。

（七）明·李时珍《本草纲目》

【内服治疗】

[瘿瘤疣痣(草部)]杜衡破留血痰饮,消项下瘿瘤　贝母同连翘服,主项下瘿瘤　黄药子消瘿气,煮酒服《传信方》,甚神效　海藻消瘿瘤结气,散项下硬核痛。初起,浸酒日饮,滓涂之　海带　昆布蜜丸　海苔　白头翁浸酒　牛蒡根蜜丸　连翘　丹参　桔梗　夏枯草　木通　玄参　当归　常山　蒿蒌草吐　天门冬　瞿麦　三棱　射干　土瓜根　香附　漏芦　菜谷　紫菜　龙须菜　舵菜并主瘿瘤结气　小麦消瘿,醋浸,同海藻末,酒服　山药同蓖麻,生涂项核　败壶芦烧,搽腋瘤　赤小豆　果木　橙荔枝并消瘿　瓜蒂　松萝并吐　柳根煮汁酿酒,消瘿气　白杨皮同上　问荆结气瘤痛　(土石)螌网蚀瘤,熬,烧末,猪脂和敷　蝼蝈丸烧酒服,治瘿　土黄枯瘤赘痔乳　针沙　自然铜并浸水,日饮,消瘿　铅浮石介鳞　牡蛎　马刀　海蛤　蛤蜊　淡菜　海螵蛸兽人　鹿靥并消瘿气结核　羊靥　牛靥并酒浸炙香,含咽　猪靥焙末,酒服;或酒浸,炙食　牦牛靥烧服,消瘿　獐肉炙热,拓瘤,频易,出脓血愈

（八）明·胡濙《卫生易简方》

【内服治疗】

[瘿瘤]治颈下卒结囊欲成瘿,用海藻一斤,酒二升,渍数日,稍稍饮之。又治颔下瘰疬。

[治瘿气]用海藻、昆布等分为末,蜜丸如杏核大。含咽津;或作散,绵裹一线,醋浸含之。

[治项瘿]用海藻、海带、海螵蛸、海蛤、昆布各二钱,缩砂、连翘、玄参、甘草炙,各三钱,香附子半两 共为末。每服一钱,飞盐汤一盏调,临睡徐徐咽下;或以盐梅肉捣和,丸如杏核大。每服一丸,嚼化。海藻、甘草虽相反,惟此剂宜用,极效。

又方:用猪肺管上团肉一块,将新瓦焙干,临卧细嚼,以酒咽下,极效。

[治瘿气]用海藻三两,海螵蛸二两,海带两半,大腹子去皮、芒硝、柳根各一两,珍珠三钱 炼蜜丸如杏核大。临卧嚼化一丸。

[治瘿瘤结硬]用通草二两,杏仁去皮尖、牛蒡子出油,各一合,吴射干、昆布、诃黎勒、海藻各四两,为末 炼蜜丸如弹子大。含化咽津,日三服。

[治石、气、筋、血、肉五般瘿证]用海藻洗、昆布洗、矾石枯、龙胆、海蛤、通草、贝母、松萝各一两,麦曲、半夏汤浸洗七次,各一两三钱,为末　每服二钱,酒调,临卧徐徐咽下。忌鲫鱼、鸡肉、五辛、生果、油腻物。

【外用治疗】

治骨、石、肉、脓、血五等瘿瘤，二、三年不瘥，大如杯盏；或破溃漏脓水，令人骨消肉尽；或硬或软，寐卧惊悸，体中掣缩，愈而复发。

用乌鱼骨、硫黄、琥珀、紫石英、钟乳石各一钱，白石脂、丹参各三钱，干姜、附子、大黄、芒硝各一两 为细末，以竹筒盛，勿泄气。如疮湿掺药三、四度；干者，以猪脂和敷。此药止痛除恶肉，大效。

[治生瘤子] 用砒霜、硇砂、黄丹、雄黄、粉霜、轻粉、朱砂、没药各一钱，乳香三钱，斑蝥生用，二十个 同研为末，糯米粥丸如棋子样，爆干。先灸破瘤顶，三炷为则，以药饼盖上，用黄柏末水调贴之，数日自然枯干落下。

又方：用铜绿为末，草刺破瘤掺在上，膏药封贴之。

[治头面生瘤赘] 用蛛丝缠勒瘤根，三、五日自然退落，有验。七夕缠尤效。

治皮肤项面上生疮瘤，大者如拳，小者如栗，或软或硬，不疼不痛，不好辄用针灸，用生南星大者一枚研烂，入好醋五七滴，为膏；如无生者，以干者为末，醋调如膏。先将小针刺痛处，令气透，却以药摊纸上象瘤大小贴之，觉痒则频贴取效。

[治瘤赘] 用黄丹、信、硇砂各二钱，乳香半钱 研细，滴水为丸如米大。先用针刺破瘤根内药一粒，以纸丸塞住，纸花封之，久而自落。忌食杂物。

(九)明·龚廷贤《万病回春》

【疾病概述】

瘿多着于肩项，瘤则随气凝结。此等年数深远，侵大侵长，坚硬不可移者，名曰石瘿；瘿瘤，气血凝滞也。

【内服治疗】

消瘤五海散 海带 海藻 海布 海蛤 海螵蛸各二两半 木香二两 三棱 莪术 桔梗 细辛 香附米 猪腰子七个,陈壁土炒,去油,焙干 上为末，每服七分半，食远米汤下。

内府秘传方 海藻热水洗净 昆布洗净 海带 海蛸 海粉飞过 海螺醋炙 甘草少许 如颈下摇者，用长螺；颈不摇，用圆螺。治瘿气，神效。上，各等分，为末，炼蜜为丸，如圆眼大，每夜临卧，口中噙化一丸，功效不可言也。

(十)清·鲍相璈《验方新编》

【疾病概述】

[瘿瘤] 渐长渐大，软而不硬。方书云：坚硬不消为石瘿。有大如碗者，有长而下垂者，又有粉瘤、漏瘤、虱瘤各种，又有羊毛疔，形亦如瘤者，治法见前疔疮门。

【内服治疗】

消瘿五海饮 海带、海藻、昆布、海蛤、海螵蛸各五钱，煎汤当茶饮，甚效。

又方:川黄柏、海藻各一两,共为细末收贮。每用五分放手心上,以舌餂之,一日三五次即消。生颈上者更效。

又方:黄药子十两,好烧酒三斤,共入瓶中封口,用糠火煨一周时(或锅内蒸半日亦可),将瓶放冷水中,过七日后每日随时少少饮之,务使酒气不断。无论生在何处皆效如神。饮后时时照镜,消即勿饮,饮多恐颈项细小也。黄药子又名黄药,以江西万州产者为佳。广西庆远府亦有。

【外用治疗】

樱桃核,好醋磨敷即消,初起者甚效。

又方:石榴树上寄生,醋磨擦之极效,生颈上者更效。

(十一)清·吴谦《医宗金鉴》

【疾病概述】

五瘿属阳六瘤属阴,瘿别血气肉石筋,瘤气血肉脂筋骨,惟脂开溃不伤身,瘿蒂细小红不紧,瘤根温大亮白新,证由内外风水气,疗治须当戒怒嗔。瘿、瘤二证,发于皮肤血肉筋骨之处。瘿者,如缨络之状;瘤者,随气留住,故有是名也。

【病因病机】

多外因六邪,荣卫气血凝郁;内因七情,忧恚怒气,湿痰瘀滞,山岚水气而成,皆不痛痒。瘿证属阳,色红而高突,皮宽不急,蒂小而下垂;瘤证属阴,色白而漫肿,皮嫩而光亮,顶小而根大。

【临证辨治】

若久而脓血崩溃,渗漏不已者,皆为逆证,不可轻用刀针决破,以致出血不止,立见危殆。惟粉瘤可破,其色粉红,多生耳项前后,亦有生于下体者,全系痰凝气结而成,治宜铍针破去脂粉,以白降丹捻子插入数次,将内膜化净,用生肌玉红膏贴之自愈。又有一种黑砂瘤,多生臀腿,肿突大小不一,以手摄起,内有黑色即是,亦用针刺出黑砂有声,软硬不一。又有发瘤,多生耳后发下寸许,软小高突,按之不痛,亦用针刺之,粉发齐出。又有虱瘤,发后其痒彻骨,开破出虱无数,内有极大一虱,出其虱方尽。黑砂、发、虱三瘤,外治皆同粉瘤之法,其口方收。又有虫瘤,每生胁下,治法当按痛疽肿疡、溃疡门。但本忧思化成,每难获效,诸证形状各异,皆五脏湿热邪火浊瘀,各有所感而成,总非正气之所化也。

二、近现代名家对病因病机、证型、临证的认识

唐汉钧认为甲状腺癌(石瘿)总的病机是正气不足,邪毒内生。因此在治疗上,注重扶助正气,健脾养血、养阴生精,同时辨病选用解毒排毒抗癌的中药。临证每选用生黄

芪、党参、茯苓、白术等益气健脾和胃;黄精、生地黄、何首乌等养阴生精;山茱萸、淫羊藿等扶助正气;夏枯草、白花蛇舌草、石见穿、冰球子、龙葵、婆婆针等解毒排毒抗癌祛邪。

陆德铭预防甲状腺癌手术后复发及对于放射治疗后体质虚弱者,处方予生黄芪、党参、白术、茯苓、南沙参、枸杞、龟板、鳖甲、石斛、石见穿、莪术、三棱、白花蛇舌草、蛇莓、蛇六谷、山慈菇、海藻,疗效显著。

刘尚全认为甲状腺癌(石瘿)的早期,癌毒虽盛,但正气未损,以手术切除和放化疗,同时配合中药治疗,以软坚散结、活血化瘀为基础,予海元汤加减。随着肿瘤的进展,患者多出现胸闷咳嗽多痰等症,舌质多暗灰,苔多薄白,而脉多弦滑。此期病机以癌毒炽盛,灼液成痰为特点治疗予以海莲汤理气消瘿、化痰解凝为主。后期由于癌毒耗损气血,癌毒虽炽,而正气已亏,故予芪菊汤益气养血,扶正祛邪;予星布汤及菊元汤加减以清肝泻火、化毒散结。

刘晟等用消痰散结方,南星、半夏、山慈菇、浙贝母、佛手、香橼皮、土茯苓、黄连、藿香、佩兰、绿豆衣等,加L–T4治疗甲状腺乳头状癌术后患者193例,术后第一年服中药6个月,第二年起每年至少服中药3个月,随访5年,与单用L–T4组病例进行对照,在抑制残余甲状腺肿大、甲状腺结节新发和淋巴结肿大以及卡式评分等方面中西药联合效果更佳。

方兆凤对于甲状腺癌术后颈部凸起性瘢痕给予中药治疗辨证分为三型:①阴虚火旺型,治疗以养阴清热为主,处方选沙参麦冬汤、知柏地黄丸。②瘀阻型治以活血化瘀为主,处方选桃红四物汤。③气阴两虚型治以益气养血为主,处方补中益气汤、八珍丸,有良好效果。

三、医案

【医案1】一妇人气冲穴生瘤,红紫坚硬,乃血瘤也。请视之,心、肝二脉俱已洪数,其患得之心气郁结,肝气受伤之故,辞不可治。后请京师明公医治,其时头已穿溃,虽强投补托、化坚、凉血等剂,日溃日烂,终至不应。破经两月,一旦涌出紫血盆许,随即身亡。后人问曰:何以致此?予曰:心脉洪数,心火旺也;肝脉弦数,肝气伤也。火旺逼血妄行,肝气伤不能藏血,后破之必出血不止,多致危亡,预辞不治者此意也。

(摘自《外科正宗》)

【医案2】患者黄某,女,50岁,2018年3月26日初诊。因"甲状腺癌术后2周"就诊,患者2周前因发现双侧甲状腺癌,遂于当地医院在全麻下行双侧甲状腺切除+颈部淋巴结清扫术,术后服用左甲状腺素钠(雷替斯)200μg,qd,行激素代替治疗。肝功能、甲状腺功能未见异常。甲状腺超声提示:双侧甲状腺全切除术后。刻下症:全身乏力,疲劳,失眠烦躁,心烦,声音稍有嘶哑,口不苦,纳差,二便调,舌淡红,苔薄白,脉弦细。西医诊断:双侧甲状腺癌术后。中医诊断:石瘿(气阴亏虚证)。处方:六君子汤合生脉散加减。党参30克,白术15克,茯苓15克,陈皮9克,生黄芪30克,天冬10克,麦冬10克,五味子5克,生地黄15克,淮山药15克,全蝎3克,薄荷9克(后下),蝉蜕5克,桔梗15克,甘草6克。7剂,水煎服,日1剂,分2次服用。

4月3日2诊:患者纳差、全身乏力、声音嘶哑较前明显缓解,盗汗、失眠、烦躁症状仍存在,纳可,二便调,舌淡红,苔薄白,脉弦细。调整用药:去黄芪、茯苓、全蝎,加山萸肉10克,改生地黄、淮山药为20克。10剂,水煎服,日1剂,分2次服用。

4月12日3诊:患者盗汗、乏力、失眠症状基本缓解,偶有心悸,2~3周1次,纳可,寐尚安,二便调,舌淡红,苔薄白,脉弦。甲功未见异常。调整用药:减去薄荷、蝉蜕,加用西洋参4克,单包,分2次服用,早晚饭后嚼服。14剂,水煎服,日1剂,分2次服用。后患者一般情况可,症状较平稳,继服14剂加西洋参,并嘱定期复诊。

【按】患者因"甲状腺癌术后2周"就诊,2周前行双侧甲状腺切除+颈部淋巴结清扫术,尚属术后早期,术后出现全身乏力、纳差、疲劳、心烦失眠、声音嘶哑等症状,辨证属于气阴亏虚,治以益气养阴为主法。方中党参、黄芪补气健脾,白术、茯苓健脾渗湿,陈皮理气燥湿化痰,天冬、麦冬滋补肺阴,五味子、生地黄、淮山药滋补肾阴,全蝎攻毒余邪,蝉蜕、桔梗、薄荷利咽开音,甘草调和诸药。二诊患者诉气虚症状较前缓解,阴虚症状仍较重,去除黄芪、白术,因全蝎有毒不宜长时间使用,故去除,加大滋阴强度,提高生地黄、淮山药剂量,增加山萸肉滋阴清热。三诊症状基本缓解,新发偶有心悸症状,虽甲功正常,考虑和左甲状腺素钠使用相关,故单用西洋参益气养阴,同时增强免疫力,保护心血管系统,缓解心悸症状,起到益气扶正之功效。

(摘自许芝银调治气阴亏虚型石瘿.长春中医药大学学报2021,37(04):757-759.)

【医案3】黄某,女,32岁。2004年10月17日初诊。甲状腺冷结节,伴腰膝酸冷、疲倦,前来就诊。初诊:患者于1998年9月行双侧巧克力囊肿剥离手术。2003年微波治疗宫颈中度糜烂后,大出血。2004年1月因胆结石、胆囊炎住院治疗,4月胆囊炎症再次发作,行胆囊切除术。2004年8月北京某医院B超检查发现:甲状腺结节,峡部冷结节0.3cm×0.8cm,右肾轻度积水。目前大量脱发,腰膝酸冷,疲倦,记忆力下降,面色、心情不佳,纳佳,寐可,带可,大便不成形,咽疼,右侧扁桃体肿大。舌质淡红,苔薄,左脉弦细小紧,右脉小弦缓;乳腺小叶增生。经血27天一行,每月行经提前,量少,痛经不显。证属气血两虚,肾气不足。治以益气补血、补肾通阳。以十补丸加减。处方:当归10克,熟地10克,炒白芍10克,川芎5克,党参10克,炒白术10克,云茯苓10克,炙甘草5克,鸡内金10克,桑寄生15克,杜仲15克,川断10克,白梅花10克,怀牛膝5克。6剂,每日1剂,水煎,分2次服。

二诊(2004年10月24日):药后咽疼消失,音易哑,寐多,经血量少,经期长,舌质淡红,舌苔根部稍腻,左脉沉弦弱,右脉沉弱。处方:前方加仙灵脾5克。6剂,每日1剂,水煎,分2次服。

三诊(2004年11月7日):药后仍两膝酸冷,但纳佳,寐可,记忆力不佳,眼酸易流泪,干涩畏光,大便不成形,舌质淡红,后厚前薄,左脉小弦细弱,右脉沉细弱。处方:前方基础加生牡蛎(先煎)20克,木瓜5克,生黄芪5克。6剂,每日1剂,水煎,分2次服。

四诊(2004年11月14日):药后眼酸、乏力、怕冷好转,大便仍不成形,经血27~28天一行,一般行经7天,量亦不多,寐多但记不清,舌质淡红,苔薄,左脉小弦弱,右脉小细弦。处方:当归10克,熟地10克,炒白芍10克,川芎5克,党参10克,炒白术10克,云茯苓10克,海藻5克,昆布5克,象贝5克,鸡内金10克,桑寄生15克,杜仲15克,川断10克,郁金10克,川牛膝5克,仙灵脾5克,生牡蛎(先煎)20克,合欢皮10克,白梅花10克,生黄芪5克。6剂,每日1剂,水煎,分2次服。

五诊(2004年11月21日):药后寐多现象有所减少,腰膝酸冷减轻,经行刚完,带不多,纳佳。舌质淡红,苔薄,左脉小长弦,右脉沉小细弦弱。处方:前方加炙远志5克。6剂,每日1剂,水煎,分2次服。

六诊(2004年11月28日):药后寐已减,记住一个梦,咽略痛,两膝酸冷,目干涩畏光,纳可,大便仍不成形,舌质淡红,苔薄,左脉小弦浮或稍紧,右脉小弦稍长。处方:前方仙灵脾用量加至10克,生黄芪加至10克,香白芷5克。6剂,每日1剂,水煎,分2次服。

七诊(2004年12月5日):面部丘疹,寐可,梦仍记不清,未见咽疼,胆囊区仍疼。舌质淡红,苔稍腻,舌边少苔,左脉小弦缓,右脉小细弦。处方:前方基础香白芷加至10克,加防风10克。7剂,每日1剂,水煎,分2次服。

八诊(2004年12月26日):经血27~28天1行,行10天,面部丘疹,寐可,有梦或能记清,胆囊区疼痛(胆囊已切除),大便日1行,纳佳,脾气不好,舌质淡红,苔薄,舌体稍大,左脉小弦缓,右脉小细沉。处方:前方炙远志5克,藿香5克,苏叶5克。9剂,每日1剂,水煎,分2次服。

九诊（2005年1月16日）：面部丘疹减少，大便泄泻，寐可，梦记不清，两太阳穴及前额疼痛，咽后壁淡红，舌质淡红，苔薄微腻，左脉小弦缓，右脉小弦缓。行经7天，伴有腹痛，经量较少。处方：原方去藿香5克，加枸杞子10克。6剂，每日1剂，水煎，分2次服。

2005年1月27日北京某医院B超检查显示：肾积水消失；甲状腺冷结节0.2cm×0.4cm，缩小三分之二。

【按】甲状腺冷结节常为甲状腺癌，但亦并非绝对。一般单个冷结节为恶性肿瘤的可能性较大，根据中国科学院肿瘤防治所的资料，冷结节中癌肿发现率为54.5%。当然冷结节也不一定都是癌，其他良性疾患也可出现此图像，还应结合病史、体检和其他有关检查，综合分析才能做出临床诊断。

本病的发生由情志内伤及饮食失调所致，《济生方·瘿瘤论治》云："夫瘿瘤者，多由喜怒不节，忧思过度，而成斯疾焉。大抵人之气血，循环一身，常欲无滞留之患，调摄失宜，气凝血滞，为瘿为瘤。"甲状腺癌的治疗多从气滞、痰凝、血瘀、癌毒而论治。然病久必虚，病变晚期患者常有虚证，治当审症求因，扶正固本，切勿一味攻邪抗癌而犯虚虚之戒。

（摘自《当代名老中医典型医案集》）

【医案4】黄某，女，65岁。2005年8月3日初诊。患复发性甲状腺滤泡癌3年余。

初诊：患者于10多年前患甲状腺良性肿瘤，曾作手术治疗。2002年4月又发现甲状腺肿块，在广州某医院病理检查确诊为甲状腺滤泡癌，并右侧颈淋巴结转移，当时行甲状腺与右颈淋巴结切除术。2005年3月初，甲状腺滤泡癌复发，又作手术切除，术后给予优甲乐、百士欣等药治疗。自述口干，痰多，色白而稠，胃纳、睡眠及二便均正常。察其舌质淡红，苔黄腻，诊脉弦滑。诊其为：瘿病（复发性甲状腺滤泡癌）痰火郁结，邪毒蔓延证。此为平日操持劳碌，忧思郁结，肾阴亏虚，水不制火，阴虚火旺，火灼津液成痰，痰火郁结；肝气郁结，颈部血脉瘀阻，久则热毒蕴结，而成瘿瘤。正虚不能胜邪，邪毒鸱张蔓延，故出现复发和转移。幸脾胃功能尚健。法当养阴清火，除痰散结，软坚化瘿，解毒抗癌，方拟三甲消瘿汤合消瘰丸加减治之。处方：鳖甲20克，穿山甲15克，牡蛎25克，川贝母15克，玄参20克，夏枯草20克，瓜蒌仁15克，白花蛇舌草25克，蚤休20克，半枝莲15克，薏苡仁30克，太子参20克，黄芪15克。水煎服，日1剂。

复诊：服用上方7剂后，仍口干，痰多，但未见不良反应。这说明病者尚能耐受本方。瘿瘤顽疾，久服乃效，仍用前方，加三七、丹参以增强活血消瘿之功效。

【按】此例近期疗效尚可，远期效果如何？尚待追踪。三甲消瘿汤乃何炎燊经验方，治各种瘿病(良性或恶性)皆有一定疗效。此例恶性瘿病,所加入方中之抗癌药物乃极和平之品,故病人能耐受,利于久服,望能获得远期效果。石瘿治用消瘰丸以化痰散结、解毒清热,配雄黄要适量适度用之。

(摘自《当代名老中医典型医案集》)

【医案5】贺某,男,40岁。2005年9月9日初诊。左甲状腺癌部分切除术后1个月。

初诊:患者左侧甲状腺癌部分切除术1个月,无进行放、化疗治疗,口干夜间重,无口苦口渴,纳眠可,大小便正常,无心烦心慌,左颌下、左甲状腺仍有硬结节,触之坚硬不移,皮肤发紧,舌质淡黯,脉沉滞。此为痰毒瘀结,气滞血瘀。治当化痰散结解毒。仿消瘰丸组方。处方:忍冬藤30克,炒白芥子10克,制南星10克,陈皮10克,夏枯草30克,连翘12克,赤芍30克,大贝10克,玄参30克,皂角刺12克,川芎10克,蚤休10克,通草6克,葛根30克,甘草10克。16剂,水煎服,日1剂。

二诊:服上药平和,颌下皮肤发紧较前减轻,舌质淡黯,舌苔黄腻。颌下结节是险恶之证,宜缓图之,仍化痰散结消肿为治。处方:蚤休10克,蒲公英30克,夏枯草30克,黄芩10克,山慈姑10克,蜈蚣1条,大贝10克,玄参30克,雄黄(冲服)0.2克,白花蛇舌草30克,赤芍15克,丹皮10克,陈皮10克,生甘草6克。15剂,水煎服,日1剂。

三诊:服药后病情稳定,颈部皮肤发紧减轻,口干,小便黄,脉沉滞。痰结阴伤加湿热,病机复杂又相互矛盾。以养阴化痰、散结解毒为治。处方:前方加清半夏10克,皂角刺10克,花粉10克,连翘10克,甘草6克。20剂,水煎服,日1剂。

四诊:服上药颈部皮肤紧张感明显减轻,硬结减小。方药奏效,解毒之品雄黄暂缓使用。仍以养阴散结解毒为治。处方:前方加生牡蛎30克,炒白芥子10克,夏枯草30克,赤芍减至10克。30剂,水煎服,日1剂。

【按】痰毒郁瘀结于咽喉,气滞血瘀,郁热内生,咽干口苦,结块肿大坚硬,触之不移,是其恶候,治以化痰散结、解毒清热,用消瘰丸加减,方中炒白芥子、大贝、皂角刺、制南星去筋膜之顽痰痼结,蚤休、雄黄、山慈姑、蜈蚣解毒清热,赤芍、川芎活血化瘀,夏枯草泄肝热、散郁结,使痰消毒散,气血通畅而缓解。雄黄虽然有毒,但解毒之力较强,只要用之适量适度,效果很好,勿畏其毒而不敢用也,甲状腺癌术后当以补气养阴、软坚散结、解毒抗癌为法。

(摘自《当代名老中医典型医案集》)

【医案6】张某,女,34岁。2000年1月17日初诊。甲状腺癌术后12年,双肺转移10

年。

初诊(2000年1月17日):患者1992年12月行右甲状腺切除术,病理为:乳头状腺癌。1993年12月底发现右颈部淋巴结转移,遂行右颈部淋巴结清除术,病理同前。术后服用甲状腺素片,每日4片。1995年1月胸片示双肺广泛转移,行2次化疗(ADM、MMC、DDP),未见效果,病情无变化。1995年6月至1999年12月间先后作^{131}I治疗,有消化道反应,效果亦不佳。近4年间肺部病变日渐增大。遂要求中药治疗。现症:一般情况可。1987年发现HBsAg(+),肝功能正常。舌稍红,薄白苔,脉沉细滑。辨证属气阴不足,邪毒内蕴。治以益气养阴、解毒散结法。处方:草河车15克,浙贝母10克,蛇舌草30克,黄药子15克,生白术10克,云茯苓10克,生黄芪30克,北沙参30克,枸杞子10克,焦三仙30克,鸡内金10克,陈皮丝10克。水煎,日1剂,分2次服。

二诊(2000年3月12日):服上方后未有明显不适。继以上方为主。处方:前方加夏枯草15克,白英30克,龙葵15克,土茯苓15克。水煎,日1剂,分2次服。

三诊(2001年8月20日):复查胸片:右下肺野病灶见少,左侧病灶增大增多。继服上方。

四诊(2003年3月31日):病情稳定,一般情况可,一直坚持工作。舌淡红,薄白苔,脉沉细。处方:草河车30克,半支莲15克,蛇舌草30克,北山豆根6克,黄药子20克,浙贝母10克,夏枯草15克,海藻15克,女贞子15克,菟丝子10克,仙灵脾10克,生黄芪30克,北沙参30克,麦冬15克,天花粉15克,焦三仙30克,鸡内金10克,砂仁10克。水煎,日1剂,分2次服。

五诊(2004年6月14日):近日胸片与1年前比较:左侧中野病变及右侧肺野病变有所变小,其余病灶稳定,未见新病灶。现症:午后精神稍差,有稀薄痰,有时黄痰。舌淡红,薄白苔,脉沉细。处方:夏枯草20克,海藻30克,浙贝母10克,草河车15克,黄药子30克,北豆根6克,白英30克,龙葵20克,土茯苓20克,天花粉15克,生黄芪30克,北沙参30克,生白术10克,云茯苓10克,太子参30克,焦三仙30克,鸡内金10克,砂仁10克,蛇舌草30克。水煎,日1剂,分2次服。

【按】甲状腺癌占全部恶性肿瘤中的比例不到1%,但在头颈部恶性肿瘤中其发病却常见,女性发病率高于男性,30~40岁为发病高峰年龄,50岁以后发病明显下降。甲状腺癌是由数种不同病理类型和生物学行为的癌瘤组成,不同类型甲状腺癌的发病年龄、发展速度、转移途径和预后有明显不同。甲状腺癌诊断不难,治疗当及早手术。放疗和核素治疗仅用于作姑息性治疗。甲状腺癌手术后及放射治疗时,与中医药配合,效果会更好一些。古代中医文献中有许多治疗甲状腺癌(石瘿)的方药,但还应手术治疗为好。中药治甲状腺癌常用药有夏枯草、海藻、浙贝母、昆布、猫爪草、龙葵、草河车、冬凌草、黄药子、连翘、五灵脂、生牡蛎、郁金、土贝母等。本例甲状腺癌术后12年，双肺转移已10年，前数年以化疗及放射性核素治疗，未见明显效果，病变日渐增多、增大。2000年后系统服中药治疗，未再作放、化疗，肺转移病灶有所减少，患者病情稳定，生活质量较好，已做一般工作。方中除补气养阴中药外，主要为软坚散结、解毒抗癌之品，因其正气尚可，故攻伐力量较大，达到了相对的平衡稳定状态。此例亦表明坚持中药长期服用，获益良多。

（摘自《当代名老中医典型医案集》）

四、现代研究进展

甲状腺癌是一种比较常见的恶性肿瘤，随着人们生活方式和饮食习惯的变化，甲状腺癌的发病率不断增高，其中主要的高危人群为中年妇女。中医治疗以调理人体的气机为本，治疗上多为各个医家的经验用药，在辨证论治的基础上选用有抗癌作用的中药，中药联合治疗可实现减毒增效、缓解症状和改善预后的目的。西医治疗各种类型的甲状腺癌，第一选择均为手术，除非患者基础状况较差、无法耐受手术，或肿瘤广泛转移，或患者主观上不愿意接受手术，或复发风险极低的微小乳头状癌等情况。

【病因病理】

（1）中医病因病机

中医称该病为"石瘿"，其发病与环境因素、外感邪毒和情志因素、体质因素有关。石瘿发病的基本病机多为肾火郁遏、痰凝、气滞、血瘀。

（2）西医病因病理

①碘含量异常　碘是人体必需的微量元素，碘缺乏导致甲状腺激素合成减少，促甲状腺激素（TSH）水平增高，刺激甲状腺滤泡增生肥大，发生甲状腺肿大，出现甲状腺激素，使甲状腺癌发病率增加，目前意见尚不一致。而高碘饮食可能增加甲状腺乳头状癌的发生率。

②放射线照射　用X线照射实验鼠的甲状腺，能促使动物发生甲状腺癌，细胞核变形，甲状腺素的合成大为减少，导致癌变；另外，使甲状腺破坏而不能产生内分泌素，由此引起的TSH大量分泌也能促发甲状腺细胞癌变。

③TSH慢性刺激　血清TSH水平增高，诱导出结节性甲状腺肿，给予诱变剂和TSH刺激后可诱导出甲状腺滤泡状癌，而且临床研究表明：TSH抑制治疗在分化型甲状腺癌手术后的治疗过程中发挥重要的作用，但TSH刺激是否是甲状腺癌发生的致病因素，仍有待证实。

④性激素的作用　由于在分化良好甲状腺癌患者中,女性明显多于男性,因而性激素与甲状腺癌的关系受到重视,有人研究甲状腺癌组织中性激素受体,并发现甲状腺组织中存在性激素受体:雌激素受体(ER)和孕激素受体(PR),而且甲状腺癌组织中存在ER,但性激素对甲状腺癌的影响至今尚无定论。

【临床治疗】

(1)中医治疗

甲状腺癌临床辨证应分清寒、热、虚、实,综合情志内伤、饮食失宜等病因,临床常以理气解郁、活血化瘀、化痰软坚、调摄冲任等为治则。依据石瘿发病的病因病机,大多数医家在治疗石瘿时选用含碘丰富的植物药,如海藻、昆布、黄药子等,以及含甲状腺素的动物类药,如猪靥、羊靥等。多以"海藻、昆布"等化痰散结药物为主药,配伍"官桂"温肾,通行血脉;"半夏、南星"燥湿化痰散结,"矾石"祛痰燥湿;"青皮、陈皮、橘红"等行气化痰;"川芎、当归"行气活血;"独活"善行血分;"穿山甲"活血散结。诸等药物相互配伍组方,以达温肾、化痰、行气、活血、消瘿之功效。放射治疗的患者,可常服中药如生地、玄参、沙参、麦冬、女贞子、旱莲草、夏枯草、野菊花、太子参、茯苓等以养阴清热、平肝消瘿。中医药治疗具有疗效全面、不良反应少、禁忌证少的优点,还可改善甲状腺癌术后患者的生存质量。

(2)西医治疗

①手术治疗　甲状腺癌的手术治疗是其主要治疗方法,包括甲状腺本身的手术,以及颈淋巴结清扫。不论病理类型如何,只要有手术指证就应尽可能手术切除。对分化好的乳头状癌或滤泡癌,即使是术后局部复发者也可再次手术治疗。甲状腺的切除范围与肿瘤的病理类型和分期有关,范围最小的为腺叶加峡部切除,最大至甲状腺全切除。

②内分泌治疗　甲状腺癌作次全或全切除者应终身服用甲状腺素片,以预防甲状腺功能减退及抑制TSH。乳头状腺癌和滤泡状腺癌均有TSH受体,TSH通过其受体能影响甲状腺癌的生长。国内一般选用干甲状腺片或左甲状腺素,要定期测定血浆T_4和TSH水平来调整用药剂量,使体内甲状腺激素维持在一个略高于正常但低于甲亢的水平之间。

③放射性核素治疗　对乳头状腺癌、滤泡状腺癌,术后应用I放射治疗,适合于45岁以上患者、多发性癌灶、局部侵袭性肿瘤及存在远处转移者。I治疗注意事项:患者在服I后头3~5天应住隔离病房,出院后尽量避免接触孕妇和儿童;I治疗3~6个月后需进行复查;有生育要求者,需在I治疗结束一年以后方可考虑怀孕;治疗期间要停用甲状腺素制剂和限制含碘饮食。

④放射外照射治疗　除未分化性甲状腺癌外,其余类型甲状腺癌对放疗敏感性较差,故外放射治疗是未分化癌的主要治疗方法。分化型癌无需常规放疗,如手术后有残

留或有孤立性远处转移灶,应及时给予术后放疗,尽可能降低局部复发率。

⑤其他治疗方法 一般用于未分化癌术后的辅助治疗或晚期姑息性治疗。对于不可手术的晚期患者或肿瘤累及重要血管、器官时,为延长患者生存时间,可试用介入治疗。对不能耐受手术治疗的患者还可考虑微波、激光、射频等物理消融方法。

【预防调护】

(1)甲状腺术后应注意休息、饮食调摄,保持心情舒畅。

(2)定期体检,及早筛查甲状腺癌,提高治愈和生存率。

(3)应避免放射线暴露,合理控制摄入碘量,健康饮食,适当锻炼。

参考文献

[1] 陈实功.外科正宗[M].北京:人民卫生出版社,1964:139-148.

[2] 刘晓鸥,唐汉钧.瘿瘤方加减治疗甲状腺结节术后复发83例临床观察[J].湖北中医杂志,2011,45(7):53-54.

[3] 张王峰,付强,赵华栋,等.中药夏枯草对甲状腺癌细胞NIS基因表达及摄碘率的影响[J].第四军医大学学报,2008,29(9):826-828.

[4] 刘尚全.中医药对甲状腺癌术后患者症状改善的作用[J].现代肿瘤医学,2003,11(2):112-113.

[5] 刘晟,矫健鹏,郭军.消痰散结方对甲状腺乳头状癌术后远期疗效的影响[J].中国中医药信息杂志,2014,21(10):92-93.

[6] 方兆凤.甲状腺癌术后颈部凸起性瘢痕的中药治疗[J].中国临床康复,2002,9(18):2765.

[7] 孙伯菊,董莉莉,魏军平.中医药治疗甲状腺癌临床研究概述[J].中医杂志,2016,57(21):1882-1885.

[8] 杨霖,王笑民,杨国旺.石瘿探源[C]//第十五届全国中西医结合肿瘤学术大会论文集.[出版者不详],2017:141.

[9] 应语,王聪,姚昶.许芝银调治气阴亏虚型石瘿[J].长春中医药大学学报,2021,37(04):757-759.

[10] 贺应东.当代名老中医典型医案集[M].北京:人民卫生出版社,2009:146-151.

[11] 陈红风.中医外科学临床研究[M].北京:人民卫生出版社,2017:161-167.

[12] 陈红风.中医外科学[M].北京:中国中医药出版社,2016:127-129.

(王思阳 杜艳丽)

第三节 失 荣

失荣,是发于颈部及耳之前后的岩肿,因其晚期气血亏乏,而容憔悴,形体消瘦,状如树木枝叶发枯,失去荣华而命名。根据临床症状,历代医家尚有"脱营""失精""失荣(营)""石疽""痰核""恶核"等名称,多见于40岁以上的男性,属古代外科恶证之一。因其病因病机错综复杂,许多学者将其概括为"本虚标实",即全身虚,局部实的病变;并且认为机体的正气虚,尤其是阳气虚是发病的根本,癌毒是发病的外在条件,相当于西医的颈部原发性恶性肿瘤和恶性肿瘤颈部淋巴转移,如淋巴肉瘤、何杰金氏病及鼻咽癌、喉癌的颈淋巴结转移和腮腺癌等。

一、古籍选粹

古籍参考书目:《黄帝内经》《肘后备急方》《诸病源候论》《丹溪心法》《卫生宝鉴》《外科正宗》《景岳全书》《医宗必读》《疡科心得集》《医宗金鉴》《马培之医案》《外科证治全生集》《类证治裁》《外科大成》《张氏医通》《陈莘田外科方案》《诊余集》《黄帝内经素问集注》。具体内容摘录如下:

(一)先秦《黄帝内经》

【疾病概述】

《素问·疏五过论篇第七十七》曰:"凡未诊病者,必问尝贵后贱,虽不中邪,病从内生,名曰脱营。尝富后贫,名曰失精,五气留连,病有所并。医工诊之,不在脏腑,不变躯形,诊之而疑,不知病名。身体日减,气虚无精,病深无气,洒洒然时惊,病深者,以其外耗于卫,内夺于荣。良工所失,不知病情,此亦治之一过也。凡欲诊病者,必问饮食居处,暴乐暴苦,始乐后苦,皆伤精气,精气竭绝,形体毁沮。暴怒伤阴,暴喜伤阳,厥气上行。满脉去形。愚医治之,不知补泻,不知病情,精华日脱,邪气乃并,此治之二过也。善为脉者,必以比类奇恒从容知之,为工而不知道,此诊之不足贵,此治之三过也。诊有三常,必问贵贱,封君败伤,及欲侯王。故贵脱势,虽不中邪,精神内伤,身必败亡。始富后贫,虽不伤邪,皮焦筋屈,痿躄为挛。医不能严,不能动神,外为柔弱,乱至失常,病不能移,则医事不行,此治之四过也。凡诊者,必知终始,有知余绪,切脉问名,当合男女。离绝菀结,忧恐喜怒,五脏空虚,血气离守,工不能知,何术之语。尝富大伤,斩筋绝脉,身体复行,令泽不息。故伤败结,留薄归阳,脓积寒炅。粗工治之,亟刺阴阳,身体解散,四肢转筋,死日有期,医不能明,不问所发,惟言死日,亦为粗工,此治之五过也。凡此五者,皆受术不通,人事不明也。故曰:圣人之治病也,必知天地阴阳,四时经纪,五脏六腑,雌雄表里,刺灸砭石毒药所主,从容人事,以明经道,贵贱贫富,各异品理,问年少长,勇怯之理,审于分部,知病本始,八正九候,诊必副矣。治病之道,气内为宝,循求其理,求之不得,过在表里。守数据治,无失俞理,能行此术,终身不殆。不知俞理,五脏菀熟,痈发六腑。诊病不审,是谓失常,谨守此治,与经相明,《上经》《下经》,揆度阴阳,奇恒五中,决以明堂,审于始终,可以横行。"

【病因病机】

《灵枢·百病始生第六十六》曰:"温气不行,凝血蕴里而不散,津液涩渗,著而不去,而积皆成矣。"

(二)晋·葛洪《肘后备急方》

【疾病概述】

恶核病者,肉中忽有核如梅李,小者如豆粒。皮中惨痛,左右走,身中壮热,恶寒是也,此病卒然如起。有毒入腹杀人,南方多有此患。宜服五香连翘汤,以小豆敷之,立消,若除核,亦得敷丹参膏。

【内服治疗】

五香连翘汤 疗恶肉,恶脉,恶核,瘰疬风结肿气痛。木香 沉香 鸡舌香各二两 麝香半两 薰陆一两 夜干 紫葛 升麻 独活 寄生 甘草炙 连翘各二两 大黄三两 淡竹沥三升,十三物以水九升,煮减半,纳竹沥取三升,分三服,大良。

【外用治疗】

丹参膏 疗恶肉、恶核、瘰疬、风结、诸脉肿。丹参 蒴藋各二两 秦胶 独活 乌头 白芨 牛膝 菊花 防风各一两 茵草叶 踯躅花 蜀椒各半两,十二物切。以苦酒二升,渍之一宿。猪膏四斤,俱煎之,令酒竭勿过焦,去滓,以涂诸疾上,日五度,涂故布上贴之,此膏亦可服,得大行即须少少服。(《小品》同)

(三)隋·巢元方《诸病源候论·石疽候》

【病因病机】

此由寒气客于经络,与血气相搏,血涩结而疽也。其寒毒偏多,则气结聚而皮厚,状如痤疖,硬如石,故谓之石疽也。

（四）元·朱丹溪《丹溪心法》

【病因病机】

痰挟瘀血,遂成窠囊。

（五）元·罗天益《卫生宝鉴》

【医案选粹】

《疏五过论》云:"尝贵后贱,虽不中邪,病从内生,名曰脱营。镇阳有一士人,躯干魁梧而意气雄豪,喜交游而有四方之志,年逾三旬,已入任至五品。出入从骑塞途,姬侍满前,饮食起居,无不如意。不三年,以事罢去。心思郁结,忧虑不已,以致饮食无味,精神日减,肌肤渐至瘦弱,无如之何。遂耽嗜于酒,久而中满,始求医,医不审得病之情,辄以丸药五粒,温水送之,下二十余行,时值初秋,暑热犹盛,因而烦渴,饮冷过多,遂成肠鸣腹痛而为痢疾有如鱼脑,以至困笃,命予治之。诊其脉乍大乍小,其证反覆闷乱,兀兀欲吐,叹息不绝。"予料曰:"此病难治。"启玄子云:"神屈故也。以其贵之尊荣,贱之屈辱,心怀慕眷,志结忧惶,虽不中邪病从内生,血脉虚减,名曰脱营。"或曰:愿闻其理。《黄帝针经》有曰:"宗气之道,纳谷为宝。谷入于胃,乃传之脉,流溢于中,布散于外。精专者行于经隧,终而复始,常营无已,是为天地之纪。故气始从手太阴起,注于阳明,传流而终于足厥阴。循腹里,入缺盆,下注肺中。于是复注手太阴,此营气之所行也。故日夜气行五十营,漏水下百刻,凡一万三千五百息。所谓变通者并行一数也,故五十营备,得尽天地之寿矣。今病者始乐后苦,皆伤精气。精气竭绝,形体毁阻。暴喜伤阳,暴怒伤阴,喜怒不能自节。盖心为君主,神明出焉,肺为相辅,主行荣卫,制节由之。主贪人欲,天理不明,则十二官相使,各失所司,使道闭塞而不通。由是则经营之气脱去,不能灌溉周身,百脉失其天度,形乃大伤,以此养生则殃。何疑之有焉?"

（六）明·陈实功《外科正宗》

【疾病概述】

失荣者,先得后失,始富终贫,亦有虽居富贵,其心或因六欲不遂,损伤中气,郁火相凝,隧痰失道停结而成。其患多生肩之以上,初起微肿,皮色不变,日久渐大,坚硬如石,推之不移,按之不动。半载一年,方生阴痛,气血渐衰,形容瘦削,破烂紫斑,渗流血水。或肿泛如莲,秽气熏蒸,昼夜不歇,平生疙瘩,愈久愈大,越溃越坚,犯此俱为不治。予立二方,曾治数人,虽不获痊愈,而不夭札速死者,诚缓命药也。

【内服治疗】

和荣散坚丸　和荣散坚归地参,茯陈术附贝南星,丹酸远柏并龙齿,芦荟朱砂与角沉。治失荣症坚硬如石,不热不红,渐肿渐大者服。归身　熟地　茯神　香附　人参　白术　橘红各

二两 贝母 南星 酸枣仁 远志 柏子仁 丹皮各一两 龙齿一对,煅。无龙齿,鹿角尖二两煅,代之 芦荟 角沉各八钱 朱砂六钱,为衣。上为细末,炼蜜丸桐子大,每服八十丸,食后用合欢树根皮煎汤送下。患者若改往从新,淡薄甘命,其中有得愈者,十中一二,否则难脱然也。

【外用治疗】

飞龙阿魏化坚膏 治失荣症及瘰瘤乳岩瘰疬结毒,初起坚硬如石,皮色不红,日久渐大,或疼不疼,但未破者,俱用此贴。用蟾酥丸药末一料,加金头蜈蚣五条,炙黄去头足,研末,同入熬就,乾坤一气膏二十四两化开搅和,重汤内顿化。红缎摊贴,半月一换,轻者渐消,重者亦可停止,常贴保后无虞矣。

蟾酥丸 蟾酥丸效独称雄,乳没砂矾轻粉同,铜绿蟾酥寒水麝,蜗牛又有用蜈蚣。蟾酥二钱,酒化 轻粉五分 枯矾 寒水石煅 铜绿 乳香 没药 胆矾 麝香各一钱 雄黄二钱 蜗牛二十一个 朱砂三钱。

（七）明·张介宾《景岳全书》

【疾病概述】

凡脾肾不足及虚弱失调之人,多有积聚之病。

（八）明·李中梓《医宗必读·积聚》

【病因病机】

积之成者,正气不足,而后邪气踞之。

（九）清·高锦庭《疡科心得集》

【疾病概述】

失营者,由肝阳久郁,恼怒不发,营亏络枯,经道阻滞,如树木之失于荣华,枝枯皮焦故名也。生于耳前后及项间,初起形如栗子,顶突根收,如虚痰疬瘤之状,按之石硬无情,推之不肯移动,如钉着肌肉者是也。不寒热,不觉痛,渐渐加大;后遂隐隐疼痛,痛着肌骨,渐渐溃破,但流血水无脓,渐渐口大内腐,形似湖石,凹进凸出,斯时痛甚彻心,胸闷烦躁,是精神不收,气不摄纳也;随有疮头放血如喷壶状,逾时而止。体怯者,即时而毙;如气强血能来复者,亦可复安。若再放血,则不能久矣(亦有放三四次而毙者,余曾见过)。此证为四绝之一,难以治疗。若犯之者,宜戒七情,适心志;更以养血气解郁结之药,常常服之,庶可绵延岁月,否则促之命期已。其应用之方,如加味逍遥散、归脾汤、益气养营汤、补中益气汤、和营散坚丸等,酌而用之可也。

（十）清·吴谦《医宗金鉴·外科心法要诀·失荣证》

【疾病概述】

失荣耳旁及项肩,起如痰核不动坚,皮色如常日渐大,忧思怒郁火凝然。日久气衰形削瘦,愈溃愈硬现紫斑,腐烂浸淫流血水,疮口翻花治总难。(注:失荣证,生于耳之前后及肩项。其证初起,状如痰核,推之不动,坚硬如石,皮色如常,日渐长大。由忧思恚怒气郁血逆与火凝结而成,日久难愈,形气渐衰,肌肉削瘦,愈溃愈硬,色现紫斑,腐烂浸淫,渗流血水,疮口开大,胬肉高突,形似翻花瘤证。古今虽有治法,终属败证。但不可弃而不治,初宜服和荣散坚丸,外贴阿魏化坚膏,然亦不过苟延岁月而已)

【内服治疗】

和荣散坚丸 治失荣,调和荣血,散坚开郁。川芎 白芍_{酒炒} 当归 茯苓 熟地 陈皮 桔梗 香附 白术_{各一钱,土炒} 人参 甘草_炙 海粉 昆布 贝母_{各五钱,去心} 升麻 红花_{各三钱} 夏枯草_{一斤,熬汤},再加红蜜四两,再熬成膏。共研细末,夏枯草膏合丸,如梧桐子大。每服三钱,食远白滚水送下。身热,加黄芩、柴胡;自汗盗汗,去升麻,倍人参,加黄芪;饮食无味,加藿香、砂仁;饮食不化,加山楂、麦芽;胸膈痞闷,加泽泻、木香;咳嗽痰气不清,加杏仁、麦冬;口干作渴,加知母、五味子;睡眠不宁,加黄柏、远志、枣仁。惊悸健忘,加茯神、石菖蒲;有汗恶寒,加薄荷、半夏;无汗恶寒,加苍术、藿香;妇人经事不调,加延胡索、丹皮;腹胀不宽,加厚朴、大腹皮。方歌:和荣散坚丸消郁,开结益虚理肝脾,八珍贝桔陈香附,昆海升红枯草宜。

【外用治疗】

阿魏化坚膏 用蟾酥丸,金头蜈蚣_{五条},炙黄去头足,共研匀;将太乙膏二十四两,重汤炖化,离火入前药末,搅冷为度。每用时以重汤炖化,用红绢摊贴,半月一换。轻者渐消,重者亦可少解,常贴可保不致翻花。方歌:阿魏化坚消结聚,蟾酥丸料研末细,蜈蚣炙黄太乙膏,炖化搅匀功速极。

(十一)清·马培之《马培之医案》

【临证辨治】

肝郁不舒,气火夹痰,凝结颈左,失荣坚肿,筋脉攀痛,宜清肝解郁。川芎 当归 白芍 生地 夜交藤 僵蚕 蛤粉 大贝 夏枯草 丹皮 金橘叶。失荣坚肿,痛攀肩背,原方加黑山栀三钱,去夜交藤。

操劳思虑,郁损心脾,木失畅荣,气化为火,阳明浊痰藉以上升,致颈左坚肿,成为失荣。焮热刺痛,痰火交并络中,投剂以来,肿热略减,惟动则气升,饮咽作阻。卧则渐平,肺为气之主,肾为气之根,水不养肝,蛰藏失职,肝逆直奔,肺胃职是之故。宜滋水柔肝,纳气归肾。但舌苔白滑而两边尖,渐缝阴分固伤,上焦痰气痹郁,似宜先清其上,兼平肝木,俾郁解痰消,饮食畅进,嗣后再商补肾。

【内服治疗】

服清肺化痰之药。肝郁夹痰,项右失荣,坚肿,经今五月,胸背颈项攀痛,肝脾两伤,气血并损。姑拟**益气养荣** 当归身 党参 冬术 白芍 川芎 清半夏 陈皮 炙甘草 炒生地 佩兰 红枣 煨姜。

(十二)清·王维德《外科证治全生集》

【疾病概述】

阴毒之证,皆皮色不异。然有肿有不肿者,有痛有不痛者,有坚硬难移,有柔软如绵者,不可不为之辨。肿而不坚,痛而难忍者,流注也。肿而坚硬,微痛者,贴骨鹤膝横痃骨槽等类是也。不肿而痛,骨骺麻木,手足不仁者,风湿也。坚硬如核,初起不痛者,乳岩瘰疬病也。不痛而坚,形大如拳者,恶核失荣马刀也。不痛不坚,软而渐大者,瘿瘤也。不痛而坚,坚如金石,形大如升斗者,石疽也。此等证候,尽属阴虚。无论平塌大小,毒发五脏,皆曰阴疽。如其初起,疼痛者易消,重按不痛而坚者,毒根深固,消之不易,治之之法,集有一定不易之方在焉。

恶核痰核,大者恶核,小者痰核,与石疽初起相同。马培之曰:恶核难溃敛,即服药亦难取效。大忌开刀,洵是至言。

(十三)清·林佩琴《类证治裁》

【疾病概述】

结核经年,不红不痛,坚而难移,久而渐肿疼者,为痰核,多生耳项肘腋等处。(宜消核丸)专由肝胆经气郁痰结,毒根深固,不易消溃,未溃前忌贴凉膏。(外宜山药膏)忌服凉剂。(内宜养营汤)

【内服治疗】

消核丸 橘红盐水炒 赤茯 熟大黄 连翘各一两 黄芩 山栀各八钱 半夏 元参 牡蛎 花粉 桔梗 栝蒌各七钱 僵蚕五钱 蒸饼为丸。

养营汤 参芪 归芍 远志 枣仁 茯神 木香 柏子仁。

【外用治疗】

山药膏 生山药一块 蓖麻子三个,各去皮,研匀摊贴。

(十四)清·祁坤《外科大成》

【临证辨治】

[失荣症]生于肩项耳前耳后等处,初起如痰核,日久渐大,坚硬如石,推之不动,按之不移。一年半载方生阴痛,气血渐衰,形容削瘦,破烂紫斑,渗流血水;或如泛莲,兼多秽气,愈久愈大,越溃越坚。此由先得后失,六欲不遂,隧痰失道,郁火凝结而成,乃百死一

生之症,宜内服和荣散坚丸,外贴飞龙阿魏化坚膏,虽不获全愈,而不致夭亡,诚缓命之至药也。

【内服治疗】

和荣散坚丸 治失荣症坚硬如石,不热不红,渐肿渐大者。当归身 熟地黄 茯神 香附 白术 人参 橘红各二两 贝母一两 南星一两 远志一两 酸枣仁一两 柏子仁一两 芦荟 角沉各八钱 龙齿一对,煅,如无,用鹿角尖,三两,煅,代之 牡丹皮一两 朱砂六钱,为衣。上为末,炼蜜为丸,桐子大。每服八十丸,食后用合欢树根皮煎汤送下。更须改往从新,澹薄安命。其中有得愈者,十中一二,否则难脱然也。(注:与《外科正宗》和荣散坚丸中鹿角尖剂量不同)

【外用治疗】

飞龙阿魏化坚膏 治失荣症,及乳岩瘿瘤,瘰疬结毒。初起已成,但未破者,用此贴之。用蟾酥丸药末一料,加金头蜈蚣五条,炙黄去头足,末,研匀。用西圣膏二十四两,顿化,入前末药,搅匀。以红绢摊贴,半月一换。轻者渐消,重者亦可停止,常贴可以保后无虞。

(十五)清·张温《张氏医通》

【疾病概述】

石顽曰:"尝读内经有脱营失精之病,方家罕言。近惟陈毓仁痈疽图形,仅见失营之名,究无方论主治,故粗工遇此,靡不妄言作名,为害不浅。夫脱营者,营气内夺,五志之火煎迫为患,所以动辄烦冤喘促,五火交煽于内,经久始发于外,发则坚硬如石。"毓仁所谓初如痰核,久则渐大如石,破后无脓,惟流血水,乃百死一生之证,是以不立方论,良有以也。其形着也,或发膺乳腋胁,或发肘腕胫膝,各随阴阳偏阻而瑕聚其处,久而不已。五气留连,病有所并,则上下连属如流注,然不可泥于毓仁之耳前后及项间,方目之为失营也。以始发之时,不赤不痛,见证甚微,是以病者略不介意,逮至肿大硬痛,蟠根错节已极,岂待破后无脓方为百死一生之证哉。原夫脱营之病,靡不本之于郁,若郁于脏腑,则为噎膈等证,此不在脏腑,病从内生,与流注结核乳岩同源异派,推其主治,在始萌可救之际,一以和营开结为务,而开结全赖胃气有权,方能营运药力。如益气养营之制,专心久服,庶可望其向安。设以攻坚解毒清火消痰为事,必至肿破流水,津复外渗,至此日进参,徒资淋沥。其破败之状有如榴子之裂于皮外,莲实之嵌于房中,与翻花疮形像无异,非若流注结核之溃后,尚可图治,亦不似失精之筋脉痿躄也。详脱营失精,经虽并举,而死生轻重悬殊,脱营由于尝贵后贱,虽不中邪,精华日脱,营既内亡,瑕复外聚,攻补皆为扼腕,良工无以易其情志也。失精由于先富后贫,虽不伤邪,身体日减,内虽菀结,外无瘕聚,投剂略无妨碍,医师得以施其令泽也,然二者之病,总关情志,每每交加,而有同舟敌国,两难分解之势,故毓仁以失营二字括之。惜乎但启其端,而肯綮示人之术,则隐而不发,何怪粗工谬言为道,妄用砭石,宁免五过四失之咎欤。

(十六)清·陈莘田《陈莘田外科方案》

【医案选粹】

孙某,船上。七月廿二日。郁怒伤肝,思虑伤脾,肝脾郁火蒸灼生痰,痰痹于络,右耳根失荣。起经十有余年,渐次长大,块磊高突,腐溃翻花,流水气秽。舌苔剥落,脉来细数。耄耋之年,当此病魔,何能胜任耶? 勉拟方,再请高贤酌之。西洋参 生白芍 茯神 川贝 石决明 制首乌 炒丹皮 远志 甘草 嫩钩钩 藕汁。

(十七)清·余景和《诊余集》

【医案选粹】

常熟某。素性诚实俭朴,完姻数载,起马刀失荣,从耳后项左侧胀硬如臂,溃破脓水淋漓,咳嗽吐血,便溏,大肉皆削,皆谓不治。余曰:白发在堂,褓褓在抱,若弃而不治,于心何安? 然贫病相连,窘不能服药,孙真人谓一不治也。有其内姊丈某解囊助药资,余壁诊金,尽心调理。服甘温调脾,大便坚硬,咳甚痰多。即用甘凉清润,金土同调,咳减,便仍溏。更番金土而治。如斯者三月,脾胃渐旺,大便稍坚,纳增咳减。后以归脾法加疏通气血之品,再以和荣散坚丸兼服。卧床载余,项颈溃烂亦敛,坚硬全消,起复如故。倘医知难而退,亲戚不肯解囊,亦不治之症。所以为医当尽心,为亲戚当尽力,绝症亦可勉力挽回。

(十八)清·张志聪《黄帝内经素问集注》

【病因病机】

此病生于志意,而不因于外邪也。夫尝贵后贱,尝富后贫,则伤其志意,故虽不中邪,而病从内生。夫脾藏营,营舍意,肾藏精,精舍志,是以志意失而精营脱也。五气留连,谓五脏之神气,留郁于内而不得疏达。并者,谓并病于五腑也。五脏之气,外合皮肉筋骨,是以身体日减,气虚无精,病深无气,言气生于精,精生于气,精气之并伤也。洒洒,消索貌。盖以为久尝之富贵,不意失之,故时惊也。此病不在脏腑,不在躯形,精气日虚,营卫日耗,即有良工,不知因名,此治之一过也。闵士先曰:病在情志,当以情志之法治之,非药石之可能愈。

此病生于饮食居处,阴阳喜怒,而不因于外邪也。夫味归形,气归精,味伤形,气伤精,热伤气,寒伤形。乐者必过于温饱,苦者必失于饥寒,是以饮食失节,寒温失宜,皆伤精气。精气竭绝,则形体毁沮矣。喜怒不中,则阴阳不和,而厥气上行,脉满去形。盖身半以上为阳,身半以下为阴,肌腠气分为阳,经脉血分为阴,阴阳和平,则营卫血气,上下循环,外出内入,如暴喜伤阳,则气并于阳而为厥逆,暴怒伤阴,则血并于阴而为脉满。盖肌形之血气,并于脉中,故谓脉满去形也。盛者泻之,不足者补之。愚医治之,不知补泻,不知病情,致使精华日脱,阴阳寒热之邪气相并,此治之二过也。

此病生于厥逆,而不因于邪也。行奇恒之法,以太阴始,五脏相通,移皆有次,神转而不回者也。病则各逆传其所胜,回则不转,乃失其相生之机。故善为脉者,必以《比类》《奇恒》《从容》得之,为工不知,治之过也。闵士先曰:比类者,言候五脏脉气之顺逆,以比类奇恒之脉,或顺或逆也。工以诊脉之顺逆,不必比类奇恒,故曰:此诊之不足贵。

此言善诊者,当先察其精气神,而后切其血脉也。封君败伤,故贵脱势,及欲侯王而不可得,此忧患缘于内,是以精神内伤。《灵枢经》曰:忧恐忿怒伤气。是三者皆不能守,而失其常矣。始富后贫,则伤其志意。志意者,所以御精神,收魂魄,适寒温,和喜怒者也。是故营卫调,志意和,则筋骨健强,腠理致密。故伤其志意,则精神不能内守,外为筋骨挛躄之病,营卫不调,腠理不密,故外为柔弱。而三者亦失其常矣。严,穷究也。动神,谓运动其神。移者,移精变气也。按上文曰:五气留连,气虚无精,病深无气。又曰:外耗于卫,内夺于营,是故贵脱势,始富后贫,皆论伤于气。故此节只补出精神二字。莫子瑜曰:精气神三者互相资生。故上节论伤气而精神自然并伤,此言伤精神而气亦在内。

二、近现代名家对病因病机证型临证的认识

万堃认为肿瘤的形成与阳气不足、阴寒凝滞、气滞血瘀等有关。本病多见肿块,为有形之邪,疾病早期多以寒凝痰瘀为主,故应行气化痰、活血化瘀、软坚散结,但本病因虚致病,因虚致实,发展较缓,起病隐匿,实则病已久,故医者不可一味攻邪,忽略疾病本质,再加上后续放化疗的损伤,恐重复伤正,不利病情的缓解和康复。需抓住本虚标实的病机,攻邪同时不忘扶正祛邪。现在临床上中医药治疗恶性淋巴瘤还是侧重于抑制肿瘤细胞生长,或者以毒攻毒杀灭肿瘤细胞等,对于淋巴瘤患者采用"温法",在"顾护阳气"的同时不应忽视"温法"的作用,注重从"温法"进行辨证论治。

曹红春认为恶性淋巴瘤是发生于五脏六腑四肢百骸的一类恶性疾病,多以正气内虚脏腑功能失调为本,外感邪毒,情志不畅,产生"虚毒瘀滞"等病理产物。本病属本虚标实之证,涉及脏腑以肝脾肾为主,脾为生痰之源,脾虚则痰凝结滞,乃淋巴瘤复发之隐患。肾为先天之本,脾阳有赖肾阳激发温养,且肾藏精主水,肾虚则水聚痰凝。肝主疏泄,调节情志,由于疾病的消耗和接受多疗程放化疗治疗后,易损伤气血阴液,出现肝肾阴虚。故治疗的关键为攻补兼施,但应有所侧重,知晓何时以"攻"为主,何时以"补"为主。将本病分为非化疗期及化疗期间,总结为以下七种证型。

（1）非放化疗期：①寒痰凝滞证　全身多处淋巴结肿大，或腹内结块，推之不移，不痛不痒，皮色不变，核硬如石，舌紫暗，苔白滑，脉涩。治法：温化寒痰，方用阳和汤加减：熟地黄40克、鹿角胶20克、干姜10克、肉桂5克、炒芥子10克、夏枯草20克、黄芪60克、生晒参30克、麻黄5克、醋香附5克、白附片20克。②气滞痰瘀证　全身多处淋巴结肿大或皮下硬结，伴胸胁胀痛，胀满纳差，食后腹胀，大便干结难解，舌有瘀点薄黄苔，脉沉细或细弦。治法：行气散结，化瘀解毒，方用四逆散合血府逐瘀汤加减：柴胡15克、赤芍20克、川芎15克、当归15克、香附15克、红花15克、桃仁15克、枳实10克、牛膝15克、厚朴15克、大腹皮30克。气滞痰瘀阻滞，易郁而化火，化火者可加炒山栀10克、玄参15克、白花蛇舌草30克、蒲公英30克、车前子10克、龙胆草10克，可合用五海瘿瘤丸。③痰火郁结证　颈项耳下，或腋下有多个肿核，伴疼痛瘙痒，皮色改变，甚至破溃，分泌黄色分泌物，伴口干口苦，小便黄，大便干结，舌红苔黄，脉弦数。治法：化痰降火，软坚散结，方用龙胆泻肝汤加减：龙胆草15克、栀子15克、黄芩15克、通草15克、泽泻15克、车前子20克、当归15克、生地黄15克、法半夏15克。痰结者可加夏枯草30克、白花蛇舌草20克、石斛10克。④瘀血积结证　全身多处结块，伴刺痛，部位固定不移，舌质暗或有瘀斑，苔黄，脉弦涩。治法：活血化瘀，行气散结，方用血府逐瘀汤加减：柴胡15克、赤芍20克、川芎15克、当归15克、香附15克、红花15克、桃仁15克、枳实10克、牛膝15克、土鳖虫5克、水蛭5克、虻虫5克，可配合鳖甲煎丸。⑤血热风燥证　局部淋巴结肿大，伴红肿瘙痒，小便量少，舌质红绛苔黄脉滑数。治法：养血润燥，疏风散结，方用麻黄连翘赤小豆汤合消风散加减：麻黄10克、连翘15克、赤小豆15克、杏仁10克、桑白皮15克、苦参15克、生地黄15克、当归10克、赤芍10克、玄参15克、牛蒡子10克、防风10克、蝉蜕10克、僵蚕10克、白花蛇舌草30克。⑥肝肾阴虚证　全身多处淋巴结肿大，或伴腹内结块，可见形体消瘦，潮热盗汗，腰酸腿软，头晕眼花，舌质红，薄苔或少苔，脉细数。治法：滋补肝肾解毒散结，方用知柏地黄汤加减：青蒿20克、鳖甲10克、熟地黄20克、山茱萸10克、山药10克、牡丹皮10克、知母10克、黄柏10克、枸杞15克、白花蛇舌草30克、煅牡蛎30克、龙骨30克、玄参15克；发热者，加地骨皮12克、银柴胡12克；盗汗甚者，加浮小麦30克。⑦气血双亏证　为疾病后期，患者为药物及疾病耗伤，气血阴阳俱虚，主症：多处淋巴结肿大，伴面色苍白，疲倦乏力，语声低微，纳少腹胀，心悸气短，薄白苔，脉细弱无力。治法：益气生血，扶正散结，方用八珍汤加减：生晒参30克、茯苓15克、白术20克、熟地黄30克、当归15克、白芍12克、川芎15克、黄芪60克、枸杞子15克、浙贝母15克、香附12克、生姜3克、大枣10克。

（2）化疗期间随证加减：患者化疗期间多出现恶心呕吐，骨髓抑制，肝肾功能损害等不良反应，化疗期间予以化疗解毒汤：生晒参10克、茯苓15克、白术15克、姜半夏15克、陈皮15克、木香15克、砂仁15克、山茱萸20克、阿胶15克、熟地黄20克、菟丝子20克、建曲10克、焦山楂10克。化疗后若恶心呕吐,可予以旋覆代赭汤合平胃散加减;若口舌生疮,予以玉女煎加减;若大便干结不通,予以四磨饮子加减;若疲倦乏力,食欲不振,气短懒言,予以十全大补汤加减。

徐斌认为正虚为本病之本。恶性淋巴瘤的病变过程中出现的诸般症候皆由正虚痰气瘀结所致。其将恶性淋巴瘤分为痰气凝滞、痰热蕴结、脾虚肝郁、气血两虚4个证型,而以脾虚肝郁最为常见。本病可分期论治,重在扶正。病之初以邪实为主,予以消散,不忘扶正;中期邪实正虚,消补兼用;后期以正虚为主,适当祛邪。临证组方时反对使用峻烈之品,多选择性质平和作用缓和之品。其常用白术、茯神、大枣等健脾益气,怀牛膝、补骨脂、枸杞子等滋水涵木,竹沥、半夏、海藻、昆布、浙贝母等清热化痰散结,僵蚕、蜂房攻毒散结,通络止痛,补而不滞,消不伤正。此外,在不违背中医辨证原则的基础上,有选择性地应用现代药理研究表明具有抗癌作用的平和中药,如蛇六谷、夏枯草、白花蛇舌草、半枝莲、石见穿等,其中尤喜用蛇六谷,取之化痰散结之功,为治疗痰核必备之品。

江劲波指出,阳气不足,虚寒内生,寒性凝滞收引,血脉痹阻,或鼓脉无力,血行缓慢而致瘀滞。阴血不足,血脉失荣或阴虚内热,炼血为瘀,最终导致瘀血内生。此外,肺脾肾三脏功能失调可致水液代谢紊乱,水湿内停,痰湿内生;肝失疏泄,气机不畅,心失所养,运血无力,都可导致痰湿与瘀血内蕴。因此正气不足可导致痰浊瘀血相互搏结,留恋不去,形成本病。而外界环境则主要包括六淫邪毒,辐射毒邪及化学毒物等,其病机主要是脏腑气血功能紊乱,痰浊瘀血内生,渐成本病。其临证中主要分四型论治:①痰瘀互结证　临床多表现为耳旁颈项腋下腹股沟等处淋巴结肿大,质硬无痛,常可见融合成片的肿大淋巴结,活动度差,伴有面色晦暗,皮肤瘀点瘀斑,或胁下癥块,腹胀纳差,或喉间痰黏难咳,舌质暗红或有瘀斑,苔白腻或见滑苔,脉弦涩或濡。治宜活血化痰,软坚散结,方用消瘰丸合血府逐瘀汤加减,药用三棱、莪术、当归、芍药、柴胡、茯苓、白术、贝母、玄参、陈皮、姜半夏、夏枯草、牡蛎、海藻、昆布等。②正虚邪滞证　多出现于多周期的放化疗后,临床多表现为肿大淋巴结较前消退,伴有面色无华,形体消瘦,乏力倦怠,心悸气促,自汗或盗汗,舌质淡或暗,苔薄白或少苔,脉细或弱。治宜益气养血,化积行滞,方用八珍汤合化积丸加减,药用党参、白术、茯苓、黄芪、熟地黄、旱莲草、女贞子、仙鹤草、树舌、香附、槟榔、三棱、莪术、海浮石等。③寒痰凝结证　表现为全身多处无痛性淋巴结肿大,肿处皮色不变,伴有形寒肢冷,面色少华,神疲乏力,腰膝酸软,小便清长,大便溏薄,舌淡胖或舌淡伴有齿痕,苔薄白或白腻,脉沉细。治宜温阳化气,化痰散结,方用附子理中丸合阳和汤加减,药用熟地黄、白芥子、肉桂、炮姜、附片、干姜、鹿角胶、麻黄、山药、炒薏苡仁、甘草等。④肝肾阴虚证　表现除淋巴结肿大外,还兼有反复低热,盗汗,腰膝酸软,心烦失眠,形体消瘦,舌质暗红,苔少,脉细数。治宜滋补肝肾,解毒散结,方用知柏地黄丸加减,药用知母、黄柏、茯苓、泽泻、白花蛇舌草、半枝莲、山慈菇、毛冬青、牡丹皮、山药、山萸肉、地黄、枸杞子、重楼等。

罗秀素从"水泛为痰,水沸为痰"理论,论治恶性淋巴瘤经验总结,认为"痰"的形成无不出"非水泛为痰,则水沸为痰",痰的致病因素主要有外邪侵犯、饮食不节、情志不和、正气不足等,导致痰浊内生,痰凝成核而发本病。罗师认为恶性淋巴瘤病位在脾肾,但常累及肝,是全身疾病的单发或多发局部表现。其病理因素主要为"痰",可兼"瘀""毒",本病因虚而致病,因病则正更虚,常呈本虚标实,虚实夹杂之势。根据"水沸为痰,水泛为痰"成"痰"理论,把恶性淋巴瘤分为脾肾阳虚型与肝肾阴虚型两型,着重随证加减,认为两者都可兼有气滞血瘀,随证给予理气活血化瘀等治疗。

①脾肾阳虚型　全身多处淋巴结肿大,或腹内结块,推之不移,不痛不痒,皮色不变,核硬如石,形寒肢冷,无汗,恶寒喜暖,神倦乏力,面色少华,腰酸软,小便清利,大便溏泄,舌紫暗或淡白,有齿痕,苔白滑,脉涩。治法:温补脾肾,化痰软坚,理气活血。方用金匮肾气丸合理中丸加减:制附子6克、肉桂3克、熟地12克、山茱萸12克、怀山药30克、茯苓12克、泽泻9克、炒丹皮9克、太子参30克、炒白芍12克、干姜6克、炙甘草6克、玄参15克、浙贝12克、生牡蛎30克、皂角刺15克、片姜黄9克。②肝肾阴虚型　颈项耳下腋下肿核,质地坚硬,或腹内结块。形体消瘦,午后低热,手足心热,心烦易怒,口咽干燥,两胁疼痛,腰胁酸软,耳鸣,盗汗,夜寐欠安,舌红或绛,苔薄或少苔,脉细数。治法:滋阴降火,疏肝理气,化痰散结。方用加味四物汤合消瘤丸加减:熟地黄12克、当归12克、川芎9克、炒白芍12克、麦冬12克、枸杞子12克、炒黄柏9克、僵蚕9克、玄参15克、浙贝母12克、片姜黄9克、桑椹12克、三叶青6克、猫爪草15克、夏枯草15克、生牡蛎(先煎)30克、佛手9克、炒麦芽15克。

纪敏认为"脱营"或"失精"初期病机可分为虚实两端,虚证多为心神失养、肝血不足、肝肾阴虚、心脾两虚,实证多为肝气郁结、气郁化火、痰气郁结。心神失养治以养心安神,方用甘麦大枣汤加减;肝血不足治以补益肝血,方用四物汤加减;肝肾阴虚治以补益肝肾,滋阴清热,方用杞菊地黄丸加减;心脾两虚治以益气健脾,养心安神,方用归脾汤加减。实证中肝气郁结治以疏肝理气,方用柴胡疏肝散加减;气郁化火治以疏肝清热,方用丹栀逍遥散加减;痰气郁结治以行气解郁化痰散结,方用半夏厚朴汤加减。疾病加重进入癌症阶段,治疗则较为困难。因虚致毒成,毒聚使癌生。治疗从病因入手,补虚与解毒相辅相成,补虚即补益气血、调和五脏,增强机体免疫力。

李萍萍认为本病以脾肾亏虚为本,痰毒瘀为标,为本虚标实之证;总病机乃正虚邪实,治疗需遵循扶正祛邪总则。结合治疗病史及症状、体征,配合西医治疗的不同阶段进行中药治疗是中西医结合治疗本病的基本法则。西医认为恶性淋巴瘤发病可能与免疫功能低下相关,需要调节免疫功能。化疗期间中药主要作用是减轻化疗药毒副作用,缓解临床症状,保证化疗顺利进行。①化疗期间　化疗是本病最常用的治疗方法,化疗中较常出现骨髓抑制和消化道反应。中医认为,化疗药物的毒性属于邪毒,易伤正气,表现为气血损伤,脾胃失调,肝肾亏损等。脾肾阳虚,气血不足时,当补肾健脾,益气养血。当脾胃升降功能紊乱时选方用药以降逆为主,同时扶脾和中。②化疗间歇期　化疗间歇期消化道反应及骨髓抑制缓解后,多见疲乏,自汗盗汗,腹胀胃酸等正气损伤的表现,治疗以健脾扶正为主。③康复期　放化疗靶向治疗及生物治疗结束,由其产生的影响基本消失,现代医学并无有效预防复发的手段,建议定期复查,以调节阴阳平衡,增强免疫力为主。

三、医案

【医案1】夏某,男,44岁,1996年8月10日初诊。从幼时开始,扁桃体肿大,至今未愈,受凉感冒时增大,抗炎治疗后缩小。今年6月受凉后,扁桃体再次肿大,不发热,白细胞数正常,但分类淋巴细胞数值增高,抗炎治疗半月无效,却有增大趋势。夜间喉咙作阻,呼声如雷。平素患者喜食烟酒。为进一步明确诊断,外院切除右侧扁桃体,行病理检查,病理报告:恶性淋巴瘤。刻诊:形体肥胖,神疲乏力,行走500m就要休息,不思饮食,纳谷不香,面色不华,舌苔厚腻,舌紫黯,脉弦滑。检查:右侧扁桃体切除,左侧扁桃体2度肿大,不红。颈上两侧可及5枚肿大淋巴结,直径1~3cm,质地中等,柔韧饱满感,推之可移,压之不痛。血脂高,血黏度高,CT:纵隔淋巴结不大,腹腔淋巴结不大。证属正气亏虚,痰瘀互结,治拟驱邪扶正。药用:散结五味散加白术、党参、枳壳、茯苓、生黄芪,为核心主方,随证加减。舌苔腻,重用生苡仁30克;疲乏甚时,加用仙鹤草30克;化瘀:体质强盛时,加三棱、莪术,甚至全蝎、蜈蚣活血化瘀;体质虚弱时,加当归、丹参、田七,祛瘀不伤正。放疗后口干口渴,加乌梅、芍药、炙甘草、枸杞酸甘化阴生津。当病员正在化疗放疗时,停服中药;当病情稳定时,将汤剂改成丸剂或膏剂服用。如此进退治疗2年,病人恢复如常。扁桃体不大,颈上淋巴结未见增大,CT复查:未见身体其他部位的肿瘤发生。随访至今(2008年),未见复发,目前仍在工作。

（摘自散结五味散临证运用举隅.辽宁中医杂志,2008(11):1749-1750.）

【医案2】患者刘某,男,61岁,2015年11月因"皮肤黏膜黄染"于上海长征医院住院治疗。入院考虑"肝门部胆管癌",行肝门肿块切除术,术后病理检查示:弥漫大B细胞淋巴瘤。术后予R-VP方案化疗1次(美罗华600mg/d,化疗第1天使用1次;长春地辛针4mg/d,化疗第1天使用1次;地塞米松针10mg/d,化疗第1~7天,每天使用1次)。术后患者乏力明显,出现反复发热,予抗感染治疗后,体温37.3℃~38.6℃。患者留置胃管,鼻饲进食后即吐,恶心腹胀腹痛不适,西医已予止吐处理,但效果不佳,故于2016年2月2日结合中医治疗。证见:消瘦,面色萎黄,神倦乏力,纳差腹痛腹胀,得食即吐,恶心,口干不欲多饮,动辄胸闷气短,夜寐差,小便清长,大便黏滞不爽,舌暗淡,苔黄腻,脉沉细涩。据症舌脉,徐师诊为恶性淋巴瘤,证属痰热互结气血两虚型。治宜调和肝脾清热化痰。予清化汤加减(自拟方),方药组成:柴胡12克、当归6克、蛇六谷15克、茯神12克、香附6克、代赭石12克、白芥子6克、川芎5克、胆南星3克、僵蚕6克、海藻6克、大枣6克、竹沥9克、半夏9克、白芍12克、白术6克、石见穿12克、青皮5克、蜈蚣1条、浙贝母6克、郁金6克、海蛤壳12克、昆布6克、沉香曲6克、山楂15克。每日1剂,水煎服。上方连服1周后,患者恶心呕吐症状缓解,乏力腹胀改善,已拔除胃管,体温正常,生活基本能自理。之后门诊随访,继续服中药,当前(2016年3月1日)病情稳定。徐师嘱患者慎起居节饮食调情志,做好长期与疾病斗争的心理准备。

(摘自徐斌主任医师治疗恶性淋巴瘤经验.甘肃中医药大学学报,2018,35(02):17-19.)

【医案3】患者段某,男,59岁。2020年1月14日因发现颈部肿块5个月就诊,患者已于外院行右颈部肿块穿刺活检,术后病理诊断符合非霍奇金氏淋巴瘤(弥漫性大B细胞淋巴瘤),2019年9月开始至今已按R-CHOP方案化疗5个周期。刻下症见:精神欠佳,头晕乏力,咽部疼痛,痰多,纳食少,夜寐欠佳,二便正常。舌紫暗,舌下络脉迂曲,苔白腻,脉滑。西医诊断:非霍奇金氏淋巴瘤(弥漫性大B细胞淋巴瘤)。中医诊断:恶核病。证属:痰瘀互结证。治以化痰祛瘀,解毒散结。方用消瘰丸加减:玄参15克,浙贝母15克,莪术10克,三棱10克,牡蛎15克,夏枯草15克,乳香10克,姜黄10克,薏苡仁15克,土茯苓15克,重楼10克,白芥子10克,石见穿20克,海藻10克,昆布10克,大枣3枚。嘱患者每日1剂,分2次温服,服14剂后患者自觉咽痛缓解,舌苔由白腻转薄白苔,继服上方半月。

2020年2月15日二诊:患者复诊前于外院行第6次化疗,颈部淋巴结较前明显缩小,乏力较甚,盗汗,纳少,二便正常,舌质淡胖,苔薄白,脉细。考虑患者已行多次化疗,于原方中加入黄芪30克,党参15克,当归10克,红景天20克,去掉原方中三棱、莪术等破血逐瘀之品。30剂,每日1剂,水煎服。随访至2020年5月,患者后期病情稳定,以乏力为主,余无特殊不适。

（摘自江劲波教授治疗淋巴瘤经验.中国中医药现代远程教育,2020,18（23）:61-63.）

【医案4】余某,女,40岁,2007年7月20日初诊。5年前患者因甲状腺腺瘤行手术切除,术后无特殊不适。1年前,在颈项耳旁处出现了多个小痰核,初始无感觉,后来逐渐增大,虽经多方诊治,但疗效不显著。查患者面色黄,颈背处皮肤粗糙,痰核大小分布对称,边界清晰,按之质硬,推之可移,无疼痛,诉时有低热,汗出,头部尤其明显,曾流过好几次鼻血,晨起口苦口黏不爽,白带多,有腥臭味,舌苔黄腻,脉滑,辨证为痰湿热结,气郁化火,治以化痰散结,清热祛湿之药,并重用薏苡仁。处方:半夏10克、青皮6克、茯苓15克、薏苡仁50克、夏枯草15克、白芥子10克、薄荷5克（后下）、牡蛎30克（先煎）、浙贝母15克、甘草10克、牡丹皮10克、栀子10克、川牛膝15克、全蝎10克、僵蚕10克（炙）,10剂。

二诊时,痰核明显缩小,低热已除,余无不适,守上方去薄荷,10剂。三诊时患者告知痰核已消失大半,但是略感疲倦,口微干,守方加玄参15克,继服10剂,同时用薏苡仁、党参各30克,煲粥喝,每日1次。前后共服药50余剂,诸症除,随访2年余,未复发。

（摘自重用薏苡仁治疗多发性痰核.中医杂志,2011,52（17）:1516.）

【医案5】邱某某,男性,66岁,工人,汉族,2005年11月25日初诊。主诉"颈部肿块一年余"。患者于2004年7月因颈部肿块在襄樊市人民医院病检确诊为"非何杰金氏淋巴瘤"。用CHOP方案化疗及颈部淋巴结放疗后肿大淋巴结消失,停止放化疗3月后复查又发现淋巴结肿大,因不愿再行放化疗而寻求中医治疗。就诊时,诉颈部肿块,咽部干痛,口渴喜饮,右胸部发凉,双足麻木欠温,精神不振,二便正常,纳食尚可。查体左锁骨上淋巴结肿大约1cm×1cm,质硬固定,压之不痛,锁骨上皮肤放疗后改变,心肺无异常,肝脾不大,双下肢无水肿。舌淡红胖大,苔薄黄少津,脉沉迟。彩超提示左锁骨上淋巴结肿大1.0cm×1.0cm。既往有糖尿病史,仍在服降糖药。中医诊断:恶核。西医诊断:①非何杰金氏淋巴瘤;②糖尿病Ⅱ型。

本例乃中医之"恶核""阴疽",因阳虚气化不利,水湿内停,复感寒邪,湿聚痰凝,发为痰核。阳虚形体失于温煦,气血凝涩,则胸冷肢凉,舌淡红胖大,脉见沉迟;寒痰凝壅于局部,则肿块皮色不红无痛。其咽干口渴,苔黄少津,因气不能化津,津不上承;二因放疗热毒伤阴。治当温阳散寒,化痰软坚,佐以生津解毒。方用阳和汤合消瘰丸加减。处方:肉桂6克,熟地30克,麻黄10克,白芥子30克,炮姜10克,夏枯草30克,玄参15克,浙贝15

克,生牡蛎30克(先煎),鹿角胶15克(烊化),白花蛇舌草30克,昆布15克,海藻15克,甘草10克。7剂,水煎服,日1剂。忌生冷油腻,低糖饮食,调畅情志。降糖药继服。

复诊(2005年12月3日):患者诉症状有所减轻,尤其右胸部发凉改善明显,咽干似有好转;舌脉如前。方证相应,已经见效,但病人所关心的重点是肿大的淋巴结,故于前方中加黄药子30克,山慈姑15克以加强化痰软坚之力。15剂。

三诊(2005年12月18日):患者已感觉肿块变软变小,咽干口渴明显减轻,查左锁骨上淋巴结约0.5cm×0.5cm,舌淡红,苔薄黄,脉沉迟。继守上方。

预后治疗二月肿大淋巴结已摸不到,双足麻木发凉也逐渐减轻,复查彩超肿大,淋巴结消失。后坚持服药以八味肾气丸为主方加减调治,随访之今,一切安好。

(摘自疑难病治验三则.中医药通报,2010,9(04):52-54.)

【医案6】余听鸿医案

董某,失荣已溃,愈烂愈坚,不时渗流血水,脉形皆现虚象。是谓败症,但不可弃而不治。古人立和营散坚丸,最为洽妥,舍此别无它法矣。方药:人参、熟地黄、当归、桔梗、升麻、茯苓、白芍、陈皮、昆布、红花、白术、川芎、川贝母、海粉、甘草、香附为末,夏枯草膏泛丸。

【按】本案为余听鸿治疗失荣验案之一。失荣一证,其名不可思议,大约与马刀、挟瘿类同名异也。失荣属少阳忧思郁结者多,外感风邪者少,内损证也。失荣者常贵后贱,常富后贫,处先顺后逆之境,失其尊荣,郁结而成,故名失荣也。《内经》虽概言之,人处先顺后逆境,经曰思则气结,忧悉者气闭而不行,失荣等证成矣。方中所谓郁则达之,如木郁则达之也,达者通畅流利之意。不独木也,诸郁皆欲达也。其起之始,不在脏腑,不变形躯,正气尚旺,气郁则理之,血郁则行之,肿则散之,坚则消之;久则身体日减,气虚无精,顾正消坚散肿;其病日深,外耗于卫,内夺于营,滋水淋漓,坚硬不化,温通气血,补托软坚。

(摘自《古今名医外科医案赏析》)

【医案7】马培之医案

司左,肝郁夹痰,颈右失荣,坚肿经今5月,胸背颈项攀痛,肝脾两伤,气血并损,姑拟益气养营。当归、党参、冬术、白芍、川芎、清半夏、陈皮、炙甘草、炒生地黄、佩兰、大枣、煨姜。

按上方取四物养营,六君益气。

【按】本案为马培之治疗失荣验案之一。马培之简介见"乳丸,最为洽妥、癖"。

失荣又名失营,因情志所伤,肝郁络阻,痰火凝结而成。病生于颈项,初起微肿,皮色不变;日久渐大,坚硬如石,固定难移;后期破溃,渗流血水,气血渐衰,形容消瘦如树木之失去荣华,故名。类似颈部淋巴结原发性或继发性恶性肿瘤。治宜清肝解郁,化痰消坚,以香贝养营汤加减;病久气血并损者,治宜益气养营,以八珍汤加味。

（摘自《古今名医外科医案赏析》）

【医案8】李凤翔医案:患者张某,女,67岁,汉族,1973年6月初诊。主诉:锁骨上窝肿物半年。病史:半年前,偶然发现锁骨上窝有3cm×5cm大小肿物,形如杏核,不痛不痒,后日益胀大,肩部不适,有压迫感,逐渐出现内痛。游医路过其村,诊视后给配方吃药若干。不但不轻,反而日益增重。从此食欲顿减,胸胁满闷,日见消瘦。又赴本县某医院内、外科会诊,一致认为是恶性肿瘤。治疗经过:到处求医诊治,因畏惧手术而一直采用保守治疗,肿块日益增大,且突出锁骨上窝以上。现在症状及治疗:体质瘦削,面带愁容。左肩锁骨上窝内有肿块如鸭蛋大,坚硬如石,凹凸不平,推之不移,按之压痛。脉沉弦,苔白。此属肝气郁结,气滞血瘀而成为"上石疽"(失荣证),治宜疏肝解郁,先给七气汤4剂,服后食欲倍增,精神好转,又改用逍遥散加消瘰丸复方继服。方药:当归10克,白芍12克,白术10克,茯苓10克,柴胡10克,炙甘草6克,玄参15克,生牡蛎15克(先煎),浙贝母15克,夏枯草24克。水煎2次口服,每日1剂。连续服18剂后局部见消,守方不变。又18剂,消如杏核大,又18剂,全消而愈。

【按】祖国医学认为此证属于"上石疽",或"失荣证"。其证初起如痰核,推之不动,坚硬如石,皮色如常,日久渐大,是由忧思恚怒,气郁血逆与火凝结而成。日久难愈,形气渐衰,肌体消瘦,愈溃愈坚。有的色现紫斑,腐烂漫淫,渗流血水,疮口开大,胬肉高突,形如翻花石榴,古今虽有治法,终属败证,但为医不可因此弃而不治,应及时抢救,愈早愈好。治宜调和营卫,散坚开郁,故用逍遥散疏肝解郁,消瘰丸散结消坚。玄参、牡蛎能软坚散结块;浙贝母、夏枯草清热解毒散消肿块,促使郁解结散,气血调和,达到治愈的目的。

（摘自《古今名医外科医案赏析》）

四、现代研究进展

恶性淋巴瘤(malignant lymphoma,ML)是一组起源于淋巴造血系统的恶性肿瘤的总称,其主要临床表现是无痛性淋巴结肿大,全身各组织器官均可受累。淋巴瘤患者在发现淋巴结肿大前或同时可出现发热盗汗、消瘦、皮肤瘙痒等全身症状。

根据病理临床特点以及预后转归等将淋巴瘤分为非霍奇金淋巴瘤(non-Hodgkin's lymphoma,NHL)和霍奇金淋巴瘤(Hodgkin's lymphoma,HL)两类。HL的病理学形态特征为多种非肿瘤性炎症细胞增生的背景中见到诊断性的里-斯(Reed-Steinberg,R-S)细胞。

2008年世界卫生组织(World Health Organization,WHO)将HL按照病理类型分为结节性淋巴细胞为主型和经典型,后者包括:富于淋巴细胞的经典型、结节硬化型、混合细胞型和淋巴细胞消减型。NHL是一组具有较强异质性的淋巴细胞异常增殖性疾病的总称,其发病率远高于HL。NHL的组织病理学特点是淋巴结结构消失,皮质和髓质分界不清,淋巴窦及淋巴滤泡或淋巴结包膜受侵,整个淋巴结呈弥漫性,为不同分化程度的淋巴细胞代替。根据NHL的自然病程,可以分为三大临床类型,即高度侵袭性、侵袭性和惰性淋巴瘤。根据淋巴细胞起源的不同,又可分为B细胞、T细胞和自然杀伤(natural killer,NK)细胞淋巴瘤。

【病因病理】

淋巴瘤是在机体内外因素的共同作用下,不同发育阶段的免疫活性细胞发生分化和增殖异常引起的疾病。淋巴瘤的病因至今尚未完全阐明,其发生发展涉及遗传、病毒及其他病原体感染,放射线化学药物等理化因素及免疫状态等诸多方面。

ML的发生发展往往不是单一因素导致,涉及多种因素共同协作。病毒感染与ML的关系在几十年内得到了证实,从EB病毒(EBV)、人类疱疹病毒-8(HHV-8)到丙型肝炎病毒(HCV)、人类免疫缺陷病毒(HIV)等研究,其发病机制不断被发现。目前,有研究发现人类T淋巴细胞白血病病毒Ⅰ型(HTLV-1)可以通过直接感染肿瘤克隆HIV通过改变宿主免疫等间接机制来影响ML的发展。EBV最早发现于1964年非洲区域的Burkitt淋巴瘤中,不仅影响B细胞淋巴瘤的发展,而且促进T细胞/自然杀伤细胞淋巴瘤的进展。也有文献报道,在自身免疫缺陷疾病的患者进行免疫调节疗法放疗及化疗的过程中,并发了经典型霍奇金淋巴瘤(Hodgkin's lymphoma,HL),因而在治疗有免疫异常的患者时需要监测ML的相关指标,预防该疾病的发生。

【临床表现】

ML是具有相当异质性的一大类肿瘤,虽然好发于淋巴结,但是由于淋巴系统的分布特点,使得淋巴瘤基本上属于全身性疾病,几乎可以侵犯到全身任何组织和器官。因此,ML的临床表现既具有一定的共同特点,同时按照不同的病理类型,受侵部位和范围又存在着很大的差异。

(1)局部表现

淋巴结肿大是淋巴瘤最常见最典型的临床表现。淋巴瘤淋巴结肿大的特点多为无痛性,表面光滑活动,扪之质韧、饱满、均匀,早期活动,孤立或散在于颈部腋下腹股沟等处,晚期则互相融合,与皮肤粘连,不活动,或形成溃疡。HL大多首先侵犯表浅淋巴结,以颈部锁骨上、腋下淋巴结多见,而髂血管周围腹股沟股三角区滑车淋巴结少见,也可侵及纵隔腹膜后肠系膜等部位的深部淋巴结。颈内静脉区的淋巴结是头颈部ML最好发的部位,早期表现单个或多个无痛的活动的淋巴结;晚期时则互相融合,可与皮肤粘连,不活动。HL的淋巴结受累多为连续性,依次侵及邻近部位淋巴结。NHL首先表现为浅表淋巴结,受侵者超过一半,受侵的淋巴结部位为跳跃性的,无一定规律,结外淋巴组织或器官,受侵者也较多见。

韦氏环(Waldeyer's ring)病变,韦氏环也称咽淋巴环,是位于呼吸道和消化道开口部位的一个环状淋巴组织,包括鼻咽、舌根双侧扁桃体和软腭等。该结构中黏膜和黏膜下具有丰富的淋巴组织,可以起到上呼吸道和消化道的免疫防御功能。原发于头颈部的结外淋巴瘤中,约有一半以上发生于韦氏环。原发于韦氏环的NHL中,发生于扁桃体的占40%~79%,是最常见的原发部位,其次是鼻咽部,较少见于舌根和软腭。

鼻腔病变:原发鼻腔的淋巴瘤绝大多数为NHL,主要的病理类型包括鼻腔NK/T细胞淋巴瘤和弥漫大B细胞淋巴瘤。

胸部病变:纵隔淋巴结是ML的好发部位,多见于HL和NHL中的原发纵隔(胸腺)弥漫大B细胞淋巴瘤以及前体T细胞淋巴母细胞淋巴瘤。肿大淋巴结最常位于中纵隔和前纵隔,多为双侧纵膈受累。多数患者在初期多无明显症状,随着肿瘤的逐渐增大,可以压迫附近的气管食管静脉等,造成咳嗽、呼吸困难、吞咽困难,如果病变进展迅速则可发生上腔静脉综合征,表现为头颈部肿胀、呼吸困难、不能平卧、颈胸部浅表静脉怒张等,尤以NHL多见。胸膜受侵时表现为胸膜肿块或结节,可出现胸腔积液,积液为炎性或血性,其中可发现幼稚淋巴细胞和淋巴瘤细胞。胸部X线片上有圆形、类圆形或分叶状阴影,病变进展可压迫支气管导致肺不张,肿瘤中央坏死可以形成空洞。此外,部分肺部病变表现为弥漫间质性改变,此时临床症状明显,常有咳嗽咳痰、气短、呼吸困难。继发感染可有发热。

心肌和心包病变:ML可侵犯心肌和心包。侵犯心包时可表现为心包积液,侵犯心肌时表现为心肌病变,可出现心律失常、心电图异常等。

腹部和盆腔病变:腹部和盆腔的淋巴结也是淋巴瘤常见的侵犯部位,包括腹膜后、肠系膜、髂窝等部位淋巴结。单纯的淋巴结肿大一般很少有局部症状,临床上不易早期发现。临床上常见脾和肝肿大,脾脏是HL最常见的膈下受侵部位,60%伴有脾肿大的HL患者经脾切除病理证实为脾受侵。有脾侵犯者可能有肝侵犯,而单独肝侵犯者很少见。肝侵犯发生率为3%~24%,多继发于脾侵犯。胃肠道是NHL最常见的结外受侵部位,约占全部结外淋巴瘤的50%,胃淋巴瘤早期多无症状,此后可出现消化不良,饱胀不适,上腹包块。小肠淋巴瘤可表现为腹痛,腹部包块,容易出现肠梗阻、肠穿孔出血等急症。

皮肤病变:ML可原发或继发皮肤侵犯,多见于NHL。ML患者可有一系列非特异性皮肤表现,皮肤损害呈多形性,红斑、水疱、糜烂等。晚期ML患者免疫功能低下,皮肤感染常破溃渗液,形成全身性散在的皮肤增厚脱屑。

骨髓病变:ML骨髓侵犯表现为骨髓受侵或合并白血病,多属疾病晚期表现之一,绝大多数为NHL。

中枢神经系统表现:大多数原发中枢神经系统淋巴瘤(primary central nervous system lymphoma,PCNSL)在诊断时为单发病灶(约70%)及幕上病变,至疾病晚期多表现为广泛的多病灶的播散。典型病灶位于脑室深部结构内,易累及胼胝体、基底节和丘脑等。原发于脊髓和脑脊髓罕见,但波及至此者多见。常见的临床症状与其他颅内肿瘤一样,由于肿瘤浸润或压迫引起颅压增高症状、颅神经功能障碍、癫痫发作等均较常见。

其他ML还可以原发或继发于脑硬脊膜外、睾丸、卵巢、阴道、宫颈、乳腺、甲状腺、肾上腺、眼眶球后组织、喉骨骼及肌肉软组织等,临床表现复杂多样,应注意鉴别。

(2)全身表现

全身症状:ML患者在发现淋巴结肿大前或同时可出现发热、瘙痒、盗汗及消瘦等全身症状。

免疫血液系统表现:ML诊断时10%~20%可伴有贫血,部分患者可出现白细胞计数,血小板计数增多,血沉增快,个别患者可出现类白血病反应,中性粒细胞明显增多。此外,乳酸脱氢酶的升高与肿瘤负荷相关。部分患者,尤其晚期患者表现为免疫功能异常,在B细胞NHL中,部分患者的血清中可以检测到多少不等的单克隆免疫球蛋白。

【临床治疗】

淋巴瘤的治疗方法主要有以下几种,但具体治疗方案还应根据每位患者的实际情况制定。

(1)放射治疗:某些类型的淋巴瘤早期可以单纯放疗。放疗还可用于化疗后巩固治疗。

(2)化学药物治疗:淋巴瘤化疗多采用联合化疗方案,可以结合靶向药物和生物制剂。近年来,淋巴瘤的化疗方案得到了很大改进,许多类型淋巴瘤的长期生存率都得到了显著提高。

(3)造血干细胞移植:对于年龄在60岁以下,并伴有不良预后因素的患者,如果能够耐受高剂量化疗,可考虑进行自体造血干细胞移植。骨髓受侵的患者还可考虑异基因造血干细胞移植。

(4)手术治疗:仅限于组织活检或并发症的处理。对于合并脾功能亢进且无禁忌证,存在脾切除指征者可行脾切除术,为以后治疗创造有利条件。

(5)中药治疗:中医治疗恶性淋巴瘤历史悠久,根据《外科正宗》、《疡科心得集》、《医宗金鉴》等外科著作,根据患者病情辨证论治,给予相关中医中药治疗,中医药治疗包括内治法与外治法。内治法如正虚邪胜,气滞血瘀,可用和营散坚丸加减;气血两虚,少气懒言,可用香贝养荣汤加减等。外治法:初起用阿魏化痞膏外贴,每周换1次;溃后用生肌玉红膏掺海浮散外敷等。

【预防调护】

(1)慎起居,注意休息,保持心情舒畅,避免精神刺激。

(2)戒烟限酒,合理饮食,科学运动,预防感染。

(3)颈部肿大淋巴结或颈部肿块时,应高度重视,积极寻找原发病灶,及早确定病变性质。

(4)患部禁忌艾灸、针刺,外涂腐蚀药和切开。

参考文献

[1] 万堃.恶性淋巴瘤从"温法"论治的理论分析[J].内蒙古中医药,2017,36(11):30-31.

[2] 曹红春.恶性淋巴瘤中医辨证及治疗思路探讨[J].亚太传统医药,2016,12(02):53-55.

[3] 徐大成.散结五味散临证运用举隅[J].辽宁中医杂志,2008(11):1749-1750.

[4] 温晓文,徐斌.徐斌主任医师治疗恶性淋巴瘤经验[J].甘肃中医药大学学报,2018,35(02):17-19.

[5] 朱学明.疑难病治验三则[J].中医药通报,2010,9(04):52-54.

[6] 黄珊,江劲波.江劲波教授治疗淋巴瘤经验[J].中国中医药现代远程教育,2020,18(23):61-63.

[7] 纪敏.论《内经》"脱营失精"[J].山东中医杂志,2016,35(05):375-376.

[8] 许轶琛.李萍萍分期辨治恶性淋巴瘤[J].实用中医内科杂志,2014,28(06):38-40.

[9] 胡志成.重用薏苡仁治疗多发性痰核[J].中医杂志,2011,52(17):1516.

[10] 王丽,王智明.头颈部恶性淋巴瘤的研究进展[J].重庆医学,2019,48(01):131-133-137.

[11]马拴全,赵孝平.古今名医外科医案赏析[M].北京:人民军医出版社,2008:166-168.

(王思阳　王宁)

第四节　肾　岩

本病是原发于阴茎龟头、冠状沟、包皮内板、包皮系带或外尿道口边缘的凹凸不平、质地坚硬如石的肿物,祖国医学认为,阴茎属肾,故在古医籍中将本病称为"肾岩",病久疮面翻花,形似石榴,故又名"肾岩翻花""翻花下疳""翻花疮""蜡烛花"等。不少医家认为肾岩的发生多因肝肾阴虚,忧思郁虑,相火内灼,水不涵木,肝经血少,经络空虚,虚火痰浊侵袭,导致经络阻塞,积聚阴茎而成,表现为玉茎崩溃、巉岩不堪、脓血淋漓。相当于西医的阴茎癌。

一、古籍选粹

古籍参考书目:《华佗神方》《诸病源候论》《景岳全书》《万病验方》《本草纲目》《万病回春》《外科正宗》《医学入门》《医学正传》《证治准绳》《外科启玄》《寿世保元》《疡科心得集》《外科真诠》《外科证治秘要》《洞天奥旨》《医宗金鉴》《续名医类案》《马培之医案》《疡科捷径》《集验良方》《柳洲医话》《青囊辑便》《外科备要》《疡医大全》《外科十三方考》《家用良方》《救生集》。具体内容摘录如下:

（一）汉·华佗《华佗神方》

【疾病概述】

翻花疮,疮口内肉突出如菌如蕈,故有此名。虽无痛苦,然久流鲜血,则易致虚损。治宜滋肝补血,益气培元。

【外用治疗】

乌梅煅灰,敷之。或以马齿苋煅灰,豚脂调敷。剧者用铜绿、铅粉等分,研细,香油调敷。或以苍耳叶捣汁,日涂数次,亦有效。

（二）隋·巢元方《诸病源候论》

【疾病概述】

反花疮者,由风毒相搏所为。初生如饭粒,其头破则血出,便生恶肉,渐大有根,浓汁出,肉反散如花状,因名反花疮。

（三）明·张介宾《景岳全书》

【疾病概述】

翻花疮者,由疮疡溃后,肝火血燥生风所致。或疮口胬肉突出,如菌大小不同,或出如蛇头长短不一。治法当滋肝补气。

【外用治疗】

外涂藜芦膏,胬肉自入。须候元气渐复,脓毒将尽,涂之有效,不然虽入而复溃。

【注意事项】

若误用刀针、蚀药、灸火,其势益甚,或出血不止,必致寒热呕吐等证,须大补脾胃为善。

（四）明·胡正心、胡正言《万病验方》

【外用治疗】

治翻花疮,马齿苋一斤,烧作灰,细研,猪脂调涂。

（五）明·李时珍《本草纲目》

【外用治疗】

[下疳阴疮]外科用孩儿茶末,米泔洗净,敷之神效。或加胡黄连等分。

纂奇方 孩儿茶一钱,珍珠一分,片脑半分,为末敷之。唐氏用孩儿茶一钱,轻粉一分,片脑一字,为末搽之。

（六）明·龚廷贤《万病回春》

【内服治疗】

下疳者,阴头肿痛而生疮也。乃厥阴肝经主病,宜防风 独活各六分 连翘 荆芥 黄连 苍术 知母各七分 黄柏 赤芍 赤茯苓 木通 龙胆草各九分 柴胡一钱半 甘草梢三分。

【外用治疗】

[治下疳]黑铅五钱化开,即投汞二钱五分,研不见星,入寒水石三钱五分 真轻粉二钱五分 好硼砂一钱,共为极细末,听用。如遇此患,用葱、艾、花椒熬水洗患处。若怕洗,将汤入瓶内,将龟头向瓶口熏之,止了痛再洗试干,掺上此药。

珍珠散 治下疳疮,如神。枯白矾 雄黄 珍珠 黄柏 官粉煅过,各等分,上为末,以米泔水洗疮,令净后,擦药。

（七）明·陈实功《外科正宗》

【疾病概述】

翻花者乃头大而蒂小,小者如豆,大者若菌,无苦无疼;揩损每流鲜血,久亦虚人。

【外用治疗】

以津调冰蛳散遍擦正面,上用软油纸包裹,根蒂细处用线连纸扎紧,十日后其患自落;换珍珠散掺之收口。又有根蒂不小,如鳖头、棋子样难扎,以前药搽上,用面糊绵纸封上二重,用心勿动,亦以十日外落之,掺珍珠散。

（八）明·李梴《医学入门》

【临证辨治】

翻花疮因疮将敛,元气虚弱,肝火血燥生风。翻出一肉突如菌;大小长短不一,或如蛇形,长数寸者,用雄黄末敷之。

【内服治疗】

内服补养脾胃药,十全大补汤,或八物汤倍参、芪、归、术。出血,乃肝不能藏、脾不能约也,补中益气汤加五味子、麦门冬,或肾气丸。有怒火者,八味逍遥散。若用风药,速其亡也,汗多必然发痉,危哉!

【外用治疗】

外涂藜芦膏要匀。藜芦一味为末,猪油调涂,周日一易。须候元气渐复,脓毒将尽时涂之,则胬肉自入,不然,虽入复出。若误用针刀蚀灸,其势益甚,或出血如注、寒热呕吐等证,急补脾胃为善。

（九）明·虞抟《医学正传》

【内服治疗】

［翻花疮(一名绵花疮,一名广东疮)］川芎 天花粉各五钱 轻粉二钱五分 雄黄一钱一分半 辰砂一钱一分半 麝香五分,上为细末,蒸饼丸如绿豆大,每服八分,温酒下,日三服。一方无川芎、天花粉二味,亦效。

（十）明·王肯堂《证治准绳》

1.《疡医证治准绳》

【疾病概述】

翻花疮,肉反于外,状如蜡色,有如绵花,故又名绵花疮,此则邪毒盛。细小者名广豆,或如赤根脓窠,此则邪毒浅。

【临证辨治】

凡患此证,先宜食毒物以发之,后服通圣散之类。须用土茯苓对停服。毒势既杀,八珍、十全大补汤之类以补气血,必守禁忌,方获痊愈。

其状坚硬,肉色平淡,或痛或痒,多结于骨节、头面、喉鼻之间,经络交会之处。已破则脓水淋漓,甚可畏也,轻则发广癣,亦名千层癣,多生手心足底重叠不已。又有余毒,亦名气毒,筋骨疼痛,来去不定。亦名湿毒,筋骨痛酸,乍作乍止,宜随其浅深治之。先服消风败毒,后服补剂。疮势盛及结毒深者,必用熏药,后服通圣散以泄火毒,后服八珍汤、大补汤之类,弱者不宜熏,恐不能胜火气也。属元气不足,邪气所乘,亦有传染而患受,症在肝肾二经,故多在下体发起,有先筋骨痛而后患者,有先患而后痛者。初起脉浮数,邪在脾肺经也,先用荆防败毒散解散之。脉弦数,邪在肝胆经也,先用龙胆泻肝汤清解之。脉沉数,邪在脏腑也,先用内疏黄连汤通导之,后用换肌消毒散为主,愈后再无筋骨疼痛之患。若疮凸赤作痛,热毒炽盛也。疮微作痛,毒将杀也。疮色白而不结痂,阳气虚也。色赤而不结痂,阴血虚也。瘙痒,脉虚浮,气不能相荣也。瘙痒,脉浮数,血不能相荣也。臀背间或颈间作痒,膀胱阴虚也。阴器间或股内痒,肝经血虚也。阴囊作痒重坠,肝经阴虚湿热也。小便频数,短少色赤,肝经阴虚也。小便频数,色白短少,脾肺气虚也。面目瘙痒或搔变赤,外邪相抟也。眉间痒或毛落,肝胆血燥也。饮食少思,口干饮汤,胃气虚也。饮食难化,大便不实,脾气虚也。侵晨或夜间泄泻,脾肾虚也。若治失其法,有蚀伤眼目,腐烂玉茎,拳挛肢体者,但用九味芦荟丸以清肝火,六味丸以生肾水,蠲痹解毒饮以养血祛邪,亦有可愈者。若误用轻粉等剂,反为难治。湿胜者,宜先导湿。表实者,宜先解表。里实者,宜先疏里。表里若俱实,解表攻里。表虚者补气。里虚者补血。表里俱虚者补气血。

【注意事项】

大忌房劳,如犯之服药不效,虑后结毒。一忌酸醋,酸敛邪毒,后结广癣。一忌白肠,能发郁火,以致缠绵不已。一忌轻粉及冷水,致后筋骨疼痛,结成风块,或一二年或数年方发。

2.《幼科证治准绳》

【病因病机】

翻花之证,由疮疡溃后,风寒袭于患处,或肝火血燥生风,或乳母肝火生风,必致疮口胬肉突出如菌或如指,大小长短不同。

【临证辨治】

风邪乘袭者,先用补中益气汤加防风、天麻。风寒凝滞者,先用十宣散加羌活、天麻。儿,肝火生风者,先用加味逍遥散加天麻、羌活。母,肝火生风者,先用加味小柴胡汤,次用加味逍遥散加漏芦、天麻。其风邪所乘,外用豆豉饼。风寒所凝,外用葱熨法,更用太乙膏护疮口。突肉不消,更以藜芦膏涂之。如疮口不敛而恶寒发热者,元气虚也,用补中益气汤。晡热、内热者,气血俱虚也,用八珍汤倍加参、芪。食少难化者,脾气虚也,用五味异功散。若饮食少思,大便不调,或肌肉消瘦,小便澄白者,此兼肝脾疳证也,用九味芦荟丸以清肝火,用五味异功散以补脾气,外仍用熨治之法。

【外用治疗】

藜芦膏治疮口胬肉凸起,或出二三寸肉者。藜芦(不以,多少)为末,以生猪脂擂和。搽凸胬肉上。

(十一)明·申斗垣《外科启玄》

【临证辨治】

翻花杨梅疮,大抵翻花杨梅疮者是湿热之盛,表虚而毒猖獗,致令如此,宜解毒去湿热,表虚补中益气加土茯苓等类治之。

【外用治疗】

无有不安之者,外用点药及粉霜如神效。

【注意事项】

戒气怒,忌房事及发物。

(十二)明·龚廷贤《寿世保元》

【疾病概述】

翻花疮,极似花之状。

【外用治疗】

胭脂 贝母各三钱 胡粉二钱五分 硼砂 没药各二钱,上为细末,先用温浆水洗净,后敷之。

(十三)清·高秉钧《疡科心得集》

【病因病机】

夫肾岩翻花者,俗名翻花下疳。由其人肝肾素亏,或又郁虑忧思,相火内灼,水不涵木,肝经血燥,而络脉空虚,久之损者愈损,阴精消涸,火邪郁结,遂遘疾于肝肾部分。

【临证辨治】

此证初觉时,须用大补阴丸,或知柏八味,兼用八珍、十全大补之属。其病者,再能怡养保摄,可以冀其久延岁月。

(十四)清·邹岳《外科真诠》

【疾病概述】

肾岩翻花,玉茎崩溃,巉岩不堪,脓血淋漓,形如翻花。

【临证辨治】

(肾岩)宜内服六味地黄汤加人参、当归、白芍,外用珍珠散。年少气盛者,可保全生。若年迈气衰之人,得此不治……结毒下疳所致者,筋骨必多疼痛,宜内服搜风解毒汤加人参当归补之,外药同上。

(十五)清·王旭高《外科证治秘要》

【疾病概述】

翻花绝症属阴虚湿热郁火。初起马口之内,生肉一粒,硬坚而痒。久则作痛,腐烂翻花出血,不可治矣。

【内用治疗】

鲜首乌、马料豆、甘草、人补阴丸或用犀黄、珠粉、血珀常服。

(十六)清·陈士铎《洞天奥旨》

【病因病机】

《洞天奥旨·卷十·杨梅疳疮》载:"翻花杨梅疮亦感淫毒之气也。视其疮势若重,其毒反轻,盖毒欲尽情出外也。古人云是湿热表虚。表虚则有之,不可全归于湿热也。总皆毒气外发,因表虚而反炽。谁知因炽而补其表,则表实而毒难藏,转易收功也。惟是表虚,不可再贪色欲,不独传其毒而害人,且虚而自害。"

【外用治疗】

外用点药敷之,自奏功如神矣。

黄芪外托散家传,治翻花杨梅疮。黄芪一两 当归三钱 人参三钱 茯苓五钱 土茯苓二两 白芍五钱 生甘草三钱 白矾二钱水煎服四剂,重者十剂,外用药调搽即愈。

地龙粉霜丹祖传方,外治翻花杨梅疮。粉霜二钱 蚯蚓粪一两,火焙干 百草霜三钱 轻粉二钱 黄丹三钱,飞过 生甘草二钱 冰片二钱 黄柏炒,二钱 胡粉二钱 各为细末,点搽自愈。

【注意事项】

必须节饮食、戒恼怒而断房帏,断无意外之虞。

(十七)清·吴谦《医宗金鉴》

【临证辨治】

《医宗金鉴·外科心法要诀》曰:"翻花疮因溃后生,头大蒂小努菌形,虽无痛痒触流血,血燥肝虚怒气成。宜服逍遥散。外用乌梅煅灰、轻粉各等分,研末撒之;或马齿苋煅灰,猪脂调敷俱效。"

翻花杨梅,气化者毒在表,未经入里,稍有萌动,宜急服透骨搜风散;元气实者,杨梅一剂散汗之。精化者毒在里,深伏骨髓,未透肌肤,宜服九龙丹,通利大、小二便,以泻骨中之毒,甚者二服,降下毒物,以土深压之。行泻之后,体实者,升麻解毒汤;体虚者,归灵内托散,服至筋骨不疼,疮色淡白,内毒已解,再用金蟾脱壳酒一料扫余毒,以绝其源。

【内服治疗】

透骨搜风散 透骨草_{白花者,阴干} 生脂麻 羌活 独活 小黑豆 紫葡萄 槐子 白糖 六安茶 核桃肉_{各一钱五分} 生姜_{三片} 红枣肉_{三枚} 水三钟,煎一钟;露一宿,空心热服,盖被出汗,避风。方歌:透骨搜风散梅毒,筋骨微疼痒皮肤,脂麻羌独豆葡萄,槐子糖茶核桃肉。

杨梅一剂散 麻黄_{蜜炙,一两} 威灵仙_{八钱} 大黄_{七钱} 羌活 白芷 皂刺 金银花 穿山甲_{炙,研} 蝉蜕_{各五钱} 防风_{三钱} 山羊肉_{一斤},河水煮熟,取清汤二碗,用黄酒一碗,将药煎至一碗,令患者空心将羊肉淡食令饱,随后服药,盖被出汗,避风。方歌:杨梅一剂元气壮,上部生毒气化疮,麻黄羌芷威灵刺,银花风甲蝉大黄。

升麻解毒汤 升麻 皂刺_{各四钱} 土茯苓_{一斤},水八碗,煎四碗,作四次,一日服尽。每次炖热,加香油三茶匙和匀,量病上、下,食前后服之。如疮生顶上加白芷。咽内加桔梗。胸腹加白芍。肩背加羌活。下部加牛膝。方歌:升麻解毒筋骨疼,梅毒缠绵壮服灵,土苓皂刺香油服,按部须加药引经。

归苓内托散 人参 木瓜 白术_{土炒} 金银花 防己 天花粉 白鲜皮 薏苡仁_{各一钱} 当归 熟地 白芍_{酒炒} 川芎_{各一钱} 土茯苓_{二两} 威灵仙_{六分} 甘草_{五分},水三钟,煎二钟,作二次,随病上下服之,渣再煎服。下部加牛膝_{五分}。元气虚者倍加参、归。毒气盛者倍金银花,加蒲公英。外以麦冬_{五钱去心},薏苡仁_{五钱},土茯苓_{一两},煎汤常服以代茶。方歌:归苓内托参木瓜,术银四物己天花,土苓鲜薏威灵草,梅疮体弱服堪夸。

金蝉脱壳酒 醇酒_{五斤} 大蛤蟆_{一个} 土茯苓_{五两},浸酒内,瓶口封严,重汤煮二炷香时取出。待次日饮之,以醉为度。无论冬夏,盖暖出汗为效。余存之酒,次日随量饮之,酒尽疮愈。又治结毒筋骨疼痛,诸药不效者更妙。服酒七日后,禁见风为效,忌口及房欲。

(十八)清·魏之琇《续名医类案》

【医案选粹】

张景岳治一少年,因偶触秽毒,遽患下疳。始溃龟茎,敷治不效,旋从马口延入尿管,以渐而深,直至肛门,逐节肿痛,形如鱼骨。每过夜则脓结马口,胀不得出,润而通之,则先脓后尿,敷洗皆不能及。张尝遇一山叟,传得槐花蕊方,因以治之,不十日茎根渐愈。半月后自内达外,退至马口而痊。后现些微广疮,复与五加皮饮,十余剂而愈。向传方者曰:此方善治淫疮,热毒从小便泄去,且服此者,可免终身疮毒后患。然犹有解毒奇验,则在发疮之时,但见通身忽有云片红斑,数日而没者,即皆疮毒应发之处。疮毒已解,疮形犹见,是其验也。张初未之信,及此人应发疮之时固不多,而通身红斑果见,凡两日而消。

一男子下部生疳,诸药不应。延及遍身突肿,状似翻花,筋牵骨痛,至夜尤甚,此肝肾二经湿热所致。先以导水丸五服,次以龙胆泻肝汤数剂,再与除湿健脾之药,外贴神异膏吸其脓血,蒜灸拔其毒而愈。若表实者,以荆防败毒散;里实者,以内疏黄连汤;表里俱实者,防风通圣散;表里俱虚者,八珍汤;气虚者,四君子汤;血虚者,四物汤;俱加兼症之药治之,并愈。

(十九)清·马培之《马培之医案》

【临证辨治】

肾岩乃疡科恶候,鲜有收功。经治以来,翻花肿硬虽见松轻,究未可恃也。仍宗前法进步。红枣　藕　怀山药　当归　黄柏　泽泻　茯苓　知母　麦冬。

坚岩肿势较平,慎防出血,拟方多服保守而已。怀山药　当归　川连　生地　黄柏　赤白芍　泽泻　龟板　茯苓　知母　乌鲗骨　丹皮。

玉茎者,即宗筋也,乃肾脏之主。又十二经络之总会马口,端属手少阴心经。肾脏阴虚火郁,心肝二脏之火复会于此。始时茎头马口痒碎,渐生坚肉,业已年余。今夏破溃翻花,出数次,火郁日久,必致外越,血得热而妄行。经云:实火可泻,虚火可补。且龙雷之火不宜直折,脉细数,阴分大伤,急当峻补真阴,兼介类潜阳之法。俾龙雷之火得以归窟,而外患方保无虞。西洋参　麦冬　丹皮　天冬　小生地　元武板　粉茸　泽泻　白芍　藕。

(二十)清·时世瑞《疡科捷径》

【内服治疗】

逍遥散　柴胡　当归　茯苓　丹皮　甘草　香附　芍药　白术　薄荷　方歌:逍遥散用芍当归,薄茯柴甘香附依。再入丹皮云片术,疏肝解郁立能挥。

【外用治疗】

乌梅散　乌梅一两　轻粉四钱,研末掺之。方歌:乌梅散实效称奇,轻粉同研世所稀。能治翻花流血水,或加熊胆最堪依。

(二十一)清·年希尧《集验良方》

【疾病概述】

治翻花疮,此疮肉如饭粒,破之血出,随生反出。苍耳叶捣汁,服三合,并日涂三次。

【外用治疗】

治多年恶疮不瘥及翻花疮,用马齿苋菜捣烂,敷上即愈。

(二十二)清·魏之琇《柳洲医话》

【外用治疗】

翻花疮,藜芦末,生猪脂调涂。

（二十三）清·安怀堂主人《青囊辑便》

【疾病概述】

翻花疮肉如饭粒,破之血出,随生反出。苍耳叶捣汁服三合,日涂二次。(《圣济》)

【外用治疗】

鼠尾草根,切,同猪脂捣敷。(《圣济》)

马齿苋烧研,猪脂和敷。(《简便》)

胭脂 贝母各三钱 硼砂 没药各二钱五分 为细末,先用温浆水洗净敷之。(《寿世》)

（二十四）清·易凤翥《外科备要》

【病因病机】

翻花疮因生疮溃后,胬肉由疮口突出,其形如菌、头大蒂小,愈胬愈翻,虽不大痛,误有触损,流血不住,久则亏虚,总由肝虚怒气血燥而成。

（二十五）清·顾世澄《疡医大全》

【疾病概述】

阴中胬肉凸出如蛇头数寸者,名翻花疮。

【外用治疗】

用硫黄末敷之,即缩。

（二十六）清·张觉人《外科十三方考》

【疾病概述】

蜡烛花必先有一小子,或作痒,或作疼,渐烂开,出脓水,周围渐大,长成肉球,其阴茎则烂而开花。

【临证辨治】

治法先用化肉膏化去肉球,再用广锡二钱,水银一钱,于铁勺中熔化搅匀后,倾出冷定,研为细末,与天然散三钱和匀,干掺患处,内服中九丸。若烂至阴,则成斗精疮时,有如黄油或如肉之物斗出,乃淫精风火湿热所出,可用天然散,加轻粉二钱 制儿茶一分 石膏一分 制铜绿一分 醋煮石青一分,共研细末,有水则干掺,无水则用公猪胆汁调搽,内服中九丸,即可渐痊。

化肉膏 桑枝灰五升 麻梗灰五升 广石灰五升未发者。方歌:化肉灵膏妙无穷,桑麻石灰一样同,二乌灵仙同煎水,淋漓入锅看雌雄,五灰虽然同此用,加减较彼有神功。

中九丸 锅烈一钱 金丹一钱 银翠三钱,若脓寒加石青五分。方歌:中九丸来味不多,说破异药笑哈哈,任他诸般奇怪症,每服数丸起沉疴。

（二十七）清·龚自璋、黄统《家用良方》

【内服治疗】

凡杨梅疮及蜡烛花(即龟头烂)，轻粉五分,研细 红枣五枚,用白面裹包,木炭火内烧,先起青烟,看黄烟一起,即取出。去核皮,同轻粉捣烂,丸成五丸,用黄酒送下。过一时,口内吐出青痰水,大便泄出鱼冻样秽物二、三次。服药后,用土茯苓煎汤漱口,并当茶吃。七日愈,只吃米饭,或白面打锅块吃均可。其效如神,言难尽述。

【注意事项】

忌一切盐、酱、醋、豆豉。

（二十八）清·虚白主人《救生集》

【外用治疗】

龟头生疮,甚至蜡烛花。用藤黄磨麻油,搽之。

二、近现代名家对病因病机、证型、临证的认识

历代医家对本病的治疗多为清解下焦湿热,但周洁认为临床所见并非皆是湿热之证,其中不乏下焦肝肾阴寒之证。根据"同病异治,异病同治"治则,阴茎癌,证属肝肾阴寒者,周洁选用暖肝煎加减治疗,以暖肝温肾,行气化痰,散结止痛。用药:乌药15克,柴胡15克,清半夏10克,陈皮6克,茯苓20克,当归10克,枸杞子10克,干姜10克,橘核12克,防风6克,紫苏梗10克,炙甘草15克,黄连6克,苍术10克,白术10克,砂仁6克,佩兰10克,鹿角霜10克。周洁认为正气亏虚、脏腑功能失调是其根本,气滞湿阻是其标,故暖肝温肾,行气化痰,散结止痛的同时,加入薏苡仁、白豆蔻以助化湿行气。

三、医案

【医案1】郭某,男,50岁。2011年10月19日初诊。患者于2011年4月行阴茎肿物广泛切除加皮瓣转位修补术。术后病理:中分化鳞状细胞癌。术后行多西他赛加卡铂化疗3个周期。刻诊时症见:患者自述体倦乏力,小腹部掣痛,遇寒加重,两侧腹股沟酸胀不适,纳可,大便黏腻不成形。查体:双侧腹股沟可触及肿大淋巴结,舌暗淡,苔白厚腻,脉弦缓滑。中医辨证:肝肾阴寒,气滞湿阻。中医诊断:肾岩翻花。西医诊断:阴茎癌。处方:暖肝煎加减治疗。用药:乌药15克,柴胡15克,清半夏10克,陈皮6克,茯苓20克,当归10克,枸杞子10克,干姜10克,橘核12克,防风6克,紫苏梗10克,炙甘草15克,黄连6克,苍术10克,白术10克,砂仁6克,佩兰10克,鹿角霜10克。

2011年10月26日2诊:患者自觉乏力,小腹及两侧腹股沟不适感较前减轻,纳可,大

便尚可,时不成形,舌暗淡,苔白微厚,脉弦。原方加白豆蔻12克,生薏苡仁30克。

2011年11月3日3诊:患者自述乏力症状消失,小腹及两侧腹股沟不适感明显改善,偶感不适,纳可,二便调,舌淡,苔白,脉弦。前方继续服用。

（摘自中医药治疗阴茎癌验案举隅.长春中医药大学学报,2013,29(05):857.)

【医案2】患者,男,48岁,河北省廊坊市农民,主因冠状沟及包皮红肿结节3年,于1999年9月14日初次就诊。患者缘于1985年因包皮过长手术后,1994年又发现龟头有肿物,日益增大,呈菜花状,于1995年5月29日当地医院诊断为"阴茎癌腹股沟淋巴转移",病理诊断为高分化鳞状细胞癌。行化疗5个周期,近期龟头包皮肿胀,冠状沟糜烂,渗出结痂,排便通畅。查体:神清,精神可,发育良好,查体合作,巩膜皮肤无黄染,右腹股沟触及一枚黄豆大小淋巴结,质硬,活动度差,无压痛,局部无红肿,余浅表淋巴结未及肿大,心肺(-),腹平软,无压痛及反跳痛,肝脾肋下未及,肝区叩痛(-),双肾区叩痛(-),龟头冠状沟红肿、糜烂、结节、结痂,有渗出,包皮水肿,双下肢无浮肿。舌红,苔黄厚腻,脉弦滑。中医辨证:湿热内蕴。中医诊断:肾岩翻花。西医诊断:阴茎癌。处方:太子参30克,白术30克,茯苓10克,陈皮10克,半夏10克,女贞子30克,枸杞子30克,菟丝子30克,生黄芪30克,山萸肉15克,雷公藤20克,金荞麦30克,车前子30克,甘草10克,生姜3片,大枣6枚。水煎服,每日两次分服。同时用雄黄10克、冰片5克、枯矾10克、三七15克,共研粉局部外敷;金龙胶囊(鲜守宫、鲜金钱、白花蛇等)每日3次,每次3粒,饭前口服。

1999年10月12日二诊:包皮及冠状沟菜花状肿物较前缩小,糜烂面缩小,渗出较前少,结痂,包皮下端水肿,舌暗红,边有齿痕,苔黄。前方加北沙参30克、麦冬15克、灵芝15克、孢子粉3克(冲)、土茯苓30克,继服;外用药加雷公藤膏30克,雄黄加至20克,余药同前。

1999年12月14日三诊:病灶局部水肿疼痛减轻,脉弦滑,舌红,苔黄。效不更方,前方继服。

2000年1月5日四诊:阴茎龟头及包皮呈菜花状,结痂有所脱落,有少量出血渗出、白色分泌物,舌暗苔黄,脉弦滑。处方:生黄芪60克,白术30克,土茯苓30克,陈皮10克,女贞子30克,枸杞子30克,菟丝子30克,山萸肉15克,麦冬15克,灵芝20克,孢子粉3克(冲),天花粉30克,皂刺15克,瞿麦30克,金荞麦30克,白花蛇舌草30克,半枝莲30克,甘草10克,生姜3片,大枣6枚。每日1剂,分两次水煎饭后服。外用药:雄黄30克,冰片20克,蜈蚣6克,三七30克共研粉外用;金龙胶囊,每日3次,每次3粒,饭前口服。

临床随症加减服药治疗至2001年1月3日,患者龟头结痂完全脱落,双侧腹股沟丘疹,皮肤瘙痒,纳可,大便如常,舌质红,苔薄白,脉弦。2001年2月6日腹股沟淋巴结消失,皮肤红润,右股内侧丘疹,痒,随症加利湿止痒药口服。间断服药治疗至2004年6月8日,共服中药736剂,外用药130剂,临床症状消失,病情稳定,无红肿及疼痛,无渗出,生活质量由80分提高到100分。随访,已临床痊愈。

(摘自中医治疗阴茎癌验案1则.北京中医,2007(06):377-378.)

四、现代研究进展

阴茎癌是一种起源于阴茎头、冠状沟和包皮内板黏膜以及阴茎皮肤的恶性肿瘤。临床表现为阴茎头部有丘疹、溃疡、菜花样肿物,有糜烂和脓性腥臭分泌物,有刺痛或烧灼感,或有排尿刺激症状和局部出血的症状,具有潜在的破坏性影响,临床治疗方法多样,目前以手术治疗为主。

【病因病理】

(1)发病原因

有关医学研究认为包茎、吸烟、炎症刺激、性伴侣数量和人乳头瘤病毒感染等均是促进阴茎癌变的因素,其中最主要的危险因素为人乳头瘤病毒感染和阴茎畸形(主要为包皮过长、包茎)。有文献报道,约40%的阴茎癌患者均患有或曾经感染过人乳头瘤病毒,且20%的阴茎癌患者中发现人乳头瘤病毒-DNA。

(2)发病机制

本病绝大多数为鳞状细胞癌,其他如基底细胞癌和腺癌少见。阴茎癌主要经淋巴转移,可转移到腹股沟、髂血管旁及直肠周围淋巴结等处。因双侧淋巴结交错相通,亦可转移到对侧。一般较少侵犯到尿道。当肿瘤穿透白膜时可侵入海绵体而发生血行转移,但多数发生在淋巴转移之后。

【临床诊断】

(1)临床症状

常见的主诉是阴茎肿瘤病灶本身,阴茎头部有丘疹、溃疡、菜花样肿物,有糜烂和脓性腥臭分泌物,并伴有刺痛或烧灼感,排尿刺激症状和局部出血。包茎常常掩盖病灶而延误诊断,因此,有些患者一经发现已是晚期。

在包茎者中,由于其包皮口矮小,不易见到病变;早期患者可能仅感包皮内刺痒不适,或有烧灼,疼痛感觉,或在阴茎头某部能摸及肿块。在包皮过长者中,早期常在阴茎头或包皮内板见到丘疹、湿疹、疣、小疱及溃疡等表现,初时较小,后逐渐增大,或乳头状生长或经久不愈,治疗疗效不佳。

慢性炎症或转移可以引起腹股沟淋巴结肿大,原发灶切除后给予广谱抗生素治疗后不缩小者,特别是位于大隐静脉进入股静脉上内侧的淋巴结肿大,多数是早期转移部位。晚期出现远处转移时可出现相应症状和常伴有食欲不振、消瘦、贫血等恶病质表现,最终因广泛性的转移、全身器官的衰竭而死亡。

(2)分期诊断

阴茎癌常用的分期有两类,即Jackson分期法和国际抗癌联盟的TNM分期法。

①Jackson分期法:

Ⅰ期:肿瘤局限于阴茎头或包皮部位。最大直径小于2cm,无转移。

Ⅱ期:肿瘤侵犯阴茎体,无淋巴结或远处转移。

Ⅲ期:肿瘤累及腹股沟淋巴结,但淋巴结可手术切除。

Ⅳ期:原发肿瘤浸润至阴茎体外,或腹股沟淋巴结已不能切除,或有远处内脏器官转移。

②TNM分期法

限用于阴茎癌,必须有病理证实,局部淋巴结指腹股沟淋巴结;有3个解剖分区,即包皮、阴茎头、阴茎。

(3)病理诊断

阴茎癌多属鳞状上皮细胞癌,基底细胞癌和腺癌罕见。根据分化程度的不同大致可分为原位癌、乳头状癌、浸润型癌和溃疡型癌。

①原位癌:多位于阴茎头和冠状沟,病变呈边界清楚的红色略突起的斑块。有脱屑或糜烂;有的表面为炎症性湿疹样改变;单发或多发,生长缓慢。

②乳头状(或菜花型)癌:好发于包皮内板、冠状沟和阴茎头等处,此型较多见。开始表现为丘疹湿疹状结节或突起的疣状物,可单发和多发;表面可呈结节状或乳头状分叶、高低不平,肿瘤渐渐增大,由于尿液浸泡肿瘤表面,常有感染,可溃烂,呈典型的菜花样肿瘤,有脓性渗出物时具有特殊臭味。癌瘤组织较脆,主要是外生性生长;其体积虽然较大,但与皮下组织粘连不甚紧密;浸润程度不深,可以移动。肿瘤一般较局限,淋巴道转移较少。

③浸润型(或结节型)癌:以冠状沟外较多见,其他部位亦有发生,开始表现为湿疣或白斑样病变,癌肿表面呈结节状,有溃疡,有脓性或血性渗出液。此型癌瘤质硬,体积较小,较固定不易推动,呈浸润性向基底部组织生长,穿破筋膜白膜并深入阴茎海绵体。肿瘤和周围组织无明显界限。

④溃疡型:是浸润型的一种,此型肿瘤生长快,浸润深,更易发生淋巴道转移。肿瘤

生长迅速,中央以大量坏死为主,而四周仍呈结节状隆起。肉眼见肿瘤较小,多局限于一处,呈结节性或溃疡性。

【临床治疗】

阴茎癌的治疗方法目前有中医、手术、放化疗、激光等多种疗法。对于范围较小且表浅的非浸润性癌变可选用激光、局部切除等方法,并配合化疗和放疗以及中医治疗,可保持阴茎外形和原有相关功能。

(1)中医辨证论治

祖国医学治疗阴茎癌历史悠久,最早记载可见于《华佗神方》。中医通过辨证论治对疾病进行分型施治,肝肾阴虚型阴茎癌,以滋补肝肾、降火解毒的中药治疗;肝经郁热型阴茎癌,可疏肝清热,解毒散结;湿毒下注型阴茎癌,予以清利湿热,解毒散结;气血亏虚型阴茎癌,解毒散结的同时可配伍补气养血的药物治疗。可采用中药外敷治疗,阴茎癌初期,冰蛳散予以解毒消瘤;中期可用红灵丹或红灵丹油膏以活血止痛、消坚化痰。也可采用中药内服联合中药外敷的治疗方法。

(2)中医外治

①推拿疗法 取穴:中极、关元、气海等。主要手法:一指禅推法、按揉法等。辨证取穴:热毒蕴结证、肝经湿热证在肝俞、天枢、期门、章门处施术;发热在百会、曲池穴用按揉法,擦大椎,擦背部膀胱经。拿双侧肩,稍用力以酸胀为度。脾虚气弱证在命门、志室、气海穴用一指禅推法或指按揉法,同时点按阴陵泉、三阴交、复溜、曲泉;用拿法拿下肢前侧和内侧肌肉;按涌泉穴,以透热为度。呕吐用一指禅推法沿背部两侧膀胱经往返操作。在脾俞、胃俞、膈俞、足三里穴用指揉法施术治疗,以有酸胀感为度。便秘沿脊柱两侧从肝俞、脾俞到八髎穴施治;按揉法在肾俞、大肠俞、八髎、长强穴施术。

②针灸疗法

体针:主穴,三阴交、阴陵泉、膀胱俞、中极、三焦俞、肾俞。随证加减:热毒蕴结证加商阳、曲池、大椎;邪毒内侵证加风池、少商;阴茎肿痛加太冲、曲泉;肝经湿热证加阳陵泉、胆俞、肝俞、内庭;肝肾阴虚证加命门、关元、八髎、太溪;脾虚气弱证加气海、足三里、脾俞。

耳针:取穴,膀胱、肾、交感、肾上腺。

耳穴贴压,取穴:皮质下(脑)、肾上腺(下屏尖)、内分泌(屏间)。用王不留行籽按压在穴上。用于阴茎肿痛。

灯火燋法:取阴陵泉、三阴交。用于阴茎头肿痛。

(3)西医治疗

①局部原发阴茎癌的治疗

原发阴茎癌的治疗多以手术治疗为主,放化疗为辅,这在维持原有性功能和保持阴茎外形方面具有明显优势。现代医学中,手术切除癌肿是最主要的方法,阴茎癌中阴茎部分切除术是最常用的术式。阴茎头、冠状沟的表浅肿瘤适用于阴茎部分切除术,阴茎部分切除可保留患者的部分性功能及站立排尿。肿瘤体积大超过阴茎1/2的浸润性阴茎癌,则应行阴茎全切术。其大致步骤为:①于阴茎根部上下方取纵向切口。②逐层暴露阴茎尿道海绵体。③结扎离断阴茎海绵体。④尿道阴囊成形。阴茎切除术常见术后并发症为尿道口狭窄。

放化疗是治疗癌症的常用手段。放射治疗过程需要注意可能会引起黏膜和皮肤水肿、包皮嵌顿、尿道狭窄的并发症状。化学治疗用于治疗阴茎癌,临床一般可以使用博来雷素进行治疗,一般是用于阴茎癌的辅助治疗及联合治疗,以提高临床疗效。

②伴有淋巴结肿大患者的治疗

淋巴结转移是影响阴茎癌患者重要的预后因素,及时行髂腹股沟淋巴结清扫术是治愈腹股沟盆腔淋巴结转移的有效方法。对于影像学提示有盆腔淋巴结转移者,可以先采取新辅助化疗或直线加速器放疗。对病理证实淋巴结转移者应立即进行淋巴结清扫术治疗,以改善患者的预后。

目前对临床检查无腹股沟淋巴结肿大的患者是否行预防性淋巴结清扫术具有争议。为减少不必要的淋巴结清扫术所带来的风险,避免延误肿瘤微转移患者的治疗,有研究表明:对无淋巴结肿大的患者可以采用前哨淋巴结活检术,若发现有肿瘤转移,则进一步行淋巴结清扫术治疗。

【预防调护】

(1)包皮过长者及时行包皮切除术。

(2)做好生殖器卫生与保护工作。

(3)避免不洁性生活。

(4)戒烟。

(5)调摄情志,劳逸有常,调畅气血,饮食宜忌,调和阴阳,培元、清毒、防复发。

参考文献

[1] 李杰,周洁.中医药治疗阴茎癌验案举隅[J].长春中医药大学学报,2013,29（05）:857.

[2] 武迎梅.中医治疗阴茎癌验案1则[J].北京中医,2007(06):377-378.

[3] 张兴保,邱学德.阴茎癌治疗的研究进展[J].医学综述,2019,25(18):3617-3621.

[4] 孙进.阴茎癌7例临床分析[J].中国现代医药杂志,2012,14(10):79-80.

[5] 王泽佳,梁芳,王凤清,等.29例阴茎癌诊治分析[J].泰山医学院学报,2012,33(04):303-304.

[6] 郑伏甫,梁月有,郭永顺,等.46例阴茎癌的临床分析及总结(附文献复习)[J].癌症,2008(09):962-965.

[7] 中医阴茎癌诊疗指南（草案）[A].中华中医药学（China Association of Chinese Medicine）.2007国际中医药肿瘤大会会刊[C].中华中医药学会（China Association of ChineseMedicine）:中华中医药学会,2007:7.

（王思阳　李彦梅）

第三章 皮肤疾病

第一节 热 疮

热疮是发热后或高热过程中在皮肤黏膜交界处发生的急性疱疹型皮肤病,相当于现代医学中的单纯疱疹;发生部位以面部、生殖器等皮肤黏膜交界处为主,可长期潜伏,反复发作,无明显性别差异。中医认为其病机与风热侵袭、肺胃积热上蒸、余热未尽有关,或体内正气不足,嗜食热性药食发于肌肤所致。

一、古籍选粹

古籍参考书目:《肘后备急方》《小品方》《诸病源候论》《备急千金要方》《外台秘要》《海药本草》《圣济总录》《太平圣惠方》《重修政和经史证类备急本草》《朱氏集验方》《仁斋直指方》《幼幼新书》《杨氏家藏方》《饮膳正要》《世医得效方》《御药院方》《普济方》《外科集验方》《寿世保元》《古今医鉴》《疡医大全》《本草易读》《验方新编》《慈幼便览》《得配本草》。具体内容摘录如下:

（一）晋·葛洪《肘后备急方》

【外用治疗】

升麻膏 疗丹毒肿热疮。升麻 白蔹 漏芦 芒硝各二两 黄芩 枳实 连翘 蛇衔各三两 栀子二十枚 蒴藋根四两 十物切,舂令细,纳器中,以水三升,渍半日,以猪脂五升,煎令水竭,去滓,敷之,日五度,若急合,即水煎,极验方。

甘家松脂膏 疗热疮,尤㖞脓。不痂无瘢方。松脂 白胶香 薰陆香各一两 当归 蜡各一两半 甘草一两,并切 猪脂 羊肾脂各半合 生地黄汁半合,以松脂等末。纳脂膏,地黄汁中,微火煎令黄,下腊绞去滓,涂布,贴疮,极有验。

《兵部手集》治服丹石人,有热疮,疼不可忍方:用纸环围肿处,中心填硝石令满匙,抄水淋之,觉其不热,疼即止。

治头疮,及诸热疮:先用醋少许,和水净洗去痂,再用温水洗晾干,百草霜细研,入腻粉少许,生油调涂,立愈。

又阴疮有二种:一者作白脓出,曰阴蚀疮,二者但亦作疮,名为热疮。若是热,即取黄柏一两 黄芩一两切,作汤洗之。仍取黄连、黄柏作末,敷之。

(二)晋·陈延之《小品方》

【疾病概述】

有风热毒相搏为肿,其状先肿,焮热,上生瘭浆如火烁者,名风热毒也,治之如治丹毒法也。

热疮者,起疮便生白脓是也。

(三)隋·巢元方《诸病源候论》

【疾病概述】

盛夏之月,人肤腠开,易伤风热,风热毒气,搏于皮肤,则生沸疮。其状如汤之沸。轻者,帀帀如粟粒;重者,热汗浸渍成疮,因以为名。世呼为沸子也。

【病因病机】

诸阳气在表,阳气盛则表热,因运动劳役,腠理则虚而开,为风邪所客,风热相搏,留于皮肤则生疮。初作瘭浆,黄汁出;风多则痒,热多则痛;血气乘之,则多脓血,故名热疮也。

(四)唐·孙思邈《备急千金要方》

【疾病概述】

凡热疮起,便生白脓黄烂,疮起即浅,但出黄汁,名肥疮。

【外用治疗】

治小儿热疮,**水银膏方** 水银 胡粉 松脂各三两,上三味,以猪脂四升煎松脂水气尽,下二物搅令匀,不见水银,以傅之。

(五)唐·王焘《外台秘要》

【疾病概述】

又疗妇人女子乳头生小浅热疮,搔之黄汁出,侵淫为长,百疗不瘥者,动经年月,名为妒乳病。妇人饮儿者,乳皆欲断,世论苟抄乳是也。

【内服治疗】

《必效》**钩藤汤** 疗小儿壮热,时气惊悸,并热疮出方。钩藤 人参 蚱蝉炙 子芩各一分蛇蜕皮三寸,炙 龙齿四分 防风 泽泻各二分 石膏一两碎 竹沥三合 上十味,切,以水二升,并竹沥煎,取七合,细细服之,以瘥为度。

又方:牛黄两大豆许,研 蚱蝉炙,各二分 龙齿 麦门冬去心,各四分 人参三分 钩藤一分 茯神 杏仁十二枚 蛇蜕皮三寸,炙,末入。上九味,切,以水二升煎,取六合,去滓,下牛黄末,分六服,消息服之,令尽瘥。

【外用治疗】

宜以赤龙皮汤及天麻汤洗之,敷二物飞乌膏及飞乌散佳。始作者可敷以黄芩漏芦散及黄连胡粉散,并佳。

方如下,**赤龙皮汤方** 槲皮切三升,以水一斗,煮取五升,夏冷用之,秋冬温之。分以洗乳,亦洗诸深败烂久疮。洗毕敷膏散。(《千金》同)

又**天麻草汤方** 天麻草切五升,以水一斗半,煎取一斗,随寒温分洗乳,以杀痒也。此草叶如麻叶冬生夏著花。赤如鼠尾花,亦以洗侵淫黄烂热疮痒疽湿阴蚀疮,小儿头疮,洗毕敷膏散。(《千金》同)

又**飞乌膏散方** 用烧朱砂作水银上黑烟(一名细粉者)三两 矾石三两烧粉,上二味,以绢筛了,以甲煎和之令如脂,以敷乳疮,日三,作散者不须和。有汁自著可用散,亦敷诸热疮,黄烂侵淫汁疮蜜疮,丈夫阴蚀痒湿,诸小儿头疮痈蚀,口边肥疮,蜗疮等,并以此敷之。(《千金》同)

又疗水病瘥后,口中习习,热疮出方。先以铁铛中著水一小斗,煮金器,不问多少,煎取二小升,出金,取金水著病人口中含良久,应欲言语有要事,方可吐出,勿咽之,杀药气。(并出第六卷中)

又**升麻膏方** 升麻 白薇 漏芦 连翘 芒硝各二两 黄芩 蛇衔 枳实各二两,炙 栀子仁二十枚 蒴藋四两 上十味,切,捣破令细,后以水三升渍半日,以猪膏五升煎,水气竭去滓。敷诸丹毒皆用,及热疮肿上,并日三易之。

(六)**五代·李珣《海药本草》**

【疾病概述】

荔枝 今泸、渝人食之,多则发热疮。

(七)**宋·赵佶《圣济总录》**

【病因病机】

论曰:热疮本于热盛,风气因而乘之,故特谓之热疮,盖阳盛者表热,形劳则腠疏,表热腠疏,风邪得入,相搏于皮肤之间,血脉之内,聚而不散,故蕴结为疮。赤根白头,轻者瘭浆汁出,甚者腐为脓血。热少于风则痒,热盛于风则痛而肿。

【内服治疗】

治热疮、退风热，**黄芪汤方**。黄芪锉，一两半　生地黄四两　甘草炙，锉　芍药　麦门冬去芯焙　黄芩去黑心，一两半　石膏碎　芎劳　大黄锉，炒　人参　当归切，焙，各一两　半夏姜汁制，半两　上一十二味，锉如麻豆大，每服五钱匕，用水一盏半，竹叶七片，煎至一盏，去滓空心温服，日晚再服。

治表热实，身体生疮，或发疮疥，大小便不利，**栀子汤方**。栀子仁半两　知母焙　甘草炙，锉　黄芩去黑心，各　两　大黄锉，炒，二两　上五味，粗捣节，每服五钱匕，水一盏半，煎至一盏，去滓入芒硝一钱匕，空心温服，以利为度，未利再服。

治体卒生热疮，**麦门冬汤方**。麦门冬去心焙，二两　豉炒，一分　人参三分　桑根白皮锉，一两半　桂去粗皮，半两　甘草炙锉，一两　上六味，粗捣节，每服五钱匕，用水一盏半，葱白三寸切，同煎至一盏，去滓空心服，晚再服。

治热疮，**二参丸方**。玄参　乌头裂炮去皮脐　何首乌各二两　苦参二两　丁香一分　上五味，捣罗为末，面糊丸，如梧桐子大，每服二十丸，至三十丸，空心盐汤下，日三。

【外用治疗】

治热毒疮肿，**大黄散涂敷方**。大黄锉，炒　赤小豆各二两　石灰一两　上三味，捣罗为散，用酽醋调，涂敷疮上，日三五度即瘥。

治热疮，**木兰皮膏方**。木兰皮　芍药　射干　蛇床子各一两　白芷　黄连去须，各一两半　黄柏去粗皮　黄芩去黑心　狼牙　山栀子各一两　猪脂二斤　上十一味，除脂外，细锉如麻豆大，先熬脂令沸，下药煎候白芷黄赤色，以棉滤去滓，瓷合盛，涂疮上，日三五度即瘥。

治热不散，体生细疮，并热不已，**黄连汤洗方**。黄连去须，四两　芒硝四两　上二味，先将黄连以水一斗煎取七升，去滓下芒硝，乘温洗疮上，冷即再暖洗，日三五遍，以瘥为度。

治热疮多脓汁，**芎劳散涂敷方**。芎劳　大黄生　白蔹　芍药　黄连去须　槐皮　龙骨火烧，各半两。上七味，捣罗为散，涂敷疮上，日三五度。

治热疮，**蛇床子散涂敷方**。蛇床子　干地黄各半两　苦参洗　大黄生　木通锉　白芷洗　黄连去须，各一两　狼牙半两　上八味，捣罗为散，旋取腊月猪脂调，涂敷疮上，日三五度。

治热疮，**大黄散涂敷方**。大黄生，为末　硝石研，各半两　黑胶一分　上三味，先捣大黄、硝石为末，用醋半合，熔胶烊，调散子如糊，涂敷患上，日三五度，即瘥。

治热疮疼痛不可忍，**硝石水渍方**。硝石研末，上以纸拈作绳，如指大，累起团肿上，取硝石填令满，以匙抄汲冷水，浇令湿。候觉寒冷不痛即止，日三四遍，瘥为度。

治热毒疮肿，**水射注方**。上以瓦瓶底钻孔，盛水射注患上，觉寒即止，便用鸡子白涂敷，日三五上，肿瘥为度。

治热疮，**茄子角方**。上取生茄子一枚，割去二分令口小，去瓢三分，似一罐子，将合于肿上角即消，如已出脓，再用取瘥为度。

治热疮，**生地榆根汤洗方**。生地 榆根二斤洗切。上二味，细锉。以水一斗，煎取五升，去滓温洗疮上，冷即温，日二度，即瘥。

治大疮热退，脓血不止，疮中肉虚疼痛，排脓，**内塞散方**。防风去叉 白茯苓去黑皮 白芷 桔梗锉，炒 远志去心 甘草炙，锉 人参 芎藭 当归切焙 黄芪锉炒，各一两 桂去粗皮，半两 附子两个，炮裂去皮脐 厚朴去粗皮 生姜炙三分 赤小豆五合 酒浸熬。上一十四味，捣罗为散，酒调下二钱匕，日三夜一。

（八）宋·王怀隐《太平圣惠方》

【病因病机】

夫小儿热疮者，是诸阳气在表。阳气盛则表热，小儿解脱腠理开，则为风邪所客，风热相搏，留于皮肤则生疮。初作瘭浆黄汁出，风多则痒，热多则痛，血气乘之则多脓血，故名热疮也。

【内服治疗】

治遍身热毒疮及皮肤瘙痒，烦躁，**白鲜皮散方**。白鲜皮半两 子芩半两 川升麻半两 玄参半两 白蒺藜半两，微炒，去刺 桔梗半两，去芦头 防风半两，去芦头 前胡半两，去芦头 百合半两 甘草半两，炙微赤，锉 栀子仁半两 上件药，捣细罗为散。每于食后，以薄荷汤调下二钱。

治热毒攻皮肤，生疮疼痛，**犀角散方**。犀角屑 木香 川升麻 吴蓝 玄参 子芩 羚羊角屑 防风去芦头 白蒺藜微炒，去刺 枳壳麸炒微黄，去瓤 甘草炙微赤，锉，以上各一两 麝香一钱，细研 上件药，捣细罗为散，每于食后，煎竹叶汤调下二钱。

治热毒疮，瘙痒，心神壅躁，**白蒺藜散方**。白蒺藜一两，微炒，去刺 白鲜皮一两 防风一两，去芦头 子芩一两 玄参一两 赤芍药一两 栀子仁一两 桔梗一两，去芦头 川大黄一两，锉碎，微炒 麦门冬一两半，去心，焙 前胡一两，去芦头 甘草一两，炙微赤，锉 上件药，捣细罗为散，每于食后，煎薄荷汤调下二钱。

治热毒赤疮子，**心神烦热方**。栀子仁二两，酥拌，微炒 上件药，捣细罗为散。每于食后，以温水调下二钱。

治小儿热疮生于身体，**黄芩散方**。黄芩三分 石膏 柴胡去苗 川大黄锉碎 炒川升麻各一两 甘草炙微赤，锉 元参各半两 上件药捣粗罗为散。每服一钱，以水一小盏煎至五分，去滓放温，量儿大小分减服之。

治小儿身上生热疮，心躁，皮肤疼，**枳壳散方**。枳壳麸炒微黄，去瓤 甘草炙，锉 黄连去须，各半两 上件药捣，细罗为散。每服以蜜水调下半钱，量儿大小分减服之。

【外用治疗】

治小儿热毒疮，**栀子膏方**。栀子仁　川升麻　蛇衔　黄芩各一两　犀角屑，三分　蓝叶切，五合　生地黄二两　上件药细锉，以猪脂一斤半同入铛内，于微火上煎十余沸，滤去滓膏成，于瓷盒中盛，涂于故帛上贴之。

治小儿热疮黄脓出，**黄芩膏方**。黄芩一两半　水银入少水与胡粉同研，令星尽矣，川大黄各一两　黄柏　栀子仁　黄连去须　胡粉各三分　竹叶二两　生地黄二两半　上件药除水银、胡粉外，并锉如豆大，以新绵裹，用猪脂一斤半入铛内，于慢火上煎十余沸，候药色紫去绵，以布绞取汁候凝，下水银、胡粉。以柳木篦搅令匀，膏成以瓷盒盛，日夜三四度涂之。

又方：黄柏　白矾烧令汁尽各一两。上件药捣，细罗为散，敷于疮上，日三用之。

又方：黄连半两，去须为末　腻粉一分。上件药研令匀，以诸菜汁和，涂于疮上，日三用之。

又方：上以豆豉炒干，捣末敷之。《婴孺》仍先数煮桃叶浴之。

又方：上以伏龙肝捣末，用鸡子白和涂之。

治一切热毒疮，宜涂**紫金散方**。紫草半两　赤小豆一合　黄芩半两　漏芦半两　车前草半两　黄柏半两，锉　糯米一合，炒令焦　上件药，捣罗为末，以生油调合稀稠得所，日三涂之，以瘥为度。

治热毒疮，**水银膏方**。水银二两，并胡粉入少水研令星尽　胡粉二两　松脂二两　猪脂半斤，炼了者　上件药，先以猪脂煎松脂令消，次下水银胡粉，搅令匀，瓷器中盛。旋取涂疮，日二用之。

治热毒风疮肿痛，宜涂**腻粉膏方**。腻粉一两　胡粉一两，细研　松脂半两　猪脂六两，炼了者　黄连一两，去须，捣末　甘草一两，生捣末　上件药，先以猪脂煎松脂，化后去滓，下四味搅令匀，倾于瓷盒中。每日三四度用涂之。

治热毒疮肿痛，宜涂**赤小豆散方**。赤小豆三合　糯米三合　松脂半两　黄柏半两，微炙，锉　白矾灰半两　芜荑子三合　黄丹半两，炒　密陀僧半两，细研　上件药。捣罗为末，都研令匀，用生油调，日三两上涂之。

热毒疮多汁，**大黄散方**。川大黄生用　白蔹　赤芍药　黄连去须　槐白皮　锉龙骨以上各一两　上件药，捣罗为末，以敷疮上，日三度良。

治热毒恶疮，臭烂久不生肌，**密陀僧散方**。密陀僧　雄黄　雌黄　定粉以上各半两　腻粉三钱　上件药，都研为末，先用柳枝一握，生甘草一两，槌碎，以浆水二升，煎六七沸，去滓稍热淋洗疮后，以药敷之。

治身体生热毒疮，似火烧烂赤，宜用此方：胡粉一两　黄连一两，去须　腻粉一钱　上件药，捣罗为末，用掺疮上，日四五度用之。

又方：密陀僧一两，细研　胡粉一两，细研　黄连二两，去须，捣罗为末　上件药，都研令匀，先以温水洗去疮痂,拭干,日三四度敷之。

治热毒恶疮,**淋洗狼牙汤方**。狼牙五两 赤芍药五两 白芷五两 黄柏五两 丹参五两 川大黄三两,生用 上件药,细锉,分为六贴,每度一贴,以水四升,煎取二升半,去滓,看冷暖洗之,日三度用之。

(九)宋·唐慎微《证类本草》

【临证辨治】

陈藏器云:大钱,银注中陶云不入用。含青钱,又主口内热疮。以二十文烧令赤,投酒中服之,立瘥。

(十)宋·朱佐《朱氏集验方》

【内服治疗】

羚羊角散 治出一切脓泡、热疮及发背。羚羊角 黄芪 生熟地黄 川芎 当归 芍药 上㕮咀,每服三钱,水一盏半煎至八分,空心服。

鹿角丸 鹿角锉 黄芪炙 各等分,羚羊角减半,上为末,炼蜜为丸。

(十一)宋·杨士瀛《仁斋直指方》

【疾病概述】

心神郁躁,遍身发疮,多出脓血,赤烂如火,曰热疮。

【外用治疗】

紫草膏 治热疮。紫草茸 黄连 黄柏 漏芦各半两 赤小豆 绿豆粉各一合 上捣细,入麻油为膏,日三敷,常服黄连阿胶丸清心。

又方:治热疮淫湿。南星 半夏 黄柏 黄连各一分 五倍子煅 虢丹各半分 上细末,掺,痒加煅白矾,更痒加雄黄。

又方:热疮止痛收汁,先用大腹皮 苦参 白芷煎汤 泡荆芥洗,次用 地榆 苦参 黄连等分 上为细末,入真蚌粉,干掺,更痛加去皮绿豆。

(十二)宋·刘昉《幼幼新书》

【内服治疗】

《千金》陈藏器治小儿赤白游疹,火焱热疮。上捣马藻绞汁服,去暴热热痢,止渴。(生水上,如马齿相连)

【外用治疗】

刘禹锡《传信方》**乱发鸡子膏** 主孩子热疮。上以鸡子五枚,去白取黄,乱发如鸡子许大。二味相和于铁铫子中,炭火熬。初甚干,少顷即发焦,遂有液出,旋取置一瓷碗中,以液尽为度。取涂热疮上,即以苦参末粉之。顷在武陵生子蓐内便有热疮,因阅本草至发髲。《本经》云:合鸡子黄煎之,消为水,疗小儿惊热下痢。注云:俗中妪母为小儿作鸡子煎,用发杂熬,良久得汁,与小儿服,去痰热,主百病。用发皆取久梳头乱者。

张涣**青砂散方**　治身体头面热毒疮。青黛研　朱砂细研,各一两　硫黄研　水银以枣瓤研令星尽,各半两　胡粉研　赤小豆各一两　上件拌匀研细,每用少许,用生油、腻粉调涂患处。

《惠眼观证》**芭蕉散**　涂退丹毒热疮方。寒水石煅　蚌粉　上为末,用芭蕉汁调涂,鹅翎扫之。

《张氏家传》治小儿生大血泡疮,**黑圣丸**。草乌三十二两米泔浸三宿,洗去皮尖,薄切晒干　甘草切焙　零陵香　藿香各洗,锉,晒　茅香　五灵脂洗去沙土,晒,各四两　荆芥三两,锉,日晒　没药入白瓦盏内　川芎　石膏　入伏龙肝五两,乃灶下红土,加些不假,细末,各一两　血竭如无,用乳香钵内研细,研时口中念元胡索字并是,用二两。上件前药,各有过度,为末,用好酒糊为丸如大梧桐子,阴干,磨第一等墨染过,入些乳香在墨内,亦阴干甚佳,都干了,用葛布袋盛之,当风处。非但治头风疼,伤寒进饮食,大小儿生大血泡疮,并治肿处,醋磨贴之。治牙痛,更治血风。有妊妇人不可服。

《庄氏家传》治**身生大疮方**　黄丹一两　腻粉一钱匕　上研匀,嚼仁取汁,调药敷之。

《王氏手集》治小儿痄热诸疮不瘥方:(鲁直)上取驴前蹄一只,自沥水之下烧过为末,入少麝香,湿敷,干油涂。

《吉氏家传》治生下一百二十日内,身上或头上遍身痛疖赤光肿,先用镇心散,后用贴肿药(方见急惊风门中,吉氏方用同)。上用蓖麻子不拘多少,去壳烂研成膏,贴在肿处内自消,赤肿结成者,贴得破。

安师传治小儿热毒疮方:生硫黄一钱　槟榔一两　上同为细末,油调敷之立效。凡欲用药,先烂捣丝瓜儿罨一宿,次日敷贴。

(十三)宋·杨倓《杨氏家藏方》

【外用治疗】

密陀僧散　治热毒攻注,遍身生疮,臭秽不可近者。黄连去须　密陀僧火煅,另研　香白芷　白蔹以上各半两　腻粉半钱。上件为细末,先以盐汤洗疮,次用生油调药,以翎毛敷之。

(十四)元·忽思慧《饮膳正要》

【内服治疗】

恶实菜(即牛蒡子,又名鼠粘子)治中风,燥热,口干,手足不遂及皮肤热疮。

牛酪,味甘酸,寒,无毒。主热毒,止消渴,除胸中虚热,身面热疮。

（十五）元·危亦林《世医得效方》

【病因病机】

自孩提至弱冠，潮热发疮，乃疳气使然。疳虫食其肌肤空虚，疳热流注，遍身热疮，发歇无已。

【内服治疗】

蟾酥丸相间服尤妙。上锉作小截，少水和，纳猪肚中，用线缝密，顿在五升粳米上蒸十分烂，取放臼中，入些蒸饭，捣千余杵，粘实得所，众手捏丸，如小绿豆大。每服二十丸，米饮下。童子倍之，冠者又倍之。仍以川芎、生地黄、茯苓、茯神与之，调血清心。热多者，间服生犀散。十岁以上潮热发疮，是为虚劳，皆一种病也，用药同前。凡儿童诸病，不出于疳，则出于热，热者生痰，常须识此矣。

（十六）元·许国祯《御药院方》

【外用治疗】

玉粉散 治热汗浸渍成疮，肿痒焮痛。定粉一两 蛤粉半两 石膏半两 白石脂半两 滑石八两半 白龙骨半两 粟米粉二两 寒水石烧通赤，于净地上放冷出火毒，一两 上为末，再研极细匀，每用药干擦患处。

淋渫药七宝散 治热汗浸渍成疮，痒痛不已。黄芪 当归 防风 荆芥穗 地骨皮 木通各二两 白矾一两 上为粗末，每用药一两，以水三大碗煎五六沸，滤去滓，稍热淋渫患处，拭干，避风少时。

（十七）明·朱橚《普济方》

【病因病机】

凡热疮起，便生白脓，热疮本于热盛，风气因而乘之，故特谓之热疮，盖阳盛则表热，形劳则腠疏，风邪得入，相搏于皮肤之间，血气之内，聚而不散，故蕴结为疮。

【内服治疗】

热证平血饮 危氏方，治遍身生疮，脓血烂肿，极痛且痒。乾葛 赤芍药 升麻各一两 粉草五钱 天麻 蝉蜕挫散，与人参败毒散，合生姜、薄荷、生地黄、麦门冬去心煎。不拘时候，大效。

治皮肤热生疮及皮热方：苦参 地龙去土 上等分为末，醋糊丸，每服三十丸，空心酒下。温浆亦可。

苦参丸 出医方大成，治肺受热毒，遍身生疮，及治火丹。用苦参为末，粟米饭和丸，梧桐子大，每服五十丸，米汤送下，或为末，水调敷丹上。

五参丸 出澹寮方。凡疮无有不属肾心者,赤而痛乃心经热,痒而黑乃心肾虚,皆当兼服此药。人参　杜参　玄参　苦参　沙参各等分 上为细末,面糊丸,熟水吞下。本草无杜参,一方用紫参,即沙参之紫花者,亦名杜蒙。

【外用治疗】

金露散 出《疮科精要》。治时气热毒疮。黄柏一两 白芨 白蔹 雄黄各二钱半 寒水石生,一两半 上为细末,无根水调,以纸花贴,或扫亦妙。

竹茹膏 出《医方大成》。真麻油二两 青木香半两 青竹茹一小团 杏仁二七粒去皮尖 上用药入麻油。慢火煎令杏仁色黄去滓。入松脂末半两。熬成膏子。每用少许。搽疮上。

黄连散 出《仁存方》。治风热毒气,客搏肌肤成疮,痒痛不止。黄连一两 轻粉一钱 上为细末,入轻粉和匀,疮干燥生油调涂,有脓汁,干捻在患处,一日两三上。

青金散 治一切热毒、脓窝疮。青黛一两 寒水石一两煅过苏为度 上为细末,用香油调搽。

治热疮方:捣芜荑和猪脂,涂瘰。

白金散 治风攻注毒,便及手足生热疮,疼痛有黄水出者。桂府滑石为细末。先用虎杖、甘草、豌豆各等分,约半两许,二碗水煎上项药,煎至一碗,去滓,微热淋洗疮,水冷拭干,上掺滑石末,冷通,便睡至明,决愈。

治遍身热毒,疮痛而不痒,手足尤甚,粘着衣被,夜不得睡,及治头疮。多取菖蒲为末,布于席上,使病者恣卧其间,仍以衣被覆之,五七日疮愈。疹疮烂用艾粘亦可,一方用末敷疮上。

治热疮(出本草):以蚯蚓屎盐研。敷之。

治热疮(出本草):以田中螺肉捣碎。敷疮上。

治热疮(出本草):以蓝靛敷之。

治热疮(出本草):以水萍捣汁。敷之。

葛粉方 治夏月痱子及热疮。葛粉三两 石灰微炒半两 甘草生用为末一两 上研细末,每服用时,绵扑之。

滑石粉方 治夏月痱盛。滑石研 绿豆粉研 枣叶干者为末各一两 上合研为细末,遍敷之。

治热痱疮方 乾炭灰,半合 石灰半合微炒 枣叶半斤 上为细散,先以温浆水洗疮后,以药敷之瘰。

蛤粉散 治夏月抓破皮肤成疮,蛤粉 白矾各少许 胡桃一个,烧灰 上研细油调,涂之。

（十八）明·周文采《外科集验方》

【疾病概述】

盛暑之时腠理易开,风热毒气搏于皮肤,轻者状如撒粟,重者热汗浸渍,匝匝成疮,是为㾦疮。或心神烦躁,遍身发疮,赤烂如火,名曰热疮。

【内服治疗】

白蒺藜散 治热毒疮瘙痒,心神壅躁。白蒺藜炒,去刺 白藓皮 防风去芦 川大黄 赤芍药 栀子仁 子芩 麦门冬去心,焙 玄参 桔梗去芦 前胡去芦 甘草炙赤,锉,各一两 上为细末,每服二钱,食后用薄荷汤调服。

【外用治疗】

密陀僧散 治热毒恶疮臭烂,久不生肌。密陀僧 雄黄 雌黄 定粉各半两 轻粉三钱 上研为细末,先用柳枝一握,生甘草一两捶碎,以浆二升,煎六七沸,去渣稍热淋洗疮净,拭干敷之。

玉粉散 治热汗浸渍成疮,肿痒痛。定粉一两 蛤粉九两半 白石脂 白龙骨 石膏各半两 滑石八两半 寒水石烧通赤,干净地上放冷出火毒一两 粟米粉二两 上为细末研匀,每用些少,干擦患处。

七宝散 治热汗浸渍成疮,痒痛不止。大黄 当归 防风 荆芥穗 地骨皮 木通各二两 白矾一两 上为粗末,每用药一两,水三大碗,煎五六沸,滤去渣。稍热淋渫患处,拭干避风少时。东垣老人云,此方城北独柳店之客舍,有推江轴者,皮肤皲裂不任痛,两手不能执辕,足不能履地而辄止宿,因制此药与敷之,即效,明日遂行。自此屡用屡效。

(十九)明·龚延贤《寿世保元》

【疾病概述】

一论臁疮,乃湿毒所致,及治遍体热疮。

【外用治疗】

黄白散 黄柏去皮一两 轻粉三钱 上为细末,用猪胆汁调涂,湿则干掺,不论远年近月,一切疮溃烂至骨疼痛,当止痛生肌如神。

三香膏 乳香二钱 松香三钱 上为细末,真生香油调,用包粽子笋叶薄者,密针刺孔,将药摊其上,用笋叶贴患处,药居中,上用完笋叶盖药上,帛扎住即效。

一方:用松香为末,入葱根须叶等分,同捣为饼,外用石乳香为末,少掺药饼上,搭在疮口,布帛紧扎,二日一换,盐茶洗净。

一治臁疮方:密陀僧八钱 石乳二钱 铜青八分 血竭一钱 上为末,将油纸刺孔,桐油扫纸上,掺药在油上,隔纸贴之效。

(二十)明·龚信《古今医鉴》

【外用治疗】

黄白散 治臁疮湿毒及遍身热疮。黄柏一两 轻粉三钱 上为末,用猪胆汁调涂,湿则干掺。

三香膏 治远近臁疮溃烂至骨,疼痛。乳香二钱 松香三钱。上为细末,用真香油调,用茭箬叶密密刺孔,将药摊在上,用箬叶贴患处,药居中,上用完箬叶盖之,帛扎住,登时止痛。

石村刘大尹膏 芝麻油四两,铜锅内煎出,入葱白三根煮黑色取出,入川椒去目一两煮黑色,滤去,入青用末一两,以槐枝十根,各长一尺,合搅,焦一节,截去一节,以尽为度,后入白矾一两,黄蜡五钱,煎良久,倾碗内成膏。每以油单纸夹膏一匙于中,以银针刺之,密密多孔,先以浓茶洗疮口。贴膏于上,反复转换时得之。痛止,用一、二帖立效。年深者不过五、七帖,存其膏,久久益效。

又方:香油一两,铁杓煎,入黄蜡五钱化开,用铜绿三钱研极细末,将铜钱操末,徐徐入铁杓内,作五十余次入,将前铜铁另放碗里,将药倾入碗内,冷定。将疮洗净,用毡一块如疮大,摊于药上,勤放患处,一日一换,时要洗净。

(二十一)清·顾世澄《疡医大全》

【疾病概述】

热疮门主论 李东垣曰:热疮遍身发疮,脓血赤烂如丹,俨如火烧疮。

【外用治疗】

验方(刘禹锡《传信方》):鸡蛋五枚,煮熟去白取黄 乱发如鸡子大,相和于铁铫中,炭火熬之,初甚干,少顷即发焦,乃有液出,旋取置碗中,以液尽为度。取涂疮上,即以苦参细末,敷之如神。

二黄散 川黄连 黄柏各三两 赤小豆 绿豆粉各一两 寒水石 紫苏 漏芦各七钱 共研细末。麻油调搽,一日三次。

(二十二)清·汪讱庵《本草易读》

【疾病概述】

热疮遍身出黄水,风毒也,为末敷之。

(二十三)清·鲍相璈《验方新编》

【疾病概述】

初生数月或一二岁内,头面忽生热疮,甚至延及遍身,此胎毒也。

【外用治疗】

用鸡蛋二三枚,整煮,去白留黄,加乱发一团如鸡蛋大,于铁器中炭火干煎,初甚干枯,少时发焦,蛋有油出,俟冷取油,和苦参末搽之,数日即愈。如蛋油难取,俟煎枯后,用滚开水少许冲入,油浮水面可取。

又方:紫甘蔗皮一两 粉口儿茶五钱 血竭二钱 顶上梅花片四分 共为末,猪胆汁调搽,神效。

又方:陈锻石以十数年者为佳,越陈越好 黄柏研末 滑石各五钱 桐油调搽,神效。

（二十四）清·文晟《慈幼便览》

【外用治疗】

小儿热疮:鸡蛋五枚,煮熟去白用黄,再用乱发一团,如鸡子大,同入锅内熬之,初甚干,次则发焦,乃有液出,久熬则液渐多而黄,发同化而成液,以黄发尽为度,取起冷定,涂疮上,即以苦参末掺之,神效。

（二十五）清·严洁、施雯、洪炜《得配本草》

【外用治疗】

蝌蚪(即虾蟆儿):治火热疮及疥疮,并捣敷之。配黑桑椹,各半斤,瓶密封,悬屋东百日,化泥,取染须发,永黑如漆。

二、近现代名家对病因病机、证型、临证的认识

唐由之将热疮的病因概括为以下三个方面:第一,外感风、热、毒邪;第二,体内素有伏火,邪火相搏;第三,机体正气不足,无力驱邪外出,以致邪毒内陷而加重病情,最终导致本病的发生。唐由之认为本病初期以实热为多,临床常见证型为肝经风热、肝胆实热、湿热蕴蒸等,后期或病情缠绵难愈反复者,治疗上应首先辨别阴阳,阴虚者以滋阴清热祛风为主,阳虚者当以温肾健脾、益气升阳为主。

陈贯一认为热疮的病因主要为风热,但由于个体体质禀赋各异,风热之邪可化火、挟湿、伤阴而各有不同,进一步又可造成血虚等。同时指出在本病的发展期与高峰期热象较重,应重用生石膏、大青叶类大寒之品急泻火热之邪,同时重视顾护脾胃,以免过用寒凉而伤及脾胃阳气。

综合历代名家书籍记载,中医普遍认为热邪不散,郁结肌表,发为热疮。其中内外之邪皆可化热,如过食辛辣、外感六淫、情绪波动、鱼虾酒酪、七情内伤等均能使血热内蕴,郁久而化毒。或为风热之邪外袭,表腠疏松,邪热搏结于皮肤之间,郁于肌表,发而为病。或过食肥甘厚腻、小儿疳积生热等以致脾胃积热,郁久不解,上蒸于肺,发于肌表,甚则与湿相合,遍体及头、面、口、鼻发病。或嗜食热性药食,内热郁积,可外发于皮肤而为本病。或母体妊娠期间感受火热毒邪,胎中染毒,出生后发为本病。

三、医案

【医案1】秦(十七)久热疮痱五六年,环口燥裂,溺涩茎痛。鲜生地、熟首乌、丹皮、丹参、茺蔚子、银花、地丁、紫草共熬膏。

（摘自《临证指南医案》）

【医案2】洞庭卜夫人,患寒疾,有名医进以参附,日以为常,十年以来,服附子数十斤,而寒愈剧,初冬即四面环火,绵衣几重,寒栗如故。余曰:此热邪并于内,逼阴于外。《内经》云:热深厥亦深。又云:热极生寒。当散其热,使达于外。用芦根数两,煎清凉疏散之药饮之,三剂而去火,十剂而减衣,常服养阴之品而身温。逾年,附毒积中者尽发,周身如火烧,服寒凉得少减,既又遍体及头、面、口、鼻俱生热疮,下体俱腐烂,脓血淋漓。余以外科治热毒之法治之,一年乃复。以后年弥高而反恶热,与前相反。如不知其理,而更进以热药,则热并于内,寒并于外,阴阳离绝而死,死之后,人亦终以为阳虚而死也。

(摘自《洄溪医案·畏寒》)

【医案3】钟某,女,39岁,1993年11月3日初诊,于半年前因病服用"复方新诺明"发生过敏,周身皮肤发红,瘙痒不已。西医诊为"大疱性表皮松懈萎缩型药疹"。多方医治罔效,患者特别痛苦,经他人协助,从四川辗转来京请刘老诊治。刻下症见:全身皮肤通红,灼热,瘙痒难耐,表皮片片脱落,每日可盈一掬,面色正赤,目赤羞明,不愿睁视,口干鼻燥,咽痛,月经半年未行,小便色黄,大便质软,一日两行,舌绛,苔白厚腻,脉滑。误诊因皮肤发红,见有舌绛,并为热重入血,以清营凉血治之。用清营凉血解毒等法,疗效不明显。辨证分析:虽有舌绛等波及营血之象,但脉不细数而滑,苔不光而反厚腻,又无身热夜甚,以及出血之症,说明热邪并未全部深入营血。观皮肤瘙痒,伴面色正赤、目赤、口鼻干燥、咽喉疼痛等症,实为热郁阳明气分之证,热毒郁于阳明之经,阳明经中邪气未解之象,治以升散阳明经中久蕴之邪。处方:升麻葛根汤(升麻10克,葛根16克,赤芍18克,炙甘草8克,5剂)。

二诊　药服5剂,面赤、身痒减轻,患者信心倍增。由于近日感冒,微发热恶寒,为太阳表邪之象,阳郁在表,与"以其不得小汗出",则更助其身之痒。处方:桂枝麻黄各半汤(麻黄3克,桂枝10克,杏仁10克,白芍10克,生姜10克,炙甘草6克,大枣10枚,3剂)。服药后微微汗出,已不恶寒,食眠均佳。昨日月经来潮,经量、经色正常,此表邪已解,续用升麻葛根汤,以清阳明热毒。经治月余患者皮肤颜色渐转为淡红色,已不脱屑,诸症遂安,欣然返乡。

(摘自《刘渡舟验案精选》)

【医案4】郭某,男,39岁。1998年10月28日初诊。主诉:外阴反复出现水疱,灼热疼痛1年余。病史:1年前因在外洗浴后外阴反复出现水疱,灼热疼痛,1月左右发作1次。查体:阴茎包皮及龟头处见数十个群集小疱,基底潮红。舌红,苔黄腻,脉弦细。西医诊断:生殖器疱疹。中医诊断:热疮(肝经湿热,正虚邪盛)。治则:清热利湿解毒。处方:施以青蓝龙汤(大青叶、板蓝根各35克,龙胆草9克)加栀子、柴胡、苍术、泽泻、山药、车前子、生地黄、麦冬各12克,茯苓15克,党参30克,黄芪60克,知母、黄柏各9克。水煎服,每日1剂,每日2次,连服14剂后诸症消失,HSV-PCR(-),随访1年无复发。

(摘自《中医外科验案赏析》)

【医案5】张某,女,25岁。2011年2月11日初诊。主诉:左口角群集水疱反复发作3年。左口角出现红斑,簇集水疱,口服牛黄解毒片治疗后,症状有所缓解,平均每年发作2~3次。冬末春初最为频繁,西医诊断为单纯疱疹,予泛昔洛韦、干扰素等药物治疗,均可缓解症状,但无法避免复发,故至医院诊治。查体:左口角红斑,多发针头大小簇集分布的水疱,水疱间无融合,疱壁紧张,疱液混浊,少量破溃,有渗液。口干,乏力。舌淡红,少苔,有齿痕,脉弦细。西医诊断:复发性单纯疱疹。中医诊断:热疮(气阴两虚,虚热内扰)。治则:补肾益气,滋阴降火。处方:镇阴煎合生脉饮加味。熟地黄40克,牛膝5克,炙甘草5克,泽泻6克,肉桂3克,制附子5克,党参10克,麦冬15克,五味子10克,蒲公英10克,连翘10克,知母10克,石斛10克。每日1剂,水煎,早晚分服。

二诊(2月18日):左口角水疱干燥结痂,基底红斑消退,遗留色素沉着;口干减轻,精神、体力均有好转。守方继服1个月后,皮疹完全消退。嘱患者每逢冬春交季时,服用《景岳全书》五福饮(党参10克,熟地黄30克,当归6克,白术10克,甘草5克)15剂以调补气血。随访1年余,疾病未见复发。

(摘自《中医外科验案赏析》)

【医案6】潜某,女,36岁。2011年5月17日初诊。主诉:反复外阴水疱伴痒痛3年,复发2天。病史:患者3年前因不洁性交后于外阴出现铜钱大小的红斑,其上覆簇集状水疱,伴轻微痒痛感,经口服抗病毒药物后皮疹消退。但之后病情每于劳累、饮酒、饮食辛辣或熬夜后复发,每年复发4次以上,且病情逐渐加重。就诊前2天因食火锅后再次于外阴出现红斑的簇集状水疱,部分水疱破裂,露出鲜红色糜烂面,伴少量渗液,腹股沟淋巴结肿大,发热,口干。查体:外阴出现红斑的基础上出现簇集状水疱,部分水疱破裂,露出鲜红色糜烂面,伴少量渗液,腹股沟淋巴结肿大,发热,口干。舌红、苔黄稍腻,脉滑数。西医诊断:复发性单纯疱疹。中医诊断:热疮(湿毒蕴结)。治则:健脾除湿,清心解毒。处方:萆薢、炒白术、黄柏、黄芩、栀子、紫花地丁、郁金各15克,黄连12克,白花蛇舌草、夏枯草各20克。

服药7剂后复诊:皮疹消退,舌红苔薄,脉略数。辨证:气阴两伤,余邪未清;治以健脾益气,养阴清心;方选柴芍四君子汤合竹叶石膏汤加减,处方:淡竹叶、麦冬、柴胡、白芍、茯苓、郁金各15克,甘草6克,白花蛇舌草、石膏(先煎)各20克,黄芪30克,每天1剂,每周复诊1次,随证调整药味,连续治疗3个月。随访至今,患者病情未复发。

(摘自《中医外科验案赏析》)

【医案7】任某,男,29岁。2009年3月11日初诊。主诉:口周水疱3天。病史:3天前感冒后,嘴角先灼热不适,随后出现红斑、簇集状水疱,继而糜烂,涂过红霉素软膏。该部位半年前出现过斑疹。现病史:两嘴角均可见簇集状小水疱,已破溃糜烂,口干口苦,小便黄。查体:两嘴角均可见簇集状小水疱,已破溃糜烂。舌质红、苔薄黄,脉浮数。西医诊断:单纯疱疹。中医诊断:热疮(肺胃风热)。治法:疏风清热解毒。方药:银翘散加减。药用:金银花、牛蒡子、白术、连翘各10克,黄连、芦根、桔梗、竹叶、生甘草、荆芥各5克,石膏20克(先煎)。水煎服。

二诊:上方用3剂。患处糜烂收敛,已结痂;又用3剂愈。随访1年,未见复发。

(摘自《中医外科验案赏析》)

【医案8】林某,女,32岁。2000年1月16日初诊。主诉:阴部起疱疹伴灼痛3天。病史:3天前无明显诱因阴部出现疱疹,小便淋漓及皮损部痛如针扎,行走困难,并有心烦口苦,溲赤熏人,大便不爽。检体:阴唇可见破损2处,一处红肿,上有簇集疱疹;另一处红肿糜烂渗出脓水。舌红、苔黄腻,脉弦滑。西医诊断:生殖器疱疹。中医诊断:热疮(肝胆湿热)。处方:方用龙胆泻肝汤加黄柏、萆薢、马齿苋、蒲公英,2剂,另用龙胆草50克,薏苡仁60克,鲜马齿苋30克,苦参30克,黄连15克(后入),2剂,煎水浸洗半小时后,用干净纱布印干,在皮损上喷洒西瓜霜,每日2次。

复诊:诸症大减,后调理4天而愈。

(摘自《中医外科验案赏析》)

【医案9】李某,女,23岁。2015年1月23日初诊。主诉:左侧鼻孔周围起水疱3天。病史:患者3天前鼻孔周围起簇集性水疱,灼热疼痛,自行外用莫匹罗星软膏,未见明显效果。大便秘,小便赤,睡眠可。查体:左侧鼻孔周围可见簇集性水疱,丘疱疹,脓疱,基底潮红肿胀,舌红苔黄,脉数。西医诊断:单纯疱疹。中医诊断:热疮(肺热)。治则:清泄肺热。处方:得自散加减。药用:桑白皮20克,地骨皮20克,生甘草18克,粳米20克,蜜炙枇杷叶15克,黄芩15克,知母10克,石膏20克,辛夷6克(包煎),水煎服。二诊(2015年1月28日):水疱无干涸,部分脱落,二便正常。停药。

(摘自《中医外科验案赏析》)

四、现代研究进展

【病因病理】

现代医学认为单纯疱疹由单纯疱疹病毒(HSV)引起的,HSV属疱疹病毒科α亚族,是嗜神经性双链DNA病毒。目前其发病机制尚未完全清楚,现代研究认为主要涉及HSV的潜伏与激活。初始感染发生时,HSV会在细胞内建立潜伏感染(HSV-1和HSV-2分别主要潜伏于三叉神经节和骶神经节),利用神经细胞低活跃度的代谢特点,和HSV的抗原不易呈递给免疫细胞的特性,从而逃脱机体的免疫识别。当宿主免疫力下降或受到某些因素如应激、紫外线、发热、免疫抑制、情绪或压力等刺激时,病毒在宿主体内重新复制,可打破病毒抑制状态,经神经元轴突移至皮肤黏膜表面激活,造成局部皮肤黏膜红斑、水疱、溃疡,形成复发感染。感染所致主要分为两种类型:最多见的是Ⅰ型单纯疱疹病毒引起的口腔和嘴唇周围的溃疡(有时又称为热疮或口唇疱疹)。Ⅰ型病毒的感染部位多位于腰部以上。生殖器疱疹由Ⅱ型单纯疱疹病毒所致。Ⅱ型病毒产生的溃疡可见于生殖器和肛门周围,一般多位于腰部以下。Ⅰ型和Ⅱ型单纯疱疹病毒的感染范围并无严格的范围。例如在性接触过程中,Ⅰ型病毒也可能感染生殖器,Ⅱ型病毒也能感染口唇和面部。

(1)HSV潜伏感染:初始感染时,HSV病毒通过侵犯口唇、颜面、角膜、结膜等黏膜部位或破损皮肤进入,并在原发病灶复制发生增殖性感染,随后转移至感觉神经末梢通过侵袭感觉神经根、神经节等,建立终身潜伏感染。在HSV感染潜伏期内,仅有少量病毒编码基因表达,而潜伏相关转录物(latency-associated transcript,LAT)是HSV唯一在潜伏期间特异性高表达的分子,能够抑制潜伏期HSV-1裂解基因表达、下调微环境中的免疫应答、抑制感染细胞凋亡并促进其存活,建立并维持HSV潜伏感染并诱导其再激活。同时,HSV感染会促使各种树突细胞产生I型干扰素(Type I interferon,IFN-I)、IFN-γ以及其他促炎细胞因子,激活宿主的固有免疫。

(2)HSV激活:在人类自然感染中,紫外线、情绪紧张、发烧、组织破损、免疫抑制等因素诱导,潜伏的病毒进入复制循环,并从神经元回到外周组织进行复发感染的过程。激活分为两个阶段,第一阶段是在某种刺激下对病毒基因表达的抑制作用被随机性解除,该阶段的基因表达不遵循级联式调控且不依赖于病毒蛋白质;第二阶段是全面病毒基因表达和感染性病毒粒子复制。

【临床表现】

临床上以皮肤黏膜单纯疱疹病毒感染较常见,尤以口唇单纯疱疹、生殖器疱疹为代表。其典型表现如下。

(1)初发感染

①原发感染:第一次感染HSV而出现症状者为原发性HSV感染。其特点是皮损严重,常伴全身症状。常表现为多发性红斑、丘疹、小水疱或脓疱,自觉疼痛、瘙痒、烧灼感,常伴发热、头痛、肌痛、全身不适或乏力等全身症状。生殖器疱疹可有尿道炎、膀胱炎或子宫颈炎等表现,多伴有压痛明显的腹股沟淋巴结肿大,病程多持续2~3周,血清HSV抗体阴性。

②非原发感染:与原发感染相比,症状、体征较轻,血清HSV抗体阳性。

(2)复发感染

与初发感染相比,症状较轻、全身症状少见,皮损较少,病程较短(一般6~10天),但常有前驱症状,多在发疹前数小时至5天出现,常表现为瘙痒、烧灼感、刺痛、隐痛、麻木感和会阴坠胀感等。

【临床治疗】

(1)中医辨证论治:主要从风热外袭、湿热浸淫、热毒炽盛三方面入手,多以疏风、清热、利湿、凉血、解毒为主,从辨证角度出发,内外兼顾,治疗热疮。临床根据病因及发病位置的不同,外敷与内服结合,效果显著。

①风热外袭证:表现为发病时间较短,皮疹色红,分布范围较为局限,伴有轻微瘙痒、疼痛,全身症状较轻或无全身症状。舌质红,苔薄黄,脉数,治宜疏风清热解毒。

②湿热浸淫证:湿热相互搏结,皮疹渗出较严重,创面湿烂,瘙痒疼痛不止。舌红,苔黄腻,脉滑数。病位在中焦脾胃,治疗当以清热利湿、顾护脾胃为佳。

③热毒炽盛证:表现为热疮分布范围较广,皮疹遍及头面、口唇及全身。且全身症状较重,舌绛,苔黄厚,脉洪数。此时热郁血分,血热互结,宜清泄火邪,凉血解毒。

(2)中医外治:针刺疗法是中医特有的治疗方法,能够调和脏腑、通经调血、平衡脏腑阴阳,具有效果显著、便于操作、安全经济、无毒副作用的特点,临床治疗上常将针刺与中药共同使用,并取得了较好效果。中药熏洗、中药溻渍法可以将中药直接作用于皮肤,增加局部组织药物浓度,具有扩张血管、改善微循环、提高局部代谢的作用,能够有效促进炎症恢复,且治疗方法简便,能有效提高患者感受,临床常用于创面恢复期。

（3）西医治疗

①外用药物　3%～5%ACV软膏或霜剂；酞丁胺搽剂；1%喷昔洛韦乳膏；α-干扰素亲水性霜剂或凝胶；α-干扰素壬苯醇醚凝胶；1%西多福韦凝胶；3%膦甲酸钠软膏；5%咪喹莫特霜。

②口服药物

A.抗病毒药物：首选阿昔洛韦（ACV）、伐昔洛韦（VCV）、泛昔洛韦（FCV）、更昔洛韦（PCV）等核苷类似物，可以通过抑制聚合酶来阻止病毒自我复制。具有药效强、毒副作用低、穿透性强的优点，但因长期使用，易造成药物抵抗。

B.免疫抑制剂：干扰素（IFN）是一种由致敏的淋巴细胞和被病毒影响的细胞生成的糖蛋白，可抑制病毒信使RNA信息传递，阻止病毒复制。糖皮质激素临床上广泛应用于HSV的免疫调节治疗，但并非适用于所有患者，应审慎评估，酌情应用。

【预防调护】

（1）对反复发作者，应避免接触诱发因素。

（2）保持饮食宜清淡，忌辛辣炙煿、肥甘厚味。

（3）保持局部清洁和水疱完整，防止继发感染。结痂后宜涂软膏，防其痂壳裂开，防止染毒。

参考文献

[1] 李罂华,王育林.《古代疾病名候疏义》所释《尔雅》"疕""瘥""痱"考[J].吉林中医药,2016,36(03):310-315.

[2] 牟唐维,李琦涵.单纯疱疹病毒与天然免疫系统的相互作用的研究进展[J].病毒学报,2020,36(01):124-129.

[3] 吴红霞,叶建洲.单纯疱疹的中西医外用药治疗进展[J].云南中医中药杂志,2010,31(11):64-66.

[4] 叶天士.临证指南医案[M].北京:人民卫生出版社,2006:6.

[5] 徐大椿.洄溪医案[M].北京:学苑出版社,2008:1.

[6] 陈明,刘燕华,李芳.刘渡舟验案精选[M].北京:学苑出版社,2007:4.

[7] 李大勇.中医外科验案赏析[M].北京:中国中医药出版社,2016:10.

[8] 马拴平,赵孝平,高新彦.古今名医外科医案赏析[M].北京:人民军医出版社,2008:2.

[9] 李群辉,李在村,孙丽君.人类单纯疱疹病毒的研究及治疗进展[J].中国艾滋病性病,

2017,23(05):468-470+474.

[10] 冯敏,高杨,杨亚丽.人类单纯疱疹病毒流行情况分析[J].中华微生物学和免疫学杂志, 2019(12):937-950.

[11] 田文骏,郑成,王晓佳.单纯疱疹病毒Ⅰ型最新研究进展——病原学、防控及应用[J].生命科学研究,2020,24(05):425-430.

[12] 孙博强,王琼艳,潘冬立.单纯疱疹病毒潜伏和激活机制研究进展[J].浙江大学学报(医学版),2019,48(01):89-101.

[13] 柯吴坚,杨斌.2015年美国CDC生殖器疱疹治疗指南解读[J].中国皮肤性病学杂志, 2016,30(05):530-533.

[14] 陈金.单纯疱疹病毒感染研究进展[J].现代临床医学,2007(S2):230-234.

[15] Peri Piritta, Mattila Riikka, Kantola Helena, et al. Herpes Simplex Virus Type 1 Us3 Gene Deletion Influences Toll-like Receptor Responses in Cultured Monocytic Cells[J]. Virology Journal, 2008, 5(1):140.

[16] Wang Y, Jia J, Wang Y, et al. Roles of HSV-1 infection-induced microglial immune responses in CNS diseases: friends or foes?[J]. Critical Reviews in Microbiology, 2019,45(5-6):581-594.

[17] Huang Wen, Xie Peng, Xu Mingming, et al. The influence of stress factors on the reactivation of latent herpes simplex virus type 1 in infected mice.[J]. Cell Biochemistry and Biophysics, 2011, 61(1):115-22.

(李廷保 李丹)

第二节　蛇串疮

　　蛇串疮在现存的中医文献中,由于其灼热刺痛、皮肤红斑、簇集水疱而被列入"丹门"。不少医家根据其好发于胸肋及腰部将其归属于"缠腰丹""缠腰火丹""火丹""火带疮""蛇串疮"等病证的范畴,而民间常俗称为"蛇丹""串腰龙""飞蛇丹""蜘蛛疮"等。中医认为其发病多由于情志内伤,或脾失健运,饮食失节,肝脾不和,气滞湿郁,化热化火,湿热火毒外攻皮肤所致。本病初起多为湿热困阻,中期多为湿毒火盛,后期多为火热伤阴,经络阻塞,气滞血瘀,余毒未清。相当于西医的带状疱疹。

一、古籍选粹

　　古籍参考书目:《华佗神方》《诸病源候论》《证类本草》《传信适用方》《世医得效方》《秘传外科方》《外科正宗》《证治准绳》《外科启玄》《普济方》《医学入门》《仁术便览》《本草单方》《奇效良方》《神农本草经疏》《秘传证治要诀及类方》《文堂集验方》《医宗金鉴》《疡科心得集》《验方新编》《外科大成》《疡医大全》《本草纲目拾遗》《洞天奥旨》《外科备要》《经验良方全集》《理瀹骈文》《鸡鸣录》《杂病源流犀烛》《外科真诠》《经验丹方汇编》《外科方外奇方》《外科十三方考》《古方汇精》《急救广生集》《脉义简摩》《临证一得方》。具体内容摘录如下:

(一)汉·华佗《华佗神方》

【外用治疗】

华佗治缠腰龙神方　生腰下,长一二寸,或碎如饭,或红腰坚硬。以:雄黄研末,醋调敷,极效。

(二)隋·巢元方《诸病源候论》

【疾病概述】

[甑带疮候]甑带疮者,绕腰生。此亦风湿搏血气所生,状如甑带,因以为名。又云:此疮绕腰匝,则杀人。

(三)宋·唐慎微《证类本草》

【外用治疗】

治小儿火丹热如火,绕腰即损人,救急。杵赤小豆末,和鸡子白敷之,干即易。

治小儿火丹,热如火,绕腰即损。杵马齿苋敷之,日二。

(四)宋·吴彦夔《传信适用方》

【外用治疗】

〔治蜘蛛疮〕木韭根新者,用雄黄研,涂之。

(五)元·危亦林《世医得效方》

【外用治疗】

〔蛇缠疮〕用雄黄为末,醋调涂。仍用酒服。凡为蛇伤及蜂虿、蜈蚣、毒虫、颠犬所伤,皆可用。(又方,用镜面草入盐捶烂,敷疮头上,立效)

(六)元·杨清叟《秘传外科方》

【外用治疗】

〔蜘蛛疮〕用羊乳敷其上,或用清油搽之即安。

(七)明·陈实功《外科正宗》

【疾病概述】

腰胁生之,肝火妄动,名曰缠腰丹。

【临证辨治】

火丹者,心火妄动,三焦风热乘之,故发于肌肤之表,有干湿不同,红白之异。干者色红,形如云片,上起风粟,作痒发热,此属心、肝二经之火,治以凉心泻肝,化斑解毒汤是也。湿者色多黄白,大小不等,流水作烂,又且多疼,此属脾、肺二经湿热,宜清肺泻脾,除湿胃苓汤是也。腰胁生之,肝火妄动,名曰缠腰丹,柴胡清肝汤。外以柏叶散、如意金黄散敷之。

【内服治疗】

化斑解毒汤 治三焦风热上攻,致生火丹,延及遍身痒痛者。玄参 知母 石膏 人中黄 黄连 升麻 连翘 牛蒡子各等份 甘草五分 水二盅,淡竹叶二十片,煎八分,不拘时服。方歌:化斑解毒汤石膏,玄参知母共连翘,黄连升麻蒡子等,甘草人中黄更高。

除湿胃苓汤 治脾、肺二经湿热壅遏,致生火丹,作烂疼痛者。防风 苍术 白术 赤茯苓 陈皮 厚朴 猪苓 山栀 木通 泽泻 滑石各一钱 甘草 薄桂各三分 水二盅,灯芯草二十根,煎八分,食前服。方歌:除湿胃苓汤草朴,陈皮二术泽猪苓,防风滑石山栀等,木通薄桂赤苓名。

【外用治疗】

柏叶散 治三焦火甚,致生火丹,作痒或作痛,延及遍身。侧柏叶炒黄为末,五钱 蚯蚓粪韭菜田内者佳 黄柏 大黄各五钱 赤豆 轻粉各三钱 上为细末,新汲水调搽。缠腰火丹,方用宝钞一张,烧化存性,研为细末,用米醋调稀,鸡翎蘸涂患上,一日三次即愈。忌食发物。方歌:柏叶散中蚯蚓粪,赤豆大黄君莫混,加上黄柏轻粉霜,水调敷上何须问。

如意金黄散 治火丹不论新久痒痛,用新汲水调敷,靛汁亦好。方歌:如意金黄散大黄,姜黄黄柏芷陈苍,南星厚朴天花粉,敷之百肿自当安。(药物组成见丹毒)

(八)明·王肯堂《证治准绳》

【疾病概述】

或问:绕腰生疮,累累如珠何如?曰:是名火带疮,亦名缠腰火丹。由心肾不交,肝火内炽,流入膀胱,缠于带脉,故如束带。急服内疏黄连汤。壮实者,一粒金丹下之。活命饮加芩、连、黄柏,外用清热解毒药敷之。此证若不早治,缠腰已遍,则毒由脐入,膨胀不食而死。

【外用治疗】

治蛇缠疮,上用雄黄研为末,以醋调涂,仍用酒调服。凡为蛇伤,及蜂虿、蜈蚣毒虫,癫犬所伤,皆可用之。

(九)明·申斗垣《外科启玄》

【外用治疗】

《外科启玄·卷之七·蜘蛛疮》载:"蜘蛛疮,此疮生于皮肤间,与水窠相似,淡红且痛,五七个成攒,亦能荫开。可用苎麻在疮上揉搓水出,即以苎麻烧灰为末,掺在疮上即愈。"

(十)明·朱棣等《普济方》

【外用治疗】

《普济方·卷三百八》载:"治蜘蛛疮,用木韭根新者,同雄黄研涂之。"

《普济方·卷二百七十九·诸疮肿门·丹毒》载:"治火焰丹、缠腰丹用生铁为末,猪胆汁为膏,调即可。治缠腰丹毒(出家藏经验方)先用麻油搽,次用糯米同韭擂成膏涂。"

(十一)明·李梴《医学入门》

【外用治疗】

白蛇缠疮,有头尾,俨似蛇形。初起宜隔蒜于七寸上灸之;仍用雄黄为末,醋调敷之;仍以酒调服之。

(十二)明·张洁《仁术便览》

【内服治疗】

治蛇窠疮,走动疼痛。内服雄黄、靛花水调各一钱。

【外用治疗】

一方,治蛇窠疮:先用雄黄末搽,如有白泡再用海金沙末搽好。外用雄黄、靛花各一钱,蜈蚣一条,共研细末,水调敷效。

(十三)明·缪仲淳《本草单方》

【外用治疗】

《本草单方·卷十六外科·丹毒》载:"缠蛇丹毒,马兰草擂醋,搽之。"(《济急方》)

《本草单方·卷十七外科·恶疮》载:"火带疮,绕腰生者。采剪春罗花或叶捣烂,蜜调,涂之,为末亦可。"

(十四)明·董宿《奇效良方》

【内服治疗】

治蛇缠疮,上用雄黄研为末,以醋调涂,仍用酒调服。凡为蛇伤及蜂虿蜈蚣毒虫颠犬所伤,皆可用之。

【外用治疗】

芙蓉敷方,治腮颔肿痛,或破成疮。芙蓉叶不拘多少,上捣烂敷之,以帛系定,日一换。

(十五)明·缪仲淳《神农本草经疏》

【外用治疗】

《神农本草经疏·卷八·草部中品之上·黄芩》载:"一切火丹。为细末,鸡子清调敷。又治驴马负重伤破,洗净敷之,主生肌肉。"

(十六)明·戴元礼《秘传证治要诀及类方》

【外用治疗】

火带疮,绕腰生者。一味剪红罗,或花或叶,细末蜜调,敷立效。或小纸贴在上亦可。

(十七)清·何惠川《文堂集验方》

【外用治疗】

白蛇缠,生于腰肚间,细白泡如白蛇相缠因名之。用白芨、水龙骨(旧船缝上干灰,陈年朽拦者妙),共研末,天泉水调涂。

(十八)清·吴谦《医宗金鉴》

【疾病概述】

缠腰火丹蛇串名,干湿红黄似珠形,肝心脾肺风热湿,缠腰已遍不能生。此证俗名蛇串疮,有干湿不同,红黄之异,皆如累累珠形。

【临证辨治】

干者色红赤,形如云片,上起风粟,作痒发热。此属肝心二经风火,治宜龙胆泻肝汤;

湿者色黄白,水疱大小不等,作烂流水,较干者多疼,此属脾肺二经湿热,治宜除湿胃苓汤。若腰肋生之,系肝火妄动,宜用柴胡清肝汤治之,其间小疱,用线针穿破,外用柏叶散敷;若不速治,缠腰已遍,毒气入脐,令人膨胀、闷呕者逆。

【外用治疗】

柏叶散 侧柏叶炒黄,为末 蚯蚓粪韭菜地内者佳 黄柏 大黄各五钱 雄黄 赤小豆 轻粉各三钱 上为细末,新汲水调搽,香油调搽更效。(注:与《外科正宗》用法不同)

(十九)清·高秉钧《疡科心得集》

【病因病机】

蜘蛛疮,或衣沾蜘蛛遗尿,或虫蚁游走,染毒而生。

(二十)清·鲍相璈《验方新编》

【外用治疗】

缠蛇疮(又名缠腰龙),此丹毒也。生腰下,长一二寸,或碎如粟、或红肿坚硬、有灯火向两头烧五次,并用雄黄外敷内服,极效。

又方:陈石灰,麻油调敷即愈。

又方:旧粪桶箍篾烧灰,麻油调敷,其效尤速。或照游风丹毒各方治之。

(二十一)清·祁坤《外科大成》

【疾病概述】

《外科大成·卷二·分治部上(痈疽)·腰部》载:"缠腰火丹一名火带疮,俗名蛇串疮,初生于腰,紫赤如疹,或起水泡,痛如火燎。"

(二十二)清·顾世澄《疡医大全》

【外用治疗】

劈毒立消丹 治白蛇缠并蛇蝎蜈蚣疯犬咬毒,肿痛垂危者。雄黄一钱五分 麝香 冰片各一分 牙硝二钱 上药端午时虔诚修合,遇证点男左女右眼大内。痛一盏茶时即止,其肿渐消,其痛渐止,三日痊愈。

隔纸膏 雄猪油去皮膜熬化,冷定,入劈毒立消丹,再加麻油二茶匙,飞丹三钱收用,摊隔纸膏贴之,神效。

又方:鳝鱼血调雄黄末敷上即焦,神效。

又方:蛇壳一条灰存性,坑厕板上浮泥刮下,同研细,用童便调敷数次,一二日即愈。

又方:白芨八钱 水龙骨粪船者妙,一两 共研细,无根水调敷。

又方:锅脐灰研细,臭淘米泔水脚子调敷。

又方:用紫棉纸三张,作三长条,以火点着,从初起疮上照至疮尾,即将紫棉纸灰用灯盏油脚调匀搽之。每日一次,三日痊愈。

又方:猪窠草烧灰,麻油调搓。

又方:陈壁土头发灰各等分　麻油调搽。

又方:人发　黑驴粪　墙上青苔各等分　共为末,香油调搓,不过三次愈。

又方:侧柏叶　黄柏　韭地蚯蚓粪　生大黄各五钱　赤小豆　雄黄　轻粉各三钱　研细,用新汲水或香油调搽。

又方:鲜鳝血涂。

又方:黄粟米焙,研细,麻油调搓。

又方:干艾叶搓为纸捻,烧烟熏至黄色即住,神效。

又方:灶心土干研,清油调涂。

(二十三)清·赵学敏《本草纲目拾遗》

【内服治疗】

《本草纲目拾遗·卷四·草部中·翠羽草》载:"一名翠云草、孔雀花、神锦花、鹤翎草。凤尾草其草独茎成瓣,细叶攒簇,叶上有翠斑。百花镜:翠云草无直梗,宜倒悬及平铺在地,因其叶青绿苍翠,重重碎蹙,俨若翠钿云翘,故名。但有色而无花香,非芸也。其根遇土即生,见日则萎,性最喜阴湿。《粤志》:孔雀花可以避暑。汪连仕采药书:翠云草,一名翠翎草,即矮脚凤毛,治痔漏,同胡桃叶煎洗王连仕方,治吐血神效。《百草镜》:女子吐血:翠云草三钱,水煎服。"

【外用治疗】

嘉庆癸亥,予寓西溪吴氏家,次子年十五,忽腹背患起红瘰,蔓延及腰如带,或云蛇缠疮,或云丹毒,乃风火所结,血凝滞而成。予疑其入山樵采染虫毒,乃以蟾酥犀黄锭涂之,不效,二三日瘰愈大,作脓,复与以如意金黄散敷之,亦不效。次日,疮旁复起红晕,更为阔大,有老妪教以用开屏凤毛,即翠云草也。捣汁涂上,一夕立消。此草解火毒如此,又不特治血神效也。

《本草纲目拾遗·卷九·器用部·衣带》载:"衣带,治蛇缠。《救生苦海》用系腰带煅存性,研细,和好酱涂,或加水龙骨,和柿漆水涂。"

《本草纲目拾遗·卷九·器用部·织机上草辫》载:"杨春涯验方:治白蛇缠。此物以陈为好,烧灰存性,麻油调搓。红蛇缠亦治。"

《本草纲目拾遗·卷九·器用部·旧伞纸》载:"旧伞纸,《纲目》有桐油伞纸,只言治蛀干阴疮及疔疮疔汗而已,无他治法,今补之。治缠腰丹《急救方》用旧伞纸烧存性为末,香油调敷。"

(二十四)清·陈士铎《洞天奥旨》

【疾病概述】

蛇窠疮,生于身体脐腹之上下左右,本无定处,其形象宛如蛇也。重者烂深,轻者腐浅。亦有皮肉蠕蠕暗动,欲行而不可得也。此疮或穿著衣服弃于地上,为蛇所游,或饮食之中蛇涎沾染,其毒未散,因人气血尚壮,不伤脏腑,乃发于皮肤耳。重者毒重而痛甚,轻者痛犹可受。治法不必问其重轻,总以解毒为神也。前人用松针刺其初起之疮头,尚非治之善者。大约以蜈蚣浸油频搽,以雄黄、白芷佐治,实得法也。

蜘蛛疮生于皮肤之上,如水窠仿佛,其色淡红,微痛,三三两两,或群攒聚,宛似蜘蛛,故以蜘蛛名之。此疮虽轻,然生于皮肤,终年不愈,亦可憎之疮也。或谓沾濡蜘蛛之尿而生者,其说非是。大约皆皮肤之血少,而偶沾毒气、湿气,遂生此疮耳。方用苎麻在疮上搽瘥,使其疮破水出后,用药搽之,自易愈也。

【外用治疗】

蜈蚣油 巫彭真君传。治蛇窠疮,兼治蛇咬伤成疮,俱神。蜈蚣十条,为末,不可经火 白芷三钱,为末,白者佳 雄黄三钱,为末 生甘草末三钱 香油二两。将四味浸之三日,或随浸调搽,皆能建功也。

解蛛丹 治蜘蛛疮 苎麻根灰三钱 冰片二分 轻粉五分 抱出鸡蛋壳烧灰,一钱 灯草灰二分 白明矾三分 共研细,掺疮上即瘥。然必须用苎麻揉搽,皮破掺药,效之神也。

解蛇油 治蛇窠疮,生于皮毛作痛,并治诸恶疮。川蜈蚣不拘多少,入真香油,瓷瓶收贮,搽之,不二次即愈。

(二十五)清·易凤翯《外科备要》

【临证治疗】

俗名蛇串疮,有干、湿不同,红、黄之异,如累累珠形;干者,色红形如云片上起风粟,作痒发热,此心肝二经风火,治宜龙胆泻肝汤,外敷如意金黄散;湿者,色若单生腰胁,系肝火妄动,宜服柴胡清肝汤。其丹上小泡,用针穿破,外用柏叶散敷之。

若不急治,缠腰已遍,毒气入脐,令人膨闷,毒气入心,令人呕哕,急服清心散、护心丸救解治蛇缠丹,用旧破草席人睡过后有汗者,烧灰,香油调敷。

【内服治疗】

蛇串丹救急方 此症起在腰间,生小红点成片,发痒甚者身中发热,若不早治,渐渐生开,两头相接,毒即攻心不治。急用灯火周围打数壮,止其散开,内服云苓二钱 粉草钱半

柴胡钱半　羌活一钱　川芎八分　枳壳一钱　桔梗一钱　薄荷五分　牛蒡子钱半　黄柏钱半　银花钱半　水煎服。

【外用治疗】

外用侧柏叶炒黄,五钱　蚯蚓粪不拘多少　黄柏五钱　大黄五钱　赤小豆三钱　共研细末,猪胆汁调搽即愈。

(二十六)清·姚俊《经验良方全集》

【外用治疗】

《经验良方全集·卷三·诸疮》又串蛇丹,先于七寸处灯,火三灸,用苋菜根烧灰,存性,麻油调搽。

治白蛇缠方,白枯螺蛳壳七个,轻粉一分,杏仁七个,又用水中浸久的杉木皮一块,烧灰二钱,将轻粉、杏仁共研一处,为末,入螺蛳壳内,外用黄泥包固,以炭火煅之,存性,去泥,研末,入杉木灰搅匀,入冰片七八厘,先用甘草汤洗净,以此药敷之即愈。

又方:用柿漆水敷上,四围以银朱砂点之。

(二十七)清·吴师机《理瀹骈文》

【疾病概述】

又有腰间红肿一道,名缠腰丹,亦名缠蛇疮。又有鸡冠、茱萸等名甚多,总由心火三焦风邪蕴结而成。

【外用治疗】

自胸腹起于四肢者顺,反是逆。治宜凉血清肝、消风养血为主。火丹,大黄、黄柏、柏叶、蚓粪各五钱,赤豆、轻粉各三钱,鸡清和水调敷。如雄黄、青黛、石膏、滑石、龙胆草、黑山栀、木鳖仁、枯矾、水龙骨、铁锈、马兰头汁、青苔、松毛、瓦花、芸薹菜、马齿菜、南瓜水、皮硝任用。

(二十八)清·王梦英《鸡鸣录》

【疾病概述】

赤蛇缠,腰间发如红绳一条者,是俗名缠身龙。大麦炒焦研,菜油和敷。

(二十九)清·沈金鳌《杂病源流犀烛》

【疾病概述】

缠腰火丹者,即火带疮,由心肾不交,肝火内炽,流入膀胱,缠于带脉,故腰间生疮,累累如珠,如束带者然,急宜服药以解之宜仙方活命饮,壮实者下之宜内疏黄连汤,外用清热解毒药敷之,不早治,毒由脐入,亦膨胀死也。蛇缠疮亦往往生腰间,如蛇盘之状宜醋调雄黄末涂之,仍酒调服。

（三十）清·邹岳《外科真诠》

【临证辨治】

缠腰火丹生于腰,俗名蛇串疮,有干湿不同,红白之异,皆如累累珠形,干者色赤,形如云片,上起风粟,作痒发热,属肝心二经风火,宜内服加减泻肝汤。湿者色白水泡,大小不等,作烂流水,较干者多疼,属脾肺二经湿热,宜内服胃苓汤,外用侧柏叶汁调明雄黄末刷或用羊蹄草汁刷。

加减泻肝汤 胆草、栀子、黄芩、泽泻、柴胡、车前、木通、生地、甘草。

胃苓汤 苍术、川朴、陈皮、甘草、白术、茯苓、猪苓、泽泻、桂枝。

（三十一）清·钱俊《经验丹方汇编》

【外用治疗】

[白蛇缠腰] 蛇壳一条,烧灰存性,坑厕板上浮泥刮下,同研细,用童便调敷数次,一、二日即愈。一用白芨八钱,水龙骨粪船者妙。共研末,无根水调敷。一用锅脐灰,将臭饭脚水调敷。

（三十二）清·凌奂撰《外科方外奇方》

【外用治疗】

[缠腰火丹方] 挑瞎蛇头上眼。

（三十三）清·张云航《外科十三方考》

【临证辨证】

[龙缠疮(俗名缠腰)] 此疮生于腰间系带之处,初起红肿,痛如火烧而不可忍,约三日间破皮出水,但不成脓,乃急症也。治法内服中九丸解毒,外用青黛敷于患处,以止其痛,看其所敷之物干了又换,至红肿消退而不作热时,再以麻凉膏敷之,如恐其干燥,可滴入少许清油以调剂之,水干即愈。

【内服治疗】

中九丸 锅烈一钱 金丹一钱 银翠三钱（若脓寒加石青五分）,共研细末,用面糊趁热合药为丸,如凤仙子大备用。每服一分,病重者,可由二分加至三分,用温酒或温开水送服,服至毒消尽时为止,忌食萝卜。如系阴证,可加石青一钱,余证不用;畏寒者,可加百草霜五钱。疔疮忌服,小孩量减。服丸之后,间有发现头晕者,不必畏惧,过一时即消失矣。

中九丸的又一配法 锅烈六钱 金丹三钱 石青四钱 银翠四钱 蟾酥二钱 熊胆三钱 珍珠二钱 麝香一钱,以枣泥为丸,如小黑豆大,朱砂为衣。每服二、三丸,用龙眼肉包好,白糖开水送服,每日二次,病重者,可服三、四丸。血燥之人可加牛黄,如无牛黄,可用九转胆星代之。

【外用治疗】

麻凉膏　川乌四两　草乌四两　生南星二两　野芋头四两　芙蓉叶四两，共为细末。阳毒用酒调敷，阴毒用醋调敷。如皮破者，以清油调敷。如无野芋头时，亦可以水仙花根瓣代之。

又一用法，阴毒可加黄芪、肉桂为末，醋调敷之。此方最适合于阴阳夹杂之证，在鲜药难办时，亦可以"**南星散**"代替之，方用生南星一两，炒白芥三钱，白芷五分，共研细末，以猪胆汁、蜂蜜各半调涂之，消肿散结之功，不亚于麻凉膏。

（三十四）清·爱虚老人《古方汇精》

【外用治疗】

一治腰间忽起红泡，名白蛇缠腰。若不早治，被其缠到，不救。急用蛇壳一条，烧灰存性，厕坑板上浮泥，刮下同研细，童便调敷数次，即愈。

（三十五）清·程鹏程《急救广生集》

【疾病概述】

［白蛇缠腰］腰起红泡一圈，若不早治，被其缠到，不救。缚腰如袴腰样。

（三十六）清·周学海《脉义简摩》

【病因病机】

《脉义简摩·卷八儿科诊略·小儿五脏证治》载："儿病瘤、丹、斑疹、蛇缠虎带、虫疥、癣疮，皆心火之病也。"

（三十七）清·朱费元《临证一得方》

【疾病概述】

《临证一得方·卷三·上下身内痈部·缠腰火丹》载："缠腰火丹，已经泡溃，延漫不止，加之忍痛，气滞脉络不舒，清蕴兼理气。"

二、近现代名家对病因病机、证型、临证的认识

赵炳南认为本病的发生，主因七情内伤以致肝胆火蕴，或因脾湿郁久，湿热内蕴，外受毒邪而诱发，故肝胆热盛、脾湿内蕴为本病的实质。赵炳南根据《医宗金鉴》及多年临床经验发现，带状疱疹按皮损可分为两种：第一种，基底鲜红（多伴口苦，咽干，脉弦）；第二种，基底淡红（多伴纳呆，腹胀，脉缓）。二者均属湿热，区别在于前者热重于湿，后者湿重于热，恰符合"红黄之异"。根据以上分析，赵炳南又将带状疱疹分为：①热盛者治宜龙胆泻肝汤加减。②湿盛者宜除湿胃苓汤加减。③水疱消退后遗留局部神经痛者，是因余毒未清、经络阻遏、气血郁滞所致，可于方中加大黄、鬼箭羽、延胡索、没药、乳香以活血化

瘀、止痛。④带状疱疹重症者,其发病急骤,皮疹呈痘疹样泛发,或伴有高烧,头痛,心烦不寐,甚至神昏谵语。赵炳南认为此种病例为正气大衰,湿热毒邪太盛,以致入传营分,表现为"毒邪侵营,热入心包"的现象,治宜解毒清营止痛汤加减。赵炳南将带状疱疹后遗神经痛分为虚、实两型。①实证者为湿热之"因"虽除,但气滞血瘀之"果"仍在,临床可见疼痛持续,拒按,脉实。此种情况为气滞血瘀,治宜理气化瘀止痛汤加减。赵炳南根据多年临床体会,发现实证者,非重用大黄不能达到破瘀祛病之效,故常用量为15克,因大黄性迅速善走,最能破血中瘀血,其作用远非三棱、莪术辈所能相比,气滞血瘀所致的持续性疼痛,只有重用大黄,才能使气血相通,促病早愈,反之,畏药而忌用,只能使病情拖延,终会耗伤气血,到那时治之更难。正如张锡纯所说:"盖用药以胜病为准,不如此则不能胜病,不得不放胆多用也。"②虚证者为湿热虽去,但气阴两伤,气虚血滞所致,临床可见疼痛时重,喜按,脉弱,此种情况属于"气虚伤阴血瘀",治宜益气养阴止痛汤加减。有些病例,皮损只见红斑,始终不起水疱或根本不发生皮疹,而疼痛明显。对于此种类型,赵炳南认为素体气虚,又因气急恼怒,使体虚气郁,终致气滞血瘀而发病,表现为"经络阻隔",治宜疏肝益气止痛汤加减。有关外治法,急性期,疱疹明显者,喜用白菜捣烂调祛毒药粉合化毒散外敷,如无白菜,可因地制宜,选用一些如鲜莴笋叶、鲜芦荟、鲜马齿苋及绿豆芽菜等,取其多汁且有清凉止痛作用。初期粟疹累累,焮肿灼热,以清热、消肿、止痛之软膏外敷;疼痛明显者,赵炳南喜用黑色拔膏棍,用时可随疼痛部位的不同,摊涂成不同形状、大小、厚薄,并加压包扎;若皮疹有渗液,可在膏药上扎孔以引湿邪外出;若疼痛剧烈,可在膏药上撒少许麝香,以行气活血通络,并引药透达;皮损趋于干燥而近愈之际,选用祛湿解毒而无刺激的油粉外敷,以保护新生皮肤。如无黑色拔膏棍,急性者可用拔毒膏,后遗神经痛者,可用阳和解凝膏或麝香回阳膏。

　　徐宜厚认为蛇串疮多由湿毒所致,湿由脾运不周,内湿外发肌肤,水液聚于肌表,故水疱叠叠似珠;或由火毒,热由心肝气郁所生,热郁久化火,火热壅肤,流窜经络,阻滞不通,故红斑、丘疱疹和剧痛等症叠见;或由瘀滞,余毒未尽,经脉失疏,致使气滞血瘀,经气不宣,常遗疼痛不休或刺痛不断。将本病分为湿热搏结证、毒热炽盛证、气滞血郁证三种证型,分别如下:①湿热搏结证:患处浅红,水疱密集成群,疱液浑浊,溃破渗出,或有糜烂;伴疼痛,纳呆腹胀,脉濡数或滑数,舌质淡红,苔白腻或黄腻。治以苡仁赤豆汤加减。②毒热炽盛证:皮肤焮红,可见丘疹、丘疱疹和疱壁紧张的水疱,急簇成群,或带状排列分布,自觉灼热刺痛,夜难成寐;伴咽干口苦,溲黄便秘,脉弦数,舌质红,苔黄或干黄。治以大黄连翘汤加减。③气滞血郁证:多见于老年人,疱疹消退后仍剧痛不止,夜卧难眠,伴纳差,心烦,脉细涩,舌质红或暗红,苔少或薄白,治以金铃子散加减。

禤国维认为蛇串疮主要是由于情志内伤,肝气郁结,久而化火,外溢肌肤而成;或饮食不节,脾失健运,湿热内蕴外溢皮肤而成;或从外感染毒邪,湿热火毒蕴积肌肤而成。本病初起多为湿热困阻,中期多为湿毒火盛,后期多为火热伤阴,经络阻塞,气滞血瘀,余毒不清。并将本病分为三型:分别是:①肝经郁热型:水疱初起,灼热疼痛,口苦咽干,大便干结,小便黄赤,舌红苔黄,脉弦数。治宜清肝利湿解毒。方选龙胆泻肝汤加减。②湿毒火盛型:水疱多而胀大,基底鲜红,灼热疼痛剧烈,或水疱浑浊溃破,或伴有脓疱脓痂,或伴有发热,头痛,全身不适,口干口苦,尿赤黄,大便干结,舌红苔黄干,脉滑数。治宜清肝泻火,解毒止痛。方选清肝泻火解毒汤。③气滞血瘀型:发病后期,水疱已干敛结痂,但疼痛不减或减而不止,口干心烦,舌暗红有瘀点,苔薄黄或微黄,脉弦数。治宜养阴清热,通络止痛。方选桃红四物汤加减。根据带状疱疹发病的不同阶段和发病部位的不同,一般初期以清热利湿解毒为主,佐以通络止痛;中期清热解毒和通络止痛并重;后期以养阴清热、化瘀止痛或健脾通络止痛为主。病在头面上部,加强清阳明胃热;病在胸腹中部,加强疏肝清热解毒;病在外阴、下肢,加强清利下焦肝胆湿热。

陆德铭认为,带状疱疹多因肝胆火盛、脾经湿热蕴阻肌肤,并感毒邪而成。其疼痛多因毒邪化火,与肝火、湿热搏结,阻遏经络,气血不通;或邪毒已去,瘀血留滞,脉络阻塞,不通则痛所致。故气血凝滞,脉络阻塞不通为带状疱疹疼痛的主要原因。其认为活血化瘀、通络止痛为贯穿带状疱疹的治疗大法,使经络疏通,气血调顺,痛止而病愈。①在急性期湿热较盛,活血化瘀之品一般性多温热,宜在辨证选用龙胆泻肝汤或除湿胃苓汤的基础上,加生地、赤芍、丹皮、紫草、大青叶、板蓝根、虎杖等清热凉血活血之品,可缓解疼痛,控制初发疱疹蔓延,防止疱疹后遗神经痛发生,减轻疼痛程度,这与现代医学早期应用激素治疗带状疱疹有异曲同工之妙。②正气虚弱,部分免疫功能低下或年老体弱患者,常于带状疱疹皮损消退后遗留顽固性的神经痛症状。陆氏认为此多因正气虚弱,正不胜邪,邪毒虽去,瘀血留滞,脉络阻塞所致,其病位在血分。故除重用活血行血、通络止痛之品外,陆德铭必用三棱、莪术、石见穿等破血之品及全蝎、蜈蚣、水蛭、地龙、壁虎等虫类血肉有情之品,以开结导滞,直达病所;并加磁石、珍珠母、牡蛎等重镇安神之品及芍药、甘草等缓急止痛之品,疼痛剧烈者,佐以乳香、没药、细辛、延胡索、徐长卿、马钱子等现代医学证实有止痛作用的中药,常可收到较好止痛效果。陆德铭认为,气血互根,气血以通为用;气行则血行,气滞则血瘀;气为血之帅,血为气之母,血瘀多有气滞。故临证取用活血化瘀中药,必合理气之品,以推动血行。多用香附、柴胡等气中之血药及延胡索、郁金、川芎等血中气药。然活血破血中药究属攻伐之品,切不可过用。③重用黄芪,陆德铭常以生黄芪为君药,用量常达60克,取其益气而能托毒外出,又能推动血运,而且促进瘀血活化之功效,配合三棱、莪术、当归、川芎、桃仁、丹参、赤芍等活血通络,佐以制香附、郁金等,既入血分又入气分,使气血流畅,血随气行,开塞通瘀而止痛;更加白术、茯苓、山药等以资生化之源;稻芽、山楂、陈皮等醒脾悦胃以顾护脾胃运化功能。临证常用加减法:气血亏者加当归、熟地、鸡血藤等养血之品;阴虚者加生地、玄参、天花粉等养阴之品;火盛者加银花、连翘;湿热盛者加茵陈、龙胆草、黄柏;夜寐不安者加磁石、珍珠母、龙骨、牡蛎、石决明;大便干结者加大黄、枳实、决明子;发于颜面者加菊花、黄芩;发于眼、眉者加木贼草;发于腰胁者加柴胡;发于上肢者加姜黄;发于下肢者加牛膝。

陈达灿等认为本病是感染邪毒,湿、热、风、火郁于心、肝、肺、脾,经络阻隔,气血瘀滞而成。情志内伤、心肝气郁化热,热郁久而化火,火热溢于肌表,流窜经络,再感风火邪毒,使气血郁闭,则见红斑、丘疱疹、疼痛等症;脾失健运而生湿,脾湿蕴结而化热,湿热外发肌肤,再感湿热邪毒,使肺的宣发、肃降、治节功能紊乱,致水液循经络闭聚于肌表,则见水疱累累如珠;湿热风火邪毒,损伤经络,经气不宣,气滞血瘀,不通则痛,常致疼痛不休或刺痛不断。根据本病的临床表现及病因病机辨证分为三型:①肝经湿热型:皮损见红斑、水疱明显,多发生于肝胆经脉循行的部位。患处灼热疼痛,伴有口苦咽干,烦渴纳呆,小便黄赤,大便干结或稀烂不畅,舌质红,苔黄腻,脉弦滑数。治法:泻肝解毒,利湿止痛。方药:龙胆泻肝汤加减。②脾胃湿热型:皮损见水疱数量多,疱壁较松弛,易破,糜烂渗液。多发生于腹部及下肢,疼痛较肝胆湿热轻,伴有口渴不欲饮,胃纳减退,腹胀便溏,舌质淡红,苔白腻,脉缓或滑。治法:健脾利湿,清热解毒。方药:除湿胃苓汤加减。③气滞血瘀型:疱疹基底瘀红、血疱或疱疹大部分已消退或已结痂脱落,但患处仍疼痛不止。伴有精神疲倦,夜睡不宁,烦躁不安,舌质紫暗,苔白,脉弦。治法:行气祛瘀,疏肝止痛。方药:金铃子散加减。

三、医案

【医案1】王某,女,24岁。头面生颗粒状水疱,刺痛兼痒9天。初起于左前额出现红色小颗粒,并伴有针刺样疼痛,逐渐增多,形成水疱,且向头顶及左眼睑蔓延,左目红肿,流泪,视物不清,周围皮肤肿胀,灼热。诊为"面部带状疱疹",经注射维生素及抗生素等药后,效果不显,继续扩展。胃纳不佳,头晕,口苦,大便干,2日1行,小便短赤。脉象弦滑数,舌苔薄白,舌质红。查体:左侧前额及左上眼睑大片潮红肿胀,面积约10cm×8cm,上有高粱颗粒至黄豆大红色丘疱疹,集簇成群,呈带状排列。左眼球结膜充血,眼见焮肿,左颌下淋巴结肿大,压痛明显。中医辨证:湿热内蕴,肝火夹湿上犯。西医诊断:带状疱疹。处方:金银花五钱,连翘三钱,野菊花三钱,龙胆草一钱,大青叶三钱,黄芩三钱,炒山栀二钱,地丁四钱,淡竹叶二钱,赤芍三钱,鲜生地三钱,桑叶二钱。外用化毒散软膏、芙蓉膏各等量,调匀外敷。

4日后复诊,服药后头面浮肿已明显消退,部分皮疹形成脓疱或显露出鲜红色糜烂面,上覆淡黄色渗出及结痂,疼痛减轻,未见新生皮损。再以前方去生地、桑叶,加茵陈五钱,车前子三钱,连服3剂。外用马齿苋一两,煎水500mL,待温后连续湿敷局部,每隔15min更换敷料1次。

5日后,头部前额及左上眼睑渗出停止,糜烂面出现新生上皮,红晕浮肿已全部消退,疼痛已除,微有痒感。胃纳转佳,二便正常再以清热祛湿之药物煎水代茶,以清解余毒。处方:茵陈一两,杭菊花一钱半,蒲公英二钱。外用祛湿散一两,加入化毒散五分,调敷局部。

1周后来院检查,患部皮损已全部消退。仅遗有少量淡褐色色素沉着,无疼痒。两目视物清楚,红肿消退,临床痊愈。

（摘自《赵炳南临床经验集》）

【医案2】李某,女,23岁。5天前右侧下胸部开始疼痛,而后相继起红斑及水疱,一堆堆出现,从前胸蔓延到后胸,剧烈疼痛,夜不成寐,口干思冷饮,大便秘结,3日未解,尿黄而少。脉象滑数,舌苔薄黄,舌质红。查体:右侧胸胁,自7、8、9前后肋间散在密集成簇的大小不等的水疱,基底为紫红斑,充血,周围轻度红色浸润,未见破溃及糜烂面。 中医辨证:肝胆湿热,热胜于湿。 西医诊断:带状疱疹。处方:胆草三钱,黄芩三钱,赤芍三钱,茜草三钱,川楝三钱,柴胡三钱,当归三钱,木通二钱,车前子三钱,大黄三钱。外用氯氧油。 服药3剂后,局部水疱逐渐消退,疼痛减轻,大便已通。又继服3剂,局部疱疹已干燥结痂、脱屑,疼痛基本消失。近3天来大便未解,食纳不香,口干,腹胀,脉沉细,舌苔薄白。拟以利湿、健脾、清热为法。 处方:黄芩三钱,茯苓三钱,泽泻三钱,白术三钱,薏苡仁五钱,当归三钱,郁李仁五钱,瓜蒌五钱,莱菔子三钱,陈皮三钱。上方3剂后,大便通畅,其他症状消失,表面留有色素沉着,未再复发。

（摘自《赵炳南临床经验集》）

【医案3】李某,男,75岁,2017年6月12日初诊,患者右腰腹部簇状水疱伴疼痛1周来诊,曾在广东省中医院皮肤科门诊经抗病毒止痛等治疗。现症见:右腰腹部红斑,水疱已大部分结痂,呈带状分布,阵发性电掣样疼痛明显,口干口苦,纳眠欠佳,大便干,小便调,舌暗红、苔黄腻,脉弦滑。中医诊断:蛇串疮（肝胆湿热）。西医诊断:带状疱疹。治法:清利肝胆湿热。处方:诃子、牛蒡子、白芍、蚤休、郁金、延胡索、香附、鸡内金、枳实、厚朴、威灵仙各15克,薏苡仁、石决明(先煎)各30克,甘草10克,三七胶囊(冲服)1袋,太子参20克。7剂,每天1剂,水煎服。配合新癀片、痹痛胶囊口服辅助治疗。外用:入地金牛酊(院内制剂)外搽。

2017年6月19日二诊:药后红斑较前变淡。水疱已全部结痂,仍疼痛,口干无口苦,纳可,睡眠一般,大便改善。处方:原方白芍加量至20克,7剂,每天1剂,水煎服。配合新癀片、痹痛胶囊口服辅助治疗。

2017年6月26日三诊:皮疹减少,疼痛较前减轻,口干无口苦,纳可,睡眠一般,大便量少。上方去蚤休,加用薄盖灵芝15克,续服7剂。

2017年7月5日四诊:皮疹基本消退,遗留色素沉着,疼痛明显减轻,纳可,眠一般,二便调。上方太子参加量为30克,续服巩固治疗。

（摘自禤国维运用芍药甘草汤治疗皮肤病经验介绍.新中医,2018,50(11):257–259.）

【医案4】刘某,女,49岁。1974年7月5日初诊。右腰部出现大批水疱,刺痛5天。5天前患者右腰部突然出现成批集簇水疱,逐渐增大,刺疼甚剧,寤寐不安,在附近医院治疗后水疱仍有发展。右腰部(相当于腰椎1、2节段)、右侧腹部及后背可见大片成簇密集的水疱,皮肤灼红、疼痛,不敢碰触,皮损延至右侧腰部前后。脉弦细,舌质绛,苔净。 中医辨证:脾经湿热,循经外发。 西医诊断:带状疱疹。 处方:马齿苋合剂(马齿苋60克,蒲公英15克,大青叶15克),3剂,水煎服。

二诊:服上药后未能控制病情,尚见有新起水疱向后蔓延,发烧,局部水疱溃破后,轻度感染。上方加马尾连9克,黄芩9克,银花15克,生甘草6克。外用玉露膏。

三诊:服上方药3剂后,仍有水疱向外扩展,发烧已退,腹胀有凉气感,胃不思纳,脉细滑,舌苔白腻。证属热去湿盛,改为温化除湿。药用:苍术6克,川朴9克,陈皮9克,茯苓皮9克,猪苓9克,泽泻9克,桂枝9克,黄芩6克,六一散9克(包),4剂,水煎服。外用四黄膏。

四诊:水疱已破,部分结痂,痛已减轻,病情基本控制,腹胀已轻,已思饮食,脉沉细,舌苔净。继服前方4剂。外用同前。

五诊:后背均已结干痂,腹部有小片溃疡面,略感腹胀,前方去黄芩、桂枝加木香3克、马齿苋15克,3剂。糜烂面外用红粉纱条加玉红膏。

六诊:大部已结干痂,尚觉刺痛,前方加炙乳没各6克,服5剂而愈。

（摘自《朱仁康临床经验集》）

【医案5】 王某,女,33岁。1958年4月4日初诊。患者左腰部及左大腿出现集簇小水疱,剧痛3天。患者7天前左腰部和左下肢发生阵发性针扎样刺痛,疑为"神经痛",未予治疗。3天前左腰部至左大腿外侧出现大片红斑、小水疱,刺痛加重,不敢触碰,坐立不安,虽服止痛片亦未解痛。大便干结。查体:左侧腰部及沿左大腿外侧,相当于1~2节段,可见成片集簇之小水疱,部分为血疱,基底潮红。脉弦而带数。舌苔薄黄。中医辨证:蛇串疮,证属心肝二经之火内郁。西医诊断:带状疱疹。处方:川连9克,黄芩9克,焦山栀9克,大青叶9克,番泻叶9克,银花9克,赤芍9克,花粉9克,青黛1.5克。外用玉露膏[秋芙蓉叶(干后研细末)60克、凡士林310克,调成油膏]。

二诊:服上药2剂后水疱已见结痂,刺痛明显减轻,大便3日未行,舌苔黄糙,脉弦数。方拟通腑泄热。生大黄6克(后入),黄芩9克,焦山栀6克,大青叶6克,连翘9克,丹皮9克,赤芍9克,忍冬藤9克。

三诊:继服上方2剂后,疱疹大部干结,疼痛基本消失,大便畅通。前方去大黄加花粉9克,服2剂后病愈。

(摘自《朱仁康临床经验集》)

【医案6】 冯某,男,80岁。1993年5月22日初诊。患者半年前因左胸背部起红斑水疱伴疼痛,在海南某医院诊为"带状疱疹"并住院治疗,经肌注维生素 B_1 针、B_{12} 针及服中药水剂治疗,皮疹虽干但疼痛不减,日益加重,痛苦万分。先后在南方及北京几个大医院就诊治疗无效。查体:左胸乳晕至背部暗红色色素沉着斑呈带状分布,局部疼痛拒按。舌质暗红,苔白,脉弦滑。中医辨证:气血两虚,血脉瘀滞,余毒未尽。西医诊断:带状疱疹后遗神经痛。处方:黄芪15克,太子参15克,当归10克,川芎10克,丹参15克,红花10克,延胡索10克,川楝子10克,薏苡仁30克,穿山甲6克,全虫6克,乌梢蛇10克,紫草根15克,板蓝根30克。

二诊:服上方14剂。疼痛减轻,睡眠好转,纳可,大便干,舌质暗红,苔薄白,脉细数。于上方去当归、穿山甲、板蓝根,加生地30克,赤芍15克,枳壳10克,全瓜蒌30克,制大黄10克。

三诊:服上方7剂,疼痛减轻,大便仍干燥;舌质暗红,苔薄白,脉弦滑。考虑气滞明显,再去川芎、薏苡仁、紫草根、乌梢蛇;加制乳没各3克,木香10克,陈皮10克,杜仲10克,制大黄加量为15克。

四诊:服上方7剂,疼痛明显减轻,二便调;舌质红,苔薄白,脉缓。治以健脾益气,活血化瘀,行气止痛。方取黄芪15克,太子参15克,白术10克,茯苓10克,薏苡仁30克,丹参15克,全瓜蒌30克,全虫6克,穿山甲10克,延胡索10克,木香10克,首乌藤30克。

五诊:服上方7剂,疼痛完全缓解,二便调。

六诊:继服14剂。症状全消,临床治愈。

(摘自《张志礼皮肤病医案选萃》)

【医案7】侯某,女,54岁。1993年1月30日出诊。患者1周前开始左胸背部灼痛,5天前该部起红斑,迅即生成小水疱,刺痛加剧。在外院诊为"带状疱疹",予肌注维生素B$_1$针、B$_{12}$针治疗,疼痛不缓解;伴心烦口苦、尿黄、大便干。诊查:左胸背部沿胸4、5肋间神经分布区可见簇集成带状分布的粟粒至绿豆大水疱,疱壁紧张,多数疱液澄清,少数为血疱,基底部有水肿性红斑浸润。舌红苔黄,脉弦滑。中医辨证:肝胆湿热蕴结,气血瘀滞,兼感毒邪。西医诊断:带状疱疹。 处方:龙胆草10克,黄芩10克,生地15克,生栀子10克,紫草15克,板蓝根30克,大青叶30克,丹皮15克,赤芍15克,延胡索10克,川楝子10克,车前草30克。局部外用雄黄洗剂。 服上方7剂,水疱大部分干瘪,红斑消退,肿胀减轻,仍时有刺痛,伴口苦纳呆,二便调,舌淡红,苔薄黄,脉弦。证属毒热未尽,气滞血瘀。治以健脾除湿,行气活血,兼清余热。于前方去生地、丹皮、生栀子、黄芩、车前草,加薏米30克,木香10克,陈皮10克,丹参15克,红花10克。

(摘自《张志礼皮肤病医案选萃》)

【医案8】刘某,男,50岁。1周前患者自觉右胁肋部灼热刺痛,继后皮肤出现水疱,疼痛剧烈,胃纳欠馨,大便欠畅。查体:右胁肋及腹背见成簇分布红色丘疱疹,绿豆大小,呈带状排列,基地皮肤潮红,苔薄黄腻,舌质红,脉弦。证属:肝胆湿毒内蕴,外溢肌肤。治拟:疏肝清热,和营止痛。 处方:龙胆草6克,柴胡9克,黄芩12克,大青叶30克,板蓝根30克,蛇舌草15克,桃仁15克,赤芍30克,丹皮9克,莪术30克,丹参30克,香附9克,延胡索12克,生米仁15克。服药2周,皮损未见新发,疼痛减轻,皮色较淡,上方去柴胡、板蓝根,加郁金12克。继续服药2周后诸症全消。

(摘自《陆德铭治疗带状疱疹经验》)

【医案9】田某,女,59岁,2015年6月2日初诊。患者自诉半年前右侧胸胁背部起散在红斑、簇状水疱,局部破损糜烂,痛甚,于外院诊治后疱疹消退,但局部遗留针刺样剧烈疼痛,影响睡眠,先后服用多种止痛药未缓解。现神疲,少气,纳可,大便干结,小便调,舌淡暗,苔黄腻,脉弦细。中医诊断:痹症(脾虚湿盛,瘀热互结)。西医诊断:

带状疱疹后遗神经痛。治法:清热利湿,通络止痛(早期)。处方:黄芩,绵茵陈,玄参,桃仁,瓜蒌皮,赤芍,白芍各15克,生薏苡仁30克,龙骨30克(先煎),柴胡10克,红花5克,三七末3克(冲服),甘草5克,每日1剂,共7剂。另予梅花针刺络拔罐治疗,隔日1次,共3次。

复诊:患者疼痛稍减轻,睡眠改善,胃纳可,大便好转,舌淡暗,苔微黄腻,脉弦细。上方去绵茵陈、玄参,加全蝎粉3克以加强入络搜风止痛之效,续服7剂,并予梅花针刺络拔罐治疗3次。

三诊:患者舌淡苔白,无口干,疼痛明显减轻,眠安,考虑余邪渐去,上方再去黄芩,加茯苓健脾渗湿固本、黄芪以益气扶正,提高机体免疫力。后续以上方加减治疗1个月余,局部疼痛消失。

(摘自《陈达灿治疗病毒性皮肤病经验举隅》)

四、现代研究进展

带状疱疹由潜伏在体内的水痘-带状疱疹病毒(varicella-zoster virus,VZV)再激活所致,表现以沿单侧周围神经分布的簇集性小水疱为特征,常伴显著的神经痛。

【病因病理】

本病由水痘-带状疱疹病毒引起。病毒通过呼吸道黏膜进入人体,经过血行传播,在皮肤上出现水痘,但大多数人感染后不出现水痘,视为隐性感染,成为带病毒者。此种病毒为嗜神经性,在侵入皮肤感觉神经末梢后可沿着神经移动到脊髓后根的神经节中,并潜伏在该处,当宿主的细胞免疫功能低下时,如患感冒、发热、系统性红斑狼疮以及恶性肿瘤时,病毒又被激发,致使神经节发炎、坏死,同时再次激活的病毒可以沿着周围神经纤维再移动到皮肤发生疱疹。在少数情况下,疱疹病毒可散布到脊髓前角细胞及内脏神经纤维,引起运动性神经麻痹,如眼、面神经麻痹以及胃肠道和泌尿道的症状。

VZV属疱疹病毒,为嗜神经病毒。完整的VZV呈球形,直径150~200nm,核酸为双链DNA,由正20面体的核衣壳组成,外层由疏松的脂蛋白形成包膜,散布有病毒编码的糖蛋白,病毒颗粒仅外壳具有传染性。水痘和带状疱疹在临床上是两个不同的疾病,但是由相同病毒引起,VZV原发感染后大约有70%的儿童在临床上表现为水痘,约30%的人为隐性感染,二者均为带病毒者。

激发带状疱疹的原因目前尚未完全弄清。VZV潜伏感染期间,抗病毒特异性抗体持续低水平,随着带状疱疹的出现,正常的特异性IgG抗体水平迅速升高;在播散型带状疱疹患者,50%病人的血清中可找到抗原抗体复合物,提示组织损伤可能由免疫复合物所引起。在细胞免疫应答方面,特异性细胞免疫抑制可能是病毒再激活和发生播散的主要原因,细胞免疫功能受损者带状疱疹的发病率和严重程度均上升,而且容易发生播散型带状疱疹,并发系统受累,常见的如肺炎、肝炎或脑炎。据报道,影响带状疱疹发病最常见的因素是恶性肿瘤,其中最常见的是淋巴。在接受细胞毒药物化疗或免疫抑制治疗患者中,一年内带状疱疹的发生率在30%左右,约1/3发生播散。接受大剂量的糖皮质激素治疗的患者,也有增加VZV感染的危险性。HIV感染者带状疱疹的发生率是正常人群的10倍,而且容易发生播散性和慢性带状疱疹。此外,带状疱疹亦可因外伤、过劳、各种感染及应用砷、锑等重金属药物等而诱发。偶尔带状疱疹的皮疹呈簇状分布,可能与外源性感染VZV,激活潜伏感染的病毒有关,可能的发病机制是外源性亚临床感染后,机体内特异性抗体水平升高,抗体封闭阻断了细胞介导的免疫防御功能,导致潜伏感染的病毒被激活。妊娠期带状疱疹与胎儿宫内感染无关,新生儿带状疱疹都发生在妊娠期母体感染水痘者。随着年龄的增长,细胞免疫对VZV的应答反应也随之减弱,老年人对VZV的细胞介导免疫反应表现为选择性并渐降低,因此老年人带状疱疹的发病率、严重程度及并发症都较高。本病愈后可以获得终生免疫,罕见复发。

【临床表现】

根据单侧沿外周神经分布的成簇水疱性损害伴有神经痛,诊断不难。本病应与单纯疱疹区别,后者常分布于皮肤黏膜交界处,与外周神经的分布无关,易复发,痛不明显。带状疱疹前驱期及无疹性带状疱疹有时易误诊为肋间神经痛、胸膜炎或急腹症等,应予注意。

本病的病原属脱氧核糖核酸疱疹病毒,与水痘病毒一致,又称水痘-带状疱疹病毒(varicellazostervirus,VZV)。皮肤的病变主要在表皮,水疱位于表皮的深层,在疱内及边缘处可见明显肿胀的气球状表皮细胞。在变性的细胞核中可见嗜酸性核内包含体。与皮疹相应的神经节内也有病变,表现为脊髓后柱节段性脊髓灰白质炎,神经节和神经后根有剧烈炎症反应。真皮内的感觉神经纤维在皮疹出现后不久也出现明显变性。常先有轻度的前驱症状,如发热、乏力、全身不适、食欲不振、局部淋巴结肿痛以及患处皮肤灼热、感觉过敏或神经痛等。

典型的皮损在炎症基础上出现成簇而不融合的粟粒至黄豆大丘疹,丘疹继而变为水疱,疱液澄清,疱壁紧张,围以红晕。皮损沿外周神经分布,排列成带状,很有特征性,有诊断价值。各簇水疱群间皮肤正常,若无继发感染,数日后水疱干涸结痂,愈后留有暂时性色素沉着,一般不留疤痕。由于机体免疫状态的不同,表现常不典型,而有不同名称。对有神经痛而无皮疹者称无疹性带状疱疹;仅有红斑、丘疹而不发展为水疱的称不全型带状疱疹;仅有红斑、丘疹而不发展为水疱的称顿挫性;发生大疱的为大疱性;出血的为出血性;坏死明显的为坏疽性;皮损因病毒血源播散的称泛发性;累及内脏如肺、肝或脑部时称带状疱疹肺炎、肝炎或脑炎。极少数可累及两个以上神经节产生双侧性或同侧有数支不同神经分布的损害。

神经痛为本病特征之一,一般在有神经痛的同时或稍后即发生皮疹,但亦有在神经痛4~5天之后才发生皮疹,因而易误诊为心绞痛、溃疡病、胆道或肾绞痛、阑尾炎、肋肌痛或早期青光眼等。疼痛程度轻重不等,且与皮疹严重程度无一定的关系。通常儿童带状疱疹患者没有疼痛,或疼痛很轻,而年老体弱者疼痛剧烈甚至难以忍受。某些患者在皮损完全消退后,仍遗留有神经痛,此种后遗神经痛可持续数月之久。儿童及青年人的全病程一般为2~3周,老年人3~4周。由于病毒侵犯后根神经节的部位、程度,以及运动根及前角细胞发生炎症变化范围的不同,尚有下列一些较特殊的类型:

(1)三叉神经带状疱疹(trigeminal nerve zoster):可侵犯三叉神经眼支、上颌支和下颌支。眼支带状疱疹多见于老年人,症状严重,疼痛剧烈,可累及角膜,水疱可迅速破溃而形成溃疡性角膜炎,以后可因瘢痕形成而失明,严重者可发生全眼球炎、脑炎,甚至死亡。当眼有损害时,其鼻尖常有水疱(Hutchinson症),是由于侵犯眼支的鼻分支所致。上颌支带状疱疹常常在上颌黏膜、腭垂、扁桃腺出现水疱。下颌支带状疱疹水疱则出现在舌前部、口底部和颊黏膜。三叉神经带状疱疹可以以牙痛为首发症状。

(2)耳带状疱疹(herpes zoster oticus):是由于病毒侵犯面神经及听神经,导致局部炎症水肿、压迫神经所致。表现在外耳道或鼓膜有疱疹,患侧面瘫及轻重不等的耳鸣、耳聋等听觉症状。此外尚有舌前2/3处味觉消失、流泪、鼻腭部水疱、眩晕、恶心、呕吐及眼球震颤等症状。当膝状神经节受累,影响面神经的运动和感觉纤维时,产生面瘫、耳痛及外耳道疱疹三联征,称为拉姆齐-亨特综合征(Ramsay-Hunt syn-drome)。

(3)带状疱疹性脑膜脑炎(zoster meningoenceph-alitis):为病毒本身直接从脊髓神经前、后根向上侵犯到中枢神经系统或发生变态反应所致。多发生于发疹时或发疹后3~14天,但亦可发生于发疹以前,大多见于脑神经或颈、上胸脊髓神经节段受侵的病人。表现有头痛、呕吐、惊厥或其他进行性感觉障碍,尚可有共济失调及其他小脑症状等。

(4)运动性麻痹(motor paralysis):发生率为5%,以眼、面麻痹多见,三叉神经眼支运动神经受累时为眼麻痹,面神经受累时产生面麻痹,脊髓神经根运动性麻痹则较少见,胸10、11运动神经根受累时可出现腹壁疝,肛周外阴部受侵犯可引起排便、排尿困难。运动性麻痹常发生于疼痛后、发疹期或稍后,麻痹的肌肉与支配皮肤的神经一般相一致。此种麻痹能持续几周到几个月,但大部分皆可以恢复。

(5)内脏带状疱疹(visceral zoster):病毒由脊髓后根神经节侵及交感神经及副交感神经的内脏神经纤维,引起胃肠道及泌尿道症状,亦可发生节段性胃肠炎及单侧性膀胱黏膜溃疡,当侵犯腹膜、胸膜时,则可在这些部位发生刺激性甚至积液等症状。

带状疱疹的并发症包括带状疱疹后遗神经痛(postherpetic neuralgia)、肉样瘤样瘢痕或肉芽肿性瘢痕形成、细菌感染导致皮肤坏死、急性视网膜坏死综合征(多发生在三叉神经眼支带状疱疹时)、吉兰-巴雷综合征和脊髓炎,以带状疱疹后遗神经痛最常见而难于控制。

带状疱疹后遗神经痛一般定义为带状疱疹后1月仍有神经痛或复发性疼痛,最好界定为带状疱疹后3个月。儿童发生少,随年龄增长,发病率越高,40岁以上的病人,发生率在30%左右,以三叉神经受累时常见。疼痛在皮疹前出现、出疹时疼痛剧烈、出疹时间长者更容易发生后遗神经痛。后遗神经痛可呈持续性烧灼痛伴感觉过敏,或阵发性刺痛,疼痛程度不一。90%的患者局部皮肤正常刺激时即可诱发疼痛是带状疱疹后遗神经痛的特点。

【临床治疗】

(1)抗病毒治疗　抗病毒药物是带状疱疹临床治疗的主要药物,国际上主张应在发疹后72 h内尽早使用,以迅速达到并维持有效浓度,获得最佳治疗效果。目前国内批准使用的系统抗病毒药物主要包括经典的阿昔洛韦、伐昔洛韦、泛昔洛韦、溴夫定和膦甲酸钠,均能通过限制病毒复制对神经的损伤,从而缩短患者疼痛的持续时间和新损伤形成的时间,加速自发愈合。一般抗病毒疗程为7天,如果抗病毒治疗7天后,仍有新水疱出现,排除误诊或对抗病毒药物耐药后,可延长疗程至14天。

(2)止痛　包括药物、介入、物理治疗等多种方法。针对带状疱疹急性期疼痛的复杂机制,发病初期应以治疗伤害感受性疼痛为主,随后需逐步加强神经病理性疼痛的治疗力度。其中药物治疗主要包括:①非甾体类抗炎药　适用于控制伤害感受性疼痛,但对于神经病理性疼痛的镇痛效果并不明显。发病初期的患者,如无相关禁忌证(包括消化道溃疡、肝肾功能异常等)即可尽早使用,皮损消退后需及时停药。②离子通道阻滞剂　适用于控制神经病理性疼痛,包括钙离子通道阻滞剂和钠离子通道阻滞剂。前者代表药物有加巴喷丁和普瑞巴林,临床使用常需逐步加量;后者的代表药物有利多卡因,可以通过静脉注射、鞘内注射或者透皮吸收等多种途径给药,尤以透皮贴剂的形式最为方便,但使用时需避开水疱、糜烂及毛发部位。③5羟色胺(5-HT)和去甲肾上腺素再摄取抑制剂 代表药物为度洛西汀和文拉法辛,通过抑制突触间隙内5-HT和去甲肾上腺素的再摄取,进而提高突触间隙内二者的浓度,可抑制疼痛传导途径中下行通路,从而产生镇痛作用。④阿片类药物 不推荐带状疱疹早期就使用阿片类药物,特别是强阿片类药物。当患者出现非阿片类镇痛药物无法控制的中重度疼痛时,可酌情考虑该类药物,但需特别关注其成瘾性。

神经阻滞是一种治疗带状疱疹和带状疱疹后神经痛的有效方法,主要以硬膜外腔阻滞、肋间神经阻滞、椎旁神经阻滞、选择性神经根阻滞和局部神经阻滞为主。阻滞药物常用糖皮质激素、局部麻醉药及营养神经药等。

(3)糖皮质激素 糖皮质激素是否应该使用存在一定争议。临床实际应用中,带状疱疹急性期使用糖皮质激素可缩短急性期疼痛持续时间,并减少带状疱疹后神经痛的发生,可能与其抗炎作用有关,但仍需开展更多高质量循证医学研究。

(4)神经营养药物 目前认为神经营养药物对缓解神经痛有一定作用,主要借鉴痛性糖尿病周围神经病变的治疗措施。常用的药物包括维生素 B 族(如维生素 B_1、维生素 B_{12})、维生素 C、谷维素、辅酶 A 等。

(5)中医中药治疗 中医根据疾病的分型进行辨证施治,肝经湿热型带状疱疹,以清肝泻火、解毒祛湿的中药治疗;脾经湿蕴型带状疱疹,可健脾胃,除湿毒;气滞血瘀型带状疱疹患者,选用延胡索、制香附等药物活血化瘀、行气止痛。可采用中药内服、中药外敷、中药内服联合中药外敷等治疗方法。

(6)刺络放血法 刺络放血法是一种传统医疗手段,祛瘀血,通经络,使之"通则不痛",具有适应证广、起效迅速、简便、成本低廉等优点。

(7)火针 带状疱疹发病多伴湿邪,"湿为阴邪,非温不解",火针具有针和灸的功效,火针点刺可借火之力,增强经气的阳热,"火郁发之",以祛邪外出,予邪以出路,使邪祛疹消。火针联合中药内服、中药外敷、刺络拔罐等治疗手段,可增强扶正祛邪之效,促进患者局部皮损结痂、脱痂,缩短病程。

(8)灸法 灸法是一种常见的治疗方法,有保健、防病、治病之效,灸法可用姜片、蒜、药饼等药物,《备急千金要方》中有提及热证灸法的作用,灸法可开门泄邪,解毒止痛,通行气血。

(9)针刺 针刺治疗带状疱疹,可引火外出,加快疱疹干涸、结痂速度;同时疏通经络,调和局部气血,缓解带状疱疹神经痛,降低后遗神经痛的发生率。可采用单纯针刺疗法、针刺联合拔罐疗法、针刺联合中药疗法等。亦可用耳针,在相应部位找刺痛点,间歇留捻20min。

（10）音频电疗法、激光照射或磁穴疗法。可消炎止痛。

【预防调护】

（1）慎起居,注意休息。

（2）调畅情志,保持良好的精神状态,情绪开朗、心气调和,忌恼怒。

（3）保持局部清洁,防止继发感染。

参考文献

[1] 介绍赵炳南老中医治疗带状疱疹的经验[J].赤脚医生杂志,1972(0):34-35.

[2] 赵炳南.我对发展中医学术的几点体会——从带状疱疹(缠腰火丹)的辨证论治谈起[C]//中华中医药学会皮肤科分会第六次学术年会、赵炳南学术思想研讨会、全国皮肤科中医外治高级研修班论文集.(出版者不详),2009:261-263.

[3] 李维义.赵炳南先生治疗带状疱疹经验介绍[J].广西中医药大学学报,2007,10(4):35-36.

[4] 北京中医医院.赵炳南临床经验集[M].北京:人民卫生出版社,2006:121-126.

[5] 魏广武,朱跃东.中医药治疗带状疱疹[J].中国乡村医药,1998(11):13-14.

[6] 丁建国,禤国维.禤国维教授治疗蛇串疮经验[J].中国中医药现代远程教育,2014,12(13):26-27.

[7] 熊述清,梁家芬,杨琳琳,等.禤国维运用芍药甘草汤治疗皮肤病经验介绍[J].新中医,2018,50(11):257-259.

[8] 唐渝璐,李红毅,侯君,等.禤国维应用桔梗治疗皮肤病经验介绍[J].新中医,2017,49(3):170-172.

[9] 安家丰,张芃,马一兵.张志礼皮肤病医案选萃[M].北京:人民卫生出版社,1994:199-204.

[10] 阙华发,阙振福,邓相爱.陆德铭治疗带状疱疹疼痛的经验[J].湖北中医杂志,1999,21(7):6-7.

[11] 毛佳琳.陆德铭治疗带状疱疹经验[J].杏苑中医文献杂志,1999(1):35-36.

[12] 中医研究院广安门医院.朱仁康临床经验集[M].北京:人民卫生出版社,1979:74-79.

[13] 黄楚君,孟威威,林颖,等.陈达灿治疗病毒性皮肤病经验举隅[J].广州中医药大学学报,2018,35(2):342-344.

[14] 陈曦,黄卓英,赵淮波,等.带状疱疹治疗及预防[J].中华医学杂志,2021,101(7):515-519.

[15]《中华医学杂志》社,皮肤科慢病能力提升项目专家组,中国医师协会疼痛科医师分会,国家远程医疗与互联网医学中心皮肤科专委会.带状疱疹相关性疼痛全程管理专家共识[J].中华皮肤科杂志,2021,54(10):841-846.

（金彩云　李炳男）

第三节　疣

"疣目""晦气疮""枯筋箭""扁瘊"皆属中医"疣"的范畴。疣是一种由人类乳头瘤病毒引起的传染性皮肤病,临床主要表现为面部、手臂等暴露部位散在或群集的扁平角化性丘疹,一般无自觉症状,偶有瘙痒,好发于儿童及青少年。中医认为肝经气血不和,风热之毒蕴阻肌肤而发为疣。本病西医称为疣,认为与人乳头瘤病毒感染及细胞免疫功能异常有关。

一、古籍选粹

古籍参考书目:《黄帝内经》《五十二病方》《诸病源候论》《备急千金要方》《千金翼方》《证类本草》《外台秘要》《太平圣惠方》《圣济总录》《幼幼新书》《卫生宝鉴》《外科百效全书》《外科启玄》《医学入门》《景岳全书》《名医类案》《医学原理》《洞天奥旨》《续名医类案》《古今医案按》《张氏医通》《杂病源流犀烛》《医宗金鉴》《种福堂公选良方》《验方新编》《医学衷中参西录》。具体内容摘录如下:

(一)先秦《黄帝内经》

【疾病概述】

手太阳之别,名曰支正。上腕五寸,内注少阴;其别者,上走肘,络肩髃。实则节弛肘废;虚则生疣,小者如指痂疥。取之所别也。

(二)战国时期《五十二病方》

【外用治疗】

[祛方一]尤(疣):取蔽蒲席若籍之弱,绳之,即燔其末,以久(灸)尤(疣)末(本),热,即拔尤(疣)去之。

(三)隋·巢元方《诸病源候论》

【疾病概述】

疣目者,人手足边忽生如豆,或如结筋,或五个,或十个,相连肌里,粗强于肉,谓之疣目,此亦是风邪搏于肌肉而变生也。

人有附皮肉生、与肉色无异,如麦豆大,谓之疣子,即疣目也。亦有三数相聚生者。

割破里状如筋而强,亦微有血,而亦复生。此多由风邪客于皮肤,血气变化所生。故亦有药治之瘊者,亦有法术治之瘊者,而多生于手足也。

(四)唐·孙思邈《备急千金要方》

【外用治疗】

去疣目方　松柏脂合和,涂之,一宿失矣。

又方:以石硫黄揩六七遍。

又方:以杏仁烧令黑,研膏涂上。

又方:以猪脂痒处揩之,令少许血出,即差,神验不可加。

又方:苦酒渍石灰六七日,滴取汁,点疣上,小作疮即落。

又方:杏仁烧令黑,研膏,涂上。

又方:取牛口中涎,数涂,自落。

又方:着艾炷疣目上,灸之三壮,即除。

治小儿疣目方:以针及小刀子决目四面,令似血出,取患疮人疮中汁黄脓傅之,莫近水三日,即脓溃根动,自脱落。

(五)唐·孙思邈《千金翼方》

【外用治疗】

治疣赘疵痣方　雄黄　硫黄　真朱　矾石熬　莳茹　巴豆去皮心　藜芦各一两　上七味捣筛为散,以漆和令如泥,涂贴病上,须成疮。及去面上黑子,点之即去。

[桑薪灰]疗黑子疣赘。用煮小豆,大下水肿。

[冬灰]味辛,微温。主黑子,去疣息肉,疽蚀疥瘙。一名藜灰。生玄谷川泽。

[马苋]一名马齿草。主诸肿瘘疣目,捣揩之。饮汁,主反胃诸淋,金疮血流,破血癥癖,小儿尤良。

(六)唐·唐慎微《证类本草》

【外用治疗】

蜘蛛,微寒。主大人、小儿㿀。七月七日取其网,疗喜忘。

陶隐居云:蜘蛛类数十种,《尔雅》止载七八种尔,今此用悬网状如鱼罾者,亦名蚰蟵蟵。蜂及蜈蚣螫人,取置肉上则能吸毒。又以断疟及干呕霍乱。术家取其网著衣领中辟忘。有赤斑者,俗名络新妇,亦入方术用之。其余杂种,并不入药。《诗》云:蟏蛸在户,正谓此也。唐本注云:《别录》云:疗小儿大腹疔奚,三年不能行者。又主蛇毒、温疟、霍乱,止呕逆。剑南、山东为此虫啮,疮中出丝,屡有死者,其网缠赘疣,七日消烂,有验矣。臣禹锡等谨按日华子云:斑蜘蛛,冷,无毒。治疟疾,疗肿。网七夕朝取食,令人巧,去健忘。

253

又云:壁钱虫,平,微毒。治小儿吐逆,止鼻洪并疮。滴汁,傅鼻中及疮上,并傅瘘疮。是壁上作茧蜘蛛也。

黑雌鸡,主风寒湿痹,五缓六急,安胎。血无毒。主中恶腹痛及踒折骨痛。乳难。臣禹锡等谨按《药性论》云:黑雌鸡,味甘。《安胎通用药》云:乌雄鸡,温。《中恶通用药》云:乌雌鸡血,平。孟诜云:产后血不止,以鸡子三枚,醋半升,好酒二升,煎取一升,分为四服,如人行三二里,微暖进之。又,新产妇,可取一只,理如食法,和五味炒熟香,即投二升酒中,封口经宿,取饮之,令人肥白。又,和乌油麻二升,熬令黄香,末之入酒,酒尽极效。日华子云:乌雌鸡,温,无毒。安心定志,除邪辟恶气,治血邪,破心中宿血及治痈疽,排浓补新血,补产后虚羸,益色助气。胆,治疣目、耳瘑疮,日三傅。肠,治遗尿并小便多。粪,治中风失音,痰逆,消渴,破石淋,利小肠,余沥,傅疮痍,灭瘢痕。

《图经》曰:葫,大蒜也。旧不著所出州土,今处处有之,人家园圃所莳也。每头六七瓣,初种一瓣,当年便成独子葫,至明年则复其本矣。然其花中有实,亦葫瓣状而极小,亦可种之。五月五日采。谨按《本经》云:主散痈肿。李绛《兵部手集方》:疗毒疮肿,号叫卧不得,人不别者。取独头蒜两颗,细捣,以油麻和,厚傅疮上,干即易之。顷年,卢坦侍郎任东畿尉,肩上疮作,连心痛闷,用此便瘥。后李仆射患脑痛,久不瘥,卢与此方便愈。绛得此方,传救数人,无不神效。葛洪《肘后方》灸背肿令消法云:取独颗蒜,横截厚一分,安肿头上,炷艾如梧桐子,负蒜上百壮,不觉消,数数灸,惟多为善,勿令大热,若觉痛即擎起蒜,蒜焦更换用新者,勿令损皮肉,如有体干不须灸。洪尝苦小腹下患一大肿,负之亦瘥。每用灸人,无不立效。又今江宁府紫极宫刻石记其法云,但是发背及痈疽、恶疮、肿核等,皆灸之,其法与此略同,其小别者,乃云初觉皮肉间有异,知是必作疮者。切大蒜如铜钱厚片,安肿处灸之,不计壮数,其人被苦初觉痛者,以痛定为准。初不觉痛者,灸至极痛而止。前后用此法救人,无不应者。若是疣赘之类,亦如此灸之,便成痂自脱,其效如神。

都管草《图经》曰:都管草,生施州及宜州田野,味苦、辣,性寒。主风痛肿毒,赤疣,以醋摩其根涂之。亦治喉咽肿痛,切片含之。立愈。其根似羌活头,岁长一节,高一尺许。叶似土当归,有重台生,二月、八月采根,阴干。施州生者作蔓,又名香球,蔓长丈余,赤色,秋结红实,四时皆有,采其根枝,煎汤淋洗,去风毒疮肿。

(七)唐·王焘《外台秘要》

【外用治疗】

《肘后》**疗疣目方** 月晦日夜,于厕前取故草二七茎,茎研二七过,粉疣目上讫,呪曰:"今日月晦疣惊,或明日朝乃弃,勿反顾之"。

《集验》**去疣目方** 七月七日,以大豆一合,拭疣目上三过讫,使病疣目人种豆,著南向屋东头第二溜中,豆生四叶,以热汤沃杀,疣目便去矣。

又方:取松柏脂,合和,涂其上,一宿即不知处。

又方:作艾炷著疣目上灸之,三炷即除。

又方:以石硫黄突疣目上,六七过除。

《千金》**去疣目方**　以猪脂痒处揩之,令少血出,即瘥,神验不可加也。

又方:以苦酒渍石灰六七日,取汁,点疣上,小作疮,即落。

又方:杏仁烧令黑,研如膏,涂之,令瘥止。

又方:以牛涎数涂之,自落。

又方:先布纸一张于床上,即以笔点疣一下,还点纸一下,无问多少,皆一一点,每点即呪曰:纸亦烂,疣亦散,点一遍讫,乃深埋点纸于屋溜下,久当疣散。

又方:以蜘蛛网丝绕缠之,自落,良。

张文仲疗手足忽生疣目方:蒴藋赤子揉使坏,疣目上涂之,即去。

又方:以盐涂疣上,令牛舐之,不过三度。

《近效》疗疣子法:以墨涂之,不过五度,即瘥。

又方:以屋溜下水涂疣上。

《集验》去黑子及赘方:生藜芦灰五升　生姜灰五升　石灰二升半　上三味,合和令调,蒸令气溜,取甑下汤一斗,从上淋之,尽汤取汁,于铁器中煎减半,更闹火煎,以鸡羽搅中即燃断,药成。欲去黑子、疣赘,先小伤其上皮,令才破,以药点之。此名三灰煎,秘方。

深师灰煎,疗瘤赘、瘢痕、疵痣及痈疽恶肉等方:石灰一斗五升　湿桑灰四斗　柞栎灰四斗　上三味,合九斗五升,以佛汤令浥浥调湿,内甑中蒸之,从平旦至日中,还取釜中沸汤七斗,合甑三淋之,澄清,内铜器中,煎令至夜,斟量余五斗汁,微火徐徐煎,取一斗,洗乱发,干之如鸡子大,内药中,即消尽,又取五色彩剪如韭叶大。量五寸,著药中,亦消尽,又令不强,药成,以白罂子中贮之。作药是,不得令妇人、小儿、鸡、犬临见之。灰煎亦疗瘤,验。其肉瘤、石瘤,药敷之皆愈。其血瘤,瘤附左右胡脉,及上下悬痈、舌本诸险处,皆不可令消,消即血出不止,杀人,不可不详之。

又疗疣赘方:取速读子熟时坏破之,以涂其上便落。

《千金》疗皮中紫赤,**疵痣廯秽方**　干漆_熬　雌黄　矾石_{各三两,熬}　巴豆_{五十枚}　炭皮_{一斤}　雄黄_{五两}　上六味,为散,以鸡子白和,涂故绵,贴病上,日二易之,即除。

又疗疣赘疵痣方:雄黄　硫黄　珍珠　矾石_熬　葡茹　巴豆_{去皮心}　藜芦_{各一两}　上七味,为散,以漆和令如泥,以涂贴病上,顷成疮,及去面上黑子,点之即去。

《古今录验》疗黑子,去疣等,**五灰煎方**　石灰　蒴藋灰　桑灰　炭灰　藋灰_{各一升}　上五味,以水溲,蒸令气匝,仍取釜中汤淋取清汁五升许,于铜器中东向灶煎之,不得令鸡、犬、小儿、女人、秽者见之,膏成好凝。强如细沙糖,即堪用,量以点封之。

《广济》疗疣赘赤黑,疵痣黡秽,疮痣息肉,强结瘤等,神效,**灰煎方**。炭灰三升,汤拌令湿彻,以热汤渍,令半日后,还以汤淋之,稍稍点汤,不得太速下,即灰汁不验。候汁下得三二升,即内一小铛中煎,令一两沸,即别取一两石灰,风化者为佳,恐中湿者,须熬令极热,内灰汁中和煎,以杖筹搅之勿住手,候如煎饼面,少许细细取,成膏,急泻著一瓷器中,搅令冷,不燃,须臾干燥不堪用,常候此煎,十分有一分堪久停,但有伤损,内色须臾变赤黑色,痛如火烧状,若灸瘢发焮,经二十余日,病自然脱带,无瘢痕。欲冲风冷、远行贴乌膏亦神效,痂亦易落,疮未瘥间,忌小豆、姜,外纵有瘢,亦不凸出。

(八)宋·王怀隐《太平圣惠方》

【疾病概述】

夫疣目者,是人手足边忽生如豆,或如结筋,或五个,或十个,相连而生,在肌上粗强于肉,谓之疣目也,此皆是风邪搏于肌肉而变生也。

【外用治疗】

治一切**疣赘瘢黡方** 风化石灰一升 粉炉炭灰一升 桑柴灰一升 以上三味,以水五升,淋取汁,重汤煎如膏。砒霜一分 硇砂一分 黄矾半分 上件药,同研令极细,入前膏内,调令匀,用布揩破涂之,似有白痂,即以新罗松子油调涂之。

治面及身上生疣目方:用蜡纸一片,炙令热,上以硫黄末少许,掺令匀,紧卷,以火烧点疣目上,待有沸声,便拨却,已去根也。

又方:腻粉一两 巴豆一枚,去皮 上二味相和,细研,以针轻拨破,疣目上点之,成疮自落,用黄连末敷之,便干。

治疣目及痣等方:桑叶灰四升,以汤一斗淋取汁银锅中慢火煎如饧 附子两颗,去皮脐,生用 硇砂一分 糯米五十粒 上件药,捣罗为末,入煎内,调令匀,每取少许点疣目上,即自落。兼破一切肿毒要作头者,当上用此药,肿毒即破也。

又方:桑皮灰 艾灰各三升 上件药,以水五升淋之,又重淋三遍,以五色帛内汁中合煎,令可圆,以敷疣上则烂脱,乃以灭瘢药涂之。

又方:糯米五十粒 上于湿石灰裹埋之,以米烂为度,用针拨破疣目,敷之,经宿自落。

又方:硫黄一两,细研 上以醋调涂疣目上,六七度即差。

又方:以醋渍石灰六七日,取汁点疣目上,作小疮子,即差。

又方:用蜘蛛网丝绕缠之,自落。

治手足忽生疣目方:用蒴藋赤子,接令坏,敷疣目上,差。

（九）宋·赵佶《圣济总录》

【病因病机】

风邪入于经络,气血凝滞,肌肉弗泽,发为疣目。

【外用治疗】

祛疣方:艾一味,做炷于疣目上灸之,三壮即除。

（十）南宋·刘昉《幼幼新书》

【疾病概述】

《龙木论》治小儿睑中生赘外障。此眼初患时,皆因脾胃壅毒上冲入眼睑眦之中,致令生肉。

【临证辨治】

初时即小如麻米,后三五年间渐长大,摩隐瞳人,赤涩泪出,切宜钩、割散去瘀血,后乃熨烙即较宜。服搜胃散、补肝丸,点曾青膏即瘥。

【内服治疗】

《龙木论》**搜胃散方** 大黄 桔梗 元参 防风 车前子 细辛 芒硝 黄芩各二两 上为末,水一盏,散一钱,煎五分,食后去滓服。

《龙木论》**补肝丸方** 芎䓖 藁本 五味子 细辛各一两 羌活 知母各一两半 茺蔚子二两 上为末,炼蜜为丸,梧桐子大。空心茶下十丸。

【外用治疗】

《龙木论》**曾青膏方** 曾青一两 龙脑 乳头香 朱砂 琥珀 真珠各半两 上为末,水三盏,银器内熬一盏,入蜜半两,再熬成膏。临睡点之。

（十一）元·罗天益《卫生宝鉴》

【外用治疗】

治果报面生疣瘤:上用艾丸灸十壮,即用醋磨雄黄涂纸上,剪如螺蛳靥大,贴灸处,用膏药重贴,二日一易,候痒挤出脓如绿豆粉,即愈。

（十二）明·龚居中《外科百效全书》

【疾病概述】

疣又名手背发,此症属肝、胆、小肠经,患于手背及指间,或如黄豆大,或如聚粟,或如熟椹,拔之则丝长三四寸。要知不赤黑者治,其状黑者死。

【临证辨治】

凡人病手发,如风热血燥筋急者,宜耳疮内八味逍遥散加黄连。如因怒火而病者,用鬓疽内柴胡清肝汤煎服。如亡精肾枯筋缩,宜肾气丸之类。切忌寒凉降火之药及艾灸等症,若犯之则轻者反剧,重者大溃肿痛发热出血而死。慎之!慎之!

(十三)明·申斗垣《外科启玄》

【疾病概述】

疣,一名疮,又名晦气疮,此疮如鱼鳞,生于手足上,又名瘊子,生千日自落,故名之。

【外用治疗】

用鸡胫皮搽之自愈。

一法,将蕲艾在初生第一个上灸之,余皆自落而痊矣。

(十四)明·李梴《医学入门》

【外用治疗】

蜘蛛　蜘蛛寒毒敷诸疮,背疔瘰疬卒脱肛,牙蛀口喝腋下臭,癫疝奚痔独可尝。

有知觉,吐丝结网,飞虫触则诛之。发背疔疮,先挑四畔血出根露,捣烂醋和敷上,干即易之。瘰疬,无问有头无头,日干为末,酥调贴之。已有疮口出脓者,烧二七枚干掺。疣赘,取花蜘蛛丝于黄丹中养之,夜系旦落。凡使,勿用五色者,要身小尻大,深灰色,腹内有苍黄脓,去头足,研膏用。然此物中人尤惨,惟饮羊乳可制其毒。若遗尿着人,令生疮癣。壁钱虫,似蜘蛛,在暗壁间作白幕如钱,无毒,主鼻衄及金疮下血不止,取虫汁点疮上及鼻中。亦疗外野鸡病下血。其钱幕主小儿吐逆,取二七煮汁饮之。

冬灰即浣衣黄灰。烧诸蒿藜积聚炼作之,今用灰多杂薪,蒸乃不善。《衍义》云:诸灰一烘而成,惟冬灰则经三四月方彻,炉灰晓夕烧灼,其力燥烈而体重,今一蒸而成者,体轻力劣,故不及冬灰。味辛,微温。和石灰熬煎,以点息肉,疽蚀疥瘙。去黑子疣赘。不可广用,烂人皮肉,桑柴灰,入药绝奇。一方取鳖一个,治如食法,以桑灰汁煎如泥。和诸癥瘕药重煎堪丸。众手丸如梧子大。日服十五丸,癥瘕疣癣无不愈者。或单淋汁服之,亦去风血癥一块、水肿。锻铁炉中灰,兼得铁力,故主癥瘕坚积有效。灶中热灰,和醋熨心腹冷气痛及血气绞痛,冷即易。

(十五)明·张介宾《景岳全书》

【病因病机】

疣,立斋曰:疣属肝胆经风热血燥,或怒动肝火,或肝客淫气所致。盖肝热水涸,肾气不荣,故精亡而筋挛也。

【临证辨治】

宜以地黄丸滋肾水以生肝血为善。若用蛛丝缠、螳螂蚀、著艾灸,必致多误。大抵此证与血燥结核相同,故外用腐蚀等法,内服燥血消毒,则精血愈虚,肝筋受伤,疮口翻突开张,卒成败证。

【医案选粹】

府庠朱宏仁,年二十,右手背近中指患五疣,中一大者如黄豆,余皆如聚黍,拔之如丝,长三四寸许。此血燥筋缩,用清肝益荣汤,五十余剂而愈。

府庠沈妪文,幼啮指甲,及长不能自禁。余曰,此肝火血燥也。又颈侧常生小疣子,屡散屡发。又臂生一块,如绿豆大,若触碎,如断束缕,扯之则长,缩之则缩,后两鬓发白点,求治。余曰:子素肝病,此病亦属肝胆经也。夫爪为筋之余,胆行人生之侧,正与啮爪生痳等症相应。须滋补肾水以生肝胆,则诸病自愈矣。乃与六味地黄丸服之,二年白点自退,疣亦不生。

一男子脸患疣,初如赤椹。杂用敷贴之药,翻张如菌。又用腐蚀,焮大如瘤。此足三阴经虚证悉具,治以补脾肺、生肝肾等剂而寻愈。

一男子小腹中一块,不时攻痛,或用行气化痰等药,不应。犹以为血鳖,服行气逐血之剂,后手背结一痳子,渐长寸许,形如鳖状,肢节间如豆大者甚多。彼疑鳖生子发于外,亦用行血,虚症悉至,左尺洪数,关洪数弦。余以为肾水不能生肝木,以致肝火血燥而筋挛。用六味地黄丸,生肾水,滋肝血,三月余,诸症悉愈。

一男子因劳役过度,面色青黑,发热咳嗽,面生疣子,腹内一块,攻上攻下作痛,小便秘涩,服消克之药愈甚。察其脉左右关俱弦洪,元气弱甚。此肝脾受病而筋挛也,投以加味逍遥散合地黄丸料,元气遂复。若误以为血鳖之类消之,必致不起。

一男子素膏粱醇酒,先便血便结,惊悸少痳。后肛门周生小颗如疣子,如鼠乳大小不一。用清热消毒等药,半载之间,腿内股亦然,又用化痰之药,寒热吐痰,颈间俱作。肝肾脉浮数,按之而弱。余以为足三阴经血虚火炽,法当滋化源。彼不信,别服四物、黄柏、知母之类,诸症蜂起。此胃气复伤,各经俱病也。可先用补中益气汤三十余剂,诸症渐愈:乃朝用前汤,夕用八珍汤,又各五十余剂,诸症寻愈。于是夕改用六味丸加五味子,又半载,诸症悉愈。

一妇人左手背并次指,患五六枚如熟椹,内热晡热,月经素不按期。余曰,此因肝脾血虚而有热也,当调补二经,使阴血生而他症自愈。不信,乃用艾灸,手肿胀发热,手指皆挛,两胁项及胸乳间皆患疣,经行无期。余用加味逍遥散,少加炒黑黄连,数剂渐愈。乃去黄连,更佐以归脾汤,各患渐愈。又百余剂,经行如期。再佐以归脾汤,各患渐愈。又百余剂,经行如期。再用地黄丸,三料而痊。

一妇人小腹内一块,或时上攻,或时下坠,寒热胸痞,小便淋漓。或用行气化痰等剂,前症愈甚,月经两月余而一行。或以为内有肉鳖啖其余血而经不行,服驱逐之剂,下血甚多。两手背结一疣,如大豆许,两月渐长寸许。又两月余,又患数枚,疑以鳖子行于外,仍行驱逐:两耳下又患肿,又疑为疮毒。余曰,此属肝火血燥也。用加味逍遥散、加味归脾二药兼服,佐以六味丸,三月余而愈。

一妇人患之,用蛛丝缠、芫花线、蝶螂唼、毒药蚀、着艾灸,大溃肿痛,发热出血。余曰,此阴血虚也。不信,仍服降火之药而殁。

(十六)明·江瓘《名医类案》

【医案选粹】

狄梁公性好医药,尤妙针术。显庆中,应制入关,路旁大榜云:能疗此儿,酬绢千匹。有富室儿鼻端生赘如拳石,缀鼻根,蒂如筋,痛楚危亟。公为脑后下针,疣赘应手而落。其父母辇千缣奉酬,公不顾而去。(《集异记》)

(十七)明·汪机《医学原理》

【疾病概述】

凡诸瘿瘤疣赘等,至年衰时,皆自内溃,急当治于年壮时。

【临证辨治】

凡疮疽,痛息自宁,饮食知味,脉症俱缓,可以王道平和之药徐而治之,以理其本。设脉实焮肿,烦躁寒热,脉症俱实者,又非王道所宜,当用硝黄猛烈霸药以攻其标。如若聚肿不溃,或溃而肿脓,水清稀或泄利肠鸣,饮食不入,呕吐无时,或手足并冷,此乃极虚之症,当以大补之剂为主,不可误用硝黄,全在详其表里虚实,庶得万全。

【内服治疗】

凡瓜蒌、射干、蟾酥、地丁、鼠粘子、金银花、木鳖子之类皆是内消之药。

(十八)清·陈士铎《洞天奥旨》

【疾病概述】

千日疮生于人之手足上,一名疣疮,一名瘊子,一名悔气疮。状发鱼鳞排集,层叠不已,不痛不痒,生千日自落,故又以千日疮名之。

【外用治疗】

或用鸡胫皮擦之自愈。初生时,艾灸第一个,即落不再生。或用蜘蛛丝,采来缠于根下,不数日亦落也。

齿垢散 治痛疣子神效。用人齿上垢,不拘多少,先用手将疣子抓损,后以人齿上垢敷之,日数次,数日自落。

(十九)清·魏之琇《续名医类案》

【医案选粹】

周汉卿治山阴杨翁,项有疣如瓜,大醉,仆阶下,溃血不能止。疣溃者必死。汉卿以

药糁其穴,血即止。(《明史》)

吴桥治方简妻,病五年,食饐不尽一器,至夜则头岑岑,递绝递苏,达旦乃定。桥至,曰:食少久卧,肌宜腴,今且腴,而脉不数,奚病为?或妇当娠大损血于头,审是,治二年可受胎,复产男而起矣。盖妇尝妊,哭姑,发根有疣如豆大,出血数升,匿勿令人知,寻娩男,弗育也。治不补气,专补血,累二年而举子,命之曰去病,遂如常。(《太函集》)。

(二十)清·俞震《古今医案按》

【医案选粹】

祝茹穹治游成宇,患一证,遍身畏寒,夏月亦须棉袄,夜即烘火,鼻中全然不闻香臭,鼻孔有一物如豆大,痒极。若以手爪入则又痛极,惟以黄泥入鼻,知为土气,常半月不开口,无医能治。祝曰,证有奇证,医有奇方。令觅一间极小房,四面砌砖,不许漏风,而四面俱锥一孔,地下掘一小坑,仅盘大,可容人面,然后锁闭病人于房内,用艾百斤,渐从四面孔内烧入,自辰至午烧至三四十斤,烟塞满房,不能容鼻,遂伏地而寻空隙,得盘大之小坑,以鼻抵之,须臾觉鼻息通畅,自午至子,遍身热极,将棉袄俱脱,天明开门看时,其鼻中赘疣已落,不畏风寒。服补中益气汤,十剂痊愈。究此病所以,因居楼上,木气太甚,冬月用火太多,无缝可泄,木又生火,积久成锢,热在藏府,寒在皮肤,用艾以灸皮肤之寒,而通脏腑(同上)之窍,木入土而朽,火入土而烬,观其病时惟闻有土气,固已得治法矣。(震(俞)按,此法甚奇,然亦甚险,不可学也。夫人生于气,如鱼生于水,若以十笏小房,闭人于内,四面糊之,不通一窍,半日而人死矣,以其与天地之气隔绝也。今虽四面有孔,孔既极小,又以艾叶熏入,掘地之坑仅容人面,恐呼吸皆烟,闷极无逃,岂不危殆。

(二十一)清·张璐《张氏医通》

【临证辨治】

目疮疣,实热生疮,有痛痒轻重不同,重则堆积高厚,紫血脓烂,而腥臭如瘀滞之证,膏涸水浊,每每流于睥眦成疮,血散而疮自除,别无痛肿证者,轻而无妨,若火盛疮生,堆重带肿痛者,又当急治,恐浊气沿入而病及于珠也,治宜泻心火,解热毒,有疮处仍用开导洗点。椒疮生于睥内,累累如椒,红而坚者是也,有则砂擦难开,多泪而痛,今人皆呼为栗疮误矣,栗疮亦生在睥,但色黄软而易散,此则坚而难散,医者卒以龙须出血取效,甚则累累连片,疙瘩不平,不得已而导,中病即止;若退而复来者,乃内有瘀滞,必须再导,更服祛风热药以治其内。粟疮生于两睥,细颗黄而软,若目病头疼者,必有变证,是湿热郁于土分,须服退湿热药。若睥生痰核者,乃痰因火滞而结,生于上睥者多,屡有不治自愈;有恣嗜辛辣热毒,酒色斫丧之人,久而变为瘿漏重疾者有之。

（二十二）清·沈金鳌《杂病源流犀烛》

【疾病概述】

至如疮疡虽愈，有肉凸出，小如豆，大如李，长至数寸，名曰赘肉，亦曰胬肉（宜乌梅肉捣作饼，贴肉上，即消去）。又如手足忽生如豆，甚至三个五个，相连而生，由风邪搏于肌肉所致，名曰疣目（宜乌鸡胆汁，日三涂之，或杏仁烧研涂之）。又如肌肉间忽生红粒，抚之则痛如锥刺，血虚袭风所致，名曰肉刺，可不必治。

（二十三）清·吴谦《医宗金鉴》

【疾病概述】

枯筋箭由肝失荣，筋气外发赤豆形，破突筋头如花蕊，或系或灸便成功。（注：此证一名疣子，由肝失血养，以致筋气外发。初起如赤豆，枯则微槁，日久破裂，钻出筋头，莲松枯槁，如花之蕊，多生于手、足、胸乳之间。根蒂细小者，宜用药线齐根系紧，七日后其患自落，以月白珍珠散掺之，其疮收敛。根大顶小者，用铜钱一文套疣子上，以草纸穰代艾连灸三壮，其患枯落。疣形若大，用草纸蘸湿，套在疣上灸之）

月白珍珠散 此散治诸疮新肉已满，不能生皮，及汤火伤痛，并下疳腐痛等证。青缸花五分 轻粉一两 珍珠一钱 上为末撒之。下疳腐烂，用猪脊髓调搽。一用鸡子清倾瓦上，晒干取清，为末撒之。

妇人疣瘯两拗痛，玉门肿胀坠而疼，湿热龙胆泻肝治，导赤车前泽泻芩。当归栀子龙胆草，气虚下陷补中升，艾防大戟熬汤洗，枳实陈皮炒热腾。（注：妇人子户肿胀坠痛，及两拗疼痛者，谓之疣瘯。乃肝、心二经火盛，湿热下流所致，宜服龙胆泻肝汤，其方即导赤散，生地、木通、甘草，再加车前子、泽泻、黄芩、当归、黑栀子、龙胆草也。若因中气素虚，下陷重坠者，用补中益气汤以升举之。外用蕲艾、防风、大戟熬汤熏洗，更以枳实、陈皮二味为末，炒热腾之，其肿自消而痛自定也）

【外用治疗】

灸赘疣穴歌 赘疣诸痣灸奇穴，更灸紫白二癜风，手之左右中指节，屈节尖上宛宛中。（注：灸癜风及赘疣诸痣奇穴，其穴在左右手中指节宛宛中，俗名拳尖是也）

（二十四）清·叶天士《种福堂公选良方》

【外用治疗】

疣痣，点一切疣痣及息肉鸡眼方。桑柴灰、风化石灰各斤，鲜威灵仙六两 煎浓汁，淋二灰取汁熬成稀膏，瓷器收贮，用点诸患处，不必挑破，应手而除。

（二十五）清·鲍相璈《验方新编》

【外用治疗】

疣瘊，又名瘊子，拔之则丝长三四寸。姜汁和好醋，时时搽之。有人生疣瘊，屡治屡发，照此治之，三日断根。

又方：地肤子、白矾，煎汤洗，数次即消，立效。

又方：松香、柏树枝上油和匀敷之，过夜即落。

又方：苦菜折之有白汁出，点之自落。

又方：牛口涎，时时涂之，即落。

（二十六）清末民初·张锡纯《医学衷中参西录》

【医案选粹】

受业张方舆按：鸦胆子又善治疣，疣即俗所谓瘊子也。以鸦胆子去皮，取白仁之成实者，杵为末，以烧酒和涂少许，小作疮即愈。予面部生疣，以他法治愈，次年复发，凡三四年后，求治于寿师，师告以此方，按法涂之，二日患处烧烂如莲子大一块，并不觉痛，旋结痂而愈，永不复发。

二、近现代名家对病因病机、证型、临证的认识

禤国维认为该病的病因病机多由肺卫不足，腠理不固，气血失和，外加风热毒邪侵袭，蕴阻肌肤所致；或因肝失疏泄，肝经郁热，血燥聚结；或因脾虚痰湿阻络所致。其病位在肌肤，责之于肺肝脾三脏。

黄莺认为扁平疣有以下病机特点：扁平疣在人群中具有普遍易感性，此为"毒邪"致病；该病病程缠绵，易致"瘀"；该病病程长，体虚之人易感，需考虑到"虚"的一面；同时此病皮损多具损容性，则易致人"郁"。

魏跃钢认为扁平疣的病因多为各种内因和外因的总和，结合临床辨证，其主要致病因素为风、热、虚、瘀，该病在内主责之于肝，与肺、肾相关，情志不舒或怒动肝火，致使气机不畅，瘀血内生，郁于肌表；在外多因复感风热毒邪，风热血燥或素体营卫不和，与肺胃郁热搏结，内外相合，发为本病。

史月君认为扁平疣病因病机不外两条，内因为肝失血养，筋气不荣，外因为风湿热毒搏于肌腠。也有青年血气旺盛，风热血热壅盛，经络阻隔，气血凝滞于肌肤。日久不愈，郁而化热，热扰心神，故有年久焦虑、心烦等症。本病病位在肝、心二经。病变表浅，多容易治愈，预后良好。临床治疗内服药多采用祛风解毒、凉血清热、养血柔肝、清心平肝、活血化瘀、软坚散结等治法，外用药多采用清热燥湿解毒、祛风杀虫止痒、活血祛瘀生新等

内外合治,临床灵活运用,随症治之。

崔应珉认为扁平疣的病因主要为邪毒侵犯肌肤,致使气滞血瘀,壅塞肌表,治疗多运用清热解毒、凉血消癥、行气化瘀之法。治疗应以清热解毒药物为主,随证加减治疗,主张使邪从内外两个途径得解,一为从肺,肺合皮毛,扁平疣病位较浅,故邪毒可通过肌表而外散,故用药时常选桔梗、僵蚕、蝉蜕等轻清宣肺之品,使邪有出路;二为内消,在清热解毒的基础上运用软坚散结消癥的药物如夏枯草、生龙骨、生牡蛎、皂角刺、王不留行、白芷等,软化通透,使邪无遁形之地。且主张在服药的同时将一部分药液浓缩后外涂,用棉签蘸取药液将扁平疣擦至色红,内外兼治,从而提高治愈率。

三、医案

【医案1】葛某,女,25岁,工人,门诊号:363233。初诊:1975年9月20日。1年前面部发米粒大小之小点,有时瘙痒,近几个月来逐渐增多。1974年初曾服中药,注射板蓝根注射液,因去外地工作,没有坚持治疗。检查:面颊两侧散在扁平褐色丘疹,稍隆起,部分在抓痕上丘疹连接在一起成线状,夹有血痂、脱屑。苔薄舌尖红,脉弦细。外感热毒,内动肝火。拟清热平肝的方药:土茯苓一两,黄芩四钱,制大黄三钱,牡蛎二两(先煎),磁石一两(先煎),鲜生地黄一两,7剂。

二诊:9月27日。药后扁平疣增多,潮红瘙痒。

三诊:10月11日。自诉服到第10剂后,扁平疣脱落,有的消退,有的遗留瘀点,前法加和营之品。方药:当归四钱,赤芍三钱,红花三钱,鸡血藤一两,大青叶一两,紫草三钱,黄芩三钱,生薏苡仁五钱,牡蛎一两(先煎)。

此方又服14剂而痊愈。

【按】本案为顾伯华治疗疣验案之一。扁平疣是病毒引起的皮肤病,青年发病较多,尤以青春期前后少女为多。常对称发于颜面和手背。用清热解毒、和营活血、平肝重镇之法。肌内注射板蓝根、银黄注射液,每日2次,每次2mL,也有效。但以本方煎汤内服为最好,不少病员药后皮损多,正是向愈的征兆,只要坚持用药即可痊愈,但机制尚待研究。

(摘自《古今名医外科医案赏析》)

【医案2】赵某,女,21岁,学生。2002年4月13日初诊:胸背及面部布满粟粒、黄豆粒大之疙瘩,头尖平扁呈现脐凹状,可挤出白色硬物,痒,皮肤科诊为传染性软疣,已3个月余,经治无效。大便秘结,现已2天未解,小便黄,舌尖红,苔薄白,脉滑数。诊为血热所致疣。治以凉血,软坚散结,祛风止痒。方药:紫草30克,牡丹皮15克,赤芍15克,浙贝母

12克,紫贝齿30克,生地黄10克,昆布15克,鳖甲15克,生牡蛎30克,夏枯草15克,海藻15克,僵蚕12克,大黄6克,地肤子10克,蛇床子10克,蝉蜕6克。予4剂。

4月17日二诊:症减已不痒,但药后恶心未吐。大便正常,舌淡红,苔薄白,脉滑数。上方去大黄,3剂。

4月20日三诊:症愈,舌尖红,昔白,脉滑。上方再进4剂,以巩固疗效。半年后告知病愈后未再犯。

【按】本案为李士懋治疗疣验案之一。传染性软疣,是由病毒引起的,根据症状表现,属中医的血热受风所致,故用凉血祛风止痒药治之。因疣瘰能挤出白色硬物(即白色干酪样物质),故方中加软坚散结之品。

(摘自《古今名医外科医案赏析》)

【医案3】陈某,男,25岁。1977年6月2日初诊。自1974年起双手背侧出现皮肤赘生物,2年来逐步蔓延至面、唇、颈部等处,数量日渐增多。曾用各种中西药治疗,未能见效,而新的赘生物不断出现,尤以口唇及手背越来越多。检查:皮疹为针头样至指甲样大小不等的赘生物,表面粗糙不平,呈花蕊状或乳头状突起,多为污褐色。共计全身赘生物数为289个。诊断:多发性寻常疣,疣色紫褐。舌苔黄腻,舌边有瘀斑,系与血瘀湿热有关,属湿毒瘀滞之证,治拟凉血化瘀,清热散风,利湿解毒。方药:当归12克,生地黄30克,赤芍12克,牡丹皮12克,丹参15克,桃仁12克,三棱9克,莪术9克,苦参9克,地肤子12克,僵蚕9克,白鲜皮12克,干蟾皮9克,炙百部9克,生甘草9克,蒲公英30克。每日1剂,水煎2次,分2次服。第三煎加明矾15克,取药液外洗。连用42剂,面、口唇、颈、四肢伸侧、足趾、手指处疣全部消退,且皮损部色斑变淡,逐渐与正常肤色一致。舌缘仍有瘀,宗前方续服。

1月12日五诊:寻常疣全部消失,仅色素沉着,为巩固疗效,续服原方7剂而痊愈。

【按】本案为谢秋声治疗疣验案之一。寻常疣是病毒引起的皮肤病。本病例疣发多达289个,面积之广,病程之长,实属罕见。病人精神异常痛苦。病人曾服平肝潜阳、活血化瘀之剂不效,综观病史、体征,见舌苔黄腻,舌质暗边布紫斑,诊为"湿热""血瘀",拟凉血化瘀利湿、散风、解毒之法,收到了满意疗效,充分证明了准确辨证的重要性。

(摘自《古今名医外科医案赏析》)

四、现代研究进展

现代医学认为,疣是人体免疫力低下时,由人乳头瘤病毒(human papilloma virus

HPV)侵袭黏膜,完成病毒的复制、增殖而引起的皮肤表面良性赘生物。其病理表现以上皮细胞的异常分化及增生、颗粒层、棘层上部细胞空泡化以及核内病毒为典型。依据临床症状不同,可分为寻常疣、扁平疣、传染性软疣、跖疣和丝状疣等。目前国内外针对HPV感染机制及致癌性研究较多,根据DNA的同源性,现已鉴定出百种类型的HPV,与扁平疣有关的主要是2、3、4、10、28、41、65型。现普遍认为皮肤受损是扁平疣发生的诱因,其发生发展和消退与机体的免疫系统重大关联。

【病因病理】

(1)皮损处免疫　在疣体消退之前有部分患者皮损处会突然出现发红、瘙痒,或在原有皮损基础上出现大量新的疣体或原有疣体增大,一般在2周左右迅速消退,消退后不留痕迹,这种现象与皮肤免疫有关。扁平疣不同时期疣体的病理表现呈现出从角化过度、粒层棘层增厚、空泡变性到以灶性和弥漫性淋巴细胞浸润、角质形成细胞水肿坏死的演变过程。大量免疫组化结果显示:浸入表皮的细胞主要是T淋巴细胞,表达CD45R0[+]、CD6[+]、CD4[+]、CD8[+],在表皮基底层还可见S-100蛋白阳性的朗格汉斯细胞,证实淋巴细胞浸润是扁平疣消退的标记性改变,同时朗格汉斯细胞可能在此免疫过程中充当抗原递呈细胞,而CD8[+]T细胞则为疣体脱落的主要效应细胞。HPV生长繁殖的整个过程都在表皮层且伴随表皮细胞的分裂、分化、成熟及脱落,在基底细胞层抗原呈低水平表达,在分化成熟的表皮细胞呈高表达,这样使得感染的角质细胞很难与循环免疫细胞接触,导致机体免疫系统不能产生快速有效的免疫应答,致使病情持续不愈。

(2)外周血免疫　大量研究证实扁平疣患者的外周血治疗前CD4[+]、CD4[+]/CD8[+]、CD16[+]、CD56[+]显著降低,而CD8[+]T细胞相对升高或不变,而且存在多种Th1和Th2型细胞因子水平异常及明显的Th1/Th2型细胞因子失衡,尤其是IFN-γ、IL-2水平下降和IL-10水平升高,表明扁平疣患者细胞免疫功能降低,且以免疫抑制和自身免疫监视能力下降为主。

【临床表现】

(1)寻常疣　初起为针尖大的丘疹,渐渐扩大到豌豆大或更大呈半球形或多角形,表面蓬松枯槁,角化明显,粗糙坚硬,呈灰黄、污黄或污褐色,继续发育呈乳头瘤样增殖,摩擦或撞击易于出血。好发于手指、手背、足缘等处。数目不等,初起多为一个,以后可发展为数个到数十个。多发生于青少年,一般无自觉症状,偶有压痛。病程慢性,部分可自愈。

(2)扁平疣　表现为突出于皮表的扁平丘疹,针头、米粒至黄豆大小,呈淡红色、褐色或正常皮肤颜色。数量多,散在分布或簇集成群,可互相融合,搔抓后可沿表皮剥蚀处形成新的损害。好发于颜面部和手背。一般无自觉症状,偶有瘙痒感,有时可自行消退,但也可复发。

（3）跖疣　发生在手掌、足底或指（趾）间。表现为角化性丘疹,中央稍凹,外周有稍带黄色高起的角质环,除去表面角质后,或见疏松的白色乳头状角质物,易出血,数目多时可融合成片。有明显的压痛,用手挤压则疼痛加剧。常在外伤部位发生,足部多汗者易生本病。

（4）丝状疣　中年妇女较多见,多生于颈项或眼睑部位。皮损为单个细软的丝状突起,呈褐色或淡红色,可自行脱落,不久又可长出新的皮损。一般无自觉症状。

（5）传染性软疣　好发于儿童。皮损初起为白色、半球形丘疹,米粒至黄豆样大小,中央微凹如脐窝,有蜡样光泽,挑破后可挤出白色乳酪样物质,称为软疣小体。皮损数目不定,一般互不融合,可发生于身体任何部位,最常见于躯干和面部。有轻度传染性。

【临床治疗】

（1）中医辨证论治

①血热风燥型:可见疣体大小不一,坚硬粗糙,色红或黄,舌红、苔黄、脉弦数,治疗当以养血活血、清热解毒为主。

②湿热血瘀型:疣体疏松,大小不一,颜色呈灰色或褐色,舌暗红,苔薄,脉弦,治疗当清化湿热、活血化瘀。

③风热蕴结型:疣体数目较多,或伴瘙痒,苔薄白或黄,脉浮数或弦,治疗可选用板蓝根、浙贝母、马齿苋等药物疏风清热、解毒散结。

④热瘀互结型:病程较长,疣体坚硬,色黄褐或暗红,舌红苔薄白,脉弦沉,治疗以活血化瘀、清热散结为主。

（2）中医外治

①推疣法:用于治疗头大蒂小,明显高出皮面的疣。在疣的根部用棉花棒与皮肤平行或呈30°角向前推进,用力不宜猛。推除后创面压迫止血,或掺上桃花散少许,并用纱布盖贴,胶布固定。常用于寻常疣。

②敷贴法:可用鸦胆子捣烂敷贴于患处,用量3~5粒,并用胶布固定;或用鸦胆子仁油外涂患处,每天1次,可用于治疗散在扁瘊;或千金散局部外敷;亦可用乌梅肉（将乌梅用盐水浸泡1天,混为泥状）,每次少许贴敷患处。多适用于寻常疣和扁平疣。

③摩擦法:荸荠去皮后用白色果肉摩擦疣体,每天3~4次,每次摩擦至疣体角质层软化、脱掉、微有痛感及点状出血为止,一般数天可愈。常用于寻常疣。

④挑刺法:用消毒针头挑破患处,挤尽白色乳酪样物,再用碘酒或浓石炭酸溶液

点患处,若损害较多应分批治疗,并要对挤出的软疣小体进行严格处理,避免皮肤接触。此法用于治疗传染性软疣。

⑤刮疣法:适用于传染性软疣,先局部消毒后用刮匙刮去疣体,并用棉签或纱布压迫止血,亦可在创面上撒涂珍珠粉。

⑥艾灸法:对数目较少的疣体,可选择艾柱灸于疣体上,每日1次,每次3壮。

⑦针刺法:适用于寻常疣、跖疣。用针尖从疣顶部刺入达到基底部,四周再用针刺以加强刺激,针后挤出少许血液,治疗3~4天逐渐脱落。

⑧火针法:适用于寻常疣、扁平疣、跖疣及丝状疣。使用毫针在酒精灯上烧至发白,迅速垂直点刺疣体顶端,疣体小者点刺1次即可,疣体大者需反复点刺2~3次,并用消毒棉签拭去疣体,一般1周左右自行脱落。

(3)西医治疗

①维A酸类药物　维A酸类药物具有调节角质形成细胞增殖、分化及抑制角化、恢复角化过度细胞的作用,调节被HPV感染细胞的细胞周期,对其过度增殖起到抑制作用,同时还能起到免疫调节的作用,可抗细胞增生、抗肿瘤。外用可使角质层细胞出现疏松、脱落,有助于更新表皮细胞。

②免疫调节剂应用　免疫调节剂应用卡介菌多糖核酸属非特异性免疫调节剂,调节机体体液免疫及细胞免疫系统,激活巨噬细胞及T淋巴细胞,产生干扰素、白介素等,增强机体的抗感染力,并提高NK细胞的活性来消除病毒。

③自体免疫疗法　自体免疫疗法系主动免疫,以刺激、调节机体细胞免疫功能,从而产生细胞及特异性体液免疫应答,增强NK细胞和吞噬细胞活性,破坏病毒感染靶细胞。

④物理治疗

A.液氮冷冻　是一种传统治疗方法,通过液氮的低温作用促进疣体组织冻融、水肿、坏死,抗原释放,诱导多种细胞活素,使远处损害消退。

B.二氧化碳点阵激光　二氧化碳激光所产生的能量能使疣体组织蛋白变性、脱水、凝固坏死、汽化,从而杀死病毒。

【预防调护】

(1)日常注意皮肤的防护,避免受到外伤导致皮肤破损,对皮肤黏膜破损应当进行妥善处理。

(2)养成良好的生活习惯,严格区分个人用品,不与他人混用。

(3)生活中加强锻炼,提高身体素质,增强身体抵抗力。

参考文献

[1] 赵辨.临床皮肤病学[M].南京:江苏科学技术出版社,2001:314.

[2] 陈怡欢,魏跃钢.魏跃钢教授治疗扁平疣经验总结[J].浙江中医药大学学报,2019,43（07）:673-674+678.

[3] 李天浩,邹大涛,朱虹位.黄莺教授治疗扁平疣经验探析[J].四川中医,2018,36（12）:6-9.

[4] 李伯华,陈可平.陈可平治疗泛发性扁平疣脉案1则[J].上海中医药杂志,2012,46（08）:43-44.

[5] 周克伟,王舒靖,史月君.史月君教授治疗扁平疣经验总结[J].内蒙古中医药,2017,36（11）:28.

[6] 王富莉,崔应珉.崔应珉教授治疗扁平疣经验探析[J].光明中医,2016,31（15）:2180-2181.

[7] 马拴平,赵孝平,高新彦.古今名医外科医案赏析[M].北京:人民军医出版社,2008:2.

[8] Syrjänen S. Current concepts on human papillomavirus infections in children[J]. Apmis, 2010, 118 （6-7）:494-509.

[9] Maranda EL, Lim VM, Nguyen AH,et al.Laser and light therapy for facial warts:a systematic review[J].Journal of the European Academy of Dermatology and Venereology,2016,30（10）:1700-1707.

[10] 吉赛赛,李克莉,李燕,等.预防性人乳头瘤病毒疫苗的研发和使用进展[J].中国疫苗和免疫,2017,23（2）:222-229.

[11] 孙苗昕,李燕,刘莉.应用自体免疫法治疗扁平疣[J].吉林大学学报（医学版）,2004（04）:595.

[12] 黎毅,范琴,姚艳,等.扁平疣药物及光电治疗的研究进展[J].激光生物学报,2020,29（06）:501-505+522.

[13] 罗丽芳,单孔荣,张武,等.冰醋酸与液氮冷冻治疗面部扁平疣的临床观察研究[J].中国现代医生,2018,56（23）:78-80.

（金彩云 郭斐斐）

第四节　黄水疮

中医称本病为"滴脓疮""天疱疮",其言脓水流到之处便生疮,故名之。其临床特点是皮损主要表现为浅在性脓疱和脓痂,有接触传染和自体接种的特征。主要好发于儿童,传染性强,可暴发流行,夏秋季多见,面部、四肢等暴露部位易受累。在潮湿和高温季节患痱子、湿疹、疥疮等时发病。本病病机为夏秋季节,气候炎热,湿热交蒸,暑湿热邪袭于肌表,以致气机不畅,疏泄障碍,熏蒸皮肤而发。

一、古籍选粹

古籍参考书目:《华佗神方》《本草纲目》《景岳全书》《证治准绳》《寿世保元》《赤水玄珠》《保婴撮要》《慈幼新书》《滇南本草》《鲁府禁方》《仁术便览》《万病验方》《薛氏医案》《医学研悦》《遵生八笺》《外科集验方》《小儿诸证补遗》《保安堂三补简便验方》《外科经验精要方》《外科正宗》《傅青主男科重编考释》《医宗金鉴》《洞天奥旨》《鸡鸣录》《救生集》《寿世编》《本草撮要》《本草易读》《集验良方》《经验选秘》《秘传奇方》《奇方类编》《青囊辑便》《鼠疫约编》《外科备要》《外科大成》《疡科捷径》《疡医大全》《玉楸药解》《惠直堂经验方》《经验丹方汇编》《菉竹堂集验方》《外科证治全书》《验方新编》《济人宝笈》《疡科心得集》《外科启玄》《儿科萃精》。具体内容摘录如下:

（一）汉·华佗《华佗神方》

【疾病概述】

黄水疮又名滴脓疮,言脓水所到之处,即成疮也。治法宜内服除湿清热之药,佐以凉血之剂。

【内服治疗】

茯苓三钱　苍术　荆芥　蒲公英各二钱　防风　黄芩　半夏各一钱　当归五钱　水煎服四剂。

【外用治疗】

雄黄　防风各五钱　荆芥　苦参各三钱　水煎汤,取二碗,洗疮即愈。

（二）明·李时珍《本草纲目》

【内服治疗】

桃花:面上黄水疮,末服。

【外用治疗】

鲫鱼头,烧,和酱汁,涂面上黄水疮。

(三)明·张介宾《景岳全书》

【疾病概述】

治小儿头面患疮,浓汁作痒,痂厚者名曰粘疮,当用此方,或只用矾、丹二味亦可。若作痒出水,水到即溃者,名曰黄水疮。

【外用治疗】

松香　枯矾　官粉　飞丹　上等份为末,麻油调敷,或加香烟垢更效,于香炉盖上刮取用之。

又方:用绿豆、松香等份为末,麻油调敷极效,或内服荆防败毒散等药。

又方:用益元散加枯矾少半,以麻油调敷,大妙,大妙。

(四)明·王肯堂《证治准绳》

【内服治疗】

《杂病证治准绳》记载:"面上黄水疮,并目生疮,三月三日桃花阴干为末,食后熟水下方寸匕,日三良。"

【外用治疗】

《疡医证治准绳》记载:"**香疥药**　治风癣疮,黄水疮,疥疮,牛皮癣疮。轻粉　水银　樟脑各三钱　大枫子去壳　川椒各四十九粒　柏油烛一对　杏仁少许　上为细末,疥用绢包裹疮上熨。黄水疮掺上此药,功效如神。"

(五)明·龚廷贤《寿世保元》

【外用治疗】

治肥疮、黄水疮。红枣烧灰　枯矾　黄丹　官粉　松香各一钱　银朱三分　上为细末,湿则掺之,干则香油调搽。

(六)明·孙一奎《赤水玄珠》

【外用治疗】

香疥药　治风疥癣疮,黄水疮,牛皮癣。轻粉　水银　樟脑各三钱　大风子四十九枚　川椒四十九粒　杏仁二十一粒　柏油一对　为细末,疥用绢包于疮上熨之。黄水疮干掺,神效。

洗诸疮疥　取冬瓜藤或皮,煎汤洗,妙。治风癫疮、黄水疮,此方神效。

用新竹筒十个,内装黑豆一层,头发一层,数层至满,以稻糠皮火煨之,于火盆内,周围同火煨竹筒内汁滴出,以盏接之,鹅翎蘸扫于疮上,数日即愈。

271

（七）明·薛铠《保婴撮要》

【临证辨治】

小儿黄水粘疮，属肝脾二经，风热积热所致。邪在表而痒痛者，轻则犀角消毒散，重则连翘防风汤。邪在内而大便秘者，轻则九味解毒散，重则大连翘饮。若头目不清，憎寒壮热，作渴便秘者，表里俱有邪也，加味清凉饮。若误服克伐之药而致发热恶寒者，肺气伤也，用四君、桔梗、柴胡；发热呕吐，胃气伤也，用异功散；发热作泻，脾气虚也，用六君子汤，并加柴胡、升麻。余当随症裁之。

【内服治疗】

连翘防风汤 连翘研碎 防风 黄连 陈皮 芍药 当归 独活 白蒺藜炒，去刺 荆芥 茯苓 黄芩 甘草 牛蒡子炒研，等分

九味解毒散 黄连炒三分 金银花 连翘 芍药各三分 山栀四分 白芷六分 当归八分 防风三分 甘草三分 上水煎，母子共服。

大连翘饮 连翘 黄芩 瞿麦 木通 滑石 柴胡 防风 荆芥 甘草 蝉蜕 山栀子 赤芍药 上每服三四钱，水煎服。

加味清凉饮 当归 赤芍药 甘草炙 大黄炒，各三分 山栀炒，三分 牛蒡子炒杵，各四分 上水煎服。

（八）明·程云鹏《慈幼新书》

【外用治疗】

杏仁炒黑 松香同研如泥 敷之，治黄水疮亦效。

（九）明·严茂《滇南本草》

【外用治疗】

桃皮 烧灰为末，搽黄水疮。

黄瓜藤阴干火焙存性 枯矾 共为细末，搽疮上，黄水即干。

无花果 味苦，有小毒。此果处处皆有，铁梗，绿子，无花，一名天生子。敷一切无名肿毒、痈疽、疥癞、癣疮、黄水疮、鱼口便毒、乳结、痘疮破烂。调芝麻油搽之，神效。切不可食，此外科之圣药也。

水青苔 味甘、平，性热，无毒。主治大小便虚冷，水泻，阴寒亦解，暖脐甚佳。采取煅之为末，可搽疔疮、黄水疮，痘症顶陷亦有效。

（十）明·龚廷贤《鲁府禁方》

【外用治疗】

治头疮并黄水疮。细茶二钱 银朱一钱 水银五分 先将茶捣，次加二味捣研，不见星，散

搽,一宿虱净,疮自然好。

(十一)明·张洁《仁术便览》

【外用治疗】

口疳疮及一切疳疮,俱效。又治薄皮疮、黄水疮、湿热浸淫疮,俱效。儿茶二钱　乳香 没药各一钱　龙骨煅,八分　轻粉一分　赤石脂煅,七钱　象牙烧,二分　珍珠烧,二分　为末,敷。

(十二)明·胡正心、胡正言《万病验方》

【疾病概述】

治小儿头面生疮,作痒出水,水到处皆溃成疮,名黄水疮。

【外用治疗】

绿豆粉、松香为末。香油调敷。

又　小红枣烧存性,铅粉火煅红色,各二钱,为末。洗过疮,出脓时搽上。

又　蛤粉　石膏煅,各一两　轻粉　黄柏生碾,各五钱　为细末。凉水调搽。冬月麻油调亦好。

治小儿遍头生疮(又名黄水疮)　用咸鱼,芝麻油煎。去鱼,将油滓涂于疮上,数次愈。

治患头疮　其黄水流下即沿生,渐至眉耳。为害甚大。黄连末五钱,真轻粉末三钱,用麻油调糊瓦器上。务要稀稠得所。将瓦器反覆,下烧艾叶,缓缓熏之,使遍老黄色(其色亦不宜太黑)。放地上出火毒,次日再加研冰片末二分,加油调搽,三日全愈。屡验。

治黄水疮　羖羊须　荆芥　干枣去核,各二钱。共烧存性,为末。再入轻粉五分和匀。先用温水洗之,以香油调搽。

又　黑驴粪烧存性,为末。香油调搽。试过神效。

又　治黄水伤手疮　人指甲烧存性,研末。香油调搽。

治秃疮、黄水疮、薄皮疮、羊须子疮　槐枝不拘多少,截四指长。用真香油放锅内,浸过槐枝为止。熬数沸,将槐枝拿出一条掐两截看内粗黑色,通去槐枝,加黄香些须,入油搽之。

真君妙贴散　治痈疽诸毒,及异形异类顽硬大恶歹疮。走散不作脓者,宜用此药。不痛者即痛,痛甚者即止。明净硫磺十斤为末,荞麦面、白面各五斤。共用水微拌,干湿得宜。木箱内躐成面片,单纸包裹,风中阴干收用。临时再研极细,用新汲水调敷。如皮破血流,湿烂疼苦等证,麻油调搽。天泡火丹,肺风酒刺,染布青汁调搽,立效。治黄水疮痒痛,脂水亦效。

绣球丸　治一切干湿疥疮,及脓窠烂疮,瘙痒无度者效。樟木　轻粉　川椒　枯矾　水银雄黄各二钱研细末　大枫子肉一百枚另研　和匀。加柏油一两化开,和药搅匀,作丸龙眼大,于疮上擦之。治一切干湿疥癣并脓窠烂疮,臀上黄水疮,作痒作痛者。

大枫子肉二两 枯白矾四两 樟脑三钱 蛇蜕 蜂房俱烧存性,各五分,为末 柏油四两 水银五钱同研成膏,常用少许搽之,愈。

(十三)明·薛立斋《薛氏医案》

【疾病概述】

一小儿,头面患疮数枚,作痒出水,水到处皆溃成疮,名曰黄水疮也。用绿豆粉、松香为末,香油调傅,饮以荆防败毒散而愈。

(十四)明·李盛春《医学研悦》

【外用治疗】

二白散 治小儿脸上黄水疮。水粉 轻粉少许,用真麻油调搽,先以艾烧烟薰之,取下搽药,妙也,薰之时,或涂在大碗上,或涂钵上。

(十五)明·高濂《遵生八笺》

【外用治疗】

神效赤金锭 焰硝八两 黄丹一两 皂矾一两 雄黄五分 朱砂五分 共为细末,陆续投于铁锅内,熬成膏,用茶匙挑在板上,成条用之。治一切无名肿毒,恶疮初起,水磨涂之。治黄水疮、漆疮、绞肠痧、急心疼,点眼角,即愈。

(十六)明·周文采《外科集验方》

【病因病机】

初生如疥癣,破时黄水浸淫成疮,风湿相搏,毒气聚攻,渐生遍体。或生小儿耳边,黄水疮亦谓之痸疮。

(十七)明·张昶《小儿诸证补遗》

【疾病概述】

小儿头面耳轮生疮,脓水染流好皮,即便成疮,俗名黄水疮,乳母怀抱,皮粘脓水,亦成疮。嫩黄芪为末,豆粉减半研细,香油调搽,定甲即痊。

(十八)明·王象晋《保安堂三补简便验方》

【外用治疗】

黄水疮方 黄柏 黄连 松香 土蜂窝 水银 官粉等分为细末,香油调搽效。

香瓣疮方 治浸淫、黄水疮生面上,耳边久不愈。殺羊须 荆芥 干枣去核各二钱 烧灰存性,研匀,入腻粉半钱,同研极细,每用少许,清油调搽。先以温汤净洗,拭干涂药二三次效。亦治大人、小儿两吻疮。

（十九）明·张翼《外科经验精要方》

【外用治疗】

追风散 治风疮,疥癣,紫白癜风,血风,臁疮,肾囊风,黄水疮,神效。蛇床子二斤 白矾一斤 烘灰二斤,即石灰也 羊蹄根三斤 大风子四百九十粒,碎破 先将烘灰入锅内炒极热,却入羊蹄根炒,见灰红,次入大风子炒,去火,次入白矾,次入蛇床子,碾细末。疮有水,干搽。无水者,用香油调搽。

（二十）明·陈实功《外科正宗》

【疾病概述】

黄水疮于头面、耳项忽生黄色、破流脂水,顷刻沿开,多生痛痒。此因日晒风吹,暴感湿热,或因内餐湿热之物,风动火生者有之,治宜蛤粉散搽之必愈。

【外用治疗】

蛤粉散 蛤粉 石膏煅,各一两 轻粉 黄柏生碾,各五钱 共为细末,凉水调搽,冬月麻油调亦好。

（二十一）清·傅山《傅青主男科重编考释》

【疾病概述】

凡毒水流入何处,即生大水泡疮,名为黄水疮,手少动之即破,此热毒郁于皮毛也。

【外用治疗】

当以汤洗之即愈。方用:雄黄五钱 防风五钱 二味用水十碗,煎数沸,去滓取汁,洗疮上即愈。

（二十二）清·吴谦《医宗金鉴》

【临证辨治】

此证初如粟米,而痒兼痛,破流黄水,浸淫成片,随处可生。由脾胃湿热,外受风邪,相搏而成。宜服升麻消毒饮。如疮生头面,减去归尾,红花。热甚外用青蛤散敷之,湿盛碧玉散敷之即效,痂厚用香油润之,忌见水洗。

【内服治疗】

升麻消毒饮 当归尾 赤芍 金银花 连翘去心 牛蒡子炒 栀子生 羌活 白芷 红花 防风 甘草生 升麻 桔梗 每味用二钱为大剂,一钱五分为中剂,一钱为小剂。水二钟,煎八分,食远热服。

【外用治疗】

碧玉散 黄柏末 红枣肉烧炭存性,各五钱 共研极细末,香油调搽患处。

（二十三）清·陈士铎《洞天奥旨》

【疾病概述】

黄水疮，又名滴脓疮，言其脓水流到之处，即便生疮，故名之也。此疮生在皮毛之外，不在肌肉之内。虽是脾经湿热，亦由肺经干燥，脾来顾母，本以湿气润母也，谁知此湿有热，热得湿而生虫，欲救母而反害母之皮肤也。治法内服除湿清热之药，而佐之凉血之味。血凉而热退，热退而水更清，亦易行也，湿热两除，何虫不死？得外治以解其郁，毒又何能长存乎？故随洗而随愈也。

【内服治疗】

安体散 内治黄水疮。茯苓三钱 苍术二钱 荆芥二钱 防风一钱 黄芩一钱 当归五钱 蒲公英二钱 半夏一钱 水煎服四剂。

【外用治疗】

舒解丹 外治黄水疮神效。雄黄五钱 防风五钱 荆芥三钱 苦参三钱 水煎汤，取二碗，洗疮即愈。

粉黄膏 章云樵传，治黄水疮。蛤粉一两 石膏五钱 轻粉五钱 黄柏五钱 共为细末。暑天用无根水，秋冬用麻油调敷。

（二十四）清·王孟英《鸡鸣录》

【外用治疗】

川椒一两，另研末筛净 松香八两，以米醋葱汁煮透 黄丹二两 枯矾二两五钱 轻粉七钱五分 共研，先以猪油汤洗净，菜油调涂，或干掺，兼治黄水疮，亦名玉红膏。

（二十五）清·虚白主人《救生集》

【外用治疗】

小儿遍头生疮又名黄水疮，用咸鱼几尾，以芝麻油煎熟，去油，鱼，独取油渣涂于疮上，数次即愈。

（二十六）清·顾奉璋《寿世编》

【外用治疗】

秃疮、肥疮、黄水疮、旋耳疮四方。

雄黄 枯矾 松香 五倍子各等分，为末，香油调搽，神效。

轻粉、猪骨髓捣匀，搽之，过夜即愈。

甜瓜叶捣汁，涂头数次，发自生。

桑椹子，入瓷瓶内，埋地下，取出用汁扫头上，痂落发生。

（二十七）清·陈其瑞《本草撮要》

【外用治疗】

柏子仁　味甘,入足厥阴经,功专养心平肝润肾。得远志能交通心肾,得松子、麻仁治老人虚秘。炒研去油用,捣涂黄水疮甚效,畏菊花。

铅丹　味咸寒沉重,入手足太阴、少阴经,功专坠痰止惊。单用涂黄水疮神效,得龙骨、牡蛎,治心脏神惊,一名黄丹。

（二十八）清·汪昂《本草易读》

【外用治疗】

松香散　红枣八钱,去核烧焦　黄丹　松香　枯矾各四钱　为末,香油调敷,治黄水疮。

（二十九）清·年希尧《集验良方》

【外用治疗】

黄水疮方　红蓖麻仁五钱　松香五钱同研,烂纸卷成筒,火上点着,流下油来,搽疮上即愈。治黄水湿疮,用真柏油熬稠,搽之立效。

治黄水疮方　石膏三钱,火煅　龙骨三钱,火煅　片松香三钱　白矾三钱,火煅　上药共研细末,以鸡蛋黄熬油,和前药敷上。

治黄水疮又方　密陀僧一两　硫黄一两　轻粉一钱　上三味共为细末,上患处即愈。

（三十）清·胡增彬《经验选秘》

【外用治疗】

胫疮一名黄水疮。生脚肚,初起如粟,搔之渐开,黄水浸淫,痒痛溃烂,绕胫而成锢疾。用酸石榴皮煎水,冷定洗之。日日浸洗自愈。

两足痛如刀割,先用生姜切片,蘸油擦痛处;随用生姜火烧熟,捣烂敷患处,其痛立止。

脚趾缝中生毛,拂着痛不可忍。真桐油煎热,滴一点于毛上,毛即脱落,忍痛片时即愈。

又方:黄水疮痒而兼痛,破流黄水,流处即生。由脾胃湿热,外藉风邪,发于心下者,急宜早治。以:蛤粉一两,煅　青黛三钱　熟石膏二两　轻粉　黄柏各五钱　共研细末,先用香油调成块,次用凉水调稀涂之。并治天疱疮及鼻中生虫。

（三十一）清·佚名《秘传奇方》

【外用治疗】

黄豆末或绿豆粉搽之,其水止。

（三十二）清·吴世昌《奇方类编》

【外用治疗】

治干湿痈,并脓窠疮、黄水疮作痒作痛者。大枫子肉二两　枯矾四两　樟脑三钱　蛇蜕烧,存性,五分 露蜂房烧,存性,五分 共为末,入柏油四两,水银五钱,同研成膏搽之。

(三十三)清·安怀堂主人《青囊辑便》

【外用治疗】

松香不拘多少为末,用纸卷药在内,搓成条,以线缚定入香油内,一浸取出,火燃着滴药入碗内,取搽疮上(急救)。

(三十四)清·郑肖岩《鼠疫约编》

【外用治疗】

经验涂核散 飞朱砂五钱 木鳖仁八钱 雄黄五钱 庄大黄五钱 上冰片二钱 真蟾酥二钱 紫花地丁五钱 山慈菇八钱 上药共研细末,用小磁瓶分贮数十罐,黄蜡封口,俾免泄气,调茶油涂,或用清茶亦可。

(三十五)清·易凤翥《外科备要》

【临证辨治】

初如粟米,痒而兼痛,破流黄水,浸淫成片,随处可生。由脾胃湿热,外受风邪相搏而成。宜服升麻消毒饮云,热甚者常涂青蛤散珠;湿盛者常搽碧玉散称;痂厚者用油润之,切忌水洗。

【内服治疗】

升麻消毒饮 升麻 桔梗 羌活 防风 白芷 当归 甘草 赤芍 银花 连翘 红花 栀仁 牛子炒研,等分 初起加川连,苍术。

【外用治疗】

碧玉散 枣肉烧灰存性,五钱 黄柏研末五钱 共研筛匀,麻油调搽。

青黛 僵蚕 轻粉 蛤粉 黄柏 滑石 浮水石 寒水石膏 甘草 白芷梢各一钱 共研末,麻油同猪胆汁调搽。

(三十六)清·祁坤《外科大成》

【疾病概述】

黄水疮,头面耳项,忽生黄粟,破流脂水,顷刻沿开,多生痛痒。由外伤风热、内伤湿热所致,宜升麻清毒散清之,盐汤洗之,青蛤散搽之。

【内服治疗】

升麻消毒散 羌活 防风 升麻 白芷 桔梗 连翘 栀子 芍药 金银花 甘草 牛蒡子(如身有疮,加归尾、红花)。用水二钟,煎八分,食远热服。

【外用治疗】

外用杏仁去皮尖,杵如膏,敷之。

（三十七）清·时世瑞《疡科捷径》

【疾病概述】

黄水疮如粟米形，起时作痒破疼行。外因湿热风邪隙，滋水浸淫更复生。

【内服治疗】

消风散　地黄　防风　蝉蜕　知母　石膏　胡麻　荆芥　牛蒡　苦参　木通　苍术　当归　生草。

清脾甘露饮　生地黄　牡丹皮　茯苓　滑石　甘草　白术　山栀　茵陈　苡仁　黄柏　草薢　淡竹叶。

（三十八）清·顾世澄《疡医大全》

【外用治疗】

四味异功散　松香炼老　生矾　枯矾　银粉　各等分研细。先将捋猪汤或米泔水熬洗，去净疮靥，拭干秽水，干则麻油调搽，湿则干掺。

面上黄水疮方：酸枣　荆芥　羊胡各煅灰存性，一钱　铅粉五钱　研细，先以槐条煎水洗净，将药敷上，其疮自好。

洗法：雄黄　防风各五钱　水十碗，数滚去渣，取汁洗疮即愈。

又方：铅粉用菜油调涂磁碟内，多卷纸卷点著合熏，时时搅匀待遍黄听用。将靥剥去搽上立愈。

又方：（《周氏抄方》）雄猪胆一个　黄柏一两，浸，焙干为末，掺之。

（三十九）清·黄元御《玉楸药解》

【外用治疗】

柏子仁　蒸，晒，舂，簸，取仁，炒，研。烧沥取油，光泽须发。涂抹癣疥，搽黄水疮湿，最效。

（四十）清·陶东亭《惠直堂经验方》

【外用治疗】

松香膏　治黄水疮，臁疮俱效。松香末一两　草麻仁四十九粒，研细　上药用重汤煮化搅匀，随意摊贴。如破串，用乌金纸摊。

（四十一）清·钱峻《经验丹方汇编》

【外用治疗】

用磁碟装面粉，菜油调腻，多卷纸点着，合熏；时时搅匀，待遍黄去靥点立愈。

（四十二）清·罗浮山人《蒙竹堂集验方》

【外用治疗】

红枣烧灰存性，杭粉将火围，煅炼红色，与枣灰等分为末，洗去疮靥搽之，数次即愈。

（四十三）清·许克昌 毕法《外科证治全书》

【疾病概述】

肥疮（俗名黄水疮）随处可生，而生于头面者居多。初如粟米，痒而兼痛，破流黄水，浸淫成片，干则结成堆痂，属脾胃湿。用白明矾研粉，铺绵纸上，卷作长条，打成结子几个，入菜油浸透，放铁筛上，用火烧结，结内油滴下，以碗盛之，烧至枯，将诸结研粉秤之，加制松香末等分，共调油内，热以拂疮，早晚两度，五六日愈。或以花椒汤洗净，擦绣球丸亦效。或以六一散加枯矾、麻油调搽。每六一散一两，入枯矾二钱立效。忌食肉、虾、蟹一切动风助热之物，食则延开难愈。

（四十四）清·鲍相璈《验方新编》

【疾病概述】

初如粟米，痒而兼痛，破流黄水，浸淫成片，流处即生，由脾胃湿热，外受风邪相搏而成。发于心下者，若不早治难救。

【外用治疗】

宜用**青蛤散**，蛤粉煅，一两 真青黛三钱 熟石膏二两 轻粉、黄柏各五钱 共研细末，先用香油调成块，次用凉水调稀涂之，神效。

（四十五）清·刘晓《济人宝笈》

【疾病概述】

治小儿黄水疮，不论头面，遍身俱有水流，湿处即生者。

【外用治疗】

用铅粉，不拘多少，研细，井花水浓调糊，于大碗内，将艾火熏烟，覆碗内，粉熏至绿色为度，取下研细，疮湿干搽，疮干，则用麻油调搽。

（四十六）清·高秉钧《疡科心得集》

【疾病概述】

黄水疮者，头面耳项，忽生黄泡，破流脂水，顷刻沿开，多生痛痒。此因日晒风吹，热毒郁于皮毛，暴感湿热。或内餐湿热之物，致风动火生而发。

【内服治疗】

当内服祛风、凉血、清热之药。

【外用治疗】

外以汤洗之，用蛤粉散搽之。有用雄猪胆一个，入黄柏一两浸，焙干为末，掺之。或用井花水调搽，殊妙。

（四十七）清·申斗垣《外科启玄》

【疾病概述】

黄水疮又名滴脓疮。疮水到处即成疮,亦是脾经有湿热。治宜除湿清热凉血等药治之。

（四十八）民国·陈守真《儿科萃精》

【外用治疗】

小儿黄水疮,方用煅石膏、煅龙骨、片松香、枯白矾各等分,共研细末,以鸡蛋黄熬油,和前药敷上。

二、近现代名家对病因病机、证型、临证的认识

赵炳南认为黄水疮是一种发生于皮肤的传染性化脓性疾患。好发季节为夏秋季,小儿易患此症,常好发于暴露部位。认为本病多因湿热之邪,侵袭肺卫,郁于皮肤,肺卫有热,脾胃有湿,二气交杂,内外相搏而发本病。本病临床表现是初起为红斑或浅在的水疱,迅速变成脓疱,周围有炎性红晕,疱壁薄而易破,破后形成糜烂面,可自体接种传染,患者自觉瘙痒明显。脓疱干后结成黄痂,痂皮脱落不留瘢痕,可有暂时的色素沉着斑。病程长短不一,少数可延至数月。常可引起附近淋巴结肿大,个别严重者可引起肾炎等,甚至危及生命。临床表现为脓疱周围有炎性红晕,破后结黄痂,严重者伴发热、口渴、小便黄、大便干,舌质红,苔黄或白,脉滑数。辨证:肺胃湿热,外感毒邪证。治则:清热解毒利湿。方药:一般轻症可局部治疗或服用中成药,严重者可服解毒清热汤加减。用药:金银花10克、连翘6克、蒲公英10克、野菊花10克、大青叶10克、黄芩6克、赤芍6克、六一散(包)10克。

许履和认为小儿脓疱疮多因不良卫生习惯,使皮肤沾染毒物,及营养不良、体弱、感冒等抵抗力降低而发病,常见于夏秋之季。发病较急,蔓延迅速。疱破黄水所流之处,迅即又起,初发于头面,很快传及四肢,并见淋巴肿大、发烧、纳可、便赤、舌红、脉数等。证属暑湿热毒客肤,治宜清热利湿解毒为主。常选金银花、连翘、栀子、川连、黄芩清热解毒,伍以赤苓、车前子、六一散利湿解毒,佐以绿豆衣、竹叶清暑利尿,丹皮凉血、活血。同时于脓疱处敷黄灵丹收湿敛疮,肿大淋巴结处贴青敷药以消肿软坚散结,内外并治,顿挫病势。本病应强调早诊早治,防止扩大蔓延,因小儿脏腑娇嫩,易生变证。

张志礼认为本病系素日脾虚蕴湿不化,兼感外界毒邪,湿毒蕴结肌肤,或因治疗不力致使湿毒之邪流窜,凝滞血脉久而不去,耗伤阴血而发病。治疗应注意正邪关系。攻伐过胜则正气更伤,邪不得去,腐肉不去,新肉不生;扶正过胜则又助湿毒化火而加重病情。

先生治疗时常重用土茯苓、薏米、车前子、泽泻除湿解毒散瘀,利水消肿;用败酱草、蒲公英、白鲜皮除湿清热解毒;黄芪、白术健脾益气,扶正以祛邪;丹参、赤芍活血化瘀,助芪、术共达托里生肌之效;更用木瓜除湿,引药下行而至病所。由于合理使用扶正与祛邪,故可使消中有补,补中有消,除湿解毒而不伤正,益气生肌而不滞邪,常治疗数月好转。治疗时重视营养不良、体弱、个人卫生状况较差者常为本病的诱因,且本病还具有自身接种等特点。因此患者需加强营养,提高机体免疫力,并注意养成良好的卫生习惯。

刘利红认为脓疱疮的致病菌主要为金黄色葡萄球菌,其次为乙型溶血性链球菌或二者混合感染所致。类似中医的黄水疮,系湿热之邪侵入肺胃,郁于皮肤,内外相搏,复感毒邪而发。治宜清热解毒利湿。外洗方常选用金银花、野菊花、蒲公英清热解毒;苦参、茵陈、黄柏清热燥湿;紫草、地榆、明矾凉血收敛生肌。外用常选用抗病毒类药物,多选莫匹罗星(百多邦)软膏,其对葡萄球菌和链球菌高度敏感,局部浓度高,能直接发挥其较强的杀菌作用。中西药合用,具有起效快,疗程短,无毒副作用,治愈率高之优点。

冈强认为脓疱疮类似中医黄水疮,是一种常见的接触传染的化脓性皮肤病,常见于儿童,好发于夏秋季。盖夏秋之交,气候炎热,天暑下逼,地湿蒸腾,暑湿交蒸,脏腑蕴热,火毒结聚,热毒外受,熏蒸肌肤而发。治疗上以清热解毒为主。常选用紫花地丁、紫背天葵、蒲公英、野菊花清热解毒、凉血散结消肿,金银花清气血热毒。现代医学认为,野菊花、蒲公英、金银花均有杀灭或抑制金黄色葡萄球菌和链球菌的作用,故内服清脏腑蕴热,外洗抗菌消炎,俾湿祛邪除,其病自愈。

三、医案

【医案1】侯某,女,17岁。10天前患者面部生脓疱,抓后出脓水,经某医院诊为"传染性脓疱病",曾服"牛黄清热散"等药不效,遂来医院门诊。查体可见:上额、耳下、背部均有黄豆大样脓疱,边缘潮红,皮损有糜烂、渗出,部分已结黄色痂皮,尤以上额部皮损较多,舌苔薄白,舌质红,弦数。诊断:传染性脓疱病。证型:肺胃蕴热,外受湿毒。治则:清热解毒利湿。药用:龙胆草三钱、黄芩三钱、栀仁三钱、金银花五钱、连翘四钱、泽泻三钱、木通三钱、丹皮三钱、六一散五钱、大青叶三钱。服药3剂后,面部、耳部糜烂、渗出减轻,基底仍潮红,表面偶有脓疱及痂皮。又服3剂,皮损基底潮红消退,未再见新生脓疱,已显露出正常皮肤。临床治愈。

【按】本病中医称为黄水疮,多发于夏、秋季,以儿童为多。系因肺胃蕴热,外受湿毒而致。较轻者一般不需内服药,单纯外用药即可治愈。较重者,除了清热解毒之外,还应当注意利湿。赵老的习惯用药,即如病例中所举。此外还可用成药如赛金化毒散、犀角化毒丹。热盛时尚可用少量紫雪散。外用药物可使用二妙散、如意金黄散蜜水调上,痒感明显时可用花椒油调上,或用化毒散软膏薄敷。或用败酱草、蒲公英适量煎水轻轻外洗,或用鲜地黄全草煎水轻洗局部。禁食鱼腥发物和用手搔抓。

(摘自《赵炳南临床经验集》)

【医案2】王某,男,16岁。患黄水疮半月余伴明显瘙痒。西医诊为脓疱疮,给予抗生素肌注和口服,外敷四环素软膏等治疗,一周病势不减。近日又添睡眠不佳,饮食稍减,小便黄,大便干。待余诊之,患儿发育一般,营养中等。双侧面颊各有五六个脓疱,色黄,周有红晕,溃面糜烂鲜红,并有脓水渗出,自觉痒甚,伴有口干,舌质红,苔黄腻,脉数有力。诊断:黄水疮。辨证:暑湿邪毒入侵,气机不畅,疏泄障碍,蒸熏皮肤所致。治则:清热解毒化湿。药用:黄柏50克、滑石40克,二药共研细面,以香油调成糊状,外敷患处。该患者连用上方四次即告痊愈。

(摘自黄水疮治验.中医函授通讯,1983(01):45.)

【医案3】丙寅孟秋,余侄染患脓疱疮,曾在家乡肌注青霉素等,愈而复发,遂抱来我处诊治。证见脓疱疮密集,遍及全身,痒痛并作,抓破疱水蔓延,糜烂面鲜红,舌红苔黄。诊断:脓疱疮。此乃湿热邪毒,入侵肌肤。治则:清热利湿,解毒消疮。药用:银花6克、蒲公英6克、夏枯草6克、六一散9克、白花舌蛇草6克、连翘4克、土茯苓9克、黄柏4克。每日1剂,水煎服。另以乌洛托品0.6g、霉氟素片0.5g,嘱加温开水50mL溶解,外涂患处。次日痒止,疮面迅即结痂。历经5天,痊愈而归,未再复发。

【按】脓疱疮,祖国医学称本病为黄水疮或脓窝疮,虽为小疾,但患者甚感痛苦。脓水所到之处即成疮,破后糜烂,瘙痒难忍,重者可伴发热、口渴等全身症状。此乃湿热邪毒入侵机体,熏蒸皮肤所致。现代医学认为系葡萄球菌或链球菌感染所致。拟中西结合为治,内服中药以治其本,外涂西药以治其标,疗效满意。经观察到若单用中药治疗,效果缓慢;若单用西药外涂,虽见效较快,但脓疱往往愈而复发,疗效不够巩固。只有以中医为主中西医结合治疗,发挥两个优势,疗效可靠。

(摘自以中医为主治疗脓疱疮300例体会.湖南中医杂志,1990(04):17-18.)

【医案4】赵某,男,1岁。主因头面部出现许多脓疱、发烧、痒甚2周余就诊。2周前,患儿脸上出现数个散在水疱,抓破后流出淡黄水,约2天时间头面部出满脓疱,伴发烧。求诊于某门诊部,给予静脉滴注青霉素,每日480万单位,共用5天;同时外用生理盐水洗净患处,涂以红霉素软膏,用药1周后,脓疱大部分干缩结痂。约5天后头面复出了许多脓疱,患儿精神较平时稍差,纳呆,故来医院求诊。查体:体温38.2℃,头面部布满约黄豆大小的水疱和脓疱,周围有红晕,有的脓疱已破溃,流出"黄水",结有黄痂,患儿不时用手抓搔患处,抓破之处显露出湿润鲜红的疱面。舌质红,苔黄腻,脉数。诊断:黄水疮。证型:湿热证。辨证:夏季为暑热之季,小儿机体虚弱、皮肤娇嫩、汗多湿重,暑邪热毒侵袭,经络阻塞,气血凝滞,营气不从,则皮肤出现水疱、脓疱。疱面湿润鲜红、发热,舌质红、苔黄为热象;苔黄腻、纳呆为湿热困脾之象。药用:焦三仙各6克、黄连1克、云苓2克、白术3克。水煎服,1日2次,服2天。外用:"三黄汤"外用。

用药1天,脓疱缩小,周围红晕基本消失,体温降至37.2℃;用药3天,大部分脓疱干燥结痂,用药5天痊愈。

(摘自三黄汤外用治疗黄水疮36例.中医外治杂志,1997(04):10.)

【医案5】李某某,女,36岁,2001年12月30日初诊。下肢开始出现米粒大小的扁平丘疹,瘙痒,半天后丘疹向上蔓延至腹部,丘疹扩大成黄色水疱,大者约豌豆大小,体温39.2℃。咳嗽、咽黏膜充血、大便干、小便黄、舌红苔黄,脉象弦数。诊断:黄水疮。方药:龙胆泻肝汤加减。药用:鱼腥草12克、金银花15克、龙胆草10克、黄芩12克、栀子10克、泽泻10克、木通8克、当归10克、生地6克、甘草6克、柴胡6克。水煎服,日1剂。外用方:三黄汤(黄柏、黄芩、黄连)煎液外洗患处,每日2次。西医:臀部肌注链霉素0.25~0.75g,日1次,庆大霉素4万~8万U,日2次,连用5~7天。口服复方新诺明1/2~2片,日3次,连用5天。经上述方法治疗后,患者痊愈。

【按】从祖国医学看本病,是外感风热时邪,与内湿相搏发于肌肤所致,与肺脾两脏关系密切,肺主皮毛,主肃降,外邪袭肺,肺失肃降,故出现一系列症状。脾主肌肉、四肢,时邪与内湿相搏溢于中焦,故出现黄水疮。治则:清热、解毒利湿为主。方中双花、黄芩、栀子、龙胆草清热解毒;泽泻、木通利水渗湿;当归、生地养血润肤;柴胡疏散风邪;鱼腥草既能清热解毒又能利湿,二者具备。甘草调和诸药;辅以三黄汤煎液外洗能杀菌、止痒,防止蔓延。诸药合用,屡用屡效。值得注意的是在药物治疗的同时,要注意调节饮食,忌食鱼类、面粉及刺激性食物,以免诱发感染。

(摘自中西医结合治疗脓疱疮.内蒙古中医药,2005(05):13.)

【医案6】王某,男,5岁,2004年6月15日就诊。患者颜面突起水疱,迅速变大,如蚕豆大小,色黄而绕有红晕。疱液很快变浑浊成脓液,又转成脓疱,破后呈糜烂面,脓水溢出干后结黄痂,伴有微热、口干,舌红、苔黄,脉滑数。诊断:黄水疮。辨证:湿热蕴蒸,兼感毒邪。治则:清解暑毒,清肺除湿。方剂:过敏煎加减。药用:防风10克、银柴胡10克、乌梅10克、五味子10克、连翘15克、蒲公英15克、黄芩10克、黄连6克、藿香10克、白鲜皮10克、香薷10克、苍术10克、薏苡仁15克、甘草6克、威灵仙10克、金银花10克。服上方5剂,患者痊愈。

【按】脓疱疮又称黄水疮、滴脓疮、脓窠疮,是由化脓性葡萄球菌引起的以有红晕的浅在性脓疱或脓疱为主要特征的化脓性传染性皮肤病。儿童肌肤娇嫩,失于固密,或因儿童脏器不充,或喂养失调,积食停滞,脾胃蕴热,正值湿热交替季节,湿热毒邪侵袭肌表而发。辨证治疗时应注意:①发病多为夏秋季,多为儿童。②好发于颜面、口周、鼻孔周围等部位。③皮损多为红斑或水疱,有轻微瘙痒或疼痛。④并发症多为败血症、肺炎、急性肾炎。⑤此病具有急性、接触性、传染性。⑥需重加健脾利湿药,如白术、薏苡仁;夏季发病宜加清暑药如藿香、佩兰;瘙痒者可加地肤子、白鲜皮。

(摘自何炳元教授运用过敏煎加减治疗小儿皮肤病经验.中医儿科杂志,2009,5(05):3-4.)

【医案7】马某,女,32岁。2011年9月15日就诊。患者2011年8月就诊于吉林大学第二医院皮肤科,诊断为"大疱性脓疱疮",服用抗生素及涂抹外用药物,效果不佳,遂来中医科求诊。初诊:患者外阴与两乳间见直径约10mm皮疹2~3个,皮疹周围色红,伴疼痛感,周身表现为手足心热,口渴口干,尿黄,舌质红、苔白,脉弦滑。诊断:大疱性脓疱疮。证型:湿热内蕴,毒邪炽盛。治则:清热解毒除湿。予清热解毒重剂治疗。药用:野菊花30克、苍术15克、薏苡仁50克、白花蛇舌草50克、连翘20克、茯苓30克、山药20克、红藤30克、土茯苓50克、白术20克、黑柴胡15克、青蒿20克、地骨皮20克、板蓝根20克、金银花30克。5剂,水煎服。

二诊(2011年9月24日):患者服上方一周见皮疹消退,自诉近两日腿酸。为巩固治疗,继以上方加蒲公英30克、紫花地丁30克、金荞麦30克、怀牛膝30克、川断10克。续服5剂。

三诊(2011年10月15日):患者近日自觉局部皮肤闷热,后下肢前侧隐见直径约15mm脓疱1个,余症状大致同前。遂加大清热解毒药量,白花蛇舌草加至100克,加大青叶30克、黄芩10克、旱莲草30克,增强燥湿泻火、解毒凉血、排脓的功效。连服5剂。

四诊(2011年10月24日):为进一步巩固治疗,加黄芪20克托毒外出,枳壳15克、大贝20克,加强清热化痰之效。服法同上。

五诊(2011年10月28日):就诊时下肢脓疱已结痂,因久热易伤阴,加鳖甲20克,滋阴效果佳,且可散结。续服5剂,服药后痊愈,6个月后电话随诊,未再复发。

【按】患者初诊时皮疹色红,伴疼痛,考虑为"热毒"壅盛,灼伤脉络,肉腐成脓,且病程较长,湿热内蕴,久则伤阴,故见手足心热、口渴口干等阴虚表现。本病的主要病机为湿热内蕴,毒邪炽盛。治疗予清热解毒除湿。方用野菊花、连翘、金银花、板蓝根、白花蛇舌草、土茯苓清热解毒,红藤止痛,青蒿、地骨皮养阴,茯苓、薏苡仁、苍术、白术、山药除湿。患者初诊、二诊均以上方为主方,各症见好转,但不日即复发,考虑为"热毒"之邪未尽,有热入营血之势。三诊加入大剂量清热凉血药,又因热毒日久,伤人体正气,加入黄芪提气,起托毒外出的作用,不致毒气内陷。湿热日久碍脾易生痰湿,故少佐清热化痰药。恐后期阴亏日甚,用鳖甲滋阴,且可散结,疗效显著且随访半年未见复发。

(摘自中药重剂治疗成人大疱性脓疱疮验案1则.江苏中医药,2013,45(03):49-50.)

四、现代研究进展

脓疱疮是一种发于皮肤具有传染性的急性化脓性皮肤病,其特征为发生丘疹、水疱或脓疱,易破溃而结成脓痂。具有接触传染和自体接种的特点,易在儿童中流行。西医认为本病由金黄色葡萄球菌或溶血性链球菌引起,或两者混合感染。初起皮肤出现小片红斑,并迅速成为表浅水疱,继则逐渐混浊而成脓疱,破后渗出黄色分泌物,故名黄水疮。此症多发于夏、秋季,以儿童为多见,可发于任何部位,但多以面部等暴露部位为主。临床上可分为接触传染性脓疱疮、大疱性脓疱疮、深脓疱疮、葡萄球菌性烫伤样皮肤综合征、新生儿脓疱疮等数种。该病发病急、进展快、传染性强,若控制不及时,容易导致病情加重,发展为败血症、肺炎、脑膜炎等,危及患儿的生命。

【病因病理】

(1)中医病因

古代文献称"黄水疮""滴脓疮""天疱疮"等。本病多由暑湿、热毒入侵,湿热交蒸,内湿与外湿相引,湿热毒邪蕴结不散,导致气机不畅,疏泄障碍,毒邪不循常道而解,熏蒸于皮肤致病;患儿喂养或调摄不当导致脾胃虚弱,无力运化水湿,酿生湿热,加之小儿机体虚弱,肌肤娇嫩,卫外不固,易感外邪,失其屏障功能,不能抵御外界邪气,汗多湿重,暑邪湿毒侵袭,更易发病,且可相互传。该病的本在脾、肺,标在肤腠。

(2)西医病因

脓疱疮绝大多数由凝固酶阳性的金黄色葡萄球菌引起,其次是乙型溶血性链球菌,或两者混合感染。可通过密切接触或自身接种传播,细菌主要侵犯表皮,引起化脓性炎症,凝固酶阳性噬菌体Ⅱ组71型金黄色葡萄球菌可产生表皮剥脱毒素,引起毒血症及全身泛发性表皮松解坏死。多在面部、臀部、躯干、会阴部和四肢形成松弛性半透明大疱,极易破裂,破后留下潮湿的糜烂面,周围无明显红晕,局部淋巴结不大。各个年龄段的发病率有明显差异,0~4岁儿童每年的发病率为2.85%,5~15岁年龄段儿童发病率为1.6%,人群中的年发病率为0.017%。

【临床表现】

皮损好发于颜面、躯干及四肢。初起红斑,后形成水疱,以后迅速增大到豌豆大、枣大甚至鸡卵大之大疱,淡黄色,疱壁薄而松弛,以后黄色脓液沉积疱底呈半月形,上部则透明,疱破后局部糜烂结痂,略痒,愈后不留疤痕,一般无全身症状。

主要临床表现分为五型:接触传染性脓疱疮、大疱性脓疱疮、深脓疱疮、葡萄球菌性烫伤样皮肤综合征、新生儿脓疱疮。

(1)非大疱性脓疱疮(接触性传染性脓疱疮)

绝大多数非大疱性脓疱疮为A组乙型溶血性链球菌与金黄色葡萄球菌混合感染,但与金黄色葡萄球菌关联更为密切,同时也存在厌氧菌和需氧菌混合感染的可能。该型传染性强,常在托儿所和幼儿园中引起流行,又称接触传染性脓疱疮。约70%的脓疱疮为非大疱性脓疱疮,可发生于任何部位,但以面部等暴露部位为多。皮损初起为红色斑点或小丘疹,迅速转变成脓疱,周围有明显的红晕,疱壁薄,易破溃、糜烂,脓液干燥后形成蜜黄色厚痂伴有瘙痒。常因搔抓使相邻脓疱向周围扩散或融合,陈旧的痂一般于6~10天后脱落,不留瘢痕。感染往往为易遭受外伤的部位,如手、足及面部。不经治疗,创面也能在数周内自愈,且无疤痕形成。病情严重者可有全身中毒症状伴淋巴结炎,甚至引起败血症或急性肾小球肾炎,后者多与乙型溶血性链球菌感染有关。皮肤或咽部链球菌感染后发生急性链球菌后的肾小球肾炎的危险性高达1%~15%,是儿童重要的并发症。

(2)大疱性脓疱疮(葡萄球菌性脓疱疮)

脓疱疮少见的临床亚型,其致病菌主要为噬菌体Ⅱ组71型金黄色葡萄球菌。

据统计,从脓疱疮患者皮损中分离出的金黄色葡萄球菌13.5%~100%可产生表皮松解毒素,产生的表皮松解毒素充当着细菌的"分子剪刀",攻击皮肤的防御屏障。大疱性脓疱疮最常发生于新生儿,也可发生于年长的儿童和成人,为葡萄球菌性烫伤样皮肤综合征的一种局限形式。皮损初起为米粒大小水疱或脓疱,迅速变为大疱,疱内容物先澄清,后混浊,疱壁先紧张,后松弛,疱内可见半月状积脓,疱壁薄,易溃破形成糜烂结痂。起初躯干和四肢出现表浅易破的大疱,也好发于潮湿、易擦烂的部位,如尿布区域、腋下和颈项。通常仅可见到大疱的残余物,环状或卵圆形的表浅糜烂面,大疱周围覆以典型的黄痂。系统症状并不常见,可能出现的系统症状有:虚弱、发烧和腹泻。大多有自限性,数周内创面可无疤痕性愈合,传染性较非大疱性脓疱疮小,其通常为偶发。

(3)葡萄球菌性烫伤样皮肤综合征

引起该病的金黄色葡萄球菌多为噬菌体Ⅱ型,3A,3B,3C,55和71亚型,噬菌体Ⅰ型和Ⅲ型较少见。此综合征多见于新生儿和儿童,很少见于成年人。临床多见于5岁以下的儿童,起病前常有上呼吸道感染或咽、鼻、耳和鼓膜等处的化脓性感染,皮损常由口周和眼周开始,迅速波及躯干和四肢,大片红斑基础上出现松弛性水疱,尼氏征阳性。结膜炎较严重,有眶周水肿和脓性分泌物,分泌物能分离出金黄色葡萄球菌。48h之内,患者发展为高热、全身不适和面、颈、腋窝及会阴部压痛性红斑,继而红斑区域发生弛缓性水疱,皮肤大面积剥脱后留有潮红糜烂面,似烫伤样外观,手足皮肤可呈手套、袜套样剥脱,口角周围可见放射状裂纹,但口腔黏膜无损害。皮损有明显疼痛和触痛。病情轻者1~2周后痊愈,重者可并发败血症、肺炎而危及生命。一般来说,儿童患者血中培养出金黄色葡萄球菌者<3%,而绝大多数成人患者为阳性。

(4)深脓疱疮

主要由溶血性链球菌所致,多累及营养不良的儿童或老人,好发于小腿或臀部。皮损初起为脓疱,渐向皮肤深部发展,表面有坏死和蛎壳状黑色厚痂,周围红肿明显,去除痂后可见边缘陡峭的碟状溃疡,疼痛明显。病程2~4周或更长。

(5)新生儿脓疱疮

发生于新生儿的大疱性脓疱疮,起病急,传染性强。皮损为广泛分布的多发性大脓疱,尼氏征阳性,疱周有红晕,破溃后形成红色糜烂面。可伴高热等全身中毒症状,易并发败血症、肺炎、脑膜炎而危及生命。

【临床诊断】

(1)实验室检查

本病根据病史和临床表现,常结合实验室检查血常规、C反应蛋白、脓液培养等检查有助于明确诊断。白细胞总数及中性粒细胞可增高,同时C反应蛋白升高。脓液中可分离培养出金黄色葡萄球菌或链球菌,必要时可做菌型鉴定,一般不难做出诊断和分型。

(2)鉴别诊断

①细皮风疹 其特征是在风团样红斑的基础上出现丘疹或水疱,好发于四肢、躯干,成批出现,反复发作,奇痒。

②水痘 由水痘-带状疱疹病毒所致,多见于冬春季节,好发部位为面部、躯干皮肤黏膜。皮疹向心性分布,以绿豆至黄豆大小发亮水疱为主,疱大者可见脐窝,可并见红斑、

疱疹、结痂皮损,无脓疱,常伴有发热等全身症状。

③湿疹　发病无脓疱病急,疱疹较小。湿疹皮损对称分布,多形损害,剧烈瘙痒,有渗出倾向,反复发作,易成慢性。

④寻常性脓疱疮　系球菌感染,多见于夏秋季节。好发于头面、四肢暴露部位。皮损为散在性脓疱,周围红晕明显,表面有黄色脓痂,有传染性。自觉瘙痒,疱破后疼痛。

⑤丘疹性荨麻疹　发病原因不明,多见于春秋季节,好发于躯干及四肢近端。皮损为红色风团样丘疹,中心可有小水泡,无脓疱及脓痂。

【临床治疗】

(1)中医辨证论治

本病以清暑泄热、化湿行气为主要治法。实证以祛邪为主,虚证以健脾为主。

①暑湿热蕴证

证候:脓疱密集,色黄,疱周红晕明显,脓疱破裂后露出鲜红的糜烂面,干燥后结污黄色厚痂,自觉瘙痒,常伴发热口干,便秘溺赤,舌质红,苔黄腻,脉濡数。

治则:清暑解毒利湿。

方药:清暑汤、升麻消毒饮或五味消毒饮加减。

常用药物:连翘、天花粉、赤芍、金银花、滑石、车前草、泽泻、甘草、黄芩、马齿苋、藿香、六一散等。壮热者,加黄连、栀子;面目浮肿者,加桑白皮、猪苓、金钱草;大便秘结者,加大黄。

②脾虚湿滞证

证候:脓疱稀疏,色淡白或淡黄,疱周红晕不明显,脓疱破后糜烂面淡红不鲜,常伴食少纳差,面色白或萎黄,大便时溏,舌质淡红,苔薄白,脉濡细。

治则:健脾除湿,兼清余毒。

方药:参苓白术散或淮山扁豆汤加减。

常用药物:白扁豆、白术、茯苓、桔梗、莲子、人参、砂仁、山药、薏苡仁、泽泻、鸡内金、金银花、连翘、黄芩、葛根、冬瓜仁、藿香等。食滞不化者,加槟榔、焦三仙;疱液较多者,加金银花、连翘、藿香。

(2)中医外治

①局部治疗原则为解毒、收敛、燥湿。

A.脓液多者,选用马齿苋、蒲公英、野菊花、千里光等适量煎水湿敷或外洗。

B.脓液少者,用三黄洗剂加入5%九一丹混合摇匀外搽,每天3~4次。或青黛散或煅蚕豆荚灰外扑,或用麻油调搽,每天2~3次;或颠倒散洗剂外搽,每天4~5次。

C.局部糜烂者用青黛散油外涂。

D.痂皮多者选用5%硫黄软膏或红油膏掺九一丹外敷。

②具体外用药物如下:

A.复方紫草油　组成:紫草9克、黄连6克、地丁15克、刺蒺藜9克、白鲜皮9克、僵蚕15克、防风15克、大黄9克,一起用清水浸透20min,文火煮沸,过滤去渣后加入菜油400mL混匀,制成每瓶50mL装的紫草油备用。治疗中对大脓疱需用无菌针头刺破排出分泌物,再涂紫草油,2～3次/天。

B.三黄膏　组成:黄连、黄柏、黄芩适量各为细末,麻油调匀即可。局部外敷,1次/天。

C.加味青黛散　组成:大黄30克、青黛30克、煅石膏30克、寒水石15克、滑石15克、黄柏30克。糜烂疮面可直接将药粉敷布在疮面上;丘疹、脓疱、脓痂等皮损用麻油将药粉调成糊状,涂在皮损上,3次/天。

D.枯炉黄散　组成:枯矾60克、炉甘石60克、黄柏60克、黄连10克、冰片6克。共研细末过筛。黄水多时,用干粉撒布患处,黄水少时,可加适量麻油或凉开水调匀搽之。用药前将疮面用生理盐水洗净,涂抹1~2次/天。

E.颠倒散　飞硫黄、大黄粉各等量,用冷水适量调为稀糊状,用棉签蘸药液外搽患处,每日3-5次。本品可清热解毒。

F.紫草油　紫草油100mL,黄柏粉5克,利福平粉、冰片各2克,混合均匀,装瓶备用。局部常规消毒后,用消毒棉签蘸药液外搽患处,每日3~5次。本品可清热解毒、消肿散结。

G.白青黄软膏　云南白药、青黛、黄柏各等量,将云南白药去保险子,黄柏研细,三者混匀,加凡士林适量调膏。局部常规消毒后,将药膏外涂于患处,每日2次。本品可清热利湿。

(3)西医治疗

①系统药物治疗　早期系统地使用抗生素以控制感染病灶,清除或减少细菌产生的外毒素。抗生素一般选用敏感的耐青霉素酶的半合成新型青霉素或广谱半合成青霉素,对青霉素过敏者可选用大环内酯类抗生素。内用药物皮损泛发、全身症状较重者应及时选择金黄色葡萄球菌敏感的头孢类抗生素,必要时依据药敏试验选择用药。同时应注意水电解质平衡,必要时输注血浆、全血或丙种球蛋白。

②外用药物治疗　外用药治疗原则为解毒、杀菌、消炎、收敛、干燥。

对水疱、脓疱未破者,用消毒针穿破,以无菌棉球吸取疱液,脓疱较大时抽取疱液,尽量避免疱液溢到正常皮肤上,可外搽1%甲紫溶液、硫磺、炉甘石洗剂、外涂1%龙胆紫溶液或抗生素软膏(如红霉素膏)等。

如皮损较广泛,感觉油腻不适,则可改用外搽含有抗生素的痱子水,如可将氯霉素片1克捣碎成粉末后,加入90mL痱子水中,摇匀后外搽,2~3次/天。

脓疱已破溃结痂者用1∶5000~1∶10000的高锰酸钾液,0.5%新霉素溶液清洗或湿敷。皮损面积较小者可直接用棉签蘸取5%聚维酮碘溶液原液涂患处,一日数次。若皮损面积较大,一般将其稀释10倍后用于局部湿敷或清洗痂皮,再外搽莫匹罗星软膏或0.5%新霉素软膏、利福平软膏或红霉素软膏等。

脓痂脱去,炎症减轻,无脓液时可涂止痒抗菌洗剂,如炉甘石、10%硫磺洗剂,此等洗剂可酌加0.1%利凡诺等。

附:新生儿调护

新生儿脓疱疮转化迅速,传染性强,且因季节、气温、营养因素会反复发作。所以,在治疗同时,给予全面护理,对改善患儿预后有积极作用。护理人员严格遵循无菌操作技术,护理时使用隔离装备,对患儿使用的用具、衣物、护理器械、双手进行消毒,对衣物进行开水烫洗、紫外线杀毒提高了抗菌防范能力。为患儿进行隔离,提供舒适、无菌的病房环境,有利于皮疹的消退。告知患儿家长疾病相关知识,提高对患儿的护理能力及对脓疱疮的重视度。选用棉质的宽松衣物,避免包裹过多引起患儿发热,加速红斑发展。减少尿不湿的使用,定时给患儿洗澡,提高患儿的舒适度及卫生情况。提高母乳喂养率,满足患儿营养需求量,提高抵抗力。脓疱疮容易发生感染,对患儿病情加强检测,及时采集脓性液体进行病原菌检测为合理选用抗生素提高依据,优化效果。同时,在发病早期有小红斑时及时给予炉甘石混合液涂抹,防止脓疱疮形成。对大脓疱疮用无菌针头刺破后抹药可以加速结痂速度,缩短患儿用药时间。

参考文献

[1] 北京中医医院.赵炳南临床经验集[M].北京:人民卫生出版社,2011:139-140.

[2] 韩世荣,闫小宁.古今中医名家皮肤病医案荟萃[M].陕西:陕西科学技术出版社,2017:43-45.

[3] 史文枢.黄水疮治验[J].中医函授通讯,1983(01):45.

[4] 欧阳东.以中医为主治疗脓疱疮300例体会[J].湖南中医杂志,1990(04):17-18.

[5] 田梅梅.三黄汤外用治疗黄水疮36例[J].中医外治杂志,1997(04):10.

[6] 齐英.中西医结合治疗脓疱疮[J].内蒙古中医药,2005(05):13.

[7] 郭福霞.中西医结合治疗脓疱疮[J].卫生职业教育,2007(03):118.

[8] 李廷保,王思农,王贵明.何炳元教授运用过敏煎加减治疗小儿皮肤病经验[J].中医儿科杂志,2009,5(05):3-4.

[9] 孙巧玲,刘臣.中药重剂治疗成人大疱性脓疱疮验案1则[J].江苏中医药,2013,45(03):49-50.

[10] 脓疱疮中医治疗专家共识[J].中国中西医结合皮肤性病学杂志,2019,18(02):175-176.

[11] 王思农.实用中西医结合皮肤性病学[M].兰州:兰州大学出版社,2012.

[12] 林皆鹏.自拟中药洗剂联合莫匹罗星治疗儿童寻常型脓疱疮的效果及安全性[J].中国当代医药,2017,24(08):154-156.

[13] 周爱妍,史传奎,高蕾,等.康复新液联合夫西地酸乳膏治疗儿童脓疱疮疗效观察[J].华西医学,2014,29(10):1918-1919.

[14] 张弛,周海林,刘蔚,等.2%夫西地酸乳膏治疗儿童面部脓疱疮的临床疗效观察[J].中华全科医学,2016,14(08):1308-1309+1385.

[15] 李姝,邓列华.脓疱疮研究新进展[J].国外医学.皮肤性病学分册,2004(04):215-217.

[16] 颜群芳,董晓斐.中西医结合治疗新生儿脓疱疮临床疗效的Meta分析[J].湖南中医药大学学报,2017,37(11):1248-1252.

[17] 刘力.中医综合疗法治疗儿童脓疱疮的临床观察[J].中国民间疗法,2018,26(01):40-42.

[18] 胡献国.脓疱疮的中医治疗[J].家庭中医药,2017,24(09):40-41.

[19] 夏慧敏.49例脓疱疮中医辨证治疗疗效观察[J].中医临床研究,2012,4(12):19-20.

[20] 欧阳东.以中医为主治疗脓疱疮300例体会[J].湖南中医杂志,1990(04):17-18.

[21] 吴盼盼,熊丽,盛莉莉,等.PDCA模式QCC活动对新生儿脓疱疮发生率及家属护理满意度的影响[J].保健医学研究与实践,2020,17(04):61-64.

[22] 王振远,路永红.脓疱疮研究进展[J].中国皮肤性病学杂志,2010,24(10):967-969.

[23] 周朝霞.炉甘石混合液用于治疗新生儿脓疱疮的护理分析[J].世界最新医学信息文摘,2019,19(45):301+303.

[24] 何婉霞.改良炉甘石洗剂治疗3M透明敷贴致接触性皮炎的效果观察[J].中国医药指南,2014,12(28):216.

[25] 岳丽爽.脓疱疮[J].中国实用乡村医生杂志,2007(04):2-3.

（金彩云　刘俊俊）

第五节 癣 病

癣是发生在表皮、毛发、指(趾)甲的浅部真菌性皮肤病。具有传染性、长期性和广泛性的特征,一直是皮肤病防治工作的重点。本病发生部位不同,名称各异。临床常见的癣病有发于头部的白秃疮、肥疮;发于手部的鹅掌风;发于足部的脚湿气;发于面、颈、躯干、四肢的圆癣、紫白癜风等。

一、古籍选粹

古籍参考书目:《备急千金要方》《太平圣惠方》《外科正宗》《疡科选粹》《外科启玄》《证治准绳》《医宗金鉴》《疡医大全》。具体内容摘录如下:

(一)唐·孙思邈《备急千金要方》

【内服治疗】

治癣方:捣刺蓟汁,服之。

又方:服地黄汁,佳。

又方:烧蛇蜕一具,酒服。

又方:服驴尿,良。

治赤秃方:捣黑椹,取三升服之,日三。

又方:菖蒲末五斤 以酒三升渍釜中,蒸之使味出,先绝酒一日,一服一升若半升。

【外用治疗】

治细癣方 蛇床子 白盐一作白垩 羊蹄根各一升 赤葛根 苦参 菖蒲各半斤 黄连 莽草各三两。上八味㕮咀,以水七升煮取三升,适寒温,以洗身,如炊一石米顷为佳。澄清后用,当微温用之,满三日止。

又方:羊蹄根于石上磨,以苦酒磨之,以傅疮上。当先刮疮,以火炙干,后傅四五过。(《千金翼》云:捣羊蹄根,著瓷器中,以白蜜和之,刮疮令伤,先以蜜和者傅之,如炊一石米久,拭去,更以三年大醋和涂之。若刮疮处不伤,即不差)。

又方:羊蹄根五升,以桑柴灰汁煮四五沸,洗之。凡方中用羊蹄根,皆以日未出采之佳。

又方:用干荆子烧中央,承两头取汁,涂之,先刮上令伤,后傅之。

又方:捣莨菪根,蜜和,傅之。(《千金翼》无根字)

又方:热揭煎饼,不限多少,日一遍薄之,良。亦治浸淫疮。

又方:醋煮艾,涂之。

又方:捣羊蹄根,和乳涂之。

又方:净洗疮,取酱瓣雀屎和,傅之,差止。(《千金翼》云:取酱瓣尿和涂之)

又方:水银芜荑和酥,傅之。

又方:日中午捣桃叶汁,傅之。

治湿癣肥疮方:用大麻傅之,五日差。

治癣久不差者方:取自死蛇烧作灰,猪脂和涂,即差。

灸癣法:日中时灸病处影上,三姓灸之,咒曰:癣中虫,毛戎戎,若欲治,待日中。又法八月八日日出时,令病人正当东向户长跪,平举两手,持户两边,取肩头小垂际骨解宛宛中,灸之,两火俱下,各三壮若七壮,十日愈。

治小儿癣方:以蛇床实捣末,和猪脂,以傅之。

治瘑痒方:以水银和胡粉,傅之。

治身体瘑痒,白如癣状方:楮子三枚 猪胰一具 盐一升 矾石一两。上四味,以苦酒一升合捣令熟,以拭身体,日三。

又方:醋磨硫黄,涂之,最上。(《集验》又磨附子硫黄上使熟,将卧,以布拭病上,乃以药傅之)

又方:取途中先死蜣螂捣烂,涂之,当揩令热,封之,一宿差。

又方:白敛 薰陆香。上二味揩上,作末水服,差。

又方:硫黄 雌黄 槲皮烧 蛇蜕一具 上四味各等分,捣筛,以清漆合和之,薄涂白处,欲涂时以巴豆半截拭白处,皮微破,然后傅之,不过三两度。

又方:硫黄 水银 矾石 灶墨 上四味各等分,捣末,内坩子中,以葱叶中涕和研之,临卧时傅病上。

治头疮及白秃,**松沥煎方** 松沥七合 丹砂 雄黄 水银研,各二两 矾石一两(一云峭粉)黄连三两。上六味治下筛,内沥中,搅研令调,以涂之,先以泔清洗发及疮,令无痂,然后傅药,二日一傅,三傅后当更作脓,脓讫更洗之,凡经三度脓出讫,以甘草汤洗去药毒,前后十度许洗,即差。

治白秃发落,生白痂,终年不差方:五味子 蛇床子 远志各三分 菟丝子五分 苁蓉 松脂各二分 雄黄 雌黄 白蜜各一分 鸡屎白半分。上十味治下筛,以猪膏一升二合,先内雄黄,次内雌黄,次内鸡屎白,次内蜜、松脂,次内诸药煎之,膏成,先以桑灰洗头,燥,傅之。

治白秃及头面久疮,去虫止痛,**王不留行汤方** 王不留行　东南桃枝　东引茱萸根皮各五两　蛇床子　牡荆子　苦竹叶　蒺藜子各三升　大麻仁一升。上八味咬咀,以水二斗半煮取一斗,洗疮,日再。并疗痈疽姤乳月蚀疮烂。

治白秃及痈疽百疮,**松脂膏方** 松脂六两　矾石　杜蘅(一作牡荆)　雄黄　附子　大黄　石南　秦艽　真朱　苦参　水银　木兰各一两。上十二味咬咀,以醋渍一宿,猪膏一斤半煎之,以附子色黄,去滓,乃内矾石、雄黄、水银,更著火三沸,安湿地待凝,以傅上,日三。

治白秃方:羊肉湿脯炙令香,及热速搭上,不过三四度,痒甚勿搔之。牛肉亦得。

又方:新破猪肚去粪,及热速搭上,痒慎勿搔,当缚两手,日中卧,半日去之。

又方:皂荚汤净洗干拭,以陈久油滓涂之,日三。

又方:盐汤洗之,生油和故蒲苇灰,傅之,日三。

治白秃方:煮桃皮汁,饮之并洗。

又方:曲豆豉二种治下筛,醋和,薄上。

又方:炒大豆令焦,末之,和腊猪脂,热暖匙抄,封上遍,即裹著,勿见风。

又方:桃花末之,和猪脂,封上。(《必效方》与桑椹末同和傅之)

秃无发者方:黑熟椹二升,内罂中,日中暴三七日,化为水,洗疮上,三七日发生,神效。

又方:桑灰汁洗头,捣椹封之,日中暴头睡。

又方:烧牛角灰,和猪脂,傅。

又方:马蹄灰末,腊月猪脂和,傅之。

治鬼舐头方:烧猫儿屎,腊月猪脂和,傅。

又方:猫儿毛灰,膏和,傅之。

又方:砖末,和蒜捣,傅,日一。

(二)宋·王怀隐《太平圣惠方》

1.治癣诸方

【疾病概述】

夫癣病之状着,为皮肉瘾疹如钱文,渐渐增长,或痒或痛,或圆或斜,有棱廓,里则生虫,搔之有汁。此由风湿邪气,客于腠理,复值寒湿与血气相搏,则血气否涩,而发此疾也。

【内服治疗】

治一切癣及疥,风痒痦疮等,**白蒺藜散**方。白蒺藜二两,微炒,去刺　玄参一两　沙参一两,去芦头　丹参一两　苦参一两,锉　人参一两,去芦头　秦艽二两,去苗　栀子仁一两　甘菊花一两　枳壳一两,麸炒微黄,去瓤　黄芩一两　乌蛇四两,酒浸,去皮骨,炙微黄　独活二两　茯神一两　薯蓣一两　细辛一两　防风二两,去芦头　麻黄一两,去根节。上件药,捣细罗为散。每于食前,以温酒调下二钱。

治一切癣,皮肤瘙痒,**苦参丸方** 苦参一斤半,水浸一宿,细切,煨干 菖蒲四两 乌蛇八两,酒浸,去皮骨,炙微黄。上件药,捣罗为末,炼蜜和捣三五百杵,丸如梧桐子大。每服不计时候,以熟水下三十丸。

又方:蛇蜕皮一条,烧为灰,上细研如粉。每服,以温酒调下一钱。

【外用治疗】

治诸癣疮,或干或湿,痛痒不可忍,**鲫鱼膏方**。鲫鱼一头,中者 乱发如鸡子大,二枚 雄黄一两半,细研 硫黄一两,细研 猪脂半斤。上件药,先煎猪脂令沸,即下鱼煎令烟尽,次下发令销,滤去滓,下雄黄硫黄末,搅令匀,盛于瓷器中。不计时候涂之,以瘥为度。

治一切癣,**神妙方** 斑蝥三十枚,生用,细研 腻粉二钱 藜芦末一分 硫黄一分,细研。上件药,同研令匀,以清油调如糊。候癣痒发时,先以生布子揩,令伤后便涂之。

治疥癣疮,**痒不可忍者方** 皂荚二挺,煨,去皮子 上件药,捣细罗为散。以米醋二大盏,同煎如稀饧,以绵滤去滓,入黄连末半两、腻粉一分,调令匀。候癣发时恶水出,便可先以树白皮搔破,后涂药,三两上便瘥。

又方:酱瓣半盏,烂研,上净洗疮,入藜芦末半两,调涂之。

又方:水银一两 芜荑末半两 上件药,以少许酥和研,水银星尽,涂之。

又方:上取莨菪叶,捣令极烂,以少蜜和封之。

又方:上取羊蹄根三两,捣令极细,以酽好醋五合,煎十余沸涂之。

又方:上取雄黄一两细研,以酽醋调如膏,先以新布揩拭疮上,令伤后涂之。

又方:川椒三分,去目 豉三合,上件药并烧为灰,细研如粉,以清油调涂之。

又方:上取楝根,以酽醋磨涂之。

又方:上取狼跋草,以酽醋磨涂之。

治一切癣疥方:取巴豆四五粒,细研,以油一合半,用慢火熬一食久,先吃山栀子汤一碗,后涂此药一两上,疮痂干剥。神妙。

又方:上取犬胆涂之,立效。

又方:上取牛鼻头津涂之。

又方:上取酱汁生葶苈末,调涂之。

又方:上取地卷土,将醋和调,涂之。

2.干癣

【病因病机】

夫干癣,但有棱廓,皮枯痒,搔之白屑出是也。皆是风湿邪气,客于腠理,复值寒湿与血气相搏所生,若其风毒气多,湿气少,故风入深,故无汁,为干癣也。其中亦生虫。

【外用治疗】

治干癣,搔之白屑起,**黄连散方**　黄连一两,去须　藜芦半两,去芦头　川大黄一两　干姜半两,生锉　蔄茹一两　莽草一两。上件药,捣细罗为散,入猪脂一斤,以慢火煎成膏,滤去滓,收于瓷器中。先以新布揩拭疮上令伤,然后涂药,无不瘥者。

治干癣痒不止,宜涂**胡粉散方**　胡粉　黄连去须　蛇床子　白蔹以上各半两,上件药,捣罗为末,面脂调涂,湿即干贴之。

治**干癣痒痛不止方**　草乌头一分　狼牙一分　斑蝥七枚,上件药生用,捣细罗为散。以口脂调,用竹篦子刮破涂药,熟揩入肉。候出黄水,三两日瘥。

又方:斑蝥五月五日取七枚　麝香半钱,上件药,都研为末,以醋调涂在疮上,出少多黄水瘥。

又方:川乌头二枚,生用　干蝎五枚,上件药,捣罗为末,用面油调作膏,涂之。

治干癣无问年月,**神效方**　水银半两　芜荑半两,末　胡粉半两　花胭脂半两。上件药都研,入炼了腊月猪脂四两,研令水银星尽,先以泔清洗疮上,拭干然后涂之。

治干癣积年生痂,搔之黄水出,每逢阴雨即痒方:巴豆十枚,肥者,上于炭火先烧之,令油出尽,即于乳钵内,以少许酥和研如膏,薄涂之,不过一两度愈。

又方:上以狼毒,醋磨涂之。

又方:上取槲树白皮涂之。

又方:上取桃树白皮,捣令极烂,以醋调涂之。

又方:斑蝥半两,微炒,上捣罗为末,蜜调,薄涂即瘥。

又方:上取青葙子末,以口脂调,先用浆水洗净后敷之。

3.湿癣

【疾病概述】

夫湿癣者,亦有棱廓,如虫行,浸淫赤湿痒,搔之多汁成疮,是其风毒气攻注,故为湿癣也。其里亦有虫生。

【外用治疗】

治湿癣痒痛不可忍,**硫黄散方**　硫黄半两　斑蝥半两,去翅足　龙脑一两(钱)　腻粉一分。上件药,都细研如粉,用面脂调如泥。痒痛时,抓破后,以药揩之。

又方:乌梅十四枚,用肉　大蒜十四枚,去皮　梁上尘三合　盐三合,上件药相和熟捣,以酽醋一升,浸一宿,涂于癣上,即瘥。

治癣湿痒不可忍,**黄连散方**　黄连一两,去须　胡粉一两,细研　黄柏一两,锉　雄黄半两,细研,上件药,捣细罗为散,都研令匀。先以温浆水洗疮,然后取药敷之,不过三四度瘥。

又方：螺壳一两 乱发灰半两 龙胆半两 胡粉半两，研。上件药，捣细罗为散，研入胡粉令匀，以油淀和涂之。

又方：水银二两 黄连二两，去须，捣末 胡粉二两，上件药，以炼了腊月猪脂半斤，都研。候水银星尽，便以温浆水洗疮，然后涂之。

又方：羊蹄根一两 黄连一两半，去须(一两) 蛇床仁半两，上件药，捣罗为末。用腊月猪脂，调如稀饧，涂之。

又方：腻粉一两 上以米醋调涂之。

又方：鲫鱼一枚，可长五寸者，净拭，不去鳞，上用硫黄末一分，从鱼口中送入腹内。用净砖一口，安鱼在上，以炭火周回熁之，翻转令鱼黄焦，碾罗为末，入腻粉三钱，同研令匀。以生麻油调涂之。

又方：羊蹄根半斤 上件药，日未出时采取，须独茎无枝拨者，净洗细切，捣令极烂，入羊乳相和得所，着少盐拌和令匀，于日中曝两食久，以涂之。

又方：上取楮叶半斤，细切捣令极烂，敷于癣上，无不瘥者。

治湿癣搔之有黄汁者，宜敷**芦荟散方** 芦荟半两 甘草半两，上件药，捣罗为末，先用浆水洗癣上讫，用帛裛干，便以药敷之，日三五上瘥。

4. 风癣

【疾病概述】

夫风癣者，是恶风冷气，客于血气所生，亦作圆文棱廓。但把搔顽痹，不知痛痒，其里亦有虫生也。

【内服治疗】

治风癣疮，皮肤疮，痒久不瘥，**白花蛇丸方**。白花蛇三两，酒浸，去皮骨，炙令微黄 黄芩一两 防风一两，去芦头 白鲜皮一两 甘草一两，炙微赤，锉 枳壳一两，麸炒微黄，去瓤 栀子仁一两 赤芍药一两 川大黄一两，锉碎，微炒 苍耳子一两 麦门冬一两半，去心，焙 黄芪一两，锉 白蒺藜一两，微炒，去刺 羌活二(一)两 苦参二两，锉，上件药，捣罗为末，炼蜜和捣三五百杵，丸如梧桐子大。每于食后，以薄荷酒下三十丸。

治风毒攻皮肤生疮癣，顽麻不知痛痒，**独活丸方**。独活二两 苍耳子二两 羌活一两 五味子一两 菟丝子一两，酒浸三日，曝干，别捣 山茱萸一两 防风一两，去芦头 白花蛇肉一两，酥炒，令黄 黄芪一两，锉 白蒺藜二两，微炒，去刺。上件药，捣罗为末，入白粱米饭，和捣三五百杵，圆如梧桐子大。每日空心及晚卧时，以温酒下三十丸，枣汤下亦得。

又方：苦参末三两 白花蛇肉三两，酒浸，酥拌，炒令微黄，上件药，捣细罗为散。每日四五度，以温酒调下二钱。

【外用治疗】

治风毒疥癣，**雄黄膏方**。雄黄一分,细研 附子半两,去皮脐 腻粉一分 白矾一分,烧灰 藜芦一分,去芦头 川椒一分,去目及闭口者,上件药,捣细罗为散,入乳钵内,再研如粉,以炼了腊月猪脂半斤,黄蜡二两,净铛内慢火煎,候蜡消,倾于瓷盒内,入雄黄等末搅令匀。每日四五度,取少许涂揩之。

治一切疮癣,或干或湿,痛痒不可忍,宜用**鲫鱼膏方**。鲫鱼一头 雄黄半两,细研 腻粉半两 猪脂半斤 乱发一鸡子大,上件药,先将猪脂熬令沸,即下鱼煎令焦,次下发令销,去滓,下雄黄腻粉搅令匀,泻于瓷器中。待冷涂之,不过五七度,无不瘥者。

治风癣皮肤瘙痒,宜涂**乳香膏方**。乳香一分,细研 腻粉一分 硫黄一分,细研 杏仁半两,汤浸去皮尖,研 吴茱萸半两,捣末 地龙粪半两,细研 巴豆半两,去皮心,上件药,先以猪脂一斤,煎巴豆十余沸,去巴豆,纳诸药末和搅令匀,更煎十沸以来,倾于瓷器内。候冷涂之。

治风毒癣,遍身皆生,瘙痒,**硫黄散方**。硫黄一分,细研 雄黄一分,细研 朱砂一分,细研 麝香一分,细研 巴豆一分,去皮心,研 川椒一分,去目 吴茱萸一分 附子一分,去皮脐,生用,上件药,捣细罗为散,都研令匀。先用新布揩癣令水出,便以醋调涂之,不过三两上瘥。

又方:莽草一分 蛇床子一分 藜芦一分 石亭脂一分 白矾灰一两 黄柏一两,锉,上件药,捣细罗为散,用少许贴患处,立瘥。

治风癣瘙痒,洗浴,**丹参汤方**。丹参三两 苦参五两,锉 蛇床子二(三两) 白矾二两,细研,上件药,除白矾外,捣筛为散。以水三斗,煎取二斗,滤去滓,入白矾搅令匀,乘热于避风处洗浴,以水冷为度,拭干了,以藜芦末粉之,相次用之,以瘥为度。

5.久癣

【疾病概述】

夫久癣者,为诸癣有虫,而经久不瘥者也。癣病之状,皮肉瘾疹如钱文,渐渐增长,或圆或斜,痒痛有棱廓,搔之有汁;又有干癣,枯索痒,搔之无汁;又有风癣,搔之顽痹,不知痛痒;又有牛癣,因饮牛余水得之,其状皮厚硬强;又有圆癣,作圆纹隐起,四面赤;又有狗癣,因以狗食余水,洗手面得之,其状微白,点缀相连,亦作痒;又有雀眼癣,作细纹似雀眼,搔之亦疼痒;又有刀牛皮癣,因以刀磨水洗手面得之,其状无棱廓,纵斜无定。如此之癣,初得,或因风湿客于肌肤折于血气所生,至其病成,皆有虫侵蚀,转深连滞不瘥,故成久癣也。

【外用治疗】

治疥癣疮,经年不瘥,**水银膏方**。水银一两 白矾一两 蛇床子一两 雄黄一两 菌茹末一两。上件药,入炼了猪脂半斤,都研候水银星尽,便用敷之,日三两上。兼治小儿头疮,甚良。

治风癣久不瘥,皮肤痛宜涂**硫黄散方**。 硫黄一分 硝石半两 腻粉半两 白矾半两,烧灰。上件药,细研如粉,以生麻油调如膏,涂之。

又方:麝香一分,细研 腻粉三分 龙胆三分,捣末 巴豆半分,去皮心。上件药,细研如粉,以生麻油调如膏,涂之。

又方:吴茱萸一两 粉脚一两 白矾一两,烧灰 臭黄一两,上件药,细研如粉,以生麻油调涂之。

又方:白矾一两,烧灰 硫黄一两,细研 腻粉一分 黄连一两半,去须 雌黄一两,细研 蛇床子一两,上件药,捣细罗为散,都研令匀。入猪脂调如稀面糊,以盐浆水先净洗疮,即涂药于上。如冬月寒,即微火暖用之。

治久干癣必效方 斑蝥三枚,微炒 硫黄一分,细研 猪牙皂荚一分,炙黄 地卷皮一分 背阴草一分,上件药,捣罗为末,合和令匀,用津唾调涂之。

治癣久不瘥,**五倍子散方**。 五倍子一两,烧令烟尽 黄柏一分,锉 当归一分,微炒 腻粉一分 白矾一分,烧灰 漏芦一分,上件药,捣细罗为散,先用盐浆水洗,拭干了,以散敷之。

治癣不问干湿,积年不瘥,**砒霜散方**。 砒霜一分 硫黄三分 密陀僧三分 腻粉二分,上件药,细研为末,癣干,即以生油调涂;若癣湿,即用药末掺之。

又方:苍耳汁一合 生姜汁 硫黄半两,细研,上件药,相和涂之,干即更涂。

又方:水银一两 白矾半两,烧灰 蛇床子半两 黄连半两,去须,上件药,除水银外,捣细罗为散,却入水银,以腊月猪脂和研,候水银星尽为度,便净洗疮涂之。

治风疮疥癣,久不瘥,宜涂**臭黄膏方**。 臭黄半两,研 乱发半两,烧灰 芫荑半两 硫黄一分,细研 杏仁半两,汤浸去皮尖双仁,研 吴茱萸半两 粉脚半两,细研,上件药,捣细罗为散。以生麻油调,涂于两手心,合手于股内,夹药一宿。如未瘥者,次夜更涂,兼吃蜜酒使醉,神效。

治久疥癣方 白矾半两,捣为末 乱发两鸡子大,上件药,用清麻油一盏煎如稀饧,抓动炙涂,一两上立效。

又方:燕子粪微炒 斑蝥烧灰,上件药等分,捣罗为末,油调涂之。

又方:川乌头七枚,生用,上捣碎,以水三大盏,煎至一大盏,去滓,温温洗之。

(三)明·陈实功《外科正宗》

【疾病概述】

妇人脚丫作痒,乃从三阳风湿下流,凝结不散,故先作痒而后生湿烂,又或足底弯曲之处,痒湿皆然。鹅掌风由手阳明、胃经火热血燥,外受寒凉所凝,致皮枯槁;又或时疮余毒未尽,亦能致此。初起紫斑白点,久则皮肤枯厚,破裂不已,二矾汤熏洗即愈。

臭田螺,乃足阳明胃经湿火攻注而成。此患多生足指脚丫,随起白斑作烂,先痒后痛,破流臭水,形似螺靥,甚者脚面俱肿,恶寒发热。先宜甘草汤洗净,贴蟾酥饼,三日三枚,后用珍珠散、猪脊髓调搽膏盖,焮肿上真君妙贴散敷之,其肿渐消。戒便步履。

顽癣乃风、热、湿、虫四者为患。发之大小圆斜不一,干湿新久之殊。风癣如云朵,皮肤娇嫩,抓之则起白屑;湿癣如虫形,瘙之则有汁出;顽癣抓之则全然不痛;牛皮癣如牛项之皮,顽硬且坚,抓之如朽木;马皮癣微痒,白点相连;狗皮癣白斑相簇,此等总皆血燥风毒克于脾、肺二经。初起用消风散加浮萍一两,葱鼓作引,取汗发散。久者服首乌丸、蜡矾丸,外擦土大黄膏,用槿皮散选而用之,亦可渐效。

【内服治疗】

蟾酥丸　蟾酥丸效独称雄,乳没砂矾轻粉同,铜绿蟾酥寒水麝,蜗牛又有用蜈蚣。治疗疮、发背、脑疽、乳痈、附骨臀腿等疽,一切恶症歹疮,不痛或麻木,或呕吐,病重者必多昏愦。此药服之不起发者即发,不痛者即痛,痛甚者即止,昏愦者即苏,呕吐者即解,未成者即消,已成者即溃。真有回生之功,乃恶症中至宝丹也。蟾酥二钱,酒化 轻粉五分 枯矾 寒水石煅 铜绿 乳香 没药 胆矾 麝香各一钱 雄黄二钱 蜗牛二十一个 朱砂三钱。以上各为末,称准,于端午日午时,在净室中先将蜗牛研烂,再同蟾酥和研稠粘,方入各药共捣极匀,丸如绿豆大。每服三丸,用葱白五寸,患者自嚼烂,吐于男左女右手心,包药在内,用无灰热酒一茶钟送下。被盖如人行五六里,出汗为效,甚者再进一服。修合时妇人鸡犬等忌见。

顽癣浮萍丸　浮萍丸内苍耳草,苍术黄芩共苦参,姜蚕钩藤并豨莶,酒丸服下可回春。紫背浮萍 苍术 苍耳草各二两 苦参四两 黄芩 姜蚕各一两 钩藤一两五钱 豨莶草二两,酒蒸。共为末,酒糊丸,白滚汤每服二钱,随病上下服。

【外用治疗】

二矾汤　二矾汤中白皂矾,儿茶柏叶在其间,先熏后洗油烟照,鹅掌风顽愈不难。治鹅掌风皮肤枯厚、破裂作痛,宜用此汤熏洗,轻则不宜,越重越效。白矾 皂矾各四两 孩儿茶五钱 柏叶半斤。用水十碗,同上药四味煎数滚候用。先用桐油搽抹患上,以桐油蘸纸捻点着,以烟焰向患上熏之,片时方将前汤乘滚贮净桶内,手架上用布盖,以汤气熏之,勿令泄气,待微热倾入盆内,蘸洗良久,一次可愈。七日忌下汤水,永不再发。

珍珠散　珍珠散效实堪夸,轻粉还兼缸子花,诸肿诸疮诸痛疾,用之一掺自无他。治下疳皮损腐烂,痛极难忍,及诸疮新肉已满,不能生皮,又汤泼火烧,皮损肉烂,疼痛不止者。青缸花五分,如无,用头刀靛花轻虚色翠者代之,终不及缸花为妙 珍珠一钱,不论大小以新白为上,入豆腐内煮数滚,研为极细无声方用 真轻粉一两,上三味,共研千转,细如飞面,方入罐收。凡下疳初起皮损,搽之即愈。腐烂疼痛者,甘草汤洗净,猪脊髓调搽。如诸疮不生皮者,用此干掺即可生皮。又妇人阴蚀疮或新嫁内伤痛甚者,亦可此搽极效。汤泼火烧痛甚者,用玉红膏调搽之。

真君妙贴散 真君妙贴散奇功,荞面硫黄白面同,诸般异症皆堪效,常取收功掌握中。治痈疽、诸毒,及异形异类、顽硬大恶歹疮,走散不作脓者,宜用此药。不痛者即痛,痛甚者即止。明净硫黄十斤,为末 荞面 白面各五斤。共一处,用清水微拌,干湿得宜,木箱内晒成面片,单纸包裹,风中阴干收用。临时再研极细,用新汲水调敷。如皮破血流、湿烂疼苦等症,麻油调搽;天泡、火丹、肺风、酒刺,染布青汁调搽并效。

枯矾散 枯矾散中煅石膏,黄丹轻粉不相饶,四味将来为末掺,脚丫湿痒即时消。枯矾五钱 石膏煅 轻粉 黄丹各三钱。上为末,温汤洗净,搽药即愈。

土大黄膏 土大黄膏用白矾,硫黄八两共加参,川椒三味研成末,顽癣搽之不费难。治干湿顽癣,不论新久,但皮肤顽厚,串走不定,惟痒不痛者。硫黄八两 生矾四两 点红川椒二两。上各为末,用土大黄根捣汁,和前药调成膏碗贮,新癣抓损擦之,多年顽癣加醋和擦,如日久药干,以醋调搽。

顽癣必效方 顽癣必效川槿皮,轻粉雄黄巴豆宜,斑蝥大黄百药煎,阴阳水和海桐皮。治多年顽癣,诸药熏擦搽洗不效者,用之即愈。川槿皮四两 轻粉 雄黄各四钱 百药煎四饼 斑蝥全用,一钱 巴豆去油,一钱五分 大黄二两 海桐皮二两。上为极细末,用阴阳水调,抓损敷药,必待自落。

顽癣方 顽癣方中川槿皮,斑蝥轻粉各相宜,再加七个枫子肉,新笔涂将患处医。川槿皮二钱 轻粉五分 斑蝥七个 大枫子七个。河、井水共一钟,煎一半,露一宿,笔蘸涂之。

(四)明·陈文治《疡科选粹》

【疾病概述】

癣有五名,曰湿、曰顽、曰风、曰马、曰牛。总而言之,无非血分燥热,以致风毒客于皮肤也。凡湿癣,痒如虫行,搔之则有汁出。风毒少,湿气多。顽癣,全然不知痛痒。风癣,即干癣,搔之则有白屑,风毒多,湿气少,故为干癣。马癣,微痒,白点相连,又曰狗癣。此由腠理虚而受风,血涩不能荣肌也。牛癣,如牛颈皮厚且坚。其他曰鱼鳞癣、荷叶癣,皆因形而名,不出乎五者之类。

风癣,由恶风冷湿气,客于肌皮,搏于血气所生,有如钱文,渐渐长开,或圆或斜,有匡阑。但抓搔顽痹,不知痛痒,内亦有虫。

【病因病机】

薛云:疥癣皆由脾经湿热,及肺气客于肌肤所致。风毒之浮浅者为疥,沉深者为癣。

盖癣乃发于肺之风毒,而疥则兼乎脾之湿热而成也。久而不愈,延及遍身,浸淫溃烂,或痒或痛,其状不一。皆有细虫,亦能染人。

【临证辨治】

治法,当以杀虫渗湿消毒之药敷之,内服和脾清肺,除风散湿之剂,庶可除根。面上风癣,初起痞瘟,渐成细疮,时作痛痒,发于春月,名吹花癣,女人多有之。此皆肺经蕴积风热,阳气上升,发于面部,或在眉目之间,久而不已,恐成风疾。治法惟清心火,散肺经风热,然后以消毒散热之药敷之。

初起有可下者,打脓散去黄连、金银花、芒硝,加赤、白芍药(注:原书有穿山甲)水酒各半煎熟,入大黄,再煎一沸,露一宿,五更服。亦有可汗者,四物汤加荆芥、麻黄各五钱,浮萍一两,葱、豉煎服,取汗。经久不可汗、下者,止用防风通圣散,去硝、黄,加浮萍。年久不愈者,体盛,兼吞顽癣丸,或龙虎丹,另用何首乌、白芷、苏木等分,入猪油及盐少许浸酒送下。体虚者,不可妄用风药。气虚者何首乌散、消风散,血燥者四圣不老丹或肾气丸,久服自效。有虫者俱宜间服蜡矾丸。

【内服治疗】

打脓散(治诸痈,肿脓不溃) 金银花一钱　黄连一钱　黄芩一钱　黄柏一钱　当归尾一钱　大黄一两　甘草节七分　芒硝三钱　木鳖子虚者七个,实者九个(注:原书有穿山甲,七分)上水煎,五更服。大便见脓,小便见血为效。

顽癣丸 浮萍　苍术　苍耳子各一两　苦参一两五钱　黄芩五钱　香附二钱五分。上为末,酒糊为丸,白汤下。

消风散 荆芥　甘草各二两　人参　白茯苓　僵蚕　川芎　防风　藿香　蛇蜕　羌活各一两　陈皮　厚朴各五钱。上为细末,凡风头痛,鼻流清涕者,荆芥汤下;疮癣,温酒下,各二钱。

祛风败毒散 (治风疮,疥癣瘾疹,紫白癜风,赤游风,血风,臁疮丹瘤,上部者加桔梗一钱,下部者去蝉蜕、僵蚕,加木瓜、牛膝各一钱。)枳壳　赤芍药　前胡　柴胡各五分　川芎　羌活各八分　荆芥　薄荷　牛蒡子　苍术各六分　独活　僵蚕　连翘各七分　蝉蜕　甘草各三分。上姜,水煎。

乌蛇丸(治风癣) 乌蛇酒浸,去皮　附子童溺浸一宿　白附子　天麻各二两　全蝎　羌活　乳香　僵蚕炒,各一两五钱　苦参十两　槐花八两　上为末,用生姜汁一斤,蜜一斤,同熬成膏,入药和丸,每服三四十丸,温酒下,夜卧荆芥汤下。

白花蛇丸(治风癣) 白花蛇三两,酒浸　麦门冬一两五钱　苦参二两　黄芩　防风　白癣皮　甘草　枳壳　栀子仁　赤芍药　大黄　苍耳子　羌活　黄芪　白蒺藜各一两。上为末,炼蜜,重捣为丸,每服三十丸,薄荷酒下。

宣风换肌散（治一切风癣疥癞，疙瘩疮）甘草 黄芪 当归各一两 黄芩 黄连各酒炒 大力子炒 防风 白芷 荆穗 乌蛇肉 川芎各五钱 羌活 苍术 何首乌各三钱 全蝎十枚，炒。上为末，酒调服，每二钱。

【外用治疗】

川槿皮膏 川槿皮 白及各二两 百部五钱 大风子七钱 槟榔四钱 草乌 文蛤各三钱 南星二钱 草果两个 蝉蜕一钱五分 轻粉三钱 硫黄二钱 雄黄五分 枯白矾五分 麝香五厘。上轻粉以下五味，各为极细末，川槿皮等十味，用酽醋四大碗，慢火熬至一碗，滤去渣，再用慢火熬成膏，入轻粉等五味搅匀，收瓷瓶。爬破癣皮，搽。（注：原书用穿山甲爬破）

二娘子散（治诸癣）川槿皮 滑石 白薇各三钱 鹰条七分 斑蝥去翅头足，十个 蚯蚓泥干着，一钱七分 青娘子 红娘子各四个。上为末，井花水调，厚敷患处，年久者五次，新近者三次除根。

又方：治湿癣，用枯矾 黄连各五钱 胡粉 黄丹 水银各二钱，入猪脂二两，研待水银不见星，收瓷罐，搽。

又方：治湿癣，多年不愈，以蚕砂四两 薄荷五钱，为细末，干掺上，或用生油调搽，大有神效。

丹溪方：治湿癣，以芦荟一两 甘草五钱，各为末，温浆水洗癣，敷之，神效。

又方：治湿癣，用苍术 川椒各二钱，水煎三四沸，频频熏洗，一二日即愈。

又方：治风湿癣，并年久顽癣，用川槿皮四两 半夏 槟榔 木鳖仁各五钱，俱切片 雄黄三钱 斑蝥 白砒各一钱，俱研末，用井水、河水各一碗，共浸一处，日晒夜露三昼夜，鹅翎扫癣上，百发百中。

又方：治顽癣，用川槿皮 巴豆 斑蝥各一钱，生砒少许，共为细末，水调敷，神效。

又方：治顽癣，用人言一分 川椒五分 飞矾三分 轻粉一钱，以蜜调用，土大黄根擦之。

又方：治风癣，用苦楝根皮 小麦 川椒各等分，水煎三五沸，熏洗，其效如神。

又方：用大鲜南星，捣如粉，用好醋漂之，其粉沉醋下者，晒干，再用醋调涂。

又方：治风癣，用大风子仁一两 杏仁去皮尖 川槿皮各五钱 雄黄 水银 轻粉 黄丹各一钱 川椒 细茶 樟脑 罐口泥 蛇床子各三钱，为细末，以柏油调和，捣，无水银星为度，擦患处。

又方：治风癣，即干癣，用狼毒 草乌各二钱五分 斑蝥七个，研为末，津唾调涂。

又方：治风癣，遇阴雨即痒，及搔破流黄水者，以狼毒末涂之。

又方：天麻散浸油，可搽风癣。

又方：治马癣，用马鞭草，不犯铁器，捣自然汁半盏，饮尽，十日即愈。

又方：独蒜头捣烂，加明矾三两，入好醋一杯，炖滚，先以谷树叶擦破，用笔蘸涂。

又方:治牛皮癣,用清油一两 入全蝎七个 巴豆二十粒 斑蝥十个,熬焦滤渣,入黄蜡一钱,候溶,收贮,频搽。

又方:治鱼鳞癣,用鲤鱼头一个 五倍子三个 俱烧灰,杵细,清油调,鹅翎涂,不拘遍数。

又方:治荷叶癣,用川槿皮 海桐皮 甘草 大枫子仁 槟榔 半夏各五钱,为粗末,以河水、井水共一碗,先浸二宿,春秋晒三日露三夜,夏晒二日露二夜,冬月晒七日露五夜,绢滤去渣,另用轻粉三钱,研极细,入前汁中和匀,用时以热汤洗癣净,刮破,笔蘸药涂上,不日可愈。顽癣、杨梅癣并宜此方,屡见神效。但冬月夜露则冻,不如春秋用之相宜。(注:原书用穿山甲刮破)

又方:治杨梅癣,用陈石灰 大枫子 枯矾各一钱,为细末 谷树汁 羊蹄根 生姜蘸擦。但谷树北方所无,不用亦可。

洗疥癣通用方 金银花藤亦可 野菊花苗亦可 苦参各二两,鲜者倍之 黄芩 黄柏 黄连 当归尾 白芍药 白芷 连翘 桔梗 羌活 甘草节 防风 荆芥 皮硝各一两 铜青五分。上用生料切碎,以布袋盛之,不拘多少,浓煎,无风暖处,浴洗良久,为妙,渣可再煎。

治癣通用五方 一方,治诸癣,以槿树皮,不犯铁器二两 芦荟三钱 白及三钱,细研为末,刮癣出血,用好醋调敷,一次即愈。一方,治诸癣,用麻油二两 入巴豆、蓖麻子各十四粒 斑蝥七个,熬煎枯黑,去渣,入白醋五钱 芦荟末三钱,搅匀,收瓷罐,刮破搽之。一方,用川槿皮 剪草 木鳖子等分,为末,醋调敷。一方以羊蹄根汁调腻粉敷,三五遍即瘥。一法,癣痒至剧,汤火不能解,痒后复痛,乃湿淫于血所致,宜以痒时,用钻针刺出恶血,瓷锋亦可,三四次即愈。

八宝散(治风癞,及松皮顽癣,久不愈者,此方神效。)藿香 破故纸 槟榔 大腹皮 雄黄 石硫黄 轻粉 白矾枯,各一两。为末,香油搽擦,日三五次。

定粉膏(治干湿癣、风痹癣,不拘久近) 定粉 水银 芜荑 胭脂各等分 上用陈猪脂一两,同研成膏,先以汤洗,后以膏临卧涂之,一上即瘥。

洗方 楝实半斤,或以根皮代 楝叶嫩枝锉 凌霄花及藤锉,各一升 枳壳 蛇床子 地榆 丹参 白蔹 苦参各三两 上煎浓汁热洗,后用膏子。

硫黄散(治风毒癣) 硫黄 雄黄 朱砂 麝香 吴茱萸 附子生用,各二钱半 巴豆去皮油 川椒各一钱 上为末,同研匀,先用新布擦癣,令水出,即用此药入醋一盏,调涂之,不过三五次而愈。

一抹癣(治干癣) 南星 草乌头各一枚,生用 上为末,用羊蹄根捣汁,绞取调涂,不过三五次愈。

湿癣方 黄连 明矾煅,各五钱 胡粉 黄丹 水银各二钱。上为末,用猪脂一两夹研,令水银不见星,收用。

擦癣方(《良方》) 川槿皮一两 大枫子肉四十九粒 雄黄三钱 木鳖子肉七枚 杏仁四十九粒,去皮尖 枯矾二钱 轻粉一钱。上俱研匀,擦之。

(五)明·申斗垣《外科启玄》

【疾病概述】

白壳疮:白壳疮者即癣也。有四种,曰风癣,杨梅癣,花癣,牛皮癣,皆因毛孔受风湿之邪所生外。

小儿一种,因吃湿奶名曰湿奶,久则有虫,宜粉霜淬搽之立效。

肥粘疮:小儿头上多生肥粘疮,黄脓显暴,皆因油手抓头生之,亦是太阳风热所致,亦有剃刀所过。先用槐条煎水洗净,再以烟胶入轻粉枯矾为细末熟油调搽如神效。

鹅掌风:皆因生杨梅食鹅肉而生,亦有沾露而生在手足心背,乃心肾二经受毒所致。治宜熊脂膏搽之,火烘不三次而全愈,虽十数年者亦效。

【外用治疗】

鹅掌风方 朴硝三钱末 桐油调匀。涂入患处火烘之,不二次,妙。

水渍脚丫烂疮:久雨水湿,劳苦之人跣行,致令足丫湿烂成疮,疼痛难行,惟用蜜陀僧赤置地下去火性,碾细末,先以矾水洗足拭干,即以此末上之次日即能行走。

(六)明·王肯堂《证治准绳》

【疾病概述】

夫疥癣者,皆由脾经湿热,及肺气风毒,客于肌肤所致也。风毒之浮浅者为疥,风毒之深沉者为癣。盖癣则发于肺之风毒,而疥则兼乎脾之湿热而成也。久而不愈,延及遍身,浸淫溃烂,或痒或痛,其状不一。二者皆有细虫而能传染人也。疥有五种。一曰大疥,焮赤痒痛,作疮有脓。二曰马疥,隐起带根,搔不知痛。三曰水疥,痦瘰含浆,摘破出水。四曰干疥,痒而搔之,皮起干痂。五曰湿疥,薄皮小疮,常常淫汁是也。癣之状起于肌肤,瘾疹或圆或斜,或如莓苔走散,内藏汁而外有筐,其名亦有六焉。一曰干癣,搔则出白屑,索然凋枯。二曰湿癣,搔则多汁,浸淫如虫行。三曰风癣,搔则痹顽,不知痛痒。四曰牛癣,其状如牛领之皮,厚而且坚。五曰狗癣,时时作微痒,白点相连。六曰刀癣,则轮廓全无,纵横不定是也。治法当以杀虫、渗湿、消毒之药敷之,内服和脾清肺,除风散湿之剂,庶绝其根。又面上风癣,初起痦瘰,或渐成细疮,时作痛痒,发于春月,名吹花癣,女人多生之。此皆肺经蕴积风热。阳气上升,发于面部,或在眉目之间,久而不愈,恐成风疾。治法当清心火,散肺经之风热,然后以消毒散热之药敷之,则自愈矣。戴院使云:此虽皮肤小疾不足为害,然疮有恶疮,癣有顽癣,疥瘰嗜肤,尤为烦扰,甚至经年累月不能脱洒。

凡病此者,不当专用外敷药,须内宣其毒可也。升麻和气饮、消毒饮、四顺清凉饮、犀角饮皆可用。

【内服治疗】

升麻和气饮 治疮肿疖疥瘙痛。升麻 桔梗 苍术 干葛 甘草 大黄煨,各一钱 陈皮二钱 当归 半夏 茯苓 白芷 干姜 枳壳各五分 芍药一钱半,上作一服。水二盏煎至一盏。食远服。

当归饮子 治疮疥风癣,湿毒燥痒。当归 川芎 白芍药 生地黄 防风 白蒺藜 荆芥各一钱半 何首乌 黄芪 甘草各一钱,上作一服。水二盏煎至一盏,食远服或为末亦可。

除湿散 大治一切风毒疥癣癫痒,状如风癫。苦参 何首乌 荆芥穗 蔓荆子 薄荷各一两 白芷 天麻 川芎 防风并生用 乌蛇酒浸一宿,焙干,各半两,上为细末。每服三钱,茶酒任调下,无时,日进三服。六日一浴,令汗出血气宣通,六日肤泽如故。

苦参丸 治遍身瘙痒,癣疥疮疡。苦参四两 玄参 黄连去须 大黄锉碎,炒香 独活去芦 枳壳去瓤,炒 防风去叉,各二两 黄芩去黑心 栀子 菊花各一两,上为细末。炼蜜和捣千余下,丸如梧桐子大。每服三十丸,食后浆水下,日进三服,茶酒任下亦得。

四生散 治肾脏风,疥癣等疮,及眼目昏花,视物不明。白附子下注生疮,用黑附子 黄芪 沙苑蒺藜 羌活各二两,上为细末。每服二钱,空心,盐、酒调下。若于猪腰子切开,夹药在内,合定拴住,纸裹煨熟尤妙。又有患赤眼,睛痛不可忍,临睡一服,目反大痛,至二鼓时乃得睡,更三四服大愈。再有顽癣,经年服药、贴药俱不效,后得此药,三四服尽除。此方治人肾脏风,及眼疾、顽癣无不效。治面身瘙痒,明目爽神。威灵 甘草 石菖蒲 苦参 胡麻 何首乌。药末二钱酒一碗,浑身瘙痒一时无。

【外用治疗】

羌活散 治顽癣疥癫,风疮成片,流黄水久不瘥者。羌活 独活 明矾 白鲜皮 硫黄 野狼毒各一两 轻粉二钱半 白附子 黄丹 蛇床子各半两。上为细末。油调成膏敷之。

疥药神效散 治干湿脓窠,诸种疥癣。槟榔 蛇床子各一两 全蝎半两 倭硫黄一两五钱。上化开硫黄,入荆芥末三钱,滚数沸候冷,加轻粉二钱,冷再碾末。加山奈半两炒。上为细末,先将小油滚过候冷,调上药擦疮上。仍以两手搓药,闻药气神效。

香疥药 治风癣疮,黄水疮,疥疮,牛皮癣疮。轻粉 水银 樟脑各三钱 大枫子去壳 川椒各四十九粒 柏油烛一对 杏仁少许。上为细末。疥用绢包裹疮上熨。黄水疮掺上此药,功效如神。

八仙散 治游风肿痒,疥癣疮。或因洗头,游风瘙痒生疮。细辛 荆芥 白芷 黄芩 川芎 防风 地骨皮 甘草各等分,共为粗末。上每用药二两,水二碗煎十沸,去滓。热拓患处。

一上散 治诸般疥癣必效。雄黄通明,手可碎者 熟硫黄 黑狗脊 蛇床子炒,各半两 寒水石六钱 斑蝥三个,去翅、足,研碎。上另研雄黄、硫黄、寒水石如粉,次入斑蝥和匀。蛇床、黑狗脊另为细末,同研匀。洗疥癣令汤透,去痂,油调手中擦热,鼻中嗅两三次,擦上可,一上即愈。如痛甚肿满高起者,加寒水石一倍。如不苦痒只加狗脊。如微痒只加蛇床子。如疮孔中有虫加雄黄。如喜火炙、汤荡者,加硫黄。只嗅不止亦可愈。

治一切男子女人浑身疥癣,一家染易,经年搔痒不效者:百部半两,碎切 乱发 木香碎切 槟榔捶碎 苦参碎切,各一分 川椒三株 鲫鱼一个,不要见水,切成片。上以油五两,煎前药得所,去药。却用麝香一分、腻粉十钱、硫黄、雄黄各半两,同研令匀,入在油内更煎搅五七沸,泻出,瓷器盛之。非时使也。

五龙膏 治疥癣。硫黄 白矾 白芷 吴茱萸 川椒各等分。上为细末,煎油调涂之。

枫实膏 治风疮燥痒,疥癣。大枫子肉半两 轻粉 枯矾各些少。上捣为膏,擦疮上。

(七)清·吴谦《医宗金鉴》

【临证辨治】

癣证情形有六般,风热湿虫是根原,干湿风牛松刀癣,春生桃花面上旋。(注:此证总由风热湿邪,侵袭皮肤,郁久风盛,则化为虫,是以搔痒之无休也。其名有六:一曰干癣,搔痒则起白屑,索然雕枯;二曰湿癣,搔痒则出粘汁,浸淫如虫形;三曰风癣,即年久不愈之顽癣也,搔则痹顽,不知痛痒;四曰牛皮癣,状如牛领之皮,厚而且坚;五曰松皮癣,状如苍松之皮,红白斑点相连,时时作痒;六曰刀癣,轮廓全无,纵横不定。总以杀虫渗湿,消毒之药敷之。轻者羊蹄根散,久顽者必效散搽之。亦有脾、肺风湿过盛而肿痛者,宜服散风苦参丸,解散风湿,其肿痛即消。又有面上风癣,初如痞瘟,或渐成细疮,时作痛痒,发于春月,又名吹花癣,即俗所谓桃花癣也,妇女多有之。此由肺、胃风热,随阳气上升而成,宜服疏风清热饮,外用消风玉容散,每日洗之自效)

【内服治疗】

散风苦参丸 苦参四两 大黄炒香 独活 防风 枳壳麸炒 元参 黄连各二两 黄芩 栀子生 菊花各一两,共研细末,炼蜜为丸,如梧桐子大,每服三十丸,食后白滚水送下,日用三服,茶酒任下。方歌:散风苦参风湿盛,癣疮多痒肿痛兼,大黄芩独防风枳,元参栀子菊黄连。

疏风清热饮 苦参酒浸,蒸晒九次,炒黄,二钱 全蝎土炒 皂刺 猪牙皂角 防风 荆芥穗 金银花 蝉蜕炒,各一钱,酒、水各一钟,加葱白三寸,煎一钟,去滓,热服,忌发物。方歌:疏风清热风癣患,时作痛痒极缠绵,苦参蝎刺猪牙皂,防风荆芥银花蝉。

【外用治疗】

消风玉容散　绿豆面三两　白菊花　白附子　白芷各一两　熬白食盐五钱,共研细末,加冰片五分,再研匀收贮。每日洗面以代肥皂。方歌:消风玉容绿豆面,菊花白附芷食盐,研加冰片代肥皂,风除癣去最为先。

羊蹄根散　羊蹄根末,八钱　枯白矾二钱,共研匀,米醋调擦癣处。方歌:羊蹄根散敷诸癣,羊蹄根共枯白矾,二味研末加米醋,搽患渗湿痒可痊。

必效散　川槿皮四两　海桐皮　大黄各二两　百药煎一两四钱　巴豆去油,一钱五分　斑蝥全用,一个　雄黄　轻粉各四钱,共研极细末,用阴阳水调药,将癣抓损,薄敷,药干必待自落。方歌:必效大黄百药煎,川槿海桐巴豆斑,雄黄轻粉阴阳水,调搽诸癣久年顽。

(八)清·顾世澄《疡医大全》

【疾病概述】

陈实功曰:癣乃风热湿虫四者而成。风宜散,热宜清,湿宜渗,虫宜杀,总由血燥风毒克于脾肺二经耳。

又曰:风癣如云朵,皮肤娇嫩,抓之则起白屑,不知痛痒。

又曰:湿癣如虫形,搔之则有汁出。

又曰:顽癣抓之全不知痛。

又曰:牛皮癣顽硬且坚,抓之如朽木。

又曰:马皮癣微痒,白点相连。

又曰:狗皮癣白斑相簇,时作微痒。

又曰:刀癣则轮廓全无,纵横不定。

蒋示吉曰:上半身为顽癣,治之易,多属风热。(《说约》)

又曰:阴癣生在下半身,治之最难,多属寒湿,总之血分受病,以致皮肤不和也。

胡公弼曰:凡脚丫初起小泡,作痒溃烂,毒水流注之处,即作痒溃烂出水。此乃湿气浸淫之证,以神应散治之。(《青囊》)

【内服治疗】

神应散　何首乌　天花粉　荆芥穗　苦参　防风各一两　肥皂核烧存性　薄荷叶各五钱　共研末,分十服。每日用新鲜白土茯苓八两,雄猪肉四两,入前药,一服用水七碗煮烂去渣,其肉听食,其汤代茶饮之,不过十日痊愈,再无余毒。如善啖肉者,可作大剂与之。

浮萍散　治风癣疥癞。当归　川芎　荆芥　赤芍药　甘草　浮萍七月十五日采取阴干,各一钱五分　麻黄七分五厘,夏月只用三分。加葱白二根,豆豉五六十粒,水煎热服取汁。手臂加桂枝,背加羌活,膝加牛膝、薄桂。

遍身风癣:防风 金银花 片芩 山栀仁 生地黄 木通 川黄连 当归 苦参各一钱 飞滑石 升麻各三分 荆芥穗 香白芷各七分 桔梗 生甘草各五分 蝉蜕 皂针 牛蒡子各八分 生姜一片,水二盅,煎八分,食远服。未服药先一日,用茄子藤连根叶煎水熏洗,将癣擦透,次日服药,三剂除根。

湿热生癣:干浮萍一两 苍耳子 苍术 苦参各一两五钱 黄芩五钱 香附米二钱五分,酒糊丸。上身多食后服,下身多食前服,白汤送下三钱。

【外用治疗】

癣:土槿皮一两 斑蝥二个 鸡心槟榔三个 番木鳖四个 火酒半斤,浸一伏时,蘸搓癣上,忌大蒜、火酒。

又方:硫黄 轻粉各等分,研匀蜜调搽。

又方:大枣一枚,去核入白砒三分,泥裹煨透,冷定去泥,研细香油调搽。

又方:蜜陀僧、五倍子各等分,研细蜜调搽。

又方:土槿皮研细,粗夏布包扎浸火酒一伏时,擦之。

又方:秃菜根蘸人乳擦之。

又方:白降丹三分 轻粉七分,醋调擦之。

又方:土大黄 凤仙花梗 枯白矾水飞,共捣,麻布包扎,蘸醋擦之。

又方:白砒 硫黄 罐口各等分,入杓内化开,将地下挖一孔,将药倾入冷定取出,米醋磨敷。

又方:硫黄三钱 枯矾一分 白芷三分 斑蝥三个,去翅、足。研末抓破擦之。

又方:树上经露水的蜂房一个,以生矾填满房孔,置罐底,以细火煅令矾化为度,取出研细,抓破擦之。

又方:牛舌草即土大黄 白薇 楝树皮各一两 冰片 甘草各一钱 轻粉 蜗牛各三钱,焙干,如无活的,壳亦可用,共研细,用荔枝核将癣抓破,真麻油调搽。

又方:皂矾炒研,猪胆汁调搽。

又方:鲜土大黄捣烂,加川椒、白糖、盐各少许,用布包,入醋内浸半日取起,擦癣。

又方:生天南星、生草乌各等分研细,用土大黄汁调搽。

又方:猪蹄壳内填生白矾,瓦上煅存性,搽之。

又方:蛇床子 藁本 尖槟榔 硫黄 枯矾 白胶香 五倍子各等分研细。干癣香油调擦,湿癣干擦,顽癣醋调搽。

又方:土槿皮三两 明雄黄 水银各二钱 潮脑一钱 槟榔七分 麝香一分 大枫子 斑蝥 木鳖子各七枚。研细,入火酒斤半封一七,蘸搓。

百部膏 治牛皮癣。百部 白鲜皮 鹤虱 草麻仁 生地黄 黄柏 全当归各一两。麻油半斤入药熬枯去渣,复熬至滴水成珠,再下黄蜡二两,试水不散为度。拿起锅入雄黄末和匀,稍冷倾入磁钵中收贮,退火气听用。

三五十年顽癣:铁线粉出广西,要对换 海金砂 冰片 麝香末各等分,生姜醋擦。

又方:枯白矾七分,血丹三分研匀,土大黄根同捣搽。

又方:土槿皮三两 公槟榔一两,不见火晒干磨细,用好醋调如薄糊,隔水蒸一炷香,取出敷患处,棉纸盖上,二三次即愈。

又方:生白术三两 土槿皮一两五钱,不见火,晒干为末,滴醋调搽,三次必愈。

又方:先用生姜汁搓,再用柏油搽。

顽癣阴癣:土槿皮二两 斑蝥十四枚 明雄黄 硼砂各六钱,火酒二斤浸三日,搽之。

项上耳旁湿癣:芦荟一两 甘草五钱。研极细。先将癣以温水洗净,拭干搽之。

厚牛皮癣:全蝎七个 巴豆二十粒 斑蝥十枚 麻油一两 黄蜡一钱,先将巴豆、全蝎、斑蝥入油熬焦黄色,去药取油,如油少,可加麻油炼滚投蜡熔化,收贮擦之。

又方:土地黄根捣烂和蜜擦癣。

顽癣:大公虾一个,取虾大爪抓破癣,见血路为度,即以虾脑涂之,二次即消。

阴癣:生明矾 熟明矾各一钱 轻粉二钱 银硝三分。研细。用土地黄根捣烂,布包蘸药末擦之。

头项以上癣:用倾过银子的银罐子大小二个,盛硫黄一两于大罐内,以小罐覆住,文武火煅,俟火焰高罐上一寸,约一盅茶时,取出冷定,取上覆罐研为细末。用柏油、猪骨髓调匀,将癣用刀剒破搽上,一伏时愈。

又方:旱浮萍草生擦癣觉疼,起泡挑破,再擦三日,不见水,结疤,永不再发。

又方:硫黄细末拌生猪油熬熟,将癣抓破搓擦,自愈。

碧玉散 铜绿、硼砂、白矾各等分,研匀香油调搽。

岐天师神方 楝树皮 大枫子 潮脑各三钱 水银 硫黄 花椒炒 木鳖子 明雄黄 蝉蜕 木通各二钱 全蝎二个 土槿皮四两 斑蝥 公槟榔各七个 皮硝五钱,用火酒三四斤,浸十日,擦之。

又方:芦荟 轻粉 雄黄各一钱 大黄 蛇床子 土槿皮各三钱 槟榔二钱,研末。先将癣刮破,以米醋调搽。

头面荷叶癣:川槿皮研细醋调,汤顿如胶,将癣抓破搽之。

白矾散 遍身生癣,日久不愈,延至头面。独茎羊蹄根捣细,白矾研细,以极酸米醋调,抓破搓癣,隔日再搓,不过两次即愈。

又方:紫苏　潮脑　苍耳草　浮萍,煎汤洗癣。

牛皮血癣:旧银罐一个　露蜂房煅灰,五钱　枯矾二钱　研细,香油调搽。

年久阴癣,数日除根:土槿皮五钱　露水　镜面烧酒各四两　同浸七日,抓破癣皮,用新羊毛笔涂之,每日数次。

又方:决明子研细　水银　轻粉各少许,再和研,不见水银星为度。刮破上药立瘥。

又方:铜青、雄黄、斑蝥各等分,研匀,无根水调敷,起泡刺破,柏烛油搽,洁净不发。

又方:杜黄连(即羊蹄根一握,洗净捣滤汁)　白梅数枚去核,同汁捣烂,刮破搽,数次即愈。

荷叶癣:田螺一个,开靥入信石二分,待肉化水,搽上即愈。

牛皮癣及多年顽癣:红粉霜五分,即红升丹　明矾　杏仁去油、皮　川槿皮各一钱　密陀僧三钱共研细,津调搽,一日三次,三日痊愈。

又方:牛皮烧灰,油调搽。

牛皮血癣:硫黄九分　白砒一分　巴豆三粒,去油,研细,茶油调搽。

顽癣:白砒一分　硫黄九分　白硝三分　明矾四分　冰片五厘,研末,津调擦之。

杨梅癣:枯白矾　硫黄各一两八钱　雄黄　胆矾　轻粉各一钱　川椒三钱,研细。用生猪板油去皮入药,擦破数次,其效如神。

杨梅癣:朱砂　雄黄　没药去油　乳香去油　儿茶各一钱　杏仁四十粒　大枫肉二十粒,捣烂绢包,擦之。

鹅掌疯癣:川乌　草乌　何首乌　花粉　赤芍药　防风　荆芥　苍术　地丁各一两　艾叶四两,煎汤。先熏后洗,层层起皮,痛痒自愈。

又方:硫黄、木炭灰各等分,共为极细末。将癣用穿山甲刮破,擦上数次愈。

又方:马蹄　决明子一两为末,入水银、轻粉少许,研,不见水银星为度,将癣刮破,擦上立愈。

又方:马蜂窝一个,仰放瓦上,以枯矾填满孔内,炭火炙焦研末,用蜡醋脚调涂,即愈。

阴癣:鲜旱莲草揉成团,将癣刮破,擦癣上奇验。

浑身癣:羊蹄根捣汁入墨盆内,将白芨磨浓汁搽之。

又方:铅一斤,煎水,日洗数次,即愈。

治一切癣如神:乌梅肉半斤。用羊蹄根汁浸一夜,次日重汤炖一炷香,又放饭锅上蒸软透取出,捣如泥。加番打麻,研细,一两。海螵蛸,研细,五钱,入乌梅肉又捣匀,称过,每一两加白降丹八分,白砒七分,再捣匀,入白芨细末一钱,又捣匀做成二三钱重的锭子,阴干收贮。凡用以羊蹄根同醋磨浓,搽之。

又方:土荆皮三两　尖槟榔　斑蝥去头、足,糯米炒　大枫子　木鳖子各七个　巴豆仁五个　雄黄

潮脑　川乌　白鲜皮　草乌_{各二钱}　麝香_{三分}　火酒_{二斤半},同入小口瓶内封口,浸七日,将癣刮破擦之。

顽癣:黑铅一钱熔化离火,入水银一钱研为极细末,加真轻粉、潮脑各一钱和匀,再研细,取牛舌草根去土净,捣自然汁和匀,再用穿山甲将癣刮破敷上,出尽血水为度,痒时则频频搓之,搓时微痛勿惧。

顽癣臁疮及汤火伤:真川铅粉　银朱_{各五钱}　麝香_{三分}。上为末。用鹅油捶和如泥,用油纸一长条将半段用针刺孔摊膏,合转来将光面贴癣,绢帛缚紧,二三日一换,夏月早晚换。

牛皮癣:穿旧牛皮靴底上皮,阴阳瓦存性,研细,将癣刮破擦之。

癣:鸡蛋一个开一小孔,去白存黄,入硫黄、川椒末各三钱,将湿纸封固,灰火内煨熟为末,先以麻线将癣刮破,用谷树浆或羊蹄根汁调搽。

又方:多年竹灯挂一个,火上烤出汁如胶者,另将五倍子去虫炒,为末和匀。用陈醋在火上温热,调搽。

顽癣:硫黄_{一两}　火硝　白砒_{各一钱}。先将硫黄入银罐内化开,再入硝砒末搅匀,倾入土内埋七日,搽三五次。

癣:雷公藤_{五分}　大枫肉　防风_{各一钱五分}　土槿皮　蚯蚓粪　牛舌草根_{各三钱},共为末,陈醋调搽。

牛皮癣:桃树根同胆矾捣烂敷。

癣生脸上如钱大,抓之有白屑者:绿豆捶碎以纸绷糊碗口上,针戳多孔,以碎豆铺纸上,放红炭一块架盖上,俟豆灼尽,纸将焦,去豆揭纸,碗中有水,取搽三五次。

老癣:轻粉　雄黄　黄丹　银朱_{各等分}。研细,用米醋浸大黄,夏布包,蘸药擦之。

阴癣:盐内皂角擦之。

燥癣:水银胡粉,研,蛋清调搽。

又方:雄鸡冠血涂。

又方:胡粉_{炒黄赤色},醋调涂。

又方:捣桃树白皮醋和涂。

湿癣:石硫黄,研,用三年陈醋调敷。

又方:蛇床子　黄柏　黄连　胡粉_{各一两},研细。入水银一枣子大,和猪油研匀涂之。

又方:用粗碗一只,以皮纸用针戳眼糊碗口上,以水潮纸上令湿,将杉木屑堆潮纸碗上,用火点着,俟杉木屑烧尽,轻轻去屑灰,揭开纸看碗中杉木油,取搽癣上,必效。

枯矾散　石膏　轻粉　黄丹_{各三钱}　枯白矾_{五钱},研匀,温汤洗净搽药,其痒即止。

又方:五倍子_{炒枯,一两}　松香　松香　枯白矾　水银　铅_{各五钱,同水银煅死}　雄黄_{三钱}。上为细末。先用荔枝草煎汤洗过,将此药掺之。

密陀僧散 密陀僧一两 石膏 枯白矾各二钱 轻粉一钱,研细,桐油调搽,湿则干掺。

又方:鹅掌皮焙研细末掺之。香油调敷亦良。

又方:松萝茶叶焙研细末,掺之。

又方:稻草把烧烟熏之。

又方:臭树花煎汤浸洗。

又方:九江矾纸揉软夹脚丫内。

又方:草纸煤 石粉即妇女匀面扑粉,各等分,和研细干掺。

二、近现代名家对病因病机、证型、临证的认识

欧阳恒认为白秃疮发病多因理发,膝理司开,外邪侵入,结聚不散,以致气血不潮,皮肤干枯而成;或由接触病者的理发用具、帽、枕等传染而得;或由脾胃湿热内蕴、湿盛则痒流汁,热盛则生风生肌肤失养,以致皮生白屑,发焦脱落所致。肥疮多因膝理不密,感染风邪湿毒,蕴蒸上攻头皮,凝聚不散以致气血不潮,皮肤干粘而成;或油手抓头,或枕头不洁,或理发工具不干净,接触传染而得。掌风发病多因外感风、湿、热之毒,凝于肌肤,病久则气血不能荣润,皮肤失养,以致皮肤肥厚燥裂,形如鹅掌;或由相互接触,毒邪相染,可沾染而传他人,故人体气血不足,使虫邪有致病之机。脚湿气多因脾胃二经湿热、下注于足,郁结肌肤而成;或常因久居湿地,水中工作,水浆浸渍,感染湿毒,或脚汗淋漓,或胶鞋闷气,或公用脚盆、拖鞋、水池洗足而湿邪外侵、湿热主虫相互传染而得。

癣病多由生活起居不慎,感染真菌,复因风、湿、热邪外邪,郁于膝理,浸淫皮肤所致。如表现为发热起疹,瘙痒脱屑者,多为风热盛所致;若见渗流滋水,瘙痒结痂者,多为湿热盛引起;若见皮肤肥厚、燥裂、瘙痒者,多由郁热化燥、气血不和、肤失营养所致。尽管不同癣病临床表现各异,但现代医家在治疗癣病时,多运用一些解表药如细辛等;清热药如黄连、黄芩、苦参、牡丹皮等;理气药如山苍子等;芳香化湿药如广藿香等;解毒杀虫药如土荆皮、蛇床子等。

三、医案

【医案1】曾某,女,34岁,初诊日期:1976年8月13日。主诉:左脚不能行走已半月。现病史:患脚气已多年,平时双脚发痒起水泡,糜烂,流水。2周前,因搔破左脚,脚缝脱皮,次日左脚背前面即起红肿疼痛,不能履地,并沿小腿有红线一条上引,左大腿根部淋巴结肿大触痛,全身发热。经地区医院治行,注射青霉素一周才退烧,但左脚红肿痛,经2

周仍不减轻,转来医院治疗。检查:左足背红肿,按之有凹陷,脚缝糜烂,流水、结痂,有脓性分泌物,腹股沟肿块有压痛。西医诊断:脚癣感染。辨证:湿热下注,化火化毒。治法:清热解毒,利湿消肿;方药:赤芍9克,黄芩9克,泽泻9克,丹皮9克,蚤休9克,公英15克,连翘9克,木通6克,车前子(包)9克,六一散9克(包)。三剂,水煎服外用:生地榆60克,马齿苋60克,黄柏60克。上药嘱分成三份,每日用一份,煎水约300mL,待凉用干净小毛巾沾水略拧,半干半湿,溻敷患处,每次半小时,每日三四次。

二诊(8月16日):三天后左足背红肿渐消,糜烂渗水已轻,已不见脓性分泌物,疼痛亦轻,能扶杖行走,腿根肿核已消。继服前方加二妙丸9克(包),三剂。溻敷同前。

三诊(8月19日):足背红肿全消,并有蜕皮,脚缝已干涸,略痒,嘱用六一散9克,枯矾3克,混合撒脚缝内。五天后,接续用醋泡方,每晚泡脚半小时,以资防治。

(摘自《朱仁康临床经验集》)

【医案2】何某,女,34岁。现病史:患鹅掌风达12年之久。自述每年夏天,掌心则起粟米大小的水疱,隐没其间,继而脱皮,自觉瘙痒难忍,冬天则手掌皮肤粗糙,指端裂口,并伴有出血、疼痛。辨证:感受湿热风毒,聚积皮肤,气血受阻,肤失濡养所致。治法:疏风祛湿,杀虫止痒。方药:浮萍散。浮萍、僵蚕、白鲜皮各12克,荆芥、防风、独活、羌活、牙皂、川乌、草乌、威灵仙各10克,鲜凤仙花1株(去根)。用法:陈醋1000克,将上药同醋浸泡24h,放在小火上煮沸,滤去药渣,留下药醋,备泡手之用。日3次,每次10~20min,泡后拭干,照样工作。按方浸泡3剂而愈。

(摘自《单苍桂外科经验集》)

【医案3】有一周姓病人,患湿癣,兼有身热,奇痒难忍,入夜盖棉被后,瘙痒更甚,常致不能安眠,痛苦万分。先君处以清热渗湿汤(鲜生地二两,淡竹叶四钱,焦山栀四钱,川柏皮一钱五分,茯苓皮三钱,冬瓜皮三钱,五加皮三钱,连翘二钱,野菊花三钱,赤芍二钱,板蓝根五钱,芦根二尺,灯心五扎),数剂而愈。

(选自《近代中医流派经验选集》)

【医案4】丁某,男,15岁。现病史:游泳以后,两腹股沟部出现红疹瘙痒,搽肤轻松软膏后范围变大。在本院皮肤科拟诊为"体癣",改用十一烯酸药水外涂,症状更重,皮肤破碎,颜色紫褐,境界清晰。又用藿黄浸剂煎汤坐浴,内服消风合剂,病情继续发展,两胯间红疹密布,今又延及阴囊,瘙痒渗水,小便黄,舌尖红。方药:龙胆草3克,栀子9克,泽泻9克,柴胡2克,车前子9克,黄芩5克,木通3克,生地黄12克,生甘草3克,黄柏6克,地肤子10克,5剂。外用:①皮炎洗剂,外洗患处,每日2次。②青黛散,菜油调涂患处,每日2次。

二诊:经治后红疹已明显消退,瘙痒大减,渗水亦止,小便已清,舌红转淡,舌根苔尚黄。处理同上。5天后痊愈。

【按】本案为许履和治疗癣验案之一。《外科心法》说"癣疮。总由风热湿邪侵袭皮肤,郁久风盛,则化为虫,是以瘙痒无休。"此案得之于游泳之后,是由湿热侵于皮肤而成。今红疹密布于两胯之间,瘙痒渗液,延及阴囊,而且舌尖红、小便黄,其湿热之盛,可以概见。外用皮炎洗剂、青黛散以清洗、涂敷,内服龙胆泻肝汤以清其湿热,是为急性发作时而设。若经久不愈,又当别论。

(摘自《古今名医外科医案赏析》)

【医案5】张某,女,4岁。1989年4月10日初诊。母代诉:发现小孩头上长癣伴脱发、瘙痒2周。孩子喜逗猫玩。因猫患有癣相染而得。查:头顶部及左颞侧部可见1~5分硬币大小,6处皮损,有断发及白色鳞屑,断发根部有菌鞘围绕,滤过紫外线检查可见典型的亮绿色荧光。诊断:头白癣。外用:土槿皮、苦参、野菊花、生百部、蛇床子各30克,白矾、苍术各20克,雄黄10克。用法:每剂加水2kg,浸泡5min,后煮沸5~10min,取液待温外洗,每日2次,每次30min,每剂药可洗2~3次。洗后涂搽克霉唑癣药水,每日3次。同时剃光头发(女孩可剪去皮损周围头发),枕巾、手帕、帽子等用具定期煮沸灭菌。10天为一个疗程。连续用药10天明显好转,继续治疗2个疗程后皮损消失,毛发生长良好,滤过紫外线检查无亮绿色荧光,随访至今已3年未复发。

【按】本案为陕西省中医研究院皮肤性病科韩世荣治疗癣验案之一。头癣分为黄癣、白癣、黑点癣和肌癣4种。以白癣多见。该案为白癣,中医称为白秃疮,如《诸病源候论》曰:"言白秃者……白痂甚痒,其上发并秃落不生,故谓之白。"多见于儿童,乃因接触传染而来。韩氏采用复方土槿皮洗剂煎洗,以土槿皮、苦参、生百部、蛇床子、雄黄、野菊花清热解毒、杀虫止痒;白矾、苍术燥湿止痒。既可去痂除垢,清洁疮面,又利于继用药物附着吸收,发挥更大作用,另外,土槿皮、白矾等具有抗真菌作用;所以本方对头癣有很好的治疗作用。外用西药选择克霉唑癣药水,此药疗效好。其次,本病较顽固,治疗应彻底,不可半途而废,以防复发。

(摘自《古今名医外科医案赏析》)

四、现代研究进展

皮肤癣菌病是皮肤癣菌侵犯角质化组织引起的感染,如皮肤角质层、毛发和甲。其致病的过程大致如下:皮肤癣菌与角质层接触后,与表皮上聚居的正常菌群相竞争,黏附、定植并穿透角质层细胞,最终侵入、播散至宿主体内;继而或被宿主清除,或处于静止状态,或局限化形成脓肿或肉芽肿。根据侵犯部位的不同可以分为头癣、体癣、股癣、手足癣、甲癣等。

【病因病理】

体股癣的致病真菌为皮肤癣菌,共同的特点是亲角质蛋白。皮肤癣菌约有40种,其中可引起人或动物致病的约有20种。国内各地区及不同医院的流调资料显示,体癣和股癣的病原菌大致相同,最常见的是红色毛癣菌,其他包括须癣毛癣菌、犬小孢子菌和石膏样小孢子菌等。动物源性的体癣则以犬小孢子菌感染最为多见。皮肤癣菌可以在人与人、动物与人、污染物与人以及人体不同部位之间传播。患者体质和环境因素也起一定作用,如湿热地区和高温季节是体股癣高发的诱因,穿着不透气及过紧衣物、肥胖多汗者或司机易患股癣;饲养宠物、糖尿病、密切接触感染者及自身患有手足癣或甲真菌病等其他部位真菌感染易感染体癣。长期局部外用或者系统应用糖皮质激素及免疫抑制剂者可使皮损不典型,形成"难辨认癣"。既往认为阴囊少有皮肤癣菌感染,近年来发现并报道的阴囊癣明显增多,多见于青少年,主要致病菌为石膏样小孢子菌和红色毛癣菌。体癣中的特殊类型还包括叠瓦癣,是由同心性毛癣菌引起的慢性浅部皮肤真菌感染,可由人与人密切接触传染,多见于南太平洋、东南亚、中南美洲等高温潮湿地区。

【临床表现】

(1)头癣是头皮及头发的浅部真菌感染,临床上分为黄癣、白癣、黑点癣和脓癣。

(2)体癣的原发损害为丘疹、水疱或丘疱疹,由中心逐渐向周围扩展蔓延,形成环形或多环形红斑并伴脱屑,其边缘微隆起,炎症明显,而中央炎症较轻或看似正常,伴不同程度瘙痒。

(3)股癣的皮损可单侧或双侧发生,基本损害与体癣相同,由股内侧向外发展的边界清楚、炎症明显的半环形红斑,上覆鳞屑,自觉瘙痒。

(4)足癣根据皮损形态临床上可分为水疱型、间擦糜烂型和鳞屑角化型。

①水疱型:原发损害以小水疱为主,成群或散在分布,疱壁厚,内容物澄清,干燥吸收后出现脱屑,常伴瘙痒。

②间擦糜烂型:以4~5和3~4趾趾间最为常见,多见于足部多汗、经常浸水或长期穿

不透气鞋的人,夏季多发。皮损表现为趾间糜烂、浸渍发白,除去浸渍发白的上皮可见其下红色糜烂面,可有少许渗液。患者瘙痒明显,局部容易继发细菌感染,可导致下肢丹毒或蜂窝织炎。

③鳞屑角化型:皮损多累及掌跖,呈弥漫性皮肤粗糙、增厚、脱屑、干燥。自觉症状轻微,冬季易发生皲裂、出血、疼痛。

(5)甲真菌病临床上可以分为以下几型:远端侧缘甲下型,浅表白色型,近端甲下型,念珠菌甲真菌病和全甲毁损型。

(6)特殊类型

①难辨认癣(tinea incognita):临床表现多样,常表现为鳞屑较少,界限不清,无边缘隆起,中央可见脓疱、水疱,无自愈倾向,部分患者瘙痒明显。

②阴囊癣(tinea of the scrotum):阴囊单纯性感染多由石膏样小孢子菌所致,特征为上覆黄白色痂皮的斑片,而由红色毛癣菌引起阴囊及其邻近部位感染的临床表现与股癣相似。

③叠瓦癣(tinea imbricata):表现为泛发性同心圆样或者板层样鳞屑性斑片,一般不累及毛囊,少有瘙痒等自觉症状。

【实验室检查】

(1)真菌镜检

刮取皮损边缘鳞屑进行真菌镜检。难辨认癣应避开炎症较为剧烈的水疱、脓疱区域,刮取相对干燥的鳞屑或者疱壁。标本置于载玻片上,加10%氢氧化钾溶液后覆上盖玻片,放置数分钟或者稍微加热后置于显微镜下观察。阳性表现为有折光、细长、平滑、分支分隔菌丝或关节孢子。荧光染色法即滴加真菌荧光染液后覆上盖玻片,在荧光显微镜下观察,真菌成分(孢子或菌丝)呈现蓝色或绿色荧光,能显著提高真菌镜检阳性率和准确性。

(2)真菌培养与菌种鉴定

刮取皮损边缘鳞屑接种于含氯霉素和放线菌酮的沙堡弱葡萄糖琼脂培养基(SDA)可以减少培养过程中的细菌和其他腐生丝状真菌的污染,25℃~28℃培养14~28天。根据菌落形态、镜下结构及生理生化试验进行皮肤癣菌表型鉴定。对表型难以鉴定的菌株可以采用rDNA-ITS分子测序鉴定,基质辅助激光解析电离飞行时间质谱(MALDI-TOF MS)亦有助于皮肤癣菌种水平的快速鉴定。

(3)组织病理

除非疑诊皮肤癣菌肉芽肿,一般不做。活检组织经过碘酸雪夫染色(PAS)和(或)六胺银染色(GMS)可见角质层中有与表皮平行分布的分隔分支菌丝、关节孢子等。

（4）其他实验室诊断方法

皮肤镜检查通常表现为红色基底上沿皮纹分布的点状血管，边缘可见环状薄层白色卷曲状鳞屑，有时观察到毳毛受累，呈螺旋状或条形码样改变。反射式共聚焦显微镜（RCM）在体股癣环状鳞屑性红斑部位可见真菌菌丝结构，可作为辅助检查手段。

【临床治疗】

皮肤癣菌感染治疗手段有药物、物理及手术治疗。其中药物治疗最常见，物理治疗则是近期研究的热点，纳米材料也逐渐进入大家的视野，而手术治疗因其创伤性较大，临床上较少应用。

（1）药物治疗

传统药物：目前用于治疗皮肤癣菌感染的传统抗真菌药物可分为以下几种类别：咪唑类（如伊曲康唑）、丙烯胺类（如特比萘芬）、吡酮类（如环吡酮胺）、吗啉衍生物（如阿莫罗芬）及其他。主要作用于细胞膜、细胞壁和核酸合成的过程。

新型药物：新型四唑类药物（如：Oxaborole、AR-12 为塞来昔布衍生物等）、植物提取物等。目前研发新型抗真菌药物的方案有以下几点：对现有药物的结构进行修饰和完善；探索新的作用靶标；寻找具有抗真菌功效的植物提取物。

其中体股癣以外用抗真菌药物为首选，一般为每日 1~2 次，疗程 2~4 周。外用药以咪唑类和丙烯胺类药物最常用。咪唑类：包括咪康唑、益康唑、联苯苄唑、酮康唑、克霉唑、硫康唑、舍他康唑、卢立康唑等。丙烯胺类：包括特比萘芬、布替萘芬和萘替芬等。其他：阿莫罗芬（吗啉类）、利拉萘酯（硫代氨基甲酸酯类）、环吡酮胺（环吡酮类），以及咪唑类和丙烯胺类复合制剂等。

同时含有抗真菌药物和糖皮质激素的复方制剂，可用于治疗炎症较重的体股癣患者，但应注意避免糖皮质激素的不良反应，建议限期应用 1~2 周，随后改为外用单方抗真菌药物至皮损清除。对于股癣，特别要注意外用剂型的选择，避免刺激反应。

外用药治疗效果不佳、皮损泛发或反复发作以及免疫功能低下患者，可用系统抗真菌药物治疗。常用特比萘芬和伊曲康唑。特比萘芬成人量为 250mg/d，疗程 1~2 周。伊曲康唑 200~400mg/d，疗程 1 ~ 2 周。如患者合并有足癣或甲真菌病，建议一并治疗（参见相应诊疗指南）。

（2）物理治疗

激光治疗、光动力治疗、电离子导入疗法以及微孔技术等。

（3）新型纳米材料

已报道的金属（Ag、Cu）和金属氧化物（TiO_2、ZnO、MgO）的纳米颗粒显示具有优异的抗菌活性,对部分真菌也有很好的疗效。

【预防调护】

(1)健康教育:手足癣,尤其是足癣,容易复发或再感染。健康教育对防治足癣、降低其复发及减少传播至关重要。对患者开展以下宣教非常重要。

(2)注意个人卫生:手足部洗浴后应及时擦干趾(指)间,穿透气性好的鞋袜,手足避免长期浸水,掌跖出汗多时可局部使用抑汗剂或抗真菌散剂,保持鞋袜、足部清洁干燥。

(3)注意浴池、宿舍等场所公共卫生,不与他人共用日常生活物品,如指甲刀、鞋袜、浴盆和毛巾等。

(4)积极治疗自身其他部位的癣病(特别是甲真菌病),同时还需治疗家庭成员、宠物的癣病。

参考文献

[1] 欧阳恒,杨志波.实用皮肤病诊疗手册[M].北京:人民军医出版社,2013:8.

[2] 卫生部中医研究院广安门医院皮肤科.朱仁康临床经验集[M].北京:人民卫生出版社,1977:1.

[3] 徐宜厚.单苍桂外科经验集[M].沈阳:辽宁科学技术出版社,2021:5.

[4] 上海中医药大学.近代中医流派经验选集[M].上海:上海科学技术出版社,2011:5.

[5] 浙江中医药研究院.张山雷专辑[M].北京:人民卫生出版社,1983:10.

[6] 马拴平,赵孝平,等.古今名医外科医案赏析[M].北京:人民军医出版社,2008:2.

[7] 吕雪莲.中国体癣和股癣诊疗指南(2018修订版)[J].中国真菌学杂志,2019,14(01):1-3.

[8] 手癣和足癣诊疗指南(2017修订版)[J].中国真菌学杂志,2017,12(06):321-324.

[9] Roberts DT, Taylor WD, BoyleJ,等.甲真菌病治疗指南[J].国外医学.皮肤性病学分册,2004(05):332-336.

[10] 苗琦,曹永兵,张石群,等.纳米材料的抗真菌活性及其机制研究进展[J].中国真菌学杂志,2012,7(02):111-115.

[11] 余凡,朱晓芳.皮肤癣菌感染的治疗进展[J].皮肤性病诊疗学杂志,2020,27(01):57-60.

[12] 黄荷,周炳荣,许阳,等.物理治疗在甲真菌病中的应用[J].国际皮肤性病学杂志,2015,41(6):370-373.

(杨鹏斐　牛凡红)

第六节　疥　疮

　　疥疮是由疥螨寄生于人体皮肤引起的一种接触传染性皮肤病,俗称"闹疥""疳疥",中医称之为"虫疥""干疤疥""癞疥",若继发感染称之为"脓窝疥"。其特点为:夜间剧痒,皮肤嫩薄处有丘疹、水疱、丘疱疹及隧道,可发现疥虫。

一、古籍选粹

　　古籍参考书目:《诸病源候论》《千金翼方》《太平惠民和剂局方》《丹溪心法》《外科准绳》《景岳全书》《外科枢要》《外科正宗》《外科十法》《疡科心得集》《疡科捷径》《石室秘录》《医宗金鉴》《疡医大全》《洞天奥旨》《外科大成》《丁甘仁医案》。具体内容摘录如下:

(一)隋·巢元方《诸病源候论》

【疾病概述】

　　疥疮,多生手足指间,染渐生至于身体,痒有脓汁。按《九虫论》云:蛲虫多所变化,亦变作疥。其疮里有细虫,甚难见。小儿多因乳养之人病疥,而染著小儿也。

(二)唐·孙思邈《千金翼方》

【临证辨治】

　　瘑疮疥癣之病皆有诸虫,若不速愈,三年不差,便为恶疾。何者?诸虫族类极盛,药不能当,所以须防之,不可轻也。凡疗疥瘙,黄耆酒中加乌蛇脯一尺、乌头、附子、茵芋、石南、莽草各等分,大秦艽散中加之亦有大效,小小疥瘙十六味小秦艽散亦相当。(《千金》云:小秦艽散中加乌蛇二两)

【内服治疗】

　　捣刺蓟汁,服之。

　　服地黄汁,佳。

　　烧蛇皮一具,酒服,良。

　　疗渴利后发疮,坐处疮疥及疿癣方　蔷薇根三两　石龙芮三两　苦参二两　黄耆二两　黄连二两　芍药三两　雀李根三两　黄柏三两　黄芩三两　当归一两　续断一两　栝蒌四两　大黄一两　上一十三味捣筛,炼蜜和,以饮服之,丸如梧子大,一服十五丸,日三,加至三十丸,疮瘥乃止,所是痈疽皆须服之。(《千金》云:蔷薇饮服之)

【外用治疗】

香沥 主燥湿癣及病疥百疮方 沉香 松节各一斤（一方更有柏节、松节各一斤） 上二味破之如指大，以布袋盛之，令置麻油中半食久，出，取一口瓷坩，穿底，令孔大如鸡子，以松叶一小把藉孔上，以坩安著白碗上，以黄土泥坩固济，令厚五分，以药内坩中，以生炭著药上使然，其沥当流入碗中，燃尽乃开出坩取汁，以傅疮上，日再。并治白秃，疽恶疮，皆瘥。当服小秦艽散，即瘥。

矾石沥 主干湿痒及恶疮白秃方 矾石 硫黄 芒消 大盐各三分 松脂六合 白糖八两 上六味，切诸药令如指大，先取甑蔽仰铜器上，纳甑中，以药安蔽上，以松脂白糖布药上都讫，重以大蔽覆之，炊五升米，药汁流入器中，其汁密覆之，临用小温，涂疮上，日再。

治癣秘方 捣羊蹄根，分以白蜜和之，刮疮四边令伤，先以蜜和者傅之，如炊一石米顷拭去，更以三年大醋和涂之，以傅癣上，燥便瘥，若刮疮处不伤，即不瘥。

治久疥癣方 丹砂 雄黄 雌黄各一两 藺茹三两 乱发一两，洗净 松脂 白蜡各一两 巴豆十四枚，去皮 猪膏二斤 上九味，先煎发令消尽，内松脂蜡等，三上三下，去滓，末藺茹石药等，内中更煎一沸止，傅之三数度，瘥。

治诸疮癣疥不瘥方 水银一斤 猪膏腊月者五升 上二味以铁器中，垒灶，马通火七日七夜勿住火炊之，停冷，取猪膏，去水银，不妨别用，以膏涂一切诸疮，无不应手即差。

又方：牸牛尿一升 羊蹄根切，五升 上二味，内羊蹄渍一宿，日暴之，干则内尿中渍一宿，尿尽止，捣作末，涂诸疮癣上。和猪脂用更精。

又方：诸瘙疥，皆单用水银猪膏，研令极细，涂之。

又方：取生乌头十枚切，煮取汁，洗之，即瘥。

治癣方 净洗疮，取酱瓣尿和，涂之，瘥止。

又方：水银 芜荑末 上二味酥和，涂之，即瘥。

又方：取酥墨涂之。凡诸疮癣初生时，或始痛痒，即以种种单方救之，或嚼盐涂之，妙。

又方：取鲤鱼鲊糁涂之。

又方：取姜黄涂之。

又方：取牛李子涂之。

治癣方 取黄蒿穗作末，粉傅之，日三夜二，一切湿癣并瘥。

又方：取八月八日日出时，令病人正当东向户长跪，平举两手，持户两边，取肩头小垂际骨解宛宛中灸之，两火俱下，各三壮若七壮，十日愈。

又方：热搨煎饼，不限多少，日一遍薄之，良。

又方:醋煎艾,涂之,瘥。

又方:捣羊蹄根,和乳,涂之。

又方:大醋和雄黄粉,先以新布拭之令癣伤,傅之,妙。

治癞疥百疮,经年不瘥方 楝实一升 地榆根五两 桃皮五两 苦参五两 上四味,以水一斗煮取五升,稍温洗之,日一度。

治癞疥湿疮浸淫,日痛痒不可堪,搔之黄水汁出,瘥复发方 取羊蹄根,勿令妇女小儿猫犬见之,净去土,细切熟熬,以大醋和,净洗,傅疮上,一时间以冷水洗之,日一傅。凡方中用羊蹄根,皆以日未出前采者佳。

又方:作羊蹄根散,痒时搔汁出,以粉上,又以生根揩之,神验。

又方:赤小豆一升,熬,内醋中,如此七遍 人参二两 甘草二两,炙 瞿麦二两 白敛二两 当归二两 黄芩二两 猪苓二两 防风一两 黄蓍三两 薏苡仁三两 升麻四两 上一十二味捣为散,饮服方寸匕,日三夜一。

治疥疽诸疮方 水银 胡粉各一两半 黄连二两 黄柏七分 矾石三分,烧 附子三分 蛇床子半两 苦参一两 上八味,下筛六种,水银胡粉别以猪脂研,令水银灭不见,乃以猪膏合研令调如泥,以傅上,日三夜一。

(三)宋·太平惠民和剂局(编)《太平惠民和剂局方》

【外用治疗】

如圣散 治肺脏风毒攻发皮肤,血气凝涩,变生疥疮瘙痒,搔之,皮起作痂,增展侵引,连滞不瘥。此药活血脉,润皮肤,散风邪,止瘙痒。黄连去须,三分 蛇床子半两 水银一分,(同胡粉点水少许,研令黑) 胡粉一两,结沙子 上件药,以生麻油和稀滑。每用药时,先以盐浆水洗疮令净,后以药涂之,干即便换,不过三五度,瘥。

(四)元·朱丹溪《丹溪心法》

【外用治疗】

疥疮药 春天发疮疥,开郁为主,不宜抓破敷 白矾二钱 吴茱萸二钱 樟脑半钱 轻粉十盏 寒水石二钱半 蛇床三钱 黄柏 大黄 硫黄各一钱 槟榔一个

又方:芜荑 白矾枯 软石膏 大黄 樟脑各半两,另入 管仲 蛇床各一两 硫黄 雄黄各二钱半 上为末,香油调。须先洗疮去痂,敷之。

一上散 雄黄三钱半 寒水石一两 蛇床 白胶香 黑狗脊各一两 黄连五钱 硫黄三钱半 吴茱萸三钱 白矾枯,五钱 斑蝥十四个,去翅足 上硫黄、雄黄、寒水石,另研如粉,次入斑蝥和匀,蛇床、狗脊等为极细末同研匀。洗疮,令汤透去痂,用腊猪油调,手心中擦热,鼻中嗅三(二)次,却擦上。一上即愈。如痛甚肿满高起,加寒水石一倍;如不苦痒,只加狗脊;如微痒,

只加蛇床子;如疮中有虫,加雄黄;如喜火炙汤洗,加硫黄。只嗅不止,亦可愈也。

(五)明·王肯堂《外科准绳》

【疾病概述】

疥有五种,一曰大疥,焮赤痒痛,作疮有脓。二曰马疥,隐起带根,搔不知痛。三曰水疥,痦瘟含浆,摘破出水。四曰干疥,痒而搔之,皮起干痂。五曰湿疥,薄皮小疮,常常淫汁是也。

【病因病机】

夫疥癣者,皆由脾经湿热,及肺气风毒,客于肌肤所致也。风毒之浮浅者为疥,风毒之深沉者为癣。盖癣则发于肺之风毒,而疥则兼乎脾之湿热而成也。久而不愈,延及遍身,浸淫溃烂,或痒或痛,其状不一。二者皆有细虫而能传染人也。

(六)明·张介宾《景岳全书》

【外用治疗】

疥癣光 治疥疮,搽上即愈。癣疮亦妙。松香一钱 水银 硫黄 枯矾各二钱 樟脑各二钱,此或一钱 麻油 上先将松香、水银加麻油少许,研如糊,后入三味,研细如膏,擦之神效。

陈氏苦参丸 治遍身瘙痒,癣疥疮疡。苦参四两 玄参 黄连 大黄 独活 枳壳 防风各二两 黄芩 栀子 菊花各一两 上为末,炼蜜丸,桐子大。食后茶酒任下三四十丸,日三服。

(七)明·薛立斋《外科枢要》

【临证辨治】

[论疥疮]疥疮属脾经湿毒积热,或肝经血热、风热,或肾经阴虚发热,其体倦食少,为脾经湿热,用补中益气汤。饮冷作痛,为脾经积热,用清热消毒散。瘙痒发热,为脾虚风热,用人参消风散。瘙痒作痛,为风热,用当归饮子。便秘作痛,为热毒,用升麻和气饮。热渴便利,为脾肺虚热,用竹叶黄芪汤。内热晡热,或时寒热,属肝经血虚风热,用加味逍遥散、六味丸。体倦少食,或盗汗少寝,为脾气郁结,用加味归脾汤、逍遥散、地黄丸。若发热盗汗,或吐痰口干者,为肾经虚热,用六味丸料煎服。

【医案选粹】

稽勋李龙冈,遍身患此,腿足为甚,日晡益焮,口干作渴,小便频赤。此肾经虚热,用补中益气汤、六味丸而痊。

一儒者善嚏患痒,余以为内有湿热,腠理不密,外邪所搏也,与补中益气汤加白芷、川芎治之。不从,自服荆防败毒散,盗汗发热,作渴焮肿,脓水淋漓。仍用前药,倍加参、芪、五味而痊。

一儒者患在臂脚,日晡或痒或胀,形体倦怠。自服败毒散,痛处发肿,小便赤涩。此肺肾阴虚,余用补中益气加五味、麦门冬而愈。

一儒者患此,误用攻伐之剂,元气虚而不能愈。用补中益气汤加茯苓,其疮顿愈。又因调养失宜,日晡益甚,用八珍汤加五味、麦门,五十余剂而愈。

一男子,色黯作痒,出黑血,日晡益甚,其腿日肿夜消。余以为气血虚而有热,朝用补中益气汤,夕用加味逍遥散而愈。

一男子时疫愈后所患,如用前药,补养而愈,有同患,用砭法出血而死。此因阴虚血热,色黑作痒也,何乃反伤阴血哉?

一妇人久不愈,食少体倦,此肝脾亏损而虚热,先用补中益气汤加川芎、炒山栀,元气渐复;更以逍遥散,而疮渐愈。若夜间谵语,此热入血分,用小柴胡汤加生地黄治之。血虚者,四物合小柴胡汤。热退,却用逍遥散,以补脾胃,生阴血。亦有寒热如疟,亦治以前药。

(八)明·陈实功《外科正宗》

【病因病机】

夫疥者,微芒之疾也。发之令人搔手不闲,但不知其何以生者?疥曰:吾不根而生,无母而成,乃禀阴阳气育,湿热化形,常列于王侯掌上,何妨士庶之身,可使文人怕笔,绣女停针,毋分贵贱,一例施行。医问曰:不生于身,独攻于手者又何也?疥曰:手掌乃太阴湿土所主,手心又少阳相火所司,土能生我,火能化我,此生皆赖湿土阳火所化,故生者必自出于手掌。医曰:然哉!但其形知动而不知静,能进而不能退,自非清气所化也。又脾主消纳,胃主传化,人之饮食未有不从厚味者,厚味之中,湿热并化,致生此疮。又清气随脉循行,浊气留滞不散,停留肌肤,积日不解,随后生热发痒,故痒热之中,湿火混化为虫,形随湿化,动随火化,此无情而之有情也。既化之后,潜隐皮肤,辗转攻行,发痒钻刺,化化生生,传遍肢体,近则变为疥癣,久则变成顽风,多致皮肤枯槁,浸淫血脉,搔痒无度,得汤方解。外以绣球丸搽擦,堪为止痒杀虫;内服消风散,亦可散风凉血。必得兼戒口味,辛热莫啜,忌洗热汤,其烦自脱。此为小恙,不当陈说,闲中之言,随笔而曰。

【内服治疗】

消风散 消风散内归生地,蝉脱荆防苍苦参,胡麻知母牛蒡等,石膏甘草木通行。治风湿浸淫血脉,致生疮疥,搔痒不绝,及大人小儿风热瘾疹,遍身云片斑点,乍有乍无,并效。当归 生地 防风 蝉脱 知母 苦参 胡麻 荆芥 苍术 牛蒡子 石膏各一钱 甘草 木通各五分 水二钟,煎八分,食远服。

当归饮子 当归饮子芎芍芪,生地防风白蒺藜,甘草何首乌荆芥,诸风疮疥服相宜。治血燥皮肤作痒,及风热疮疥瘙痒,或作疼痛。当归 川芎 白芍 生地 防风 白蒺藜 荆

芥 何首乌各一钱 黄芪 甘草各五分 水二钟,煎八分,食远服。

【外用治疗】

绣球丸 绣球九内用獐冰,轻粉川椒共水银,雄黄枯矾枫子肉,诸疮痒疥擦安宁。治一切干湿疥疮及脓窠烂疮,瘙痒无度者效。獐冰 轻粉 川椒 枯矾 水银 雄黄各二钱 枫子肉一百枚,另碾 以上共为细末,同大枫子肉再碾和匀,加柏油一两化开,和药搅匀,作丸圆眼大,于疮上擦之。

诸疮一扫光 诸疮一扫光硫柏,木鳖床椒枯白矾,水银枫子獐冰等,砒苦参烟胶共参。此药凡治痒疮,不论新久及身上下,或干或湿,异类殊形,但多痒少痛者,并宜用之,俱各有效。苦参 黄柏各一斤 烟胶一升 木鳖肉 蛇床子 点红椒 明矾 枯矾 硫黄 枫子肉 獐冰 水银 轻粉各二两 白砒五钱 共为细末,熟猪油二斤四两,化开入药搅匀,作丸龙眼大,瓷瓶收贮。用时搽擦患上,二次即愈。

洗痒疮方 洗痒疮方只二般,苦参猪胆共相攒,河水煎汤频浴洗,管教诸痒即当安。苦参半斤切片,用河水三四瓢煎药数滚,掺水二瓢,住火片时,滤去渣。临洗和公猪胆汁四五枚搅匀,淋洗痒上,三日一洗,三次亦可痊愈矣。

(九)清·程国彭《外科十法》

【临证辨治】

疥疮,有细小不足脓者,多属风热。有肥大灌脓者,多属湿热。俱用麻黄膏搽之,十日可愈,而不隐疮。仍多服金银花为妙。更有天泡疮,肿起,白泡小者如绿豆大,大者如蚕豆大,连片而生。或生头顶,或生耳前后。宜用黄柏散敷之立瘥。

【外用治疗】

麻黄膏 雄猪油四两 斑蝥三个 麻黄五钱 蓖麻子一百粒,去壳,研烂 大风子一百粒,去壳,研烂 先将猪油化开,下斑蝥,煎数沸,随去斑蝥,再下麻黄煎枯,滤去渣。将大风、蓖麻肉和匀听搽。

黄柏散 黄柏一大块,以猪脂涂搽,炙为末,麻油调搽。

(十)清·高秉钧《疡科心得集》

【注意事项】

热汤浸洗,图快一时,殊不知热毒攻里,虫愈深入,虽有良方,何能刻日奏效?患者戒之。兼忌一切发物海鲜。

(十一)清·时世瑞《疡科捷径》

【疾病概述】

疥疮一症最淹缠,淫痒滋生遍体延,不外风邪兼湿热,散风泄热自能痊。

（十二）清·陈世铎《石室秘录》

【注意事项】

生疥疮不可在浴室内去浴,必须以药汤在自家屋内浴之。至于药裹纸内,或在火炉,或在被内熏治,切不可为训,恐引毒入脏腑害人,慎之,慎之。

（十三）清·吴谦《医宗金鉴》

【疾病概述】

疥疮干湿虫砂脓,各经蕴毒风化成,治论上下分肥瘦,清风利湿兼杀虫。(注:此证有干、湿、虫、砂、脓之分,其形虽有五种,总由各经蕴毒,日久生火,兼受风湿,化生斯疾,或传染而生。凡疥先从手丫生起,绕遍周身,瘙痒无度。如肺经燥盛,则生干疥,瘙痒皮枯,而起白屑;如脾经湿盛,则生湿疥,礜肿作痛,破津黄水,甚流黑汁;如肝经风盛,则生虫疥,瘙痒彻骨,挠不知疼;如心血凝滞,则生砂疥,形如细砂,焮赤痒痛,抓之有水;如肾经湿热,则生脓窠,疥形如豆粒,便利作痒,脓清淡白;或脾经湿盛,亦生脓窠疥,但顶含稠脓,痒疼相兼为异。疥虽有余之证,而体虚之人亦生,以便秘为实,便利为虚。亦有虚而便燥者,如风秘则便燥,血分枯燥则便涩。又在疮形,色重色淡,及脉息之有力、无力辨之。初起有余之人,俱宜防风通圣散服之;虚者服荆防败毒散透发之。及形势已定,则无论虚实,干疥服消风散,湿疥服苍术膏,虫疥服芦荟丸,砂疥服犀角饮子,脓窠疥服秦艽丸,经久不愈,血燥者,服当归饮子。外治:干疥者,擦绣球丸;湿者,擦臭灵丹,润燥杀虫俱效。疥生上体多者,偏风热盛;下体多者,偏风湿盛。肥人多风湿,瘦人多血热,详辨治之)

【内服治疗】

犀角饮子 犀角镑 赤芍 甘菊花 元参 木通 赤小豆炒 石菖蒲各一钱五分 甘草生,一钱 生姜三片,水二钟,煎八分服。方歌:犀角饮子砂疥生,痒疼色赤出心经,芍菊元参通赤豆,菖蒲姜草水煎成。

秦艽丸 秦艽 苦参 大黄酒蒸 黄芪各二两 防风 漏芦 黄连各一两五钱 乌蛇肉酒浸,焙干,五钱 共为细末,炼蜜为丸,如梧桐子大。每服三十丸,食后温酒送下。方歌:秦艽丸服脓疥愈,清热痒除疮自去,苦参大黄风漏芦,乌蛇黄连芪蜜聚。

当归饮子 方药、用法同《外科正宗》记载。

绣球丸 方药、用法同《外科正宗》记载。

防风通圣散 防风 当归 白芍酒炒 芒硝 大黄 连翘 桔梗 川芎 石膏煅 黄芩 薄荷 麻黄 滑石各一两 荆芥 白术土炒 山栀子各二钱五分 甘草生,二两,共为末。方歌:防风通圣治秃疮,胃经积热致风伤。连翘栀子麻黄桔,白术归芎滑石防,黄芩甘草石膏芍,薄荷荆芥并硝黄。共末酒拌晒干碾,白汤调服发汗良。

荆防败毒散 荆芥 防风 羌活 独活 前胡 柴胡 桔梗 川芎 枳壳_{麸炒} 茯苓各一钱 人参 甘草各五分 姜三片,水二钟,煎八分,食远服,寒甚加葱三枝。方歌:荆防败毒治初疮,憎寒壮热汗出良,羌独前柴荆防桔,芎枳参苓甘草强。

消风散 方药、用法同《外科正宗》记载。

芦荟丸 芦荟子 青皮 白雷丸 白芜荑 川黄连 胡黄连 鹤虱草各一两 木香三钱 麝香一钱 共研末,蒸饼糊丸如麻子大。每服一钱,空心清米汤送下。方歌:芦荟丸医积气盛,木麝青皮胡黄连,芜荑雷丸鹤虱草,川连同末蒸饼丸。

【外用治疗】

苍术膏 南苍术切片,入砂锅内,水煮减半,取汁再加水煮如前,以术无味为度,并汁一处,用小砂锅再煎,如干一寸加汁一寸,煎成膏,加蜂蜜四两和匀,十斤 每服二羹匙,空心,白滚水调服。方歌:苍术膏医湿疥疮,切片入锅煮取汤,熬膏加蜜空心服,湿除热散胜群方。

臭灵丹 硫黄末 油核桃 生猪脂油各一两 水银一钱 捣膏用,擦患处。方歌:臭灵丹擦脓湿疥,硫黄末共油核桃,生猪脂油各一两,水银一钱同捣膏。

(十四)清·顾世澄《疡医大全》

【临证辨治】

蒋示吉曰:疥有干疥、湿疥、虫疥、砂疥、紫疥之称,小如疹子,干而且痒者是。

《说约》记载:"此乃风热虫也。宜内服疥灵丹,外搽三黄丹自愈。"

【内服治疗】

消毒散 遍身痒疥 金银花 连翘 白蒺藜 荆芥 白芷 牛蒡子 防风 白鲜皮 赤芍药 甘草 水煎服。日久不愈加何首乌,干燥加当归,有热加黄芩,下部多加黄柏,小便涩加木通。

疥灵丹 枳壳_{麸炒} 山栀 连翘 荆芥 当归 羌活各七钱 白鲜皮_炒 白芷 苦参_{糯米泔浸一日},各一两 上为细末,炼蜜为丸桐子大。每服五十丸,白汤送下,立可除根。

疥癣脓窠一服除根 何首乌 石菖蒲 荆芥 防风 漏芦各等分 上为末,每服三钱,酒调下。

疗毒汤 治一切久远痛痒诸疮。何首乌 荆芥 独活 防风 威灵仙 胡麻 石菖蒲 苦参 白汤煎服。

硫黄丸 硫黄_{精明者},一两 研细末,糕捣丸如桐子大,合三两重。看疮上身多,食后服;下身多,食前服,俱用荆芥汤送下五六十丸。

合掌丸 大枫肉四十九粒 水银_制,二钱 枯矾 番木鳖 川椒各三钱 海螵蛸 雄黄各五分 油核桃肉捣丸。并治沙疮。

胡麻丸 小儿风癣疥疮 苦参五钱 石菖蒲 甘菊花各一两 何首乌 威灵仙 白蒺藜 荆芥穗 牛蒡子 胡麻仁 蔓荆子各三钱 上磨细末,酒糊丸绿豆大。每服一钱,竹叶灯心汤下。

参芪丸 治疥疮脓窠 真黄芪 苦参酒炒 茅苍术米泔炒,各一斤 共磨细末,水法叠丸绿豆大。每服三钱,白汤下。

【外用治疗】

搽疥方 大枫子三十枚,去壳同水银研不见星 杏仁十粒,去皮 水银一钱 生猪板油一两 同捣烂,麻布包擦,神效。

又方:藜芦 明雄 苍术各三钱 犍猪油二两和药包草纸内卷成条,火烧滴油搽之。但此法制时,忌与人见,人若见则油烧不下。

青桃丸 油核桃 猪板油各三钱 白薇二钱 轻粉 防风 苏叶各一钱 捣丸如弹子大,擦之。

减味合掌丸 大枫肉二十一个 水银制,三钱 潮脑一钱 柏油四两 研细丸,弹子大,以火微烘,搓之。

换肌丸 白砒 水银各三分 油核桃五钱 大枫肉一钱 同研,不见星为度。绢包,每临卧时擦心口片时,兼戒口味。

蛇蜕丹 水银 槟榔各一钱五分 潮脑 枯矾 蛇蜕煅 雄黄 油核桃 花椒焙,各五分 杏仁 大枫肉各二十一枚 共研细,陈蜡烛油为丸,每早五更时手搓鼻嗅。

三黄丹 硫黄 雄黄 黄丹 潮脑 川椒焙 枯矾各等分 用麻油四两,鸡蛋一个,将蛋煎枯如絮,去蛋不用,将药末装粗布袋内,慢慢摆入油内,取起冷定搓之。或同猪板油捣匀搓之亦可。

又方:芝麻炒 硫黄 轻粉 火硝 枯矾各等分 捣丸搓之。

又方:柏油和猪胆汁熬一滚,候冷定搓上,三日痊愈。

又方:大枫子肉十三粒捣烂,入轻粉一钱和丸,擦脚底数次即愈。

又方:蛇床子五分,先研细末 白砒九分,二次研细 油核桃三十个,四次研细 水银一两,五次研细 作五次逐味加入研细。临晚浴净,先饮无灰酒,待其作痒,然后抓破,分五日擦之。

三圣丸 水银 潮脑各二钱 川枫子肉五十粒 共研极细,加地沥青二钱研匀为丸,周身滚之,立愈。若兼脓窠,加硫黄一钱。

诸疮一扫光 方药、用法同《外科正宗》记载。

又方:苍术一斤 研末,铺床上,单被掩之,睡五七夜自痊。

又方:山萸肉五钱 黄豆一两 硫黄三钱 先将萸肉、黄豆炒研,加硫再研,铜锅熬鸡蛋油调搽,三四日愈。

又方:硫黄 皂矾 枯矾 川椒 油核桃 槟榔各等分 共研细。猪油调搽。

又方:鸽粪 枯矾 硫黄 石膏 蛇床子各等分 共研细。猪油调搽。

又方:轻粉 雄黄 寒水石 枯矾 大枫肉 潮脑各等分 研细,柏油调匀,搽三五次见效除根。

又方:苏叶 防风 轻粉各一钱 白薇二钱 猪板油 油核桃不可去油,各三钱 共捣成丸如弹子大,擦疮上,一日愈。

又方:水银 东丹各二钱 潮脑 枯矾 铅粉 轻粉各三钱 大枫肉 雄黄各四钱 熟菜油或陈蜡烛油调搽。

青金散 松香二两 蛤粉五钱 青黛二钱 枯矾 轻粉各三钱 为末。烛油调搽,并治炼眉疥癣。

又方(《集验》):治一切恶疮,医所不识者。明松香 铅粉 水银 黄柏 黄连 甘草 土蜂窝(著土壁上者,南方多有之)各等分 先将水银放手掌中,以唾津杀为泥,入瓷器中,以生麻油和研,生绢滤如稀饧,和药末再研如稠饧,用温水洗疮,软帛拭干涂之,一次即瘥。有黄水者涂之,随手便干;痒不堪忍者,涂之立止;痛甚者立定。治疥尤佳,抓破搽药。

洗疥 紫背浮萍煎汤洗。

又方:苦参半斤切片,用河水三四瓢,煎数滚,添水二瓢,住火片时,滤去渣,临洗和公猪胆汁四五枚,搅匀淋洗疮上,三日一洗,三次其痒立止矣。

又方:苦参一两 蛇床子 黄柏 荆芥各五分 白矾二钱五分 煎汤温洗。

又方:防风 荆芥 野菊花 苦参 马鞭草 白矾 花椒 水煎浓汁熏洗。

又方:苋菜根煎汤洗。

又方:苍耳草半斤 生黄芪三两 苦参四两 生甘草 防风 荆芥 金银花各一两 水煎汤一大锅,倾盆内乘热熏之,外用席二条裹在盆外,用衣盖之,使气不散,俟稍凉浴之,必至汤寒而后已,一日再浴,将渣再煎,如前浴之,三日疮疥必痊愈也。

诸疮作痒并治痘疮作痒:茵陈一味,烧烟熏之。

身上起寲子,眼胞肿:金银花一两 当归 防风各五钱 薄荷二钱 甘草三钱 煎汤先熏后洗,祛风妙法。

满头癞疮及手足身上、阴器肤囊搔痒,抓烂淋漓:黄连五钱 蛇床子二钱五分 五倍子一钱二分五厘 轻粉二十五贴 研匀。先以荆芥、葱白煎汤洗,拭干,清油调搽。

脓疥疮(《集验方》) 烟膏 东丹各一两 雄黄 硫黄各三钱 轻粉一钱 研末,腌猪油调抹。如连片,将油纸摊药,缚好不动,三日脱光。

身上生碎虫疮:大枫子 油核桃各二钱五分 水银一钱 信石一分 共重六钱一分,丸做六丸,每日用一丸。上身多于脐上揉之,下体多于脐下揉之,空脐处不揉,连用五丸,歇下一日,再用第六丸收功。

疥癣脓窠神方　硫黄五钱　巴豆霜四钱　黄丸子（即麦芽、黄豆肉为末）　雄黄各三钱　银朱二钱　白砒五分　共研细末,每用一钱入后制药油一两和匀,搓之,三日痊愈。

〔附〕制疮药油法:雄猪油一斤,槟榔　大黄　黄柏　麻黄各一两,水三碗,同药入锅内熬至水干油出,滤去渣,冷定收贮,调一切疮癣擦药,俱有奇功。

刘氏秘制金毛狮子疮药　黄芩　荆芥穗　黄连　五倍子　茜草　槐枝头　芒硝　黄柏各二两　共为粗末。再炒老黄色,再加上硫黄醋煮、枯矾各二两共研细末。再加巴豆肉三钱　草麻仁五钱　大枫子净肉,二两,共捣如泥,同前药和研匀细。再加水银　黑铅各一两,同研　雄黄　潮脑各五钱,共前药研和一处,每用一钱,以前制疮药油调搓。治一切血疯疥癣,手足诸疮如神。凡脚上患血疯疮多年不愈,先以药水洗净拭干,再以研细轻粉薄薄扫上,再搓疮药。凡搓疮药,先一日用油调鹿角霜细末浓敷疮上过夜,次日再搓疮药更妙。

疥疮:雄槟榔磨,麻油搓。

又方:大枫子肉　油核桃肉各四两　共研烂,装入竹筒内封口,放锅内煮一炷香倾出,加陈蜡烛油布包擦。

干湿疥并脓窠黄水疮作痒作痛:枯矾四两　蛇蜕烧存性　露蜂房烧存性,各五分　大枫肉二两　樟冰三钱　共为末。入柏油四两,水银五钱同研成膏,搓。

疥疮及妇人阴蚀疮,诸般恶疮:芜荑　蛇床子各一两　雄黄　大枫肉　川椒　硫黄各五钱　枯矾一两二钱　潮脑　轻粉各二两　共研细,猪油调搓。

一切诸疮发痒:枯矾　干姜各等分　研细,先用细茶、食盐煎洗,再干掺。

诸疮疥癣:烟膏（即硝皮坊内,灶上烟熏油腻）　黄丹水飞,各二两　硫黄五钱,熔化,地上掘一孔贮醋,倾入冷定　土贝母　白芷　羌活　枯矾各二钱　麝香一钱　轻粉三分,共为细末,瓷瓶收贮。有脓水者干搓;无脓水者,柏浊烛调搓;如秃疮,剃净头,以豆腐水洗,拭干搓。

又方:熟鸡蛋一个,打破头取蛋黄,入麻油于内,加硫黄少许,放炭火中坐定,俟油滚起沫,蘸油涂疮上即愈。

验方:大枫子四十九粒,去壳捣如泥,放碗内　外用麻黄三钱,去根,去梢　斑蝥七个,去头、足、翅　雄猪油二两　同煎化至炭,去渣,将滚油冲入大枫子碗内搅匀,将疮用穿山甲抓破搽之,不过三日痊愈。此药妙在外发,并不内收,须勤擦之。

又方:水银　硫黄　枯矾　樟脑各二钱　松香一钱　先将松香水银同麻油研如糊,再入三味研如膏,擦之。

疥疮:水银一钱　松萝茶三钱　麝香一分　大枫肉二十个　上研细,擦前心后心,两手弯,两脚弯,如神。

脓窠疥:大枫肉 杏仁 桃仁各四十九粒 研细,用麻黄五钱,猪油熬去渣,和药调搽。

脓窠疥:北细辛 麻黄 大枫肉各五钱 全蝎二个 上用猪板油十两,熬枯去渣,搓。

疥疮:石灰二升,以汤五升浸取汁,先用白汤洗疮拭干,再以此汁洗之。

又方:捣羊蹄跟和猪脂入盐少许,涂之。

又方:大枫子五钱 水银一钱五分 明矾 花椒各二钱 研匀,以猪油拌药捣烂,搽。

(十五)清·陈世铎《洞天奥旨》

【病因病机】

疥与脓窠疮,多生于两手、两足,然亦有遍身俱生者。脓窠疮痒多于痛,若疥疮但痒而不痛者也。故疥之病轻,而脓窠之病重。大约疥疮风热也,脓窠血热也。风热者湿少,血热者湿多。二症俱有湿,故皆有虫也。使气血两旺,断不生虫。故治此等之疮,必须补气补血,佐之祛风去湿,则虫且自亡,安能作祟乎?正不必妄用熏洗之药也。洗法尚无大害,倘气血大衰之人,轻用熏药必伤肺矣。外疮虽愈,而火毒内攻,往往有生肺痈者,不可不慎也。

【内服治疗】

加减八珍汤 治疥疮、脓窠。人参一钱 当归三钱 白芍二钱 生甘草一钱 茯苓三钱 白术五钱 黄芪三钱 熟地五钱 生地五钱 柴胡一钱 川芎八分 天花粉二钱 水煎服,先用六剂,去柴胡,加北五味子十粒,再服六剂,无不尽愈。如有火者,加黄芩二钱。

硫糕丸 疥疮多年,治不效,一家数口俱害,多致瘦弱,不必搽药,止服此药,甚效。硫黄精明的,一两 为细末,用米糕为丸,桐子大,共三两重。上体疥多食后,荆芥汤送下五六十丸;下体疥多食前下,一人要服硫一两,必效。

归防汤 世传。治表消疥疮煎药,神效。当归二钱 防风一钱 苍术一钱 川芎一钱 生地一钱五分 荆芥一钱 苦参一钱 甘草三分 赤芍一钱 连翘一钱 白芷八分 清水煎,十服为度。

【外用治疗】

轻桃丸 岐天师传。治疥疮。轻粉一钱 白薇二钱 防风一钱 苏叶一钱 各为细末,用油胡桃肉三钱,捣碎,研绝细,同猪板油再捣,成圆弹子大,擦疮处,一二日即愈。

伯高太师方 治疥疮。茵陈蒿一两 苦参一两 煎水一锅,略冷,洗之立瘥。

《普济方》治一切疥疮 荆芥一两 生地黄半斤 煎汁熬膏,和丸桐子大。每服三十五丸,茶酒任下,一料服完自愈。

（十六）清·祁坤《外科大成》

【临证辨治】

疥者,微疾也,亦从脏腑而生,然必先出于手,何则？疥云:吾不根而生,不母而成,禀阴阳气育,湿热化形。盖手掌乃太阴湿土所主,手心属太阳相火所司,此无情而化有情,如腐草为萤,朽麦为蝶之意也。其形有五,如多痒少痛为虫疥,属肝,宜芦荟丸,火郁者逍遥散;焮赤细粒为砂疥,属心,宜凉膈散、犀角饮子,久则酒蒸黄连丸;黄泡胀痛为湿疥,即脓疥,属脾,宜苍术膏、升麻和气饮;脓清色淡不肿为水疥,属肾,宜六味地黄丸、加味逍遥散;碎粒抓之起皮为干疥,属肺,宜搜风顺气丸,久则天门冬膏蜜汤下。

诸疥宜灸曲池穴、间使穴各二七壮。

疥生于头面胸背者,气血虚也,十全大补汤,加金银花、何首乌、牛蒡子,则胸背之疮先愈;便利热渴,脾肺虚热也,竹叶黄芪汤;饮冷作痛,脾热也,清热消毒饮;体倦食少,脾虚也,补中益气汤;晡热内热及寒热者,肝虚也,加味逍遥散、六味地黄丸;盗汗少寐,脾郁也,加味归脾汤、逍遥散、地黄丸;发热盗汗,肾虚也,六味地黄丸。

【内服治疗】

漏芦汤 治痈疽疗肿,不问阴阳初起者,及初溃红肿尚未消尽者,并湿烂疥疮等毒。漏芦一钱五分 紫花地丁 荆芥 当归 连翘 薄荷 白芷 升麻各一钱 麻黄三钱 大黄二钱 生甘草四分 水二钟,煎八分,食远温服,盖衣取微汗,渣再煎温服。次日,麻黄用二钱,大黄用钱半,甘草用六分,温服。第三日则麻黄、大黄、甘草,各用一钱温服。如其红肿尚未消尽,照第三日方再三二服,无不愈者。是方也,如不欲汗,则麻黄少用,温服之;如大便不实及不欲下者,则少用大黄,不用亦可。随病上下,在食前食后服。

如便毒,服利药,正气伤,皮厚未穿者,服此一汗,不砭而穿。

犀角饮子 治心经细粒砂疥。（方药、用法同《医宗金鉴》记载）

酒蒸黄连丸 治砂疥。黄连十二两,用黄酒五钟煮干 为末,米糊为丸梧子大,每服二钱,滚白水下。

升麻和气饮 治脓疥,及热肿胀痛大便闭者。升麻 葛根 苍术 桔梗各一钱五分 陈皮 枳壳 茯苓 白芷 当归 赤芍各一钱 干姜 甘草各五分 大黄量用 生姜三片 水煎,食远热服。

加味补中益气汤 治脓疥而无完肤者。黄芪二钱 人参 白术 当归各一钱五分 粉草一钱,炙 陈皮七分 柴胡 升麻各五分 苍术一钱 防风 玄参各八分 黄连 黄芩 黄柏各五分 水二钟,生姜三片,红枣二枚,煎八分,食远温服。

凉血四物汤 治脓疥,寒热肿胀作痛者,血虚也。当归 川芎 赤芍 生地 苏木 连翘 黄连 防风各一钱 甘草五分 水二钟,煎八分,食远服。

黄芪化毒汤 治干疥瘙痒，见血无脓者。黄芪生，五钱 连翘二钱 防风 当归 何首乌 白蒺藜各一钱 水煎服，能化毒生脓，如日久不干，再加白术二钱，茯苓一钱以燥之。

【外用治疗】

苍术膏 治脓湿疥。（方药、用法同《医宗金鉴》记载苍术膏）

苍术汤 熏洗脓窠等疥。南苍术片一斤，水一锅，前至八分，去渣取汁，浸洗久之，次取渣，置炭火于斗内，加术于火上焚之，以手架斗上熏之，上以绵帛盖之，勿令泄气，立验。

熏疥方 核桃一个，油者更佳，劈两半，取仁，加 胶枣肉一个 水银二分 研匀，入壳内，合口，糊纸条封缝二层。用时，取红炭置炉内，将药桃安火上，不住拨转，令桃壳遍黑，火将入内时，将炉入被内，令患者曲膝驾被熏之，以绢帛护阴囊，塞被头，露头面，候烟尽取出。次日其疥更盛，由内毒尽发于外也，避风二日，照前再熏一个，则疮结痂络续脱愈，至重者不过三个。

熏疥饼子 银朱三钱 桑木炭五钱 红枣肉二十一个 共捣如泥，分六丸，晒干，每用一丸，熏被。

又方 水银一钱 芸香一两 红枣肉十个 细茶末一钱 共研匀，分六饼，每早用炉盛炭火，入药一饼熏被，至晚去炉卧之，三日三饼，十日全愈。如无芸香，好安息香二十枝代之。

合掌丸 大风子肉六钱 油核桃肉六钱 水银四钱 天麻子肉二十粒 番打麻末一钱 樟脑六钱 枯矾一钱 细茶末，二钱 麝香一分 苦食生用，四个，研末 共捣为丸，弹子大，搽如常法。如疥多，取一二丸入滚水内化开，用绢帛蘸洗三二次，甚佳。

疥灵丹 治五疥八癣，经久不愈者。大风子肉一两五钱 油核桃仁二十个 杏仁二两 川椒末，五钱 木鳖子肉一两五钱 水银五钱 樟脑七钱 枯矾五钱 猪脂油一块 共捣千杵如泥，听用，须搔破搽之。

臭灵丹 搽干疥立效，如脓疥挑破搽之，微痛，三次愈。（方药用法同《医宗金鉴》记载）

乌头黄烂疮 雷丸二十一个 大风子五个 杏仁五个 蛇床子二钱 硫黄一钱 蒲黄 川椒 枯矾各一钱 上为末，用猪胆汁调敷。

硫黄锭子 治一切疥癣及坐板等疮。 硫黄溶化碎醋内九次，每用一两，配 白砒五分 樟脑一钱 黑铅一钱，化投入 水银一钱 共研匀，欲红色，加朱砂一钱，欲黑色，加百草霜一钱，再研匀，火化倾入铜盆内成片。以刀界成块，收用。用时取一块，以香油磨浓涂之。

制衣法 治小儿遍体生疮。真柏油化涂旧绢衣上，与儿穿之，次日虫出，别以油衣换之，以虫尽为度。

(十七)民·丁甘仁《丁甘仁医案》

【医案选粹】

顾左 疥疮不愈,湿毒延入经络,四肢酸软,不能步履,痰湿阻于廉泉,舌强不能言语,口角流涎,脾虚不能摄涎也。《内经》云:湿热不攘,大筋软短,小筋弛长,软短为拘,弛长为痿。此证是也。羌久根深,蔓难图治,姑拟温化痰湿,通利节络,以渐除之。潞党参二钱 仙半夏二钱 陈胆星八分 木防己三钱 生白术一钱 陈广皮一钱 西秦艽二钱 全当归二钱 竹节白附子一钱五分 炙甘草五分 陈木瓜二钱 紫丹参二钱 酒炒嫩桑枝四钱 指迷茯苓丸包,五钱。

二、医案

【医案1】一男子病疥疮,以散药摩擦,数日而愈,后作药汤浴,浴后中风,发寒热,毒气内攻,满身暴胀,两便绝不下,气急脉数,不能移一步请余。余谓家人曰:"斯症死不回踵,非急攻之剂则难争锋。"与备急圆五分,快利三行。其明作东洋先生赤小豆汤,服三大碗,又利二行。其明又与备急圆,利十余行,毒气渐减,疮痕发脓,续与前方,二十余日而痊愈。

(摘自《漫游杂记》)

【医案2】某。湿热浸脾,始发疮疥,继则足肿。治宜清化。生地三钱、丹皮二钱、赤芍一钱、蝉衣一钱、木通一钱、泽泻一钱半、猪苓二钱、防己二钱、忍冬藤切,三钱、六一散包,三钱、川牛膝二钱、连翘二钱、生苡仁四钱、绿豆衣三钱。

又搽药:火纸卷硫黄末,浸菜油于灯盏火上烧,滴下油,搽擦极效。

(摘自《费伯雄医案》)

【医案3】一国学,五十余岁,患脓疥。医用红砒、枫子、胡桃、枯矾、硫黄、猪油等药,彼不知忌,而误搽肾囊,疼甚,二日而囊烂落,致肾子双悬,粘疼欲死,求救。用紫苏为细末,渗于肾子及烂处,外用油纸作笼护之,数日而愈。此方可略加制乳香。凡治疥癣等药,皆宜净护为囊。盖一身之外,惟此壳无筋,烂即脱落矣。

(摘自《王氏医存》)

三、现代研究进展

疥疮是由疥螨在人体皮肤表皮层内引起的接触性传染性皮肤病。疥螨是一种永久性寄生螨,寄生在人和哺乳动物的皮肤内。疥螨属于蛛形纲、疥目,种类较多,可分为两大类:一类是寄生在人体的称人型疥螨,这一型也可侵犯动物。另一类寄生在牛、马、猪、羊、狗、猫、兔、骆驼,家禽等动物身上称动物疥螨,也可侵犯人,但病情较轻,也不能在人体长久生存。

该病分布很广,世界各国都有,中国在公元前14世纪的甲骨文中就有疥的记载。1949年前疥疮流行于中国广大农村城镇,1949年后一度被消灭,20世纪70年代又有所流行。

【病因病机】

(1)中医病因:疥疮由人型疥虫密切接触而传染,本病发生者常伴有湿热之邪蕴于肌肤的症状。

(2)西医病因:疥疮由人型疥螨通过直接接触(包括性接触)而传染,如同卧一床、握手等,但疥螨除在人身上活动外,还可在衣服、被褥、床单、枕巾、毛巾上生存。疥螨离开人体后仍可生活2~3天,因此也可通过患者使用过的衣物而间接传染。在家庭或集体单位中相互传染,先后患病。

疥螨的生活发育史分卵、幼虫(前幼虫、幼虫)、若虫、成虫四期。卵呈球形。3~5天后孵化为幼虫,再经3~4天变为若虫,经两次蜕皮变为成虫。成虫呈扁平椭圆形,黄白色,寄生在人体表皮角质层内,啮食角质组织并以螯肢和腿跗节末端的爪在皮下开凿一条与体表平行迂曲的隧道。螯肢呈钳形,适于在人体表面交配,雄性成虫和雌性二期若虫(青春期雌虫)交配,雄虫交配后不久即死去,雌性二期若虫交配后20~30min又钻入宿主皮内的隧道中蜕皮成为雌性成虫,2~3天即在隧道内产卵,每天能产卵2~4个,一生共产卵40~50个,寿命5~6周。

免疫荧光研究提示:在皮肤血管中有血管炎性改变,并出现IgM和补体C3结合物。说明疥疮发病过程中有体液免疫反应,组织学则提示一般疥疮的皮损由细胞免疫反应引发,例如皮肤丘疹、结节等周围的浸润细胞大多为淋巴细胞,主要是T淋巴细胞。

【临床表现】

疥虫多在手指缝及其两侧、腕屈面、肘窝、腋窝、脐周、腰围、下腹部、生殖器、腹股沟及股上部内侧等处活动,而以手指缝处最为重要,如该处有损害应即疑为疥疮。重者可累及其他部位,但头面部不累及。在婴儿中,掌跖及足趾缝也常为疥虫活动之处,并可侵犯头面部。

损害为针头大小的丘疱疹和疱疹,疏散分布。丘疱疹微红,疱疹发亮,早期近皮肤色,内含浆液,无红晕。有时还可见疥虫在表皮内穿凿的约数毫米长的线状隧道,疥虫就埋藏在隧道的盲端。掘隧道是疥虫所特有的性状。

奇痒以夜间为剧,可能是由于雌虫在皮内掘隧道时刺激皮肤神经末梢而引起,因疥虫在晚间活动力较强。

皮损若经久不愈,往往发生继发性变化,如抓痕血痂、点状色素沉着、湿疹样变和脓疱。

在婴儿或儿童中偶可发生以大疱为主的所谓大疱性疥疮;儿童或成年男性在阴囊、阴茎等处可出现淡色或红褐色,绿豆至黄豆大半球形炎性硬结节,有剧痒称为疥疮结节或结节性疥疮。

发病季节以在冬季多见。病程慢性,可持续数周至数个月。如治疗不彻底,可于翌年冬季复发。

此外,尚有一种特殊类型的疥疮,称之为"挪威疥",又称"角化型疥疮"或"结痂型疥疮",是一种严重的疥疮,多发生于身体虚弱或免疫功能低下的病人。患者多为营养不良、智力不全、个人卫生很差者,或患有肺结核、结缔组织病等患者。其特点是皮肤干燥、结痂,感染化脓严重,尤以指(趾)端有大量银屑病样鳞屑,指间肿胀,指甲增厚弯曲变形,手掌角化过度,毛发干枯脱落,头皮和面部有较厚的鳞屑和化脓结痂,局部淋巴结肿大,有特殊的臭味,患者常查到较多疥螨。

【组织病理】

表皮呈急性湿疹性组织反应型,表现为不规则的棘细胞层肥厚,并有较多的海绵状水肿及炎细胞外渗,以至形成表皮内水疱。隧道多在角层内,并可位于棘层,有时可见虫卵或虫体。真皮周围反应与多形红斑相同,特点为显著的血管周围炎细胞浸润。

【鉴别诊断】

根据有传染病接触史和好发部位,尤以指间有丘疹、丘疱疹和隧道,夜间剧痒,家中或集体单位常有同样的患者,一般不难诊断,如果在隧道盲端挑到疥虫或虫卵则可确诊。近年来,由于皮质类固醇的广泛使用,使很多疥疮患者症状已不典型,易造成误诊。该病应和下列疾病鉴别:

(1)寻常痒疹:好发四肢伸侧,丘疹较大,多发生于儿童,病程缓慢,无传染性。

(2)皮肤瘙痒症:无明显的原发损害,主要症状是瘙痒,常因搔抓引起血痂、抓痕或苔藓化,无传染性,无特殊的好发部位。

(3)丘疹性荨麻疹:为散在性纺锤状、水肿性红斑或丘疱疹、水疱,常有虫咬的病史。

(4)虱病:主要发生于躯干处、头皮或阴部,指缝无皮疹,常能发现虫体或虫卵。

（5）湿疹：为多形性皮疹，无特殊的好发部位，无传染接触史，易复发。

【临床治疗】

（1）中医辨证论治　湿热蕴结（湿热虫淫）证，治以黄连解毒汤合三妙丸加地肤子、白鲜皮、百部、苦参。

（2）中医外治　疥疮以外治杀虫为主。硫黄是治疗疥疮首选药物。临床多与水银、雄黄等杀虫药配用，以油调敷，或与大枫子、蓖麻仁等有油脂之果仁捣膏用之。目前临床常用浓度5%~20%的硫黄软膏，小儿用5%~10%、成人用10%~15%的浓度，若患病时间长，可用20%的浓度，但浓度不宜过高，否则易产生皮炎；亦可用含水银的制剂一扫光或雄黄软膏等外搽。

具体的涂药方法：先以花椒9克、地肤子30克煎汤外洗，或用温水肥皂洗涤全身后再搽药。一般先搽好发部位，再涂全身。每天早、晚各涂1次，连续3天，第4天洗澡，换洗席被，此为1个疗程。一般治1~2个疗程，停药后观察1周左右，如无新皮损出现，即为痊愈。因为疥虫卵在产生后1周左右才能发育为成虫，故治疗后观察以1周为妥。

（3）西医治疗　目的为杀虫、止痒、治疗并发症，争取早发现、早诊断、早治疗。家中或集体单位的患者要同时治疗。常用的药物有：

①10%硫黄、3%水杨酸软膏　儿童剂量减半。目前含硫软膏是治疗疥疮的首选药物。硫与皮肤组织接触后，产生硫化氢、五硫磺酸，产生杀灭真菌、细菌、疥虫以及软化表皮的作用。

②1%γ-666乳剂或软膏　可使疥螨的中枢神经和周围神经麻痹，使之中毒死亡。孕妇、哺乳期及2岁以下婴儿禁止使用，儿童慎用。用法：自颈部以下全身皮肤。保留药物8~12h后洗澡。清洁皮肤并更换衣、被、床单等，必要时隔1周后可再治疗1次。

③10%~25%苯甲酸苄酯洗剂或乳剂。

④扑灭司林霜　外用用法同1%γ-666乳剂，较1%γ-666乳剂安全有效，对1%γ-666乳剂耐药者有效。

⑤40%硫代硫酸钠溶液和4%稀盐酸溶液　先涂前者2次，待干后再涂后者2次，每天早晚各1次，连用3~4天。

⑥10%克罗米通乳剂或搽剂　每天早晚各1次，连用3天。搽药期间不洗澡不换衣服，使黏在衣被上的药物也能杀虫。第4天洗澡更衣，并将污染的衣服、被单、被罩煮沸消毒，治疗后观察2周，如无新皮疹出现，即为痊愈。瘙痒严重者或有湿疹化给予抗组胺药，有继发感染者要加用抗生素。

⑦伊维菌素　为放线菌属阿维链霉菌发酵产生的半合成大环内酯的二氢衍生物，是

一种口服广谱抗线虫药物。国外报道口服伊维菌素治疗疥疮安全、有效、不良反应少、依从性好,尤其适用于集体流行的疥疮、挪威疥、免疫功能低下及皮肤大面积损伤的患者,用法为200μg/kg,一次性口服,可治愈绝大多数疥疮患者,必要时1~2周后可重复给药1次。该药有潜在的中枢神经毒性,体重低于15kg的婴幼儿、孕妇、哺乳期妇女禁用。

其中疥疮结节可用焦油凝胶每晚涂患处1次,连用2~3周;皮损内注射泼尼松龙或曲安西龙、曲安奈德等;液氮冷冻;曲安奈德新霉素贴膏局部外贴。

【注意事项】

注意个人卫生,勤洗澡、勤换衣、勤晒被褥,不与患者同居、握手,不能和患者的衣服放在一起。发现患者及时治疗,换下的衣服要煮沸灭虫,不能煮烫者用塑料包包扎1周后,待疥螨饿死后清洗。

参考文献

[1] 邓焱东.硫磺软膏治疗疥疮50例[J].中国民间疗法,1996,(06):38

[2] 李曰庆.中医外科学[M].北京:中国中医药出版社,2007:166.

[3] 莫伟英,陈小英,马腾驹.雄黄洗剂联合硫乳膏治疗疥疮的疗效观察[J].深圳中西医结合杂志,2020,30(15):26-27.

[4] 丘惠连.鸡矢藤治疗疥疮82例[J].右江民族医学院学报,2000(06):960.

[5] 王思农.实用中西医结合皮肤性病学[M].兰州:兰州大学出版社,2012:171-173.

[6] 杨素华,李东宁,孙健.藜芦乳膏治疗疥疮的疗效观察[J].辽宁中医杂志,2002,(11):664.

[7] 叶欣,何鸿义,冯霞,等.20%氧化锌硫软膏治疗疥疮120例疗效与安全性分析[J].中国皮肤性病学杂志,2020,34(02):160-164.

[8] 赵辨.中国临床皮肤病学[M].南京:江苏科学技术出版社,2017:691.

(杨鹏斐　于坤良)

第七节　湿　疮

　　祖国医学对湿疮的记载主要归为"浸淫疮""湿毒""湿疮"等范畴,据其发病部位不同而有"旋耳疮""肾囊风""四弯风""脐风"等称谓,中医认为其病因病机为禀赋不足,风、湿、热阻于肌肤。本病相当于西医学的湿疹,其发病机制复杂,一般认为与变态反应有关,皮肤损害以丘疹、水疱、渗出、糜烂、瘙痒为主,具有剧烈瘙痒、多形损害、反复发作而缠绵难愈等特点。

一、古籍选粹

　　古籍参考书目:《黄帝内经》《诸病源候论》《外台秘要》《备急千金要方》《千金翼方》《太平圣惠方》《圣济总录》《小儿卫生总微论方》《外科精义》《证治准绳》《外科正宗》《外科启玄》《幼科概论》《外科备要》《疡科心得集》《疡医大全》《外科真诠》《医宗金鉴》。具体内容摘录如下:

（一）先秦《黄帝内经》

【疾病概述】

帝曰:夏脉太过与不及,其病皆何如?

岐伯曰:太过则令人身热而肤痛,为浸淫;其不及,则令人烦心,上见咳唾,下为气泄。

（二）隋·巢元方《诸病源候论》

【疾病概述】

湿癣者,亦有匡郭,如虫行,浸淫,赤,湿痒,搔之多汁成疮,是其风毒气浅,湿多风少,故为湿癣也。其里亦有虫。

浸淫疮,是心家有风热,发于肌肤。初生甚小,先痒后痛而成疮,汁出,侵溃肌肉;浸淫渐阔,乃遍体。其疮若从口出,流散四肢者,则轻;若从四肢生,然后入口者,则重。以其渐渐增长,因名浸淫也。

【病因病机】

肤腠虚,风湿搏于血气,生疮。若风气少,湿气多,其疮痛痒,搔之汁出,常濡湿者,此虫毒气深,在于肌肉内故也。

（三）唐·王焘《外台秘要》

【外用治疗】

浸淫疮，**苦瓠散方**　苦瓠一两　蛇皮半两，烧　露蜂房半两，熬　梁上尘一合　大豆半升　上五味，为散，以粉粥和，涂纸，贴赤处，日三，甚良。

（四）唐·孙思邈《备急千金要方》

【外用治疗】

黄连胡粉散方　黄连二两　胡粉十分　水银一两　上三味，黄连为末，以二物相和，软皮果熟搜之，自和合也。纵不得成一家，且得水银细散入粉中也，以敷乳疮、诸湿疮，黄烂肥疮等。若干，着甲煎为膏。

小儿湿疮：地榆煮浓汁，日洗二次。

又方：以煎饼乘热搨之。亦治细癣。

又方：猪牙车骨年久者，槌破烧令脂出，热涂之。

又方：苦楝皮若枝，烧作灰敷上，干者以猪脂和涂之。并治小儿秃疮及诸恶疮。

治小儿湿癣方：枸杞根捣末，和腊月猪脂敷之。

又方：桃青皮捣末，和醋敷之，日二。

又方：揩破以牛鼻上津敷之。

治小儿浸淫疮方：灶中黄土　发灰　上二味各等分为末，以猪脂和敷之。

（五）唐·孙思邈《千金翼方》

【外用治疗】

治湿热诸恶疮方：野狼牙五两　芍药五两　大黄三两　白芷五两　黄柏五两　丹参五两　上六味切，以水四升煮取一升半，以洗之，日三度。

治湿热疮多汁粉散方：川芎　大黄　白蔹　芍药　黄连　槐皮　龙骨各一两　上七味捣筛为散，以粉疮上，日三度。

又洗之方：茵芋三两　石南三两　莽草三两　蛇床子二两　踯躅二两　矾石二两　上六味，切，以水一斗煮取五升，洗疮，日再。

治湿热疮恶疮洗汤方：槐子二升　蛇床子一两　黄连五两　当归　芍药　黄柏各三两　上六味，切，以水三斗煮取一斗五升，去滓，以洗疮，日三度。

治湿热疮方：生地榆二斤　上一味以水三斗煮取一斗五升，以洗疮，日三度。

（六）宋·王怀隐《太平圣惠方》

【病因病机】

夫面上生疮者，由内热外虚，风湿所乘，则生疮也。所以然者，肺主气，候于皮毛，脾内气虚则肤腠开,为风湿所乘,内热则脾气温,气温则肌肉生热也,湿热相搏,故令面生疮也。

夫浸淫疮者,是心家有风热,发于肌肤也。初生甚小,先痒后痛而成疮,汁出侵溃肌肉,浸淫渐阔,乃至遍身。其疮若从口出,流散四肢者则轻,若从四肢生,然后入口者则重,以其渐渐增长,故名浸淫也。

【外用治疗】

治面上风疮,黄水流出,或痒或成痛,宜用**松脂膏方**。松脂一两,研 石盐一两,锉 杏仁一两,汤浸,去皮尖,研如泥 蜜三合 蜡一两 熏陆香二两,研 蓖麻仁一两,研如膏 上件药,先细研松脂石盐熏陆香等,次入杏仁蓖麻研令匀,用蜜蜡煎成膏,摊于帛上贴之,日两度换之。

治面上**热毒恶疮方** 胡粉半两 黄檗半两,锉 黄连半两,去须 上件药,捣罗为末,以面脂调,日二三度涂之。

治面上**风毒恶疮方** 硫黄半分,细研 杏仁一分,汤浸,去皮尖 胡粉一分,上件药,都烂研令匀,以腊月猪脂调匀,日二三度涂之。

又方:胡粉二两 水银二两,合胡粉入少水研,令星尽 松脂二两 腊月猪脂四两 上件药,先以猪脂煎松脂,令消,纳水银胡粉搅令匀,候冷涂之。

治面上恶疮及甜疮,流出黄汁,沾肉为疮方:候冷涂之。胡粉一两 黄连一两,去须 粳米半两 赤小豆半两 水银一两,合胡粉,入少水研令星尽 上件药,捣罗为末,入胡粉水银,研令匀,以清麻油旋调,日二三度涂之。

治面上**生风疮方** 硫黄一两 麝香半两 蜗牛壳一两 胡粉一两 腻粉一两 上件药,都细研令匀,以面脂调涂之。

治面上赤疮散漫,或如痱子,或如风䵟,满面赤痛方:黄连半两,去须 黄芩半两 黄檗半两,锉 腻粉一分 上件药,捣罗为末,入腻粉同研令匀,用油蜡面脂调如膏。夜卧时,先以浆水热暖,洗面了,敷之,明旦还以浆水洗面,不过三两上瘥。

治面上疮及黣,**易容膏方** 麻油半斤 乳香一两,细研 松节一两,锉 松脂二两 黄蜡二两 白芨一两,锉 川升麻一两 白蔹半两 上件药,捣升麻白蔹,细罗为末,先以油煎松节并白芨,令黄赤色,滤去滓,后入松脂黄蜡,又煎令消,即入乳香升麻等末,熬成膏,倾于瓷器内收。凡面上黣黯风刺,诸般恶疮,敷之极妙。

又方:乌蛇二两,烧灰,上细研如粉,以腊月猪脂调涂之瘥。

治浸淫疮多汁,**胡粉散方** 胡粉研,炒黄 甘草 蔺茹 黄连去须,以上各半两 上件药,捣细罗为散,日三四上以敷之。

又方:鲫鱼一枚长五寸者,去骨取肉 豉一百粒。上件药,相和捣令极烂,敷于疮上。

又方:苦瓠一两 蛇蜕皮半两,烧灰 露蜂房半两,微炙 梁上尘一合 上件药,捣细罗为散,以米粉为粥,调涂纸上贴之,数数易之。

又方:戎盐半两 川大黄一两,锉研 菖茹半两,上件药,捣细罗为散,以酒和涂之。

又方:苦楝树枝并皮,上烧为灰细研,如疮湿,即干敷之。如疮干,以猪脂调涂之。兼治小儿秃疮等。

(七)宋·赵佶《圣济总录》

【疾病概述】

其状初生甚微,痒痛汁出,渐以周体,若水之浸淫,淫洗不止,故曰浸淫疮。

(八)宋·佚名《小儿卫生总微论方》

【外用治疗】

雄黄膏 治浸淫疮,经效。雄黄一两,研,水飞 雌黄一两,研,水飞 川乌头一个,去皮、脐,研为末 松脂一分,研 乱发一分,烧灰 上以猪脂六两,于铫子内熬成油,后入下三味。煎至发消尽,以绵滤去滓,入二黄末搅匀,盛瓷器中成膏,每用少许涂疮上,日三次。

(九)元·齐德之《外科精义》

【病因病机】

盖湿疮者,由肾经虚弱,风湿相搏,邪气乘之,搔痒成疮,浸淫汗出,状如癣疮者是也。

(十)明·王肯堂《疡医证治准绳》

【内服治疗】

升麻汤 治心有风热,生浸淫疮遍体。升麻 大黄锉,微炒 黄芩去黑心 枳实面炒 芍药各一两 当归切,焙 甘草炙,各半两 上锉碎。每服五钱匕,水一盏半,灯心一握,煎至一盏去滓,空心,温服。

(十一)明·陈实功《外科正宗》

【临证辨治】

儿在胎中,母食五辛,父餐炙爆,遗热与儿,生后头面遍身发为奶癣,流脂成片,睡卧不安,搔痒不绝。以文蛤散治之,或解毒雄黄散,甚则翠云散妙。

文蛤散 文蛤四两 点红川椒二两 轻粉五钱 先将文蛤打成细块,锅内炒黄色,次下川椒同炒,黑色烟起为度,入罐内封口存性,次日入轻粉,碾为细末,罐收贮。香油调搽,奶母戒口为妙。

解毒雄黄散 雄黄四两 硫黄八两 上二味,共碾细末,柏油调搽,纸盖之,三日一换。治风湿流注腿脚,致生血风顽疮,紫黑瘙痒者。

翠云散 青缸汁调搽铜绿 胆矾各五钱 轻粉 石膏煅,各一两 共研极细,瓷罐收贮。湿疮干掺,干疮公猪胆汁调搽,三日点三次,其疮自干而愈。

(十二)明·申斗垣《外科启玄》

【疾病概述】

香瓣疮又名浸淫疮,初生甚小,先疮后痛,汁出浸淫,湿烂肌肉,延及遍身,多生面上耳边。

凡湿毒所生之疮,皆在于二足胫、足踝、足背、足跟。初起而微痒,爬则水出,久而不愈。内服除湿等药,外用蜜调制柏散上之。一二次即安。

【外用治疗】

制柏散 治湿毒方。厚黄柏一斤 入厕坑内浸一百日取出,入黄土内埋三日取出,晒干为末。如疮有水干搽之,干以蜜调搽之。

(十三)明·施光致《幼科概论》

【内服治疗】

消导二陈汤方 茅苍术一钱 焦白术一钱 广陈皮钱半 半夏曲二钱 茯苓块二钱 炒神曲二钱 西砂仁一钱 炙甘草五分 以上各药共用水二茶碗,煎成浓汁四分之三茶碗一次与服。此药为五岁上下小儿服剂,若一岁上下小儿须减半。

【注意事项】

如四肢身体面部等处,生有癣及湿疮,是脾湿外出,湿气散化象。切不可皮肤外间用药涂擦,以截遏湿的出路,只可内服清热利湿药,脾间气化一通,湿即随气而散。其皮肤外部无根之湿毒,不用治自能干痂而愈也。

(十四)清·易凤翥《外科备要》

【疾病概述】

绣球风,由肝经湿热,风邪外袭皮里而成。初起干燥痒极,喜浴热汤,甚起疙瘩,形如赤粟,麻痒,抓破津淫脂水,皮热痛如火燎者,此属里热,内服龙胆泻肝汤。

(十五)清·高秉钧《疡科心得集》

【疾病概述】

脓窠疮者,大如黄豆,黄脓起泡,痛甚。起时先从水泡作痒,后变脓泡。

臁疮者,生于两臁,初起发肿,久而腐溃,或浸淫瘙痒,破而脓水淋漓。

【病因病机】

夫恶疮,诸痛痒疮,皆属于心;诸湿肿满,皆属于脾。心主血,脾主肉,血热而肉湿,湿热相合,浸淫不休,溃败肌肤,而诸疮生矣。

【临证辨治】

然有辨焉,如疥癣瘾疹之属,怫郁气血,在皮肤腠理间者,可以表而散,《内经》有谓汗之则疮已是矣。若怫郁气血在肌肉之分,外达皮肤,作寒热而生脓者;或七情所招,或膏粱之变,皆宜解内热,不宜发汗,仲景所谓疮家不可发汗,汗出则痉者是矣。一疮而有宜汗不宜汗之戒,盖热有浅深表里故也。故疮在皮肤,则当因其轻而扬之,汗之浴之;外以杀虫润燥,皆解凝结涎沫之药敷之。疮之在肌肉,则当因其重而减之,泻经络之热,清凉气血;外以化脓生肌膏贴之。疮在头巅,则当射而取之,须酒制寒凉剂,更以风药升而上之;外以杀虫解热药敷之。明此三者,其于治疮,思过半矣。

(十六)清·顾世澄《疡医大全》

【病因病机】

阴痒阴疮,多属虫蚀所为,始因湿热,故生三虫在肠胃间,因脏虚乃动,其虫侵蚀阴中精华,故时作痒,甚则痛痒不已,溃烂成疮。在室女、寡妇、尼姑多犯之,因积想不遂,以致精血凝滞酿成,湿热久而不散,遂成三虫,痒不可忍,深入脏腑即死。令人发热恶寒,与痨相似。

【临证辨治】

有房室过伤,以致热壅肿痒内痛,外为便毒,莫不由欲事伤损肝肾,肾阴亏而肝火旺,木郁思达,肝经郁滞之火走空窍下注,为痒为虫,当用龙胆泻肝汤、逍遥散以主其内。外用蛇床子煎汤熏洗,再以桃仁研膏和雄黄末、鸡肝研饼纳阴中,以制其虫。若肢体倦怠,阴中闷痒,小便赤涩者,归脾汤加山栀、白术、甘草、丹皮。若徒以湿热为事,燥湿清热,则气血日衰,所害不止阴痒矣。

【内服治疗】

阴痒三虫作祟 大黄微炒 黄芪蜜炙 黄芩各一两 山萸肉 元参 蛇床子 丹参 赤芍各五钱,共为末。每服二钱,食远温酒调服。

【外用治疗】

阴产作痒,取净桶内置瓦片,以破布烧烟熏之。

银杏散 妇人湿热下注,阴中作痒,或内外生疮。杏仁去皮、尖 水银铅制 轻粉 雄黄各等分 研细和匀。每用五分,枣肉一枚和丸,用丝绵包裹,留下绵条捻线在外,先用塌痒汤煎洗,将药球纳入阴户,留线在外,如小便取出再入,一日一换,重者用四五枚痊愈,仍宜兼服煎药。

塌痒汤 鹤虱草一两 苦参 威灵仙 归尾 蛇床子 野狼毒各五钱 用河水十碗,煎数滚,滤清贮盆内,趁热先熏后洗,临洗和入公猪胆汁二三枚同洗,更妙。

阴痒生疮:紫梢花一两 胡椒五钱 煎汤温洗数次。

阴户痒极难忍,用盐涂之即止。

阴痒生疮:蛇床子三钱 杏仁炒研 白矾各五钱 煎洗。

又方:蛇床子一两 花椒 白矾各三钱 煎洗。

又方:蛇床子一两 艾叶 五倍子 明矾 杏仁各五钱 川连三钱 煎洗。

(十七)清·邹岳《外科真诠》

【疾病概述】

奶癣生婴儿头顶,或生眉端。由胎中血热,落草受风而成。有干湿之分,干者形如癣疥,痒起白屑;湿者皮肤起粟,搔痒无度,黄水浸淫,延及遍身。

【内服治疗】

宜内服**消风导赤汤** 生地一钱 赤芩一钱 鲜皮一钱 牛子一钱 防风五分 银花一钱 木通五分 竹叶五分 甘草三分 灯心引

【外用治疗】

外搽文蛤散,痒甚者俱用乌云膏搽之。

文蛤散 文蛤四两 川椒二两 轻粉五钱 先将文蛤打成细块,锅内炒黄色,次下川椒同炒黑色,研细再入轻粉末和匀。干者用香油调搽,湿者掺之。

乌云膏 松香末二两 硫黄末一两 研匀,香油拌如糊,摊南青布上半指厚,卷成条线扎紧。再用香油泡一日,取出刮去余油,以火点着一头,向下用粗碗接之,布灰陆续剪去。将滴下油坐冷水中一宿,出火毒擦之。

(十八)清·吴谦《医宗金鉴·外科心法要诀》

【疾病概述】

绣球风,初起干燥痒极,喜浴热汤,甚起疙瘩,形如赤粟,麻痒,搔破浸淫脂水。

浸淫疮发火湿风,黄水浸淫似疥形,蔓延成片痒不止,治宜清热并消风。

【内服治疗】

升麻消毒饮 当归尾 赤芍 金银花 连翘去心 牛蒡子炒 栀子生 羌活 白芷 红花 防风 甘草生 升麻 桔梗,每味用二钱为大剂,一钱五分为中剂,一钱为小剂。水二盅,煎八分,食远热服。

消风散 荆芥 防风 当归 生地 苦参 苍术炒 蝉蜕 胡麻仁 牛蒡子炒、研 知母生 石膏煅,各一钱 甘草生 木通各五分 水二盅,煎八分,食远服。

【外用治疗】

青蛤散　蛤粉煅,一两　青黛三钱　石膏煅,一两　轻粉　黄柏生末,各五钱　共研细末,先用香油调成块,次加凉水调稀,薄涂疮处。

二、近现代名家对病因病机、证型、临证的认识

赵炳南认为湿疹的产生,多由饮食伤脾,如肥甘厚腻、辛辣刺激,导致脾失运化,湿邪困脾,日久而化热;又因外感湿热之邪,侵于肌肤,发为本病,故内生之湿热与外在湿热之邪相互搏结,合而为病。在治疗中先清热利湿以治标,湿热消退后,则健脾利湿,助其运化以治其本。通过标本兼治,使身体机能恢复正常,从根本上治疗本病。

朱仁康认为湿疹不外风、湿、热三者而致,以内因致病为主。因素体湿热内蕴,复感外风之邪侵袭;或湿疹渗液淋漓,阴血亏虚而出现血虚生风;或过食辛辣燥热之品,血燥生风而致,并将湿疹分为湿热内蕴证、脾虚湿盛证、阴伤湿恋证三型。

李辅仁认为湿疹是因体内蕴湿与湿热外邪相搏结而发病,但究其根本具有脾失健运、水湿内蕴、湿困脾土的一面,故在治疗上重视健脾利湿。同时进一步提出明确治疗中健脾的"主次",如热盛型病急,"急则治其标",以清热利湿、凉血为主;而湿盛型、血虚风燥型,其本为脾虚湿困,治疗应以健脾利湿为主,佐以清热凉血之品。

张志礼认为湿疹急性发作期多属湿热蕴结,宜采用清热利湿、解毒凉血法,以清热除湿汤为主方,用药有石膏、山栀子、黄芩、马齿苋、龙胆草、生地黄、车前草、丹皮、冬瓜皮等。脾虚湿蕴或湿热困脾多见于亚急性和慢性湿疹,治宜采用健脾除湿或清脾胃之湿热为法,用健脾除湿汤加减,如为湿盛有热之证,用生白术、生枳壳、生薏苡仁等;湿疹反复发作,耗伤阴血,需佐以养血润肤、祛风止痒之药,常用药物有当归、川芎、首乌藤、鸡血藤、丹参、生熟地、赤白芍等,且应根据部位不同佐以引经药,使药效得以达病处;小儿禀赋不耐,饮食不节,易胃肠滞热,需清理胃肠积热、健脾消滞,常用炒莱菔子、白术、枳壳、薏苡仁、鸡内金、焦三仙等。

艾儒棣认为湿疹"本源于湿,再源于热及风,风湿热互结郁于肌肤,或化燥伤阴",治疗应以健脾除湿为基本,虽为阴虚血燥的病机,也应当考虑到其湿气未除,仍需兼顾燥湿健脾的治法。

综合文献所述,近代医家与古代医家对湿疹病因病机的认识相似:认为外邪侵袭体表与内伤脏腑合而发为湿疹,外因多以风、湿、热三邪为主,内因多为饮食、湿热、瘀血、劳倦等所导致的脏腑功能失调。病机多以脾气受损,运化水湿功能失司,湿热内蕴,复感风、湿、热三邪,内外相搏,充予肌肤,发为湿疹,且易缠绵,反复发作。

三、医案

【医案1】刘鸿腿生湿疮,数年不愈,尺脉轻诊似大,重按无力。此肾气虚,风邪袭之而然,名曰肾脏风疮,以四生汤治之。不信,自服芩、连等药,遂致气血日弱,脓水愈多,形症愈惫。迨二年,复求治,仍以前药治之而愈。夫肢体有上下,脏腑有虚实。世之患者,但知苦寒之药,能消疮毒,殊不知肾脏风,因肾气不足所致。当以蒺藜为君,黄柏为臣,白附子、独活为佐使。若再服败毒等药,则愈耗元气,速其死矣。

(摘自《续名医类案》)

【医案2】顾某,男,49岁,2005年8月29日初诊。患者9年前开始全身泛发暗红色丘疹,瘙痒明显,抓后糜烂渗出,时轻时重,迁延不愈,2月前加重,剧痒,夜寐不安。曾在外院服强的松每日30mg及静注葡萄糖酸钙等治疗,皮疹仍未消退。患者寝食不安,心烦乏力,曾在某医院门诊给服全蝎、皂刺、防风、蝉蜕等药物,外用5%黑豆馏油软膏。服药3剂后瘙痒未止,皮疹反而明显增多,部分融合成片,红肿胀,小便干,小便短赤。查体:全身散发红斑丘疹,大部分皮损粗糙肥厚,掺杂有明显抓痕血痂,部分皮疹融合成片,皮损边缘及皮损之间有新生紫红色斑丘疹、血疱疹,有糜烂渗液,潮红肿胀,舌质红绛,苔黄腻,脉滑数。诊断:湿疮。证型:湿热蕴结型。治则:清热除湿、凉血解毒。处方:龙胆草10克,黄芩15克,生地黄30克,生栀子10克,熟大黄10克,白鲜皮30克,冬瓜皮15克,苦参15克,茵陈30克,车前子15克,车前草30克,泽泻15克,赤苓皮15克,川木通6克,六一散30克,生石膏30克(先煎),羚羊角粉0.6克(冲服),水煎服2次/日。用马齿苋30克,黄柏30克,煎汤湿敷后外用炉甘石洗剂。

二诊:2005年9月5日,皮损红肿渗出明显减轻,瘙痒缓解,可入睡,食纳改善,大便已通。舌质红绛,苔黄腻,脉滑数。在原方基础上去除熟大黄、川木通、羚羊角粉,加用生薏苡仁30克,陈皮10克。

三诊:2005年9月10日,新生皮疹全部消退,皮损变干,仍肥厚粗糙,舌淡,苔白,脉缓,改服养血润肤,清解余热方:给予白术10克,生薏苡仁30克,扁豆10克,玄参15克,白鲜皮30克,丹参15克。皮损处外涂黄连膏,去炎松霜。

四诊:2005年9月20日,皮损软化变薄,瘙痒缓解,改口服除湿秦艽丸调理,1个月后痊愈。

【按】湿疹变化多、症状复杂,既好治亦难治,治疗得法,立竿见影,治疗不当则久治不愈,甚至诱发红皮症。慢性湿疹由于湿热蕴久耗伤阴血,可致血虚风燥,应投以养血润肤,应从湿热着手,除湿治本,清热治其标。慢性湿疹,因久病耗伤阴血,应投以养血润燥之品,但不能忽视健脾除湿兼清余热。此外,湿乃重浊有质之邪,湿热互结于里,宣清剂不宜表邪,宣散表发令伤病情加重,甚至激化。

(摘自王文春治疗湿疹医案析要.四川中医,2013,31(09):116-117)

【医案3】洪某,男,57岁,2007年9月6日初诊。主诉:躯干、四肢出现丘疹伴瘙痒10年余。现病史:患者10年前无明显诱因于四肢出现红斑、丘疹伴瘙痒,在多家医院诊断为湿疹,经抗过敏、外用激素类软膏及清热利湿中药(具体不详)治疗后效果欠佳,病情反复发作,皮损范围扩大至躯干部,并出现继发性皮肤肥厚粗糙。现症见躯干、四肢红斑、丘疹,瘙痒剧烈,夜晚尤甚,睡眠不安,口干口苦,纳可,大便干结,三日一行。小便调。检查:躯干、四肢散在片状红斑、丘疹,瘙痒剧烈,可见抓痕及血痂,部分皮损肥厚粗糙,呈苔藓样变,未见明显渗出。舌质红,苔微黄腻,脉弦细。诊断,中医诊断:湿疮(湿热蕴毒证)。西医诊断:慢性湿疹。治则:清热解毒,祛风利湿。内服方:自拟皮肤解毒汤加减。乌梅15克,莪术10克,紫草15克,防风15克,土茯苓20克,牡丹皮15克,徐长卿15克,紫苏叶15克,柴胡15克,生地黄15克,白鲜皮15克,珍珠母30克(先煎),苦参10克,地肤子5克,甘草10克,5剂,水煎内服,每日1剂。外用药:给予抗组胺药、外用皮质激素软膏,以及广东省中医院自制中成药消炎止痒霜、消炎止痒洗剂外用以清热消炎,祛风止痒。

二诊:经治疗后,皮疹瘙痒已经有所减轻,大便仍干,余无其他不适,舌脉同前。予上方加重生地黄至30克,因家住外地复诊不便,续服1个月。

三诊:2007年12月10日,在当地按照原方抓药又服用2个月,病情已经明显好转,红斑、丘疹消退,部分皮损仍见苔藓样变,偶有瘙痒,纳眠可,二便调,舌淡红,苔薄黄,脉弦。效不更方,原方续服1个月,以资巩固。

四诊:2009年2月2日,2008年1年间皮肤已经完全康复,遂放松警惕,过年期间过食肥甘厚味,导致病情反复。观其脉证与皮肤解毒汤之方义仍符合,遂仍以此方加减调治而愈。

【按】本例患者湿疹多年,经多方治疗未效,病情极为顽固,病机关键在于湿热毒邪胶结,因此方选皮肤解毒汤,重在解毒,毒化则湿热除。适当配合外用药物治疗,使多年顽疾得以治愈。

(摘自《湿疹的中西医结合治疗》)

【医案4】张某,男,47岁,1971年3月23日初诊。主诉:全身泛发暗红色丘疹,剧痒,反复发作6年。现病史:6年前开始全身泛发暗红色丘疹,瘙痒明显,伴渗出。症情反复、缠绵不愈。1969年底至1970年初发作较为严重,曾在某医院住院治疗,使用激素类药物40多日,仍未能控制。出院后,皮疹仍未消退,采用多种疗法不效,瘙痒严重,昼夜不能安静,全身疼痛乏力,纳食不香。检查:全身泛发暗红色丘疹,除面部外,全身皮肤粗糙,角化皮纹理增粗、肥厚,有色素沉着,呈深褐色,散在明显的抓痕、血痂。舌质红,苔白腻,脉弦滑。诊断:中医辨证:湿疮(湿毒证)。西医诊断:慢性泛发性湿疹。治则:除湿润肤,解毒止痒。内服方:全蝎9克,白鲜皮45克,地肤子30克,川槿皮9克,干生地30克,威灵仙15克,槐花30克,苍耳子9克,苦参15克,陈皮6克。外用药:龙胆草15克,豨莶草30克,川椒9克,水煎外洗。

二诊:4月3日,用药3剂后痒稍有缓解,其余未见好转,改用清热除湿法,方用龙胆泻肝汤加减:龙胆草15克,川大黄12克,黄柏12克,黄芩12克,川槿皮30克,生白术15克,赤苓皮15克,白鲜皮10克,干生地30克,生槐花30克,苍耳子9克。外用大枫子油2瓶,如意金黄散4袋,外扑。

三诊:5月5日,药前服10余剂,变化不大,改用秦艽丸方加减:乌梢蛇9克,秦艽15克,防风9克,黄芪15克,苦参15克,漏芦9克,黄连6克,白鲜皮30克,威灵仙30克。

四诊:连续服用20余剂,明显好转,皮损面变薄软化,瘙痒基本消失。以后改用秦艽丸服半月余。

五诊:6月中旬复诊时,全身皮肤已恢复正常,痒止,近期临床治愈。

【按】本例是顽固的慢性泛发性湿疹。初诊时考虑患者湿毒内蕴,发于肌肤,故采用全虫治疗顽疾、龙胆泻肝汤清热利湿,疗效不佳。因症见全身暗红色丘疹,皮肤粗糙肥厚,纹理增粗,明显的抓痕、血痂,故考虑本病是湿热毒邪蕴结日久,直入血分,最后选用秦艽丸方加减除湿润肤、解毒止痒,症情得以控制。

(摘自《湿疹的中西医结合治疗》)

【医案5】肖某,男,63岁。2004年5月19日初诊。左小腿外侧瘙痒、糜烂流水8年,加重2周。初诊:8年前开始左小腿外侧瘙痒,抓后糜烂流水,经久不愈,渐渐在周围扩展,曾先后到多家医院诊治,迁延未愈,近2周瘙痒加重,夜不能寐;搔抓不休,躯干及上肢出现红斑丘疹及脓疱,皮疹作痒,抓后流水,伴全身不适,口干口苦,不思饮食,有时恶心,大便硬结,小便黄赤而少。诊查:左小腿红肿,外侧可见10cm×15cm鲜红色糜烂面,表面有脓疱及黄色浆液渗出,结黄色痂皮,边界清楚,周围皮肤发红,密布小丘疹、水疱、脓疱,腹股沟淋巴结肿大,触痛,躯干、上肢可见沿搔抓方向呈线状播散的红斑、丘疹、脓疱,左上肢较多见,部分皮疹抓破呈鲜红色糜烂面或已结痂。化验:血白细胞计数升高。舌质红,苔黄而腻,脉滑数。中医诊断:湿疮,湿热浸淫证。西医诊断:湿疹。治法:清热利湿,凉血解毒。处方:龙胆草10克,黄芩10克,黄连10克,板蓝根30克,金银花30克,连翘15克,蒲公英30克,白茅根30克,生地30克,牡丹皮15克,车前草30克,泽泻15克,木瓜10克,六一散30克。水煎服,2次/天。外用马齿苋30克,黄柏30克,紫花地丁30克。煎汤湿敷。再以甘草油60mL调祛湿散15克,化毒散1.2克,外敷于右小腿皮损处,以1%氯霉素氧化锌油外擦躯干上肢糜烂化脓皮损处。

复诊(2004年5月22日):治疗3天后,全身红斑脓疱明显消退,瘙痒减轻,已能入睡。大便通利,小便微黄,精神好转,舌质红,苔白,脉滑数。血常规降至正常。处方:黄芩10克,黄连10克,板蓝根30克,金银花30克,连翘15克,茵陈30克,白鲜皮30克,厚朴10克,薏米30克,牡丹皮15克,车前草30克,泽泻15克,木瓜10克,六一散30克。水煎服,2次/日,外用药同前。

三诊(2004年5月30日):服药5剂后,右小腿糜烂面渗出停止,红肿消退,创面干燥结痂,躯干四肢皮损基本消退,未见新生皮疹,饮食睡眠恢复正常,大便通畅,小便清。舌质红,苔白,脉滑数。治则改用健脾除湿、疏风止痒之法。处方:生白术10克,生枳壳10克,生薏米30克,厚朴10克,车前子15克,泽泻15克,苦参15克,白鲜皮30克,首乌藤30克,刺蒺藜30克,防己10克,防风10克,当归10克,黄柏10克,木瓜10克,全蝎6克(打)。水煎服,2次/天。右小腿皮损处外用黄连膏。

四诊(2004年6月5日):服药10剂后,诸症已除,全身皮疹均已消退,有少许脱屑,左小腿陈旧皮损粗糙肥厚,色素沉着,有时作痒,内服除湿丸、秦艽丸巩固疗效。再服10剂痊愈。

【按】湿疹样皮炎是由于局部慢性感染性病灶的炎性分泌物刺激和细菌毒素的作用,使周围皮肤发生急性湿疹样变化,有时因瘙痒而传染至远端部位发生同样皮疹,可伴有全身不适甚至发热畏寒,末梢血白细胞计数升高,局部细菌培养可呈阳性,本病属于中医"湿毒病"范畴,系湿热内蕴,外感毒邪,风湿热毒结聚,浸渍肌肤而成,治疗应以清热解毒为主。

(摘自《当代名老中医典型医案集》)

【医案6】王某,男,76岁。2008年2月20日初诊。左右小腿肿胀瘙痒,抓后起疹10年,加重1周。初诊:近10年左小腿肿胀瘙痒,抓后起疹,迁延不愈,近日右小腿也起皮疹,痒重,夜寐不安,自觉乏力,纳差,下肢沉重不适。诊查:双小腿可见静脉曲张,左小腿为甚,胫前皮肤粗糙肥厚,色素沉着,加杂有红斑丘疹,抓痕、血痂及轻度糜烂渗出,近踝处有指甲大小的萎缩性瘢痕。舌质淡,舌体胖嫩,苔白腻,脉沉缓。中医诊断:湿疮,湿热证。西医诊断:坠积性湿疹。治法:健脾除湿,益气活血,养血润肤。处方:金银花15克,连翘10克,大青叶15克,地肤子10克,板蓝根15克,白茅根15克,紫草根10克,紫苏10克,丹参30克,土茯苓15克,薏米30克,白鲜皮15克。水煎内服,1日2次。局部糜烂渗出处,用甘草油调祛湿散、化毒散外敷,肥厚处外用消肿膏与黄连膏混匀涂擦。

二诊(2003年7月30日):治疗3周,双小腿皮肤变得润泽,糜烂平复,渗出停止,已不痒。改服除湿丸、活血消炎丸、大黄䗪虫丸巩固治疗,随访3个月再未复发。

【按】此例为老年体衰而久病缠绵者,并且伴有乏力纳差,下肢沉重,舌质淡,舌体胖,有齿痕,脉沉缓等症,属久病耗伤脾气,脾虚血燥,肌肤失养。治疗以健脾益气养血为本,除湿、祛风、活血为治标,标本兼治,故获痊愈。

(摘自《当代名老中医典型医案集》)

【医案7】刘某,男,34岁。2003年1月29日初诊。2周前饮酒后周身出现丘疹水疱。初诊:2周前饮酒后周身出现丘疹水疱,瘙痒流水,日夜不安,伴口苦恶心,腹胀纳呆,身倦头昏,大便不干,在某医院按"亚急性湿疹"治疗未好转。近几天加重,皮损糜烂渗液加重,自己用卫生纸贴敷,每天要用1卷,痛苦异常。诊查:躯干四肢有多数大片红斑水肿性皮损,表面可见丘疹、水疱、糜烂、渗液,少数区域结痂脱屑,多处皮损黏附卫生纸屑及污垢。舌质淡,舌苔白腻,脉弦滑。患者禀赋不耐,饮食不洁,嗜酒或过食辛辣刺激动风之品,伤及脾胃,脾失健运,湿热内生,又兼外受风邪,内外两邪相搏,风湿热邪浸淫肌肤所致。中医诊断:湿疮,湿热浸淫。西医诊断:亚急性湿疹。治法:清热除湿。自拟除湿方。处方:生白术10克,生枳壳10克,生薏米30克,赤苓皮15克,冬瓜皮15克,白鲜皮30克,苦参15克,车前子15克,泽泻15克,茵陈30克,黄芩10克,栀子10克,六一散(包)30克。水煎服,日1剂。外用马齿苋、黄柏各30克,煎汤湿敷。

二诊(2003年2月6日):服上方5剂后,皮损水肿减轻,渗液明显减少,瘙痒减轻,已能入睡数小时。上方加减:生白术10克,生薏苡仁10克,赤苓皮15克,冬瓜皮15克,白鲜皮30克,苦参15克,车前子15克,泽泻15克,茵陈30克,黄芩10克,栀子10克。水煎服,日1剂。再服4剂后,痒止,糜烂逐渐平复,渗液止。再服2剂诸症全消,皮损脱屑,痊愈。

【按】《外科精义》曰:"夫清法者,宣通行表,发散邪气,使疮内清,盖汤水有荡涤之功,此谓疏导腠理,通调血脉,使无凝滞也。"本例患者急性发作时证属湿热内蕴,复感毒邪,内外两邪相搏,充于腠理,浸淫肌肤而发,故以清热利湿、疏风止痒法治之。局部采用冷湿敷法,而初见成效。若此时一味以清热利湿法内治及冷湿敷法外治,则易伤阳助湿,造成寒湿凝滞,气血不通之象,故用健脾除湿、清解余热之法内治,外采用马齿苋煎汤熏洗法,促进局部血液循环,内外结合,短期内收到佳效。

(摘自《当代名老中医典型医案集》)

【医案8】徐某,男,32岁。2005年8月14日初诊。周身泛发湿疹14年,瘙痒颇甚,冬轻夏重。初诊:皮损初发在背部,继则延及两股内侧及腋窝、脐周等处,皮损以项、背、两腋下、腘窝、腹股沟以及脐周为多,皮损呈大小不等环状水疱样损害,两腹股沟内侧有掌心大小,角质增生,表面糜烂,渗液较多。舌质红,苔薄白,脉弦细而数。此为风湿热客于肌肤。治法:祛风清热,除湿敛疮。处方:生黄芪30克,潞党参、全当归、大生地、地肤子、白蔹各12克,紫丹参20克,净蝉衣、西赤芍、炒白术各10克,云茯苓、金银花、连翘各15克。20剂。水煎服,1剂/天。

复诊:自服上方20剂,皮损全消,皮肤光滑,亦无瘙痒已10余天,特来相告。随访半年,病未复发。

【按】湿疹属中医"粟疮湿癣"或"浸淫疮"范畴。《医宗金鉴·浸淫疮》云:"浸淫疮发火湿风,黄水浸淫似疥形,蔓延成片痒不止。"痒有多种原因,风胜者则干痒而有脱屑,湿胜者痒而出水甚多。本例当属湿胜。湿疹之发生,常兼有内、外之因,然以内因为主,慢性湿疹尤以内因为重,多由饮食不节,伤及脾胃,导致脾运失健,水湿停滞,湿热内蕴,复感风邪,风湿热三邪蕴于肌肤而发病。故法取健脾祛湿以治本,祛风清热以治标。方中党参、白术、茯苓健脾燥湿,地肤子清利湿热,银花、连翘清热解毒,蝉衣祛风止痒,当归、赤芍、生地、丹参凉血活血,取"血行风自灭"之意,结合黄芪、白蔹敛疮生肌,促进糜烂创面收燥愈合,标本兼顾,疗效良好。

(摘自《当代名老中医典型医案集》)

【医案9】李某,男,78岁,干部。2006年5月22日初诊。患者因全身皮肤出现散在性红色丘疹,伴有瘙痒20多年。初诊:20余年前无明显诱因出现全身散在性红色丘疹,范围逐渐扩大,皮色由红变黑,渐至溃烂,渗出物多,局部肿胀疼痛,伴有瘙痒,并有小片坏死,患者痛苦不堪,辗转于数家医院治疗无效,而求治于本院。查体:慢性病容,痛苦表情,全身皮肤暗红,大面积皮肤丘疹、粗糙。脱屑,并有溃烂,有脓液及脓性渗出液,左踝上有多处皮肤坏死区域,坏死处面积多为1.5~2cm²,舌质暗红,苔白腻,脉沉。诊其为:湿疹,湿热下注证。治法:清热利湿,活血解毒。方拟四妙散合四妙勇安汤加味。处方:苍术12克,黄柏10克,白鲜皮10克,牛膝10克,生薏苡仁10克,银花20克,玄参10克,当归10克,桃仁10克,红花12克,益母草30克,甘草5克。3剂,水煎服,日1剂。

复诊:3剂后局部肿痛减轻,渗出减少,嘱继服上方,另加中药外洗:荆芥30克,防风

353

30克,地肤子25克,蛇床子25克,白蒺藜15克,蝉蜕15克,紫草15克,枯矾12克,水煎熏洗患处,如此治疗半月,病情明显好转,肿痛消失,瘙痒减轻,无渗出,溃疡渐愈。患者精神振奋,守方治疗半个月,结痂脱落,溃疡愈合,全身皮肤基本恢复正常,临床治愈。

【按】四妙散出自《丹溪心法》,主要作用:清热化湿,是治疗湿疮、臁疮等湿热内盛证的代表方剂。而四妙勇安汤为清代《验方新篇》中治疗热毒型血栓闭,塞性脉管炎的代表方剂。谭新华继承古人用药经验,用此两方治疗湿疹臁疮等之湿毒蕴结证,甚为恰当。

(摘自《当代名老中医典型医案集》)

【医案10】张某,女,71岁。2005年3月11日初诊。患者全身皮肤红、干、痒、肿1年半。初诊:2003年10月起出现面部水肿,以后发展为皮肤红、干、痒、肿。察其皮肤红、干、肿,有抓痕皮损。舌淡,薄白,脉缓略弦。诊其为:血热、湿热型湿疹(慢性老年性皮炎,慢性老年性皮肤瘙痒)。此为年老气血渐亏,血不养肌肤,又易受湿热之邪侵袭,则发为皮肤干痒。治法:清热凉血止痒。处方:板蓝根45克,滑石30克,石膏30克,炒蛇床子15克,白鲜皮30克,地肤子30克,葫芦壳15克,茯苓皮15克,川朴9克,苍术9克,紫草15克,蚕砂(包)15克,地丁草15克,生军(后下)3克,马齿苋30克,黑白丑9克,大青叶30克,银花18克,连翘18克,泽泻15克。水煎服,日1剂。另氯地霜2盒,宝龙康4支,混匀外用,每日两次;复方炉甘石洗剂100mL,醋酸曲安奈德注射液5mL混匀外用,每日1次;盐酸西替利嗪片10mg,每晚1次10mg。其他治疗:苦樟外洗方加减。处方:苦参30克,樟木30克,枯矾30克,明矾30克,蛇床子30克,地肤子30克,白鲜皮30克,土槿皮30克,山豆根30克,火麻仁60克,芙蓉叶30克,蚕砂30克,野菊花30克,豨莶草30克,冰片9克,浮萍30克,白芨30克,大青叶30克,板蓝根30克。7帖,纱布包药,加水2000mL,煎沸后,文火煎20min,每天洗浴。

复诊:7剂后身痒改善,面、手仍痒。舌淡苔薄白,脉缓。经中药内服外用,热清湿祛,肌肤得养,则诸症可除。治法同前。3月后随访未见复发。

【按】患者年高,禀赋不足,风湿热之邪侵袭肌肤,而成此症。故治疗上以内服清热解毒、燥湿止痒中药,配合外用药同治。内服方中以葫芦壳、茯苓皮、泽泻、黑白丑、滑石、浮萍、地肤子利水渗湿,通过利小便以除湿;石膏清热泻火,大黄配茵陈清热化湿,川朴、苍术增强化湿功效,蚕砂祛风除湿,配以大剂量板蓝根、大青叶、连翘、银花、地丁草、马齿苋、白鲜皮清热解毒,紫草凉血活血解毒;炒蛇床子能燥湿杀虫止痒;生地凉血,首乌解毒,尚能治疗血瘀皮肤发黑。配合外洗中药的方法,用苦参、地肤子、樟木、枯矾、川连、黄柏、苍术、浮萍、蚕砂清热燥湿;马齿苋、豨莶草、山豆根、野菊花、芙蓉叶、大青叶、板蓝根清热解毒;苦参、地肤子、白鲜皮、蛇床子、土槿皮、明矾杀虫止痒;火麻仁、白及润肤止痒;冰片辛香走窜之性引药入肌肤。局部配合西药外用,有缓解病情的作用。患者久病后,皮肤变黑暗,粗糙,实乃由于风热之邪侵袭肌肤,阻止血运,肌肤不得所养而成黑暗、粗糙,与肾亏致皮肤黑,有本质不同。故临床治疗以清热祛风、渗湿化瘀、中药内服外洗而取得良效。

（摘自《当代名老中医典型医案集》）

四、现代研究进展

湿疹是一种常见的、慢性、复发性炎症性皮肤疾病,急性期可见皮肤红色斑丘疹,甚至糜烂、渗液、结痂等;慢性期则表现为皮肤干燥脱屑,苔藓样变,伴有剧烈瘙痒,好发于四肢、颈部等褶皱处。

【病因病理】

湿疹确切病因及发病机制尚未完全阐明,可能与遗传易感基因导致免疫紊乱、皮肤屏障功能受损、环境因素及其交互作用密切相关。上述因素共同作用于免疫系统,导致某些致病因素激活特异性细胞因子通路,产生慢性炎症,进而导致湿疹发生。

(1)遗传因素

遗传因素是湿疹发病中最为核心的因素。现代医学从流行病学调查中发现湿疹患者具有遗传易感性,着力于寻找湿疹相关基因。目前由基因定位捕获的湿疹人类易感位点已有32处,发现的易感基因依据其功能可分成皮肤屏障相关基因、固有免疫相关基因及特异性免疫相关基因。其中丝聚蛋白基因与湿疹关联性最强,其突变可导致丝聚蛋白合成障碍,皮肤屏障功能受损而引发炎症和干燥湿疹。

(2)微生物菌群失调

皮肤微生物的定植在湿疹的发病中起着重要作用。健康皮肤定植了数以亿计的不同的共生菌,可产生抗菌肽(AMPs),加强皮肤对病原体的侵害。皮肤角质形成细胞分泌的AMPs,包括β-防御素和抗菌肽。文献表明湿疹患者皮损处抗菌肽的数量和种类的减少,与湿疹的临床症状存在相关性。抗菌肽的减少致使皮肤微生物环境失衡,缺乏共生群,包括表皮葡萄球菌和凝固酶阴性葡萄球菌,导致金黄色葡萄球菌在皮损局部异常克隆增殖,进一步激活巨噬细胞,引起大量黏附因子和炎症因子,进而加重皮肤炎症;同时还能促进上皮细胞释放氧化酶,激活NF-κB通路,诱导角质形成细胞的过度增殖和分化,引起皮肤屏障损害。

（3）皮肤屏障受损

皮肤角质层屏障是人类抵御外界刺激（物理、化学等）的第一道防线,主要由角质形成细胞及角化包膜和细胞间的脂质双分子层构成。细胞间脂质穿插在层叠的角质层细胞之间,可以防止水分经皮流失以及水溶性物质的渗透,抵御外界抗原及病原体的渗入。角质层薄弱,则易于感染,导致局部皮肤炎症,产生湿疹。研究发现:用润肤剂可很大程度上改善湿疹症状,恢复角质屏障功能,可见皮肤屏障功能受损与湿疹的发病密切相关。

（4）免疫反应

现代医学认为:湿疹是由多因素引起的过敏性炎症性皮肤病,属IV型变态反应,主要是T细胞介导的免疫损伤,参与IV型变态反应的T细胞主要为$CD4^+T$细胞,根据细胞因子的分泌模式,$CD4^+T$细胞可分为Th1和Th2亚群,Th1细胞和Th2细胞通过其产生的细胞因子相互抑制对方的功能。有研究结果显示:正常健康人存在Th1细胞和Th2细胞并呈平衡状态,Th1、Th2动态平衡的失衡在变态反应性疾病中起重要作用。湿疹的发病还与基因突变有一定的关系,有研究显示:聚角蛋白微丝基因FLG突变者患湿疹的风险性增加,其原因可能是FLG与皮肤角质化层的形成有关,其突变影响皮肤的完整性,致使皮肤对致敏花粉、细菌等外来物质的屏蔽功能降低,外来物质入侵致使抗原提呈细胞激动Th2细胞,继而诱发变态反应。某些湿疹的发病还与血液循环障碍有关。如发生于长期卧床患者的肛周湿疹或阴囊湿疹。一些慢性湿疹的女性患者经期前或经期周期性出现皮损,这是由于患者对月经周期后期的内源性黄体酮产生抗体的缘故,由于体内雌激素水平的变化,更年期妇女易患手部湿疹。某些内脏疾病患者如糖尿病、尿毒症等疾病容易导致湿疹,有时常为疾病的首发症状。

（5）环境因素

环境包括群体环境和个体环境。群体环境是指室外空气、水、致敏花粉等。研究发现:湿疹发病率与空气污染物CO_2的浓度呈正相关。室内环境与人的关系更加密切,如父母吸烟可能增加儿童湿疹的发病率。又如头虱感染可以引起湿疹。此外,某些病毒也可能引起湿疹,如乙型肝炎病毒可引起慢性湿疹。接触铬、镍等杀虫剂和橡胶类化学物质,也会引起手部湿疹。

【临床治疗】

（1）中医辨证论治

①湿热蕴肤证:起病急,病程短,皮损处潮红,有丘疱疹,伴灼热、瘙痒,搔抓后有渗出;伴心烦口渴,身热不扬,大便干,小便短赤;舌红,苔薄白或黄,脉滑或数。治宜清热利湿止痒。选用龙胆泻肝汤合萆薢渗湿汤加减。

②脾虚湿蕴证:发病缓慢,皮损表现为丘疱疹、丘疹和水疱成片出现,患处有糜烂、渗出、瘙痒;患者精神疲乏、脉弦缓、大便不成形以及腹胀便溏;舌淡胖,苔白腻,脉濡缓。治宜健脾利湿止痒。选用除湿胃苓汤或参苓白术散加减。

③血虚风燥证:患病时间较长,鳞屑增加,皮损色暗或色素沉着,或粗糙、暗沉、肥厚;瘙痒症状呈阵发性,伴有口干不欲饮,纳差,腹胀;舌淡,苔白,脉弦细。治宜养血润肤,祛风止痒。选用当归饮子或四物消风饮加减。

(2)中医外治法

中医外治湿疹的治则主要是祛风、化湿、清热,兼养血、止痒为原则。主要是溻渍、涂擦、外敷、针灸、放血疗法等。溻渍疗法临床常用于皮损渗出明显,并具有化脓创面的急性湿疹。涂擦法剂型可用中药浓煎后的药液、洗剂、酊剂、油剂、软膏剂等,适用于亚急性或慢性湿疹。熏蒸法多用于以肥厚性皮损为主的慢性湿疹。放血疗法多用于慢性肥厚型皮损。

(3)西医治疗

①一般治疗:合理使用保湿剂、润肤剂:皮肤屏障功能的修复与保护是治疗湿疹的关键,皮肤表面对保湿霜的吸收较快,合理使用保湿剂可以减少外用糖皮质激素的次数,不会对其产生依赖性,从而避免色素沉着斑的形成,减少水分蒸发,更好地保护皮肤屏障,达到润肤保湿效果。

②局部治疗

A.钙调神经磷酸酶抑制剂:如他克莫司软膏、吡美莫司乳膏。他克莫司是从链霉菌培养液中获得的大环内酯类抗菌药物,可以作为糖皮质激素的替代物,此类药物能够对早期淋巴细胞中的相关基因起到抑制的作用,可以有效抑制T淋巴细胞中的免疫活性,且无糖皮质激素的不良反应,无全身性的免疫抑制反应,具有较高的安全性,尤其适合头面部及摩擦部位湿疹的治疗,适用于患者长期间歇性外用,可以进一步减少顽固性皮肤病的复发。

B.卡泊三醇:是维生素D衍生物,在与角质形成细胞及免疫细胞表面表达的维生素D受体结合后,可抑制角质形成细胞的增殖和调控角质形成细胞的分化,使其恢复正常水平;抑制血管生成;调节细胞因子的释放,包括抑制促炎因子的产生;通过削弱半抗原激活的树突状细胞的功能,从而调节过敏性皮炎中的炎症和免疫反应。

C.喜辽妥:即多磺酸粘多糖乳膏,主要活性成分为0.3%多磺酸基粘多糖类,可由皮肤迅速渗透进入真皮及皮下组织,抑制表层凝血酶和微凝血酶的形成,具有持久的抗凝血酶作用,能有效阻止微血栓的产生,促进局部血液循环,抑制组织中蛋白酶及透明质酸酶的扩散,具有极强的抗炎、消肿功能;还能促进结缔组织新陈代谢,使细胞间质的黏性、渗透性和保存水分的能力恢复正常,有较好的保湿作用;可改善皮肤的屏障功能,减少过敏原和刺激物进入机体,降低皮肤对各种外界刺激的敏感性,缓解干燥、脱屑及由此引起的瘙痒。

③全身系统治疗

A.抗组胺药治疗:第一代抗组胺药物,主要包括氯苯那敏、苯海拉明、羟嗪、异丙嗪、赛庚啶和酮替芬等。具有较强的中枢神经抑制作用,同时也会导致患者出现嗜睡乏力等状况。第二代抗组胺药物主要包括氯雷他定、咪唑斯汀、依巴斯汀、美喹他嗪、阿司咪唑和特非那定等,有半衰期长和疗效较长的特点,中枢镇静作用不明显,但其存在心律失常的潜在风险。以奥洛他定、富马酸卢帕他定为代表的新型抗组胺药,因其无嗜睡和心律失常等副作用,且作用时间长、服用方便等优点,逐渐被医生和广大患者所接受。

B.维生素 C、葡萄糖酸钙等降低毛细血管通透性,有一定抗过敏作用,可以用于急性发作或瘙痒明显者。

C.糖皮质激素可用于病因明确、短期可以祛除病因的患者,如接触因素、药物因素引起者或自身敏感性皮炎等;对于严重水肿、泛发性皮疹、红皮病等,为迅速控制症状也可以短期应用,但须慎重,以免发生全身不良反应及病情反跳。

D.免疫抑制剂环孢素 A、硫唑嘌呤、吗替麦考酚酯、甲氨蝶呤等应当慎用,要严格掌握适应证。仅限于其他疗法无效、有糖皮质激素应用禁忌证的重症患者,或短期系统应用糖皮质激素病情得到明显缓解后、需减量或停用糖皮质激素时使用。

E.半胱氨酰白三烯在皮肤的慢性炎症发生和维持中占有重要作用。半胱氨酸白三烯的受体拮抗剂,如扎鲁司特和孟鲁司特,可竞争性地与半胱氨酸受体结合,从而阻断白三烯的生物学作用,但疗程需要6～8周以上。

(4)其他治疗

心理健康指导:在开始治疗前告知患者及其家属,湿疹治疗过程较长,以目前的医疗水平,单用药物还很难达到治愈的目的,许多急性起病的患者可能会逐渐发展成慢性病程。患者应避免用力搔抓,减少沐浴次数,保持皮肤湿润,防止过度干燥,还应告知患者做好持久战的准备,适当调节情绪,减轻心理负担,树立信心。瘙痒是患者的主要临床症状,也是造成患者病情反复的首要因素,因此在治疗时应告知患者避免接触过敏物质,减少疾病的复发次数。

【预防调护】

(1)尽可能寻找病因,去除可能的过敏物,避免再受致敏源刺激。积极治疗原发慢性疾病,如消化不良、肠道寄生虫病、糖尿病、小腿静脉曲张等。

(2)要养成健康的饮食习惯,避免偏食。湿疹患者的日常饮食应以清淡易消化、低盐少油的食物为主,忌食辛辣、荤腥发物(如鱼、虾、海鲜等水产类,牛肉、鸭肉、羊肉等肉类,菠萝、荔枝、芒果、榴莲等水果,白酒、红酒、啤酒等酒类),患有湿疹的婴幼儿,应尽量保证母乳喂养。

(3)适当洗浴,洗澡时应以洗淋浴为佳,不要用热水烫洗或过度清洗皮损处,以免加重病情。尽量穿柔软、宽松的棉质或其他制成的衣服,少穿纤维及毛料等制成的衣服,以免加重过敏的症状。

(4)要注意控制室内的温度及湿度,过于闷热或过于干燥的环境都可导致湿疹病情的反复。因此,该病患者在夏季要保证室内空气的流通。

(5)生活规律,学会自我调节压力,避免过度劳累和紧张。

参考文献

[1] 方大定.赵炳南学术思想特色与风范[J].北京中医药,2009,28(07):508-510.

[2] 刘莎莎,张斌,杜泽敏.国医大师禤国维教授临床治疗湿疹经验探析[J].河北中医,2021,43(03):372-374+409.

[3] 冯晓刚,尚佩生.朱仁康治疗皮肤病组方用药规律探讨[J].中国民族民间医药,2015,24(03):133-134.

[4] 殷曼丽.李辅仁教授从脾胃治疗湿疹的经验[J].中医教育,1994,13(4):36.

[5] 王萍,张芃.张志礼治疗湿疹经验[J].中医杂志,1999(02):83-84.

[6] 郭静,段渠,张钟.艾儒棣治疗湿疹经验[J].辽宁中医杂志,2012,39(08):1472-1473.

[7] 宋玮,周水涵,王欢欢.艾儒棣基于"内外并治"分型辨治湿疹经验[J].中华中医药杂志,2020,35(09):4449-4452.

[8] 魏之琇.续名医类案[M].北京:人民卫生出版社,1997.

[9] 孙燕丽,王思农,张博,等.王文春治疗湿疹医案析要[J].四川中医,2013,31(09):116-117.

[10] 茅伟安.湿疹的中西医结合治疗[M].北京:科学出版社,2018.10.

[11] 贺兴东,翁维良,姚乃礼.当代名老中医典型医案集[M].北京:人民卫生出版社,2009.1.

[12] 全小荣,郭奕妤.湿疹治疗的研究进展[J].华夏医学,2016,29(03):175-180.

[13] Osmola-Mankowska A,Polanska A,Silny W,et al.Topical tacrolimusvs medium-dose ultraviolet A1 phototherapy in the treatment of atopic dermatitis-a preliminary study in relation

to parameters of the epidermal barrier function and highfrequency ultrasonography [J].Eur Rev Med Pharmacol Sci,2014,18(24):3927-3934.

[14] Kaneko S,Kakamu T,Matsuo H,et al. Questionnaire-based study on the key to the guidance to the patients with atopic dermatitis by pharmacist [J]. Arerugi,2014,63(9):1250-1257.

[15] 康康,陈昭,张晓云.他克莫司软膏对慢性湿疹患者血LTB4.LTC4水平的影响[J].实用药物与临床,2015,18:869-871.

[16] Egawa K. Topical vitamin D3 derivatives in treating hyperkera-totic palmoplantar eczema: a report of fivepatients[J]. JDermatol, 2005, 32(5): 381-386.

[17] 郑磊,李云玲,宋莉莉,等.多磺酸粘多糖乳膏治疗婴儿湿疹临床疗效观察[J].临床皮肤科杂志,2014,43(1):51-52.

[18] 刘洪普,刘翠杰.多磺酸粘多糖软膏联合糠酸莫米松乳膏治疗亚急性湿疹52例[J].临床皮肤科杂志,2014,43(2):122-123.

[19] 弓娟琴,林麟,郝弋,等.湿疹和特应性皮炎皮损处细菌定植情况及药物联合治疗的分析[J].中华皮肤科杂志,2004,37(9):515-518.

[20] 侯杰,郑璐璐,杨丹丹.抗过敏药的前世与今生[J].首都食品与医药,2016(1):71.

[21] Ring J,Almnar A,Bieber T,et a1.Guidelines for treatment of atopic eczema(atopic dermatitis)part 1[J].J Eur Acad Dermatol Venere,2012,26(8):1045-1060.

[22] BuBmarm C,Bieber T,Novak N.Systemic therapeutic options for severe atopic dermatitis[J]. J Dtsch Dermatol Ges,2009,7(3):205-219.

[23] 孔海英.中西医对湿疹病因的分析及治疗方法的探讨[J].内蒙古中医药,2015,34(01):132-134.

（王思阳　刘婧）

第八节　瘾　疹

瘾疹是指皮肤反复且快速出现、消退的粉红色或苍白色风团,伴有瘙痒的过敏性皮肤病。相当于西医学的荨麻疹。其临床特点是:瘙痒性风团、时隐时现、发无定处、骤起骤退、退后不留痕迹。

一、古籍选粹

古籍参考书目:《黄帝内经》《华氏中藏经》《脉经》《诸病源候论》《备急千金要方》《千金翼方》《外台秘要》《太平圣惠方》《三因极一病症方论》《兰室秘藏》《校正素问精要宣明论方》《注解伤寒论》《本草纲目》《医门法律》。具体内容摘录如下:

(一)先秦《黄帝内经》

【疾病概述】

《素问·四时刺逆从论》载:"少阴有余,病皮痹隐疹。"

(二)汉·华佗《华氏中藏经》

【病因病机】

《风中有五生死论第十七》载:"风之厥,皆由于四时不从之气,故为病焉,有瘾疹者,有偏枯者,有失音者,有历节者,有颠厥者,有疼痛者,有聋聩者,有疮癞者,有胀满者,有喘乏者,有赤白者,有青黑者,有瘙痒者,有狂妄者,皆起于风也。其脉浮虚者,自虚而得之;实大者,自实而得之;弦紧者,汗出而得之;喘乏者,饮酒而得之;癫厥者,自劳而得之;手足不中者,言语謇涩者,房中而得之;瘾疹者,自痹(一作卑)湿而得之;历节疼痛者,因醉犯房而得之;聋聩疮癞者,自五味饮食冒犯禁忌得之。千端万状,莫离于五脏六腑而生矣。所使之候配以此耳。"

(三)西晋·王叔和《脉经》

【疾病概述】

《脉经卷第八·平中风历节脉证第五》载:"邪气中经,则身痒而瘾疹。"《脉经卷第八·平水气黄汗气分脉证第八》载:"脉浮而洪,浮则为风,洪则为气风气相搏,风强则为瘾疹,身体为痒,痒为泄风,久为痂癞;气强则为水,难以俯仰。风气相击,身体洪肿,汗出乃愈。恶风则虚,此为风水。不恶风者,小便通利,上焦有寒,其口多涎,此为黄汗。"

（四）隋·巢元方《诸病源候论》

【病因病机】

《诸病源候论·风痒候》载："虚则邪气往来，故肉痒也"；"风瘙痒者，是体虚受风，风入腠理，与气血相搏，而俱往来，在于皮肤之间。邪气数，不能冲击为痛，故但瘙痒也。"《诸病源候论·风痞瘟候》云："夫人阳气外虚则多汗，汗出当风，风气搏于肌肉，共热气并，则生痞瘟。"《诸病源候论·风痉瘾疹候》载："邪气客于皮肤，复逢风寒相折，则起风瘙疹。"《风病诸候下·风瘙隐疹生疮候》载："人皮肤虚，为风邪所折，则起隐疹，热多则色赤，风多则色白，甚者痒痛，搔之则成疮。"

（五）唐·孙思邈《备急千金要方》

【内服治疗】

治风瘙瘾疹，心迷闷乱方：天雄 牛膝 桂心 知母各四分 栝蒌根 白术各五分 防风六分 人参二分 干姜 细辛各三分 上十味治下筛，酒服半钱匕，加至一匕为度。

治瘙痒，皮中风虚方：枳实三升 松叶切一升 独活 苁蓉 黄耆 秦艽各四两 丹参 蒴藋各五两 上八味咬咀，以酒二斗浸六宿，每服二合，日二，稍加之。

又方：大豆三升，酒六升，煮四五沸，每服一盏，日三。

又方：牛膝为末，酒下方寸匕，日三。并治骨疽、癞病及痞瘤。

又方：芥子为末，浆水服方寸匕，日三。

又方：白术为末，酒服方寸匕，日三。

治小儿患瘾疹入腹，体肿强而舌干，方：芜菁子为末，酒服方寸匕，日三。

【外用治疗】

治风瘙瘾疹方：白术三两 戎盐 矾石各半两 黄连 黄芩 细辛 芎䓖 茵芋各一两 上八味咬咀，以水一斗，煮取三升，洗之良，日五。

又方：马蔺子 蒴藋 矾石 芫蔚子 蒺藜子 茵芋 羊桃 扁竹各二两 上八味咬咀，以浆水二斗，煮取一斗二升，纳矾石，洗之，日三。

又方：蒴藋 防风 羊桃 石南 茵芋 芫花 蒺藜 矾石各一两 上八味咬咀，以浆水一斗，煮取五升，去滓，纳矾石令小沸，温浴之。

又方：蛇床子二升 防风二两 生蒺藜二斤 上三味咬咀，以水一斗，煮取五升。拭病上，日三五遍。

治瘾疹痒痛方：大黄 升麻 黄檗 当归 防风 芍药 黄芩 青木香 甘草各二两 枫香五两 芒硝一两 地黄汁一升 上十二味咬咀，以水一斗，煮取三升半，去滓，下芒硝令消，帛染搨病上，一炊久，日四五度。

治举体痒痛如虫啮,痒而搔之,皮便脱落作疮方:蒺藜子三升　蛇床子　芫蔚子各二升　大戟一斤　大黄二两　矾石三两　防风五两　上七味㕮咀,酒四升,水七升,煮取四升,去滓,纳矾石,帛染拭之。

治风瘙肿疮痒在头面,**大黄揩洗方**　大黄　芒硝各四分　莽草二分,一作甘草三两　黄连六分半　黄芩八分　蒺藜子五合　上六味㕮咀,以水七升,煮取三升,去滓,下硝,以帛染揩洗之,日一度,勿近目。

治身体赤瘾疹而痒,搔之随手肿起,方:莽草半两　当归　芎䓖　大戟　细辛　芍药　芫花蜀椒　附子　踯躅各四分　猪膏二升半　上十一味㕮咀,酒渍药一宿,猪膏煎之,候附子色黄膏成,去滓,以敷病上,日三。

青羊脂膏　主风热赤疹,搔之随手作疮,方:青羊脂四两　甘草　芍药各三两　寒水石　白芷　白蔹　黄芩　防风　升麻　黄耆各四分　竹叶切,一升　石膏一升　上十二味㕮咀,先以水八升,煮石膏、竹叶,取四升,去滓,浸诸药,以不中水猪脂二升合煎,膏成,敷病上,良。

治瘾疹,百疗不瘥者方:黄连切　芒硝各五两　上二味,以水六升,煮取半,去滓,洗之,日四五度。

治风瘙瘾疹,心迷闷乱方:巴豆二两,以水七升,煮取三升,以故帛染汁拭之。大人小儿加减之。

又方:矾石二两为末,酒三升渍令消,帛染拭病上。

又方:吴茱萸一升,酒五升,煮取一升半,帛染拭病上。

治风瘙瘾疹方:酪和盐熟煮,摩之,手下即消,良妙。

又方:石灰淋取汁,洗之,良。

又方:白芷根叶煮汁,洗之。

治瘾疹百疗不瘥者方:景天一升,一名慎火草,细捣取汁,敷上,热炙手摩之,日三度,瘥。

又治暴气在表,攻皮上,瘾疹作疮,方:煮槐枝叶洗之。

治小儿患瘾疹入腹,体肿强而舌干,方:蚕沙二升,水二升煮,去滓,洗之,良。

又方:车前子为末,粉之,良。

又方:盐汤洗了,以蓼子按敷之。

又方:灸曲池二穴,随年壮。发即灸之,神良。

治小儿风瘙瘾疹方:蒴藋　防风　羊桃　石南　秦椒　升麻　苦参　茵芋　芫花(一云芫蔚)刺蒺藜　蛇床子　枳实　矾石各一两　上十三味㕮咀,以浆水三斗,煮取一斗,去滓,纳矾令小沸,浴之。

（六）唐·孙思邈《千金翼方》

【内服治疗】

石南汤 主瘾疹方 石南 干姜 黄芩 细辛 人参各一两 桂心 当归 芎藭各一两半 甘草二两 干地黄三分 食茱萸五分 麻黄一两半,去节 上一十二味㕮咀,以酒三升、水六升煮取三升,分三服,取大汗,慎风冷,佳。

治风瘙瘾疹,烦心闷乱方:天雄炮,去皮 牛膝 知母各一两 栝楼五分 白术二两 人参半两 干姜 细辛 桂心各三分 防风一两半 上十味捣筛为散,酒服半钱匕,日再夜一,以知为度,稍增至一钱匕。

治风瘙瘾疹方:大豆三升 酒六升 上二味煮四五沸,服一杯,日三。

【外用治疗】

治大人小儿风疹方:白矾二两,末之 上一味,酒三升渍令消,拭上愈。

又方:吴茱萸一升 上一味,酒五升煮取一升半,拭上。

又方:酪和盐热煮,摩之,手下消。

又方:白芷根叶煎汤,洗之。

治风瘙瘾疹,**洗汤方** 蛇床子二升 防风 生蒺藜各二斤 上三味切,以水一斗煮取五升,以绵拭上,日四五度。

又洗汤方:黄连 黄芩 白术各二两 戎盐 矾石各半两 细辛二两 芎藭 茵芋各一两 上八味切,以水一斗煮取三升,洗之,日三度。

又洗汤方:马兰子 蒴藋 茺蔚子 矾石 蒺藜 茵芋 羊桃根 萹蓄各二两 上八味切,以醋酱二斗煮取一斗二升,内矾石,洗之,日三度。

治暴风气在上,表皮作瘾疹疮方:煮槐枝叶,以洗之,灸疮火疮亦愈。

青羊脂膏 主风热赤疹痒,搔之逐手作疮方 青羊脂四两 芍药 黄芩 黄芪 白芷 寒水石各一两 竹叶一升,切 石膏一斤,碎 白蔹 升麻 防风 甘草炙各三分 上一十二味切,先以水一斗煮石膏、竹叶,取五升,合渍诸药,以不中水猪脂二升合煎,白芷黄膏成,以敷之。灸法以一条艾蒿长者,以两手极意寻之著壁,立两手并蒿竿拓著壁,伸十指,当中指头以大艾炷灸蒿竿上,令蒿竿断,即上灸十指,瘥。于后重发,更依法灸,永瘥。

枫香汤 主瘾疹方:枫香一斤 芎藭 大黄 黄芩 当归 人参 射干 甘草炙各三两 升麻四两 蛇床仁二两 上一十味切,以水二斗煮取七升,适冷暖,分以洗病上,日三夜二。

地榆汤 主瘾疹发疮方:地榆三两 苦参八两 大黄 黄芩各四两 黄连 芎藭各二两 甘草六两,炙 上七味切,以水六斗煮取三斗,洗浴之,良。

又方:大黄 当归 升麻 防风 芍药 青木香 黄芩 甘草炙各二两 枫香五两 黄檗 芒硝各

三两　地黄汁一升　上一十二味切,以水一斗煮取三升半,去滓,内芒硝令烊,帛搨病上一炊久,日四五,夜二三,主瘾疹痛痒,良。

治瘾疹痛痒,搔之逐手肿方:当归　芎䓖　大戟　细辛　芍药　附子去皮　芫花　踯躅　椒各一两　莽草半两　上一十味切,以苦酒浸药一宿,以猪膏二升半煎,三上三下,膏成去滓,敷病上,日三夜一。

(七)唐·王焘《外台秘要》

【疾病概述】

瘾疹风疹一十三首内容:(俗呼为风矢者是也)《黄帝素问》曰:风邪客于肌中,肌虚真气致散。又被寒搏皮肤。外发腠理,淫气行之则痒也。所以瘾疹瘙疾皆由于此。有赤疹忽起,如蚊蚋啄烦痒,重沓垄起,搔之逐手起也。

【内服治疗】

深师疗十种疹散方:鬼箭　甘草炙　白蔹　白术　矾石熬,各一两　防风二两　上六味捣筛。以菜米粉五合极试身,以粉纳药中捣合。一服五分匕。日三。中间进食。不知增之。忌海藻、菘菜、桃李、雀肉等。(出第十卷中)

疗风痹瘾疹方:以酒六升,煮大豆三升,四五沸,服一杯,日三。

崔氏疗风疹遍身方:麻黄去节　生姜各三两　防风二两　芎䓖　芍药　当归　蒺藜子　甘草炙　独活　乌喙　人参各一两　上十一味,切。以水九升。煮取二升八合,绞去滓,分温三服讫,进粥食三日,慎生冷、酢滑、猪肉、冷水、海藻、菘菜。(出第四卷中)

深师疗风瘙瘾疹如漆疮,连心中闷方:天雄炮　知母　牛膝各四分　防风六分　桂心　干姜　细辛　人参各三分　栝蒌五分　白术八分　上十味捣筛。先食服半钱匕。日再。不知稍增之。忌猪肉、生葱、生菜、桃李、雀肉等。

《肘后》**枳实丸** 疗热风头面痒风疹如癞方:枳实六分炙　天门冬去心　独活　蒺藜仁　防风　桔梗各五分　黄连　薏苡仁各四分　桂一分半　上九味,捣筛,蜜和丸如梧子。饮服十五丸,日再,如能以酒和饮之,益佳。不限食之前后。以意加减。忌鲤鱼、生葱、猪肉、冷水。(出第四卷中一方有人参五分)

深师疗风瘾疹或发疮,甚则胸急满,短气欲吐方:茵芋七分泰山者炙　芎䓖　乌头炮　防风　白蔹　干姜各三分　桂心二分　上七味捣下筛为散,服半钱匕,日再,忌猪肉、生葱。

又**枳实丸** 主风热气发,冲头面热,皮肤生风疹,瘙痒盛生疮,不能多食方:枳实炙　蒺藜子　苦参各六分　人参四分　独活　天门冬去心　桂各三分　白术四分　上八味,捣筛,蜜和丸如梧子,一服十丸,用薄酒下,日二,加至十五丸。忌蒜、热面、鲤鱼、桃李、雀肉、生葱。(并出第十卷中)

《延年》**蒺藜子丸** 疗热风冲头面,痒如虫行身上,时有风疹出,除风热消疹,兼补益,坚筋骨,倍气力,充实方。蒺藜子六分 黄耆 独活 白芷 防风 薯蓣各三分 枳实炙 人参 黄连各四分 葳蕤 地骨白皮各二分 桂心一分 上十二味,捣筛,蜜和,为丸如梧子。一服十丸,酒下,日二服,加至十五丸,中间欲服术煎及黄连丸,并无妨。忌猪肉、生葱。(张文仲处出第三卷中)

《千金》疗风搔瘾疹方:牛膝末酒服方寸匕。日三。并主骨肉疽,癞病及痞瘤。(出第二十三卷中)

【外用治疗】

深师疗十种疹散方:鬼箭 甘草炙 白蔹 白术 矾石熬,各一两 防风二两 上六味捣筛。以菜米粉五合极拭身。

《千金》瘾疹百疗不瘥方:景天(一名护火草)一斤 上一味捣,绞取汁。涂上热炙,摸之再三,即瘥。

又方:黄连 芒硝各五两 上二味,以水六升,煮取四升,去滓,洗之。

又方:蛇床子二升 防风三两 生蒺藜二斤 上三味切,以水一斗,煮取五升,渍绵拭之,日四五。

又方:白术三两 戎盐半两 黄连 黄芩 芎𬭤 细辛 莽草 茵芋各一两 矾石半两 上九味切。以水一斗。煮取三升洗之。日三。

又方:马兰子 葫藘 芫蔚子 矾石 蒺藜 茵芋 羊桃 萹蓄各二两 上八味切,以酢浆水二斗,煮取一斗二升,内矾石洗之,日三。(范汪无马兰并出第二十三卷中)

《延年》涂风疹,**葫藘汤方** 葫藘根切 蒺藜子 羊桃切 楮枝切 芫蔚子 石盐各半升 辛夷仁 矾石各三两 上八味切,以水一斗,煮取三升,去滓,内盐搅令消。用涂风疹,上下涂之。(一方有菟藿)

又方取枳实,以醋渍令湿,火炙令热,适寒温,用熨上即消。《古今录验》疗三十岁瘾疹,耳目皆合,春秋辄发方。于南屋东头第一梁壁外,以细灰厚布地,大小足容两脚,蹑灰上讫,使病人径去勿反顾,灸脚十趾,间灸灰上,随病人年为壮数,车瑗道方已试神良。疗卒风疹秘验方。石灰随多少,和酢浆水涂疹上,随手即灭。

《近效》**疗风疹方** 生葱一大束,三尺以上围者,并根须盐三大升,以香浆水三石,煮取两石,并大斗,于浴斛中适冷热浸,虽积年患者,不过三两度浸必瘥。

又方疗风搔身体瘾疹,**粉散方** 乌头炮 桔梗 细辛 白术各一两 上四味,捣筛,以铅朱为色粉四升,和令调,以粉身。

《延年》**葫藘膏** 主身痒风搔瘾疹方:葫根切 蒺藜子各一升 附子 独活 犀角屑 蔷薇根

白芷　防风　苦参　升麻　白蔹　防己各三两　川椒　莽草　青木香　蛇床子　蛇衔草各二两　茺蔚子切一升　枳实五枚炙　茵芋二两半切　上二十一味切。以苦酒渍令淹匝一宿，明旦铜器中炭火上，用猪膏五升煎，令三上三下，以候白芷色黄，膏成，绞去滓，内不津器中，用摩风疹。

茺蔚浴汤　主身痒风搔或生瘾疹方　茺蔚　蒺藜　羊桃　蒴藋根苗亦得　漏芦蒿各一斤　盐三斤　上六味切，以水三石，煮取二石五斗，去滓，内盐令消，适寒温，先饱食，即入浴，能良久浸最好。每至夜即浴。浴讫即卧，慎风如法。

风热头面疹痒方：《千金》疗风搔肿痒在头面，**大黄搨洗方**　大黄　芒硝各四分　莽草二分　黄连六分　黄芩八分　蒺藜五合　上六味，切，以水七升，煮取三升半，去滓，内芒硝讫，帛搨上，日一过，勿令近眼。

《延年》**牡丹膏**　主项强痛头风搔疹痒风肿方：牡丹皮　当归　川芎　防风　升麻　防己　芒硝各六分　芍药　细辛　干姜　犀角屑　漏芦　蒴藋　零陵香各四分　杏仁去皮尖，碎　栀子仁　黄芩　大黄　青木香各三分　竹沥二升　上二十味切。以竹沥渍一宿，醍醐三升半，煎于火上三下三上，候芍药黄，膏成，绞去滓，以摩病上。

犀角竹沥膏　主风热发即头项脉掣动急强，及热毒疹痒方：犀角十二分，屑　升麻八分　蒴根　秦艽　独活　白芨　菊花　白术　防己　白芷　当归　防风　芎䓖　青木香　寒水石碎　苦参　漏芦根各四分　蒺藜子二合　莽草二分　枳实二枚四破　栀子仁七枚　竹沥三升　吴蓝一两　上二十三味切，以竹沥渍一宿，明旦于炭火上，和猪脂五升煎，令九上九下，以候白芷色黄，膏成，绞去滓，内于不津器中，用摩风处，日三。

《延年》疗风疹痒闷，搔之汁出生疮，洗汤方：苦参一小斤　漏芦根一小斤　枳实五小两　蒺藜一小斤　楮茎叶一小斤嫩者　上五味，切以清浆水二升，煮取一大升，以绵沾拭痒处，日八九度讫，以粉粉拭处瘥。

升麻犀角膏　疗诸热风毒气痒，冲出皮肤，搔即瘾疹赤起，兼有黄水出，后结为脓窠疮，悉主之方：升麻　犀角屑　白蔹　漏芦　枳实炙　连翘　生蛇　衔草　干姜　芒硝研，汤成下，各二两　黄芩三两　栀子二十枚擘　蒴藋根四两　玄参三两　上十三味切，以竹沥二升渍一宿，以成炼猪脂五升，煎令竹沥水气尽，绞去滓，内芒硝，搅令凝膏成。用摩患处日五六度，益佳。

又方《近效》疗风热结疹，搔之汁出，痒不可忍方：麻黄根五两　蛇床子四两　蒺藜子　矾石各二两，熬　白粉二小升　上五味，捣筛。生绢袋盛，痒即粉之，此方甚良。

痒时瘙则皮脱作疮方：蒺藜子三升，碎　蛇床子二升　茺蔚子一升　防风五两　大戟一斤　大黄二两　矾石三两，熬　上七味切。以酒四升，水七升，煮取四升，去滓，内矾石，三上火烧，用帛拭身上，瘥止。

又方：灸曲池，随年壮，发即灸之，神良。

（八）宋·王怀隐《太平圣惠方》

【病因病机】

治风瘾疹诸方（校注三卷二十四）：夫风瘾疹者，由邪气客于皮肤，复遇风寒相搏，则为瘾疹。若赤疹者，由冷湿搏于肌中，风热结成赤疹也。遇热则极，若冷则瘥也。白疹者，由风气搏于肌中，风冷结为白疹也。遇冷则极，或风中亦极，得晴明则差，着厚暖衣亦瘥也，其脉浮而洪，浮即为风，洪则为气，风气相搏，则成瘾疹，致身体为痒也。

【内服治疗】

治风瘾疹，遍身痒痛，心胸满闷，宜服**羚羊角散方** 羚羊角屑一两 白鲜皮一两 黄芩三分 防风一两,去芦头 人参三分,去芦头 杏仁三分,汤浸,去皮尖,双仁麸炒微黄 麻黄一两,去根节 羌活一两 白蒺藜一两,微炒,去刺 甘草一两,炙微赤,锉 生干地黄三分 枳壳半两麸炒微黄,去瓤,上件药,捣粗罗为散。每服四钱，以水一中盏，煎至五分，去滓，入酒一合，更煎一两沸，不计时候，温服。

治风瘾疹，心闷，**犀角散方** 犀角屑一两 川升麻一两 玄参一两 防风一两,去芦头 白鲜皮一两 景天花一两 白蒺藜一两,微炒,去刺 人参一两,去芦头 沙参一两,去芦头 甘草半两,炙微赤,锉 马牙硝 牛黄一分,细研 上件药，捣细罗为散，研入牛黄令匀。每服不计时候，以竹叶汤调下二钱。

又方：漏芦一两 防风二两,去芦头 川大黄二两,锉碎,微炒 苦参三两,锉 枳壳三两,麸炒微黄,去瓤 乌蛇两,酒浸去皮骨,炙令黄 上件药，捣罗为末，炼蜜和捣三二百杵，丸如梧桐子大。每于食后，以温浆水下三十丸。

治风瘾疹不可忍，**枫香丸方** 枫香一两 川乌头半两,炮裂,去皮脐 藁本半两 白蒺藜一两,微炒,去刺 仙灵脾半两 小荆子半两 莽草半两,微炙 赤箭半两 白鲜皮一两 景天花半两 蛇床子一两 羚羊角屑一两,上件药，捣罗为末，炼蜜和捣三二百杵，丸如梧桐子大。每于食后，以温浆水下三十丸。

治风疹入腹，身体肿强，舌干燥硬方：蔓菁子三两 上捣罗为末。每服，以温酒调下一钱。

又方：枳壳三两,麸炒微黄,去瓤 上件药，捣细罗为散。每服三钱，以水一中盏，煎至六分，去滓，不计时候温服。

又方：白蜜一合 酒二合 上二味和暖，空心服之。

又方：苦参五两,锉 上捣罗为末，炼蜜和丸，如梧桐子大。每于食后，以温水下三十丸。

治风瘙瘾疹生疮诸方：治风皮肤瘾疹，及风热生毒疮，**卷柏散方** 卷柏一两 犀角屑半两 天竹黄半两 枳壳一两,麸炒微黄,去瓤 赤箭半两 藁本半两 羌活一两 防风半两,去芦头 芎䓖半两乌蛇二两,酒浸,去皮骨,炙令黄　五加皮一两　麻黄一两,去根节　黄芪半两,锉　桑耳半两　上件药,捣细罗为散。每服食前,以薄荷汤调下二钱。忌热面、鸡、猪、鱼、蒜等。

治风瘙,皮肤瘾疹,赤烟瘙痒,随搔生疮,悉宜服**丹参散方**　丹参一两半　人参一两,去芦头　苦参一两,锉　雷丸一两　牛膝一两,去苗　防风一两,去芦头　白附子两,炮裂　白花蛇二两,酒浸,炙微黄　上件药,捣细罗为散,每于食前,煎甘草酒放温,调服二钱。

治风毒热气,上冲头面,及皮肤生瘾疹,搔痒成疮,心神烦燥,不思饮食方:枳实一两,麸炒微黄　白蒺藜三分,微炒,去刺　苦参两,锉　人参三分,去芦头　独活三分　天门冬一两,去心,焙　桂心半两　白术半两　上件药,捣罗为末,炼蜜和捣三二百杵,丸如梧桐子大。每于食后,以温消下三十丸。

治面上皮起,及身体瘙痒方:芎䓖三两　白术三两　山茱萸三两　防风三两,去芦头　羌活三两　枳壳三两,麸炒微黄,去瓤　麻黄二两,去根节　薯蓣二两　乌喙二两,炮裂,去皮脐　干姜一两,炮、裂,锉　白蒺藜三两,微炒,去刺　甘草一两,炙微赤,锉　上件药,捣粗罗为散。每服四钱,以水一中盏,煎至六分,去滓,温服,日三服。忌热面、鸡、猪、鱼、蒜。

治风毒攻皮肤,瘙痒方　枳壳二两,麸炒微黄,去瓤　防风二两,去芦头　黄芪二两,锉　白蒺藜二两,微炒,去刺　漏芦二两　秦艽二两,去苗　乌蛇三两,酒浸,去皮骨,微炙　川芒硝二两　犀角屑二两　上件药,捣粗罗为散。每服五钱,以水一大盏,煎至五分,去滓,每于食后温服。

治风瘙,身体无处不痒,或生疮肿,宜服**天麻散方**　天麻半两　防风半两,去芦头　枳壳三分,麸炒微黄,去瓤　茺蔚子三分　白僵蚕半两,微炒　白蒺藜一两,微炒,去刺　凌霄花半两,微炒　踯躅花半两,微炒　上件药,捣细罗为散。每于食前,用荆芥汤调下三(二)钱。

治风热客于皮肤,遍身瘙痒,宜服**乌蛇散方**　乌蛇二两,酒浸,去皮骨,微炙　干蝎半两,微炒　玄参一两　秦艽一两,去苗　赤箭一两　麻黄半两,去根节　猪牙皂荚半两,炙黄　枳壳半两,麸炒微黄,去瓤　上件药,捣细罗为散。每服,不计时候,以温酒调下二钱。

治遍身风瘙痒不可止,宜服**苦参散方**　苦参一两,锉　苍耳苗一两　蔓荆子一两　牡荆子一两　晚蚕沙一两　白蒺藜一两,微炒,去刺　晚蚕蛾半两　玄参一两　胡麻子一两　蛇床子一两　天麻一两　乳香半两　上件药,捣细罗为散。每服,不计时候以紫笋茶调下二钱。

治风毒攻注皮肤,遍身瘙痒,烦热多汗,宜服**乌金丸方**　槐鹅半斤　羌活二两　白附子二两　天麻三两　枳壳一两,去瓤　皂荚三十梃,肥者　踯躅花一两　麻黄二两,去根节　胡桃瓤一两　乌蛇一条,重三两　腊月鸦一只,去足　腊月狐肝一具　上件药,并细锉,以一固济了大瓷瓶,先内乌蛇及鸦、狐肝等,歇口烧欲熟,过后下诸药,以大火煅令通赤,待冷取出,入麝香半两,同研令细,以槐胶烂煮,捣和丸如梧桐子大。每服食后,以荆芥汤下二十丸。

治风瘙痒,皮中如虫行之状,宜服**枳壳浸酒方**　枳壳五两,麸炒微黄,去瓤　秦艽四两,去苗　独

活四两 肉苁蓉四两 丹参五两 蒴藋五两 松叶切,一升 上件药,细锉,用生绢袋贮,以清酒二斗五升,浸五七宿后,每服,不计时候,暖一小盏服。

治风瘙痒不可忍方:乌蛇二两,酒浸,去皮骨,炙微黄 枳壳三分,麸炒微黄,去瓤 干荷叶半两 上件药,捣细罗为散。每服,不计时候,用温蜜酒调下二钱。

治风瘖瘟诸方,治风热,皮肤生瘖瘟痒痛,宜服**羚羊角散方** 羚羊角屑一两 防风三分,去芦头 枳壳半两,麸炒微黄,去瓤 白蒺藜半两,微炒,去刺 川大黄一两,锉碎,微炒 玄参一两 乌蛇肉一两,酒浸,微炒 甘草半两,炙微赤,锉 秦艽三分,去苗 上件药,捣筛为散。每服三钱,以水一中盏,煎至五分,去滓,入牛蒡根汁半合,更煎一两沸,不计时候温服。

治风热,毒气客于皮肤,遍身生瘖瘟,状如麻豆方:秦艽一两,去苗 防风半两,去芦头 黄芩半两 麻黄半两,去根节 枳壳三分,麸炒微黄,去瓤 牛蒡子三分,微炒 犀角屑半两 黄芪三分,锉 玄参半两 川升麻三分 甘草半两,炙微赤,锉 上件药,捣粗罗为散。每服三钱,以水一中盏,煎至六分,去滓,不计时候温服。

治脾肺风热,攻皮肤,生瘖瘟,瘙痒不止,瘥而复发,宜服**枳壳散方** 枳壳三分,麸炒微黄,去瓤 防风半两,去芦头 川升麻半两 白鲜皮半两 麦门冬一两,去心,焙 白蒺藜三分,微炒,去刺 羚羊角屑三分 羌活三分 桑根白皮三分,锉 麻黄一两,去根节 甘草半两,炙微赤,锉 上件药,捣粗罗为散。每服四钱,以水一中盏,煎至六分,去滓,不计时候温服。

治风热,皮肤生瘖瘟,搔之痒痛,**沙参散方** 沙参三分,去芦头 白蒺藜三分,微炒,去刺 枳壳三分,麸炒微黄,去瓤 白附子半两,炮裂 白鲜皮半两 天麻半两 犀角屑半两 丹参三分 川大黄半两,锉碎,微炒 上件药,捣细罗为散。每服不计时候,以温酒调下一钱。

治风热,头面皮肤瘙痒,烦闷,生瘖瘟,**枳壳丸方** 枳壳二两,麸炒微黄,去瓤 天门冬一两半,去心,焙 独活一两半 白蒺藜一两半,微炒,去刺 牛蒡子一两 薏仁一两 上件药,捣罗为末,炼蜜和捣一二百杵,丸如梧桐子大。每于食后,以温水下三十丸。

治风瘙痒生瘖瘟,宜服**蒺藜丸方** 白蒺藜一两,微炒,去刺 秦艽一两,去苗 羌活半两 苦参半两,锉 黄芩半两 赤茯苓一两 细辛半两 枳壳三分,麸炒微黄,去瓤 乌蛇三两,酒浸,去皮骨,炙微黄 上件药,捣罗为末,炼蜜和捣,丸如梧桐子大。每服不计时候,以温蜜汤下三十丸。

治风热皮肤生瘖瘟,**苦参丸方** 苦参二两,锉 川芒硝二两 牛蒡子二两,微炒 上件药,捣罗为末,炼蜜和丸,如梧桐子大。每于食后,以温酒下三十丸。

又方:皂荚不蛀者三两,去皮,涂酥炙黄焦,去子 荆芥二两 凌霄花四两 上件药,捣罗为末,以精羊肉八两,细切,和研,捣五七百杵,丸如梧桐子大。每服不计时候,以温水下二十丸。

又方治风瘖瘟方:牛膝捣细罗为散,每服食前,以温酒调下一钱,兼治骨疽、风癞皆效。

【外用治疗】

治风瘙瘾疹结肿,攻冲遍身,发热痒痛,及治筋脉挛急,**乌蛇膏方** 乌蛇一两 天麻半两 附子半两 白僵蚕半两 乌喙半两 天南星半两 桂心半两 细辛半两 吴茱萸半两 羌活半两 当归一两 苍术半两 防风半两 牛膝半两 汉椒半两 干蝎半两 木鳖子一两 枳壳一两 大黄一两 白芷半两 上件药,并生用,细锉,以头醋半升,拌浸一宿,用腊月炼成猪脂二斤于铛中,入药,以慢火煎,看白芷变黄紫色,下火,滤去滓,令净,入于瓷盒内盛之,用摩涂于所患处,立效。

治风瘾疹,累医不效,**鬼箭羽散方** 鬼箭羽一两 白蔹一两 白蒺藜一两,微炒,去刺 白矾一两,烧令汁尽 防风二两,去芦头 甘草一两,炙微赤,锉 上件药,捣细罗为散,以粟米粉五合,拭身了,不计时候,以温水调下二钱。

治风瘙瘾疹,皮肤中苦痒,搔之血出,**蒴藋膏方** 蒴藋根二两 白蒺藜一两 附子一两,去皮脐 独活一两 犀角屑一两 蔷薇根二两 白芷一两 防风一两 苦参一两 川升麻一两 漏芦一两 汉防己一两 川椒一两 木香一两 蛇衔草一两 茺蔚一两 枳壳一两 莽草一两,上件药,并生用,细锉,以头醋浸,令淹一宿,明旦用铜石银锅器中盛,于慢火上,用腊月炼成猪脂二斤半,与药同煎,令白芷赤色,膏成,滤去滓,盛于瓷盒中。每取涂摩所患处,累用即瘥。

治风瘾疹,如茧栗,宜用**野葛膏方** 野葛一两 附子三两,去皮脐 牛李子并根五两,上件药,并生用,锉如大豆许,醋浸淹一宿。用腊月炼成猪脂一斤,下药同于银石锅中,慢火煎,待附子色黄赤,下火,滤去滓,入瓷盒中收。每用摩于所患处,频用之,效。

治风瘾疹,宜用**枫香洗汤方** 枫香半斤 芎藭二两 川大黄二两 黄芩二两 苦参三两 当归二两 川升麻二两 甘草二两 射干二两 蛇床子一两 上件药,并生用,捣粗罗为散。每用五两,以水一斗,煮取五升,去滓,看冷热洗病上,日二度用之。

治风身体生瘾疹,宜用**蒴藋根汤**洗之方:蒴藋根五两 蒺藜苗五两 景天五两 蛇床子二两 玉屑三两 上件药,都以水一斗五升,煮取一斗,去滓,看冷热,洗所患处。日再用,药水冷即暖用之。

治赤白风瘾疹,宜用**蒴藋煎涂方** 蒴藋根五两 白蒺藜三两 兔藿三两 羊桃三两 虎杖三两 盐二两 辛夷二两 白矾一两,上件药,锉,并生用,都捣筛令匀。每用药五两,以水一斗,煮取二升,去滓,更煎至半升。每用绵蘸药涂于患处,频涂之效。

治风瘾疹,宜用**地骨白皮汤拭之方** 地骨白皮半斤 白杨皮四两 盐一两 白矾末一两,上件药,细锉,捣筛和匀。每用药五两,以水九升,煎取二升,去滓,更煎至一升,收瓷器中,用棉蘸拭所患处,五七度瘥。

治风气壅滞,遍身瘾疹,宜淋洗方:枳壳三两,生用 麻黄根一斤 蒴藋一斤 椒二两,去目,上件药,锉,都以水五斗,煎至五七沸,去滓,看冷暖淋浴,汗出宜避风,每日一浴。

治风瘾疹,淋洗方:马蔺子二两 蒴藋二两 茺蔚子二两 白蒺藜二两 羊桃根二两 蓠竹二两 茵芋二两 白矾二两,研后入 上件药,锉,以醋浆水一斗,煮取五升,去滓,内白矾洗之。

又方:蛇床子一升 防风五两 白蒺藜一斤,上件药,以水一斗五升,煮取三升,去滓,渍绵拭之,日四五度瘥。

又方:黄连三两 川朴硝三两 凌霄花二两 上件药,以水七升,煮取三升,去滓,浸绵拭之。

治风瘾疹,顽痒,宜用**杏叶煎揩拭方** 杏叶切五升 蒴藋根切一升 上件药,以水一斗半,煮取二升,去滓,用绵浸药汁揩拭所患处,日三两度效。

治风瘾疹,宜用**柳蚛屑浴汤方** 柳蚛屑一斤 蒴藋根一斤 黄栌木一斤,锉 盐二合 上件药,都以水五斗,煎至三斗,去滓,暖室中看冷热,洗浴后,宜避风。

治风肿及瘾疹方:白矾一两 石灰一两 上件药,合和研令匀,以生姜自然汁调如稀糊,薄涂患处,日二上效。

又方:巴豆五十枚,去皮 上件药,以水三升,煮取一升,以绵浸汤中,适寒温以拭病上,随手而退,神效。

治风疹,痒不止方:芸苔菜三握 上细切研烂,绞取汁,于疹上熟揩,时时上药,揩令熟彻,又续煎椒汤洗。

又方:景天一斤,捣绞取汁涂之。

又方:用酪五合,盐一两相和,煎过摩瘾疹,随手便效。

又方:蛇蜕皮一条 上以水一升,煎取半升,以鸡翎一茎,汤热时,蘸药揩上即瘥。

治风瘾疹,百计不差,神效方:白矾五两 上件药,捣为末,以酒五合,小便一升,煎如稀膏,以绵蘸药于上,轻手揩之,令热彻入皮肤,其风疹须臾消散。

又方:大戟末五两 以水二升,煮取一升涂之。

又方:蒴藋茎叶五斤,细锉 以水五斗,煮至三斗,去滓,看冷热,洗浴立瘥。

又方:蛇衔草,捣取汁涂之,瘥。

治诸热风疹,**升麻膏方** 升麻一两 枳壳一两 蛇衔一两 大黄一两 上件药,细锉,以竹沥三升,拌令匀,经一宿,以成炼猪脂二斤都煎,候白蔹色焦黄,去滓,令凝,用摩患处,日六瘥。

治风疹痒闷,搔之汁出生疮,洗汤方:苦参五两 漏芦五两 楮树茎叶五两 枳壳五两 白蒺藜五两 上件药,细锉,以水一斗,煎至二升,去滓,以绵拭,日七八。

治风瘾疹,遍身皆痒,搔之成疮方:茵陈五两,生用 苦参五两 上细锉,用水一斗,煮取二升,温热得所,绵之,日五七度瘥。

又方:蚕沙一升 上以水二斗,煮取一斗二升,去滓,温热得所,以洗之,宜避风。

治风瘙痒不可止,宜用**防风浴汤方**　防风三两　蒴藋切,一升　羊桃根三　石楠一两　秦艽一两　川升麻一两　苦参三两　茵芋一两　白蒺藜一两　蛇床子一两　白矾一两　枳壳一两　上件药,细锉,都以水七斗,煎至五斗,去滓,于暖室中洗浴,令汗出避风冷。

治皮肤风热,生疮痦瘰,或痒痛,宜**垂柳汤浴方**　倒垂柳二斤,锉　白矾二两,生使　杏仁三两　上件药,以水一斗五升,煎至一斗,去滓,于无风处洗浴,极妙。

治风瘙痒,皮肤生痦瘰,搔之生疮,宜用此粉身方:白芷三两　藿香二两　芎䓖三两　麻黄根三两　藜芦一两半　雷丸五两　上件药,捣罗为散,入英粉五两,相和令匀,逐日粉身上。

治风热,皮肤瘙痒,搔之生痦瘰方:麻黄根五两　蛇床子四两　白蒺藜二两　白矾二两　上件药,捣罗为细散,以生绢袋盛,痒即粉身。

又方:白术二两　蒴藋五两　黄连二两　白矾半两　黄芩二两　细辛一两　芎䓖一两　茵芋一两　上件药,细锉,以水二斗,煮取一斗,去滓,旋旋分暖二升洗之,日二三上。

治风瘙痒,皮肤生痦瘰,体肿疼痛,宜用**莽草膏方**　莽草一两　当归二两　芎䓖二两　大戟二两　川椒二两　附子二两,去皮脐　细辛二两　赤芍药二两　芫花二两　踯躅花二两　蒴藋二两　上件药,细锉,以醋三升,浸一宿,用猪脂三斤都煎,令附子色黄为度,绵滤去滓。每取摩病处,日二三上。

治风热,皮肤生痦瘰,苦痒成疥,**丹参汤洗方**　丹参四两,锉　苦参四两,锉　蛇床子三合,生用　上件药,以水一斗五升,煎至七升,去滓,承热洗之。

治风瘙皮肤生痦瘰,搔之肿痒,**柳枝汤洗方**　嫩柳枝五两　茵陈三两　苦参五两　狼牙草三两　青葙叶三两　桃枝五两　槐白皮四两　蒴藋五两　麻黄三两,去根节　上件药,细锉和匀,每取一斤,以水五斗,煮取四斗,去滓,更入盐及朴硝各二两,搅匀,看冷热于温室中洗浴,洗罢衣覆汗出瘥,切慎外风。

(九)宋·陈言《三因极一病症方论》

【疾病概述】

世医论瘾疹,无不谓是皮肤间风,然既分冷热,冷热即寒暑之证,又有因浴出凑风冷而得之者,岂非湿也,则知四气备矣。经云:诸痛痒。疮皆属于心。心实热则痛,虚寒则痒。又阳明主肌肉,属胃与大肠,亦有冷热分痛痒,不可不审。世人呼白者为婆膜,赤者为血风,名义混殽,当以理晓,内则察其脏腑虚实,外则分其寒暑风湿,随证调之,无不愈。

【内服治疗】

天麻煎　治风毒入胃,及心肾经络,攻注百节疼痛,头目虚肿,痰涎不利,下注腰脚,缓弱,生疮,妇人血风,男子癞风,及风湿脚气,攻注皮肤,瘙痒,瘾疹,偏正头风。川乌头洗净,灰炒裂,去皮尖　草乌头水浸三日,洗去皮,各四两　荆芥穗半斤　干薄荷五两　杜当归水浸三日,晒干,一斤,切 上为末。醋糊圆梧子大,茶清下三十丸,此方与瘾疹门加味乌荆圆相类,但此方入草乌,并过制不同尔。

加味羌活饮 治风寒暑湿,外搏肌肤,发为瘾疹,憎寒,发热,遍身瘙痒,随脏气虚实,或赤或白,心迷闷乱,口苦咽干。羌活 前胡各一两 人参 桔梗 甘草炙 枳壳麸炒 川芎 天麻 茯苓各半两 蝉蜕去头足 薄荷各三钱 上为末。每服二大钱,水一盏,姜三片,煎七分,不以时服。

(十)金·李东垣《兰室秘藏》

【病因病机】

或生脓疱,或生小红癍,或生瘾疹,此三等不同,何故俱显上证而后乃出?盖以上诸证,皆太阳寒水起于右肾之下,煎熬左肾,足太阳膀胱寒水夹脊逆流,上头下额,逆手太阳丙火不得传导,逆于面上,故显是证。盖壬癸寒水克丙丁热火故也。诸癍证皆从寒水逆流而作也,医者当知此理,乃敢用药。

(十一)金·刘完素《校正素问精要宣明论方》

【疾病概述】

《校正素问精要宣明论卷第二·风论》云:"或面鼻生紫赤,风刺瘾疹,俗呼为肺风者;或成风疠,世传为大风疾者;或肠风痔漏。"

(十二)金·成无己《注解伤寒论》

【病因病机】

《平脉法第二》云:"脉浮而大,浮为风虚,大为气强,风气相抟,必成瘾疹,身体为痒。痒者名泄风,久久为痂癞。"

(十三)明·李时珍《本草纲目》

【内服治疗】

《第四卷·百病主治药》:"治风热瘾疹,搔痒不止。苦参:肺风皮肤瘙痒,或生瘾疹疥癣,为末,以皂角汁熬膏丸服。枸橘核:为末,酒服,治风瘙痒。赤土:风瘙痒甚,酒服一钱。云母粉:水服二钱。蜜:酒服。黄蜂子,蜂房:同蝉蜕末服。白僵蚕:酒服。全蝎。"

风瘙瘾疹(赤小豆、荆芥穗等分,为末,鸡子清调涂之。)金疮烦满(赤小豆一升,苦酒浸一日,熬燥再浸,满三日,令黑色,为末。每服方寸匕,日三服。《千金》。)

乳香:主治熏陆主风水毒肿,去恶气伏尸,瘾疹痒毒。

槐花叶:主治邪气产难绝伤,及瘾疹牙齿诸风,采嫩叶食。

乌蛇肉:主治诸风顽痹,皮肤不仁,风瘙瘾疹,疥癣。(《开宝》)

白花蛇:主治肺风鼻塞,浮风瘾疹,身上生白癜风,疬疡斑点。

【外用治疗】

苗及花：主治丈夫心肺中虚风及客热，膀胱连胁下时有气妨，皮肤瘙痒瘾疹，饮食不多，日渐瘦损，常有忧愁心忪少气等证。并收苗花二十余斤锉细，以水二石五斗，煮一石五斗，斛中浸浴，令汗出五六度，其瘙痒即止。四时常用，瘾疹风永除《天宝单方图》。

香脂：主治瘾疹风痒浮肿，煮水浴之。又主齿痛。(《唐本》)

风瘙瘾疹（作痒成疮。用蚕沙一升，水五斗，煮取一斗二升，去滓，洗浴。避风。《圣惠方》)

（十四）清·喻嘉言《医门法律》

【疾病概述】

《医门法律卷三·中风门》载："偏枯病脉之迟缓，见于寸口，荣卫之行不逮也。外则身痒而瘾疹，内则胸满而短气，荣脉内外，邪气充斥，去府不远矣。脉之行度，一昼一夜，复朝寸口，荣卫气衰，寸口之脉，迟缓不逮，身痒瘾疹，非但风见于外，由荣卫气弱，自致津液血滞也。胸满非独风见于内，由荣卫不行，邪混胸中，阻遏正气也。荣卫气衰，邪之入府入藏，孰从禁之，故以寸口脉辨其息数，斯邪入之浅深，可得而谛之耳。"

二、近现代名家对病因病机、证型、临证的认识

赵炳南将瘾疹分为急性和慢性两种类型。分别如下：①急性荨麻疹，包括慢性荨麻疹的急性发作期，表现为皮肤出现鲜红色或苍白色风团，起病急，来势快，疹块骤然而生，迅速消退，发无定处，瘙痒剧烈。这与"风邪"致病特点一致。赵老指出，营卫失和、卫外不固、复感风邪为主要病机。而风邪既可偏于风热，也可偏于风寒，故在用药治疗上需明辨风热与风寒。对于风热型，赵老常用疏风解肌药物，有荆芥、防风、蝉蜕、桑叶、菊花等。赵老用药如用兵，临床中常将荆芥、防风、蝉衣列为第一线辛散解表清热的药对。认为荆芥辛温，气味轻扬，善祛风邪；防风可祛风解表胜湿，善去入于骨肉之风，故宜在卫表之风邪，当以防风合用荆芥；又能疏表透疹解毒；蝉蜕其气清虚，善于透发，可轻散风热，开宣肺气。又将具有疏散风热之效而作用稍缓的牛蒡子、僵蚕为第二线药对，协助第一线药组透达风热之表邪。赵老对风热轻证是以桑菊饮为主进行加减，旨在清热止痒。在病情基本痊愈后，赵老常予服浮萍丸以巩固疗效。对于风寒型，赵老常用疏风解表药物，有麻黄、防风、荆芥、杏仁、姜皮、浮萍、蝉蜕等。②慢性荨麻疹，认为多因禀赋不足，又食鱼虾等动风之物；或因饮食不节，胃肠积热；或因平素体虚卫表不固，复感风寒或风热之邪，郁于皮毛肌腠之间；再情志不畅，肝郁不舒，气机壅滞不畅，郁而化火，灼伤阴血，感受风邪而诱发。赵老认为慢性荨麻疹多为虚实夹杂证。以营血不足较为常见，故针对内因加强

用药尤为重要,否则病情易反复发作。对于常见的营血不足、血虚受风,赵老治以滋阴养血、疏散风邪之法。营血不足常用白芍、熟地黄、当归、川芎、丹参、生地黄等养血滋阴。③无论是急性荨麻疹还是慢性荨麻疹,赵老均重视营分病变之调治。在急性荨麻疹或慢性荨麻疹的急性发作期,一般以实证多见。此时期以营卫合邪、营热内扰为常见。外虽有风热或风寒之卫分表邪,体内亦常蕴有血热、湿热、郁热等。赵老注重对营分热邪进行治疗。如内有血热者,赵老常以牡丹皮、赤芍、地黄、紫草、白茅根、玄参清热凉血活血;金银花、连翘、生甘草清热解毒;黄芩清上焦之热;生石膏清气以除热;内有滞热用大黄苦寒泄热,荡涤肠胃,通里导滞热,并可合用厚朴以清肠胃之滞;芦根生津。若辨证为湿热内结、风邪相搏而发病,常以清热祛湿止痒之白鲜皮、地肤子、苦参、黄芩、生大黄、茵陈蒿、丝瓜络、秦艽、连翘及六一散等。在病情稳定时则常以防风通圣散清热解表攻下。

王玉玺将瘾疹分为风寒、风热、冲任不调三种类型,分别如下:①风寒,为风寒外袭、营卫不和所致,日久则为表虚卫外之气不固,风寒之邪易袭所致。风团色淡微红,以暴露部位如头面、手足为重,吹风着凉更甚,得热则缓,舌淡苔薄白,脉浮紧或沉缓。多见于冷激性荨麻疹。治宜祛风散寒,调和营卫。前者用麻桂各半汤,后者用玉屏风散加减。②风热,为风热之邪,客于肌表,伤及营血,营卫不和所致。日久则风热之邪久恋,郁于肌腠,外不得透达,内不得疏泄而致。风疹色红,遇热则剧,得冷则减。发于上半身部位为多,或兼咽喉肿痛,脉浮滑数,舌红苔薄白或黄。治宜祛风清热。药用疏风清热饮加减:荆芥、防风、牛蒡子、白蒺藜、蝉衣、生地黄、丹参、黄芩、金银花、生甘草等。③冲任不调型,肝肾亏虚,冲任失调,肌肤失养,生风生燥,郁于肌表而成。经期或胎产前后发病,舌质淡红,苔薄白或少苔,脉弦细或弦滑。多见于月经疹。治宜调摄冲任。药用桃红四物汤合二仙汤加减:桃仁、红花、当归、赤芍、川芎、生地黄、川牛膝、丹参、益母草、仙茅、仙灵脾、巴戟天等。瘾疹在上述三种类型上又与外因、内因、内外因有关。急性期多表证、实证,治以祛风、清热、祛寒、解毒为主;慢性期多湿、挟虚、多瘀,应结合除湿、补虚及活血化瘀治疗。治风的同时应注意养血活血。更有寒热错杂之证,又当寒热兼治。总之,病情比较复杂,当审证求因,从证得治。

禤国维认为急性荨麻疹多因饮食不节,脾失健运,外感风邪,风热湿邪困阻肌肤而成。慢性荨麻疹多因先天不足,阴血亏虚,阴虚内热,血热生风;或因肝气郁结,郁久化热,伤及阴液;或因皮疹反复发作,经久不愈,气血损伤,加之风邪外袭,以致内不疏泄,外不透达,郁于皮肤腠理之间,邪正相搏发病。故禤国维将瘾疹分为卫气不固、脾胃失调、气滞血瘀、冲任失调四种类型,分别如下:①卫气不固型,表现为风团色淡不鲜,晨起或遇风加重,四肢困倦,面色无华,舌淡边有齿印,苔薄白,脉细弱。治以玉屏风散加味:黄芪、防风、白术、茯苓、麻黄、白鲜皮、乌梅。②脾胃失调型,表现为胸脘痞满,腹胀时痛,食欲缺乏,大便不调,舌质淡红,苔黄腻,脉弦。用保和丸加减:山楂、麦芽、神曲、茯苓、绵茵陈、苏叶、黄芩、枳实、白术、法夏、陈皮。③气滞血瘀型,表现为面色暗淡,皮疹暗红,舌有瘀斑,脉细涩。治以活血祛瘀,调血祛风,用血府逐瘀汤加减:生地、赤芍、桃仁、秦艽、川芎、地龙、川蜈蚣、甘草、枳壳。④冲任失调型,表现为常在月经前开始发疹,或经期时加重,随着月经结束而消失,但下一次月经又复发,脉弦数。治宜调摄冲任,用丹栀逍遥散加减:丹皮、白芍、茯苓、夜交藤、徐长卿、当归、白术。

张作舟将瘾疹分为表虚不固、养血熄风、肠胃湿热、阴虚内热四种类型,分别如下:①表虚不固,营卫失和而发疹者。症见疹块小而色淡,时起时伏,多于汗后遇风寒而发,反复难愈,痒剧。伴恶风多汗,面色白,气短乏力,舌质淡,苔白,脉沉。常用固卫御风汤治疗。方中取玉屏风散益气固表;入党参扶正以治本;桂枝、白芍调和营卫;乌梅、五味子酸涩以收敛阴气;白鲜皮、秦艽驱客表之风邪;白芥子透达卫阳;甘草调和诸药。此方固表祛风,酸涩而不敛邪。兼有热象者,加青蒿;汗多者加生牡蛎。②养血熄风用于血虚气弱,脏腑失养,风从内生,郁于皮毛腠理之间而发疹者。亦有本虚复感风邪,外风引动内风而发者。症见疹块多淡红或如肤色,形如云片,痒不甚,多夜起昼伏,劳累后加重,经年不愈。伴面白唇淡,头晕健忘,失眠多梦,舌质淡,苔薄,脉沉细。常用养血熄风汤治疗。方中以当归补血汤益气养血,重用黄芪以使气旺血生;何首乌养阴血以助之;白芍、五味子酸柔敛阴以息风;乌梢蛇、全蝎搜风止痒治内风;白鲜皮、羌活疏风祛邪治外风。疹块顽固不退者加蜈蚣3条;疹块色暗淡,伴唇紫舌暗者加桃仁、红花、桂枝以活血通络;若妇女每于经期发疹,为血虚冲任失调,可加益母草以养血调经。方中五味子酸柔,有收敛气阴而不恋邪之功,故气阴虚多用之。③胃肠湿热内蕴,化热动风,湿热风邪互结,"内不得疏泄,外不得透达,怫郁于皮毛腠理之间"而发疹者。症见疹块多泛发全身,此起彼伏,色红而剧痒。可因食腥发之物而诱发或加重。常伴脘腹胀闷,或疼痛,便秘,或腹泻,舌质红,苔黄,脉滑数。常用平胃散加味宣化湿浊,方中苍术、厚朴、茯苓健脾燥湿;茵陈、青蒿、黄芩清热除湿;藿香、佩兰芳香化湿。便秘者加焦槟榔;纳呆,苔黄厚者加焦三仙。④阴虚内热而发疹者。症见疹块色多红赤,自觉灼热而痒,午后或夜间加重,晨起消退,多伴有心烦易怒,口干,手足心热,舌红苔少,脉细数。常用宁荨汤来滋阴清热,潜阳息风治疗。方中生地、白芍、女贞子养阴清热;黄芪益气生阴;五味子酸柔敛阴以助之;白鲜皮、秦艽祛风止痒。虚热重者加黄芩、青蒿;痒重者加蝉衣。

三、医案

【医案1】李某敏,女,41岁,简易病历,初诊日期:1971年2月10日。主诉:10年来全身不断发生红疙瘩,痒甚。现病史:患者10年来,不断在四肢、躯干发生大片红色疙瘩,剧烈瘙痒,时起时落,每早晚发疹较重,无一定部位,特别是冬季晚上入寝后更重,夏日亦不间断,曾经多方面治疗不效。检查:四肢有散在指盖大或铜元大不整形之大片扁平隆起,淡红色。脉象:沉缓。舌象:苔白,舌质淡。西医诊断:慢性荨麻疹。中医辨证:先有蕴湿兼感风寒之邪化热,风寒湿热交杂,连绵不去,发于皮肤。立法:调和阴阳气血,兼以清热散寒,疏风祛湿。方药:五加皮(三钱)、桑白皮(三钱)、地骨皮(三钱)、丹皮(三钱)、干姜皮(三钱)、陈皮(三钱)、扁豆皮(三钱)、茯苓皮(三钱)、白鲜皮(三钱)、大腹皮(三钱)、当归(三钱)、浮萍(三钱),2月17日进服上方七剂,皮疹明显减少,只是早上外出后仍有少数皮疹,晚上也基本不发。2月26日复诊,又继服四剂后,皮疹即完全不发;又服三剂,临床治愈。

(摘自《赵炳南临床经验集》)

【医案2】王某某,男,14岁,门诊号:327444,初诊日期:1963年3月9日。主诉:4年来,全身经常反复出风疙瘩,近3天又发作。现病史:全身皮肤出风疙瘩已四年。时起时消,早晚较剧,最近3天来又发作,痒甚,自觉与食物、季节无关。现无其他不适,饮食尚可,二便调和。检查:躯干四肢散发大小不等、形状不一的粉红色风团样扁平皮疹,周围红晕,触之稍硬,部分皮疹融合成大片,可见搔痕血痂。脉象:弦细稍数。舌象:舌苔薄白,舌质红。西医诊断:慢性荨麻疹急性发作。中医辨证:风热束表,发为瘟疡。立法:清热,疏风,止痒。方药:霜桑叶(一钱)、菊花(五分)、杏仁泥(一钱半)、鲜芦根(五钱)、大青叶(二钱)、青连翘(三钱)、生甘草(一钱半)、薄荷叶(二钱),3月14日服上方三剂后,皮疹已全部消退,未见新生,症已基本痊愈,再以浮萍丸一两,日服一钱;防风通圣丸一两二钱,日服一钱,巩固疗效。

(摘自《赵炳南临床经验集》)

【医案3】张某,39岁,男,住院号:522817,入院日期:1965年6月30日。主诉:身上起疙瘩,时起时没1月余,全身泛发。现病史:1月前因患胃疼,曾在某诊所服药(药名不详),当晚即开始在下肢发生大片红斑,剧痒,抓后更多。以后继续经某诊所治疗,服药打针多次,一直未愈。自诉发病开始曾有前臂、手部生大小“疮”历史,后在诊所服用“磺胺”药,全身即泛发红斑。于6月2日曾来医院服用过中药,未见明显好转,又在某诊所注射

"钙剂",内服大小白药片,皮疹一直时起时落,每日夜晚加重,影响入睡。今洗澡出汗后受风,皮疹弥漫,全身瘙痒难忍而入院治疗。几年来胃纳不佳,20年前曾患肺结核,有多年神经衰弱及溃疡病历史。3日来大便未行,全身自觉发热,小便短赤,口干纳呆。检查:发育正常,营养一般,体温38.7℃,一般情况良好。头面五官正常,颈部甲状腺不大,其他未见异常。心肺未见明显异常,腹部平软未触及包块及肿物,肝大肋下三指,四肢脊柱无畸形,活动自如。检查:全身泛发大小不等扁平隆起的风团,颜面潮红,斑块之间布满索条状抓痕及血痂。化验:大便、尿常规均正常,血色素12.7克,红细胞计数435000/mm³,白细胞计数10500/mm³,中性粒细胞82%。脉象:弦滑微数。舌象:舌苔黄腻,舌体胖。西医诊断:急性荨麻疹。中医辨证:湿热内蕴,复感风热,风湿相搏,而为痦瘟。立法:疏风,清热,止痒。方药:荆芥(二钱)、牛蒡子(二钱)、连翘(五钱)、赤芍(三钱)、黄芩(三钱)、生石膏(一两)、当归(四钱)、白鲜皮(一两)、六一散(包)(五钱)、生军(三钱)。7月1日服上方1剂后,部分皮疹已见消退,痒减轻,体温恢复正常,大便仍秘结,舌红,脉弦滑数。原方加全瓜蒌一两,防风三钱。7月2日皮疹基本消退,手掌部有少数皮疹,大便已畅,日解二次。脉弦滑,舌苔白。处方:当归(五钱)、生地(五钱)、赤芍(三钱)、防风(二钱)、刺蒺藜(一两)、浮萍(三钱)、蝉衣(一钱半)、白鲜皮(一两)、地肤子(一两),7月6日药后皮疹全部消退。继服浮萍丸三两,以巩固疗效。

(摘自《赵炳南临床经验集》)

【医案4】胡某,男,31岁,门诊号:434261,初诊日期:1964年7月11日。主诉:全身起风疙瘩已14年,近3天发作。现病史:全身出风疙瘩已14年。每至春、秋即发,阴天加剧,作痒,时隐时现。曾于某医院治疗,诊断为荨麻疹。服抗过敏药后即减轻,停药后仍复发。近3天全身泛发,瘙痒明显,伴有腹痛,大便溏泻,胸闷。否认寄生虫史。检查:躯干、四肢散发大小不等、形态不一的粉红色斑,稍隆起,部分皮疹融合成片,可见搔痕、血痂。脉象:细数。舌象:舌苔白,舌质淡红。西医诊断:慢性荨麻疹急性发作。中医辨证:腠理不固,外感风邪。立法:疏风,止痒。方药:麻黄(一钱半)、荆芥穗(二钱)、防风(二钱)、杏仁泥(二钱)、白鲜皮(五钱)、地肤子(四钱)、僵蚕(三钱)、桑白皮(二钱)、秦艽(五钱)、金银花(七钱)、茵陈蒿(三钱)、丝瓜络(三钱)。9月23日,经服药34剂后,皮疹由大渐小,由多渐少,逐渐消失,痒感亦除。经复查已无皮疹出现,症获痊愈。于1964年10月20日患者来信说:自痊愈后已半年未再复发。

(摘自《赵炳南临床经验集》)

【医案5】张某,男,40岁,住院号:871683,住院日期:1973年6月9日。主诉:周身起红色风团,伴有发烧4天。现病史:4天前,劳动后出汗较多,到室外乘凉受寒,下肢突然出现红色风团,臀部及腰部相继出现,昨天开始发冷、发烧,体温38℃左右,上肢及前胸、后背均起同样大片风团,4天来时起时落,但始终未能全部消退,头面部及上肢也感发胀、发红。风团初起时色淡,并高出皮肤表面,继而肿胀稍滑,留有红斑,痒感特别明显,影响食欲及睡眠,大便干。1969年曾有类似发作,后来关节痛又引起化脓性关节炎,生病前未吃过其他药。检查:体温38℃,内科检查未见明显异常。全身散在红色风团,新发皮疹高出皮面,陈旧性皮疹留有红斑,皮疹成大片不规则形,头面、躯干、四肢等处泛发,有明显搔痒抓痕,头面部及上肢明显肿胀。化验检查均属正常。脉象:弦滑稍数。舌象:舌苔薄白,舌质正常。西医诊断:急性荨麻疹。中医辨证:内有蕴热,风寒束表,发为痞瘤。立法:散风,清热,通里。方药:荆芥(三钱)、防风(三钱)、黄芩(三钱)、栀子(三钱)、白鲜皮(一两)、地肤子(一两)、苦参(五钱)、刺蒺藜(一两)、车前子(包)(一两)、泽泻(五钱)、川军(三钱)、全瓜蒌(一两)。6月11日,服上方2剂后,体温恢复正常,全身皮疹大部分已消退,但仍有新起的小片风团,肿胀已消。再按前方去川军继服3剂。6月12日皮疹全部消退,夜间仅有散在新起小风团,其他均属正常,出院后继服3剂。经门诊随访,临床痊愈,未再复发。

(摘自《赵炳南临床经验集》)

【医案6】吴某,女,19岁,门诊号:482835,初诊日期1972年3月28日。主诉:发烧,身上起红斑,瘙痒已3天。现病史:3天前游泳以后回家受风,突然高烧怕冷、全身起风疹,颜色深红,痒感明显,遇风则加重,大便干而少,二三日一行。尿色深黄,身倦,胃纳不佳,精神尚好。检查:体温39.6℃,全身性红色斑疹,融合成大片,压之褪色,痒感明显。脉象:弦滑稍数。舌象:舌苔薄白。西医诊断:急性荨麻疹。中医辨证:里热外受风寒,发为痞瘤。立法:清热凉血,散风止痒。方药:大青叶(一两)、生石膏(一两)、麻黄(一钱)、酒军(三钱)、紫草(五钱)、茜草(三钱)、大生地(一两)、白茅根(一两)、赤芍(三钱)、白鲜皮(一两)、苦参(五钱)、薄荷(后下)(三钱)

3月3日,服上方3剂后,体温恢复正常,皮肤色红渐退,微痒,大便通畅,食纳好转。处方:大青叶(一两)、生石膏(一两)、赤芍(三钱)、紫草(五钱)、茜草(三钱)、丹参(三钱)、生地(五钱)、白茅根(一两)、薄荷(三钱)、川军(三钱)、玄参(三钱)

4月3日上方服3剂,皮肤瘙痒已止,皮疹大部消退,躯干部只有散在红斑,形状不规则,上方佐以养阴凉血之剂:大青叶(一两)、赤芍(三钱)、紫草(五钱)、茜草(半钱)、丹参

(三钱)、生地(三钱)、白茅根(五钱)、地肤子(三钱)、黄芩(三钱)、玄参(三钱)。

4月6日继服3剂后,又去游泳,未再发病,随访3个月未再复发。

(摘自《赵炳南临床经验集》)

【医案7】患者,女,34岁。2014年5月14日初诊。病史:患者数日前外出时受风,周身皮肤出现犹如蚊虫叮咬的红色风团,伴剧烈瘙痒,可自行消退,眼睑及口周轻度浮肿。刻诊:周身散见风团,以四肢为重,时隐时现,瘙痒剧烈,伴见因搔抓而现之抓痕、血痂,无汗,不惧热,心烦,口干口黏不欲饮,饮食正常,大便黏腻不爽,舌质红,苔薄黄,脉滑。治法:疏风止痒,清利湿热。方药:麻黄连翘赤小豆汤加减。麻黄10克、连翘20克、赤小豆30克、杏仁10克、桑白皮15克、白鲜皮15克、地肤子30克、当归12克、生地黄15克、川芎10克、牡丹皮10克、荆芥10克、防风10克、蝉蜕15克、甘草10克、生姜6片、大枣6枚,7剂,水煎服,每天1剂,早晚饭后30min温服。

二诊:2014年5月21日。患者服用后丘疹未发,眼睑及口周浮肿明显减轻,偶有瘙痒,伴口黏,大便不爽。继服前方加茯苓20克、苍术15克、徐长卿(后下)15克。服7剂。

三诊:2014年5月28日。症状基本消失,瘙痒大减,二便正常。继服前方7剂,巩固疗效。

(摘自王玉玺经方治疗荨麻疹的经验.环球中医药,2016,9(09):1087-1088.)

【医案8】患者,女,50岁。2013年4月1日初诊。病史:风团2年多,时隐时现,剧烈瘙痒,每遇冷水即发。刻诊:首次发病为游泳之后,出现周身苍白色水肿性风团,剧烈瘙痒,口服抗过敏药物后无明显效果,但风团可自行消退。之后每遇冷水即发,而遇冷风及热水未见发病。患者平素体型稍胖,怕冷,偶见头晕、胸闷、心悸,大便溏,小便短少,饮食欠佳,舌淡胖,有齿痕,脉沉滑。治法:温肾运脾,运化水邪。方药:真武汤加味,附子15克(先煎)、茯苓30克、白芍15克、白术15克、白鲜皮15克、土茯苓15克、地肤子15克、生姜15克、车前子15克(包煎)、通草15克,14剂,水煎服,每天1剂,早晚饭后30min温服。

二诊:2013年4月15日。患者服后自述情况极好,日常接触用水未见风团,仅偶有瘙痒,大小便正常。继服前方7剂,巩固疗效。

(摘自王玉玺经方治疗荨麻疹的经验.环球中医药,2016,9(09):1087-1088.)

【医案9】患者,男,35岁。2014年11月3日初诊。病史:患者周身淡红色风团5年余,反复发作,缠绵难愈,夜间瘙痒加剧。刻诊:该患者平素工作压力较大,烦躁易怒,自述病情发作与情绪有关,且不恶风寒,失眠多梦,心烦喜呕,口干口苦,大便干,3日一行,小便黄赤,舌质红,苔薄黄,脉弦。治法:疏肝平肝,调和营卫。方药:柴胡15克、龙骨30克(先煎)、牡蛎30克(先煎)、黄芩15克、人参10克、桂枝15克、茯苓20克、半夏15克、大黄10克、牡丹皮10克、陈皮20克、竹茹20克、生姜6片、大枣6枚,7剂,水煎服,每天1剂,早晚饭后30min温服。

二诊:2014年11月10日。患者服后皮疹未发,夜间瘙痒减轻,呕恶减轻,睡眠改善,口不苦。继续前方陈皮改为10克,服7剂。

三诊:2014年11月17日。症状基本消失,皮疹未再复发,瘙痒大减,睡眠正常。继服前方加白芍15克,服7剂,巩固疗效。

(摘自王玉玺经方治疗荨麻疹的经验.环球中医药,2016,9(09):1087-1088.)

【医案10】李某,女,42岁。因"全身起风团伴瘙痒反复发作3年"于2010年12月6日初诊。患者3年前因进食虾蟹后全身起风团伴瘙痒,在外院诊断为"急性荨麻疹",经抗过敏药物(具体不详)治疗后,病情好转,但常反复发作,期间转诊多家医院,均给予抗过敏药物、中药或脱敏治疗,治疗期间病情可缓解但停药反复。为求进一步诊治,遂来本院求治中医。诊见:躯干、四肢偶有新起风团伴瘙痒,夜晚尤甚,眠差纳可,口干口苦,大便干结,三日一行,小便调,无畏寒发热,舌质淡红、苔薄白,脉弦细。查体未见明显皮疹,皮肤划痕症阳性。诊断为慢性荨麻疹;辨证属脾肾气虚,表虚不固;治以补脾益肾,祛风固表。处方:白术20克,黄芪、防风、蝉蜕、紫苏叶、荆芥、五味子、乌梅、白蒺藜、生地黄各15克,露蜂房、地龙、乌梢蛇各10克。14剂,水煎内服,每天1剂,辅以少量抗组胺药。患者服药2周后复诊,诉起风团频率较前减少,大便仍干,余无其他不适,因家住外地复诊不便,予上方加重黄芪、白术各至30克,续服1月。三诊时病情已明显好转,几乎无新起风团,纳眠可,二便调,舌淡红、苔薄黄微腻,脉弦。予原方加重黄芪用量至45克,续服1月,以资巩固,后患者于当地原方配药续服。2011年5月再次就诊,诉就诊半年间已几乎没有发作。观其脉证仍与玉屏风之方义相合,遂以该方加减调治。

(摘自禤国维从系统论角度论治慢性荨麻疹经验介绍.新中医,2014,46(02):25-27.)

【医案11】李某,男,20岁。1991年11月9日初诊。自述平日多汗,常于出汗后皮肤出现风疹块,已逾3年,疹色淡红,遇寒加重,得暖则消,瘙痒剧烈。患者来诊时,全身散布豆粒大小淡红色疹块,暴露处为多。面色白,二便调,舌质淡、苔薄白,脉沉缓。辨证:营卫失和,风邪外袭。治法:和营解肌,益气固表。处方:黄芪、白鲜皮各15克,白术、防风、桂枝、白芍、五味子、秦艽、甘草各10克,白芥子6克。7剂。二诊:疹块大减,但仍多汗。在原方基础上加党参、乌梅各10克,7剂。三诊:仅在暴露部位偶见少量疹块,但很快即可消退。继续服用前方7剂而愈。随访半年未见复发。

(摘自《张作舟》)

【医案12】方某,女,43岁。1992年2月9日初诊。自述患功能性子宫出血2年余。近1年来全身反复出现风疹块,时隐时现,瘙痒夜甚。伴头晕乏力,失眠健忘。经某医院检查23种过敏源,均为阴性。来诊时,见躯干有数个淡红色疹块,面色苍白,大便干燥,舌质淡、苔薄,脉沉细。辨证:血虚气弱,风邪客表。治法:益气养血,祛风散邪。处方:黄芪、何首乌、白鲜皮各15克,当归、白芍、五味子、柴胡、荆芥、防风、火麻仁各10克,5剂。二诊:自觉痒减但疹块如初。此乃邪祛而内风未熄也。原方去荆芥、防风,加乌梢蛇、全蝎搜风止痒而治内风,益母草和血,7剂。三诊:偶有少量疹块出现,后予养血和营之剂调理半月余。随访3月,无复发。

(摘自《张作舟》)

【医案13】杨某,女,33岁。1991年10月7日初诊。自述经常于午后或夜间全身出现红色片状疹块,灼热而痒,晨起则消,已9年余。平日经期不准,色红量少,五心烦热,口干纳差,舌尖红、苔少,脉沉细。辨证:阴虚内热,虚阳外扰。治法:育阴潜阳,清热疏风。处方:生地黄、生牡蛎、珍珠母各20克,黄芪、女贞子各15克,白芍、地骨皮、牡丹皮、五味子、防风各10克,7剂。二诊:烦热大减,但疹发如故,此乃虚热渐退而内风未除也。原方加代赭石、白鲜皮各20克,以镇肝祛风,7剂。三诊:疹块已极少,原方连服14剂。3月后随访,皮疹未再复发。

(摘自《张作舟》)

【医案14】魏某,男,30岁。1992年1月11日初诊。自述全身反复出现大量红色风疹块已3月,剧痒,食鱼、虾或饮酒后加重。常感脘腹胀闷,纳食尚好,大便秘结,舌质红、苔黄腻,脉滑数。辨证:阳明湿热扰及肺卫,风行皮腠。治法:健脾化湿,疏风清热。处方:苍术、厚朴、茯苓、茵陈、藿香、佩兰、苦杏仁、黄芩、焦三仙各10克,白鲜皮15克,7剂。二诊:患者自述已3天未出现疹块。原方加青蒿、牡丹皮各10克,取其清热活血之效,7剂。1月后,疹块未再复发。

(摘自《张作舟》)

四、现代研究进展

【病因病理】

(1)中医病因

先天不足,卫外不固,风邪乘虚侵袭所致;或表虚不固,风寒、风热侵袭,客于肌表,致使营卫失调而发;或饮食不节,过食辛辣肥厚,或有肠道寄生虫,使肠胃积热,复感风邪,内不得疏泄,外不得透达,郁于皮毛腠理之间而发。此外,情志内伤,冲任不调,肝肾不足,血虚生风生燥,阻于肌肤也可发生。

(2)西医病因

有研究表明:荨麻疹发病机制主要与体内IgG、细胞因子及其受体、补体以及IgE增多激活有关,同时与T细胞亚群功能失调、外周血单核细胞Toll样受体和5mRNA表达水平改变以及5-羟色胺(5-HT)、组胺、白三烯的变化有关。自身免疫学说则是当下荨麻疹病机中最为重要的学说,国内外研究已证明,功能性抗IgE受体抗体或抗IgE抗体存在于荨麻疹患者体内,这些抗体使肥大细胞脱颗粒释放组胺成分。有学者通过对荨麻疹患者的皮肤进行组织液提取时发现,荨麻疹患者皮肤皮疹区域以及非皮疹区域的组胺水平均高于正常水平,而这些高于正常水平的组胺成分能够进一步活化肥大细胞而释放更多的组胺成分。肥大细胞活性是组胺释放的关键,部分内源性物质、补体活性产物C3a和C5a可活化肥大细胞。这时,如果这些细胞、体液免疫过程被清除,皮肤中的肥大细胞释放组胺的量恢复到正常,风团样皮疹就会暂时消失。

【临床表现】

荨麻疹为皮肤风团和血管神经性水肿。风团样皮损表面光滑,呈淡红色或红色,周围可见鲜红或淡红色红晕,发作时多有瘙痒等自觉症状,部分患者瘙痒程度剧烈。风团可发于身体的任何部位,并且持续时间长。血管神经性水肿发生率约为50%,是皮下、黏膜下大面积水肿所导致,血管神经性水肿一旦形成,容易反复发作,不易消退,夜间症状明显,但一般无瘙痒感,且退后不会留有瘢痕。自身免疫性荨麻疹是一种特殊类型,常伴有其他自身免疫性疾病,女性多见,患者常自觉症状及不适感较强烈,瘙痒剧烈,风团呈放散状分布广泛。

(1)急性荨麻疹:皮疹为大小不等的淡红色或苍白色风团,可孤立、散在、融合成片,数小时内皮损减轻,变为红斑或渐消失,但不断有新的风团出现。病情严重者可伴有烦躁、心慌、血压下降、过敏性休克等症状；累及胃肠道黏膜可出现恶心、呕吐、腹痛、腹泻,甚至急腹症,有时因食管水肿而进食困难；累及喉头黏膜时可出现呼吸困难、窒息。大约有90%的急性荨麻疹在两到三周症状消失,少有复发。

(2)慢性荨麻疹：全身症状轻,风团时隐时现,时多时少,反复发生,病程在六周以上。大多数患者难以寻找到病因,约50%的患者在五年内病情减轻,约20%的患者病程可长达20年以上。

(3)特殊类型荨麻疹：

①皮肤划痕症：用钝器或手搔抓皮肤后,沿着划痕发生条状隆起,伴瘙痒,不久消退。也称人工荨麻疹。

②寒冷性荨麻疹：分为家族性和获得性两种,好发于面部及手背等暴露部位,在接触到冷空气、冷风、冷食物后出现红斑、风团,伴瘙痒。

③压迫性荨麻疹：身体受压部位如臀部、上肢、掌跖等处受一定压力后,4~8h局部发生肿胀性斑块,累及真皮以下组织,伴有瘙痒、刺痛。

④胆碱能性荨麻疹：形似小丘疹状。在热水浴,进食辛辣的食物、饮料,或饮酒、情绪紧张等刺激后数分钟发生风团。

【临床诊断】

病程长短、发生频率以及实验室检查结果,特征性表现为风团伴瘙痒。临床上应注意合并血管性水肿情况,约42%的患者伴有血管性水肿,故须除去获得性或遗传性血管性水肿；并应询问发热及关节疼痛等自身免疫性疾病病史,如果风团持续时间在24h以内,应排除荨麻疹性血管炎,对疑似伴有自身免疫性疾病者要完善相关病理检查以除外荨麻疹性血管炎。临床上对除外物理、药物、化学及食物因素的慢性特发性荨麻疹患者要行自体血清皮肤试验,或行组胺释放试验,或测定体外嗜碱细胞CD63表达,以明确是否为自身免疫性荨麻疹。

实验室检查荨麻疹常规项目为血C反应蛋白及红细胞沉降率。病程长、病情严重的荨麻疹患者可行幽门螺杆菌感染检测、过敏源皮肤点刺试验、自身抗体系列、甲状腺功能和皮肤病理等拓展检查。嗜碱粒细胞组胺释放试验和免疫分析法检测有助于慢性自身免疫性荨麻疹的诊断,但因价格昂贵、技术限制,临床有所受限。

【治疗方法】

(1)中医辨证论治

①风寒束表证

证候：白色风团,遇寒则甚,得暖则减；恶寒,口不渴；舌红苔白,脉浮紧。

治法:疏风散寒,解表止痒。

方药:桂枝麻黄各半汤加减。

②风热犯表证

证候:鲜红风团,灼热痒甚,遇热加重,得冷则减;伴有发热,恶寒,咽喉肿痛;舌质红,苔薄白或薄黄,脉浮数。

治法:疏风清热,解表止痒。

方药:消风散加减。

③胃肠湿热证

证候:风团色红,瘙痒剧烈;发疹的同时伴脘腹疼痛,恶心、呕吐,神疲、纳呆,大便秘结或泄泻;舌质红,苔黄腻,脉滑数。

治法:疏风解表,通腑泄热。

方药:防风通圣散加减。

④血虚风燥证

证候:反复发作,迁延日久,午后或夜间加剧;伴心烦易怒,口干,手足心热;舌红少津,脉沉细。

治法:养血祛风,润燥止痒。

方药:当归饮子加减。

(2)中医外治

①中药熏洗:风团色红,瘙痒明显者,选用马齿苋、白鲜皮等解毒止痒中药熏洗;风团色淡红或苍白,皮肤干燥者,选用当归、茯苓、白术等健脾养血中药熏洗,每日1次。

②中药保留灌肠:对于因饮食不慎而诱发者,取苦参、黄柏等中药保留灌肠以泻浊解毒,每日1次。

(3)西医治疗

①临床上多以第二代抗组胺药为一线用药。在第二代抗组胺药疗效不佳时,加用第一代抗组胺药作为辅助治疗,为减轻不良反应的影响,可晚间一次性用药。

慢性荨麻疹用常规剂量的第二代抗组胺药未获效果者,根据对西替利嗪、左西替利嗪、氯雷他定的治疗研究报告,增加2~4倍剂量,可提高疗效而不使不良反应增加。单独应用第二代抗组胺药治疗慢性荨麻疹无效者,可合并以下药物:A.H2受体拮抗剂,如雷尼替丁、法莫替丁、西米替丁。B.稳定肥大细胞膜,抑制肥大细胞释放介质药,如曲尼司特、酮替芬。C.白三烯受体拮抗剂,如孟鲁司特,有报告对阿司匹林或食物添加剂不耐受、ASST阳性的慢性自发性荨麻疹有效。

为防止抗组胺药长期应用发生耐药性,在应用某种药物无效时,可更换不同种类的药物。对已控制的慢性荨麻疹患者采取逐步减量以至停药的服法,以维持缓解。急性发作、皮疹广泛或者有喉头水肿时,可临时性应用肌内注射肾上腺素或抗组胺剂如异丙嗪等。

②糖皮质激素为荨麻疹治疗的二线药物,一般用于严重急性荨麻疹、荨麻疹性血管炎、压力性荨麻疹抗组胺药治疗无效时,或慢性荨麻疹严重激发时应用,静脉滴注或口服,但应避免长期应用。

③免疫抑制剂的使用　由于免疫抑制剂的不良反应发生率高,一般不推荐用于荨麻疹的治疗。环孢素A用于治疗自身免疫性慢性荨麻疹,每天2.5mg/kg或5mg/kg。静脉注射免疫球蛋白对严重自身免疫性荨麻疹的治疗,可用0.4g/(kg·d),连续5天。其他的免疫抑制剂如硫唑嘌呤或甲氨蝶呤亦可用于自身免疫性荨麻疹。

④降低血管壁通透性的药物　如维生素C、钙剂,常与抗组胺类同用。

参考文献

[1] 赵炳南.赵炳南临床经验集[M].北京:人民卫生出版社,2006.2.

[2] 余靖.张作舟[M].北京:中国中医药出版社,2009.04.

[3] 杨素清,赵海艳,安月鹏,等.王玉玺经方治疗荨麻疹的经验[J].环球中医药,2016,9
　　(09):1087-1088.

[4] 袁娟娜,吴元胜,李红毅,等.禤国维从系统论角度论治慢性荨麻疹经验介绍[J].新中
　　医,2014,46(02):25-27.

[5] 熊庆,高永良,袁群霞,等.228例慢性荨麻疹临床特点分析[J].激光杂志,2011,32(2):
　　65-66.

[6] 傅裕,鲍迎秋,魏晓凤,等.慢性荨麻疹患者的个性特征生命质量及其相关性分析[J].
　　中华全科医师杂志,2015,14(10):768-770.

[7] 金如钧,孙丽萍.慢性荨麻疹的研究进展[J].中华全科医学,2009,7(9):997-999.

[8] 刘涵蓓.慢性荨麻疹的临床诊治与分析[J].健康必读(下旬刊),2011(12):244.

[9] 严庆惠.荨麻疹和血管性水肿发病基础的最近进展[J].国外医学皮肤病学分册,1982
　　(2):114-115.

[10] 唐清.荨麻疹48例临床诊治分析[J].医学信息,2014(25):235.

[11] 兰海军,唐明.荨麻疹51例临床诊治分析[J].中国实用医药,2012,7(3):131-132.

[12] 周培媚,路永红,陈涛,等.154例慢性自发性荨麻疹患者自体血清皮肤试验结果分析[J].中国中西医结合皮肤性病学杂志,2017,16(2):135-137.

[13] 李萌萌,郭在培,黎静宜,等.136例慢性荨麻疹自体血清皮肤试验及实验室检测[J].中国麻风皮肤病杂志,2016,9(10):595-597.

[14] 陈明春,陈小彦,施斌.慢性荨麻疹患者血清嗜酸粒细胞趋化因子检测的意义[J].中国保健营养,2017,27(31):249.

[15] 吴道深.慢性荨麻疹的发病机制及治疗方法[J].中国实用医药,2013(12):15-16.

[16] 金京姬.慢性自发性荨麻疹发病机制与治疗研究进展[J].继续医学教育,2017,31(6):71-73.

[17] Maurer M,Church M K,Marsland A M,et al.Questions and answers in chronic urticaria:where do we stand and where do we go?[J].J Eur Acad Dermatol Venereol,2016,30(Suppl 5):7-15.

[18] López M,Navajas Galimany L.What are the effects of omalizumab in refractory chronic spontaneous urticaria?[J].Medwave,2015,15(Suppl3):6346.

[19] Gimenez Arnau A M,Vilar Alejo J,Moreno Ramirez D,et al.Diagnostic and therapeutic management of chronic urticaria by dermatologists and the role of dermatology departments[J].Actas Dermosifiliogr,2015,106(7):528-532.

[20] Soter N A.Treatment of chronic spontaneous urticaria[J].J Drugs Dermatol,2015,14(4):332-334.

[21] 朱建泊.盐酸依匹斯汀胶囊治疗慢性荨麻疹疗效和安全性研究[J].中外女性健康研究,2017(18):62,68.

[22] 甘希明,邓庆华.慢性荨麻疹临床药物治疗进展[J].中外医学研究,2010,8(3):29-30.

[23] Zuberbier T,Aberer W,Asero R R,et al.The EAACI/GA(2)LEN/EDF/WAO Guideline for the definition,classification,diagnosis,and management of urticaria:the 2013 revision and update.[J].Allergy,2014,69(7):868-887.

[24] 陈小静.脾氨肽口服冻干粉联合盐酸司他斯汀片治疗慢性荨麻疹效果观察[J].北方药学,2016,13(7):80-81.

[25] 张辉,马小娜,刘波.脾氨肽口服液联合依匹斯汀治疗慢性荨麻疹的临床研究[J].现代药物与临床,2017,32(9):1734-1737.

[26] 连少峰,张学武,田永春,等.脾氨肽在预防手足口病中疗效观察[J].安徽医药,2014,

18（2）:355-356.

[27] 李小象,周莉.热毒宁注射液联合脾氨肽口服液治疗小儿手足口病的疗效分析及对心肌酶、免疫水平的调节作用[J].药物评价研究,2017,40（5）:675-678.

[28] Staubach P, Zuberbier T, Vestergaard C, et al. Controversies and challenges in the management of chronic urticaria[J]. J Eur Acad Dermatol Venereol, 2016, 30（Suppl 5N）:16-24.

[29] 宓聪藕,陈圣丽.非索非那定联合卡介菌多糖核酸治疗慢性荨麻疹疗效观察[J].中国药师,2016（1）:128-129,168.

[30] Mahesh P A, Pudupakkam V K, Holla A D, et al. Effect of warfarin on chronic idiopathic urticaria[J]. Indian J Dermatol Venereol Leprol, 2009, 75（2）:187-189.

[31] Wu C H, Eren E, Ardern Jones M R, et al. Association between Micronutrient Levels and Chronic Spontaneous Urticaria[J]. Biomed Res Int, 2015, 2015:926167.

[32] 赵辨.中国临床皮肤病学[M].南京:江苏凤凰科学技术出版社,2017:789.

（王思阳　肖佼）

第九节　牛皮癣

　　牛皮癣是指一种常见的皮肤神经功能障碍性皮肤病。其临床特点是颈、肘、膝及骶尾部出现红斑、丘疹，融合成片，表面粗糙，纹理加深，对称分布，剧烈瘙痒，成年人多见。本病相当于西医学的慢性单纯性苔藓、神经性皮炎。

一、古籍选粹

　　古籍参考书目：《诸病源候论》《外科正宗》《本草纲目》《疡医证治准绳》《寿世保元》《赤水玄珠》《疡科选粹》《扶寿精方》《医学经略》《外科经验精要方》《回生集》《救生集》《洞天奥旨》《疡科捷径》《奇方类编》《春脚集》《疡医大全》《医宗金鉴》《本草汇笺》《本草易读》《秘珍济阴》《怪证奇方》《潜斋医话》《外科十法》《急救广生集》。具体内容摘录如下：

（一）隋·巢元方《诸病源候论》

　　摄领疮，如癣之类，生于颈上，痒痛，衣领拂着即剧，云是衣领揩所作，故名摄领疮也。
（注：最早在本书中根据发病部位，提出"摄领疮"的病名）

（二）明·陈实功《外科正宗》

【疾病概述】

　　发之大小圆斜不一，干湿新久之殊……牛皮癣如牛项之皮，顽硬且坚，抓之如朽木……此等总皆血燥风毒克于脾、肺二经。

【临证辨治】

　　起用消风散加浮萍一两，葱豉作引，取汗发散。久者服首乌丸、蜡矾丸，外擦土大黄膏，用槿皮散选而用之，亦可渐效。

【外用治疗】

　　土大黄膏　治干湿顽癣，不论新久，但皮肤顽厚，串走不定，惟痒不痛者。硫黄八两　生矾四两　点红川椒二两　上各为末，用土大黄根捣汁，和前药调成膏，碗贮，新癣抓损擦之，多年顽癣加醋和擦，如日久药干，以醋调搽。方歌：土大黄膏用白矾，硫黄八两共加参。川椒三味研成末，顽癣搽之不费难。

　　顽癣必效方　治多年顽癣，诸药熏擦，搽洗不效者，用之即愈。川槿皮四两　轻粉、雄黄各四钱　百药煎四饼　斑蝥全用，一钱　巴豆去油，一钱五分　大黄二两　海桐皮二两，研极细末　上为极细末,用阴阳水调,抓损敷药,必待自落。方歌:顽癣必效川槿皮,轻粉雄黄巴豆宜。斑蝥大黄百药煎,阴阳水和海桐皮。

顽癣方　川槿皮二钱　轻粉五分　斑蝥七个　大枫子七个　河、井水共一钟,煎一半,露一宿,笔蘸涂之。方歌:顽癣方中川槿皮,斑蝥轻粉各相宜。再加七个枫子肉,新笔涂将患处医。

顽癣浮萍丸　紫背浮萍、苍术、苍耳草各二两　苦参四两　黄芩、僵蚕各一两　钩藤一两五钱　豨莶草二两,酒蒸　共为末,酒糊丸,白滚汤每服二钱,随病上下服。方歌:浮萍丸内苍耳草,苍术黄芩共苦参。风僵蚕钩藤豨莶,酒丸服下可回春。

(三)明·李时珍《本草纲目》

【内服治疗】

轻粉:牛皮癣,酒服半钱。

(四)明·王肯堂《疡医证治准绳》

【外用治疗】

银粉散　治一切顽癣。轻粉、黄丹、白胶香、沥青各等分　上为细末,麻油调。拭净或抓破,竹篦挑搽。二次便干,数次剥去壳也,治牛皮癣如神。

治牛皮癣　清香油一两　入全蝎七枚　巴豆二十枚　斑蝥十枚　同熬。候色焦者先去之。去了,入黄蜡一钱候熔,收起。朝擦暮愈,不损皮肉。

又方:绿蒿根不拘多少　花椒一两　信些少　防风、白芨、百部、白蔹各半两　江子十五粒　上各为末,和绿蒿根捣熟成团。将药于癣上擦之,候痛过洗浴。

又方:一味绿蒿根,去粗皮,取细皮贴肉者,捣烂。用醋调涂癣上。立愈。

(五)明·龚廷贤《寿世保元》

【外用治疗】

治牛皮癣极痒抓烂,牛脚爪烧灰存性,为末,香油调搽,立效。

(六)明·孙一奎《赤水玄珠》

【外用治疗】

牛皮癣及久年顽癣神方　红粉霜五分　明矾一钱　密陀僧三钱　川槿皮一钱　杏仁去皮、油,一钱　为末,津唾调搽,一日三次,三日痊愈。

(七)明·陈文治《疡科选粹》

【疾病概述】

癣有五名,曰湿,曰顽,曰风,曰马,曰牛。总而言之,无非血分燥热,以致风毒客于皮肤也……牛癣,如牛颈皮厚且坚。

【外用治疗】

一方,治牛皮癣:用清油一两 入全蝎七个 巴豆二十粒 斑蝥十个 焦滤渣,入黄蜡一钱候溶,收贮,频搽。

(八)明·吴旻《扶寿精方》

【外用治疗】

治牛皮癣:以秃笔蘸涂疮上,覆以青衣,夏月治尤妙,但忌浴数日,水有臭涎更效。川槿皮一两 半夏五钱 大枫子仁十五个,上锉片,河井水各一碗,浸露七宿,取加轻粉一钱,任水中。

(九)明·赵金《医学经略》

【外用治疗】

柏油丸 治疥疮风癣,牛皮癣。大风子、川椒、杏仁各四十九枚 枯矾二钱 樟脑、水银各三钱,另研 和柏油研烂涂之。一方:有轻粉三分、蛇床子末三钱。一方:用猪脂熔化涂疮,甚妙(腊月者更佳)。

(十)明·张翼《外科经验精要方》

【外用治疗】

治牛皮癣:清香油一两, 入全蝎七个 巴豆二十粒 斑蝥十八个,同熬,候焦去渣,入黄蜡一钱,候镕收起,搽之不损皮肉。

(十一)清·陈杰《回生集》

【外用治疗】

治牛皮癣效方 牛膝三钱 寒水石三钱 白矾二钱,飞过 花椒一钱五分 共为末。以健猪油同鸡蛋清,调搽即愈。

治一切顽癣:鸡子四枚,和香油葱椒炒作饼子。乘热贴患处效。

(十二)清·虚白主人《救生集》

【外用治疗】

治牛皮癣:用苍耳子仁为末,将痂取去,香油调搽。

牛皮癣方 牛膝三钱 寒水石、白矾飞过,各三钱 花椒一钱五分 共末,以健猪油,同鸡蛋清调搽,即愈。

又牛皮癣方 烟膏即硝牛皮刮下者 用菜油调搽,即愈。

牛皮癣:牛蹄壳烧存性 为末,香油调搽。

(十三)清·陈士铎《洞天奥旨》

【外用治疗】

治牛皮癣:杜大黄根鲜者一两捣碎,日日擦之,擦至十日之后,用冰片、麝香三分 楝树根一钱 蜗牛十八个 白矾二钱 生甘草一钱 蚯蚓粪五钱 各为细末,捣蜗牛内敷之,一月即全愈,至神之至。

(十四)清·时世瑞《疡科捷径》

【疾病概述】

癣病情形有六般,湿虫风热是根源。外将必效频敷擦,内服浮萍丸自吞。

【内服治疗】

浮萍丸 紫背浮萍一两 钩藤三两 苍术七钱 黄芩一两五钱 苦参三两 僵蚕三两 苍耳子一两 豨莶草三两 研末,水泛为丸。方歌:浮萍丸内用钩藤,苍术黄芩共苦参。苍耳僵蚕稀草入,共研细末作丸含。

【外用治疗】

必效散 川槿皮、海桐皮、大黄、巴豆霜、百药煎、斑蝥、雄黄、轻粉 研末,土大黄汁调敷。方歌:必效大黄百药煎,海桐巴豆雄黄全。斑蝥轻粉同川槿,诸癣调搽自许痊。

(十五)清·吴世昌《奇方类编》

【外用治疗】

牛皮癣方 以桃树根同胆矾捣烂,敷之神效。

(十六)清·孟文瑞《春脚集》

【外用治疗】

治痔漏,兼治牛皮癣。黄蜂窝一个,内有蜂子者方有力 明矾研细末 以矾填满蜂窝,用微火煅之,俟窝内矾滚透,窝亦成灰,研细,以香油调搽患处。

(十七)清·顾世澄《疡医大全》

【疾病概述】

牛皮癣顽硬且坚,抓之如朽木。

【外用治疗】

百部膏 治牛皮癣。百部、白鲜皮、鹤虱、草麻仁、生地黄、黄柏、全当归各一两 麻油半斤 入药熬枯去渣,复熬至滴水成珠,再下黄蜡二两,试水不散为度。拿起锅入雄黄末和匀,稍冷倾入瓷钵中收贮,退火气听用。

三五十年顽癣:铁线粉、海金砂、冰片、麝香末各等分 生姜醋擦。

又方:枯白矾七分 血丹三分 研匀,土大黄根同捣搽。

又方:土槿皮三两 公槟榔一两 不见火晒干磨细,用好滴醋调如薄糊,隔水蒸一炷香,取出敷患处,棉纸盖上,二三次即愈。

又方:生白术三两 土槿皮一两五钱 不见火,晒干为末,滴醋调搽,三次必愈。

又方:先用生姜汁搓,再用柏油搽。

顽癣:白砒一分 硫黄九分 白硝三分 明矾四分 冰片五厘 研末,津调擦之。

顽癣:黑铅一钱熔化离火,入水银一钱研为极细末,加真轻粉、潮脑各一钱和匀,再研细,取牛舌草根去土净,捣自然汁和匀,再用穿山甲将癣刮破敷上,出尽血水为度,痒时则频频搓之,搓时微痛勿惧。

顽癣臁疮及汤火伤:真川铅粉、银朱各五分 麝香三分 共研末。用鹅油捶和如泥,用油纸一长条将半段用针刺孔摊膏,合转来将光面贴癣,绢帛缚紧,二三日一换,夏月早晚换。

顽癣:硫黄一两 火硝、白砒各一钱 先将硫黄入银罐内化开,再入硝砒末搅匀,倾入土内埋七日,搓三五次。

顽癣:大公虾一个,取虾大爪抓破癣,见血路为度,即以虾脑涂之,二次即消。

牛皮癣及多年顽癣:红粉霜五分,即红升丹 明矾、杏仁去油、皮 川槿皮各一钱 密陀僧三钱 共研细,津调搽,一日三次,三日痊愈。

又方:牛皮烧灰,油调搽。

厚牛皮癣:全蝎七个 巴豆二十粒 斑蝥十枚 麻油一两 黄蜡一钱 先将巴、蝎、斑蝥入油熬焦黄色,去药取油,如油少,可加麻油炼滚投蜡熔化,收贮擦之。

又方:土地黄根捣烂和蜜擦癣。

牛皮血癣:旧银罐一个 露蜂房五钱 枯矾二钱 研细,香油调搓。

牛皮血癣:硫黄九分 白砒一分 巴豆三粒 去油研细。茶油调搓。

(十八)清·吴谦《医宗金鉴》

【临证辨治】

牛皮癣,此证总由风热湿邪,侵袭皮肤,郁久风盛,则化为虫,是以搔痒之无休也……牛皮癣,状如牛领之皮,厚而且坚……总以杀虫渗湿,消毒之药敷之。轻者羊蹄根散,久顽者必效散搽之。亦有脾、肺风湿过盛而肿痛者,宜服散风苦参丸,解散风湿,其肿痛即消。

【外用治疗】

羊蹄根散 羊蹄根末,八钱 枯白矾二钱 共研匀,米醋调擦癣处。方歌:羊蹄根散敷诸癣,羊蹄根共枯白矾。二味研末加米醋,搽患渗湿痒可痊。

必效散 川槿皮四两 海桐皮、大黄各二两 百药煎一两四钱 巴豆去油,一钱五分 斑蝥全用,一个 雄黄、轻粉各四钱 共研极细末,用阴阳水调药,将癣抓损,薄敷。药干必待自落。方歌:必效大黄百药煎,川槿海桐巴豆斑。雄黄轻粉阴阳水,调搽诸癣久年顽。

散风苦参丸 苦参四两 大黄炒香、防风、枳壳麸炒、元参、独活、黄连各二两 黄芩、栀子生、菊花各一两 共研细末,炼蜜为丸,如梧桐子大。每服三十丸,食后白滚水送下,日用三服,茶酒任下。方歌:散风苦参风湿盛,癣疮多痒肿痛兼。大黄芩独防风枳,元参栀子菊黄连。

(十九)清·顾元交《本草汇笺》

【外用治疗】

牛皮癣疮,以石榴皮蘸明矾末,抹之,切勿用醋,即虫沉下。

(二十)清·汪昂《本草易读》

【外用治疗】

牛皮癣:槿皮一斤 大枫子仁十五个 半夏半斤 河水、井水浸七日,入轻粉一钱,入水中,秃笔扫涂,覆以青布,有臭涎出。

牛皮癣:石榴皮蘸白矾末搽之。

(二十一)明·胡文焕《怪证奇方》

【外用治疗】

牛皮癣:生骡皮一块,入皮硝腌之,烧灰,油搽,一扫光。

(二十二)清·周贻观《秘珍济阴》

【外用治疗】

治牛皮癣:销牛皮灶上黑土三钱 寒水石三钱 白矾二钱 花椒钱半 共碾细末,猪油调搽并治膝弯牛压癣亦效。

(二十三)清·王孟英《潜斋医话》

【外用治疗】

牛皮癣:桃树根白皮,同胆矾杵烂敷。

(二十四)清·程国彭《外科十法》

【疾病概述】

顽癣乃湿热凝聚,虫行皮中。有顽厚坚硬者,俗称牛皮癣,是宜用百部膏搽之。

【外用治疗】

百部膏 百部、白鲜皮、蓖麻子去壳、鹤虱、黄柏、当归、生地各一两 黄蜡二两 明雄黄末五钱 麻油八两 先将百部等七味,入油熬枯,滤去渣,复将油熬至滴水成珠,再用黄蜡试水中不散为度。端起锅来,将雄黄末和入,候稍冷,倾入瓷盆中收贮,退火听用。

(二十五)清·程鹏程《急救广生集》

【外用治疗】

牛皮癣方:用芝兰叶擦之即愈,验极。

二、近现代名家对病因病机、证型、临证的认识

1. 朱仁康诊治经验

朱仁康认为神经性皮炎应列入中医癣门,统称为"顽癣"。临床上由于皮损形态的不同又有牛皮癣、风癣、刀癣等不同名称。牛皮癣,如牛领之皮厚而坚;风癣,即年久不愈之顽癣也,搔则顽痹,不知痛痒;刀癣,轮廓全无,纵横无定,后者类似泛发性神经性皮炎。不但说明了项后为本病好发部位,而且指出发病与物理摩擦的关系。朱仁康分析本病病因认为以内因为主,由于心绪烦扰,七情内伤,内生心火而致。初起皮疹较红,心火亢盛,伏于营血,产生血热,血热生风,风盛则燥,属于血热风燥。病久,皮损肥厚,纹理极重,呈苔藓化者,此因久病耗血,风盛则燥,属于血虚风燥。临床分为局限性和泛发性两大类型。辨证论治局限性以外治法为主,泛发者以内治法为主。

(1)血热型多见于初发不久泛发性皮损。由于心经有火,血热生风,风胜则痒。症见成片红色小丘疹,痒甚,舌质红,苔薄白,脉弦滑。治宜凉血清热,消风止痒。药用经验方皮癣汤:生地、丹皮、赤芍、苍耳子、白鲜皮、苦参、地肤子、黄芩、生甘草。

(2)风燥型多见于日久泛发性皮损。由于日久风燥伤血,肌肤失养。症见瘙痒无度,皮肤浸润肥厚,呈苔藓化,舌淡苔净,脉细滑。治宜养血润燥,消风止痒。药用风癣汤:熟地、当归、白芍、丹皮、红花、荆芥、苦参、白蒺藜、苍耳子、白鲜皮。

(3)风盛型多见于弥漫性皮肤湿润肥厚的皮损。属风邪郁久,未经发散,蕴伏肌腠。症见几年至几十年顽固之症,周身剧痒,状如牛领之皮,脉弦,舌质红,苔黄。治宜搜风清热。药用乌蛇驱风汤:乌梢蛇、荆芥、防风、羌活、川黄连、黄芩、金银花、蝉衣、白芷、生甘草。

2. 张志礼诊治经验

张志礼认为神经性皮炎属于皮肤神经功能障碍性皮肤病,临床表现以皮损对称分布、苔藓样改变、阵发性剧烈瘙痒及很少倾向湿润为特征。

(1)肝经郁热型 多见于女性,因情志不遂,闷郁不舒,肝气郁结,失于条达,兼感风邪而致郁久化火,外犯肌肤而成。见全身瘙痒,皮损色红。肝火上炎,故见心烦气急,口苦咽干。肝失疏泄,气机不畅,故见月经不调。治宜疏肝理气,清热散风。药用柴胡、枳壳、龙胆草、栀子、生地、熟地、丹皮、当归、赤芍、白芍、首乌藤、钩藤、防风等。

(2)风湿蕴阻型 风湿邪气客于肌肤,瘙痒难忍,皮损粗糙肥厚,久之耗伤阴血,导致肌肤失养而成痼疾。治宜祛风除湿,养血润肤。药用全蝎方加减:全蝎、防风、浮萍、刺蒺藜、苦参、白鲜皮、秦艽、地肤子、当归、首乌藤、生地等。

(3)血虚风燥型 多见于老年患者,或素体虚弱者。心脾两虚,心主神明,心血不足,故血虚风燥,肌肤失养,皮损干燥肥厚。治宜养血润肤,祛风止痒。药用止痒合剂加减:当归、川芎、赤芍、白芍、首乌藤、珍珠母、炒枣仁、鸡血藤、红花、防风、白鲜皮、浮萍、全蝎。

3.赵炳南诊疗经验

赵炳南为神经性皮炎以内湿为主,湿性黏腻,非常顽固,湿邪蕴久可以化热,湿热凝聚结于肌肤,则皮肤粗糙肥厚,明显瘙痒,所以不能单纯根据有无渗出液而辨湿,应当根据发病的机理和临床特点综合来看。赵炳南治本病还善用全蝎,因其善搜剔络中之风。根据上述看法,所以赵炳南在长时期的临床实践中摸索出的全虫方是治疗本病的主方。不但适用于神经性皮炎,而且适用于其他顽固瘙痒性皮肤疾患。对于神经性皮炎的治疗,赵炳南既重视整体治疗,也重视局部治疗。分别叙述如下:

整体治疗:全虫方。急性的泛发全身的,可加川楝皮、海桐皮以驱风除湿止痒;皮损肥厚角化过度的,可加养血润燥之剂如鸡血藤、当归、白芍、天冬、麦冬;瘙痒明显的,加白鲜皮五钱至一两,地肤子五钱至一两,刺蒺藜五钱至一两;心烦失眠的,加莲子心二钱至三钱;病情较久的、血虚血热现象明显的,加生地、丹皮、白茅根、紫草根、茜草根等养阴润燥、凉血活血之剂。

局部治疗:

(1)急性期泛发面积较大,皮损较薄者用龙胆草搽剂;鲜芦荟蘸擦黄药粉加入化毒散或擦绿药粉加入化毒散;或雄黄解毒散外擦。

(2)亚急性期:夏天用茄蒂、鲜黄瓜、鲜地黄根,冬天用白菜头、荸荠擦黄药粉或擦绿药粉或雄黄解毒散外上;或用鲜楮桃叶白浆擦局限性皮损处;或用楮桃叶煎水外洗有润肤止痒之功;或用癣症熏药外熏,但只能用于局限性皮损,泛发性皮损熏药不适宜。或用癣症熏药20%加凡士林做成癣症熏药油膏外用;或用大青盐三钱至五钱开水熔化后外洗,有止痒解毒之功。

(3)慢性角化肥厚皮损:较薄的用止痒散膏或豆青膏;肥厚角化的皮损用三棱针刺后再外敷药膏作用较好。一般常用黑色拔膏棍或稀释拔膏,三至五天换一次。换药前用海螵蛸块摩擦,将其粗糙的皮损摩掉后再换新药;用熏药疗法熏局部。

4.欧阳恒诊治经验

欧阳恒临证辨治神经性皮炎的基本体系,概以风湿热立论,兼秉治风先治血之意。由于患者的个体差异,临证多有风、湿、热、瘀,程度不一,加之治疗过程中病邪的消长,而出现病机主要矛盾的转化,故当细细审查,区别用药。如痒甚者可加祛风止痒药;顽湿不化加祛风湿药;血热重者可加清热凉血药;瘀重者加活血通络药;患者夜寐欠安,可加甘麦大枣汤以调养心神。神经性皮炎多有脾胃内生之湿热,阻滞肌肤。因肺主皮毛,肺与大肠相表里,皮肤腠理的湿热瘀滞之邪亦可经通下法排出,故先生施治时尤其注重给邪以出路的治疗方法。只要患者无脾胃虚寒,无腹泻便溏,都可适量加入枳壳、槟榔、大黄、猪牙皂等理气通下之品。其中大黄不必后下,可缓和其峻攻之性,又兼得其清热解毒、活血化瘀之功。如无明显大便干燥者,常用大黄6克;如大便干燥者,常用大黄10克。但若老年体弱,大便干燥者,则须改用火麻仁以润肠通便。给邪以出路的思路验之于临床,往往取得满意的疗效,一般患者均能耐受,不至于泄泻不止。倘若有泄泻而不能耐受者,则须停用通下法,加入白术、山药调养脾胃。先生临证也重视中西医结合和发挥患者的主观能动性,常配合外用皮质类固醇制剂,内服抗组胺药对症止痒,并说服患者尽量克制搔抓,以取得事半功倍的疗效。

(1)湿热并重型 多见皮损暗秽,舌红苔腻,脉弦缓或弦数。治以清热除湿。常用苍术、黄柏、槟榔、大黄、桃仁、防风。

(2)血热生风型 皮损常较为广泛,颜色潮红,舌红苔薄黄,脉弦数。治以清热凉血活血。常用石膏、生地黄、黄芩、泽兰、三七、苦参、枳壳、大黄。

(3)顽风阻络型 多见久治不愈,皮损暗红或紫暗,肥厚粗糙呈苔藓样变,舌质紫暗或有瘀斑,脉弦。治以活血搜风,除湿通络。常用桑枝、地龙、全蝎、皂角刺、槐花、牡丹皮、泽兰、三七、猪牙皂。

5.唐定书诊治经验

唐定书认为本病的致病根本在阴血,在立法上极其重视治疗内风及内风产生的条件,这是对朱丹溪"治风先治血,血行风自灭"论述的发展。治以养血熄风,解毒止痒。方以其经验方"养血疏风汤"为基础随症加减化裁。药用制首乌、生地、当归、丹皮、赤芍、蝉衣、僵蚕、乌梢蛇、夜交藤、炒枣仁、合欢皮、甘草。大部分神经性皮炎患者瘙痒剧烈,其认为适当的应用抗组胺药缓解瘙痒症状,外用中效激素软膏改善皮损,也是十分重要的。中西医结合可以提高疗效,缩短疗程,减少复发。先生重视日常调摄,心理疏导,避免精神刺激,保持情绪稳定;少食辛辣食物、海鲜及酒类;穿柔软棉质衣物;尽量避免摩擦及搔抓。

6.曲竹秋诊治经验

曲竹秋根据多年的临床治疗经验,认为神经性皮炎主要是风热、湿热、血热相互搏结,壅滞于肌肤而发生。本病以剧烈瘙痒为主症,因而反复搔抓,复又热盛伤津,肌肤失养,而见皮肤增厚呈苔藓样变。热邪燔灼血液,充斥脉络,故见皮损处色深红。湿热久恋,导致正气亏损,而使病情迁延不愈,反复发作。先生确立清热凉血、祛风利湿之治疗原则,并采用内服与外敷合用的方法。内服方以四妙散合用犀角地黄汤加减。本病程较长,由于久病必瘀,久病入络,见皮损处色深红紫暗,入夜痒甚,此时应加重活血化瘀药,若患者痒甚,难以忍受,可在内服方中加祛风止痒药物;更甚者,加入虫类药物。此外,曲竹秋还擅长将辨证论治与中草药的现代药理作用相结合。例如,西医治疗神经性皮炎多采用局部镇静、止痒的方法,多用糖皮质激素,能暂时缓解患者剧烈瘙痒的症状。

7. 廉凤霞诊治经验

廉凤霞注重"肝郁""脾虚"在发病中的作用。关于神经性皮炎病因,论治法,注重调理肝脾,兼顾他脏,分辨主次。常见临床治疗神经性皮炎的内服药物大多为凉血清热、活血化瘀、搜风平肝、渗利湿热之类,尤以具有凉血、清热、润燥之药为众,久病者配合活血化瘀、虫类搜风通络亦较广泛。另外用药应顺应肝脾之生理特点,切忌过用辛热、苦寒之品,亦不宜妄用破气动血、滋阴之药,旨在疏肝不伤阴,活跃中焦,畅达脾胃,治本为要。

(1)中药内服方

①通络轩痒汤:川黄连3克,白蒺藜60克,灵磁石、生牡蛎均先煎,各30克,红花、皂刺、三棱、莪术、海藻、昆布、蕲蛇各15克,全蝎5克,蜈蚣1条,炙甘草10克,每日1剂,水煎取汁,分次温服。

②消风化瘀汤:荆芥、防风、三棱、莪术、生甘草各10克,蝉衣5克,露蜂房3克,生地、蚤休各15克,紫草20克,每日1剂,水煎取汁,分早晚服用。并用药渣煎汤洗浴,或将药渣装入布袋内局部热敷,每日1次,每次10~15min。待症状减轻后,隔日给药1剂,再递减至隔2~3日1剂。对于妇女经期及孕妇应停药。

③加减丹参汤:丹参、百部、生石膏各30克,蛇床子、苦参、荆芥、薄荷、黄芩、五味子、川楝子各15克,每日1剂,水煎取汁,分次温服。同时配合外洗方:白矾、朱菖蒲、知母、盐射干、薄荷叶、黄精各30克。用水将药物浸泡2h,煮沸15~20min,取药液浴擦患处,每日1剂,用数次。

④益气止痒汤:泡参、沙参、白术、白芍、红活麻各30克,茯苓、生地、地骨皮各15克,当归、钩藤、丹皮各12克,黄芪18克,甘草、陈皮各10克,每日1剂,水煎取汁,分次温服。

⑤疏肝化郁汤:柴胡、栀子、丹皮、赤芍、白芍各10克,当归15克,何首乌藤30克,每日1剂,水煎取汁,分次温服。适用于肝郁化火型神经性皮炎。

(2)中药外治方

①清解液:蛇床子、皂角各20克,苦参、防风、白鲜皮各15克,川椒、丹皮各10克,大枫子25克,以上方药加水适量,煎煮30min,过滤去渣,趁热熏洗皮损局部。每次20min左

右,每日2次。

②皮炎净:苦参、蛇床子各150克,黄柏、地肤子、白鲜皮、防风、皂刺各100克,樟脑20克,薄荷脑10克,苯酚10mL,乙醇1000mL,聚山梨酸80mL,蒸馏水适量,以上方药按常规制成酊剂,外搽患处,每日2~3次。

③复斑酊:斑蝥20克,白矾、木贼、香附各30克,雄黄、硼砂各6克,高粱白酒500mL,将雄黄、硼砂、白矾研细粉,与上药共泡于白酒中1周,浸泡越久越好。使用前先将患处用热水清洗,再将药液用消毒棉球外涂患处,每日1~2次。

④四味止痒散:防风、白芥子各30克,五倍子20克,冰片3克,以上方药研细末,加醋调成糊状,或用凡士林制成膏剂,敷于患处,每次2h。

(3)针灸治疗法

①毫针法 取穴风池、曲池、血海、皮损局部,病变在上肢及头面部配合谷、支沟、迎香、素髎,病变在下肢配三阴交、足三里。

②电针法 取穴病变局部,配合伴针取穴合谷、曲池、足三里、血海、三阴交等。

③丛刺法 取穴项背腰部从第一颈椎至第四骶椎之间督脉的循行线上,及膀胱经的第一、二侧线。

④耳针法 取穴肺、内分泌、皮质下、三焦;痒甚者加神门,热甚者加耳尖,因情志不畅者加心,病久不愈者加枕,热甚瘙痒剧烈者加耳尖放血。

⑤穴位埋线法 取穴血海(双)、曲池(双)、皮损区阿是穴。

⑥药灸疗法 将硫黄10克,水朱砂、樟脑各4.5克,麝香1.5克,分别研为极细末。压成薄片,剪成小粒,密贮备用。灸治时取药粒置于皮损表面,施灸。待药粒燃尽后,立即连灰罨在皮肤上。皮损面积小者只灸1炷,每3日灸治1次。

三、医案

【医案1】顾伯华医案

郑某,男,64岁。初诊:1972年6月10日。患者颈部瘙痒,皮肤增厚,时轻时剧,已有7年。1年来发展到躯干四肢,瘙痒不堪,夜难成眠,心烦易怒,便干溲少。检查:颈部两侧皮肤肥厚,色素减退,间有色素沉着斑,四周散在有光亮的扁平坚实丘疹,胸背及两大腿内侧也有类似皮损满布血痂、抓痕,大片潮红。腘窝及肘内少量渗液。苔薄根腻,脉弦滑。辨证:年老营血已虚,生风生燥,皮肤失养,夹有湿热。治法:拟凉血清利湿热治其标。方药:鲜生地、土茯苓、蒲公英各一两,玄参、鸡血藤、茵陈、苦参片各四钱,赤芍、制大黄各三钱。外用:1%薄荷三黄洗剂。二诊:6月27日。药后瘙痒显著减轻,大便每日两行,潮红已退,夜眠安定。但皮肤干燥,乃湿热之邪渐去,血虚成燥突出。拟养血祛风润燥治其本。方药:大生地、制首乌、苦参片各四钱,小胡麻、炙地龙、肥玉竹、当归各三钱,赤、白芍各二钱,珍珠母(先煎)一两,生甘草一钱。外用:白杨膏。三诊:7月8日。抓痕、血痂全部消失,皮肤肥厚也稍软变平,胃纳,二便正常,证属慢性,以片剂代药汤。方药:当归片,每次5片,每日3次。乌梢蛇片,每次5片,每日3次。两个月后痊愈。

(摘自《外科经验选》)

【医案2】朱仁康医案

杜某某,女,39岁,工人。初诊日期:1967年8月24日。主诉:全身泛发皮癣二年。现病史:二年来先后于颈后,两肘停侧、下肢等处起成片皮癣,瘙痒无度,昼轻暮重,难以入眠,屡治无效。皮肤检查:颈后、双肘伸侧、前胸、下肢等处,有较为对称成片轻度苔藓化皮损,呈淡红色,搔痕累累,结有血痂,稍见溢水。脉弦细,苔黄腻。西医诊断:泛发性神经性皮炎。辨证:风癣,血热内盛,风胜化燥。治法:凉血清热,消风止痒。方药:皮癣汤(经验方)加减。生地15克,防风6克,丹参、赤芍、荆芥、茜草、马尾连、黄芩、苍耳子、白鲜皮、地肤子各9克。水煎服,每日1剂,二次分服。8月31日(二诊):服前方7剂后,大部分皮损显著变薄,略见脱屑,痒减。继以前方加红花9克以活血消风,服药10剂后,病情略见起伏,此后断续治疗约两个月,在前方中加熟地12克、何首乌9克,以养血润燥,消风止痒,局部外搽苦参酒而治愈。方药:苦参酒,苦参310克,百部、野菊花、凤眼草90克,樟脑125克。将前4种药装入大口瓶内,加入75%乙醇(或白酒)5000毫升,泡7天后去渣,加樟脑溶化后备用。

(摘自《朱仁康临床经验集》)

【医案3】朱仁康医案

李某,女,27岁。1970年5月9日初诊。全身泛发皮癣,痒甚2年。患者两年前先在项后长癣,继之两肘伸侧亦起皮癣,剧痒,曾用多种药物,均不见效,后来有人介绍用土方,其中有斑蝥等药,外用后,局部立即起疱、糜烂,同时前胸、腰腹、两侧腹股沟等处泛发皮癣,瘙痒更甚,再三求医,仍不见效。患者彻夜瘙痒,影响睡眠,精神萎靡,面色无华,大便干秘。检查:后颈偏左侧有一片原发皮损约8cm×10cm大小,肥厚浸润,呈慢性苔藓样损害,双肘伸侧各有一片手掌大的类似皮损。前胸两侧及腋下可见大片红色扁平丘疹。腰部、腹部两侧、腹股沟和大腿部,可见大片深褐色苔藓化损害,抓痕血痂累累。脉弦细,舌质红,苔薄白。中医诊断:顽癣。辨证:风热郁久,伤血化燥。西医诊断:泛发性神经性

401

皮炎。治法:凉血清热,养血润燥。方药:生熟地各15克,丹参、茜草、蛇床子、银花、苍耳子、苦参、白鲜皮、地肤子、麻仁9克,生甘草6克。外用皮癣膏。二诊:服上药5剂后,瘙痒有所缓解,颈后皮损趋薄,前胸红色丘疹色渐淡,两腿皮损未见改变。苔脉同前,前方去茜草,加乌蛇9克,黄芩9克。三诊:继服上药5剂后,瘙痒明显减轻,颈项及大腿部皮损渐有减薄,前胸、腰腹部丘疹趋于消退。大便已通畅。继续原方以养血润燥,祛风止痒。外用药同前。四诊:服上方7剂后,瘙痒显著减轻,前胸部皮损基本已消退,项后、腿部皮损亦明显转轻,大便通畅,嘱服前方去乌蛇,又经两周后痊愈。

(摘自《现代名中医皮肤性病科绝技》)

【医案4】赵炳南医案

关某,女,35岁。主诉:颈部、两下肢皮肤瘙痒变粗糙已1年多。现病史:1年多以前开始于颈部、两下肢皮肤瘙痒,逐渐发展至全身,皮肤变粗变厚,晚间瘙痒加重,致使不能入睡,饮食、二便尚正常。曾经多次治疗不效,即来医院门诊治疗。检查:颈部及双下肢伸侧面和躯干部有散发铜元大小之皮损,肥厚角化,边缘不整齐,皮纹变深,颜色较正常皮肤稍暗,表面有菲薄落屑,皮损周围可见散在抓痕、血痂。脉象:沉弦。舌象:舌苔薄白。西医诊断:泛发性神经性皮炎。辨证:汗出当风,风邪客于肌肤。治法:活血散风止痒。方药:全虫、赤芍、厚朴、蛇床子、炙甘草各三钱,干生地、白鲜皮各五钱,当归四钱,浮萍、陈皮各二钱。外用:止痒药膏、黑红软膏。前药连服9剂,痒止,皮损变薄,后以紫云风丸巩固疗效,五日后已基本治愈。

(摘自《赵炳南临床经验集》)

【医案5】赵炳南医案

侯某,男,67岁。1972年8月14日初诊。周身散发片状、肥厚、粗糙之皮损,奇痒,已10年余。患者于10年前四肢、躯干、颜面、臀部均有粗糙、肥厚之皮损,奇痒。曾在某医院诊断为泛发性神经性皮炎,多次治疗无效,来医院求治。检查:患者表情痛苦,精神不振,颜面耳郭有轻度糜烂皮损,渗出液不多,作痒,躯干及尾骶部皮损肥厚,上覆少量血性痂皮,有明显抓痕。舌苔薄白,脉弦。诊断:神经性皮炎。辨证:血虚风燥,肌肤失养。治法:疏风止痒,养血润肤。方药:全蝎9克,威灵仙18克,白鲜皮、地肤子、刺蒺藜30克,丹参、干生地、生槐花15克,黄柏9克,金银花18克。外用普连药膏(黄柏面30克,黄芩面30克,凡士林240克)、珍珠散。服上方7剂后,皮损糜烂平复,渗出液减少,痒感已减轻,可以入睡。继服前方,局部只残留原粗糙之皮损,较正常皮肤稍厚,随之以秦艽丸、除湿丸内服。秦艽丸,药用:秦艽、苦参、大黄(酒蒸)30克,黄芪60克,防风、漏芦、黄连45克,乌蛇肉(酒浸焙干)15克。除湿丸,药用:威灵仙、猪苓、栀仁、黄芩、黄连、连翘、归尾、粉丹皮、泽泻各30克,紫草、茜草根、赤苓皮各45克,白鲜皮、干生地各60克。外用:五倍子粉、止痒药粉(老松香30克,官粉30克,枯矾30克,乳香60克,轻粉15克,冰片6克,密陀僧15克,炉甘石30克),配合熏洗疗法。前后共计治疗2个月左右,痒感消失,粗糙肥厚皮损变薄,局部皮肤已基本正常。

(摘自《现代名中医皮肤性病科绝技》)

【医案6】赵炳南医案

李某,女,42岁。初诊:1987年5月9日初诊。病史:近半年自觉颈项部瘙痒,渐发展至双肘、腘窝以至全身,夜间瘙痒尤甚,皮肤变粗变厚。自觉心烦易怒、夜寐不安、口苦咽干,月经不调。诊查:颈项、肘、腘窝、小腿外侧等处有片状肥厚角化皮损。边缘不整齐,皮嵴皮沟明显,皮色稍暗,表面有抓痕、血痂。舌边舌尖红,苔微黄,脉弦滑。西医诊断:神经性皮炎。中医诊断:顽癣。辨证:肝气不舒,兼感风邪,郁久化火。治法:舒肝理气,清热散风。方药:柴胡、枳壳、龙胆草、栀子、牡丹皮、赤白芍、当归、钩藤、防风各10克,生地黄15克,首乌藤30克。外用雄黄解毒散酊剂。二诊:服上方7剂后,痒热减缓,心静神安。于前方去龙胆草、栀子、钩藤,加全虫6克,皂刺6克,乌蛇15克,刺蒺藜30克。外用楮桃叶水剂洗浴。三诊:服上方14剂,痒止,皮疹大部消退,临床治愈。

(摘自《张志礼皮肤病医案选萃》)

【医案7】庄国康医案

王某,男60岁。主诉:瘙痒10年。加重5个月。现病史:皮肤瘙痒,时轻时重,屡治乏效,伴心烦易怒,大便干,小便调,夜间睡眠2~3h。检查:颈项、四肢伸侧及背部皮肤粗糙苔藓化,皮丘明显,皮纹加深,抓痕累累,无渗出。舌淡少苔,脉弦细。诊断:神经性皮炎。辨证:阴虚阳亢,内风不熄。治法:养血熄风法。方药:灵磁石、代赭石、生龙骨、生牡蛎、珍珠母各30克,白芍、当归、荆芥、防风、白芷、苦参各10克,熟地20克,丹参12克,首乌15克,水煎服。服药7剂,瘙痒大减,夜能安眠,守方治疗月余而愈。

(摘自庄国康治疗皮肤病验案4则.中医杂志,1994(02):81-82.)

【医案8】聂汉云医案

付某,女,32岁,教师。自1966年以来,颈项部两侧呈圆饼状,两块奇痒,久因抓搔而起苔藓样变,每因休息不好或情绪急躁时瘙痒加剧,曾服中西药和外擦药物无效。于1985年8月求治,取穴:风池、曲池、血海、足三里、病灶局部。操作方法:风池穴针尖微向下向鼻尖斜刺0.8~1.2寸,或沿水平方向透刺对侧风池穴,有触电感向颈项耳尖和上肢远端扩散;曲池穴直刺1~2.5寸,针感向上至肩部或下传手指端;血海穴直刺1~2寸,针感至髋部;足三里直刺2~3寸,针感向足背或膝上扩散。另用维生素B_{12}注射液0.5mg与醋酸强的松龙注射液1~2.5mL的混合液,注入病灶区,每隔3日1次,5次为1疗程,针刺每日1次,针刺风池、曲池,泻法强刺激不留针,每日1次。局部封闭维生素B_{12}0.5mg、强的松龙2.5mg,隔3日1次。共针刺10次,封闭5次痊愈,3年后随访未复发。

(摘自针刺和皮下封闭治疗神经性皮炎184例报告.针灸学报,1989(01):28-29.)

【医案9】刘继先医案

李某,女,36岁,医生,于1972年7月22日就诊。主诉:患阵发性神经性皮炎已6年余,由颈后部开始发展到全身。检查:全身丘疹,融合成片,表面鳞屑增厚,皮纹深,皮色暗红,奇痒,昼夜不眠,经各种治疗愈而复发。取穴:第一颈部至第四骶椎之间督脉及膀胱经两侧线。操作方法:用丛针点刺法,取28号1寸或2寸毫针5~7根撮合在一起,手持针柄,沿第一颈部至第四骶椎之间督脉及膀胱经两侧线点刺,至有轻微出血点为宜,每次从上至下点刺3遍,10次为1疗程,疗程间休息1周。采用上法治疗5次后,瘙痒减轻,又治7次后痊愈,1年后随访未见再发。

(摘自针刺治疗泛发性神经性皮炎的临床观察[J].上海针灸杂志,1989(01):21.)

【医案10】杨庆林医案

赵某,70岁,工人。发病20年,肘部有掌心大小,成圆形苔藓,局部皮肤干燥,增厚破裂,奇痒,经多方医治无效。今年8月经皮肤科转入我科治疗。采用局部针刺,皮肤针重叩加拔火罐及艾条灸(取穴:风池、大椎、曲池、合谷、足三里、血海、承扶、委中、病灶区)。操作方法:①针刺:上述穴位,每次选2~3穴,中强刺激,留针20~30min。②皮下针:沿患部四周皮下横刺,不断捻针,使其胀感向四周放散,留针30min钟,每日1次。③皮肤针:病灶区常规消毒后,用皮肤针重叩后拔罐,每日或隔日1次。④艾条灸:针刺后加灸,1日2次,每次30min,1个月后奇痒消失,皮肤丘疹见平,45天后皮肤恢复正常而愈。

(摘自针灸治疗神经性皮炎37例.上海针灸杂志,1987(02):23.)

【医案11】孔云湄医案

妇人某,诣予求治。舒臂就诊,见其手腕皆似疮似癣,赤而微突,着指强涩,几无隙处。问遍身皆然乎?曰:下身微少,胸腹肩背成一片矣。问痒乎?曰:痒甚。然不敢重爬,重则疼,且易破。予曰:此风之为也。经曰:劳汗当风,寒薄为皶,郁乃痤。又曰:脉风成为疠。夫同一风也,中于卫则为皶,中于营则为疠,皶,即今之所谓粉刺也。惟其发于卫分,色从气化,故破而出白。疠即今之所谓癞也,惟其结于营分,色从血化,故聚而为赤。此症自以疏风为,而用活血透表之药,从营分驱去风邪,当必不误。欲立方,又踌思曰:此虽外症,根蒂深矣。观其皮肤之间,鳞次甲比,已从营分突出卫分,坚结固护,如蟹匡螺壳,然岂寻常风药所能破其藩篱。然风药太重,加以峻烈,其性既轻而上浮,其势又剽而难制,营卫受其鼓荡,势必不静,倘从鼻口溢出,是治病而益其病也。奈何?既而曰:得之矣,药何常顾用之何如耳。乃仍用荆、薄、羌、防等驱风,和之以归、芍,托之以参、芪,引之以红花、姜黄,剂不甚重,而水必倍加,煎汤必盈二三升,连口服下,使汤液充肠满腹,药力借水力以行,势必内盈外溢,透出肌表。桂枝汤之必啜热粥,五苓散之多饮暖水,皆此意也,何以猛药为哉?其人如法服之,果数剂而愈。后数月,又遇一妇,与此症同,即用前法,亦寻愈。

(摘自《孔氏医案》)

四、现代研究进展

神经性皮炎,是以阵发性皮肤瘙痒和皮肤苔藓化为特征的慢性皮肤病。一种常见多发性皮肤病,好发于颈部、四肢、腰骶,以对称性皮肤粗糙肥厚、剧烈瘙痒为主要表现的皮肤性疾病。神经性皮炎多见于青年和成年人,儿童一般不发病,夏季多发或季节性不明显。

【病因病理】

目前病因及发病机制尚不完全明确。一般认为与神经系统功能障碍、大脑皮质兴奋和抑制功能失调有关。患者伴有头晕、睡眠不佳、情绪激动等神经官能症或更年期症状。过度疲劳、精神紧张、忧郁、焦虑以及日晒、多汗、饮酒或局部受毛织品、化纤织物硬质衣领等刺激均可成为致病诱因,而搔抓、摩擦又是诱发本病导致苔藓样变的重要环节,形成越抓越痒,越痒越抓,以致越抓越扩大、越变厚的恶性循环。

由于其发病机制复杂,多种因素参与其中,因此治疗上也较为棘手。经研究发现,无论神经精神因素还是内分泌因素,最终都将集结到外周肥大细胞功能的改变上,肥大细胞活化可释放很多炎症因子和组胺,导致一系列临床症状的产生。Greaves 和 Kanbe 等研究发现,在各皮肤炎症中,肥大细胞数量和干细胞生长因子(stem cell factor,SCF)表达均升高,说明肥大细胞功能改变在泛发性神经性皮炎中起了重要作用。同时Greaves发现,组胺主要引起皮疹和血管过敏反应,而非瘙痒,瘙痒与炎症因子的释放有关。Li等在皮肤划痕症的研究中发现,组胺在与其靶细胞膜上H1受体结合后,在舒张血管和增加通透性的同时,也可以刺激神经末梢引起瘙痒。这种争议至今仍未有定论。目前病因如下:

(1)精神因素

目前认为精神因素是发生本病的主要诱因,情绪波动、精神过度紧张、焦虑不安、生活环境突然变化等均可使病情加重和反复。

(2)胃肠道功能障碍、内分泌系统功能异常、体内慢性病灶感染等,均可能成为致病因素。

(3)局部刺激:如衣领过硬而引起的摩擦,化学物质刺激、昆虫叮咬、阳光照射、搔抓等,均可诱发本病的发生。

【临床表现】

(1)本病在中青年中多见。

(2)病损形态多为多角形、类圆的丘疹,扁平状,颜色呈现为淡红、正常、淡褐色或深褐,皮损质地坚硬,表皮略带光泽,常见少许干燥鳞屑附着,随时间增长,皮损易相互融合成面积较大的斑块,且易增厚形成苔藓样改变,中间肥厚明显,皮皱沟壑加深,边缘可见卫星状排列的细小丘疹,轮廓清楚。

(3)常见于皮肤交界处且易受衣物、桌角摩擦的部位,如颈部、项部、眼周、腰臀接洽处、四肢伸侧。呈两侧对称分布,或单侧线性分布。

(4)自觉剧烈瘙痒,呈阵发性,可因反复摩擦刺激、焦虑紧张、情绪激动等诱发加重,夜晚搔抓次数较多。

(5)病程长者,反复起病,根治难度大。

【组织病理】

表皮角化过度,棘层肥厚,表皮嵴延长,也可伴有轻度海绵形成。真皮部毛细血管增生,管壁增厚,血管周围有淋巴细胞浸润。此外,尚可见真皮成纤维细胞增多,呈纤维化。

【临床治疗】

(1)中医辨证论治

①肝郁化火证

证候:皮疹色红;伴心烦易怒,失眠多梦,眩晕,心悸,口苦咽干;舌边尖红,脉弦数。

治法:疏肝理气,泻火止痒。

方药:龙胆泻肝汤合丹栀逍遥散加减。常用龙胆草、柴胡、黄芩、栀子、生地黄、车前子、泽泻、当归、白蒺藜、白鲜皮、苦参、生甘草等。瘙痒剧烈者,可加用僵蚕、乌梢蛇;心烦失眠者,可加用合欢皮、珍珠母、钩藤等。

②风湿蕴肤证

证候:皮损呈暗红或淡褐色片状,粗糙肥厚,剧痒时作,夜间尤甚;舌淡红,苔薄白或白腻,脉濡缓。

治法:祛风除湿,清热止痒。

方药:消风散加减。常用荆芥、防风、石膏、知母、苦参、蝉蜕、苍术、木通、当归、生地黄、生甘草等。若睡眠欠佳者,可加用夜交藤、磁石等;瘙痒剧烈者,可加用刺猬皮、乌梢蛇等。

③血虚风燥证

证候:皮损色淡或灰白,状如枯木,肥厚粗糙似牛皮;心悸怔忡,失眠健忘,女子月经不调;舌淡,苔薄,脉沉细。

治法:养血润燥,息风止痒。

方药:当归饮子加减。常用当归、火麻仁、秦艽、白芍、生地黄、何首乌、白蒺藜、石斛、玉竹、山药、沙参、生甘草等。若失眠者,加酸枣仁、珍珠母等。

(2)中医外治

①针灸疗法　针灸治疗慢性单纯性苔藓分为单一疗法和综合疗法。单一疗法如单纯使用火针、梅花针、贴棉灸、穴位埋线等;综合疗法是采用两种或两种以上的方法联合进行治疗,如梅花针联合拔罐、火针联合艾灸、梅花针加火罐联合贴棉灸等。

②火针疗法　火针疗法对皮损肥厚且苔藓样变有较好的疗效。操作的部位在皮损局部,多根据皮损的严重程度来掌握点刺的深度和密度。

③梅花针疗法　梅花针疗法的扣刺部位多在皮损局部,也有不少文献报道在督脉和膀胱经第一二侧线进行扣刺,或是在背腧穴和手足的穴位上。扣刺强度多以皮肤充血,微微渗血为度,而局部皮损较厚且苔藓化明显的可加大扣击强度,进而达到刺激皮损下组织结构的目的。

④灸法　灸法以温和灸和贴棉灸多见,多在皮损局部操作,温热刺激强度以局部出现红晕和患者耐受为度。而贴棉灸讲究棉片摊开状如蝉翼的薄片(不能有空洞),相当于皮损大小,覆盖于皮损之上,用火柴点燃,令火一闪而过,迅速燃完,以促进局部的血液循环和物质代谢来起治疗作用。

（3）西医治疗

①局部治疗

A.外用糖皮质激素软膏、霜剂或溶液　若用封包治疗，可加强疗效。卡泊三醇、他克莫司、匹美莫司单独或联合糖皮质激素外用也有效。对于分布在眼周的皮炎，外用上述药物要谨慎，如果必须应用，时间要短。

B.焦油类制剂　10%黑豆馏油软膏、5%~10%糠馏油或煤焦油软膏、松馏油软膏等焦油类制剂仍是常用药物，缺点是有气味，易弄脏衣物，患者依从性差。

C.封闭治疗　可选用2.5%醋酸泼尼松龙混悬液1mL或醋酸曲安奈德注射液1mL或5mg，加入适量的1%利多卡因注射液，局部皮损内或皮下注射。对于皮损较大者，每次用量一般不超过泼尼松龙25mg或曲安奈德2mL。复方倍他米松（得宝松）注射液是一种新型的长效糖皮质激素，是由具有高度溶解性的倍他米松和具有低度溶解性的二丙酸倍氯米松构成的复合剂，3～4周注射1次。

②系统治疗　A.抗组胺类药物、钙剂等对症止痒，并辅以维生素B族内服。B.有神经衰弱症状及瘙痒剧烈者，可应用镇静剂及抗组胺类药物。抗抑郁药物如多塞平对本病有效。C.泛发性慢性单纯性苔藓伴剧烈瘙痒者，可给予普鲁卡因静脉封闭。成人按普鲁卡因4～6mg/(kg·d)，用生理盐水或5%葡萄糖液配成0.1%浓度，加维生素C1~3g，缓慢静脉滴注，每天1次，10天为一个疗程。用药前需做普鲁卡因皮试。严重肝、肾功能不全者忌用。D.皮损泛发者口服雷公藤多苷片。

③物理治疗　可选用紫外线、氦氖激光照射，磁疗、蜡疗或者矿泉治疗等，可以达到较好的治疗效果，但亦难防止复发。

神经性皮炎具有病程长，易于反复，迁延难愈的特性，长期服用西药有较大的副作用，因此建议临床治疗多采取中西医联合治疗。中医与西医在神经性皮炎的治疗方面皆具有各自的优势，中医对此病的治疗是以辨证论治为理论指导原则，根据证候的差异选择药物，而西医以辨病为指导，选择靶点药物进行治疗，研究发现中医辨证与西医辨病相结合在神经性皮炎的治疗中，疗效优于单纯的西医或中医治疗，中西医联合治疗极有可能是未来神经性皮炎治疗的最佳治疗方式之一。

【调护预防】

（1）放松心情，保持乐观，避免情绪紧张、焦虑、激动，注意劳逸结合。

（2）减少刺激，神经性皮炎反复迁延不愈、皮肤局部增厚粗糙的最重要原因是剧痒诱发的搔抓，所以患者避免用力搔抓、摩擦及热水烫洗等方法来止痒。

（3）调畅饮食，限制酒类、辛辣饮食等，保持大便通畅，积极治疗胃肠道病变。

参考文献

[1] 万彬彬,张平.紫外线、他克莫司联合枸地氯雷他定治疗泛发性神经性皮炎的疗效[J].西南军医,2016,18(05):438-440.

[2] 杨京慧.庄国康治疗皮肤病验案4则[J].中医杂志,1994(02):81-82.

[3] 聂汉云,何俊敏,王松华,等.针刺和皮下封闭治疗神经性皮炎184例报告[J].针灸学报,1989(01):28-29.

[4] 刘继先.针刺治疗泛发性神经性皮炎的临床观察[J].上海针灸杂志,1989(01):21.

[5] 杨庆林.针灸治疗神经性皮炎37例[J].上海针灸杂志,1987(02):23.

[6] 赵辨.中医临床皮肤病学[M].南京:江苏科学技术出版社,2017:1451.

[7] 孔继菼.孔氏医案[M].北京:中国中医药出版社,2014.

[8] 安家丰,张芃.张志礼皮肤病医案选萃[M].北京:人民卫生出版社,1994.

[9] 汤建桥,林俊华.现代名中医皮肤性病科绝技[M].上海:上海科学技术文献出版社,2002.

[10] 北京中医医院.赵炳南临床经验集[M].北京:人民卫生出版社,1975.

[11] 顾伯华,外科经验选[M].上海:上海人民出版社,1977.

[12] 中国中医研究院广安门医院.朱仁康临床经验集[M].北京:人民卫生出版社,2005.

（李廷保 柳文红）

第十节 白 疕

中医称本病为"蛇虱""白疕""疕风",还有一些古籍称本病为"干癣""风癣""松皮癣""银钱疯"等。本病是一种常见的慢性复发性炎症性皮肤病,临床主要表现为皮肤基底部呈红色丘疹或斑丘疹,表面覆盖有多层银白色鳞屑,皮损多见于四肢伸侧、头皮,亦可泛发于全身皮肤。并伴有不同程度的瘙痒。好发于青壮年,发病上男性稍高于女性,病情易反复,冬天加重,夏季减轻。西医称为"银屑病"。

一、古籍选粹

古籍参考书目:《肘后备急方》《诸病源候论》《太平圣惠方》《圣济总录》《永类钤方》《证治准绳》《外科正宗》《医宗金鉴》《疡医大全》《外科大成》《急救广生集》《外科证治全书》《疯门医书》《外科真诠》《彤园医书》《外科备要》。具体内容摘录如下:

(一)晋·葛洪《肘后备急方》

【外用治疗】

《鬼遗方》治疥癣。松胶香,研细,约酌入少轻粉,滚令匀,凡疥癣上,先用油涂了,擦末,一日便干,顽者三两度。

(二)隋·巢元方《诸病源候论》

【疾病概述】

干癣,但有匡郭,皮枯索痒,搔之白屑出是也。

《诸病源候论·久癣候》载:"久癣,是诸癣有虫,而经久不瘥者也。癣病之状,皮肉隐疹如钱文,渐渐增长,或圆或斜,痒痛,有匡郭,搔之有汁。又有干癣,皮枯索,痒,搔之白屑出。"

(三)宋·王怀隐《太平圣惠方》

1.干癣

【疾病概述】

夫干癣,但有棱廓,皮枯痒,搔之白屑出是也。

【外用治疗】

治干癣,搔之白屑起,**黄连散方** 黄连一两,去须 藜芦半两,去芦头 川大黄一两 干姜半两,生,锉　蔄茹一两　莽草一两　上件药,捣细罗为散,入猪脂一斤,以慢火煎成膏,滤去滓,收于瓷器中。先以新布揩拭疮上令伤,然后涂药,无不瘥者。

治干癣痒不止,宜涂**胡粉散方**　胡粉　黄连去须　蛇床子　白蔹以上各半两　上件药,捣罗为末,面脂调涂,湿即,干贴之。

治干癣痒痛不止方:草乌头一分　狼牙一分　斑蝥七枚　上件药生用,捣细罗为散,以口脂调,用竹篦子刮破涂药,熟揩入肉,候出黄水,三两日瘥。

又方:斑蝥五月五日取七枚　麝香半钱　上件药,都研为末,以醋调涂在疮上,出少多黄水瘥。

又方:川乌头二枚,生用　干蝎五枚　上件药,捣罗为末,用面油调作膏,涂之。

治干癣无问年月,**神效方**　水银半两　芜荑半两,末　胡粉半两　花胭脂半两　上件药都研,入炼了腊月猪脂四两,研令水银星尽,先以泔清洗疮上,拭干然后涂之。

2.风癣

【疾病概述】

夫风癣者,是恶风冷气,客于血气所生,亦作圆文棱廓,但把搔顽痹,不知痛痒,其里亦有虫生也。

【内服治疗】

治风癣疮,皮肤瘙痒久不瘥,**白花蛇丸方**　白花蛇三两,酒浸,去皮骨,炙令微黄　黄芩一两　防风一两,去芦头　白鲜皮一两　甘草一两,炙微赤,锉　枳壳一两,麸炒微黄,去瓤　栀子仁一两　赤芍药一两　川大黄一两,锉碎,微炒　苍耳子一两　麦门冬一两半,去心,焙　黄芪一两,锉　白蒺藜一两,微炒,去刺　羌活一两　苦参二两　上药,捣罗为末,炼蜜和捣三五百杵,圆如梧桐子大。每于食后,以薄荷酒下三十圆。

治风毒攻皮肤生疮癣,顽麻不知痛痒,**独活丸方**　独活二两　苍耳子二两　羌活一两　五味子一两　菟丝子一两,酒浸三日,曝干,别捣　山茱萸一两　防风一两,去芦头　白花蛇肉一两,酥炒,令黄　黄芪一两,锉　白蒺藜二两,微炒,去刺　上件药,捣罗为末,入白粱米饭,和捣三五百杵,圆如梧桐子大。每日空心及晚卧时,以温酒下三十圆。枣汤下亦得。

又方:苦参末三两　白花蛇肉三两,酒浸,酥拌,炒令微黄　上件药,捣细罗为散。每日四五度,以温酒调下二钱。

【外用治疗】

治风毒疥癣,**雄黄膏方**　雄黄一分,细研　附子半两,去皮脐　腻粉一分　白矾一分,烧灰　藜芦一分,去芦头　川椒一分,去目及闭口者　上件药,捣细罗为散,入乳钵内,再研如粉,以炼了腊月猪脂半斤,黄蜡二两,净铛内慢火煎,候蜡消,倾于瓷盒内。入雄黄等末搅令匀。每日四五度,取少许涂揩之。

治一切疥癣,或干或湿,痛痒不可忍,宜用**鲫鱼膏方** 鲫鱼一头 雄黄半两,细研 腻粉半两 猪脂半斤 乱发一鸡子大 上件药,先将猪脂熬令沸,即下鱼煎令焦,次下发令销,去滓,下雄黄腻粉搅令匀,泻于瓷器中,待冷涂之,不过五七度,无不瘥者。

治风癣皮肤瘙痒,宜涂**乳香膏方** 乳香一分,细研 腻粉一分 硫黄一分,细研 杏仁半两,汤浸去皮尖,研 吴茱萸半两,捣末 地龙粪半两,细研 巴豆半两,去皮心 上件药,先以猪脂一斤,煎巴豆十余沸,去巴豆,诸药末和搅令匀,更煎十沸以来,倾于瓷器内,候冷涂之。

治风毒癣,遍身皆生,瘙痒,**硫黄散方** 硫黄一分,细研 雄黄一分,细研 朱砂一分,细研 麝香一分,细研 巴豆一分,去皮心,研 川椒一分,去目 吴茱萸一分 附子一分,去皮脐,生用 上件药,捣细罗为散,都研令匀,先用新布揩癣令水出,便以醋调涂之,不过三两上差。

又方:莽草一分 蛇床子一分 藜芦一分 石亭脂一分 白矾灰一两 黄柏一两,锉 上件药,捣细罗为散,用少许贴患处,立瘥。

治风癣瘙痒,洗浴**丹参汤方** 丹参三两 苦参五两,锉 蛇床子三两 白矾二两,细研 上件药,除白矾外,捣筛为散。以水三斗,煎取二斗,滤去滓,入白矾搅令匀,乘热于避风处洗浴,以水冷为度,拭干,以藜芦末粉之,相次用之,以瘥为度。

3.久癣

【疾病概述】

夫久癣者,为诸癣有虫,而经久不差者也。癣病之状,皮肉瘾疹如钱文,渐渐增长,或圆或斜,痒痛有棱廓,搔之有汁。又有干癣,枯索痒,搔之无汁;又有风癣,搔之顽痹,不知疼痒;又有牛癣,因饮牛余水得之,其状皮厚硬强;又有圆癣,作圆纹隐起,四面赤;又有狗癣,因以狗食余水,洗手面得之,其状微白,点缀相连,亦作痒;又有雀眼癣,作细纹似雀眼,搔之亦疼痒;又有刀癣,因以刀磨水洗手面得之,其状无棱廓,纵斜无定。如此之癣,初得,或因风湿客于肌肤折于血气所生,至其病成,皆有虫侵蚀,转深连滞不瘥,故成久癣也。

【外用治疗】

治疥癣疮,经年不瘥,**水银膏方** 水银一两 白矾一两 蛇床子一两 雄黄一两 茹末一两 上件药,入炼了猪脂半斤,都研候水银星尽,便用敷之,日三两上。兼治小儿头疮,甚良。

治风癣久不瘥,皮肤痒痛,宜涂**硫黄散方** 硫黄一分 硝石半两 腻粉半两 白矾半两,烧灰 上件药,细研如粉,以生麻油调如膏,涂之。

又方:麝香一分,细研 腻粉三分 龙胆三分,捣末 巴豆半分,去皮心 上件药,细研如粉,以生麻油调如膏,涂之。

又方:吴茱萸一两　粉脚一两　白矾一两,烧灰　臭黄一两　上件药,细研如粉,以生麻油调涂之。

又方:白矾一两,烧灰　硫黄一两,细研　腻粉一分　黄连一两半,去须　雌黄一两,细研　蛇床子一两　上件药,捣细罗为散,都研令匀,入猪脂调如稀面糊,以盐浆水先净洗疮,即涂药于上。如冬月寒,即微火暖用之。

治久干癣必效方:斑蝥三枚,微炒　硫黄一分,细研　猪牙皂荚一分,炙黄　地卷皮一分　背阴草一分　上件药,捣罗为末,合和令匀,用津唾调涂之。

治癣久不瘥,**五倍子散方**　五倍子一两,烧令烟尽　黄柏一分,锉　当归一分,微炒　腻粉一分　白矾一分,烧灰　漏芦一分　上件药,捣细罗为散,先用盐浆水洗,拭干了,以散敷之。

治癣不问干湿,积年不瘥,**砒霜散方**　砒霜一分　硫黄三分　密陀僧三分　腻粉二分　上件药,细研为末,癣干,即以生油调涂,若癣湿,即用药末掺之。

又方:苍耳汁一合　生汁半合　硫黄半两,细研　上件药,相和涂之,干即更涂。

又方:水银一两　白矾半两,烧灰　蛇床子半两　黄连半两,去须　上件药,除水银外,捣细罗为散,却入水银,以腊月猪脂和研,候水银星尽为度,便净洗疮涂之。

治风疮疥癣,久不瘥,宜涂**臭黄膏方**　臭黄半两,研　乱发半两,烧灰　芜荑半两　硫黄一分,细研　杏仁半两,汤浸去皮尖,双仁,研　吴茱萸半两　粉脚半两,细研　上件药,捣细罗为散,以生麻油调,涂于两手心,合手于股内,夹药一宿,如未瘥者,次夜更涂,兼吃蜜酒使醉,神效。

治久疥癣方:白矾半两,捣为末　乱发两鸡子大　上件药,用清麻油一盏煎如稀饧,抓动炙涂,一两上立效。

又方:燕子粪微炒　斑蝥烧灰　上件药等分,捣罗为末,油调涂之。

又方:川乌头七枚,生用　捣碎,以水三大盏,煎至一大盏,去滓,温温洗之。

（四）宋·赵佶《圣济总录》

【疾病概述】

癣之字从鲜,言始发于微鲜,纵而弗治,则浸淫滋蔓。其病得之风湿客于腠理,搏于气血,气血否涩,久则因风湿而变化生虫。故风多于湿,则为干癣,但有周郭,皮枯瘙痒,搔之白屑起者是也。风折于气血,则为风癣,痹痹不知痛痒是也。如钱形则为圆癣,如雀目然则为雀目癣,亦皆赤痛而瘙痒,又或牛犬所饮,刀刃磨淬之余水,取以盥濯,毒气传人,亦能生癣。故得于牛毒者,状似牛皮,于诸癣中,最为痹厚,邪毒之甚者,俗谓之牛皮癣。狗癣白点而连缀,刀癣纵斜无定形。凡此八者,皆风湿毒气折于肌中,故痛岸不已,久而不瘥,又俱谓之久癣。

【内服治疗】

治多年诸癣,医治不效者,**乌蛇丸方**　乌蛇酒浸去皮骨,炙　天麻各二两　槐子半斤　附子生,去皮脐,小便浸一宿 白附子炮,各一两 干蝎炒 白僵蚕炒 羌活去芦头 乳香研,各一两半 苦参十两 上一十味,捣罗为细末,用生姜自然汁和蜜各一斤,熬成膏,入前药和捣,丸如梧桐子大,每服二十丸,空心温酒下,夜卧荆芥汤下。

（五）元·李仲南《永类钤方》

【疾病概述】

经所载厉风者,即大风、恶疾、癞是也。虽名曰风,未必皆因风,亦嗜欲劳动血,热发汗泄,不避邪风冷湿,使淫气与卫气相干,致肌肉膹,气有所凝,则肌肉不仁,荣气泣浊,腑热不利,故色败,皮肤疡溃,鼻梁塌坏。负此疾者,百无一生,惟洗心涤忤,服药求效。忌啖炙煿、咸味,宿夜缘会。亦有传染者。从头起生者为顺,从足起生者为逆,难治。虫生于五脏,象五行五色,惟黑虫无治法,其他尚可救。其脉来迟去疾,上虚下实,为恶风也,治之先明所因,若例以泻风药治之,则失之矣。昔有僧所患,状如白疕,卒不成疮,每旦起白皮一升许,如蛇蜕。医言多吱炙煿所致,与《局方》解毒雄黄丸愈。

【医案选粹】

(1)广山胡以方尝患此,在北方收效。传方,用杏仁 铁屑 夜明砂 朴硝 枸杞根即真地骨皮 上等份为末,入柏子油内煎三两沸,去滓,用油搽。南方少得柏子油,以老柏节有油者烧沥亦可。并治疥疮、诸恶疮。

(2)袁高致传来以方本云:以田菜子根为枸杞子根,等份皆同,外有服药并洗药。苍术二两半 白芷一两 天麻一两 白蛇 净远志肉 全蝎 自然铜 牵牛 净北细辛 白术 地龙 甘草 僵蚕 狗脊 青皮 陈皮各一两 南木香 草乌 麻黄 苦参各半两 薄荷 当归 荆芥 川乌 防风 藁本各一两半 乳香 没药各三钱 穿山甲 川芎 人参各二两 乌蛇三两 麝香二钱 龙脑一钱,二味别研 为末,炼蜜丸梧子大,不拘时,四十丸服。

洗药 苍术 防风 荆芥 细辛 川芎 苦参 麻黄 地骨皮 何首乌 百草泽各二两 锉散煎,常洗,搽药。当用瓦罐,熬半时。

(3)崔寨使得疾,遇仙得方,用皂角刺三斤,烧灰,蒸时久,日干为末,食后浓煎大黄汤调一匕。服之一旬,发再生,肌润目明。后入山,不知所终。一方:大黄、皂角刺各半斤,郁金五两,为末酒调,下虫。又:炼松脂,和好雄黄,作丸服。《抱朴子》载:癞病,炼松脂服之。久服,夜卧常见有光,大如镜,奇效。又:真花蛇散,服之效。泰山老叟患此,家人弃之土窖中,得饮病安。其饮瓮酒,经两月,不知有蛇随其中,酒尽,但存蛇骨在瓮中。

（六）明·王肯堂《证治准绳》

【疾病概述】

遍身起如风疹、疥、丹之状,其色白不痛,但瘙痒,抓之起白疕,名曰蛇虱。

【内服治疗】

苦参丸 治遍身瘙痒,癣疥疮疡 苦参四两 玄参二两 黄连二两,去须 大黄二两,锉碎,炒香 独活二两,去芦 枳壳二两,去瓤,炒 防风去叉,二两 黄芩一两,去黑心 栀子一两 菊花一两 上为细末。炼蜜和捣千余下,丸如梧桐子大。每服三十丸,食后浆水下,日进三服,茶酒任下亦得。

苦参丸 治痂疥瘙痒 苦参一斤,为末 皂角二斤 是用皂角,将水一斗浸,揉浓汁滤去。用清汁熬成膏子,和苦参末为丸,如梧桐子大。每服三五十丸,煎荆芥酒送下,或薄荷酒亦得,不拘时候。

苦参丸 治一切癣,皮肤瘙痒 苦参去芦,一斤半,锉 菖蒲四两 乌蛇八两,酒浸取肉 上为细末,炼蜜和捣三五百下,丸如梧桐子大。每服三十丸,熟水送下,不拘时候。

【外用治疗】

用油秽田肥株、山樟子叶、樟树叶、柏叶煎水,入些醋洗之。又方:只用柏叶一味煎水洗更速也。

(七)明·陈实功《外科正宗》

【疾病概述】

顽癣,乃风、热、湿、虫四者为患。其形大小、圆斜不一,有干湿、新久之殊。风癣如云朵,皮肤娇嫩,抓之则起白屑……顽癣抓之则全然不痛。牛皮癣如牛项之皮,顽硬且坚,抓之如朽木。马皮癣微痒,白点相连。狗皮癣白斑相簇。此等总由血燥、风毒客于脾、肺二经。

【临证辨治】

初起用消风散加浮萍一两,葱、豉作引,取汗发散。久者服首乌丸、蜡矾丸,外擦土大黄膏或槿皮散,选而用之,俱可渐效。

【内服治疗】

顽癣浮萍丸 紫背浮萍二两 苍术二两 苍耳草二两 苦参四两 黄芩一两 僵蚕一两 钩藤一两五钱 稀莶草二两,酒蒸 共为末,酒糊丸,白滚汤每服二钱,随病上下服。方歌:浮萍九内苍耳草,苍术黄芩共苦参,风僵蚕钩藤并稀莶,酒丸服下可回春。

【外用治疗】

土大黄膏 治干湿顽癣,不论新久,但皮肤顽厚,串走不定,惟痒不痛者 硫黄八两 生矾四两 点红川椒二两 上各为末,用土大黄根捣汁,和前药调成膏,碗贮,新癣抓损擦之,多年顽癣加醋和擦,如日久药干,以醋调搽;牛皮癣用穿山甲,抓损擦之妙。

顽癣必效方 治多年顽癣,诸药熏擦,搽洗不效者,用之即愈 川槿皮四两 轻粉 雄黄各

四钱 百药煎四饼 斑蝥全用，一钱 巴豆去油，一钱五分 大黄二两 海桐皮二两 上为极细末，用阴阳水调，抓损敷药，必待自落。方歌：顽癣必效川槿皮，轻粉雄黄巴豆宜，斑蝥大黄百药煎，阴阳水和海桐皮。

顽癣方 川槿皮二钱 轻粉五分 斑蝥七个 大枫子七个 河、井水共一钟 煎一半，露一宿，笔蘸涂之。方歌：顽癣方中川槿皮，斑蝥轻粉各相宜，再加七个枫子肉，新笔涂将患处医。

（八）清·祁坤《外科大成》

【疾病概述】

白疕肤如疹疥，色白而痒，搔起白疕，俗呼蛇风。由风邪客于皮肤，血燥不能荣养所致。癣，发于肺之疯毒，若疥则属于脾之湿热矣，总不外乎风热湿虫四者相合而成。其形有六，搔之起屑者为干癣……不知痛痒者为风癣，即顽癣，坚厚如牛领之皮者为牛皮癣，白点相连者为马皮癣，轮廓全无纵横不定者为刀癣。

【临证辨治】

戴院使云：疮有恶疮，癣有顽癣，疥有疥痨，嚼肤烦扰，不当专用外敷，必须内宣其毒，方可除根，然体虚者，忌投风燥之药，复伤元气。如发痒时，勿以指搔，取苎麻线绷紧，于痒处刮之，虽破而血出，无妨，常用此法则虫随线下，取虫净，癣自愈矣，诚勿药之奇方也。或发痒时，用针刺百余下，出尽毒血。随用盐汤浸洗，内服表散之药，出汗除根。经云：湿淫于内，其血不可不砭，至于敷抹之药，如芍药、藜芦、或草乌、白芨或甘草、芫花，每用一反，加轻粉、儿茶酒调，搽之如扫。世称川槿皮癣之圣药也，且难得真者，须用露水磨涂，今人用泉水，故多罔效，诸癣宜灸间使穴。

【内服治疗】

服搜风顺气丸、神应养真丹加白蛇之类。

搜风顺气丸 大黄酒浸，九蒸晒，五两 火麻仁微火焙，去壳 独活 郁李仁滚水浸，去皮 枳壳麸炒 槟榔 车前子酒炒 菟丝子酒煮 山药 牛膝酒浸 山茱萸去核，酒浸，各二两 羌活一两 上为末，炼蜜为丸梧子大，每服三十丸，茶酒任下，早晚各一服。

神应养真丹 当归 川芎 白芍 熟地酒蒸，捣膏 羌活 天麻 木瓜 菟丝子 上等分为末，入前地黄膏，加蜜，丸桐子大，每服百丸，空心，温酒盐汤任下。

复煎散 当归 川芎 生地 玄参 羌活 荆穗各一钱 葱白三根 淡豆豉五六十粒 共一剂，外用浮萍四两，水煎汤二碗，去渣入药，再煎至一碗，热服出汗，避风。

清热消风散 苦参酒浸九蒸晒炒黄二钱 金银花 蝉蜕去翅足土炒 全蝎土炒 皂角刺 猪牙皂 荆芥穗 防风各一钱 葱白七根 水、酒各一钟，煎一钟，热服，忌发物。

加味八珍汤 治风癣痒如虫行 人参 白术 茯苓 甘草 当归 川芎 白芍 生地 防风

白芷 僵蚕 白鲜皮 桂枝_{少用} 麻黄_{少用} 葱白_{三根} 生姜_{二片} 水二钟 煎八分，服用，有虫者兼服蜡矾丸。

乌术丸 治诸癣久不愈者 苍术_{八两为末用生姜十二两取汁加童便拌术晒} 当归二两 草乌_{四两为末用葱白四两取汁拌乌成饼阴干} 白芷_{四两} 共为末，酒打糊为丸，梧子大，每服五十丸，酒水任下。

四圣不老丹 血燥者宜此，再兼服六味地黄丸 松香_{为末，水煮香沉为度，倾入冷水内，如式七次用十两} 茯苓 甘菊 柏子仁_{各四两} 共为末，炼蜜为丸，梧子大，每服八十丸，空心盐汤下，或酒下。

二合丸 治身面一切恶癣 苦参_{酒浸炒净末八两} 白蒺藜_{去刺酒泡炒黄净末四两} 黑丑_{炒取头末二两} 共一处和匀，外用皂角一斤，去皮弦，用河水浸揉取浓汁，砂锅内煎成膏，和药为丸，或少加蜂蜜，梧子大，每服二钱，酒水任下。

【外用治疗】

洗癣方 藜芦 苦参_{各二两五钱} 草乌 皮硝 槐枝_{各三钱} 水八碗，煎六碗，去渣再入雄黄末 雌黄_{末，各一钱五分} 先熏后洗，以不痒为度，少时再洗，数次可愈。方歌：苦参铁线透骨草，椒艾川乌茶叶帮，地骨七椿俱半两，蛤硝三倍水煎汤。

蜀契花洗方 回回骨契根茎枝叶俱用，或又鲜或干，取三二棵，切碎，水煎，露一宿，煎热熏洗。

白朱砂散 治顽癣并鹅掌风 朱砂 雄黄 象皮 硼砂_{各一钱} 蟾酥_{五分} 白朱砂_{二钱} 上为细末，用真生桐油调搽患处，以火烘之，痒止为度，遍身顽癣如癞者，烧猪粪熏之烘之，鹅掌疯烧鸽粪熏之烘之。

朱橘元青露 治一切癣 陈皮_{二钱} 元青_{三十个，即斑蝥也} 烧酒_{半斤} 共入瓶内，浸二七日，取汁搽癣上，频涂勿令干，以患处觉热痛为则，随起白泡，破流清水，水净结薄皮，三二日脱愈，甚者三二次，除根不发。

马蹄膏 治一切癣 白马蹄_{煅，存性为末}，预取马齿苋杵烂，加水煎成膏。调前末搽之。

一用鲜丝瓜叶于患处擦之。

（九）清·吴谦《医宗金鉴》

【疾病概述】

癣证情形有六般，风热湿虫是根原，干湿风牛松刀癣，春生桃花面上旋。此证总由风热湿邪，侵袭皮肤，郁久风盛，则化为虫，是以搔痒之无休也。其名有六：一曰干癣，搔痒则起白屑，索然雕枯……三曰风癣，即年久不愈之顽癣也，搔则痹顽，不知痛痒；四曰牛皮癣，状如牛领之皮，厚而且坚；五曰松皮癣，状如苍松之皮，红白斑点相连，时时作痒；六曰刀癣，轮郭全无，纵横不定。总以杀虫渗湿，消毒之药敷之。轻者羊蹄根散，久顽者必效散搽之。亦有脾、肺风湿过盛而肿痛者，宜服散风苦参丸，解散风湿，其肿痛即消。

417

白疕之形如疹疥,色白而痒多不快,固由风邪客皮肤,亦由血燥难荣外。(注:此证俗名蛇虱。生于皮肤,形如疹疥,色白而痒,搔起白皮。由风邪客于皮肤,血燥不能荣养所致。初服防风通圣散,次服搜风顺气丸,以猪脂、苦杏仁等分共捣,绢包擦之俱效)

【内服治疗】

散风苦参丸 苦参四两 大黄炒香 独活 防风 枳壳麸炒 元参 黄连各二两 黄芩 栀子生 菊花各一两 共研细末,炼蜜为丸,如梧桐子大。每服三十丸,食后白滚水送下,日用三服,茶酒任下。方歌:散风苦参风湿盛,癣疮多痒肿痛兼,大黄芩独防风枳,元参栀子菊黄连。

防风通圣散 防风 当归 白芍酒炒 芒硝 大黄 连翘 桔梗 川芎 石膏煅 黄芩 薄荷 麻黄 滑石各一两 荆芥 白术土炒 山栀子各二钱五分 生甘草二两 共为末。

【外用治疗】

羊蹄根散 羊蹄根末,八钱 枯白矾二钱 共研匀,米醋调擦癣处。方歌:羊蹄根散敷诸癣,羊蹄根共枯白矾,二味研末加米醋,搽患渗湿痒可痊。

必效散 川槿皮四两 海桐皮 大黄各二两 百药煎一两四钱 巴豆去油,一钱五分 斑蝥全用,一个 雄黄 轻粉各四钱 共研极细末,用阴阳水调药,将癣抓损,薄敷。药干必待自落。方歌:必效大黄百药煎,川槿海桐巴豆斑,雄黄轻粉阴阳水,调搽诸癣久年顽。

(十)清·顾世澄《疡医大全》

【疾病概述】

王肯堂曰:蛇虱遍身起如风疹疥丹之状,其色白不痛但痒,搔抓之起白疕,柏叶一味煎水洗。内服蜡矾丸、金银皂角丸(《准绳》)

《心法》曰:白疕俗名蛇虱。生于皮肤,形如疹疥,色白而痒,搔起白皮。由风邪客于皮肤,血燥不能荣养所致。用猪脂、苦杏仁等分共捣,绢包擦。

(十一)清·郑玉坛《彤园医书》

【临证辨治】

白疕疮生遍身皮肤之上,形如疥疹,色白而痒,抓起白皮。由风邪客于皮肤,血燥不能荣养而成。初起服防风通圣散两解之。汗下后常服搜风顺气丸。外用猪油、杏仁(等分)捣膏,绢包搽之。重者洗以海艾汤,常搽一扫光。

【内服治疗】

防风通圣散 凡痈疽肿毒,瘟疹诸疮,表里俱实者,服用此汗下兼行 防风 荆芥穗 连翘 薄荷 麻黄 川芎 当归 白芍 炙术 芒硝 煨大黄 炒栀仁各五分 条芩 桔梗 甘草 石膏末各一钱 滑石末三钱 姜葱引,便利去硝、黄名双解散。自汗去麻黄加桂枝。涎嗽加法半夏。

搜风顺气丸 治白疕,疮抓起白屑者 酒蒸晒大黄 炒山药 枣皮 牛膝 菟丝 麻仁 枳壳 炮郁李仁去皮 羌活 防风 独活 车前子 槟榔各一两 晒研极细,蜜为小丸。茶酒每下二钱,日二服。

【外用治疗】

海艾汤 洗油风燥痒,皮红光亮,一切风盛燥血 海艾 菊花 藁本 蔓荆 荆芥尾 防风 薄荷 甘草 藿香 甘松等分 煎汤,趁热熏洗数次。

一扫光 治诸疮 风湿痒痛癣疥痧痱 苦参 川柏各一两 大风子肉 木鳖肉 蛇床子 吊杨尘 枯矾 雄黄 川椒 硫磺 樟脑 轻粉各二两

(十二)清·程鹏程《急救广生集》

【疾病概述】

白疮,遍身形如疹疥,色白而痒,或搔起白皮。

【外用治疗】

用猪脂、苦杏仁等分共捣,绢包擦之,甚效。

(十三)清·许克昌、毕法《外科证治全书》

【疾病概述】

白疕(一名疕风),皮肤瘙痒,起如疹疥而色白,搔之屑起,渐至肢体枯燥坼裂,血出痛处,十指间皮厚而莫能搔痒。因岁金太过,至秋深燥金用事,乃得此证。多患于血虚体瘦之人。

【内服治疗】

养血润肤饮 当归三钱 熟地 生地 黄芪各四钱 天冬去心 麦冬各二钱去心 升麻 片芩各一钱 桃仁泥 红花各六分 天花粉一钱五分 上水煎,温服。如大便燥结,加火麻仁、郁李仁各五钱。如风盛痒甚,加明天麻一钱五分。

(十四)清·萧晓亭《疯门全书》

【疾病概述】

银钱疯,块如钱大,内红外白,刺之无血,白色如银,先发于身,后上面部,隐隐在内。轻用狗宝汤,重用蒺藜散。

(十五)清·邹岳《外科真诠》

【疾病概述】

白疕俗名蛇虱,生于皮肤,形如疹疥,色白而痒,搔起白皮,由风邪客于皮肤,血燥不能营养所致。

【内服治疗】

初起宜内服搜风顺气汤,继服神应养真丹自愈。

搜风顺气汤 酒草 车前 枣皮 淮山 川膝 菟丝二钱 独活一钱 火麻 槟榔 枳壳二钱 李仁二钱 羌活一钱

神应养真丹药物组成可见《外科大成》。

【外用治疗】

外用猪脂、杏仁等分共捣绢包搽之。

(十六)清·易凤嘉《外科备要》

【临证辨治】

俗名蛇虱,生遍全身,形如疹疥,色白而痒,搔起白皮。由风邪客于皮肤,血燥不能荣养所致。初服防风通圣散两解之,汗下后,常服搜风顺气丸,外用猪脂、苦杏仁等分,共捣成膏,绢包擦之,重者洗以海艾汤,常搽一扫光俱效。

【外用治疗】

一扫光 诸疮风湿痒痛,癣疥瘰痹 苦参 川柏各一两 大风子肉 木鳖肉 蛇床子 吊扬尘 枯矾 雄黄 川椒 硫磺 樟脑 轻粉各二钱 共研极细,猪油调膏烘热涂搽,或布包扎紧搽之。

二、近现代名家对病因病机、证型、临证的认识

赵炳南认为白疕是因情志内伤、饮食失节、气机壅滞、郁而化火、热毒内伏营血、复受风热毒邪而发病。病久或反复发作,阴血被耗,气血失和,化燥生风或经脉阻滞,气血凝结,肌肤失养发为白疕,在治疗上辨证为血热和血燥二型。血热型方用凉血活血汤(槐花、土茯苓、赤芍、丹参、鸡血藤、紫草、茅根)。方中生槐花、白茅根、紫草根、生地清热凉血;赤芍、丹参、鸡血藤凉血活血。风盛痒甚者,加白鲜皮、刺蒺藜、防风;挟湿者,加薏苡仁、茵陈、防己、泽泻;大便燥结者,加大黄、栀子;因咽炎、扁桃腺炎诱发者,加大青叶、板蓝根、连翘、元参。血燥型方用养血解毒汤(当归、鸡血藤、威灵仙、土茯苓、蜂房、山药、生地)。血热、血燥均可导致血瘀,治疗中可选用活血散瘀汤(三棱、莪术、桃仁、红花、白花蛇舌草、陈皮、鬼箭羽、鸡血藤)。

张志礼认为血热是银屑病发病的主要病机,并且针对相应病理机制引入西医指标对中医有效方剂进行了初步研究,开创了中西医结合皮肤病科研先河,把中医"毒邪"与西医的细胞因子、角质细胞过度增殖相联系,"血瘀"与西医上的微循环障碍和血管活性物质表达异常相联系,形成了银屑病"血分蕴毒"理论,现在临床应用的是银屑病血热方、血

燥方、血瘀方。

禤国维则强调银屑病从燥毒瘀立论，认为本病是血燥为本，瘀毒为标。在辨证治疗上，禤老将银屑病分为血热毒瘀、血虚毒瘀、脾虚毒瘀进行治疗，并创制新方"乌紫解毒汤"，方由乌梅、紫草、土茯苓及莪术4味药组成，具有解毒化瘀、利湿清热之功，为治疗白疕的基础方。禤老结合现代医学研究，对以斑块为主，长期难消的皮损，加用白花蛇舌草、石上柏等具有抗肿瘤作用的中药，效果较好，同时在各型用方的基础上加用九节茶和泽兰两味药，两者可加强乌紫解毒汤解毒化瘀、利湿清热之力。

朱仁康认为，银屑病的主要病因是"血分有热"。由于素体蕴热，复感风热毒邪，或恣食腥发动风之物，或情志内伤，五志化火。两阳相合，热内不得泄，外不得发，燔灼血液，怫郁肌腠，发为白疕。疾病日久则耗伤阴血，阴虚血燥，肌肤失养；瘀阻脉络，可存在于白疕的各期。在临证中，根据皮损特点及其舌象脉症，分为血热风燥和血虚风燥两证论治。血热风燥证治宜清热解毒，选"克银一方"。处方：土茯苓30克，忍冬藤15克，草河车15克，白鲜皮15克，北豆根15克，板蓝根15克，威灵仙10克，生甘草6克。血虚风燥证法宜滋阴养血润燥，清热解毒，选"克银二方"。处方：生地30克，丹参15克，元参15克，麻仁10克，大青叶15克，北豆根10克，白鲜皮15克，草河车15克，连翘10克。朱老还根据皮疹发病部位注重引经药物的应用，如头皮重者加升麻、荆芥；面部多者加白芷；四肢重者加威灵仙、桑枝；上肢重者加川芎；下肢重者加独活、川牛膝；腰骶为主者加杜仲、狗脊。

欧阳恒认为，白疕发病主要病机为血热而致气、津、阴液受损。病理因素多以"热""瘀""虚"。治疗中遵循清热、化瘀、补虚的治疗原则，同时还兼顾解毒。故在临床治疗时将寻常型银屑病分为血热阴耗证、血热抑郁证、毒瘀证、血虚风燥证四型。血热阴耗证治以清热解毒、益气养阴，方选用竹黄汤；血热抑郁证治宜疏肝解毒、清热养阴，处方用竹黄汤Ⅱ号，由逍遥散、竹叶石膏汤、黄连解毒汤加减化裁而来。毒瘀证治以清热解毒，活血散瘀，常用仙方活命饮加漏芦化裁治疗。血虚风燥证治宜养血活血，滋阴润燥。常用药物：生地黄、牡丹皮、玄参、丹参、白芍、麻仁、山豆根、苦参等。伴有口渴者加麦冬、天花粉；便秘者加何首乌、当归、肉苁蓉；痛痒者加白鲜皮、白芷；皮损颜色暗红者加当归尾、桃仁、红花；皮损厚硬者加三棱、莪术；皮损干裂者加沙参、麦冬；鳞屑厚者加当归、鸡血藤。

徐宜厚认为银屑病病因病机以外感六淫、内伤七情、饮食不节、脏腑失调为主。病初主要表现在血分，辨证分为血热、血瘀、血燥，病久累及脏腑，其中尤以肝、肾两脏为主。此外还根据发病的原因分为风热、风湿、风寒施治。在治疗过程中，通常分为三大类，一是从血论治，血热宜凉血解毒，选用银花虎杖汤加减；血燥宜养阴润燥，选用养血润肤汤加减；血瘀宜化瘀解毒，选用黄芪丹参汤加减；血虚证宜养血和营，益气祛风，选用养血祛风汤加减。二是从证论治,风热证宜疏风解表,清热凉血,选用消风散加减;风寒证宜疏风散寒,活血调营,选用四物麻黄汤加减;湿热证宜清热利湿,凉血解毒,选用消银二号汤加减;风湿痹阻证宜祛湿清热,解毒通络,选用独活寄生汤加减;冲任不调证宜调摄冲任,选用二仙汤加减;肝肾不足证宜补益肝肾,祛风除湿,选用健步虎潜丸加减。湿热毒蕴证宜祛湿清热,凉血解毒,选用克银一号加减;脾虚毒恋证宜健脾除湿,清解余毒,选用除湿胃苓汤加减;毒热伤营证宜凉血解毒,清营退斑,选用羚羊化斑汤加减。三是按期论治,进行期宜驱邪法;退行期宜攻补兼施;静止期扶正固本或者滋阴护液。

庄国康认为血分有热是银屑病的主要原因,加之外感六淫,或饮食不当,或七情内伤,以及其他因素,均可导致玄府郁闭,血热内蕴,以致血热毒邪外壅肌肤而发病。在银屑病病机演变过程中"血热"与"玄府郁闭"贯穿始终。在银屑病初期(进行期)病机为热毒内蕴,瘀热互结;在中、后期病机为玄府郁闭,热毒未清。故治疗上在急性期以清热解毒为主,兼加活血凉血和活血去瘀。常用药物:土茯苓、水牛角粉、白花蛇舌草、生地、丹皮、赤芍、丹参、泽兰、鸡血藤、凌霄花等。在消退期治疗则以养阴润燥、活血为主,常用药物:生地黄、熟地黄、白花蛇舌草、黄精、天冬、麦冬、玉竹、石斛、南沙参、丹参等。寻常型银屑病斑块期,病机关键为玄府郁闭,病性为虚实夹杂,玄府郁闭为实,气血津液不能濡养肌肤、肌肤失养为虚。庄国康提出了玄府开窍,凉血活血或调和阴阳、寒热既济的治疗方法。方用麻杏石甘汤、桂枝汤、麻黄附子细辛汤,取其开通玄府、发散热毒的作用。庄国康认为要依据病情病证的变化,及时调整治则治法。以阴阳理论指导治疗。治病要做到杂合以治,辨别病之轻重,分别采用解表、攻下之法;辨别气虚和阴亏,选择益气或养阴的治法。"阴病治阳,阳病治阴"的治则,在临床上应灵活的运用。

王永炎提出玄府郁闭、热毒蕴结是银屑病的核心病机。其认为银屑病初期外感风邪所致。风邪外袭,玄府开阖失司,阳气闭郁于内,蕴而化热成毒,燔灼气血,发于肤腠,则见焮赤丘疹,刮之出血;玄府郁闭,汗孔不利,则皮损处干燥无汗。在治疗上提出疏通玄府、通络解毒法治疗斑块状银屑病,方药采用以麻黄为君药的开玄解毒方治疗斑块状银屑病。常用药物有:麻黄、石膏、桂枝、紫草、土茯苓、三棱、莪术。

三、医案

【医案1】 段某,女,40岁。主诉:周身发红斑肿胀及小脓疱,反复发作15年余。现病史:15年前第1次妊娠时,在两大腿内侧、腋窝部发红斑、肿胀及小脓疱。当时诊断不明,经治疗后缓解。1955年第2胎妊娠后期,突然高烧,并在躯干、四肢发现红斑、小脓疱,当时在某医院住院,诊断为"疱疹样脓疱病",产后皮损逐渐缓解。1957年第3次妊娠时皮损加重,住某医院诊断为:"疱疹样脓疱病""疱疹样皮炎""脓疱性牛皮癣""脓疱性湿疹"等,经治疗2月余,产后病情趋于缓解。但至1958年、1959年仍然未愈,于1959年11月又泛发全身,再次住院2个多月,病情减轻而出院。1960年3月第4次妊娠病情加重,至1961年皮疹又泛发全身,曾在某医院住院,病理诊断为"脓疱性牛皮癣",住院1个月好转而出院。出院后1周,再次泛发全身。1962年2～5月一直在某医院皮科门诊治疗,经用各种西药、理疗等均未获疗效,皮损继续发展,自觉痒甚,睡眠欠佳,饮食如常,二便自调,平素白带较多。5月3日本院会诊。检查:发育、营养中等,毛发生长良好,胸透正常,血、尿、便、肝功能等化验均属正常。病理检查:符合脓疱性牛皮癣。头部、胸、腹、背及腰围均可见脓疱广泛分布,表面糜烂,痂皮,有轻度渗出液,基底轻度肿胀、色红,浸润不深,部分皮损表面有黄色脂性落屑,发疹无特殊部位,手足掌、两下肢及黏膜无皮疹。脉象:沉缓。舌苔:舌光无苔,舌质淡。西医诊断:脓疱性牛皮癣。中医辨证:寒湿内蕴,气血失和,兼感毒邪。治法:温中燥湿,养血润肤,佐以解毒。方药:肉桂二钱、白芥子二钱、苍术三钱、陈皮二钱、泽泻二钱、刺蒺藜三钱、当归二钱、厚朴二钱、干生地三钱、大熟地三钱、海桐皮三钱、金银花三钱、净连翘三钱、炙甘草二钱。

5月14日服前方10剂,皮损明显好转,瘙痒消失,皮损鳞屑、痂皮减少,分脓疱消退吸收露出深红色基底,表面无糜烂,舌体胖而淡,舌光无苔,脉象沉缓。再以前方加减:肉桂二钱、白芥子二钱、苍术三钱、陈皮二钱、泽泻二钱、茯苓三钱、刺蒺藜五钱、当归二钱、生地三钱、熟地三钱、白鲜皮五钱、赤芍三钱、海桐皮三钱、白芍三钱、炙甘草二钱。

5月19日皮损明显好转,色较前转淡,瘙痒完全消失,夜间已能安静入睡。但腰围部仍有少数皮疹新生,舌体胖嫩,脉沉缓。前方加土茯苓一两,炒槐花五钱,又服3剂。5月24日原有皮损大部消退,遗有色素沉着斑,未见皮疹新生,原方又服3剂。5月28日未见新发皮疹,原方肉桂改用一钱,去海桐皮加黄芪二钱。6月4日亦无新生皮疹,局部皮疹继续消退。肉桂改五分,又服4剂。6月11日皮疹已基本消退,但见少数皮损边缘仍残留有鳞屑,继以养血润肤之品2剂:当归二钱、生地三钱、熟地三钱、赤芍三钱、白芍三钱、茯苓三钱、土茯苓五钱、泽泻二钱、炒槐花五钱、苍术二钱、白鲜皮五钱、刺蒺藜五钱、炙甘草二钱。

6月18日皮损全部消失,皮肤除遗有色素沉着外,均已恢复正常。遂给以除湿丸巩固疗效。2周后复查,一般情况良好,无新生皮疹,共历时1个半月而治愈。追访半年余,有少数皮疹复发,再投以中药又获缓解。

(摘自《赵炳南临床经验集》)

【医案2】黎某,女,10岁,简易病历,初诊日期1970年6月23日。主诉:全身红疙瘩及白屑已2年。现病史:2年前发现下肢出现红色点状皮疹起白色鳞屑,今年7月份皮疹泛发全身,曾口服"白血宁",外用药水均未见效。目前皮疹泛发头部,四肢及躯干呈红点状皮疹,脱屑、瘙痒较重。检查:皮疹呈滴状,色潮红密布于头部、四肢及躯干,表面有银白色较厚之鳞屑,基底色潮红、浸润。脉象:弦滑细。舌象:苔薄白,舌质红。西医诊断:牛皮癣进行期。中医辨证:血热受风,发为血热型白疕。立法:清热凉血,散风解毒。方药:粉丹皮三钱、干生地五钱、白茅根五钱、生白术三钱、车前子(包)三钱、白鲜皮五钱、乌蛇肉二钱、秦艽三钱、川连二钱、川军二钱、漏芦二钱,外用楮桃叶一斤,煎水洗浴,每日1次,京红粉膏外搽。1971年8月16日前药服7剂,配合外用药皮损变薄,色由潮红转淡红,未见新生皮疹,痒感减轻,前方再继续服用。8月24日前药又用7天后,头部及躯干,皮疹大部分消退呈现色素脱失,四肢皮疹仍色红作痒,前方乌蛇肉改用三钱,川军改用三钱,干生地改一两。9月1日全身皮疹消退呈色素脱失,唯双上肢皮损未退净,改用养血润肤法,停外用药。干生地一两、天麦冬四钱、全当归五钱、乌蛇肉三钱、白鲜皮一两、地肤子五钱、鸡血藤一两、秦艽三钱、漏芦三钱、生白术三钱、川连钱半。

9月15日服前药后,皮疹已全部消失,临床痊愈。患者要求带成药准备返回原籍,带秦艽丸20丸、八珍丸20丸,早晚各分服1丸。

附:京红粉软膏,组成:京红粉6克,利马锥2克,凡士林30克。

(摘自《赵炳南临床经验集》)

【医案3】李某,女,40岁,1999年10月7日初诊。病史:3个月前无明显诱因身起皮疹,瘙起白屑,逐渐加重曾于外院予以激素类药膏疗效不明显。现身起皮疹自觉瘙痒,咽部不适,纳可,二便可。诊查:躯干、四肢散在高粱米大红色丘疹,表面覆盖银白色鳞屑,舌红苔白,脉数。西医诊断:银屑病(进行期)。中医诊断:白疕(血热型)。治法:凉血活血,清热解毒。处方:紫草15克、茜草15克、板蓝根30克、大青叶30克、土茯苓30克、槐花30克、山豆根10克、元参15克、锦灯笼10克、天花粉15克、白鲜皮30克、干生地15克、赤芍15克、双花15克、生苡米30克、羚羊角粉0.6克(冲)

二诊:上方连服21剂,皮损全部消退,遗留色素减退斑,无咽部不适,续服14剂巩固疗效。

(摘自《张志礼皮肤病医案》)

【医案4】胡某,49岁,女,1999年7月22日初诊。病史:18年前患者头部起疹,上覆银白色鳞屑。曾诊为"银屑病",经治未效,皮疹逐渐增多,渐及全身,自觉瘙痒。遂来求诊。诊查:头部银白色鳞屑,腰背部,双大腿大片肥厚斑块,色暗红。舌紫暗,苔白,脉沉缓。西医诊断:银屑病。中医诊断:白疕(血瘀型)。治法:活血化瘀,除湿解毒。处方:桃仁10克、红花10克、三棱10克、莪术10克、紫草15克、茜草15克、板蓝根30克、大青叶30克、土茯苓30克、槐花30克、生地15克、白鲜皮30克、苦参15克。外用5%水杨酸软膏。

二诊:服药28剂后,皮损较前变薄,部分肥厚斑块内出现"钉突"状丘疹,鳞屑较前减少。上方加苡米30克、枳壳10克。

三诊:再服药28剂,大片皮损消退,遗留炎症后色素沉着斑,继续服药,巩固治疗。

(摘自《张志礼皮肤病医案》)

【医案5】李某,男,42岁,1987年9月6日初诊。病史:患者11年前双肘、膝散在出现皮疹,表面白屑,于外院诊为"银屑病",间断治疗无好转,皮疹渐多,波及头皮躯干。3年前又出现关节痛,以指趾关节为重。曾服用双酮嗪、布洛芬等药物,1月前又因肝功异常、白细胞减少停用。2天后出现高热,体温39.7℃,全身皮肤潮红肿胀,大量脱屑,关节红肿,疼痛加重,不能端碗持物,口干舌燥,不思饮食,大便干燥,小溲黄赤,又加服双酮嗪仍无好转,来医院收入治疗。诊查:全身情况差,急性重病容。体温38.9℃,脉搏120次/分。全身皮肤弥漫潮红,肿胀,表面大量污垢脱屑。双手、足、小腿高度肿胀,远端指趾关节肿胀畸形,屈曲困难。双腋下、腹股沟淋巴结肿大伴压痛。舌红绛,无苔,脉弦滑数。化验血沉94mm/h,肝功异常,关节X线拍片示双指趾远端关节骨质破坏,关节间隙变窄,可见帽状改变及远端骨质侵蚀。西医诊断:关节型红皮病型银屑病。辨证:寒湿瘀阻经络,郁久化热,毒热炽盛。治法:清热凉血解毒,活血通络。处方:羚羊角粉0.6克(冲)、生地30克、丹皮15克、赤芍15克、紫草15克、白茅根30克、忍冬藤30克、板蓝根30克、大青叶30克、重楼15克、白花蛇舌草30克、丹参15克、鸡血藤30克、天仙藤15克。外用普连膏。继续维持入院前已服的双酮嗪每日0.4克。体温高于38.5℃时给消炎痛栓50mg纳入肛内。其他采用对症处理。

二诊:服药5剂后体温正常,精神食纳好转,大便正常,关节疼痛减轻。皮疹转暗,潮红肿胀减轻,自觉瘙痒。前方去忍冬藤、天仙藤,加车前子15克,白鲜皮30克。

三诊:服药21剂,皮肤潮红、肿胀基本消退,但关节疼痛较重,尤以晨起受凉时为著。诊查见舌质淡,苔薄白,脉沉缓。此为毒热已解,寒湿之邪盛,经脉阻隔,气血瘀滞之象。治当以温经散寒,活血通络,佐以除湿解毒。处方:制川草乌各6克、秦艽15克、乌梢蛇10克、鸡血藤30克、天仙藤10克、络石藤10克、首乌藤30克、丹参15克、忍冬藤30克、紫草

15克、土茯苓30克、苡米30克、重楼15克、白花蛇舌草30克

四诊：服上方14剂，关节红肿减，疼痛减轻，已不需解热镇痛药。血沉43mm/h。躯干、下肢红斑仍浸润肥厚，有多层银白色鳞屑。加强养血活血润肤之品。处方：三棱10克、莪术10克、桃仁10克、红花10克、丹参15克、赤白芍各15克、当归10克、首乌藤30克、鸡血藤30克、天仙藤10克、秦艽15克、土茯苓30克、苡米30克、重楼15克、白花蛇舌草30克

五诊：服药28例，全身皮损已退，仅小腿残留小片皮疹，关节疼痛缓解。以双酮嗪0.2克每日维持，出院巩固治疗。

（摘自《张志礼皮肤病医案》）

【医案6】李某，男，50岁，1987年3月23日初诊。病史：患者12年前出现甲下脓疱，皮疹渐及四肢，于当地医院诊为"脓疱型银屑病"。1987年1月酒后受凉高热，脓疱泛发全身，先后于多家医院就诊，服用布洛芬、氯灭痛、消炎痛、地塞米松、氨苯砜、甲砜霉素、沽霉素等治疗。口服地塞米松6片/日，已3个月。半月来突然高热烦躁，神昏谵语，心烦口渴，恶心纳差，消瘦乏力，脓疱泛发全身并有全身皮肤红肿，卧床不起，极度衰竭，大便数日未行，小溲短赤，急诊送入病房。诊查：一般情况差，体温39.7℃，脉搏120次/分，神志模糊，精神萎靡。全身皮肤弥漫潮红肿胀，躯干四肢密布粟粒状脓疱，部分融合成脓糊，指趾甲大部脱落，可见甲床积脓。毛发稀疏呈束状。化验检查白细胞总数2×10^{10}/L，中性85%，尿糖（+++）。舌质红绛无苔，有沟状裂纹，脉弦数。西医诊断：泛发性脓疱型银屑病、红皮症、继发类固醇性糖尿病。辨证：毒热炽盛，气血两燔，有伤阴之象。治法：清热解毒，凉血护阴，利水消肿。处方：羚羊角粉0.6克（冲）、白茅根30克、紫草30克、大青叶30克、板蓝根30克、败酱草30克、重楼15克、白花蛇舌草30克、生地30克、丹皮15克、赤芍15克、沙参15克、元参15克、冬瓜皮15克、桑白皮15克、车前子15克。外用1%氯氧油，根据细菌培养药敏结果改用0.08%庆大霉素液浸泡手、足。激素维持原量，配合对症治疗。

二诊，服药7剂，体温降至37.5℃，新发脓疱减少，又服14剂，精神食纳好转，心烦口渴，症状明显缓解，尿糖（+）。皮肤燔红，肿胀明显减轻。仍有低热乏力，手足心热，口苦咽干，动则大汗。于上方去羚羊角粉、冬瓜皮，加地骨皮15克，西洋参6克（另煎饮）。

继续综合治疗。

三诊：上方14剂，体温恢复正常，精神好转，可下床活动。红皮变暗，躯干脓疱基本消退，四肢脓疱部分融合呈片状。舌红，沟状纹无苔，脉细数无力，两尺尤甚。证见毒热伤

阴,气血两虚。拟养阴益气,凉血解毒,清解余热。处方:南北沙参各15克、石斛15克、元参15克、生地15克、地骨皮15克、生芪15克、紫草15克、茜草15克、板蓝根30克、大青叶30克、蒲公英30克、苡米30克、重楼30克、白花蛇舌草30克。激素开始减量,对局限干枯的脓疱性皮损改用普连膏与化毒散膏混匀外用。同时口服新清宁,并继续其他综合治疗。

四诊:服药28剂,皮疹全消。激素减至维持量,临床治愈出院。

(摘自《张志礼皮肤病医案》)

【医案7】患儿,女,2个月,于出生后20余天头面颈部出现红色斑丘疹,全身散在小脓疱,颈部及腋下皮肤糜烂伴少许渗液,当地某医院诊断为"湿疹",予抗过敏药口服及外用百多邦后,皮损仍逐渐增多,后就诊于某皮肤病防治研究所,予中药口服外用,病情稍缓解。7天后,皮损再次加重并泛发全身。患儿为第一胎,足月顺产,人工喂养。否认银屑病家族遗传疾病史。体格检查:体温36.3℃,呼吸19次/分,血压134/70mmHg,脉搏84次/分。系统检查无异常。皮肤专科检查:全身弥漫性潮红,头皮覆盖弥漫性痂皮,躯干及四肢散在片状痂皮,腹部及双手腕处散在小脓疱,甲板未见异常。实验室检查:血常规,白细胞:11.88×10^9/L;中性粒细胞百分比:46.4%;淋巴细胞百分比:40.7%。尿、便常规未见异常。总IgE:未见异常。皮肤组织病理检查(右上肢):皮肤角化过度,可见局灶性中性粒细胞及浆液渗出形成小脓疱,颗粒层缺如,棘层增生,海绵水肿,上皮脚下延增宽呈杵状。少量中性粒细胞上移至表皮,真皮乳头水肿上延,乳头上方表皮变薄。真皮血管扩张伴少量淋巴细胞,中性粒细胞浸润。结合临床,符合脓疱性银屑病。舌苔:舌红,苔黄,指纹现于风关。西医诊断:脓疱性银屑病。中医诊断:白疕。中医辨证:湿热毒盛。治法:清热利湿解毒。方药:淡竹叶3克、灯芯草1扎、连翘5克、生地黄5克、金银花5克、板蓝根5克、蒲公英5克、赤芍3克、布渣叶5克、甘草2克。嘱患者家属用橄榄油外擦患者皮损,促进痂皮脱落。并予中药煎煮后外洗,方药如下:金银花15克,紫草15克,大黄10克,甘草15克,黄精15克。同时,入院后,予免疫球蛋白冲击治疗,每次2.5g,冲击治疗4次。13天后,患儿全身皮肤潮红减轻,原有脓疱消退,未见新出脓疱,原方基础上,去金银花、板蓝根以防寒凉伤胃,酌加茯苓5克,白术5克健脾祛湿。16天后,患儿皮肤潮红基本消退,脓疱消失,遵医嘱出院。

出院32天后,患儿躯干部再次出现潮红,腹部散在少许小脓疱,舌红,苔黄,纳差眠可,小便黄。禤国维在原方基础上加减治疗,方药如下:生地黄5克,金银花5克,板蓝根3克,赤芍3克,黄芩3克,淡竹叶5克,玄参3克,牡丹皮5克,甘草5克。7天后,躯干部潮红减退,脓疱较前减少,舌偏红,苔少,脉缓,纳仍差。褶国维去黄芩、金银花、板蓝根,加白术5克,薏苡仁5克,南沙参、北沙参各5克。5天后,患儿躯干部皮肤潮红消退,小脓疱消失,纳眠可。后经随访,患儿周身未见皮损复发。

（摘自国医大师褶国维教授中医药治疗新生儿脓疱性银屑病1例.中华中医药杂志,2015,30(12):4336-4337.）

【医案8】患者,男性,70岁。主诉:全身红斑,鳞屑反复发作30年,再发加重1月。以"银屑病(红皮病型)"收住入院,入院时全身皮肤潮红、干燥、脱屑、皲裂,颜面、双下肢肿胀,瘙痒剧烈,双眼结膜充血,伴少量脓性分泌物。舌红少津,中有裂纹,少苔,脉弦。中医诊断:白疕;证候:热毒炽盛证。西医诊断:银屑病(红皮病型)。治法:凉血解毒,滋阴清热。采用褶国维皮肤病解毒方加减:乌梅15克、莪术10克、紫草30克、土茯苓30克、白花舌蛇草30克、牡丹皮15克、生地黄30克、玄参30克、赤芍30克、水牛角30克、昆明山海棠15克、甘草10克、金银花15克。3剂,水煎服,每日3次,每次150mL。中药外洗:龙胆草30克、白头翁30克、仙鹤草30克、苦参30克、昆明山海棠30克。3剂,水煎,每日2次,湿敷治疗,皮损干燥脱屑处外用紫草油保护皮肤。西医治疗主要以对症支持为主。治疗1周后,患者病情明显好转,皮疹颜色明显变淡,脱屑明显减少,瘙痒减轻,眼部脓性分泌物基本消失,舌红少津,中有裂纹,少苔,脉弦。考虑此时余热未清,阴虚火旺。治以滋阴清热,养血润肤。方药如下:乌梅15克、莪术10克、紫草30克、土茯苓30克、当归10克、白芍30克、生地黄30克、熟地黄30克、赤芍15克、麦冬15克、昆明山海棠15克、甘草10克、白花蛇舌草15克。3剂,水煎服,每次150mL,每日3次。继续给予中药原方外洗。1周后患者皮疹大部分消退。出院后继续服用上方,随诊1月,病情稳定。

（摘自运用褶国维教授"解毒法"治疗中重度银屑病体会.中国中医急症,2019,28(05):866-868+871.）

【医案9】杨某,男,10岁,简易病历,初诊日期:1976年12月2日。其父代诉:身起红斑鳞屑已2年,全身皮肤大片潮红已3个月。现病史:1974年冬季,头皮出现两块皮癣,以后躯干四肢皮损逐渐增多,始终未见消退。1976年9月曾在某诊所治疗,服药后很快发现全身皮肤大片潮红,大量脱屑,痒感增剧。又经某医院治疗,潮红面积仍日见扩大,层层脱屑,呈红皮症象,大便干。检查:全身皮损约占体表90%,基底潮红,上盖银白色片状鳞屑及大量痂皮。剥落后则裸出潮红面以头皮脸面、胸背、两腿为重。面部可见搔痕及少量渗出。舌质红绛,苔光,脉象细滑。中医诊断:白疕。西医诊断:银屑病红皮症。证属:血热生风,风燥伤阴。药用:生地30克、丹皮9克、赤芍9克、麦冬9克、玄参9克、丹参9克、麻仁9克、大青叶9克、山豆根9克、白鲜皮9克。7剂水煎服。外用玉黄膏搽擦。

二诊:(1976年12月10日)用药后四肢皮肤潮红减轻,头皮躯干,仍见屑多,潮红而痒。上方去丹参、山豆根、麻仁,加紫草15克,地肤子9克,10剂。

三诊:(1976年12月21日)全身皮肤潮红,明显减轻,脱屑痂皮亦渐减少,尚痒。宗上方加苍耳子9克,继服10剂。

四诊:(1976年12月21日)躯干部皮损,基本趋平,亦不潮红,头皮鳞屑亦少,舌尖红,脉细滑。继服上方加麻仁9克,10剂。

五诊:(1977年1月11日)躯干头皮上肢皮肤已趋正常,两腿尚见鳞屑发痒。继服上方去苍耳子加天冬9克,10剂。

六诊:(1977年1月21日)小腿臀部,尚留小片皮损,发痒不甚,大便略干。上方去丹皮、赤芍,继服15剂。

七诊:(1977年2月8日)基本痊愈,只留小腿稍有脱屑,舌尖红,苔净,上方去大青叶10剂后全退而愈。

(摘自《朱仁康临床经验集》)

【医案10】肖某,男,46岁,1980年1月6日初诊。患银屑病10余年,曾用过白血宁、乙亚胺等效果不显。检查:在头部、鼻梁两侧,腰骶、膝盖等处可见大于银元、小于黄豆的浸润较深的斑丘疹,鳞屑较多,痒感以夜间为重,其病情冬重夏轻,舌红苔少,脉象细数。证属血热扑肤。治宜凉血解毒。方选银花虎杖汤,药用:银花、虎杖、丹参、鸡血藤各15克,生地、归尾、赤芍、炒槐花各12克,紫草、大青叶、丹皮各10克。外用黄连膏涂搽,每日2~3次。

二诊:按上方服用2周后,头面斑疹鳞屑明显减少,痒感也有所减轻。上方又服2周后复查,发现腰骶、膝盖损害也开始消退。上方加制首乌15克,山楂10克,坚持治疗1月后,症状基本消除。嘱其少食辛辣之类,以防再发。

(摘自《中国现代百名中医临床家丛书·徐宜厚》)

【医案11】魏某,男,50岁,1999年8月入院。患者银屑病20年。今年7月,因母亲去世,过度操劳,周身出现密集性红斑,大部分融合成片。8月份,门诊以红皮病型银屑病收住入院。检查:面部潮红肿胀,周身可见大片红斑,状如地图,尤以躯干、上肢呈弥漫性分布,银白色鳞屑大量脱落,头发干燥呈束状,伴有小便清长、大便稀溏、烦躁不安等,舌质淡红,苔薄白,脉弦而无力。证属内虚外实,虚阳外越。治宜引火归原。方选桂附八味汤加减,药用:制附块8克,肉桂6克,熟地、山药、山萸肉各15克,泽泻、丹皮、茯苓、防风、连翘各10克,赤小豆30克,黄芪12克。

二诊:按方治疗4天后,烦躁不安消失,大便成形,一日一行,面部红斑显著消退,躯干四肢弥漫性红斑也有所减淡。但痒感仍然较重,表明虚热流窜肤表。上方去连翘、赤小豆,加地骨皮15克,桑白皮12克。

三诊:上方治疗12天后,痒感和红斑基本控制,但遗留皮肤干燥,并有糠秕状鳞屑较多。说明阴液耗伤,肤失濡养。改用扶脾润肤法。药用:南沙参、北沙参、玉竹、石斛、白术、山药各12克,干地黄、制首乌、茯苓各10克,地龙、蝉衣、黄芩各6克,每日1剂。又坚持治疗30天,诸症痊愈而出院。

(摘自《中国现代百名家中医临床家丛书·徐宜厚》)

【医案12】肖某,男,33岁,2013年7月7日初诊。主诉:周身斑块伴瘙痒脱屑20年。患者全身银屑病已20年,初期点滴状红斑伴脱屑损害,后变成大斑块。入夏好转,目前躯干及腰腹部均为大斑块皮疹,痒,皮损局部无汗出。舌质暗红,苔黄,脉弦细。诊断:斑块状银屑病稳定期(瘀热互结,玄府郁闭)。治法:玄府开窍,凉血活血法。处方:炙麻黄6克、桂枝10克、白芍10克、生姜10克、生甘草10克、大枣10克、杏仁10克、生石膏30克、生熟地15克、全当归15克、制首乌10克、丹皮10克、生槐花10克、紫草10克、白茅根15克、丹参15克、三棱10克、莪术10克、白花蛇舌草15克、大青叶10克。14剂,水煎服。

二诊(7月29日):皮损变薄,继续稳定,痒,舌质红,苔净,脉细。辨证治法同前。处方如下:炙麻黄9克、杏仁6克、生石膏30克、生甘草10克、桂枝10克、生姜10克、大枣10克、羚羊角粉0.6克、土茯苓30克、生地10克、丹皮10克、生槐花10克、紫草10克、白茅根15克、丹参15克、赤芍10克、鸡血藤10克、大青叶15克。14剂,水煎服。继服1个月后皮损明显整片变薄,鳞屑减少,不痒,颜色变淡。

(摘自《当代中医皮肤科临床家丛书·庄国康》)

【医案13】薄某某,男,31岁,2014年2月24日初诊。患者全身皮疹9年,于躯干四肢起大斑块皮疹,痒。曾经消退2年又复发,入冬加重,头皮较少。入夏好转但不消退。舌质淡红,苔薄白,脉弦细。治则:玄府开窍,凉血活血。方法:炙麻黄6克、杏仁10克、生石膏30克、桂枝10克、白芍10克、生姜6片、土茯苓30克、羚羊角粉0.6克、白鲜皮10克、玄参10克、生地30克、丹皮10克、生槐花10克、紫草10克、白茅根10克、丹参10克、桂枝10克、三棱10克、莪术10克、白花蛇舌草15克、大青叶15克。水煎服14剂。外用卡泊三醇软膏加湿毒软膏。

二诊(3月11日)：明显改善，皮疹已大部趋消，见色素沉着。舌质淡红，苔白净。脉弦细。治则同前。原方加龙葵10克继续服用14剂。外用同前。

三诊(3月25日)：继续进步，皮疹大部呈色素沉着。下肢部分皮疹边缘浸润。

治疗仍遵前方，加熟地15克、全当归15克，水煎服14剂。

（摘自《当代中医皮肤科临床家丛书·庄国康》）

【医案14】赵某，男，26岁。2008年11月11日初诊。全身泛发暗红肥厚斑块3年，加重2周。3年前急性扁桃腺炎后，于躯干四肢出现红色丘疹，上有银白色鳞屑，诊断为银屑病，伴瘙痒，无咽痛咳嗽等症。舌质暗红，苔黄厚而干，脉滑数。皮科检查：全身散在暗红肥厚斑块，厚如牛皮，干燥无汗，上有成层灰白色鳞屑，刮之即落。PASI评分=0.1（Eh+Ih+Dh）Ah+0.2（Eu+Iu+Du）Au+0.3（Et+It+Dt）At+0.4（El+Il+Dl）Al=0+0.2×8×1+0.3×9×1+0.4×9×2=11.5。证属：玄府郁闭，热毒蕴结挟湿。治宜：开通玄府，通络解毒化湿。方选开玄解毒方，炙麻黄9克、荆芥9克、桂枝9克、细辛3克、附片6克，开通玄府，配合凉血、活血、解毒的紫草15克、莪术9克、白花蛇舌草20克、土茯苓30克，加枳壳10克、竹茹10克、陈皮15克以化痰行气。外用复方莪倍软膏，并以塑料薄膜包裹皮损以助汗液透发及药物渗透。

二诊，2008年11月18日。皮疹颜色明显变浅，厚度变薄，鳞屑减少，基本已无瘙痒。PASI评分=0+0.2×3×1+0.3×3×1+0.4×6×2=6.3。舌质暗红，苔黄厚腻有减，脉滑数。继以上方7剂内服，外用复方莪倍软膏，包裹法同上。

三诊，2008年11月25日。躯干、上肢皮疹基本消退，下肢皮疹淡红，无浸润，无明显鳞屑。PASI评分=0+0.2×1×1+0.3×1×1+0.4×2×2=2.1。舌暗红，苔薄黄，脉滑数。痰湿已化，继续开通玄府，通络解毒法。开玄解毒方7剂隔日服用，外治法同上。

四诊，2008年12月9日。皮疹基本消退。停服中药，嘱其继续外用药物，并调畅情志，调摄饮食，防止复发。

（摘自从玄府理论新视角论治银屑病.北京中医药大学学报,2009,32(02):136-138.）

四、现代研究进展

中医上的白疕相当于西医的银屑病，是一种以红斑、鳞屑为主要特征的慢性复发性

431

炎症性皮肤病。

【病因病理】

银屑病确切的发病机制尚未完全阐明，目前认为银屑病是遗传因素、环境因素、精神因素等多基因遗传背景下由T淋巴细胞介导的慢性炎症性皮肤病。

（1）免疫因素

机体的固有免疫系统和适应性免疫系统的细胞及其相关细胞因子、趋化因子间等相互作用并形成恶性循环，最终导致银屑病特征性皮损的发生和发展。大量研究表明：银屑病的发生、发展、转归与细胞免疫密切相关，免疫抑制剂在治疗银屑病中的有效性也证明了免疫系统在银屑病发病机制中的关键作用。免疫应答激活过程中，分化成熟的T细胞形成不同效应细胞群体的过程。T细胞包括$CD4^+$辅助性T细胞和$CD8^+$细胞毒性T细胞两类，两者被证实在银屑病皮损中表达增加。$CD4^+$辅助性T细胞在极化过程中可分为两型，I型（Th1）主要是分泌IFN-γ、TNF-β、IL-2，II型（Th2）主要分泌IL-4、IL-5、IL-10和IL-13。$CD8^+$T细胞极化也分为两型，I型（Tc1）主要生产IL-2、IFN-γ、TNF-β等因子，与Th1功能类似，II型（Tc2）主要分泌IL-4和IL-5。

最近提出IL-23/Th17免疫轴、IL-12/IL-23免疫轴，与之相关的因子IFN-γ、TNF-α、IL-23、IL-17、IL-12和IL-22已成为影响银屑病的关键因子，并且针对这些靶向的生物制剂已在临床上应用。在这些因子中，IFN-γ在银屑病中的作用被认为是单核细胞、树突状细胞和内皮细胞的活化剂。IFN-γ可通过抑制细胞凋亡影响角质形成细胞。在银屑病患者的皮损和外周血中均检测到较高水平的IFN-γmRNA，也有研究发现IFN-γ水平与银屑病面积和严重程度指数成正相关性。TNF-α除了抗炎作用，还可以通过调节DCs产生IL-23，因此，TNF-α调节的IL-23/Th17轴是银屑病的关键途径，银屑病皮损部位应用TNF-α抑制剂治疗后，刺激因子CD86和CD11c的表达减少。

已报道银屑病患者皮疹和外周血中IL-17、IL-23水平均有升高。IL-23是银屑病的上游调节因子，角质形成细胞、真皮树枝状细胞和巨噬细胞均可分泌。IL-23可以诱导巨噬细胞产生TNF-α，也能刺激角质形成细胞过度增殖，实验中，真皮注射直接IL-23可以诱导银屑病患者常见的表皮增生。此外，IL-23在活化Th17细胞分泌IL-17、IL-22和TNF-α的过程中具有重要作用。IL-17家族有6个亚型，其中IL-17A通过生产各种促炎细胞因子和趋化因子，是一个关键促炎分子，在银屑病的发病机制中起着重要作用。尤其IL-17A还能激活各种角质形成细胞，表达促炎因子（IL-6、IL-8、TNF-α）和趋化因子（CXCL1、CCL20、CXCL2、CXCL3、CXCL5、CXCL8），也能增强角质形成细胞的增生而抑制其分化，同时，IL-17A还能诱导包括β-防御素和S100A家族的抗菌多肽表达增加，从而激活固有免疫系统。除了IL-17A,Th17细胞也分泌IL-22,IL-22可以增加细胞因子和趋化因子的表达,与之协同调节下游的Th17信号通路,IL-22可影响表皮角质细胞的增生和分化。IL-12由两个亚基组成,p35和p40,p40在银屑病患者皮损中表达增加,IL-23由p40与p19两个亚基组成,IL-23和IL-12具有共同的p40亚基,所以IL-23在银屑病发病中发挥着重要作用,在近年来靶向治疗银屑病的疗效中也得到确认,针对常见p40亚基和IL-23特异性p19亚基的单克隆抗体已显示突出的临床效果。

除了银屑病发病中研究较多的核心因子T细胞、DCs和细胞因子IL-17、IL-23、IL-22与TNF,调节性T细胞在银屑病中的免疫调节、皮肤屏障免疫调节、信号转导通路等在银屑病发病中的具体作用机制仍在进一步研究。其中,细胞信号转导通路在银屑病发病机制及治疗方法中的研究,为进一步开发信息靶向治疗药物提供了理论依据。目前研究的热点主要集中于NF-κB、MAPK、JAK-STAT、Notch等信号转导通路,这些信号通路在银屑病病理机制中发挥重要作用,成为潜在治疗的靶点。

(2)遗传因素

银屑病双生子研究表明:单卵双生同时患病的概率为72%,异卵双生同时患病的概率为30%。异卵双生相比,单卵双生在发病年龄、皮损分布、严重程度、疾病过程都有相似性。国内有研究对1043例银屑病患者及亲属调查发现31.26%患者有家族史。有家族史患者的发病年龄较无家族史的患者更早($P<0.01$),一级亲属和二级亲属的患病率分别为7.24%和0.95%,遗传度分别达67.04%和46.59%,呈现随亲缘系数增加遗传度降低的趋势。银屑病的发病率因地域、种族而不同,但诸多研究表明:遗传因素在发病过程中起重要作用。

最初,通过扫描相关家系银屑病基因组,发现银屑病主要可疑致病基因位于6p21.3MHC基因座中,被命名为银屑病易感基因1(PSORS1),而HLA-Cw6基因被公认为PSORS1位点最具可能性的等位基因,与早发型慢性斑块型银屑病和点滴型银屑病密切相关。研究还发现HLA-Cw6等位基因rs887466A具有独立的性别相关效应,对男性银屑病患者具有保护作用,但对女性则没有。

随着人类基因组计划和人类基因组单体型图计划的完善,以单核苷酸多态性(SNP)为遗传标记的全基因组关联分析(GWAS)在复杂性疾病的遗传学研究中得到广泛应用。关于银屑病的研究中涉及的基因除MHC、HLA-C外,还发现许多与皮肤的屏障功能及免疫信号通路有关的易感基因LCE、IL-23、NFKBIA、REL、TYK、TRAF3IP2等。国外许多研究中报道其他易感位点,位于13q13的脂肪瘤融合伴侣基因(LHFP)、高尔基复合体6(COG6)(rs3812888、rs7993214),其中高尔基复合体6的主要作用是参与细胞内的运输及糖蛋白的修饰。位于1q21的晚期角质化包膜蛋白基因簇LCE(rs7993214);位于20q13发现长47 kb的基因簇等许多易感位点。在GWAS研究中还发现,IL-12B和IL-23R基因多态性与寻常型银屑病之间存在关联,IL-12B(rs3212227)和IL-23R(rs11209026)小等位基因携带状态与银屑病发病概率降低。同时发现IL-4(rs2243250)与降低银屑病发病风险相关,而IL-10(rs1800871)则可以增加银屑病易感性。在泛发性脓疱型银屑病的研究中,发现IL-36RN基因存在突变。IL-36RN编码一种分子,通过结合IL-36细胞因子受体阻断下游信号传导,调节IL-36细胞因子的促炎活性。

国内学者张学军以中国银屑病人群为研究对象进行了全基因组关联分析研究,验证了既往报道的易感位点MHC(rs1265181)、IL-12B(rs3213094),同时在1q21发现新的易感基因LCE(rs4085613)。LCE基因编码角质化包膜蛋白在表皮基底细胞的分化中发挥重要作用,而银屑病正是由于角质细胞功能异常所致,与组织病理学角质形成细胞过度增生密切相关。新发现了6个银屑病易感位点:ERAP1、PTTG1、CSMD1、GJB2、SERPINB8和ZNF816A,同时验证了5q33.1区域的TNIP1/ANXA6也与中国汉族人群银屑病有关,这些基因主要涉及补体活化、抗原提呈、调控T细胞活化、细胞间信号传导等多个方面。

(3)精神因素

近年来的多项研究表明:银屑病的发生、复发和焦虑、抑郁等负性情绪相关,银屑病患者常因外表皮损而感到精神紧张和巨大压力,不愿意参加日常社交和集体活动,容易产生抑郁、焦虑等不良情绪,有研究显示银屑病患者抑郁症的患病率在10.00%~62.00%,抑郁症反过来又会加重银屑病,形成恶性循环。近年来,也有研究发现血清P物质(SP)和神经生长因子(NGF)可能是银屑病病情活动程度的相关物质。SP是一种神经肽,它有调节免疫功能,能活化T细胞,诱导黏附分子表达及内皮细胞、中性粒细胞产生白介素(IL-8)等。而IL-8参与银屑病炎症的发生发展过程。NGF是神经系统和免疫系统间的联系介质,在银屑病的发病过程中,NGF可以促进神经生长,引起SP表达上调,激活T细胞(尤其是Th2细胞)并诱导炎性细胞浸润,促进角质形成细胞增殖分化,形成银屑病特有的组织学特征。研究还显示在银屑病组血清SP和NGF水平明显高于正常对照人群的同时,焦虑自评量表(SAS)和抑郁自评量表(SDS)呈正相关,同时SP和NGF水平也呈正相关,说明银屑病患者的情绪在一定程度上对SP及NGF水平有影响,研究结果表明:如果银屑病患者长时间处于焦虑及抑郁的情绪中,可以使植物神经功能发生紊乱,进而分泌过多的SP及NGF,NGF可以促使在中枢和外周神经系统及其他组织的合成和释放P物质,P物质又通过细胞因子诱导NGF的产生。当这些过程到达一定程度时,会进一步导致或加重银屑病皮损,病情随之加重,患者焦虑、抑郁情绪也越来越严重,从此进入恶性循环。

(4)感染因素

随着对银屑病发病病因及机制的深入研究,急性点滴型银屑病发病的重要因素——链球菌感染已被大家普遍认可。链球菌可产生链球菌 M 蛋白和角蛋白等。超抗原直接激活 T 细胞参与银屑病的发生。银屑病合并链球菌感染患者的免疫系统中 T 淋巴细胞活化异常,可发现大量 CD4、CD8、IL-17 和 IL-23 等细胞因子,IL-23 受体的高表达可以促进扁桃体效应 T 细胞的外出,进而诱发或加重银屑病。人类抗菌肽 IL-37 肽被证明在银屑病中可以调节先天免疫反应,链球菌感染可激活点滴型银屑病患者中的 CD14、CD16 细胞因子,进而激活免疫系统。链球菌感染的银屑病表皮中可发现致病基因 HLA-Cw6 的表达,以及 Th1、Th17、Th22、IL-17F 等细胞因子,和表皮细胞介质(CX-CL8、CX-CL9、CX-CL10、CX-CL11)。肽聚糖是链球菌细胞壁主要成分,可作为病原相关分子模式引发先天性免疫反应。肽聚糖通过 NOD1、NOD2 和 TLR2 受体与未成熟单核细胞相互作用,进而促进单核细胞成熟,诱导 IL-8、IL-1β、IL-6、IL-23、TNF-α、IL-12 以及抗菌肽人 β-防御素 2 分泌,加速 Th17、Th1 细胞增殖分化。另外,链球菌还可产生侵袭性酶和外毒素而引起机体适应性免疫反应异常,适应性免疫机制涉及的 Th1 细胞、Th17 细胞异常活化,细胞因 TNF-α、IL-23、IL-17 等显著升高,大量免疫细胞在表皮或真皮层浸润和角质形成细胞增生,导致银屑病皮损产生。研究发现,Hp 感染阳性的寻常型银屑病患者,治疗银屑病同时进行抗 Hp 治疗,可显著提高银屑病的疗效。Hp 诱发银屑病发生的可能机制是高毒力菌株感染通过诱导炎症发生并释放 IL-1、IL-6 肿瘤坏死因子 TNF-α 等物质,刺激自身免疫反应破坏机体免疫。除了细菌感染之外,发现腺病毒、EB 病毒、艾滋病毒等也可导致银屑病的发生。最新研究发现肠道菌群失调与银屑病的发生有密切关系。目前认为银屑病是一种由 T 细胞介导的免疫炎症性疾病,而肠道菌群是驱动免疫炎症性疾病的关键因素。各种原因引起的肠道微生物的变化会导致肠道细菌与宿主之间共生关系的异常改变,从而促进免疫炎症的发生。银屑病可导致肠道屏障功能受损,使肠道中某些代谢物质释放入血,从而引起炎症反应,进而加剧银屑病的发展。糖脂和脂多糖可能是诱发或加重银屑病的关键因素,在促进 T 细胞免疫炎症反应中发挥重要作用。

(5)生活方式

银屑病是一种多因素复杂性疾病,饮食等生活方式可能影响到银屑病的病情进展。高脂饮食常导致患者的肥胖和代谢异常发生,也增加了银屑病的患病风险,同时也有加重银屑病病情的风险;适量摄入鱼油、维生素 D、无麸质饮食以及咖啡可以抑制炎症、调节免疫等,对提高银屑病治疗效果有一定帮助。银屑病患者饮酒、吸烟、缺乏运动等不良生活方式,对银屑病的发病与复发有影响。除此之外,外伤、妊娠、手术或者某些药物作用也是加重银屑病的重要因素。

【临床表现】

(1)中医辨证

血热内蕴证:皮损进展迅速,新的皮损不断出现,鳞屑较多,瘙痒明显,常伴有心烦、口渴、大便干、小便黄;舌质红,苔黄,脉弦或滑数。

血虚风燥证:皮损肥厚,色暗红,经久不退,皮肤干燥瘙痒,新生皮损较少,原有皮损部分消退;舌质暗红,苔薄白,脉结或沉细。

瘀滞肌肤证:皮损肥厚,色暗红,鳞屑附着较紧,时有瘙痒,常伴有面部褐斑;舌质暗红,有瘀点或瘀斑,脉细缓涩。

湿热蕴结证:好发于褶皱部位(腋窝、腹股沟等),浸渍糜烂流渍,或掌趾部有脓疱,阴雨季加重,伴有胸闷纳呆、神疲乏力、肢体沉重,或带下量多、色黄;舌苔薄黄腻,脉濡数。

风寒湿痹证:皮疹红斑不鲜,鳞屑色白而厚,抓之易脱,伴关节肿痛、活动受限,甚至僵硬畸形;舌淡,苔白腻,脉濡滑。

火毒炽盛证:全身弥漫潮红,皮肤灼热,大量片状脱屑,伴壮热、口渴、便干、溲黄、心烦;舌质红绛,白薄或无苔,脉滑数。

(2)西医分型

①寻常型银屑病

初起皮损为炎性红色丘疹或斑丘疹,约粟粒至绿豆大,以后可逐渐扩大或融合成为棕红色斑块,边界清楚,周围有炎性红晕,基底浸润明显,上覆多层干燥的银白色鳞屑,鳞屑在急性损害较少,慢性损害较多,在损害的中央部分鳞屑附着较牢固。轻轻刮除表面鳞屑,其下为一层淡红发亮的半透明薄膜,此即表皮内棘细胞层,称薄膜现象。再轻刮薄膜,则到达真皮乳头层的顶部,此处的毛细血管被刮破,故出现散在小出血点,呈露珠状,称点状出血现象。白色鳞屑、薄膜现象、点状出血是本病的三大主要临床特征。

寻常型银屑病根据病情发展可分为三期。进行期:为急性发作阶段,此期新疹不断出现,旧疹不断扩大,皮损浸润炎症明显,周围可有红晕,鳞屑厚积,痒感较著,在此阶段,患者皮肤敏感性增高,外伤、摩擦、注射或针刺正常皮肤后,可在该处发生银屑病样皮损,称为"同形反应",又称人工银屑病。静止期:皮损稳定,基本无新皮损出现,旧疹亦不消退,炎症较轻。退行期:炎症浸润逐渐消退,鳞屑减少,皮疹缩小变平,红色变淡,最后遗留暂时性色素减退或色素沉着斑。

急性点滴状银屑病又称发疹性银屑病,常见于青年,发病前常有咽喉部的链球菌感染病史。起病急骤,数天可泛发全身,皮损为0.3~0.5cm大小的丘疹、斑丘疹,色泽潮红,覆以少许鳞屑,痒感程度不等。经适当治疗可在数周内消退,少数患者可转化为慢性病程。

②关节病型银屑病

本型常继发于寻常型银屑病或多次反复恶化后,亦可先有关节症状或与脓疱型及红皮病型银屑病同时存在。关节症状与银屑病皮损呈平行关系。分类,末端型:非对称、手足部位一些末端指(趾)关节间受累;非对称性的小关节性关节炎。附着点类型:韧带与骨连接处炎症。伴有骨质侵蚀的残毁性银屑病关节炎型,最后导致骨质溶解或关节强直。中轴型:特别是骶髂部、髋部、颈椎部发生强直性脊柱炎。可伴发内脏损害,如风湿性心脏病,眼结合膜炎,肝脾淋巴结肿大,溃疡性结肠炎,肾炎等;约80%患者伴有指(趾)甲损害。

③红皮病型银屑病

常见于寻常型银屑病治疗不当或脓疱型银屑病消退后,也有初发即为该型表现者,但较罕见。表现为剥脱性皮炎,可累及全身,初起在原发皮损部位出现潮红,迅速扩大,最终全身皮肤呈弥漫性红色或暗红色,炎性浸润明显,上覆大量麸皮样鳞屑,不断脱落,其间常伴小片正常皮岛;发生手足者,常整片的角质剥脱。此时,银屑病的典型特征银白色鳞屑、点状出血等往往消失,但愈后常可见小片寻常型银屑病皮损;指(趾)甲亦受累变形、肥厚、混浊,甚至剥离而脱落。还可伴有发热,口腔、咽部、鼻腔黏膜及眼结合膜均充血发红,全身各处浅表淋巴结肿大。

④脓疱型银屑病

A.泛发性脓疱型银屑病

大多急性发病,在银屑病的基本损害上,出现密集的针头至粟粒大小、淡黄色或黄白色的浅在无菌性小脓疱,分布密集,小脓疱可融合成1~2cm直径的"脓湖"。脓疱数日后干涸脱屑,其下又再发新的脓疱。在数周内可泛发全身,发疹期可一直有发热、关节痛和肿胀,全身不适等症状。在发脓疱前1~2天可有发热、乏力、关节痛和烧灼感等,患者还可有沟状舌,指、趾甲可肥厚浑浊,一般1~2周后脓疱结痂,病情自然缓解,但可反复呈周期性发作,患者也可因甲方感染、全身衰竭而死亡。

B.局限性脓疱型银屑病

皮损对称发生,多见于掌跖,掌部好发于大小鱼际,也可扩展到掌心、手背和手指,趾部好发于趾中部及内侧。皮损为成批发生在红斑基础上的小脓疱,1~2周后脓疱破裂、结痂、脱屑,新脓疱可在鳞屑下出现,时轻时重,经久不愈。常常累及甲,可出现点状凹陷、横沟、纵嵴、甲浑浊及甲下剥离等。

【临床治疗】

（1）中医辨证论治

血热内蕴证：治以疏风清热，凉血消斑，用消风散合犀角地黄汤加减。

血虚风燥证：治以养血祛风润燥，用当归饮子加减。

瘀滞肌肤证：治以活血化瘀，养血润燥，用桃红四物汤加减。

湿热蕴结证：治以清热利湿，用萆薢渗湿汤加减。

风寒湿痹证：治以祛风除湿，活血通络，用独活寄生汤加减。

火毒炽盛证：治以清热解毒，凉血养阴，用黄连解毒汤合五味消毒饮加减。

（2）中医外用　可采用中药外用封包、药浴、熏蒸、针灸、拔罐等多种治疗方法。

（3）西医治疗

银屑病的治疗目标包括控制症状，提高患者的生活治疗。在治疗上根据患者病情严重程度采用分级治疗。目前新型的生物制剂以及光动力疗法在银屑病的治疗中凸显良好的效果。

对于新发皮损，且面积较小者，或稳定期治疗，局部外用药为首选。外用药物种类繁多，包括皮质类固醇激素类、维生素D_3衍生物类、钙调磷酸酶抑制剂、维A酸类、皮肤保湿剂、角质促成剂等。其中糖皮质激素应用效果较好，但是大面积长期应用强效或超强效制剂可引起全身不适反应，停药后甚至可诱发脓疱型或红皮病型银屑病。

对于病情严重，进展快速及外用药物效果不佳的中、重度银屑病患者，常用的口服药物有甲氨蝶呤（MTX）、维A酸类、环孢素、雷公藤多苷、抗生素及中药口服、生物制剂等。

①免疫抑制剂

甲氨蝶呤适用于关节病型、红皮病型、脓疱型银屑病及泛发性寻常型银屑病，成人剂量为每周10~25mg口服，每周剂量不超过50mg，或2.5mg/d，每周连服5天，每天剂量不超过6.25mg。

环孢素适用于红斑狼疮、天疱疮、重症银屑病等，成人剂量为12~15mg/(kg·d)口服，1~2周后逐渐减量至维持剂量5~10mg/(kg·d)，或3~5mg/(kg·d)静滴。

他克莫司适用于治疗特应性皮炎红斑狼疮和重症银屑病等。成人剂量为0.3mg/(kg·d)，分两次口服，2~4周为1个疗程，或0.05~0.1mg/(kg·d)静滴。

雷公藤多苷有抗炎、抗过敏和免疫抑制作用。主要用于痒疹、红斑狼疮、皮肌炎、变应性皮肤血管炎、关节病型银屑病、天疱疮等。成人剂量为1~1.5mg/(kg·d)，分次口服，1个月为1个疗程。

②维A酸类:适用于脓疱型、红皮病型等严重类型银屑病,常用阿维A酯0.75~1.0mg/(kg·d)口服。红皮病型银屑病可首先用0.25mg/(kg·d),每周递增0.25mg/(kg·d),直至获得清意疗效,维持量为0.5~0.75mg/(kg·d)。

③维生素制剂:可作为辅助治疗。维生素A、维生素B_{12}可用于儿童点滴状银屑病;也可用维生素C 0.3~0.75g/d,分3次口服,或1.0~3.0g/d静滴;维生素D_2适用于脓疱型银屑病,成人剂量为6~10U/d,分次口服。

④糖皮质激素:一般不主张用于寻常型银屑病,主要用于红皮病型银屑病、急性关节病型银屑病和泛发性脓疱型银屑病等。

⑤抗生素:主要用于急性点滴状银屑病伴有咽部链球菌感染者,可用青霉素或红霉素,泛发性脓疱型银屑病可用克林霉素、甲砜霉素、头孢类抗生素。

⑥免疫调节剂:可酌情使用胸腺肽或转移因子等。

⑦钙剂:可增加毛细血管致密度,降低其通透性,渗出减少,有消炎、消肿、抗过敏的作用。

⑧生物制剂:因其优越的疗效在临床上得到了广泛应用,尤其是重症、难治以及特殊类型银屑病。目前针对银屑病致病过程中的关键细胞、细胞因子及信号通路,生物制剂主要有T细胞活化阻断剂(阿法赛特、依法利珠单抗);肿瘤坏死因子TNF-α拮抗剂(依那西普、英夫利昔单抗、阿达木单抗、赛妥珠单抗)、IL-17拮抗剂(司库奇尤单抗、依奇珠单抗、布罗利尤单抗)、IL-12/23抑制剂(乌司努单抗),IL-23抑制剂(古赛奇尤单抗、替拉珠单抗、瑞莎珠单抗)。这些生物制剂在临床研究及应用中都显示出较好的效果。其中阿法赛特是第一个被批准用于治疗中、重度银屑病的药物,但因该药疗效较差,并会增加淋巴细胞减少症和肿瘤的发生风险,于2011年退市。依法利珠单抗是一种针对CD11a的人源化单克隆抗体,但因该药可引起致死性脑部感染,于2009年退市。乌司奴单抗(ustekinumab)能特异性结合IL-12和IL-23共有p40亚基的单克隆抗体。司库奇尤单抗(secukinumab)和依奇珠单抗(ixekizumab)特异性抑制IL-17A,而布罗利尤单抗(broda-lumab)特异性阻断IL-17A受体,从而抑制IL-17A和IL-17F引发的一系列下游反应。古塞奇尤单抗(guselkumab)、替拉珠单抗(tildrakizumab)、瑞莎珠单抗(risankizumab)是三种已上市的针对IL-23、p19亚基的单克隆抗体。有研究表明IL-23在银屑病的发病机制中发挥了更重要的作用,IL-23抑制剂对IL-23/Th17轴的抑制作用可以使IL-12/Th1轴保持不变,诱发感染的风险更低。

针对IL-17的生物制剂除了上述几种,bimekizumab是一种可同时抑制IL-17A和IL-17F的人源化单克隆抗体,在临床前实验中,同时中和IL-17A和IL-17F,对细胞因子反应和中性粒细胞趋化性的抑制作用要高于仅抑制其中任何一种。新型IL-17A抑制剂netakimab已完成Ⅱ期临床试验,目前该两种药物均处于Ⅲ期临床试验阶段。mirikizumab是一种新型IL-23抑制剂,在最新的Ⅱ期临床试验中,有望成为治疗银屑病的重要药物。

【预防调护】

(1)积极预防上呼吸道感染及感染性病灶,避免劳累、精神刺激等因素。

(2)治疗期间禁食鱼虾及辛辣刺激的食物,尽量避免吸烟饮酒,少食或禁食牛肉、羊肉等。

(3)尽量选择宽松舒适、质地轻柔的衣物,避免物理、化学物质的刺激,防止外伤及滥用药物刺激。

(4)消除心理负担,保持乐观积极的心态。

参考文献

[1] 陈红风.中医外科学[M].北京:中国中医药出版社,2007.194-197.

[2] 北京中医医院.赵炳南临床经验集[M].北京:人民卫生出版社,1975.252-273.

[3] 张志礼.张志礼皮肤病临床经验辑要[M].北京:中国医药科技出版社,2001.264-272.

[4] 徐宜厚.中国现代百名家中医临床家丛书[M].北京:中国中医药出版社,2007.183-192.

[5] 王平,段爱旭,鲍海平,等.国医大师禤国维教授中医药治疗新生儿脓疱性银屑病1例[J].中华中医药杂志,2015,30(12):4336-4337.

[6] 廖承成,张旭,张云霞,等.运用禤国维教授"解毒法"治疗中重度银屑病体会[J].中国中医急症,2019,28(05):866-868+871.

[7] 广安门医院.朱仁康临床经验集[M].北京:人民卫生出版社,2005.162-163.

[8] 刘瓦利.当代中医皮肤科临床家丛书·庄国康[M].北京:中国医药科技出版社,2014.15-106.

[9] 宋坪,杨柳,吴志奎,等.从玄府理论新视角论治银屑病[J].北京中医药大学学报,2009,32(02):136-138.

[10] 王思农.实用中西医结合皮肤性病学[M].兰州:兰州大学出版社,2012:260-263.

[11] 张学军.皮肤性病学[M].北京:人民卫生出版社,2018.133-137.

[12] 卢月,黎莉,危建安,等.免疫相关性基因在银屑病发病机制中的研究进展[J].中国皮肤性病学杂志:20201-9.

[13] 韩乌日罕,刘可微,丽丽,等.信号转导通路在银屑病发病机制中作用的研究进展[J].医

学综述,2020,26(19):3785-3790+3795.

[14] 赵晨晖,甄莉.生物制剂治疗银屑病对心血管疾病影响的研究进展[J].中西医结合心脑血管病杂志,2021,19(02):262-265.

[15] 杨正生,李力.银屑病相关的主要细胞信号转导通路[J].医学综述,2020,26(24):4824-4828+4835.

[16] 卫怡颖,李诗檬,魏文国,等.银屑病治疗药物的研究进展[J].中国当代医药,2021,28(02):30-36.

[17] 孙娟,李佳星,王平,等.黄连膏封包联合淀粉浴对寻常型银屑病的干预疗效研究[J].中国中西医结合皮肤性病学杂志,2020,19(06):560-563.

[18] 杨燕,王根林,郭敏.加味犀角地黄汤联合黄连膏治疗寻常型银屑病血热证疗效观察[J].实用中医药杂志,2020,36(12):1545-1546.

[19] 任韵清,俞点荷,郑敏.生物制剂治疗银屑病的转录组学研究进展[J].皮肤科学通报,2020,37(05):461-467+4.

[20] 葛瑾茹,张玲玲,魏伟.Janus激酶-信号转导与转录激活子信号通路参与银屑病的研究现状[J].中国临床药理学杂志,2019,35(23):3149-3153.

[21] 朱晓辰,孙刚,毕新岭,等.膳食和生活方式等对银屑病影响的研究进展[J].中国皮肤性病学杂志,2021,35(09):1066-1070.

[22] 刘丽萍.银屑病患者P物质、神经生长因子水平与焦虑、抑郁的相关性研究[J].临床皮肤科杂志,2021,50(08):473-474.

[23] 吕文国,张福仁.银屑病遗传易感性研究进展[J].中国麻风皮肤病杂志,2015,31(01):25-29.

[24] 闵敏,徐春兴.银屑病发病易感基因与表观遗传调控研究进展[J].中国麻风皮肤病杂志,2019,35(09):568-571.

[25] 胡中慧,孙青.生物制剂治疗银屑病共病研究进展[J].中国麻风皮肤病杂志,2021,37(07):471-476.

[26] 张翰林,舒畅,晋红中.生物制剂治疗银屑病的研究进展[J].中国科学:生命科学,2021,51(08):1050-1059.

（杜雪洋　康秀英）

第十一节　风热疮

　　中医称本病为"风热疮""风癣""血疳"等,临床特点为椭圆形玫瑰红色斑,覆有糠状鳞屑,好发于躯干及四肢近端,本病可发生于各个年龄段,但以青少年居多。且春秋季发病率高,女性发病率高,其具有自限性,多数患者在发病6~8周后可自然消退,也有部分患者病程较长,反复发作,迁延不愈,甚至伴有瘙痒、发热等全身症状。本病多因血热、风热所致,日久风热之邪蕴郁肌肤,化热生燥,灼伤阴血、津液,阴火内热,肌肤失养而致发病。西医称为"玫瑰糠疹"。

一、古籍选粹

　　古籍参考书目:《备急千金要方》《仁斋直指方论》《类证普济本事方》《幼幼新书》《太平惠民和剂局方》《医学启源》《儒门事亲》《永类钤方》《卫生宝鉴》《玉机微义》《普济方》《卫生易简方》《薛氏医案》《婴童百问》《本草纲目》《医学纲目》《医学入门》《古今医鉴》《种杏仙方》《遵生八笺》《类方证治准绳》《外科启玄》《重刻万氏家传济世良方》《医宗粹言》《寿世保元》《外科正宗》《镌补雷公炮制药性解》《济阳纲目》《祖剂》《删补颐生微论》《幼科折衷》《本草汇笺》《洞天奥旨》《古今图书集成医部全录》《医宗金鉴》《串雅内编》《法古录》《调疾饮食辨》《保赤心筌》《本草撮要》《大方脉》。具体内容摘录如下:

(一)唐·孙思邈《备急千金要方》

【内服治疗】

　　五香枳实汤 治小儿著风热,瘰癧坚如麻豆粒,疮痒搔之,皮剥汁出,或遍身头面,年年常常发者方。青木香九铢 麝香六铢 鸡舌香 薰陆香 沉香 防风 秦艽 漏芦各半两 升麻 黄芩 白蔹 麻黄各一两 枳实一两半 大黄一两十八铢 上十四味㕮咀,以水五升,煮取一升八合,儿五六岁者一服四五合,七八岁者一服六合,十岁至十四五者加大黄半两,足水为一斗,煮取二升半,分三服。

　　枳实丸 治小儿病风瘙痒痛如疥,搔之汁出,遍身瘰癧如麻豆粒,年年喜发,面目虚肥,手足干枯,毛发细黄,及肌肤不光泽,鼻气不利,此则少时热盛极,体当风,风热相搏所得也,不早治之,成大风疾方。枳实一两半 菊花 蛇床子 防风 刺蒺藜 白薇 浮萍各一两 天雄 麻黄 漏芦各半两 上十味末之,蜜和如大豆许。五岁儿饮服十丸,加至二十丸,日二,五岁以上者随意加之,儿大者可为散服。

(二)宋·杨士瀛《仁斋直指方论》

【疾病概述】

论曰:风、寒、热,诸疾之始生也。人之脏腑,皆风之起。谓火热,阳之本也。谓曲直动摇,风之用也。眩晕呕吐,谓风热之甚也。夫风热拂郁,风火生于热,以热为本,而风为标。凡言风者,即风热病也。气壅滞,筋脉拘倦,肢体焦痿,头目昏眩,腰脊强痛,耳鸣鼻塞,口苦舌干,咽嗌不利,胸膈痞闷,咳呕喘满,涕唾稠粘,肠胃燥热结,便溺淋闭,或夜卧寝汗,咬牙睡语,筋惕惊悸,或肠胃怫郁结,水液不能浸润于周身,而但为小便多出者,或湿热内郁而时有汗泄者,或因亡液而成燥淋闭者,或因肠胃燥郁,水液不能宣行于外,反以停湿而泄,或燥湿往来而时结时泄,或表之阳和,正气(卫气是也)与邪热相合并,入于里,阳极似阴而战、烦渴者,(表气寒故战,里热甚则渴)或疟气久不已者,(经言邪热与卫气并入于里则寒战也,并出之于表则发热,并则病作,离则病已)或风热走注,疼痛麻痹者,或肾水真阴衰虚,心火邪热暴甚而僵仆,或卒中久不语,或一切暴喑而不语,语不出声,或暗风痫者,或洗头风,或破伤风,或中风诸潮搐,并小儿诸疳积热,或惊风积热,伤寒疫疠不能辨者,或热甚怫结而反出不快者,或热极黑陷将死,或大人、小儿风热疮疥及久不愈者,或头生屑,遍身黑黧紫白斑驳,或面鼻生紫赤风刺、隐疹,俗呼为肺风者,或成风疠,世传为大风疾者,或肠风痔漏,并解酒过热毒,兼解利诸邪所伤,及调理伤寒未发汗,头项、身体疼痛者,并两感诸证。兼治产后血液损虚,以致阴气衰残,阳气郁甚,为诸热证,腹满涩痛,烦渴,喘闷,谵妄惊狂,或热极生风而热燥郁,舌强口噤,筋惕肉瞤,一切风热燥证,郁而恶物不下,腹满撮痛而昏者,(恶物过多而不吐者,不宜服之)兼消除大小疮及恶毒。兼治堕马打扑,伤损疼痛,或因热结,大小便涩滞不通,或腹急痛,腹满喘闷者,并皆治之。

【内服治疗】

防风通圣散(《宣明方》) 防风 川芎 当归 芍药 大黄 薄荷叶 麻黄 连翘 芒硝朴硝制过者是。以上各半两 石膏 黄芩 桔梗各一两 滑石三两 甘草二两 荆芥 白术 栀子各二钱五分 上为末。每服三钱,水一大盏,生姜三片,煎至六分,温服。涎嗽,加半夏五钱,姜制,此药不可无生姜。同前刘廷瑞方,有缩砂,无芒硝,其余皆同。

【外用治疗】

连粉散 风癣湿疮并皆治之。黄连 腻粉 黄柏 黄丹 枯白矾各一钱 轻粉 龙骨 炉甘石各五分 上为细末,每用少许,湿则干搽,干则香油调搽。

(三)宋·许叔微《类证普济本事方》

【内服治疗】

乌头丸 治宿患风癣,遍身黑色,肌体如木,皮肤粗涩,及四肢麻痹。草乌头一斤,入竹箩子内,以水浸,用瓦子于箩内,就水中泷洗,如打菱角法。直候泷洗去大皮及尖,取起,令干。用麻油四两,盐四两,入铫内炒,令深黄色。倾出油,只留盐并乌头。再炒令黑色,烟出为度。取一枚劈破,心内如米一点白则恰好,如白多再炒。趁热杵罗为末。用醋和丸如梧子大,干之。每服三十丸,空心晚食前,温酒下。

(四)宋·刘昉《幼幼新书》

【内服治疗】

鼠粘子微炒出汗 甘草 元参各二两 荆芥穗一两 上为末,每服一钱。水一小盏,煎至七分,温服。小儿伤风,风热疮疹尤宜服之。大人每服三钱。

【外用治疗】

《保生信效》治一切风热疮,尤治小儿头疮方。沥青 黄蜡各半两 脂麻油一两 巴豆十四粒 上先将沥青、黄蜡熬成汁,次入油,次入巴豆,不住搅,候巴豆焦黑即去巴豆不用,次入腻粉,秤二钱再搅极匀,放冷,敷疮上。政和改元夏,予以干至颖昌,驿吏合此药治其子,目睹随手即愈。

(五)宋·太平惠民和剂局(编)《太平惠民和剂局方》

【内服治疗】

惺惺散 治小儿风热疮痒,伤寒时气,头痛壮热,目涩多睡,咳嗽喘粗,鼻塞清涕。人参去芦 甘草炙 细辛去叶 瓜栝根 茯苓去皮 白术锉 桔梗各一两半 上为末。每服一钱,水一小盏,入薄荷三叶,同煎至四分,温服。如要和气,即入生姜煎服,不计时。

(六)金·张元素《医学启源》

【内服治疗】

防风通圣散 治一切风热郁结,气血蕴滞,筋脉拘挛,手足麻痹,肢体焦痿,头痛昏眩,腰脊强痛,耳鸣鼻塞,口苦舌干,咽嗌不利,胸膈痞闷,咳呕喘满,涕唾稠黏,肠胃燥热结,便溺淋闭。或肠胃蕴热郁结,水液不能浸润于周身,而为小便多出者;或湿热内甚,而时有汗泄者;或表之正气与邪热并甚于里,阳极似阴,而寒战烦渴者;或热甚变为疟疾,久不已者;或风热走注,疼痛麻痹者;或肾水阴虚,心火阳热暴甚而中风;或暴喑不语,及暗风痫者;或破伤中风,时发潮热搐搦,并小儿热甚惊风,或斑疹反出不快者;或热极黑陷,将欲死者;或风热疮疥久不愈者;并解耽酒热毒,及调理伤寒,发汗不解,头项肢体疼痛,并宜服之。防风二钱半 川芎五钱 石膏一钱 滑石二钱 当归一两 赤芍五钱 甘草二钱半,炙 大黄五

钱 荆芥穗二钱半 薄荷叶二两 麻黄五钱,去根、苗、节 白术五钱 山栀子二钱 连翘五钱 黄芩五钱 桔梗五钱 牛蒡酒浸,五钱 人参五钱 半夏姜制,五钱 以上共五钱,上为粗末,每服四钱,水一盏,生姜三片,煎至六分,去滓,温服。不计时候,日三服。病甚者五七钱至一两;极甚者,可下之,多服,二两、三两,得利后,却当服三五钱,以意加减。病愈,更宜常服,则无所损,不能再作。

(七)金·张从正《儒门事亲》

【外用治疗】

夫小儿疮疥风癣,可用雄黄散加芒硝少许,油调傅之。如面上有疮癣,不宜擦药。恐因而入眼,则损目必矣。

(八)元·李仲南《永类铃方下册》

【内服治疗】

《和剂》**清凉饮子** 治小儿血脉壅实,脏腑生热,颊赤多渴,五心烦躁,睡卧不宁,四肢惊掣,及因乳哺不时,寒温失度,令儿血气不理,肠胃不调,或温壮连滞,欲成伏热,或壮热不歇,欲发惊痫。又治风热结核,头面疮疖,目赤咽痛,疮疹余毒,一切壅滞,并宜服之。川当归 甘草 赤芍 大黄各等分 上为粗末,每服一钱,水一中盏,煎至七分,去滓,温服,量儿大小,虚实加减,微溏利为度,食后,临卧服。

(九)元·罗天益《卫生宝鉴》

【内服治疗】

破棺丹 治疮肿一切风热。大黄二两,半生半熟 芒硝 甘草各一两 上为末,炼蜜丸如弹子大,每服半丸,食后,茶清,温酒任化下,童便研化服亦得。忌冷水。

【外用治疗】

软青膏 治一切风热疮,又治小儿头疮。沥青 黄蜡 芝麻油各十两 巴豆十四个 上先将沥青、麻油、黄蜡熬成汁,次入巴豆,不住手搅。候巴豆焦黑,去巴豆不用,次入腻粉二钱,再搅极匀,放冷,敷疮上神良。

(十)明·徐彦纯《玉机微义》

【内服治疗】

圣济乌梢丸 治一切风癣,多年不效者。乌蛇酒浸,去骨 天麻各二两 槐花半斤 附子小便浸,宿 白附子炮,各一两 全蝎炒 羌活 乳香各一两半 苦参十两 上为细末,生姜汁和蜜各一斤,熬成膏,入药和为丸,桐子大。每三四十丸,空心温酒下。夜,荆芥汤下。

宣风换肌散 治一切风癣疥疮,疙瘩风疮。炙甘草 黄芪 当归各一两 黄连 黄芩各酒浸,炒 大力子炒 防风 白芷 荆芥穗 川芎 乌蛇肉各半两 羌活 苍术 何首乌各二钱 全蝎十个,炒 上为细末,酒调服,茶清亦可下,二钱。

【外用治疗】

一上散 治风痒、裂拆、燥疮。苦参一两 白芷 焰硝 枯矾各半两 荆芥穗三钱 寒水石二两,煅 白芨三钱 上为末,油调搽。

(十一)明·朱橚《普济方》

【病因病机】

夫风癣者,是恶风冷气于血气所生。一作圆棱郭。爬搔顽痹。不知痛痒。其里亦有虫生也。

【内服治疗】

白花蛇丸 治风癣疮,皮肤疮,瘙痒久不瘥。白花蛇三两,酒浸去皮骨炙令微黄 黄芩一两 防风一两,去芦头 白鲜皮一两 甘草一两,炙微赤,锉 枳壳一两,炒微黄去瓤 栀子仁一两 赤芍药一两 川大黄一两,锉碎微炒 苍耳子一两 麦门冬一两半,去心焙 黄芪一两,锉 白蒺藜一两,微炒去刺 羌活一两 苦参二两,锉 上件药,捣罗为末,炼蜜和捣三五百杵,丸如梧桐子大,每于食后以薄荷酒下三十丸。

乌头圆 治宿患风癫癣,遍身黑色,肌体如木,皮肤粗涩,及四肢麻痹宜服。草乌头一斤,入竹罗内,以水浸,用瓦子于罗内就水中泷洗,如打菱角法。直候泷洗去皮去尖,控起令干。麻油四两、盐四两,入铫内炒令深黄色,倾出油,只留盐并乌头,在炒令黑色烟出为度。取一枚劈破,心内如米一点白。恰好也,如白多,再炒趁热杵罗为末。用醋糊丸,如梧桐子大,干之。每服三十丸,空心晚食前。温酒下。真州资福文雅白老,元祐间有此疾,服数年。肌体黑色顿除,脚力强健,听视不衰。有一宗人遍身紫癫风,身如黑(墨)服逾年,体悦泽,教予服之亦得,一年许,诸风疹疮疡皆除。然性差热,难制去毒,要之五七日。作乌豆粥啜之为佳。粥法用豫章集中者。

独活丸 治风毒攻皮肤生疮癣,顽麻不知痛痒。独活二两 苍耳子二两 羌活一两 五味子一两 菟丝子一两,另捣酒浸三日炮干 山茱萸一两 防风一两,去芦头 白花蛇肉一两,酥炒令黄 黄芪一两,锉 白蒺藜二两,微炒去刺 上为末,用白粱米饭和。捣三五百杵。丸如梧桐子大。每日空心及晚卧时,温酒下三十丸。

苦参丸 治一切风癣,皮肤瘙痒。苦参水浸一宿锉焙干 乌蛇酒浸去皮骨炙,各四两 菖蒲一两 上为细末。炼蜜丸入梧桐子大。每服三十丸,温熟水下,无时。

治风癣 以暖酒用蜜中搅之,饮一杯即瘥。

【外用治疗】

硫磺散 治风毒癣。遍身皆生瘙痒 硫磺一两,细研 雄黄一两,细研 朱砂细研 麝香细研巴豆_{去皮心研}　川椒_{去目}　吴茱萸　附子_{各一分,去皮脐生用}　上件药,捣细罗为散。都研令匀。先用新布揩癣令水出。便以醋调涂之。不过三两上瘥。

乳香膏　治风癣皮肤瘙痒。乳香_{细研}　腻粉　硫磺_{各一分,细研}　杏仁_{汤浸去皮尖研}　吴茱萸_{捣末}　地龙粪_{细研}　巴豆_{去皮心,各半两}　上先以猪脂一斤,煎巴豆十余沸,去巴豆。纳诸药末和搅令匀。更煎十沸以来。倾于瓷器内,候冷涂之。

丹参汤　治风癣瘙痒。丹参_{三两}　苦参_{五两,锉}　蛇床子_{三两}　白矾_{二两,细研}　上除白矾外,捣筛为散,以水三斗,煎取二斗,滤去渣,入白矾搅令匀,乘热于避风处洗浴。以水冷为度。拭干了,以藜芦末粉之。相次用之。以瘥为度。

治风癣:癣有数种,荷叶疮者、开生如圈,多在头面,柯皮癣者、皮厚痒痛。轻者、用荷叶心、左缠藤叶。同为末,麻油调涂,厚者,加砒少许和匀,水调涂。

又方:治风癣疮　蔄茹_{二钱}　剪草_{半两}　苦楝树皮_{一两,焙干另研末}　轻粉_{半钱}　白矾_{二钱,生用}　麝香_{一字}　巴豆_{去皮入斑蝥}　炒巴豆_{黄色去米}　雄黄_{各一两}　硇砂_{一钱}　苦参_{半钱}　藜芦_{半两}　百部_{半两}　上为末,用羊蹄根汁调搽,抓破疮用药。

(十二) 明·胡濙《卫生易简方》

【内服治疗】

治一切风热疮癣,痈疽疖肿,咽颊不利,舌肿喉闭,鼻衄,咳嗽痰实,肠胃燥涩,大小便结滞。连翘　当归　大黄　栀子　芍药　鹭鸶藤_{各等分},为粗末。每服五七钱,水一大盏,生姜五七片,煎七分,去滓,温服。量力加减,热甚者,加以利之。

(十三) 明·薛己《薛氏医案》

【内服治疗】

当归饮子　治血燥作痒,及风热疮疥瘙痒或作痛。当归_{酒拌}　川芎　白芍药　生地黄_{酒拌}　防风　白蒺藜　荆芥_{各一钱五分}　何首乌　黄芪　甘草_{各五分}　作一剂,水二钟,煎八分,食远服。

消毒犀角饮子　治斑或瘾疹,瘙痒或作痛,及风热疮毒。牛蒡子_{二钱}　荆芥　防风_{各一钱半}　甘草_{三分}　作一剂,水一钟,煎五分,徐徐服。

和肝补脾汤　治风热疮疹,脾土不及,肝木太过。人参　陈皮　川芎_{各五分}　白术　茯苓　芍药_{各七分}　柴胡　甘草_{炙,各三分}　山栀_{炒,四分}　上作二剂,水煎服。

益脾清肝汤　治肝脾风热疮,寒热体痛,脾胃虚弱。人参　白术　茯苓　甘草　川芎　当归　黄芪_{各三分}　柴胡　牡丹皮_{各二分}　上水煎服。

(十四) 明·鲁伯嗣《婴童百问》

【内服治疗】

防风通圣散　治小儿热甚惊风,或斑疹出不快者,更热剧黑陷将欲死者,或风热疮疥久不愈者,诸般风热。防风去芦,半两 荆芥二钱半 川芎 当归 锦纹大黄 薄荷叶 芍药 麻黄去根节 芒硝各半两 石膏细纹者,方解者丰 黄芩 桔梗各一两 滑石六两 甘草二两 白术 山栀子各二钱半,用小者,大者非 上粗末,每服二钱,水一盏,姜二片,煎七分,去滓服,不拘时,或卒中久不语,或暴喑不语皆治。

(十五)明·李时珍《本草纲目》

【外用治疗】

烟胶(《纲目》)此乃熏消牛皮灶上及烧瓦窑上黑土也。头疮白秃,疥疮风癣,痒痛流水,取牛皮灶岸为末,麻油调涂。或和轻粉少许。

黄颌蛇(赤楝蛇) 甘,温,有小毒。酿酒,或入丸散,主风癞顽癣恶疮。自死蛇渍汁,涂大疥。煮汁,浸臂腕作痛。烧灰,同猪脂,涂风癣漏疮,妇人妒乳,猘犬咬伤。(出《肘后》、梅师、《千金》诸方)

(十六)明·楼英《医学纲目》

【临证辨治】

治小儿壮热昏睡,伤风,风热疮疹,伤食皆相似,未能辨认间,服升麻葛根汤、惺惺散、小柴胡汤甚验,盖此数药通治之不致误也。惟伤食则大便酸臭,不消化,畏食或吐,宜以药下之。

【内服治疗】

升麻葛根汤 升麻 葛根 芍药 甘草等份,每服六钱,水一盏半,煎至八分,去渣服。(寒多即热服,热多即寒服)

小柴胡汤 柴胡三两 黄芩 人参 甘草各三钱 半夏姜制,六钱 上㕮咀,每服五钱,生姜五片,枣二枚,同煎温服,日三服。

防风通圣散 防风 川芎 当归 芍药 大黄 芒硝 连翘 薄荷 麻黄不去节,各五钱 桔梗 黄芩 石膏各一两 白术 山栀 荆芥穗各二钱半 滑石三两 甘草一两 上为粗末,每服一两,生姜煎,温服,日再服用。

(十七)明·李梴《医学入门》

【临证辨治】

茺蔚子:茺蔚子味甘辛温,行血养血解心烦,逐水去风止损痛,女药称仙号返魂,茎可洗疮花治带,叶敷诸疮可无痕。

茺,充实也;蔚,盛貌。无毒。善行瘀血,养新血。治血逆心烦,益心力,逐水气浮肿,去风热疮毒。治折伤内损有瘀,天阴则痛。兼能明目养精,除大热头痛。一名益母者,善救胎前因热病子死腹中,难产,产后血胀血晕,产前诸疾,求嗣调经,无所不效,故曰妇人仙药。单用煎膏,号曰返魂丹。茎,煎汤,洗瘾疹瘙痒;若初生小儿浴之,不生疮疥。花,治妇人赤白带下,每末二钱,空心温汤下。叶,治小儿疳痢垂死、大人痔疮,煮粥或取汁饮之。疔肿、乳痛、丹毒、诸恶疮疖、蛇毒,已破未破,捣汁内服、外敷。面上风刺。为末,用面汤调,烧灰涂之。亦制硫黄。子、苗,入洗面药,令光泽。小儿聤耳,取汁滴之。治马咬,和醋炒为末封之。初春亦可取作菜食。治病,花、茎、子、叶同功。

【内服治疗】

单苦参酒:大能消一切风热疮毒,理脾补心养气,疮科圣药,如酒尽以苦参晒干为末,酒糊丸服尤妙。苦参半斤,洗锉净碎,将绢袋兜,浸酒二埕,春冬浸一月,秋夏浸十日。每饮一小盅,日三次。

（十八）明·龚信《古今医鉴》

【内服治疗】

回生保命丹　治一切杨梅天泡顽疮、筋骨痛、下疳疮、及轻粉毒、风癣、漏、肿毒、不拘新久。当归炒,二钱　川芎三钱　白芷梢三钱　旧槐花一两　乳香五分　没药五分　轻粉四钱二分　朱砂四钱　雄黄三钱　牛黄四分　血竭一钱　孩儿茶一钱　小丁香一钱　上为末,用红枣粘大米粉打糊为丸如黍米大,每服十丸,又土茯苓四两,牙皂半个,同煎吞药,一日三服,忌母猪、牛肉、酱、醋、茶、房事。

【外用治疗】

蛇床子五钱,炒为末　大枫子去壳,五钱,为末　水银二钱　白锡一钱　加枯矾一钱,亦可　上先将锡化开,次入水银搅匀,后入上二味研匀,用油调搽。

立应膏　治风癣疮。象皮烧灰　红枣烧灰　针末　黄柏末　熟皮烟　黄丹研　轻粉研　大枫子去壳　上各等分,为细末,炼香油调膏,涂癣上。一女子两股间湿癣,长四五寸,发时极痒,痒定极痛,乃以利针当痒时于癣上刺百余下,其血出尽,盐汤洗之,如此三四次方除,盖湿淫于内,其血不可不砭,后服浮萍散出汗。

（十九）明·龚廷贤《种杏仙方》

【病因病机】

癣疮原是因风毒,湿热相煎聚一处。有时作痒痛难当,用药杀虫使风去。

【外用治疗】

治一切顽癣:用干驴粪烧灰,干用香油调搽,湿用干掺。日三四次。

一方:四块风癣发痒、流水。用牛脚儿皮烧存性,为末。先抓破,烧酒调搽,立已。

一方:用黑铅不拘多少,打成片,熬至一炷香,入绿豆一碗,再煮豆烂,滤去渣,以水乘热洗数次,或搽亦可。

一方：治风癣，用枣三四枚，去核，用人言一钱，入枣内，将纸包，灰火炮制，烧过纸为度，取为末。同猪胆调搽。

（二十）明·高濂《遵生八笺》

【内服治疗】

内解煎药方 用当归六钱 人参一钱五分 防风六钱 荆芥六钱 牛膝三钱 连翘三钱 木通四钱 皂角四钱 山栀六钱 羌活六钱 甘草二钱 薏苡仁二钱 白鲜皮六钱 生地黄四钱 熟地黄五钱 以上分作七贴，水煎，食前服。

【外用治疗】

治远年风癣擦药方 用番打马广东来者，三钱 珍珠一钱 冰片一钱 雄黄六分 轻粉三钱 枯矾一两 胆矾三钱 水银五钱 信五分，火煅 川大黄二两 孩儿茶五钱 大枫子一百个，火焙 上为末，用麻油调擦手足骨节。

治癣妙方 川槿皮一两 斑蝥两钱 木鳖子一两 槟榔三钱 樟脑一钱 枯矾一钱 硫磺一钱 麝香二分 共为末，用烧酒，春秋二日、冬月三日、夏一日，蘸搭擦癣疮上，略疼些，三日除根。

（二十一）明·王肯堂《类方证治准绳》

【外用治疗】

地黄煎 治鼻生疮，痒痛不止。生地黄汁 生姜汁各一合 苦参一两，锉 酥三合 盐花二钱，后入 上地黄汁、生姜汁浸苦参一宿，以酥和，于铜石器中煎九上九下，候汁入酥尽，去滓，倾入盒中，每用少许滴于疮上，诸风热疮亦佳，其盐花至半却下。

（二十二）明·申斗垣《外科启玄》

【病因病机】

风热疮：初则疙瘩痒之难忍，爬之而成疮，似疥非疥，乃肺受风热，故皮毛间有此症也。

【内服治疗】

防风通圣散 连翘 花粉 防风 荆芥 生地 黄连 黄芩 黄柏 前胡 栀子 蝉蜕 姜蚕 苦参 蔓荆 白芷 薄荷 甘草 上水二盅，煎八分服。

【外用治疗】

宜粉霜淬搽之立效。

（二十三）明·万表《重刻万氏家传济世良方》

【内服治疗】

治风癣瘰疬诸疮方：诸毒皆服亦无不愈。赤芍药 白芍药 黄芩 黄柏各一钱 当归尾一钱半 木鳖子仁一个 大黄三钱七分 上咀片，用水八分，酒七分煎。待药煎足，临时下大黄，三四滚就取起,露一宿,五更服。如肠风下血加槐花一钱,去木鳖子。

(二十四)明·罗周彦《医宗粹言》

【内服治疗】

苦参疗风热疮疥。

(二十五)明·龚廷贤《寿世保元》

【外用治疗】

沐浴方 防风 荆芥 细辛 当归 羌活 独活 皂角 藿香 白芷 藁本 番白草 水红花 川芎 甘松 上锉,水煎沐浴,令人香肌肤,去风癣。

(二十六)明·陈实功《外科正宗》

【病因病机】

风癣如云朵,皮肤娇嫩,抓之则起白屑。(注:该书将风热疮称之为"风癣")乃风、热、湿、虫四者为患。因血燥风毒克于脾、肺二经。

【临证辨治】

初起用消风散加浮萍一两,葱豉作引,取汗发散。久者服首乌丸、蜡矾丸、外擦土大黄膏,用槿皮散选而用之,亦可渐效。

【内服治疗】

顽癣浮萍丸 浮萍丸内苍耳草,苍术黄芩共苦参,僵蚕钩藤并稀莶,酒丸服下可回春。紫背浮萍 苍术 苍耳各二两 苦参四两 黄芩 僵蚕各一两 钩藤一两五钱 稀莶草二两,酒蒸 共为末,酒糊丸,白滚汤每服二钱,随病上下服。

消风散 消风散内归生地,蝉脱荆防苍苦参,胡麻知母牛蒡等,石膏甘草木通行。当归 生地 防风 蝉脱 知母 苦参 胡麻 荆芥 苍术 牛蒡子 石膏各一钱 甘草 木通各五分 水二钟,煎八分,食远服。

蜡矾丸 琥珀蜡矾丸琥珀,明矾黄蜡与朱砂,雄黄蜂蜜丸成就,护心护膜效堪夸。白矾一两二钱 黄蜡一两 雄黄一钱二分 琥珀一钱,另研极细 朱砂一钱二分 蜂蜜二钱,临入 上四味,先碾研极细,另将蜜蜡铜杓内溶化,离火片时,候蜡四边稍凝时方入上药,搅匀共成一块,以一人将药火上微烘,众手急丸小寒豆大,用朱砂为衣,瓷罐收贮。每服二三十丸,白汤食后送下。病甚者,早晚日进二次,其功最效。

当归饮子 当归饮子芍芎芪,生地防风白蒺藜,甘草何首乌荆芥,诸风疮痒服相宜。治血燥皮肤作痒,及风热疮疥瘙痒,或作疼痛。当归 川芎 白芍 生地 防风 白蒺藜 荆芥 何首乌各一钱 黄芪 甘草各五分 水二钟,煎八分,食远服。

【外用治疗】

土大黄膏 土大黄膏用白矾,硫黄八两共加参 川椒三味研成末 顽癣搽之不费难。

治干湿顽癣,不论新久,但皮肤顽厚,患走不定,惟痒不痛者。硫黄八两 生矾四两 点红川椒二两 上各为末,用土大黄根捣汁,和前药调成膏碗贮,新癣抓损擦之,多年顽癣加醋和擦,如日久药干,以醋调搽。牛皮癣用穿山甲,抓损擦之妙。

顽癣必效方 顽癣必效川槿皮,轻粉雄黄巴豆宜,斑蝥大黄百药煎,阴阳水和海桐皮。治多年顽癣,诸药熏擦搽洗不效者,用之即愈。川槿皮四两 轻粉 雄黄各四钱 百药煎四饼 斑蝥全用,一钱 巴豆去油,一钱五分 大黄二两 海桐皮二两 上为极细末,用阴阳水调,抓损敷药,必待自落。

又顽癣方 顽癣方中川槿皮,斑蝥轻粉各相宜,再加七个枫子肉,新笔涂将患处医。川槿皮二钱 轻粉五分 斑蝥七个 大枫子七个 河、井水共一钟,煎一半,露一宿,笔蘸涂之。

(二十七)明·李中梓《镌补雷公炮制药性解》

【内服治疗】

五倍子:五倍子味苦酸,性平,无毒,入大肠经,主齿宣疳䘌,风癣疥痒,肠风五痔,及小儿面鼻口耳疳疮,明目生津,止泻涩精。噙口中治口疮。善收顽痰,解诸热毒。百药煎即五倍造成,主肺胀喘咳,噙化能敛而降之。按:五倍酸苦之性,专涩大肠,其收敛甚捷,泻痢初起者,未宜入剂。

(二十八)明·吴之望《济阳纲目(六)》

【内服治疗】

苦参酒:大能消一切风热疮毒,理脾补心养气,为疮科圣药。苦参半斤洗净,锉碎,绢袋盛,好酒二斗,冬春渍一月,秋夏十日,每服一合,日三次,常与不绝,觉痹即安,酒尽,以渣晒为末,酒糊丸,尤妙。丹溪曰:陶隐居以酒渍饮治恶疮,久服轻身。日华子以为杀虫,《本草》除伏热、养肝胆气。予尝以苍耳叶为君,以此为佐,酒煮乌蛇为丸,如无乌蛇,以乌蠡鱼代之,丸如桐子大,每五六十粒,加至七八十粒,热茶清吞,一二月而安,若入紫萍尤捷。紫萍多蛭,须寒月于山池沼取之,净洗泥,略蒸透,干用。

(二十九)明·施沛《祖剂》

【内服治疗】

惺惺散 治小儿风热疮疹,伤风,时气头痛,壮热,目涩多眠,咳嗽气粗,鼻塞,清涕,及伤食。四君子汤加桔梗、细辛、瓜蒌仁、薄荷、三叶、生姜煎服。

（三十）明·李中梓《删补颐生微论》

【临证辨治】

荆芥　味辛,性温。无毒。入肝经。反驴肉、河豚、蟹、黄鲿鱼。主风热疮疹,瘰疬,结聚,瘀血,湿痹,清头目,利咽喉。(按:荆芥治风,贾相国称为再生丹,许学士谓有神圣功,戴院使命为产后要药,萧存敬呼为一捻金,陈无择隐其名为举轻古拜散。夫岂无故而获此隆誉哉?虽然用者,须审察的当,今人但遇风症,辄用荆、防,此流气散之相沿耳。不知风在皮里膜外者,荆芥主之,非若防风之入人骨肉也)

（三十一）明·秦昌遇《幼科折衷》

【临证辨治】

有遍身糜烂成片,甚至烦躁,衣不可着。盖风火内郁于阳明。流毒于外,名曰风热疮,用百解散加五和汤,入何首乌、荆芥、白芷煎服,及牛蒡汤,疏绦肠胃,解散风热,其尘自愈,不致再生。外敷以四黄散及连床散。

【内服治疗】

百解散　干葛　麻黄　黄芩　桂枝　赤芍　甘草。

五和汤　当归　赤茯　大黄　枳壳　甘草。

牛蒡汤　牛蒡子　大黄　防风　荆芥　薄荷　甘草。

【外用治疗】

四黄散　黄连　黄芩　黄柏　大黄　滑石　五倍子,用香油调敷。

连床散　黄连　蛇床　五倍子　轻粉,用荆芥和葱,煮水候凉洗,拭干后即敷药。

（三十二）清·顾元交《本草汇笺》

【临证辨治】

苦参,味苦气沉,纯阴之品,能逐足少阴本经之湿。方家用之以治风热疮疹。沈存中谓其"苦能伤肾,常致腰重不能行"者,盖其竣补阴气,降而不升,故致腰重,非伤肾之谓也。然大抵不宜、久服,凡药不具五味,不备四气,而久服之,虽且获胜,久必暴绝。张从正云:凡药皆毒也。虽甘草、苦参不可不谓之毒,久服则五味各归其脏,必有偏胜气增之患,至于饮食亦然。

（三十三）清·陈士铎《洞天奥旨》

【疾病概述】

风热疮,多生于四肢、胸胁。初起如疙瘩,痒而难忍,爬之少快,多爬久搔,未有不成疮者,甚者鲜血淋漓,似疥非疥。乃肺经内热而外感风寒,寒热相激而皮毛受之,故成此症也。世人以防风通圣散治之,亦有愈者,然铎更有治其外而自愈,纪之以便不愿服药之男妇也。

【外用治疗】

三圣地肤汤 岐天师方 地肤子一两 防风二钱 黄芩三钱 煎汤一大碗,加猪胆二个,取汁和药同煎,以鹅翎扫之,即止痒,痒止而疮亦尽愈。

(三十四)清·陈梦雷《古今图书集成医部全录》

【病因病机】

风癣者,是恶风冷气,客于皮肤,折于血气所生,亦作圆文匡阑,但抓搔顽痹,不知痛痒,内亦有虫。

【内服治疗】

当归饮子 治疮疥风癣湿毒燥痒。当归 川芎 白芍药 生地 防风 白蒺藜 荆芥各一钱半 何首乌 黄芪 甘草各一钱 上作一服,水二钟,煎至一锺,食远服;或为末亦可。

枳壳丸 治一切风热生疮疥。枳壳麸炒四两 苦参八两 上为细末,炼蜜和捣二三百下,丸如梧桐子大,每服三十丸,食后温酒送下。

乌蛇丸 治一切风癣,多年不瘥者。乌蛇酒浸去骨 白附子炮 附子小便浸一宿 天麻各二两 苦参十两 槐花半斤 全蝎炒 羌活 乳香 僵蚕炒,各一两半 上为细末,用生姜汁一斤,蜜一斤,二味同熬成膏,入药和丸如梧桐子大,每服三四十丸,空心用温酒送下,夜晚荆芥汤送下。

风癣有虫:菖蒲末五斤,酒渍,釜中蒸之,使味出,先绝酒一日,每服半升或一升。

【外用治疗】

香疥药 治风癣疮,黄水疮,疥疮,牛皮癣疮。轻粉 水银 樟脑各三钱 大枫子去壳 川椒各四十九粒 柏油烛一对 杏仁少许 上为细末,疥用绢包裹疮上熨,黄水疮掺上,此药功效如神。

定粉膏 治干湿癣,风癣,不拘年月。定粉 水银 芜荑 胭脂各一分 上同研匀,用陈猪脂一两同研成,先用汤洗,后以膏子临卧涂之,一上便瘥。本法,猪脂须用三年以上者,今若无,但陈者亦可,仍用后方淋洗。

淋洗方 楝实半斤,如无实即以根皮代之,楝药及嫩枝细锉,各一升 枳壳 蛇床子 地榆 丹参 皂荚 苦参并细锉,各三两 上同煎脓汁,热洗患处。

丹参汤 治风癣瘙痒洗浴。丹参 蛇床子各三两 苦参五两 白矾研二两 上除白矾外,筛为粗散,用水三斗,煎至二斗,滤去渣,入白矾搅令匀,乘热于避风处洗浴,用水冷为度,拭干了,用藜芦末粉之,相次用之,以瘥为度。

风癣有虫。海桐皮　蛇床子等分为末,以腊猪脂调搽之。

(三十五)清·吴谦《医宗金鉴》

【疾病概述】

血疥形如紫疥疮,痛痒时作血多伤,证因风热闭腠理,服功最强。(注:本书中称风热疮为"血疥")此证由风热闭塞腠理而成。形如紫疥,痛痒时作,血燥多热,宜服消风散。

【内服治疗】

消风散　荆芥　防风　当归　生地　苦参　苍术炒　蝉蜕　胡麻仁　牛蒡子炒,研　知母生　石膏煅,各一钱　甘草生　木通各五分　水二盅,煎八分,食远服。方歌:消风止痒散风湿,木通苍术苦参知,荆防归蒡蝉膏草,胡麻生地水煎之。

(三十六)清·赵学敏《串雅内编》

【外用治疗】

千里光膏　贴疮疖风癣、杨梅疮毒、鹅掌风等症极效。千里光(采茎叶捣汁,沙锅内熬成膏)二两　防风二两　荆芥二两　黄柏二两　金银花二两　当归二两　生地二两　川椒一两　白芷一两　大黄一两　红花一两　苦参四两,用麻油浸三日,熬枯黑色,去滓,每油二碗配千里光膏一碗,再熬,滴水成珠,飞丹收成膏,入乳香、没药各壹两,轻粉三钱,槐枝搅匀,收用。庚生按千里光,一名黄花演,生浅山及路旁,叶似菊而长,背有毛,枝干青圆,立夏后生苗,秋有黄花,不结实,为外科圣药。俗谚云"有人识得千里光,全家一世不生疮",亦能明目去翳,治蛇咬伤,又名金钗草。

(三十七)清·鲁永斌《法古录》

【内服治疗】

苦参《本经》:治心腹结气,癥瘕积聚,黄疸,溺有余沥,逐水,除痈肿,补中明目止泪。《别录》曰:养肝胆气,安五脏,平胃气,令人嗜食轻身,定志益精,利九窍,除伏热肠澼,止渴醒酒,小便黄赤,疗恶疮。弘景云:渍酒饮,治疥杀虫。甄权曰:治热毒风,皮肌烦躁生疮,赤癞眉脱,除大热嗜睡,治腹中冷痛,中恶腹痛。时珍曰:杀疳虫,治肠风泻血,并热痢。又曰:子午乃少阴君火对化,故苦参黄蘗之苦寒,皆能补肾,盖取其苦燥湿寒除热也。热生风,湿生虫,故又能治风杀虫。惟肾水弱而相火胜者用之。若火衰精冷,真元不足,及年高之人,不可用也。颂曰:古今方用治风热疮疹最多。伏汞,制雌黄、焰硝。《笔谈》云:久用苦参擦牙,遂病腰痛,由其气伤肾也。敩曰:糯米泔浸去腥气,蒸用。

(三十八)清·章穆《调疾饮食辨》

【内服治疗】

蜜酒:用沙蜜炼熟,和酒饮。主风疹风癣,肌肤枯燥。或加猪脂尤妙,肺热忌用。

（三十九）清·胡荟谷《保赤心鉴》

【内服治疗】

三六胡麻丸 治风热疮疹，疥癣痈疖。胡麻仁 蔓荆子 威灵仙_炒 何首乌_蒸 荆芥穗 皂角刺 嫩苦参 石菖蒲 白菊花_{研酒} 糊丸，竹叶汤下。

（四十）清·陈其瑞《本草撮要》

【外用治疗】

海桐皮：味苦辛，入足太阴、阳明经，功专祛风、去湿、杀虫。得苡仁、牛膝、川芎、羌活、地骨皮、五加皮、生地，酒浸饮，治风蹩顽痹，腰膝疼痛。以蛇床子合为末，用腊猪脂调搽风癣良。

鸽：味咸平，入手足太阳经，功专解诸药毒。治恶疮、风癣、白癜、疬疡风，唯色白者入药。卵解疮毒、痘毒。屎名左盘龙，消腹中痞块、瘰疬诸疮，疗破伤风及阴毒垂死者。人马疥疮炒研敷之，驴马和草饲之，消肿杀虫。头疮、白秃鸽粪研末敷之，先以醋泔洗净。

（四十一）清·鲁永斌《大方脉》

【内服治疗】

连翘败毒散 治一切风热疮毒之主方。甘草_{各五分} 羌活 独活 柴胡 前胡 枳壳 桔梗 川芎 茯苓_{各一钱} 薄荷_{三分} 生姜_{三片} 连翘 银花。

二、近现代名家对病因病机、证型、临证的认识

赵炳南认为玫瑰糠疹发病因素是血热，治疗上以凉血为主，同时注意区别风、湿、热毒等发病病因。因此，在治疗时除了凉血、清热之外，赵老习惯加用一些清热利湿的药物如赤苓皮、猪苓、泽泻、车前子、薏苡仁等。

朱仁康认为玫瑰糠疹多因外感风热之邪，加之心火亢盛，血热内生，内外合邪而致病，多用清热祛风法治疗，主要方药有自拟乌蛇祛风汤（乌蛇肉、羌活、荆芥、防风、银花、连翘、黄芩各9克，蝉蜕、白芷、黄连、生草各6克）、消风清热饮（即上方去乌蛇肉、羌活、银花、连翘、黄连、白芷，加浮萍、当归、赤芍、大青叶各9克）或疏风清热饮（即乌蛇祛风汤去乌蛇、羌活、白芷、黄连，加牛蒡子、栀子、刺蒺藜、生地、赤芍、丹参）。

杨恩品认为"血热"为玫瑰糠疹发病的内在基础，"内外合邪，肌肤失养"贯穿了疾病发生发展的始终，故应从血分入手辨证论治。风盛者当疏风止痒；挟湿者当健脾化湿；挟毒者当凉血解毒；挟瘀者当活血化瘀；血虚者当滋阴养血。

现代医家邱桂荣认为，玫瑰糠疹虽以风热、血热、血燥为主，但发病常虚实夹杂，因此治疗上清热凉血时当辅以益气固表，祛邪外出。以内治为主，配合外治往往疗效更佳，有助于缩短病程。

　　周宝宽认为玫瑰糠疹是由于脾虚湿蕴,湿热内生,加之外感风热毒邪,湿毒相合,蕴结肌肤而发病。故一般使用疏风消疹汤、祛风润燥汤、利湿解毒汤治疗。

　　杨顶权认为玫瑰糠疹是由于过食辛辣油腻之品,或情志不畅,抑郁化火,加之外感风热之邪,内外合邪,郁闭肌肤而发病。因此,应以疏风清热止痒为主要治法。但在不同时期治疗侧重点有所不同,初期以疏风清热为主,后期则养血活血为主。

　　陈明岭从温病卫气营血辨治玫瑰糠疹,认为其初期多伴有外感的表现,属于温病的卫分证,治以疏风清热为法,方选银翘散加减。在中期,邪气传入营血,外感症状消失,多伴有热盛伤阴的症状,属于热入营血证,治以凉血散血为法,方以犀角地黄汤加减。

　　田素琴认为本病为炎症性变态反应性疾病,临床上一部分病例在皮损出现前有上呼吸道感染情况,认为本病与外邪侵袭关系密切,故在皮损出现后初期,除积极清热凉血祛风外,还应清热凉血解毒,酌情选用具有抗炎、抗病毒作用的中药如金银花、大青叶、板蓝根等。

三、医案

　　【医案1】王某,女,15岁,于1960年10月15日初诊。前一星期因劳动汗出受风,继而遍身皮肤出现红色痒疹,以四肢较多,疹如花瓣状,中间有白色健康皮肤,其红白皮肤界线清楚,红疹成片而高出于皮面,经某医院皮肤科检查为玫瑰糠疹,服西药未效,后经理疗稍见轻,但仍痒,搔后更显,无脓液等分泌物,食纳及二便正常,脉缓,舌正无苔。西医诊断:玫瑰糠疹。中医诊断:风热疮。中医辨证:血燥生风兼湿。治则:活血祛风,清热利湿。因住校煎药不便,故改汤为散。方药:干生地(一两)、当归(三钱)、赤芍(四钱)、川芎(三钱)、丹参(一两)、蒺藜(一两)、炒地肤子(一两)、地骨皮(五钱)、白芷(四钱)、羌活(三钱)、大青叶(五钱)、生甘草(二钱)、制香附(三钱)、炒枳壳(三钱)共研细末,每日早晚各服一小匙,白开水下。患者服药后,痒疹很快消退,服药半剂左右,痒疹全部消失而愈,以后从未再复发过。

　　【按】患者于劳动时,在烈日之下,汗出当风,兼受地下潮湿,风邪湿热蕴于肌肤,而成是病,所以用活络祛风,清热利湿等药,风湿两解,则血燥得平而痊愈。因煎药不便,改汤为散,以便利患者。临床医疗,不但要辨证论治,而且对中药各种剂型的用法必须因病人之环境不同灵活运用。

(摘自《蒲辅周医案》)

　　【医案2】梅某,男,40岁,初诊日期:1972年10月26日。主诉:皮肤起环状皮疹已7

天。现病史:1周前发现躯干两胁部起两环形皮疹,色红,有薄鳞屑,痒感明显。两天以后发现前胸、后背、四肢密布同样皮损。经医院诊为"玫瑰糠疹"。用"葡萄糖酸钙"静脉注射,内服"扑尔敏、维生素"等药,效果不明显。遂来我院门诊。检查:躯干、四肢皮损呈环形、椭圆形皮疹,色红浸润,表面有微薄细鳞屑,胸背部皮损长轴与肋骨平行。脉弦滑,舌苔薄白稍腻。西医诊断:玫瑰糠疹。中医辨证:血热外受风毒湿邪。治则:清热凉血,解毒除湿。方药:白茅根(一两)、干生地(一两)、大青叶(五钱)、粉丹皮(四钱)、尾连(二两)、黄芩(三钱)、紫丹参(五钱)、白鲜皮(一两)、猪苓(三钱)、泽泻(三钱)、车前子(包,四钱)。10月30日,服上方四剂后,皮损红色明显消退,痒感减轻。于上方中加地肤子一两,继服五剂。11月6日,大部分皮损消退,呈现淡红色半环状皮损,中心消退,边缘稍有浸润,痒感已不明显,脉缓,苔薄白。改用养阴凉血、除湿止痒为法。处方:干生地(一两)、粉丹皮(四钱)、白鲜皮(一两)、地肤子(一两)、紫丹参(一两)、苦参(三钱)、花粉(五钱)、二冬(四钱)、生薏米(一两)、车前子(包,四钱)、泽泻(三钱)、全当归(五钱)。11月13日,上方连续服六剂后,皮损全部消退呈现色素沉着,临床痊愈。

(摘自《赵炳南临床经验集》)

【医案3】贺某,男,28岁,初诊日期:1964年9月8日。主诉:全身瘙痒起红疹已十多天。现病史:10天前发现胸背两胁部起红色环状皮疹,瘙痒。很快发展至四肢,剧痒。曾经本单位卫生所及医院治疗未效。检查:躯干、四肢近端散发红色米粒至高粱大的丘疹,两腋下及胁部有明显稍大之横列椭圆形之皮疹,边缘有微薄鳞屑,皮疹之间可见正常皮肤。西医诊断:玫瑰糠疹。中医辨证:血热外受风毒。治则:凉血疏风,清热解毒。方药:赤白芍(四钱)、当归(三钱)、茜草根(三钱)、白茅根(一两)、蝉衣(二钱)、浮萍(一钱)、白鲜皮(一两)、刺蒺藜(五钱)、金银花(五钱)、生枳壳(三钱)、生甘草(三钱)。外用寒水石面五钱,炉甘石面五钱,滑石粉一两,冰片五分,加水至200mL混匀外用。前方连续服用八剂而治愈。

(摘自《赵炳南临床经验集》)

【医案4】范某,女,15岁,初诊日期:1972年2月22日。主诉:胸背部及上肢起红疹,痒感明显,已半个月之久。现病史:半个月以前自觉前胸部起一红斑,有痒感,开始如指盖大,表面有脱皮现象,未加注意。数日后,胸背部及两侧上肢突然发起类似红色皮疹,大小不等,痒感更加明显,曾在医院诊为玫瑰糠疹,经治疗未效,遂来我院门诊。检查:患者胸背部、颈部、上肢、大腿部散在大小不等的红色斑疹,疹形呈椭圆形或不规则圆形,基底颜色不一,鲜红至褐色,皮疹边缘不整齐,长轴与肋骨平行,表面附有较多的细碎糠秕状鳞屑。脉象:弦细滑。舌象:苔薄白稍腻。西医诊断:玫瑰糠疹。中医辨证:血热兼感热毒湿邪。治则:凉血清热散风止痒,佐以利湿。方药:生地(四钱)、紫草(三钱)、茜草(三钱)、白茅根(五钱)、苦参(五钱)、土茯苓(五钱)、白鲜皮(一两)、当归(二钱)、胆草(二钱)、泽泻(三钱)、薏米(五钱)。2月25日,服上方三剂后,自觉痒感减轻,皮损表面鳞屑见少,未再起新的皮疹。仍按上方加白术三钱、黄柏三钱、茯苓二钱,继服三剂。3月2日复诊时,痒感已基本消失,皮疹逐渐消退,颜色转暗。按前方加减。3月16日复诊时,皮疹已退尽,症状消失,临床治愈。

(摘自《赵炳南临床经验集》)

【医案5】邵某,女,2008年5月5日就诊。主诉:双下肢散在红斑3周。现病史:患者于3周前不明原因出现双下肢散在大片红斑,呈地图状,有瘙痒感,轻度脱屑,曾在当地医院以"过敏性皮炎"治疗,效果不佳,今日慕名来诊。刻下症:双下肢散在地图状大片红斑,轻度瘙痒及脱屑,舌质红,苔薄黄,脉滑数。既往史:患有丙肝12年。专科检查:双下肢胫骨前侧皮肤,双下肢自膝关节直至踝关节有大片的红斑,呈多形性,如地图状,小如针尖,大如杏叶,指压不褪色,边界清,无渗出,可隐见浅表静脉曲张。辨证分析:患者为老年女性,素有慢性肝炎病史,脾气不足,气血生化乏源,血虚生热,复感风热湿邪客于肌肤腠理,内蕴于血分。症见:双下肢散在地图状大片红斑,轻度瘙痒及脱屑,舌质红,苔薄黄,脉滑数。西医诊断:玫瑰糠疹。中医诊断:风癣(血热风盛)。治则:清热凉血,散风止痒,养血祛湿。方药:白茅根30克、槐花20克、藕节15克、蚤休20克、地肤子20克、当归20克、生地20克、泽泻20克、甘草10克。用法:10剂,一日一剂,水煎服。医嘱:忌食辛辣、酒类及腥发之物。避风邪,勿用过热开水烫洗。二诊:2008年5月16日。舌质红、舌苔薄黄。辨证分析:用药后,病人原皮损区局限,无新生红斑复出,瘙痒感基本消失,舌质红,苔薄黄,脉细数,辨证同前,仍照上处方加白芍15克、艾叶15克、生首乌30克,继服用20剂。

【按】玫瑰糠疹中医称血疳、风癣、风热疮,是一种常见的急性炎症性皮肤病。《外科正宗·卷四》记载:"风癣如云朵,皮肤娇嫩,抓之则起白屑。"以青年和成年人多见,多发于春、秋季节。皮损好发于躯干及四肢侧端,较大的称为母斑,继而成批出现较小皮疹,多伴瘙痒。本例患者为老年女性,素有慢性肝炎病史,脾气不足,气血生化乏源,血虚生热,复感风热湿邪客于肌肤腠理,内蕴于血分。症见:双下肢散在地图状大片红斑,轻度瘙痒及脱屑,舌质红,苔薄黄,脉滑数。症属血热风盛。常用清热凉血,散风止痒,养血祛湿类药物治疗。方解:白茅根,味甘性寒而入血分,能清血分之热而凉血止血,槐花善治下部出血,藕节止血而不留瘀,三者相合清热凉血、止血散瘀。蚤休、地肤子清热解毒,祛风止痒。当归、生地滋阴养血润肤,泽泻清热利湿,甘草调和诸药。二诊时,患者红斑颜色变淡,瘙痒感基本消失,热象渐退,加用白芍酸甘敛阴,生首乌滋阴润燥,艾叶温经通络,活血化瘀。回顾本病例,崔老师认为要抓住"血热风盛"这一特点,以白茅根、槐花、藕节凉血散瘀。崔老师在治疗血热类疾病时,常将白茅根、槐花、藕节三者相合,观察多例,其效尤佳。

(摘自《世中联名老中医典型医案》)

【医案6】曾某,男,于夏至前第2天就诊。主诉:胸背部及双上肢、大腿突发红色皮疹1周。现病史:患者1个月前酒后受凉,头痛鼻阻,咽喉肿痛,全身酸困,休息数日后渐愈。半月前自觉下腹部起红斑,稍痒,表面轻度脱屑,未加注意。数日前胸背部及双上肢、大腿突发类似红色皮疹,大小不等,痒甚,曾在某医院诊断为"汗斑",给外用药水(药物名不详)并嘱多洗澡,用药后病情反而加重,痒重影响睡眠,心烦急,口渴,大便干,小便微黄。既往史:无。个人史:无。过敏史:无。婚育史:已婚。家族史:无。舌质红、舌苔白。脉象:数脉,微脉,滑脉,弦脉。辨证分析:玫瑰糠疹是一种常见的急性红斑鳞屑性皮肤病。因皮损色暗红,有糠状脱屑而得名,中医认为本病多因风热之邪蕴于血分,热毒凝结,发于肌肤而致,若挟湿邪则病程迁延不愈,治法多用清热解毒,凉血疏风佐以除湿之剂。西医诊断:玫瑰糠疹。中医诊断:①风癣;②瘾疹。治法:清热凉血,散风止痒。方药:龙胆草10克、黄芩15克、干生地30克、丹皮15克、白茅根30克、板蓝根30克、紫草15克、槐花30克、车前子15克、车前草15克、泽泻15克、白鲜皮30克、苦参15克、地肤子10克、土茯苓30克、生石膏30克(先煎)。用法:7剂,口服,一日一剂,水煎。其他:外用炉甘石洗剂。医嘱:嘱少洗澡,少搔抓。二诊就诊时间:2004年6月30日。病情变化:服上方7剂,心烦瘙痒明显减轻,皮疹变暗,鳞屑减少。再服7剂,痒感消失,皮疹逐渐消退,大小便通利。舌质:舌红。舌苔:苔白。脉象:数脉,微脉。方剂组成:龙胆草10克、黄芩15克、干生地30克、丹皮15克、白茅根30克、板蓝根30克、紫草15克、槐花30克、车前子15克、车前草15克、泽泻15克、白鲜皮30克、苦参15克、地肤子10克、土茯苓30克、生石膏30克(先煎)、生白术10克、生薏米30克、赤芍皮15克。用法:7剂,口服。一日一剂,水煎。医嘱:①避免精神刺激,保持情绪稳定。②少食辛辣食物,戒烟酒。③禁用手搔抓及热水烫洗。

【按】中医认为本病多因风热之邪蕴于血分,热毒凝结,发于肌肤而致,若挟湿邪则病

···· 460 ····

程迁延不愈,治法多用清热解毒、凉血疏风佐以除湿之剂。

(摘自《世中联名老中医典型医案》)

【医案7】袁某,女,就诊于小雪后第5天。主诉:胸部起片状红斑伴瘙痒1周。现病史:患者近1年来,每遇受凉后咽喉肿痛,发热畏寒,全身不适,入冬后多次发病。服"感冒药"可缓解。1周前发现胸部起片状红斑,有少许脱屑、瘙痒、皮损渐增多。在外院诊断为:"玫瑰糠疹",静滴"葡萄糖酸钙",内服"扑尔敏、维生素C"等未能控制,皮损继续增多。既往史:无。个人史:无。过敏史:无。婚育史:未婚。家族史:无。舌质红,舌苔微黄,脉象:数脉,滑脉。辨证分析:玫瑰糠疹是一种常见的急性红斑鳞屑性皮肤病。因皮损色暗红,有糠状脱屑而得名,中医认为本病多因风热之邪蕴于血分,热毒凝结,发于肌肤而致,若挟湿邪则病程迁延不愈,治法多用清热解毒,凉血疏风佐以除湿之剂。西医诊断:玫瑰糠疹。中医诊断:风热疮。治则:清热解毒,凉血疏风。方名:银翘散。方药:银花30克、连翘10克、牛蒡子10克、锦灯笼10克、大青叶30克、板蓝根30克、山豆根6克、焦栀子10克、生地10克、丹皮10克、生薏米30克、六一散30克。用法:7剂,口服,一日一剂,水煎。其他:外用炉甘石洗剂。医嘱:①避免精神刺激,保持情绪稳定。②少食辛辣食物,戒烟酒。③禁用手搔抓及热水烫洗。

二诊就诊时间:2004年12月5日。病情变化:服上方7剂,皮疹变淡,痒减,咽扁桃体红肿充血明显消退。舌质:红。舌苔:微黄。脉象:数脉,滑脉。辨证分析:玫瑰糠疹是一种常见的急性红斑鳞屑性皮病。因皮损色暗红,有糠状脱屑而得名,中医认为本病多因风热之邪蕴于血分,热毒凝结,发于肌肤而致,若挟湿邪则病程迁延不愈,治法多用清热解毒,凉血疏风佐以除湿之剂。方剂组成:银花30克、连翘10克、牛蒡子10克、锦灯笼10克、大青叶30克、板蓝根30克、山豆根6克、焦栀子10克、生地10克、丹皮10克、生薏米30克、六一散30克、白鲜皮15克、苦参10克。用法:7剂,口服。一日一剂,水煎。其他:外用炉甘石洗剂。医嘱:①避免精神刺激,保持情绪稳定。②少食辛辣食物,戒烟酒。

(摘自《世中联名老中医典型医案》)

【医案8】患者,女,31岁,初诊日期:2014年3月28日。主诉:躯干及四肢皮损逐渐增多3周,进食辛辣后加重。患者3周前外感风热后躯干及四肢近端出现散在红斑、脱屑,伴轻度瘙痒,夜间稍明显,至某医院治疗。专科检查:躯干及四肢散在片状鲜红色至暗红色斑丘疹、斑片,边缘有领圈样薄屑,红斑的长轴与皮纹走行方向一致,大小不等的新旧皮损同时存在,皮损呈对称分布。刻下症见:皮损轻度瘙痒,口干口苦,伴心烦易怒,性急,纳可,睡眠欠佳,大便干,小便短赤,舌红,苔少,脉滑数。西医诊断:玫瑰糠疹。中医诊断:风热疮(血热风盛证)。治则:凉血解毒,祛风止痒。方药:水牛角20克、生地黄15克、赤芍15克、牡丹皮15克、知母10克、玄参10克、紫草30克、生槐花15克、大青叶15克、防风10克、苦参10克、土茯苓30克、威灵仙10克、白花蛇舌草30克、栀子10克、生甘草10克。用法:7剂,水煎服,每天1剂,早晚饭后分服,各1次。二诊:红斑面积减小,脱屑减轻,皮损瘙痒缓解,仍夜较著,无明显心烦易怒,口干,纳可,眠欠佳,大便可,小便黄,舌略红,苔薄,脉滑数。继以上方去苦参、生槐花、栀子、防风,加连翘10克、芦根15克。7剂,水煎服,每天1剂,早晚饭后分服,各1次。三诊:躯干红斑消失,皮损无明显脱屑,无明显瘙痒,口干缓解,纳寐尚可,二便可。舌淡红,苔薄腻,脉滑。于上方去芦根,加首乌藤15克、生薏苡仁30克、茯苓皮30克。7剂,水煎服,每天1剂,早晚饭后分服,各1次。后电话随访,皮损消失,无明显瘙痒,至今未复发。

【按】患者躯干及四肢近端出现散在红斑、脱屑,伴轻度瘙痒,西医诊断为"玫瑰糠疹",属于中医"风热疮"范畴。患者平素性情急躁,气机壅滞,郁久化火,致心火亢盛,又因心主血脉,故致热伏营血,加之外感风热,血热、风热相搏于肌肤,内外二因合邪为病;蕴于血分,血热生风而发,故见泛发片状红斑、丘疹,边界清楚;内火扰心,故见心烦、眠欠佳,热伤津液,故见口渴便干,小便短赤。风盛则瘙痒不适。舌红、苔少、脉滑数为血热风盛之证。初诊:方中应用水牛角、生地黄、赤芍、牡丹皮、紫草等清热凉血之品,玄参、知母等化斑解毒,大青叶、白花蛇舌草等清热解毒,配以威灵仙、防风、苦参等祛风通络止痒。诸药合用,共奏凉血解毒、祛风止痒之功。二诊:红斑减小,脱屑减轻,瘙痒缓解,无口苦口干,故去清热之品的苦参、栀子、生槐花,及祛风之防风,加连翘以清热解毒兼以发表使邪气由表而解,加芦根清热生津。三诊:红斑消失,皮损脱屑情况进一步好转,无口干,去芦根,加首乌藤,清热通络,生薏苡仁、茯苓皮健脾祛湿,巩固疗效。

(摘自李元文教授治疗玫瑰糠疹经验.环球中药,2015(6):730-732.)

【医案9】患者,女,46岁,2019年8月27日初诊。主诉:遍身皮疹1年余。现病史:2018年9月周身遍发皮疹,医院诊断为"玫瑰糠疹",服药及光疗治疗后无效。后经某中医研究所分院治疗后好转。2019年3月复发加重,5月服药减轻,7月又严重。刻下症:全身红色皮疹,水疱,瘙痒,色素沉着,乏力,身热,易出汗,纳可,大便秘结,小便正常,睡眠不佳,易惊醒,醒后不可再眠,舌胖苔黄腻,脉数。西医诊断:玫瑰糠疹。中医诊断:风热疮(湿热酿毒)。治则:清热燥湿解毒。方药:苍术18克、黄柏15克、炒薏苡仁45克、土茯苓30克、茵陈30克、苦参10克、白鲜皮15克、浮萍15克、合欢皮20克、金银花20克、枳实

12克、炒莱菔子20克。用法：7剂，颗粒剂，水冲服，每日1剂，早晚分服。

2019年9月3日二诊：大腿根红疹，痒甚，灼热，纳可，失眠，二便调，双手水疱减少，舌胖，脉沉。上方加赤小豆30克，服法同前。2019年9月16日三诊：全身痒明显好转，未再发疹，遂不更方，随症加减再服7剂。

【按】玫瑰糠疹是临床皮肤科常见病，发病原因尚不明确，特征皮损为覆盖糠状鳞屑的红斑丘疹，相当于中医"风热疮"。根据该患者皮损特点诊断为水疱型风热疮。该患者缠绵难愈、反复发作、乏力，乃湿邪为患之象，加之身热、大便秘结、汗出、舌脉等，提示热象较著，故可从湿热入手。贾师认为"聚而不散谓之毒"，此病乃湿热搏结于皮肤聚而不散而成疹疮，故诊为湿热酿毒。以四妙散化裁，投以大剂量苍术、黄柏、薏苡仁清热燥湿；重用土茯苓、茵陈、白鲜皮、金银花等清热解毒，强化清利湿热之功，解其疹疮；"诸痒皆属于风"，故加浮萍等疏解风热，解其瘙痒；合欢皮解郁安神，安其失眠；枳实、炒莱菔子利其便秘，通腑以调畅全身气机，亦可给邪以出路。全方主次兼顾，分别从内、外、下三路祛邪解毒且兼以健脾、安眠。"诸痛痒疮，皆属于心"，二诊投以赤小豆，色赤入心，同时清湿热；久病多瘀，兼见色素沉着，赤小豆亦有散血之效，故三诊诸症悉除，邪祛正安。

（摘自贾跃进应用四妙散验案举隅.中国民间疗法,2020,28（21）:98-100.）

【医案10】何某，女性，28岁，2007年10月23日初诊。近3周来于躯干、四肢散发椭圆形大小不一红斑，上覆糠秕样细小鳞屑，瘙痒。刮取皮屑做真菌检查：阴性。近来感头晕，乏力，时欲呕，但否认妊娠。舌淡红，苔白，脉弦。西医诊断：玫瑰糠疹。中医诊断：风热疮。方药：柴胡10克、黄芩10克、法半夏10克、党参10克、大枣20克、赤芍10克、牡丹皮10克、白蒺藜15克、荆芥10克、当归10克、生姜10克、甘草5克。用法：共4剂，每日一剂煎服。外用：消炎止痒霜。二诊：药后皮疹变淡，口苦、欲呕均消，头晕、乏力好转。继服4剂，皮疹全消。

【按】玫瑰糠疹是一种常见的炎症性皮肤病，本病主要症状是皮肤上发生椭圆形淡红色斑片，上覆糠秕样鳞屑，好发于躯干及四肢的近侧端，自觉瘙痒。发病原因不明，与病毒感染、过敏等原因均未被证实。类似中医所说的"风热疮""风癣"等病，如《外科正宗·顽癣第七十六》云："风癣如云朵，皮肤娇嫩，抓之则起白屑。"多认为血分蕴热，化燥生风所致。然临床应以个体化辨证为当。此案除皮疹外，尚有头晕、乏力、欲呕、脉弦等少阳小柴胡汤方证，故辨证治疗时应以局部皮疹与整体证候合参，以小柴胡汤调整其整体，酌加当归、牡丹皮、赤芍凉血消斑；白蒺藜、荆芥疏风止痒，以顾及局部皮疹。如此则能达到

"整体得调疹得平"的效果。

（摘自《伤寒论六经辨证与方证新探——经方辨治皮肤病心法》）

四、现代研究进展

古籍中称为"玫瑰糠疹""风热疮""风癣""母子疮""血疳疮"等。玫瑰糠疹是一种常见的丘疹鳞屑性皮肤病，皮损表现为斑疹色红如玫瑰，脱屑如糠秕，是一种急性自限性疾病。在临床上较为常见，本病可发生于各个年龄段，但以青少年居多，春秋季发病率高，女性发病率高，其具有自限性，多数患者在发病6~8周后可自然消退，也有部分患者病程较长，反复发作，迁延不愈，甚至伴有瘙痒、发热等全身症状，给患者的生活带来诸多影响。

【病因病理】

（1）中医病因：中医认为其初起因过食辛辣及肥甘厚味，或情志抑郁，日久化火，血热内蕴，复感风邪、热邪，致使风热客于肌肤，腠理闭塞，内外合邪，营卫失和而发病。日久风热之邪蕴郁肌肤，化热生燥，灼伤阴血、津液，阴火内热，肌肤失养而致发病。

（2）西医病因：目前对于玫瑰糠疹的病因尚不明确。西医认为其发病可能与感染、药物、免疫、遗传等因素有关，与病毒感染相关最大。

①感染　玫瑰糠疹的发病与季节变化相关，发病前期会有上呼吸道感染病史。目前尚未证实存在疱疹病毒、流感病毒、肺炎支原体、肺炎衣原体等病菌感染。有报道表明此病与人类疱疹病毒6型（HHV-6）、人类疱疹病毒7型（HHV-7）密切相关。

②药物　很多药物如铋剂、金剂、干扰素、异维A酸、甲硝唑、酮替芬、奥美拉唑、羟氯喹、秋水仙碱、卡托普利、卡介苗、乙肝疫苗、肺炎链球菌疫苗等。因药物引发的玫瑰糠疹可表现为典型皮损，损害大，皮损范围广，病程长，治疗难度较高。

③免疫　机体感染后可能发生细胞免疫。在玫瑰糠疹皮损中发现有增多的真皮朗格汉斯细胞（CDIa）和活化的T细胞。研究表明：患者血清中白细胞介素（interleukin，IL-4）水平较正常降低，血清中IL-12较正常增高，说明玫瑰糠疹患者体内上调辅助性T细胞（helper T cell，Th1）亚群的细胞因子处于优势表达，Th2亚群则处于劣势表达状态，机体有可能处于抗病毒激活状态。也有研究发现患者血清白三烯B4（LeukotrieneB4，LTB4）水平升高，LTB4作为I型变态反应迟发相所释放的最经典的炎症介质，提示I型变态反应可能参与发病过程。皮损中5-羟色胺的过度表达，使皮肤毛细血管扩张，通透性增高，引起皮肤红斑等炎症反应。皮损中IL-1β的过度表达，从而增强白细胞与内皮细胞的黏附作用，促进炎细胞渗出与迁移，激活炎细胞，提示细胞免疫介导参与了玫瑰糠疹的发病。

【诊断标准】

西医诊断标准:①初起皮损为孤立的玫瑰色淡红斑,上覆有细薄鳞屑,1~2周后,颈、躯干及四肢近端逐渐出现大小不等的椭圆形玫瑰色淡红斑,状同母斑,边缘覆有游离缘向内的细薄鳞屑,皮损长轴与皮纹平行。②皮损常伴有不同程度的瘙痒。③本病有自限性,病程一般为4~8周。

皮肤镜表现:①血管形态:点状血管、线状血管。②血管分布:灶性分布。③附加特征:黄色背景、白色鳞屑呈边缘分布(领圈状)。

【临床治疗】

(1)中医辨证论治

根据《玫瑰糠疹中医治疗专家共识》,中医主要从"风""血"论治,故以清热凉血法或凉血消风法为主。据此分为风热犯表证、血热风燥证、血虚风燥证三个证型,具体如下:

①风热犯表证

起病急,皮疹呈圆形或椭圆形斑疹,常有相互融合的倾向,形如地图,鲜红色,上覆较多的糠秕状鳞屑。自觉中度瘙痒感,可伴有轻度发热,咽疼不适,轻微咳嗽,口渴欲饮,舌质微红,苔薄黄或少苔,脉浮微数。

治法:辛凉解表,疏风清热。

方药:银翘散加减。

常用药物:金银花、绿豆衣、牛蒡子、桔梗、荆芥、防风、生甘草、生地黄、牡丹皮、连翘、大青叶、沙参等。

②血热风燥证

皮疹呈片状,圆形或椭圆形,色泽鲜红,上覆糠秕状鳞屑,上身分布为多,发病急骤,或伴有心烦,口渴,口干,大便干燥,小便微黄,瘙痒明显,舌尖红,苔薄黄,脉弦滑微数。

治则:清热凉血,散风止痒。

方药:凉血消风汤加减。

常用药物:白茅根、生地黄、紫草、白鲜皮、当归、荆芥、防风、牛蒡子、蝉蜕、牡丹皮、赤芍等。

③血虚风燥证

病程较长,皮疹范围大,色暗红或淡褐色,皮肤干燥,鳞屑较多,伴有口干咽燥,瘙痒剧烈,舌红或淡红,苔少,脉细数或弦数。

治则:养血润燥,消风止痒。

方药:沙参麦冬汤合当归饮子加减。

常用药物：沙参、麦冬、玉竹、天花粉、生扁豆、生地黄、玄参、白芍、白蒺藜、防风、白鲜皮、当归、首乌藤、鸡血藤、炙甘草等。

另外，临床中根据患者症状，通过辨病与辨证相结合，确定治法治则，常运用百癣夏塔热片、复方青黛胶囊、丹参酮胶囊、肤痒颗粒、消银颗粒、雷公藤多苷片治疗此病。

（2）中医外治 目前常用的中医外治法分别有针灸、刺络拔罐、中药涂擦、中药药浴、中药湿敷、耳穴疗法等。

（3）西医内治

①抗组胺药物、维生素 C、维生素 B_{12}、葡萄糖酸钙、硫代硫酸钠常规治疗。

②糖皮质激素（适用于全身泛发病情严重或病程较长者，应短期使用）。常用剂量：泼尼松 15~40mg，每日 3 次，后每 7 天减量 10mg。疗程 21 天。

③氨苯砜：适用于严重水泡型玫瑰糠疹，常用剂量 50~100mg，每日 2 次。

（4）西医外治

西医外治主要以局部外用炉甘石洗剂或者糖皮质激素治疗为主，皮肤干燥者应外用润肤乳。

最新研究表明，将窄谱中波紫外线作为物理治疗手段，联合中药或西药治疗成为新型治疗风热疮的主要方法。

【预防调护】

嘱患者积极锻炼身体，坚持运动，从而提高机体抵抗力，减少发病概率。清淡、低热量饮食，忌食辛辣刺激、肥甘厚味饮食及牛羊肉、海鲜等腥发之物。做过敏源检测，禁食易过敏之物。保持室内通风，避免到人群聚集的场所，注意劳逸结合，保持积极乐观情绪。嘱患者穿宽松柔软的棉质衣服。同时嘱患者保持皮肤清洁，并涂抹温和无刺激的保湿润肤剂，禁用碱性肥皂洗澡，避免使用刺激性外用药物。勿搔抓皮肤，避免热水烫洗。急性期应避免洗浴，防止皮损加重。

参考文献

[1] 李曰庆.中医外科学[M].北京:中国中医药出版社,2007.

[2] 崔碟,何媛,杨肆琳,等.杨恩品教授诊治玫瑰糠疹临证经验[J].中国民族民间医药,2020,29(09):84-85+88.

[3] 曹一钦.基于清热凉血法研究玫瑰糠疹临床疗效观察[J].临床医药文献(电子杂志),2020,7(48):50-51.

[4] 冯蕙裳,蔡玲玲,杨柳,等.李元文教授治疗玫瑰糠疹经验[J].环球中医药,2015,8(06):

730-732.

[5] 王雅清,白美娇,吴英楠,等.中西医结合诊治玫瑰糠疹研究进展[J].山东中医杂志,2019,
38(04):384-389.

[6] 张学军.皮肤性病学[M].北京:人民卫生出版社,2004.135.

[7] 玫瑰糠疹中医治疗专家共识[J].中国中西医结合皮肤性病学杂志,2020,19(02):181-
182+19.

[8] 刘洁,邹先彪.红斑鳞屑性皮肤病皮肤镜诊断专家共识[J].中国麻风皮肤病杂志,2016,
32(02):65-69.

[9] 郑志广.银翘散联合西药治疗玫瑰糠疹临床观察[J].中国中医药现代远程教育,2020,18
(04):250-252.

[10] 邱桂荣,方烨.一则邱桂荣教授中医辨证治疗玫瑰糠疹医案[J].世界最新医学信息文
摘,2018,18(74):185.

[11] 周宝宽.审证求因治疗玫瑰糠疹[J].辽宁中医药大学学报,2012,14(02):16-17.

[12] 杨顶权.玫瑰糠疹中医怎么治[N].健康报,2016-04-27(006).

[13] 朱仁康.出疹性皮肤病的治疗经验[J].中西医结合杂志,1988(11):688-689.

[14] 陈明岭,张庆红,龚树材,等.从温病卫气营血辨治玫瑰糠疹体会[J].新中医,2009,41
(01):104-105.

[15] 赵辨,徐文严,葛以信,等.中国临床皮肤病学[M]南京:江苏凤凰科学技术出版社,1288-
1292.

[16] 冯蕙裳,蔡玲玲,杨柳,等.李元文教授治疗玫瑰糠疹经验[J].环球中医药,2015(6):730-
732.

[17] 刘毅,何晓瑜,王瑞敏,等.贾跃进应用四妙散验案举隅[J].中国民间疗法,2020,28(21):
98-100.

[18] 蒲辅周.蒲辅周医案[M].北京:人民卫生出版社,1975:228-229.

[19] 赵炳南.赵炳南临床经验集[M].北京:人民卫生出版社,2006:276-281.

[20] 欧阳卫权.伤寒论六经辨证与方证新探——经方辨治皮肤病心法[M].北京:中国中医
药出版社,2013:245-246.

（杜雪洋　何鑫瑜）

第十二节　粉　刺

中医古籍中记载本病为"粉刺""肺风粉刺""酒刺""痤痱""痤""面疱""面皶疱""皶""风刺""粉滓""嗣面""粉花疮"等。粉刺是一种发生于毛囊皮脂腺的慢性炎症性皮肤病。因典型皮损能挤出白色半透明状粉汁,故称为粉刺。中医病因病机多与湿、热、瘀、毒有关,常见证型有肺经风热、肠胃湿热、痰瘀互结、冲任不调等证。临床皮损主要表现为面部、胸背部的白头或黑头粉刺、丘疹、脓疱、结节及囊肿,甚者形成瘢痕。好发于青春期男女。相当于西医的痤疮。

一、古籍选粹

古籍参考书目:《黄帝内经》《肘后备急方》《刘涓子鬼遗方》《诸病源候论》《外台秘要》《太平圣惠方》《圣济总录》《太平惠民和剂局方》《妇人大全良方》《内经知要》《兰室秘藏》《读素问钞》《古今医统大全》《鲁府禁方》《万病回春》《寿世保元》《外科正宗》《医学入门》《疡疡机要》《类方证治准绳》《杂病证治准绳》《古方八阵》《外科十法》《外科大成》《女科切要》《洞天奥旨》《张氏医通》《医碥》《疡医大全》《本草纲目拾遗》《杂病源流犀烛》《疡科捷径》《内经难字音义》《本草撮要》《石室秘录》《医宗金鉴》。具体内容摘录如下:

(一)先秦《黄帝内经》

【病因病机】

《素问·生气通天论》载:"汗出见湿,乃生痤痱……劳汗当风,寒薄为皶,郁乃痤。"

(二)晋·葛洪《肘后备急方》

【内服治疗】

冬葵散　冬葵子　柏子仁　茯苓　瓜瓣各一两　四物为散,食后。服方寸匕,日三,酒下之。

【外用治疗】

治面疱发秃身臭心惛鄙丑方。

葛氏,疗年少气充,面生疱疮。胡粉　水银　腊月猪脂,和熟研。令水银消散,向暝以粉面,晓拭去。勿水洗,至暝又涂之。三度,即瘥,姚方同。

又方:涂麋脂,即瘥。

又方:三岁苦酒,渍鸡子三宿,软取白,以涂上。

隐居《效方》，**疱疮方** 黄连 牡蛎各二两，二物捣，筛，和水作泥。封疮上，浓汁粉之，神验。

（三）南齐·龚庆宣（编）《刘涓子鬼遗方》

【外用治疗】

治面酐疱，**木兰膏方** 木兰 防风 白芷 青木香 牛膝 独活 藁本 当归 芍药 杜蘅 辛夷 芎劳 细辛各一两 麝香一分 附子二分,炮 上十五味，㕮咀，诸药以腊月猪脂一升，微火煎三沸三上下，去滓，末下搅令调，膏成敷疱上，日三。

（四）隋·巢元方《诸病源候论》

【病因病机】

痤疖者，由风湿冷气搏于血，结聚所生也。人运役劳动，则阳气发泄，因而汗出，遇风冷湿气搏于经络，经络之血，得冷所折，则结涩不通，而生痤疖，肿结如梅李也。又云：肿一寸、二寸，疖也。其不消而溃者，即宜熟捻去脓，至清血出。若脓汁未尽，其疮合者，则更发。其著耳下、颔、颈、腋下，若脓汁不尽，多变成瘘也。

面疱者，谓面上有风热气生疱，头如米大，亦如谷大，白色者是也。

《养生方》云：醉不可露卧，令人面发疮。又云：饮酒热未解，以冷水洗面，令人面发疮，轻者皶疱。

皶面者，云面皮上有滓如米粒者也。此由肤腠受于风邪，搏于津液，津液之气，因虚作之也。亦言因敷胡粉而皮肤虚者，粉气入腠理化生之也。

（五）唐·王焘《外台秘要》

【内服治疗】

《肘后》疗年少气盛，面生皯疱方：冬瓜子 冬葵子 柏子仁 茯苓各等份 上四味，为散，食后服方寸匕，日三服。

又方：黄连一斤 木兰皮十两 猪肚一具,治如食法 上三味，㕮咀二味，内肚中，蒸于二斗米下，以熟切，曝干，捣散。食前，以水服方寸匕，日再。

又方：麻黄三两 甘草二两,炙 杏仁三两,去皮尖 上三味，捣筛，酒下一钱匕，日三服。

《肘后》疗面及鼻病酒皶方：木兰皮一斤,渍酒用三年者,百日出,曝干 栀子仁一斤 上二味，合捣为散，食前以浆水服方寸一匕，日三良。（《千金翼》木兰皮五两，栀子仁六两）

木兰散方 木兰皮一斤 上一味，以三年酢浆渍之，百日出，于日中曝之，捣末，服方寸匕，日三。

疗面疱气甚如麻豆疮痛，搔之黄汁出，及面黑色黯黵不可去之，**葵子散方** 冬葵子 柏子 茯苓等份 上三味，为散，以酒服方寸匕，日三，瘥。（《千金翼》有冬瓜子）

中医外科医籍荟萃
ZHONGYI WAIKE YIJI HUICUI

【外用治疗】

又方：黄连二两 蛇床子四合 上二味，捣末，以面脂和，涂面，日再瘥。

文仲疗面皯疱方：胡粉、水银，以腊月猪脂和，敷之。

又方：熟研水银，向夜涂之，平明拭却，三四度瘥。

又方：土瓜根捣，以胡粉、水银、青羊脂合，涂面皯处，当瘥。

《备急》疗面皯疱方：糜脂涂拭面上，日再。

又方：鹰屎白二分 胡粉一分 上二味，以蜜和，敷面上，瘥。

又方：以三年苦酒渍鸡子三宿，当软破，取涂之，瘥。

《古今录验》疗面皯疱及产妇黑黯如雀卵色，**羊胆膏方** 羊胆一枚 猪脂一合 细辛一分 上三味，以羊胆煎三上三下，膏成。夜涂敷，早起洗，以浆水洗去验。

又疗面黯疱皯，**玉屑膏方** 玉屑 珊瑚 木兰皮各三两 辛夷去毛 白附子 川芎 白芷各二两 牛脂五两 冬瓜仁十合 桃仁一升 猪脂五合 白狗脂二斤 商陆一升 上十三味，切，煎三上三下，白芷色黄，其膏成，洗面涂膏，神验。

又疗面黑似土皯疱，**白蓝脂方** 白蓝一分 白矾一分，烧 石脂一分 杏仁半分，去尖皮 上四味，捣筛，鸡子和，夜涂面，明旦以井花水洗之。白蓝即白蔹也。甚妙，老与少同。

面皶疱方

刘涓子疗面皶疱，**木兰膏方** 木兰皮 防风 白芷 青木香 牛膝 独活 藁本 芍药 白附子 杜蘅 当归 细辛 川芎各一两 麝香二分 上十四味，锉，以腊月猪脂二升，微火煎三上三下，绞去滓，入麝香调，以敷面上妙。

又方：鸬鹚屎末，以腊月猪膏和，涂之。（《千金》同）

又方：珍珠 胡粉 水银等份 上三味，以猪膏研令相和，涂之，佳。

又方：马蔺子花捣，封之，佳。

《集验》疗面上皶疱皯黯方：蒺藜子 栀子仁 豉各一升 上三味，捣合如泥，以浆和如泥，临卧以涂面上，日未出便洗，瘥。（《千金》有木兰皮一斤，《翼》云半斤）

《古今录验》主疱方：雄黄 硝粉末 水银等份 上三味，以腊月猪脂和，以敷面疱上，瘥止。

又卒得面疱方：土瓜根 水银 胡粉 青羊脂等份 上四味，为粉，和，敷面疱上，瘥止。

又方：胡粉二两 水银二分 上二味，和猪脂研匀，以敷之。

又男女疱面生疮方：黄连二两 牡蛎三两，熬 上二味，捣筛，以粉疮上，频敷之，即瘥。

又疗面疱痒肿，**白附子散方** 白附子 青木香 由跋各二两 麝香二分 上四味，为散，以水和，涂面。（《千金翼》有细辛二两）

《千金翼》**澡豆方** 丁香 沉香 桃花 青木香 木瓜花 钟乳粉各三两 麝香半两 木奈花 樱桃花 白蜀葵花 白莲花 红莲花各四两 李花 梨花 旋覆花各六两 玉屑 珍珠各二两 蜀水花一两 上十八味,捣末,乳等并研,以绢下之,合和大豆末七合,研之千遍,密贮勿泄,常以洗手面后作妆,百日面如玉,光润悦泽,去臭气粉滓,咽喉臂膊皆用洗之,悉得如意。

崔氏澡豆悦面色如桃花,光润如玉,急面皮,去皯黯粉刺方 白芷七两 川芎五两 皂荚末四两 葳蕤 白术各五两 蔓荆子二合 冬瓜仁五两 栀子仁三合 瓜蒌仁三合 荜豆三升 猪脑一合 桃仁一升,去皮 鹰屎三枚 商陆三两,细锉 上十四味,诸药捣末,其冬瓜仁、桃仁、栀子仁、瓜蒌仁别捣如泥,其猪脑、鹰屎合捣令相得,然后下诸药,更捣令调,以冬瓜瓤汁和为丸,每洗面,用浆水,以此丸当澡豆用讫,敷面脂如常妆,朝夕用之,亦不避风日。

面粉滓方

《千金》疗面粉滓方:矾石(熬汁尽)上一味,以酒和,涂汁三数度佳,甚妙。

《备急》疗妇人面上粉滓,**赤膏方** 光明砂四分,研 麝香二分 牛黄半分 水银四分,以面脂和研 雄黄三分 以上五味,并精好药,捣筛,研如粉,以面脂一升内药中,和搅令极调。一如敷面脂法,以香浆水洗,敷药避风,经宿粉滓如蔓荆子状。此方秘不传。

又主去粉滓皯黯方:白蔹 白石脂 杏仁各等份 上三味,捣散,以鸡子白和,以井花水洗,敷之三五遍,即瘥。

又方:黄芪 白术 白蔹 葳蕤各十一分 商陆 蜀水花 鹰屎白各一两 防风 川芎 白芷 细辛 白附子炮 杏仁去皮尖 青木香各六分 上十四味,捣为粉,以鸡子白和之,作梃子,曝干研之,以浆水和涂,夜敷朝洗。瘥。

面皯疱方

刘涓子疗面皯疱,**麝香膏方** 麝香三分 附子一两,炮 当归 川芎 杜蘅 细辛 白芷 芍药各四分 上八味,切,一腊月猪膏一升半,煎三上三下,去滓,下香膏成,一敷疱上,日三,瘥。

(六)宋·王怀隐《太平圣惠方》

【病因病机】

治粉刺诸方:夫粉刺者,是面皮上有髇如米粒也,此由肤腠受于风邪。搏于津液之气,因虚作之也,亦言因敷胡粉,而皮肤虚者,粉气入于腠理,致使然也。

【外用治疗】

治面上粉刺,及黑皯方:朱砂一两 雄黄一两 密陀僧一两 麝香半两 粉霜半两 上件药,同研令细,用面脂调,夜时匀以涂面,至明以温浆水洗之。

治面上粉刺红膏方:朱砂一两 麝香半两 牛黄半分 雄黄三分 上件药,都细研令匀,以面脂和为膏,匀敷面上,避风,经宿粉刺自落。

治粉刺面生䵟蜗方:黄耆二两半,锉 白术二两半 白蔹二两半 葳蕤二两半 商陆一两 鸬鹚粪一两 鹰粪白一两 防风一两半,去芦头 芎䓖一两 白芷一两半 细辛一两半 木香一两 白附子一两半 杏仁一两半,汤浸去皮,别研如膏 上件药,捣罗为末,以鸡子白都和作挺子,曝干,以浆水研涂面,夜敷朝洗。

治粉刺及面疮方:黄连二两 粳米二两 赤小豆二两 吴茱萸一分,炒黄 水银一两半,胡粉入少水同研,令星尽 上件药,捣罗为末,和研令匀,入生麻油,调稀稠得所,浆水洗疮,拭干,日再敷之。

治面上粉刺令悦泽方:硫黄一两 密陀僧一两 乳香一两 白僵蚕一两,末 腻粉一两 杏仁一两,汤浸,去皮,研如膏 上件药,同研如粉,都以牛酥调,稀稠得所,暖浆水洗面了,拭干,以药涂之,勿使皂荚,不过三五上,甚效。

治粉刺面䵟,黑白斑驳,宜用此方:益母草不限多少,烧灰 上以醋浆水和作团,以大火烧令通赤,如此可五度,即细研,夜卧时,加粉涂之。

又方:上捣生菟丝子,绞取汁涂之。

又方:殺羊胆五枚,取汁 上以好酒一升相和,煎令稠,以涂面上。

又方:上以白矾灰细研,酒和涂之,日二三度易之。

治面粉刺及䵟方:上以三年醋二升,渍鸡子五枚,经七日,鸡子当如泥,去醋,倾于瓷器中,以胡粉两鸡子大,和研如膏,瓷瓶盛,盖口,于五斗米下蒸之,米熟药成;封之勿泄气,夜欲卧时,涂面,且以浆水洗之。

(七)宋·赵佶《圣济总录》

【病因病机】

面皯疱者,面生皯疱,细起如粟壳状,由风热相搏而生。盖诸阳在于头面,风热乘之,结而不散,故成皯疱。《养生方》说醉不可露卧,及饮酒热未解,冷水洗面,令人面发疮,轻为皶疱。正谓此也。

面皶疱:阳皆会于面,风邪、热气客于肤革,不能流通,因发为皶疱。形似米粟,色有赤白。亦有缘醉酒露卧,及饮酒未解,以冷水洗濯而得之者。率由风热在皮肤间,外感冷气击搏而成。

面皶者,是粉刺也。面上有皶如米粒。此由肤腠受于风邪,搏于津脉之气,因虚而作。亦去,敷胡粉散,入虚肌使之然也。

【内服治疗】

防风散 治肺脏风毒,及过饮成皶疱:防风一两 石膏细研水飞 小荆子一两 栀子仁一两

荠苊一两 枸杞一两 白蒺藜一两 甘草炙半两 共八味,捣罗为末。每服二钱,温水调下,食后服。

【外用治疗】

白芷膏方 治面皯疱,涂面光白。白芷 白蔹各三两 白术三两半 白芨 细辛三两 白茯苓一两半 白附子一两半 上七味,捣罗为末,用鸡子白和匀,丸如弹子大,瓷盒中盛。每卧临时,先洗面,后取一丸以药水研化,涂面上。明旦,井华水洗之。不过七日,大效。

矾石散方 治面皯疱,令白,涂面 矾石烧令汁尽 白石脂各一分 白蔹三分 杏仁去皮尖,研,半两 四味,并为散,以鸡子白调,令入瓷盒中盛。临卧时,先用浆水洗面,后涂药。明旦以井华水洗之。

浮水膏方 治面皯疱,令光白 水萍暴干,五两 一味,捣罗为末,以白蜜调和,稀稠得所,入瓷盒中盛。每临卧时涂面。

杏仁膏方 治面皯疱。杏仁浸去皮尖,研,半两 硫黄研,一分 密陀僧研,半两 硇砂研,一钱 白鹅脂炼成,四两 上五味,除鹅脂外,再同研如粉。入鹅脂油,更研,令匀,倾入瓷盒子,坐煻灰火中养之,搅令稀稠得所,成膏。每卧临时,以纸拭疱,令干,涂之。

白蔹膏涂方 治面粉皯。白蔹 白石脂 杏仁去皮尖,双仁研,各半两 三味,捣罗为末,更研极细。以鸡子白调和,稀稠得所,瓷盒盛。每临卧涂面上,明旦以井华水洗之。

菟丝汁涂方 治面粉皯。菟丝苗一握 一味,捣绞,取自然汁涂面上。不三五次,效。

石粟膏涂方 治面粉瘖瘤如麻子。石灰二两 粟米二合 二味,将石灰研细,同粟米内瓶中,以水浸三宿。取出研如膏,曝干,重研如粉,以面脂调匀,入瓷盒中盛。每洗面讫,拭面,涂之。

(八)宋·太平惠民和剂局(编)《太平惠民和剂局方》

【内服治疗】

桦皮散 治肺脏风毒,遍身疮疥,及隐疹瘙痒,搔之成疮,又治头上风刺,及妇人粉刺 荆芥穗 杏仁去皮、尖,用水一碗,于银铫子内熬,减水一半已,急取出,候冷,各二两 甘草炙,半两 枳壳去瓤,用炭火烧存性,取出于湿纸上令冷 桦皮烧灰秤,各四两 上除杏仁外,余并为末,却将杏仁别研令细,次用诸药末旋旋入研令匀。每服二钱,食后,温酒服,日进三服。疮疥甚者,每日频服。

(九)宋·陈自明《妇人大全良方》

【外用治疗】

治面部生疮,或鼻脸赤、风刺、粉刺,用尽药不效者。

惟有此药可治,神妙不可言。每以少许,临卧时洗面令净,如面油,用之,数日间疮肿处自平,赤亦消。如风刺、粉刺,一夕见效。但涂药勿近眼处。生硫黄 香白芷 瓜蒌子仁

腻粉各半钱重　全蝎七枚,去翅足　蝉蜕五枚,洗　芫青各七枚,去翅足　上为细末,麻油、黄蜡约度,如合面油多少,熬滚取下、离火,入诸药在内,每用少许涂面上。

（十）明·李中梓《内经知要》

【病因病机】

形劳汗出,坐卧当风,寒气薄之,液凝之皶,即粉刺也。若郁而稍重,乃成小疖,是名曰痤。

（十一）金·李东垣《兰室秘藏》

【外用治疗】

洗面药治面有黯黵,或生疮,或生痤痱及粉刺之类。并去皮肤燥痒,去垢腻,润泽肌肤　皂角三斤,去皮弦、子,另捣　好升麻八两　楮实子五两　白芨一两,细锉　甘松七钱　缩砂连皮　白丁香腊月收　山奈子以上各五分　绿豆八合,拣净另捣　糯米一升二合　上为细末,用之如常。

莹肌如玉散　白丁香　白芨　白牵牛　白蔹以上各一两　白芷七钱　当归梢　白蒺藜　升麻以上各五钱　白茯苓　楮实子以上各三钱　麻黄去节,二钱　白附子　连翘以上各一钱五分　小椒一钱　上为细末,用之如常。

面油摩风膏　麻黄　升麻去黑皮　防风以上各二钱　羌活去皮　当归身　白芨　白檀以上各一钱　上用小油半斤,以银器中熬,绵包定前药,于油中熬之得所,澄净,去渣,入黄蜡一两,再熬之为度。

（十二）元·滑寿《读素问钞》

【疾病概述】

劳汗当风,寒薄为皶,郁乃痤。([续]时月寒凉,形劳汗发,凄风外薄。肤腠居寒,脂液凝蓄,玄府依空,渗涸皶刺,长于皮中,形如米,或如针,久者上黑,长分余,色黄白而瘟于玄府中,俗曰粉刺。解表已,痤谓色赤瞋愤,内蕴血脓,形小而大如酸枣。此皆阳气内郁所为,待软攻之,大甚病出之)

（十三）明·徐春甫《古今医统大全》

【病因病机】

汗出见湿,乃生痱痤。

阳气发泄,寒水制之,热郁皮肤,则为疮痱。

劳汗当风,寒薄为皶,郁乃痤。此阳为阴遏,而不通畅,故迫为皶,粉刺也。轻为痤痱。

丁壬岁气木化　肺金胜肝木,火为木之子,复能克金,则反寒湿疮痒痤痱肿痛,咳血,夏生大热,湿变为躁,草木槁,下体再生。

【临证辨治】

可以去实,麻黄、葛根之属是也。实而气蕴,宜轻剂以扬之。风寒之邪始发皮肤,头痛、身热宜轻剂或风散,升麻、葛根之属是也。经曰:因其轻而扬之,发散所谓解表也。疥癣痤痱宜解表,汗以泄之,毒以熏之,皆轻剂也,故桂枝、麻黄、防风之属亦然。设感冒伤风头痛身热,二日内用双解散及嚏药,解表出汗皆轻剂之云耳。

【内服治疗】

荆芥散 治肺风齄疱 荆芥穗四两 防风 杏仁去皮尖 白蒺藜炒去刺 僵蚕炒 甘草炙,各一两 为末,每服二钱,食后茶清调下。

治面上皱刺皯,用木兰皮细切一斤,以三年酢浆浸之百日出,于日中晒,捣末,浆水调服方寸匕,日三服,良。

【外用治疗】

《直指》**革丹散** 治一切酒齄并鼻上赘肉,面生粉刺雀癍 黄革丹二钱半 硇砂五分 巴豆肉十个,去油 酒饼药一钱半 上件同入罐子中,以慢火熬三四沸取下,续入研细石灰三钱、鸡子清和匀毕。凡酒齄鼻以鹅毛蘸扫红处,日一次。粉刺雀斑,小竹杖挑药点,才见微肿便洗去。鼻上肉赘敷之,半月取出,脓血自成痂落矣。

《良方》**蓖麻子膏** 治酒齄鼻、肺风面赤生疮。蓖麻子去壳研 轻粉研 沥青研 硫黄研 黄蜡各二钱 麻油一两 上熬成膏,以瓷盒盛,每用少许擦于患处。

硫黄散 治酒齄鼻生黑粉刺。硫黄 轻粉各一钱 杏仁十四个,去皮尖 上为细末,唾津调,临卧时涂鼻上,早晨洗去。

硫黄膏 治面部生疮,或鼻赤、风刺、粉刺。生硫黄 白芷 天花粉 腻粉各五分 芫青七个,去翅足 全蝎一枚 蝉蜕五个 上为细末,用麻油、黄蜡约如合面油多少,熬溶离火,方入前末药和匀。每用临卧时洗面净,以少许涂面,近眼处勿涂。数日间肿处自平,赤鼻亦消,退风刺一夕见效。

又方:治粉刺,以白矾末少许,酒调涂之。

《千金方》治面生粉刺,捣菟丝子绞取汁,涂之,妙。

又方:治鼻面酒齄疱,用鸬鹚粪一合研,腊月猪脂和,每夜敷之。

治痤痱切断黄瓜,擦痱子上安,或以枣叶煎汤浴之。

八白散 治劳汗当风,寒薄郁痤点之类。白丁香 白芨 白僵蚕 白牵牛 杜蒺藜 新升麻内白者佳 三奈 白茯苓 白附子 白芷 白蔹各半两 上为细末,至夜津调涂面,明旦以莹肌如玉散洗之。

莹肌如玉散 治粉刺之类,并去垢腻,润泽肌肤。楮实子五两 白蔹一两 升麻内白者;半

两 甘松七钱 白丁香 砂仁连皮,各半两 糯米一升二合,为末 三奈三钱 绿豆五两,研为末 肥皂角三斤,水湿炙乾,再湿再炙,去皮及子,得二斤为末,另筛入药 上六味为末,入糯米粉、绿豆末、皂角末同和匀擦面。

面油摩风膏 麻黄三钱 升麻 防风 白蔹各二钱 白芨 羌活各一钱 香油半斤 上六味入檀香、当归各一钱,用绵包定,入油中熬之,用银石器熬得所,澄清去渣,入黄蜡一两,溶化提起,入麝少许。

(十四)明·龚廷贤《鲁府禁方》

【外用治疗】

肥皂方 专治粉刺、花斑、雀子斑,及面上黑靥,皮肤燥痒。此药去垢润肌驻颜。如年高得之,转老色如童子,似玉之光润,乃奇方也 角子糯肥皂一斤十二两,去核 真排草一两五钱,如铁线者佳 绿升麻四两 白芨五钱 楮实子二两五钱 白芷五钱 砂仁带壳,五钱 糯米半升,另研 绿豆五钱,另研 天花粉五钱 白丁香二钱半 杏仁一两五钱,去皮,研如泥 猪胰子五个,另研 甘菊花五钱 红枣肉去皮、核,一两五钱 零陵香五钱 大片脑 藿香各三钱 广木香三两 官粉一两半 梅桂七钱 南桂花一两半 上为末,加蜂蜜半斤,金酒一钟,量末均调,得所捣为丸,龙眼大。照常洗面,润开搽脸。久用斑滞自消,面如玉色。

(十五)明·龚廷贤《万病回春》

【内服治疗】

面生粉刺者,肺火也 **清肺散** 治面上生谷嘴疮,俗名粉刺。连翘 川芎 白芷 黄连 苦参 荆芥 桑白皮 黄芩 山栀 贝母 甘草各等份 上锉一剂,水煎,临卧服。

【外用治疗】

治面上粉刺:枯矾一两 生硫磺二钱 白附子二钱 上共为末,唾津调搽,临晚上药,次早洗去。

(十六)明·龚廷贤《寿世保元》

【外用治疗】

洗面方 每早以漱口水吐在手掌中洗面,久久自然光润,粉刺自消。

治面上渣鼻酒刺:雄黄一钱 硫磺五分 铅粉一钱 上共为末。乳汁调涂,晚上敷,次日温水洗之,如此三次去矣。

(十七)明·陈实功《外科正宗》

【疾病概述】

肺风、粉刺、酒皶鼻三名同种。粉刺属肺,皶鼻属脾,总皆血热郁滞不散。所谓有诸内形诸外,宜真君妙贴散加白附子敷之,内服枇杷叶丸、黄芩清肺饮。

【内服治疗】

枇杷叶丸　枇杷叶丸天花粉,甘草黄芩酒跌丸,肺风粉刺并皶鼻,三症吞之俱可安。治肺风、粉刺、鼻齄,初起红色,久则肉刨发肿者　枇杷叶_{去毛、刺,八两}　黄芩_{酒炒,四两}　甘草_{一两}　天花粉_{四两}　共为末,新安酒泛丸桐子大,每服一钱五分,食后并临睡白滚汤、茶汤俱可送下。忌火酒、煎炒。

黄芩清肺饮　黄芩清肺饮芎归,赤芍防风生地随,连翘干葛天花粉,薄荷红花共此为。治症同前　川芎　当归　赤芍　防风　生地　干葛　天花粉　连翘　红花_{各一钱}　黄芩_{二钱}　薄荷_{五分}　水二钟,煎八分,食后服,用酒一杯过口。

【外用治疗】

真君妙贴散　真君妙贴散奇功,荞面硫黄白面同,诸般异症皆堪效,常取收功掌握中。治痈疽、诸毒,及异形异类、顽硬大恶歹疮,走散不作脓者,宜用此药。不痛者即痛,痛甚者即止。明净硫黄_{十斤,为末}　荞面　白面_{各五斤}　共一处,用清水微拌,干湿得宜,木箱内晒成面片,单纸包裹,风中阴干收用。临时再研极细,用新汲水调敷。如皮破血流、湿烂疼苦等症,麻油调搽;天泡、火丹、肺风、酒刺,染布青汁调搽并效。

玉容丸　玉容丸栀羌独松,荆矾辛奈芷麻风,芨蔹椒檀蚕槁本,陀僧红枣菊花逢。治男妇雀斑、酒刺,及身体皮肤粗糙,并用此洗　甘松　山奈　细辛　白芷　白蔹　白芨　防风　荆芥　姜蚕　山栀　藁本　天麻　羌活　独活　陀僧　枯矾　檀香　川椒　菊花_{各一钱}　红枣肉_{七枚}　以上共为细末,用去净弦膜肥皂一斤,同槌作丸,如秋冬加生蜜五钱,如皮肤粗槁加牛骨髓三钱,早晚洗之,肌肤自然荣洁如玉,温润细腻。

(十八)明·李梴《医学入门》

【临证辨治】

痱痤疮,因汗出冗湿而生,轻者状如撒粟,用青蒿煎汤洗之,或枣叶亦好;重者热汗浸渍,匝匝成疮,用绿豆、滑石各五钱为末,绵蘸扑之,摩破成疮,加黄柏、枣叶各五钱,片脑少许。冬月下虚,身触寒冷,血涩生疮,顽滞不知痛痒,内服升麻和气饮去大黄,外用木香、槟榔、硫黄、吴萸、姜黄、麝香为末,麻油调搽。

生疮总是胃家疾:凡风客皮肤,痰渍脏腑,则面皯黯。脾肺风湿搏热,生疮红紫或肿者,俱宜金沸草散倍黄芩,或升麻胃风汤加减。面上细疮,常出黄水,或目生疮,用桃花阴干为末,熟水调服。外用杏花煎汤洗之。如生五色疮,只用盐汤绵浸搭疮上,日五六易。如生粉刺,捣菟丝子汁涂之,内服桦皮散。面皮里痛者,用何首乌为末,姜汁调敷,以帛盖定,炙热鞋底熨之。

【内服治疗】

藁本:藁本辛温治癫风,顶面皮肤一样功,专辟雾露兼通血,疝瘕腹痛阴肿同。根上苗下似枯藁。无毒。升也,阳也,太阳本经药。主风邪軃曳疼痛,痫风金疮,大寒犯脑巅顶痛,或引齿痛。一切头面皮肤风疾,及酒渣粉刺,中雾露清邪必用之。既治风,又治湿也,兼通妇人血脉疝瘕腹急痛,阴中寒肿。长肌悦颜,可作面脂。去芦,出宕州者佳。恶茹,畏青箱子。

【外用治疗】

木鳖:木鳖甘温疗折伤,消肿生肌愈恶疮,面刺乳痈腰强痛,洗痔肿痛连及肛。形如鳖,出朗州及南中。无毒,主折伤,消结肿、风毒恶疮,生肌,除粉刺黯黵、妇人乳痈,止腰痛,洗痔疮及肛门肿痛,醋摩消酒毒。去壳,细锉,麸炒。

石灰:石灰温辛风化良,疗疥生肌不入汤,善杀痔虫点黑子,产妇泡水洗脱肛。火煅石而成灰,水解者力劣,风中自解者力大。有毒。主疽疡疥瘙,热气恶疮,死肌堕眉,痔瘘、瘿瘤、白癜,妇人粉刺,汤火金疮,疗骨疽,杀痔虫,除黑痣,蚀恶肉,生好肉,多用濂膏调涂,不入汤药。

洗面药 皂角三斤 升麻八两 楮实子五两 绿豆 白芨 白芷 天花粉各一两 甘松 砂仁 白丁香各五钱 山奈三钱 为末,糯饭捣丸如弹子大。量用洗面,去垢润肌。治生疳黵,或生小疮,或生痱痤粉刺,皮脚燥痒。

硫粉消酒齄之红 **硫粉散** 生硫磺 轻粉各一钱 杏仁五分 为末,用饼药调,临卧时涂,次早洗去,兼治妇人鼻上黑粉刺。

治面鼻生紫赤刺瘾疹方:硫黄 白矾等分 黄丹少许为末,津液调敷,临卧再敷。

又方:黄丹二钱 硇砂五分 巴豆十枚 饼药一钱半 为末,同入罐中,以水酒和匀,慢火熬三四沸取出,入石灰三钱,和匀,用鹅毛蘸药搽红处,日一次,才见微肿,便洗去。鼻上赘肉、雀斑、粉刺,皆效。

(十九)明·薛立斋《疠疡机要》

【内服治疗】

桦皮散 治肺风疮疥瘾疹,及风刺、粉刺。桦皮四两,炒灰 荆芥穗二两 甘草炙,五钱 枳壳四两,去瓤,烧煅存性 杏仁去皮尖,另研 上为末,磁器贮之,每服四五钱,水煎。

【医案选粹】

一男面生粉刺,或生小癗。服消风散,疮益甚;服遇仙丹,加遍身赤痒;仍服前药,发热焮肿;又服旬余,溃而出水,形体骨立。先用四君、当归、桔梗数剂,饮食稍进,又用八珍汤数剂而痊。

（二十）明·王肯堂《类方证治准绳》

【内服治疗】

冬瓜子散　治鼻面酒渣如麻豆,疼痛,黄水出　冬瓜子仁　柏子仁　白茯苓　葵子微炒　枳实麸炒,各一两　栀子仁二两　上为细末,每服二钱,食后米饮调下。

何首乌丸　治肺风,鼻赤、面赤　何首乌一两半　防风　黑豆去皮　荆芥　地骨皮洗,各一两　桑白皮　天仙藤　苦参　赤土各半两　上为细末,炼蜜丸,如梧子大。每服三四十丸,食后茶清下。一方,有藁本一两。

升麻汤　升麻三钱　茯神去皮、木　人参　防风　犀角镑　羚角　羌活各一钱　官桂三分　水二盅,煎八分,入竹沥半酒盏,不拘时服。

泻青丸　当归去芦,焙,称　草龙胆焙,称　川芎　栀子　川大黄煨　羌活　防风去芦　上各等分,为末,炼蜜为丸,鸡头大。每服一丸,煎竹叶汤同砂糖温水化下。

【外用治疗】

大风油　治肺风,面赤、鼻赤　草乌尖七个　大风油五十文　真麝香五十文　上以草乌尖为末,入麝研匀,次用大风油,瓷盒子盛,于火上调匀,先以生姜擦患处,次用药擦之,日三二次,兼服前何首乌丸,即除根本。

硫黄散　治酒渣鼻,鼻上生黑粉刺　硫黄生　轻粉各一钱　杏仁二七个,去皮　上为细末,唾津调,临卧时涂鼻上,早晨洗去。

治肺风鼻赤:草乌尖七个　明矾半钱　麝香一字　猪牙皂角一钱　上为细末,以大枫油和匀,用瓷器火上熔开,先以姜擦,次以指蘸药擦之,日三次。

治赤鼻及面上风疮:大枫油五十文　草乌一个,为末　轻粉　麝香各一百文　上先将草乌入油内熬令匀取出,少时下轻粉、麝香末搅匀。每用少许擦患处令热,旬日瘥。一方,无轻粉,用生姜擦患处敷药。

治鼻赤肺风:肺风鼻赤最难医,我有良方付与伊。但用硫矾为细末,茄汁调涂始见奇。

蓖麻子膏　治酒渣鼻,及肺风面赤生疮。蓖麻子去壳,研　轻粉　沥青研　硫黄研　黄蜡各二钱　麻油一两　上熬成膏,以瓷器盛之,每用少许涂患处。

铅红散　治风热上攻阳明经络,面鼻紫赤刺隐疹,俗呼肺风,以肺而浅在皮肤也　舶上硫黄　白矾灰各半两　上为末,入黄丹少许,染与病人面色同,每上半钱,津液涂之,洗漱罢及临卧再上。兼服升麻汤下泻青丸,服之除其本也。

硫黄膏　治面部生疮,或鼻脸赤,风刺,粉刺,百药不效者,惟此药可治,妙不可言。每临卧时洗面令净,以少许如面油用之,近眼处勿涂,数日间疮肿处自平,赤亦消。风刺、粉刺一夕见效。生硫黄　香白芷　瓜蒌根　腻粉各半钱　芫青七个,去翅、足　全蝎一个　蝉蜕五个,洗,

去泥 上为末，麻油、黄蜡约度如合面油多少，熬熔，取下离火，入诸药在内，如法涂之。一方：加雄黄、蛇床子各少许。

洗面药方 治面有䵽点，或生疮及粉刺之类，并去皮肤瘙痒垢腻，润泽肌肤。皂角三斤，去皮、弦、子，另捣 糯米一升二合 绿豆八合，拣净，另捣 楮实子五两 山奈子 缩砂连皮，半两 白芨二两，肥者，锉 甘松七钱 升麻半两 白丁香五钱，腊月收，拣净 上七味，同为细末讫，和绿豆、糯米粉及皂角末一处搅匀，用之效。

面油摩风膏 麻黄二分 升麻根二钱，去皮 羌活去皮，一两 防风二钱 当归身一钱 白芨一钱 白檀五分 上以绵裹定前药，于银石器中用油五两，同熬得所，澄清去渣，以黄蜡一两，再煎熬为度。

莹肌如玉散 白丁香一两 香白芷七钱 升麻半两 白芨一两 麻黄去节，二钱 白牵牛一两 当归梢半两 白附子二钱半 白蒺藜一两 楮实子四钱 白茯苓三钱 连翘一钱半 白蔹一两 小椒一两 上为细末，每用半钱，多少洗之。

（二十一）明·王肯堂《杂病证治准绳》

【外用治疗】

面上粉刺，用不语唾涂之，或捣菟丝子汁涂之，或以白矾末少许，酒调涂之。

（二十二）明·张景岳《古方八阵》

【外用治疗】

硫磺膏 治面部生疮，或鼻赤风刺、粉刺。硫黄 白芷 天花粉 水粉各五分 全蝎一枚 蝉蜕五个 芫青七个，去头足 上为细末，用麻油、黄蜡约多寡，如合面油，熬匀离火，方入前末药和匀。每于临卧时洗面净，以少许涂面，勿近眼，数日间肿处自平，赤鼻亦消。如退风刺，一夕见效。

（二十三）清·程国彭《外科十法》

【外用治疗】

粉刺雀斑，风热也，**改容丸**主之。大贝母去心 白附子 防风 白芷 菊花叶 滑石各五钱 上为细末，用大肥皂蒸熟去筋膜，捣和药为丸，早晚洗面。

（二十四）清·祁坤《外科大成》

【内服治疗】

肺风酒刺：肺风由肺经血热郁滞不行而生酒刺也，宜枇杷清肺散，或用荷叶煮糊为丸，白滚水服，外用白矾末，酒化涂之。

枇杷清肺散 治肺风酒刺。枇杷叶 桑白皮鲜者更佳，各二钱 黄连 黄柏各一钱 人参 甘草各三分 用水钟半，煎七分，食远服。

【外用治疗】

玉肌散　洗白屑风,及风湿、雀斑、酒刺。绿豆半升　滑石　白芷　白附子各二钱　上为末,每用三匙,洗面时用之。

玉容散　洗鼆黑斑、雀斑、粉刺,功能白面嫩肌。白芷　白术　白芨　白茯苓　白扁豆　白细辛　白僵蚕　白莲蕊　白牵牛　白蔹　白鸽粪　甘松　团粉　加白丁香　白附子　鹰条等分　防风　荆芥穗　羌活　独活减半　共末,罐收,日洗三次。一醋浸白术擦之,半月验。

(二十五)清·吴本立《女科切要》

【外用治疗】

女人面黑粉滓:白石脂二两　白蔹十二两　三奈一两　共为细末,鸡子清调敷,夜涂旦洗,渣去面白。

粉滓面黚:炉甘石二两　白蔹十二两　为细末,鸡子清夜涂旦洗,能白。

唐天后泽面法:治妇女粉刺黑斑。五月五日,收带根益母草紫花者,晒干烧灰,以商陆根捣自然汁,加好醋和,搜灰作饼,炭火煅过,收之,半年方可入面擦之。能润肌去滞。苏颂曰:唐天后炼益母草泽面。五月五日,采益母根苗具者,勿令着土晒干,捣烂,以面水和成丸,如鸡子大,再晒干,仍作一炉,四旁开窍,上下置火,安药中央,大火烧一炊久,即去大火,留小火养之,勿令火绝,经一伏时出之,瓷器中研极细无声,收用。如澡豆法,日用一方寸,每灰十两,加水飞滑石一两,胭脂一两,研匀用之,一月之后,面如美玉。

(二十六)清·陈士铎《洞天奥旨》

1.肺风疮　齄鼻疮

【病因病机】

肺风、齄鼻疮,生鼻面之间,乃肺经之病也。夫肺开窍于鼻,肺气不清,而鼻乃受害矣,鼻既受害,遂沿及于面。世人不知肺经有病,或冷水洗面,使热血凝滞,因结于面而生疮矣。治之法必须清肺气,而兼消其风,活肺血而再祛其火,然后用搽药外治,未有不速痊者也。

【内服治疗】

加味甘桔汤　治肺风鼻疮。桔梗三钱　甘草一钱　甘菊二钱　青黛二钱　茯苓三钱　白附子八分　天花粉二钱　白芷五分　水煎服。

【外用治疗】

杏黄散　治赤鼻、粉疵。硫黄五钱　杏仁去皮及双仁者,研烂取二钱　轻粉一钱　各研匀,临卧时,用萝卜汁调,敷赤处,七日愈,贴粉疵一夜,次早洗去,一日即愈。

2.粉花疮　裙边疮

【病因病机】

粉花疮生于人面,窠瘘生痒,乃肺受风热也。此疮妇女居多,盖绞面感冒寒风,以致血热不活,遂生粉刺,湿热两停也。裙边疮者,亦妇女生于内外足踝之骨,或裙短而不能遮风,又不慎房帏,乃致足寒,而湿热不行,凝滞而生疮也。粉花疮轻于裙边,以上湿易散,上热易化,而下之湿热未易消也。故粉花疮止消外治,裙边疮必兼内治始妙也。

【外用治疗】

二粉散 治妇女面生粉花疮。定粉五钱 轻粉五分 枯矾三分 为末,用菜油调,溶于大瓷碗底内,匀开;次用蕲艾一两,于炭火上烧烟,熏于碗内粉,待艾尽为度,覆地上,出火毒,逐早搽面即愈。

《谈野翁试验方》,治妇人面生粉花疮。定粉五钱 菜籽油调泥碗内,用艾一二团,烧烟熏之,候烟尽,覆地上一夜,取出调搽,永无瘢。

(二十七)清·张璐《张氏医通》

【外用治疗】

风刺粉刺,百药不效,及面上细疮,常出黄水者,并宜硫黄膏涂之。**硫黄膏** 治面上生疮,及鼻脸赤风粉刺。生硫黄 瓜蒌根 铅粉各五分 白芷 芫青七枚,去翅足 全蝎一枚 蝉蜕七枚 为细末,麻油、黄腊各半两,熬烊离火,入诸药末调匀,磁器收贮,久则愈妙。至夜洗面后,以少许细细擦之,擦过即拭去,否则起泡,近眼处勿擦。三四日间,疮肿自平,赤色自消,风刺粉刺,一夕见效。

(二十八)清·何梦瑶《医碥》

【内服治疗】

面疮或粉刺,或起白皮作痒,但浅在皮肤者,皆属肺经风热,**清肺饮**。连翘 川芎 白芷 黄连 黄芩 荆芥 桑皮 苦参 山栀 贝母 甘草。

(二十九)清·顾世澄《疡医大全》

1.粉花疮

【病因病机】

澄曰:粉花疮多生于室女,火浮于上,面生粟累,或痛或痒,旋灭旋起。亦有妇女好搽铅粉,铅毒所致。兼有欲后汗出,迎风挥扇而生。

【内服治疗】

又方:干荷叶揉碎,每用五分,每日冲滚汤服之,久服之自消。

【外用治疗】

妇女面上粉花疮:铅粉五钱 轻粉五分 枯矾三分 研匀,菜油调稠涂磁碗底内,外用蕲艾一两,炭火上烧烟熏碗内,待艾尽为度,覆地上出火毒。逐早搽面上,疮自愈。

2.肺风粉刺

【病因病机】

申斗垣曰:肺气不清,受风而生,或冷水洗面,热血凝结而成。(《启玄》)

粉刺即粉疵。乃肺热而风吹之,多成此疵,虽无关人累,然书生娇女,各多此病,亦欠丰致。治以灭瘢丹为之添容。(《秘录》)

冯鲁瞻曰:肺风,是鼻生紫赤刺、瘾疹。(《锦囊》)

陈实功曰:肺风属肺热,粉刺、酒鼻、酒刺,属脾经,此四名同类,皆由血热郁滞不散。又有好饮者,胃中糟粕之味,熏蒸肺脏而成。经所谓有诸内形诸外,当分受于何经以治之。(《正宗》)

又曰:酒刺俗名谷嘴疮。

【内服治疗】

清肺散　治谷嘴疮。连翘　川芎　白芷　黄连　苦参　荆芥　山栀　黄芩　贝母　桑白皮各一钱　河水煎服。

酒刺:榧子肉一千个　甘菊花二两　水酒各一碗同煮干,再用微火烘脆。每日嚼食,食完自愈。

【外用治疗】

又曰:面上酒刺并酒齄,切忌手搔手挤,只用无灰好盐炒过,如痒,即将炒盐擦之;如出血出水,即将盐按在伤处立止。久即除根。

灭瘢丹　轻粉　白附子　黄芩微火略炒　白芷　防风各等分、研细末　蜜丸。于每日洗面之时多擦数次,临睡之时又重洗面擦之,不须三日,自然消灭瘢矣。

肺风、粉刺、酒齄鼻、鼻头肿、面赤　杏仁二十粒,去皮,瓦上焙,勿焦　油核桃二枚连皮,瓦上焙,勿焦　大枫肉三粒　水银三分,唾津在手掌心内研成黑水　共研匀搽之,二三次即愈。

面上酒刺:枯矾一两　白附子　硫黄各二钱　研细末。临晚以唾津调搽,朝上洗去。

肺风、酒刺、赤鼻:大枫子仁　木鳖子仁　轻粉各等分研细,夜以唾津调涂。

酒刺、粉刺、面生黩、小疮,并能去垢润肌:皂角三斤　桃花瓣一升　升麻八两　楮实子五两　白芷　天花粉　绿豆　白芨各一两　砂仁　白丁香　甘松各五钱　三奈三钱　共为细末,糯米饭捣丸或加肥皂肉捣丸。洗面时擦之。如擦下部,换用炼蜜捣成团擦洗。

满脸肺风、酒刺:乳香去油　没药去油　杭粉各三钱　花椒五分　胶枣一枚　白果三枚　共研细为丸。清晨洗脸时擦。

颠倒散　硫黄　大黄各等分　研末,凉水调敷。

肺风疮:无灰酒于砂钵内,磨鹿角尖浓汁敷。

3.雀斑

【外用治疗】

玉盘散 男妇面上雀斑、粉刺。白牵牛 甘松 香附 天花粉各一两 藁本 白蔹 白芷 白附子 宫粉 白芨 大黄各五钱 肥皂一斤 捶烂同药和匀,每日擦面有效。

(三十)清·赵学敏《本草纲目拾遗》

【外用治疗】

《孙台石方》粉刺:川槿皮一两 硫黄二两 杏仁二两去皮尖 轻粉二钱 樟脑五钱 麝香少许 为末,鸡子清调,早洗晚搽。

(三十一)清·沈金鳌《杂病源流犀烛》

【病因病机】

风刺、粉刺、黡黯、痤痱、酒皶、肺风疮、热毒疮疖、鼻脸赤紫黑鼆斑子、皮肤瘙痒等证,或由风客皮毛,或由痰渍脏腑,或由上焦火毒,或由脾肺风湿搏热,皆面上杂病也,治之俱当以阳明为主(俱宜柏连散、清上防风汤、玉容散、连翘散、红玉散)。然则面之为部,虽不盈尺,而所生病,不且烦多也哉!

有粉刺者,与皶鼻、肺风三名同种。粉刺属肺,皶鼻属脾,二者初起俱色红,久则肉匏发肿(宜枇杷叶丸,外以白龙散涂或洗),总皆血热滞而不散之故。

【内服治疗】

清上防风汤 防风一钱 连翘 白芷 桔梗各八分 酒黄芩 川芎各七分 酒黄连 荆芥 山栀 枳壳 薄荷各五分 甘草三分 竹沥五匙,冲服。此方专清上焦火,治头面生疮,疖风热毒。

连翘散 连翘 川芎 白芷 片芩 桑白皮 黄连 沙参 荆芥 山栀 贝母 甘草各七分 水煎,食后服。一名清肺散。此方专治面生谷嘴疮,俗名粉刺,及面上肺火肺风疮。

枇杷叶丸 枇杷叶八钱 黄芩四钱 花粉二钱 甘草一钱 酒丸,每一钱五分,白汤下。忌火酒煎炒辛热之物。

【外用治疗】

柏连散 炙黄柏 黄连 炒胡粉等分 为末,猪脂调涂。此治面上热毒恶疮。

玉容散 皂角一斤 升麻二两六钱半 楮实二两六钱半 白芷 白芨 天花粉 绿豆粉各三钱三分半 甘松 砂仁 白丁香各一钱六分半 糯米三合半 共为细末,令匀,常用洗面。一方加樟脑二钱。此方专治面上黡黯,或生小疮,或生痤痱、粉刺之类,日日洗之,自然光泽。

红玉散 白芷 藿香叶 牙皂各二钱 甘松 三奈子 木泽 白丁香 细辛 密陀僧 杏仁各一钱 天花粉 白茯苓各一钱半 樟脑五分 白芨三分 上共为细末,临卧时,用津唾调,或乳汁调敷面上,明早用温水洗去,其面如玉。木泽未详。此方专治一切酒刺、风刺、黑黡斑子。

白龙散 干牛粪烧过,取中间白色者敷。

(三十二)清·时世瑞《疡科捷径》

【外用治疗】

黄金散 痤痱黄金生石膏,大黄川柏莫相逃。同为细末加轻粉,猪胆麻油调更高。石膏三钱 黄柏三钱 大黄三钱 轻粉三分共为细末,猪胆麻油调敷。

(三十三)清·陆懋修《内经难字音义》

【疾病概述】

皶:侧加切。亦作皯。王注:皶,刺长于皮中,形如米,或如针。俗曰粉刺。又《类篇》:鼻上疱也。义别。

(三十四)清·陈其瑞《本草撮要》

【外用治疗】

荙菜:味甘苦凉滑微毒,入手足太阴经,功专疗时行壮热,捣汁服并敷禽兽伤。食之动气,冷气人食之必泻。子醋浸揩面,去粉刺,润有光。一名善达菜,又茖荙名菜。

(三十五)清·陈世铎《石室秘录》

【疾病概述】

肌肤治法(论脓窠疮粉刺 论顽癣 论冻疮 论坐板疮)

天师曰:肌肤者,虽同是皮毛,而各有治法。肌肤之病,从腠理而出,较皮毛略深,如人生脓窠疮、粉刺、顽癣之类是也。然皆气血不和,故虫得而生焉。活其气血,则病自愈。

【外用治疗】

粉刺之症,乃肺热而风吹之,多成此刺。虽无关人病,然书生娇女各生此病,亦欠丰致。我留一方,为之添容,未为不可。方用轻粉一钱 黄芩一钱 白芷一钱 白附子一钱 防风一钱 各为细末,蜜调为丸。于每日洗面之时,多擦数遍,临睡之时,又重洗面而擦之。不须三日,自然消痕灭瘢矣。

(三十六)清·吴谦《医宗金鉴·外科心法要诀》

【临证辨治】

雀斑 雀斑淡黄碎点形,火郁孙络血风成,犀角升麻丸常服,正容散洗渐无踪。(注:此证生于面上,其色淡黄,碎点无数,由火郁于孙络之血分,风邪外抟,发为雀斑。宜常服犀角升麻丸,并治一切粉刺、酒刺、𪒟黵、靥子等证。外用时珍正容散,早晚洗之,以泽其肌,久久自愈)

肺风粉刺肺经热,面鼻疙瘩赤肿疼,破出粉汁或结屑,枇杷颠倒自收功。(注:此证由肺经血热而成。每发于面鼻,起碎疙瘩,形如黍屑,色赤肿痛,破出白粉汁,日久皆成白

屑,形如黍米白屑。宜内服枇杷清肺饮,外敷颠倒散(见《疡医大全》),缓缓自收功也)

【内服治疗】

犀角升麻丸 犀角一两五钱 升麻一两 羌活一两 防风一两 白附子五钱 白芷五钱 生地黄一两 川芎五钱 红花五钱 黄芩五钱 甘草二钱五分,生 各为细末,合均,蒸饼为小丸,每服二钱,食远临卧,用茶清送下。

枇杷清肺饮 人参三分 枇杷叶二钱,刷去毛,蜜炙 甘草三分,生 黄连一钱 桑白皮二钱,鲜者佳 黄柏一钱 水一钟半,煎七分,食远服。方歌:枇杷清肺枇杷叶,参草黄连桑白皮,黄柏同煎食远服,肺风粉刺尽皆宜。

【外用治疗】

时珍正容散 猪牙皂角 紫背浮萍 白梅肉 甜樱桃枝各一两 焙干,兑鹰粪白三钱 共研为末,每早晚用少许,在手心内,水调浓搓面上,良久以温水洗面。用至七八日后,其斑皆没,神效。方歌:正荣散洗雀斑荣,猪牙皂角紫浮萍,白梅樱桃桃枝鹰粪,研末早晚水洗灵。

二、近现代名家对病因病机、证型、临证的认识

陈彤云认为痤疮的发病主要是热、瘀、虚所致,临床上以清热解毒、清热燥湿、清热泻火、清热凉血、活血调经、补阴及理气为治则来治疗痤疮。将痤疮分为以下四个证型:肺经风热证、湿热蕴结证、气血瘀滞证、血瘀痰结证。分别为:①肺经风热证:症见颜面、胸背散在针头至芝麻大小,淡红或鲜红色。顶有黑头,可挤出黄白色粉渣,亦可见脓头。颜面皮肤油腻、滑亮。兼见口干渴,大便秘结,小便短黄,舌质红,苔薄黄,脉浮数。②湿热蕴结证:症见皮疹红肿疼痛,或有脓疱,口臭,便秘,尿黄。舌红,苔黄腻,脉滑数。③气血瘀滞证:症见颜面皮疹红肿坚实,色红或暗,久治难愈。素日经血不调,行经带血块,伴腹痛、胸胀,经血来潮时皮疹加重,经后减轻。面色晦暗,毛孔粗重,舌暗红或见瘀点瘀斑,脉沉细涩。④血瘀痰结证:症见颜面、下颌部皮疹反复发作,经久不消,渐成黄豆或蚕豆大小肿物,肿硬疼痛 或按之如囊,日久融合,凹凸不平,瘢痕叠起,皮肤粗糙。舌淡胖苔滑腻,脉濡或滑。

朱仁康在临床上将痤疮分为肺风型和痰瘀型,具体如下:①肺风型:过食油腻,脾胃积热,上熏于肺,外受于风。证见:面起红丘疹,挤之有粉渣。脉细滑,舌质红,苔薄黄。以清理肺胃积热为治则,方用枇杷清肺饮加减。具体处方为生地30克、丹皮9克、赤芍9克、枇杷叶9克、桑白皮9克、知母9克、黄芩9克、生石膏9克、生甘草6克。加减:大便干燥加大黄6克(后下)、大青叶9克、生甘草6克,或配合服栀子金花丸或大黄䗪虫丸。②痰

瘀型:囊肿性,同时有瘢痕疙瘩损害。以活血化瘀,消痰软坚为治则,方为化瘀散结丸。药用:归尾60克、赤芍60克、桃仁30g、红花30g、昆布30g、海藻30g、炒三棱30g、炒莪术30g、夏枯草60g、陈皮60克、制半夏60克,研细末,水泛为丸,每日二次,每次服9克。外治法:①颠倒散(附颠倒散方,配方:大黄硫黄等分。制法:研末。功用:清热化毒。主治:酒皶鼻、粉刺(痤疮)。用法:茶水调搽。晚上涂面,早晨洗去。处方来源:《医宗金鉴·外科心法要诀》。每日晚上用茶水调后搽一次,白天可洗掉。②去斑膏配方:大枫子仁、杏仁、核桃仁、红粉、樟脑各30克。制法:先将三仁同捣极细,再加红粉、樟脑,一同研细如泥,如太干,加麻油少许调匀。功用:润肌消斑。主治:酒渣鼻,粉刺,黄褐斑。用法:每日搽擦一次(先涂小片,观察有无过敏反应),每日外搽一次。防治:轻者有自愈倾向,可用热水肥皂洗面,减少油脂。感染时不宜挤压,免细菌扩散。少食油腻脂肪、糖、酒、辛辣之物,多吃水果蔬菜。保持消化良好,大便畅通。

赵炳南认为本病因湿热蕴于肺胃,同时外感毒邪而发,故治疗上当以清肺胃湿热为主,且兼以解毒,方用枇杷清肺饮;认为痤疮属发于上部的血分病、热病,当"火郁发之",兼顾活血、行气,常用凉血五花汤治疗痤疮。

陈汉章认为痤疮主要与肺脾肝密切相关,因此在临床上将痤疮分为四型,具体为:①肺经风热证:症见颜面细小红色丘疹,或伴痒痛,或有脓疱;伴口渴喜饮,舌红苔薄黄,脉弦数。治疗以疏风清肺,方以枇杷清肺饮加减。②胃肠湿热证:症见颜面皮肤油腻不适、皮损为丘疱疹,有的呈结节脓疱,痒甚,口干,便秘,舌红苔黄腻,脉滑数。治疗以清热利湿通腑为主,方用茵陈蒿汤加减。③肝经郁热证:症见丘疹色红,反复发作,丘疹随月经周期而变化,同时伴有月经不调或痛经,面色潮红,胁痛,口苦,易怒,舌红苔黄,脉弦数。治宜疏肝解郁散结为先。方以丹栀逍遥散加减。④肝经虚热证:症见面色潮红,丘疹色淡红,伴色素沉着,经后加剧,舌淡苔白,脉沉细,治则滋养肝血,调摄冲任,方以四物汤加减。

顾植山通过临床辨证,以五法治疗痤疮,分别为:①补肾固精法,以五子衍宗丸加减。②滋阴降火法,方用知柏地黄丸加减。③益气补血法,以八珍汤随证加减。④化痰通滞法,方用苍附导痰汤加减。⑤交通心肾法,方用天王补心丹、交泰丸加减。此外,顾老还注重活血化瘀的运用,常用当归、川芎、丹参、桃仁等药物。

钱秋海认为痤疮发病与心密切相关,故主张痤疮治疗从心辨证,分为三型,具体为:①心火上炎型:颜面红赤、烘热,痤疮以前额、眉间、两颊为主,偶有脓头,可有瘙痒疼痛,伴心烦心热,寐少梦多,口干口渴,口舌生疮,大便干结或便秘,小便黄,舌红,苔黄,脉数。以清心泻火为主,方选导赤散加减。②气阴两虚型:面部米粒大小丘疹样痤疮,色红,偶有脓头,不易溃破,或破溃后久不收敛,伴见心烦,气短,易疲劳,亦可有失眠多梦,五心烦热,自汗、盗汗等,舌红,苔薄黄、脉细数。治法以益气养阴为主,方选天王补心丹。③心血瘀阻型:证见痤疮经久不愈,色红坚硬,常有瘢痕及色素沉着,伴心悸怔忡、胸闷心痛等症状。女性可有月经不调,色黯,夹有黑紫血块,痛经,舌暗红,舌边尖有瘀斑瘀点,脉涩。治宜活血化瘀,方选桃红四物汤加减。

三、医案

【医案1】(痤痤原本肺热生,夹湿难愈明心中;如若单单寻旧法,不免邪气碍胃中)查景川兄,遍身痤痤,红而痒,诸君以白蒺藜、荆芥、升麻、葛根、玄参、甘草、石斛、酒芩、甘草与之,不愈。又谓为风热,以玄参、蝉蜕、赤芍、羌活、防风、甘草、生地、当归、升麻、苍耳子、连翘服之,饮食顿减,遍身发疮,痛痒不可言。予脉之,两手俱缓弱,以六君子汤减去半夏,加白扁豆、砂仁、薏苡仁、山药、藿香、黄芩。一饮而饮食进,四帖而痛痒除,十帖疮痊如蜕。

【译文】查某,遍身长小的粉刺痤疮,又红又痒,有人用白蒺藜、荆芥、升麻、葛根、玄参、甘草、石斛、黄芩和甘草治疗,没有效果,又有人说这是风热,不单单是风邪,用玄参、蝉蜕、赤芍、羌活、防风、甘草、生地黄、当归、升麻、苍耳子和连翘疏风清热,服后饮食立刻减少一半,皮疹发的更加严重,痛痒难耐。孙一奎去探望时,诊脉发现,查某两手都是缓弱的脉,因此用六君子汤减去半夏加上去湿热的白扁豆、砂仁、生薏米、山药、藿香和黄芩,一剂而饮食回复、四剂而皮疹瘙痒减轻,十剂而皮疹消除。

【诠解】痤痤即痤疮,通常认为肺热为患,根据病情不同,辨证各不相同,因此医者诊疗往往会有一定的定势思维,即使前面的医者可能也发现患者脉为虚象,也会认为是热邪或湿邪阻遏。但患者连服两方而不愈且有饮食顿减的情况,结合脉诊,应当判断在孙氏诊疗之时,患者应该为脾气虚损致运化水湿无力,水湿郁久化热与外风热邪气合邪而病。因此孙氏以健脾益气祛湿之六君子汤为主方,去掉燥热之半夏,加扁豆、砂仁、生薏米、山药和藿香这些清利湿热而性稍平之药,黄芩清利肺热,一剂则中标的,十剂而达病除。因此可见,临床中不能因个人经验而固化思维,应该灵活辨证施方,才不会限制思路,耽误治疗。

(摘自《大国医经典医案诠解》)

【医案2】患者,商某某,男,22岁。主诉:面部、颈部、胸部出粉刺3年。现病史:3年前无明显诱因面部、颈部、胸部出现大量粉刺,近半年来更加严重,某院诊为青年痤疮,先用西药治疗不效,继又用中药治疗仍不效。细察其证,面、颈、胸、背部均有大量密集或散在的丘疹,呈黑色、鲜红或暗紫色,其形状之小者如针头,大者如豌豆,甚至如樱桃大,部分皮损合并有白色脓点,密集或散在分布,部分甚至数个结节密集在一起。面色红赤,头晕头痛,心烦口苦,舌苔白,脉弦。综合脉证,反复分析:青年之人生机旺盛,稍有抑郁,内火中燃,三焦不化,湿热内生,复受风邪,结于肌表,而生痤痱。治宜拟舒肝解郁,调理三焦,和解营卫,柴胡加龙骨牡蛎汤加减。处方:柴胡9克、半夏9克、黄芩9克、党参9克、桂枝9克、茯苓9克、川军6克、甘草6克、生姜3片、大枣5个、龙骨15克、牡蛎15克。服药3剂之后,面部痤疮稍减,其他部位痤疮同前;又服3剂之后,面部痤疮消失,胸、背、颈部痤疮稍减;再继服12剂后,痤疮全部消失,头晕头痛等证亦大减。

(摘自《难病奇治》)

【医案3】患者,男,21岁,2010年1月13日初诊。主诉:面部反复起疹5年余,加重2月。现病史:患者5年前面部起疹,时轻时重,近2月加重,遂来就诊。现症见:面部出油多,额部、下颌部可见丘疹、结节、囊肿,纳食可,夜寐差,小便调,大便不爽,2日1行。舌质红,苔白厚腻,脉弦滑。常食辛辣及甜食,其父有同类病史。皮科情况:颜面脂溢明显,双颊部毛孔粗大,额部、下颌部粟粒大小红色炎性丘疹,下颌部可见较多的结节、囊肿及暗红色色素沉着斑。辨证:湿热感毒,痰瘀互结证。立法:清热解毒,活血软坚。处方:茵陈20克、连翘30克、丹参30克、野菊花15克、黄连10克、黄柏10克、当归10克、川芎6克、虎杖20克、北豆根6克、百部10克、大黄3克、泽兰10克、夏枯草30克、浙贝母10克。14剂,水煎服,日1剂。复方化毒膏外用丘疹结节处。二诊:2010年1月20日。药后新生丘疹不多,无新发皮损,双颊部炎性丘疹部分消退,下颌部可见结节、囊肿及暗红色色素沉着斑。纳可,大便2日1行,偏干。舌边尖红,苔白腻,脉滑。于前方加穿山甲6克、僵蚕10克。14剂,水煎服,每日1剂。三诊:2010年2月3日。病情缓解,药后新发皮疹少,面部油脂减少,颊部丘疹、结节部分消退,部分较前缩小,鼻部结节略多。纳食可,大便调。舌边尖红,苔黄腻,脉滑。继服前方14剂。三周后病情平稳,症状进一步改善,皮疹无新生,原面部丘疹、结节基本消退,双颊部囊肿大部分吸收。纳可,大便调,1日1行。舌质淡红,苔白,脉弦。前方加生牡蛎30克、土茯苓20克,14剂,水煎服,每日1剂。

【按】患者病程较长,面部以结节、囊肿为主,陈教授认为此是"痰瘀互结"所致,病位在肺、脾、胃,由于病程日久,肺胃积湿热久蕴不解,炼湿为痰,阻滞经络,气血瘀滞,痰与血结,结聚不散,而致面部结节、囊肿;热毒、瘀血、气滞是本病的病理基础,故陈教授应用清热解毒配合活血软坚法；方中配伍了浙贝母、夏枯草、生牡蛎、僵蚕、山甲、当归、川芎消痰软坚，活血化瘀以消结节。夏枯草辛、苦、寒，味辛散结，苦寒泄热；穿山甲，咸，微寒，善于走窜，性专行散，既活血祛瘀，又软坚散结，浙贝母苦寒既清热解毒，又能化痰散结。

（摘自陈彤云治疗湿热感毒型痤疮医案.北京中医药.2011，30(10)：752-754.）

【医案4】患者，女，29岁，2011年6月27日初诊，形貌：体格壮实、肤黄脸暗、散发痤疮，身高167cm，体重64kg。病史：痤疮迁延伴乏力1年余。平素怕冷，晨起关节酸胀麻痛不适，情绪波动大，有偏头痛、耳鸣，餐后易腹胀。梦多睡不踏实，思睡赖床。大便稀溏。曾出现一次四肢肿伴尿少，西医未明确病因。月经正常。现额头及唇周痤疮，疮印暗红，口唇暗、舌苔厚腻，脚不肿。处方以五积散加减：生麻黄10克、桂枝10克、甘草5克、姜半夏15克、茯苓15克、陈皮15克、枳壳15克、厚朴15克、苍术15克、白芷10克、桔梗10克、当归10克、川芎15克、白芍15克、干姜10克。15剂，水煎，每剂服两天。二诊：2011年7月19日。面色转红润，乏力思睡改善，痤疮减轻。大便稀。舌淡红胖、苔黄厚腻干。原方15剂，嘱本方可间隔服用3个月调理。嘱咐避风寒、慎生冷。

（摘自《黄煌经方医案》）

【医案5】患者，陈某，女，23岁。初诊日期：2018年10月17日。主诉：前发际线两侧及额头太阳穴反复粉刺3月余。现病史：患者3个月因饮食不洁及搬家等因素，出现前发际线两侧及额头太阳穴粉刺，色红，压之疼痛，自用阿达帕林凝胶及红霉素软膏涂抹均无效。刻下症：前发际线两侧及额头太阳穴粉刺，色红，压之疼痛，口干，喜热饮，早晚觉得热，中午觉得冷，脖子以上及双足出汗多，心下痞满不适，腹胀，眠差，心烦，自诉小便不利，尿稍频且量少，色黄，大便稀溏，日1~2行，时有自汗盗汗。查体：舌淡红边有齿痕，苔黄偏腻，脉数滑。方证辨证：《伤寒论·辨太阳病脉证并治法下·第七》："伤寒五六日，已发汗而复下之，胸胁满微结，小便不利，渴而不呕，但头汗出，往来寒热心烦者，此为未解也，柴胡桂枝干姜汤主之。"笔者临床体会到柴胡桂枝干姜汤的方证是：口苦，口干，心烦，胁痛，便溏，腹胀。本案患者口干喜饮，小便不利，大便稀溏，心烦，腹胀，符合柴胡桂枝干姜汤方证，故辨证为柴胡桂枝干姜汤。诊断：痤疮，柴胡桂枝干姜汤证。处方：柴胡24克、桂枝9克、干姜6克、天花粉12克、黄芩9克、煅牡蛎6克、生甘草6克。5剂，水煎服，日1剂，早晚饭前后半小时温服。服1剂后，红色痘痘褪去，痘痘变小，只剩痘印和皮色小包，按压不痛，基本看不出来额头有痘，但手碍可感之，大便成形，腹胀痞满消失，小便仍黄。

【按】《伤寒论·辨太阳病脉证并治法下·第七》:"伤寒五六日,已发汗而复下之,胸胁满微结,小便不利,渴而不呕,但头汗出,往来寒热心烦者,此为未解也,柴胡桂枝干姜汤主之。柴胡桂枝干姜汤方柴胡半斤、桂枝三两(去皮)、干姜二两、瓜蒌根四两、黄芩三两、牡蛎二两(熬)、甘草二两(炙),上七味,以水一斗二升,煮取六升,去滓,再煎取三升,温服一升,日三服,初服微烦,复服汗出便愈。"根据上述条文,柴胡桂枝干姜汤的方证为口苦,口干,心烦,胁痛,便溏,腹胀。故从方证辨证此患者为柴胡桂枝干姜汤证。临床运用时,抓住患者主证进行分析,其方证对者,其效若神。

《绛雪园古方选注》评价柴胡桂枝干姜汤:"揭出三阳经药以名汤者,病在太阳,稍涉厥阴,非但少阳不得转枢外出,而阳明亦室而不降,故以桂枝行太阳未罢之邪,重用柴胡、黄芩转少阳之枢,佐以干姜、甘草,开阳明之结,使以花粉,佐牡蛎深入少阴,引液上升,救三阳之热。"由此可分析出,柴胡桂枝干姜汤其病囊概三阳,有太阳表证,少阳的枢机不利,阳明的升降失调。以桂枝解太阳之邪,柴胡、黄芩调少阳之枢机,干姜、甘草,调阳明之升降,再用天花粉、牡蛎入少阴,既可引液上升,又可清太阳、少阳及阳明之热。

清代医家柯韵伯认为此方全是小柴胡加减法,曰:"心烦不呕而渴,故去参夏加栝蒌根;胸胁满而微结,故去枣加牡蛎;小便虽不利,而心下不悸,故不去黄芩,不加茯苓;虽渴而表未解,故不用参而加桂枝;并以干姜易生姜,散胸胁之满结也。可见小柴胡加减之法。"柯韵伯将小柴胡汤的出入变化,运用到了极致,做到了和仲景原文相切合,而且灵活变通,充分体现了经方的力量。方证总结:柴胡桂枝干姜汤的方证:口苦,口干,心烦,胁痛,便溏,腹胀。

(摘自《经方传承实录》)

【医案6】患者,男,17岁,上海市人,学生,因面部泛发性红色丘疹,时有痛感,于2020年8月15日通过视频就诊。该患者病3个月余,初诊见:面颊部及下颌出现红色泛发性豆粒大小丘疹,色红,表面有白尖,时有痛感,面部油脂较多,食辛辣及休息不好时加重。曾口服和外用中西药治疗,疗效不佳,故通过视频就诊求治。患者学习紧张,精神压力较大,平素食纳尚可,二便调,时有口苦,手足心易汗出。舌质淡紫,边尖红,苔薄黄。诊断:痤疮。治则:祛风凉血解毒,清肺胃之热。处方:清上防风汤加减。桔梗15克、炒薏米20克、陈皮15克、白芷15克、荆芥15克、防风15克、黄芩10克、黄连6克、茵陈20克、双花20克、连翘20克、公英30克、丹皮20克、赤芍15克、当归15克、川芎15克、泽泻20克、车前子15克、花粉15克、柴胡10克。14付,水煎服,每日1剂,早晚饭后半小时温服。嘱其停用其他药物,同时忌食辛辣、生冷、海鲜等荤腥动风之物,调情志,慎起居(下同)。

二诊:2020年9月5日。通过视频就诊,患者服药后病情有所好转,皮疹有所消退,但仍有新发皮疹。口苦症状减轻。大便日2次,不成型。上方去黄连,加郁金15克。14剂,水煎服,日1剂,早晚饭后半小时温服。三诊:2020年9月26日。患者通过视频就诊,自述服药后症状持续好转,皮疹明显消退,斑疹颜色变淡,偶有新发皮疹。上方加枳实15克。14剂,水煎服,日1剂,早晚饭后半小时温服。四诊:2020年10月24日。患者症状持续好转,原有皮疹基本消退,未见新发皮疹。舌质淡紫,舌尖稍红,苔薄白。改用中药浓缩丸继续服用治疗,随诊。

【按】痤疮的临床表现多为皮脂腺分部较多部位的毛囊口黑头粉刺、丘疹、脓疱、囊肿结节等。本病中医病名称肺风粉刺,多由肺经血热郁滞不散所致,或因饮食不节、过食肥甘厚味,肺胃湿热,复感风邪而发病。治宜凉血解毒,清肺胃湿热。方用清上防风汤加减。"清上防风汤"来源于医林状元龚廷贤《万病回春》第五卷,专治上焦火盛。组成防风一钱、荆芥五分、连翘八分、栀子五分、黄连五分、黄芩(酒炒)七分、薄荷五分、川芎七分、白芷八分、桔梗八分、枳壳五分、甘草二分。上锉一剂,水煎,食后服。入竹沥一小盅尤效。方中防风、荆芥祛风除湿、透疹消疮;双花、连翘、公英清热解毒;当归、川芎、丹皮、赤芍活血凉血;黄芩、黄连清上中二焦肺胃之热;桔梗、白芷化痰消肿排脓,同时加入柴胡、郁金以疏肝解郁;炒薏米、陈皮以健脾顾胃。诸药合用祛风解毒,肺胃之热得清,则皮疹得消,临床取得良好疗效。"清上防风汤"专治上焦火盛,是临床治疗痤疮之表热证最有效的方剂之一。使用此方,不可有求速之心,并根据临床表现随症加减,不可照抄。脾胃湿热者加薏苡仁,苦参;大便秘结者加当归或少许大黄;脓疱多者加蒲公英;风热甚者加鱼腥草;肿痛不消者加皂角刺,浙贝母等。

(摘自《黑龙江省名中医医案精选》)

【医案7】患者:刘某某,男,21岁,初诊日期:1973年1月20日。主诉:颜面出现痤疮疙瘩成囊肿状3年。现病史:3年前无明显诱因脸面出现痤疮,开始起黑头粉刺,面部油多发亮,并起脓疱及囊肿,痒疼相兼,挤出脓后形成疤痕疙瘩,时轻时重,缠绵不断,屡治无效。检查:脸面颊部可见密集之黑头粉刺,散在脓疱,囊肿,成萎缩性疤痕。两颌部可见疤痕疙瘩,皮脂溢出明显。颈部前胸、后背亦见多数类似之损害。脉弦滑,舌质红绛。中医诊断:面疮。西医诊断:囊肿性痤疮。证属:脾胃积热,熏蒸于肺,日久痰瘀积聚成疮。治则:凉血清热,消痰软坚。处方:生地30克、丹皮9克、赤芍9克、公英15克、蚤休9克、夏枯草9克、昆布9克、海藻9克、炒三棱9克、炒莪术9克。先后服二十一剂,逐渐趋轻,囊肿较平,已不常起脓肿,后即改制成丸剂,便于长期服用。方如下:生地60克、丹参

60克、赤芍60克、昆布30克、海藻30克、炒莪术60克、公英60克、蚤休60克、夏枯草60克。研末,水泛为丸,日服二次,每次服9克。服丸剂二三月后,面部囊肿,大致趋平,明显改善。

【按】痤疮,中医称"肺风粉刺"或"酒刺",女性有的与擦劣质化妆品有关,故称"粉刺";男性与吸烟喝酒及吃刺激物有关,故称"酒刺"。"面疱"相当于囊肿性痤疮。《外科正宗》说"肺风、粉刺、酒渣鼻三名同种",可见中国古代医家已观察到痤疮、酒渣鼻之类,是同属于毛囊皮脂腺炎性一类疾患。

(摘自《朱仁康临床经验集》)

【医案8】患者,邓某某,女,27岁。1995年9月6日初诊。主诉:面部出疹1月余。现病史:面部发生痤疮1月有余,外涂药膏,内服维生素等药,痤疮有增无减。因在某大公司任公关之职,外观不雅,甚为痛苦。除小便色黄外,余无明显异常。问其饮食,言素日喜食辛辣与鱼虾之品。视其舌红,苔则薄黄,脉弦细略数。辨为肺胃蕴热,循经上蒸于面,伤及气血,故当清泄肺胃之热。中医诊断:粉刺。西医诊断:痤疮。辨证:肺胃热盛证。治法:清泄肺胃之热。处方:枇杷叶16克、连翘10克、栀子10克、板蓝根15克、桑皮10克、黄芩10克、玄参15克、丹皮10克。嘱:禁食荤腥,清淡为宜。二诊:连服上方七剂,一周内痤疮未见发出,但原有的痤疮无明显改变。诉其手足心经常灼热,上方再加紫花地丁10克、地骨皮10克,以增强清热解毒凉血之力。共服三十余剂,面部逐渐光亮,结痂消除。现症偶有睡眠多梦,左胁不舒,另以丹栀逍遥散清泄肝经郁热,巩固疗效。

【按】《素问·生气通天论》云:寒薄为皶,郁乃痤。说明皶(即粉刺)、痤之疾可由风寒郁而化热所发。风热外薄,每易犯肺。《医宗金鉴·外科心法要诀》曰:此证由肺经血热而成。本案患者素嗜辛辣鱼虾食品,经云:鱼者使人热中。故日久则热毒内生,蕴积阳明,阳明经行于面部。若积热循经上攻,则发为痤疮。总之,本证总为肺胃蕴热所致,治当清泄肺胃为法。刘老所用方药系《医宗金鉴》枇杷清肺饮(主治肺风粉刺)加减而成。用枇杷叶、桑白皮、黄芩清泄肺胃之火;连翘、板蓝根散经络之火毒;栀子通泄三焦,引火屈曲下行。因其舌红,脉细数,有热盛伤阴之象,故用丹皮、玄参以清热凉血,解毒养阴。

(摘自《刘渡舟临证验案精选》)

【医案9】患者:季某,男,22岁。病史:患者主诉双颊部出现多个囊肿已4年。自18岁起开始双颊部出现多数米粒大之丘疹、粉刺,继而出现脓疮、囊肿,逐渐增加到整个颊部,且于近2年出现瘢痕形成,皮疹此起彼伏,迁延不愈,每当进食油腻而重。二便正常,平素健康,其20岁之弟亦有同样疾病。初诊:双颊部囊肿,周围红晕,散在分布绿豆大之丘疹。双颧部及下颌角肥大性瘢痕累累,舌尖红,脉弦,瘀热入于荣分,滞而成积,亟当活血化瘀、软坚散结。方药:桃仁9克、红花9克、赤芍9克、丹皮9克、泽兰9克、三棱9克、莪术9克、山甲9克、皂刺9克、蛇舌草30克、山楂15克。上方连续服用30帖,丘疹基本消退,囊肿大部分缩小或隐退,瘢痕周围之红晕消退。

【按】痤疮好发于青春期之男女,以男性为多见。主要在面部(胸、背亦可波及),初起丘疹、黑头粉刺,继而出现脓疱、囊肿、疤痕等损害,囊肿型痤疮为较严重之一型,常经久不愈。祖国医学认为本病系血热瘀滞于肌肤或脾胃积热上蕴于皮肤而成,治疗宜清热化瘀,软坚散结为主。方中蛇舌草以清火除热,用山楂以消内结,一则治肺,一则治脾,肺主皮毛,脾主四肢,故此两药乃关键性药物。临床体会,于病之初发时,仅有丘疹、粉刺之表现,伴有便秘者应以通便为主,可用川军、山栀、蛇舌草为主药,随症加味,甚至单用青宁丸亦可收效。如出现脓疱等皮疹继发感染的现象,则应加双花、蒲公英、黄芩等清热解毒之药物。如病损发展到囊肿型,则可参用本例治疗,多有效果。

(摘自《颜德馨临床经验辑要》)

【医案10】杨某,女,18岁,未婚,学生。1978年6月10日初诊。病史:自16岁起,颜面开始发生痤疮,丘疹或疏或密,呈圆锥形,色泽淡红,红肿,或黑头,以手挤压可见乳白色汁液。经行超前,量多,色红,夹紫块,经将行,胸胁、乳房、少腹、小腹胀痛,心烦易怒,口苦咽干,夜难入寐,经行之后则略舒。脉弦细数,舌苔薄黄,舌边尖红。辨证:肝失疏泄,郁久化火。治法:泻肝清热,凉血解毒。处方:龙胆泻肝汤加减。龙胆草9克、黄芩6克、栀子6克、泽泻6克、通草3克、车前草9克、当归身3克、生地6克、柴胡3克、野菊花9克、凌霄花9克、生甘草3克。二诊:1978年6月15日。上方服后,颜面痤疮大减。脉弦细,舌苔薄白,舌质尖红。仍遵上法出入治之。处方:鸡血藤20克、生地15克、野菊花10克、凌霄花9克、赤芍9克、川红花2克、北荆芥2克、生甘草6克。三诊:1978年6月20日。上方每天煎水服1剂,连服6剂,面部痤疮消退,经行周期正常。再以当归芍药散加生地15克、红花1克、甘草6克,每天1剂,水煎,观察半年,病不再发。

【诠解】经前期痤疮是女性痤疮的常见类型,多与工作紧张、睡眠不足,生活失于规律有关,同时可引发月经失调及内分泌功能失调。皮脂腺的发育和皮脂分泌直接受雄激素的支配,睾酮和肾上腺及卵巢分泌的雄激素分泌量增多,可使皮脂腺分泌增长,瘀积于毛囊内形成脂栓,影响皮脂腺分泌物排出,形成粉刺。《临证指南医案》谓"女子以肝为先天,阴性凝结,易于悌郁,郁则气滞血亦滞"。肝气郁滞为女子发病的重要因素。本例患者表现为胸肋、小腹胀痛,心烦易怒,口苦咽干、经前期加重等症状,此因经前阴血下注血海,肝失血养,肝气郁滞,久而化热,上炎于面所致。治法当首重清热解毒,调摄冲任。方以龙胆泻肝汤清利肝胆之热,并以野菊花清热解毒,凌霄花散瘀调经。二诊药已中的,减疏肝清热之品,加鸡血藤、红花、赤芍凉血活血,酌加荆芥做引药上行兼理血之用。三诊诸症悉退,以凉血活血之剂善后。

(摘自《大国医经典医案诠解》)

【医案11】患者,王某,男,20岁,1998年4月15日初诊。主诉:颜面部出疹1年。病史:患者1年前无明显诱因面部出现红丘疹及黑头粉刺,红色丘疹、脓疱此起彼伏,有所加重,素日喜多食,好运动,大便干结,数日一行,口臭。诊查:额部、鼻部及下颏部均可见散在的高粱米大小的红色丘疹,少数红疹中心有白色脓头,鼻部皮疹略密集,面部的油脂分泌较多,舌质红,苔薄黄,脉弦滑。西医诊断:痤疮。中医诊断:肺风粉刺。中医辨证:肺胃蕴热,外感毒邪。治法:清肺胃热,佐以解毒。处方:金银花15克、连翘15克、公英30克、丹参15克、黄芩10克、生栀子10克、地丁15克、牡丹皮10克、生地30克、全瓜蒌15克、赤芍10克、野菊花15克、熟大黄10克。二诊:服前方14剂,大便日1行,口干缓解,面部红疹未见新出,原脓疱均已消退,面部油脂仍多,同时有许多的白头、黑头粉刺。前方续用,同时,外用硫黄洗剂、氯柳酊。三诊:服用前方连续28剂,面部红疹基本消退,仅可见色淡紫的色素沉着,鼻翼两旁油脂稍多,色微红,前方去全瓜蒌、酒大黄,加玫瑰花、鸡冠花、凌霄花继服,巩固疗效,并嘱其温水肥皂洗面,一日3次,少食油煎及糖食。

(摘自《赵炳南临床经验集》)

四、现代研究进展

"痤疮"病名在古代医籍中未有记录,根据其临床发病及证候特点,历代古籍记载的与痤疮相关的病名有"粉刺""酒刺""肺风粉刺""痤痱""痤""面疱""面皶疱""面皰疮""酒皶""粉花疮""粉滓"等。其为发生于毛囊皮脂腺的一种慢性炎症性皮肤病,发病部位主要以面部及胸背部为主,临床表现为粉刺、丘疹、脓疱、结节、囊肿,甚至发展为瘢痕,各年龄阶段人群均可能患病,其中发病率最高的是青少年,是常见的损容性皮肤病。

【病因病理】

(1)中医病因病机

现代中医学家认为痤疮的发病因素主要有外感邪气、饮食内伤、情志不遂、素体阳盛。外感风、热、寒、湿之邪,肺部受损,发于面部皮肤,或因过食肥甘、油腻、辛辣之品,内生湿热,熏蒸于面部,或因青春之体,气血充盛,阳热上升,与风寒相搏、郁阻肌肤邪气循经至面部发为痤疮。平素情志不遂,肝郁气结,肝木犯脾,气滞湿阻,久郁化火,最终导致热毒壅盛,气滞血瘀痰结,形成痤疮。也有因妇女冲任不调,肌肤疏泄功能失畅,经血不畅,气血郁滞,外发于皮肤,日久则热毒阻滞经络,热盛肉腐而致囊肿、结节而成痤疮,若反复发作,日久不愈,不慎调护,可导致痰湿、热毒、瘀血相互搏结,形成严重囊肿、结节、脓疱、瘢痕。

(2)西医病因病理

西医认为痤疮的发病因素与饮食、睡眠、护肤品使用、年龄、皮肤类型、性别、心理、环境等相关,主要发病机制与性激素水平、皮脂分泌异常、毛囊皮脂腺导管异常角化、痤疮丙酸杆菌过度增殖、免疫反应、遗传、饮食、心理等多种因素相关,具体如下:

①皮脂分泌异常 痤疮发生的前提条件是皮脂腺的快速发育和皮脂的过量分泌,而雄激素支配着皮脂腺发育和皮脂分泌。主要包括睾酮、硫酸脱氢表雄酮、脱氢表雄酮和雄烯二酮,这些雄激素在皮脂腺细胞内Ⅰ型$5-2\alpha$还原酶的作用下产生活力更高的二氢睾酮,能与皮脂腺细胞的相关特异性受体结合,从而参与调控皮脂腺异常增生及皮脂的分泌。此外,孕酮及肾上腺皮脂中的脱氢表雄酮对促进皮脂的分泌也有一定的作用。

②毛囊皮脂腺导管异常角化 毛囊皮脂腺导管角化过度,导致导管口径变小、狭窄或阻塞,从而影响皮脂及脱落细胞的正常排出,形成粉刺。

③微生物感染 早期的痤疮并无感染,但皮脂在痤疮丙酸杆菌、糠秕孢子菌及表皮葡萄球菌脂酶的作用下,可水解甘油三酯为甘油和游离脂肪酸,游离脂肪酸刺激毛囊及毛囊周围发生非特异性炎症反应,诱导产生趋化因子、补体、反应氧自由基和白介素1等炎症介质,从而吸引中性粒细胞进入粉刺腔,中性粒细胞释放水解酶损伤毛囊壁使其破裂,加之细菌感染引起炎症,出现丘疹、脓疱、结节和脓肿。

④免疫学因素 免疫机制参与痤疮发生的全过程,包括体液免疫和细胞免疫,部分患者血清中IgG水平升高,可与痤疮丙酸杆菌结合后可活化补体,导致毛囊皮脂腺的炎症反应;痤疮患者外周血$CD4^+T$细胞,根据识别的抗原提呈细胞不同,$CD4^+T$细胞向TH1细胞转化,TH1细胞主要分泌IL-2、IFN-r、TNF-β等细胞因子,介导细胞免疫、SIL-2R在痤疮发生中升高明显,表明TH1细胞活化程度显著升高。

⑤其他因素 除上述因素,遗传因素可影响痤疮临床类型、皮损分布及病程长短。饮食因素如高脂肪类、糖类、乳制品等可促进皮脂的过度分泌。另外精神紧张、易焦虑、抑郁等情绪反应也与痤疮的发生密切相关。

【痤疮分级】

参照Pillsbury及国际改良痤疮分级,分为3度4级,分别如下:

轻度(Ⅰ级):皮损以粉刺为主。

中度(Ⅱ级):皮损以粉刺为主,炎性丘疹散发,局限于面部。

重中度(Ⅲ级):皮损以深度的炎性丘疹及脓疱为主,有结节,发生于面、颈、胸背。

重度(Ⅳ级):皮损以结节、囊肿性为主或聚合性痤疮。

【临床治疗】

(1)中医辨证论治

根据《中国痤疮治疗指南(2019修订版)》《痤疮中医治疗专家共识》中将痤疮辨证分型为肺经风热证、脾胃湿热证、痰瘀凝结证、冲任不调证四型,具体如下:

肺经风热证:皮损以红色或皮色丘疹、粉刺为主,或有痒痛,小便黄,大便秘结,口干;舌质红,苔薄黄,脉浮数。

治法:疏风宣肺,清热散结。

方药:枇杷清肺饮或泻白散加减,中成药可选栀子金花丸。

脾胃湿热证:皮损以红色丘疹、脓疱为主,自觉疼痛,面、胸、背部皮肤油腻;可伴口臭、口苦,纳呆,便溏或黏滞不爽或便秘,尿黄;舌红,苔黄腻,脉滑或弦。

治法:清热利湿,通腑解毒。

方药:茵陈蒿汤或芩连平胃散加减。便秘者可选用中成药连翘败毒丸、防风通圣丸、润燥止痒胶囊等;便溏者可选用中成药香连丸、参苓白术散等。

痰瘀凝结证:皮损以结节及囊肿为主,颜色暗红,也可见脓疱,日久不愈;可有纳呆、便溏,舌质淡暗或有瘀点,脉沉涩。

治法:活血化瘀,化痰散结。

方药:海藻玉壶汤或桃红四物汤合二陈汤加减,中成药可选丹参酮胶囊、大黄䗪虫丸、化瘀散结丸、当归苦参丸等。

冲任不调证:皮损好发于额、眉间或两颊,在月经前增多加重,月经后减少减轻,伴有月经不调,经前心烦易怒,乳房胀痛,平素性情急躁;舌质淡红,苔薄,脉沉弦或脉涩。

治法:调和冲任,理气活血。

方药:逍遥散或二仙汤合知柏地黄丸加减,中成药可选用逍遥丸、知柏地黄丸、左归丸、六味地黄丸等。

(2)中医外治　痤疮外治主要包括药物治疗和非药物治疗,药物治疗主要有中药面膜、中药酊剂、中药搽剂、洗剂、散剂、中药熏蒸剂等;非药物治疗包括体针、围刺、隔蒜灸、火针、刮痧、刺络拔罐、刺血疗法、埋线疗法等。

（3）西医治疗

①局部治疗　目前常用的有维A酸类药物，可改善毛囊皮脂腺导管角化、溶解微粉刺和粉刺、抑制皮脂分泌、抗炎、预防和改善痤疮炎症后色素沉着和痤疮瘢痕等作用。此外，还能增加皮肤渗透性，联合治疗中可以增加外用抗微生物药物的疗效。

A.外用维A酸包括第一代的全反式维A酸、异维A酸、维胺酯及第三代维A酸药物阿达帕林和他扎罗汀。阿达帕林耐受性较好，临床上可作为一线药物使用。使用注意事项：药物使用时常出现局部红斑、脱屑、紧绷和烧灼感，刺激反应严重者建议停药，症状轻者，一般不需要停药。维A酸药物会产生光分解现象，可能增加皮肤敏感性、短期皮损加重现象，可采取较低起始浓度、小范围试用、减少使用频数以及皮肤干燥情况下使用等措施；同时配合皮肤屏障修复剂并适度防晒。

B.抗菌药物：痤疮丙酸杆菌是诱导痤疮发生的主要因素之一，故外用抗菌药物也是痤疮治疗的基本方法。常用的局部抗菌治疗药物包括过氧化苯甲酰、外用抗生素和果酸等。过氧化苯甲酰外用可缓慢释放出新生态氧和苯甲酸，具有减少痤疮丙酸杆菌、表皮葡萄球菌、抗炎及轻度抗粉刺作用，可作为炎性痤疮首选外用抗菌药物，用于轻、中度痤疮。抗生素具有抗痤疮丙酸杆菌和抗炎作用，常用的有红霉素、克利霉素、氧氟沙星、莫匹罗星、夫西地酸等。针对丘疹及脓疱为主的炎性痤疮。其他：不同浓度与剂型的壬二酸、二硫化硒、硫磺和水杨酸等药物具有抑菌、抗炎或者轻度剥脱作用，故临床上也可用作治疗痤疮的外用药物。

②系统治疗　对于中度痤疮可口服抗生素及维甲酸类药物，应规范用药，防止耐药性。

A.抗生素药物：口服抗生素用药：中重度炎性痤疮患者首选及中度痤疮；外用治疗效果不佳的备选治疗方法；痤疮变异型如暴发性痤疮或聚合性痤疮的早期治疗。目前临床首选二代四环素治疗中、重度痤疮患者，多西环素和米诺环素是治疗中、重度痤疮的常用药。四环素类药不能耐受或有禁忌证时，可考虑用大环内酯类如红霉素、罗红霉素、阿奇霉素等药物。剂量：多西环素100～200mg/d（通常100mg/d），米诺环素50～100mg/d，红霉素1.0g/d。疗程建议不超过8周。不良反应：常见的是胃肠道反应、菌群失调、肝损害，偶见药疹、光敏反应和假性脑瘤，注意患者有无头痛、眩晕、视觉变化，8岁以下儿童、孕妇、妊娠期妇女禁用四环素类药物。

B.维A酸类：其使用指征，结节囊肿型重度痤疮的一线药物；采用联合疗法3个月，包括口服四环素治疗效果不好的中、重度痤疮；有瘢痕或瘢痕形成倾向的炎性痤疮患者需尽早使用;频繁复发的痤疮其他治疗无效;革兰氏阴性菌毛囊炎。目前系统用维A酸类药物,包括口服异维A酸和维胺酯。其中异维A酸是国内外常规使用的口服维A酸类首选药物。常用剂量为0.25～0.5mg/kg·d;其不良反应有致畸作用,抑郁症病史或家族史的病人慎用,可见皮肤黏膜干燥、光敏感、肌肉骨骼疼痛、血脂升高、肝酶异常及眼睛干燥,与四环素类药物、激素类药物不能同时应用,可能会诱发颅内高压。

C.抗雄激素治疗:常用药物类型有雌激素、孕激素、螺内酯、胰岛素增敏剂,均具有减少雄激素生成的作用。一般不作为临床常规治疗痤疮。

D.糖皮质激素:糖皮质激素具有抑制肾上腺皮质功能亢进引起的雄激素分泌、抗炎和免疫抑制的作用。用于暴发性或聚合性痤疮,因本身可诱发痤疮,应小剂量、短疗程使用。

③物理治疗

A.光动力:外用5-氨基酮戊酸富集于毛囊皮脂腺单位,可代谢生成光敏物质原卟啉Ⅸ,经红光(630 nm)或蓝光(415 nm)照射后发生光化学反应,具有抑制皮脂分泌、杀灭痤疮丙酸杆菌、改善皮脂腺导管角化及预防或减少痤疮疤痕作用。单独蓝光照射可杀菌、抗炎,单独红光照射可促进皮损修复。

B.激光疗法:红外波长激光如1320nm激光、1450nm激光和1550nm激光、强脉冲光、脉冲染料激光、非剥脱性点阵激光可有效治疗痤疮及痤疮瘢痕。

④化学剥脱治疗

常用的有果酸等,可降低角质形成细胞黏着性,加速表皮细胞脱落与更新,刺激真皮胶原合成和轻度抗炎作用,临床上可用于轻中度痤疮及痤疮后色素沉着的辅助治疗。

⑤其他疗法　清除粉刺、瘢痕内注射糖皮质激素、囊肿切开引流等治疗也可作为辅助治疗。

【预防调护】

①生活规律,避免熬夜。②避免高糖、高脂、奶制品及油腻辛辣刺激食物,忌烟酒,少饮碳酸类饮料,多吃新鲜的蔬菜和水果。③避免长时间日晒,尽量不用粉质类化妆品。④注意心理疏导,保持情绪稳定,尽量帮助患者减轻或消除精神紧张、焦虑、抑郁、自卑等不良情绪。⑤保持消化道通畅。

参考文献

[1] 仓田.陈彤云教授治疗痤疮临床药证研究[R].中华中医药学会皮肤科分会第六次学术年会.

[2] 中国中医研究院广安门医院.朱仁康临床经验集[M].北京:人民卫生出版社,1976:196-197.

[3] 陈文曾.刘建新.陈汉章教授治疗座疮临床经验撷菁[J].中医药学刊,2006,24(2):214.

[4] 陶国水.顾植山辨治痤疮5法[J].安徽中医临床杂志,2002,14(3):204-205.

[5] 刘大文,钱秋海.面部痤疮从心论治[J].北京中医药,2008,27(01):20-21.

[6] 赵炳南,张志礼.简明中医皮肤病学[M].北京:中国展望出版社,1983:238.

[7] 痤疮(粉刺)中医治疗专家共识[J].中国中西医结合皮肤性病学杂志,2017,16(04).

[8] 鞠强.中国痤疮治疗指南(2019修订版)[J].临床皮肤科杂志,2019,48(09):583-588.

[9] 詹炜祎,赵满忱,陈柯村,等.基于文献研究的痤疮中医临床诊治规律探析[J].中华中医药杂志,2014,29(04):1215-1217.

[10] 李佩聪,李璇,刘焕强.刘焕强教授运用疏肝活血法论治女性迟发型痤疮经验浅析[J].河北中医药学报,2019,34(03):52-53+64.

[11] 孙欣荣,刘志宏,黄爱文,等.痤疮发病机制及其药物治疗的研究进展[J].中国药房,2017,28(20):2868-2871.

[12] 潘清丽,邵蕾,陈丽洁,等.痤疮发病机制的研究进展[J].皮肤性病诊疗学杂志,2018,25(06):377-380.

[13] 张学军,郑捷.皮肤性病学[M].北京:人民卫生出版社,2018:168.

[14] 赵辨,徐文严.中国临床皮肤病学[M].南京.江苏凤凰科学技术出版社:2017:1288-1292.

[15] 葛会美,高美华.细胞免疫和体液免疫在痤疮炎症反应中作用的研究[J].社区医学杂志,2016,14(13):30-31.

[16] 陈清霞,余晓霞.糖皮质激素隔日疗法的临床调查与分析[J].临床合理用药杂志,2013,6(17):175-177.

[17] 孙欣荣,刘志宏,黄爱文,等.痤疮发病机制及其药物治疗的研究进展[J].中国药房,2017,28(20):2868-2871.

[18] 鞠强.维A酸类药物在痤疮治疗中的应用[J].皮肤病与性病,2018,40(01):26-28.

[19] 章涵,齐建华.寻常型痤疮的饮食调护[J].井冈山医专学报,2008,(01):64.

[20] 封绍奎,赵小忠.化妆品的危害性与防治[M].北京:中国协和医科大学出版社,2003:165-168.

（杜雪洋　高金娟）

第十三节　白屑风

白屑风在古籍中又称"面油风",是一种皮肤油腻、瘙痒潮红或起白屑的慢性炎症性皮肤病。其皮损形态多种多样,多发于面部,亦可见头皮白屑脱落,分为干性、湿性及玫瑰糠疹型。干性者以潮红脱屑为主;湿性者主要特征为红斑、糜烂、脱屑、结痂等;玫瑰糠疹型可见圆形、椭圆形红斑、脂溢性脱屑。本病相当于现代医学的脂溢性皮炎。现代医学认为本病与油脂分泌过多密切相关,多见于青壮年。该病自觉痒甚,搔抓时脱落明显,越搔抓瘙痒感甚剧。白屑脱落后不断有新生白屑,日久可影响毛发光泽。

一、古籍选粹

古籍参考书目:《备急千金要方》《外台秘要》《太平圣惠方》《外科正宗》《针灸大成》《疡科捷径》《外科真诠》《疡医大全》《医宗金鉴》《寿世编》《婴儿论》《本草汇笺》《集验良方》《类证治裁》。具体内容摘录如下:

(一)唐·孙思邈《备急千金要方》

【病因病机】

治肺劳热,不问冬夏老少,头生白屑,瘙痒不堪,然肺为五脏之盖,其劳损伤肺,气冲头顶,致使头痒,多生白屑,搔之随手起,人多患此,皆从肺来,世呼为头风也。

【内服治疗】

治头面游风,**菊花散方** 菊花一两 细辛 附子 桂心 干姜 巴戟 人参 石南 天雄 茯苓 秦艽 防己各二两 防风 白术 山茱萸 薯蓣各三两 蜀椒五合 上十七味治,下筛,酒服方寸匕,日三。

【外用治疗】

治头面上风方:松脂 石盐 杏仁 蜜蜡各一两 薰陆香二两 蓖麻仁三两 上六味熟捣作饼,净剃百会上发,贴膏,膏上安纸,三日一易。若痒刺药上,不久风定。

沐头汤方 大麻子 秦椒各三升 皂荚屑五合 上三味熟研,内泔中一宿渍,去滓,木匕搅百遍取劳,乃用沐头发际,更别作皂荚汤濯之,然后傅膏。

又方:菊花 独活 茵芋 防风 细辛 蜀椒 皂荚 杜蘅 莽草 桂心各等分 上十味可作汤,沐及熨之。

风头沐汤方 猪椒根三两 麻黄根 防风各二两 细辛 茵芋各一两 上五味咬咀，以水三斗煮取一斗，去滓，温以沐头。

又方：葶苈子煮，沐，不过三四度，愈。

又方：蜀椒二升，以水煮取汁，沐发，良。

又方：以桑灰汁沐头，去屑神良。

治头中风痒白屑，**生发膏方** 蔓荆子 附子 细辛 续断 零陵香 皂荚 泽兰 防风 杏仁 藿香 白芷各二两 松叶 石南各三两 莽草一两 松膏 马鬐膏 猪脂各二升 熊脂二升 上十八味咬咀，以清醋三升渍药一宿，明旦以马鬐膏等微火煎，三上三下，以白芷色黄膏成，用以泽发。

治头风痒白屑，**生发膏方** 乌喙三两 莽草 石南 细辛 续断 皂荚 泽兰 白术 辛夷 防风 白芷各二两 竹叶 柏叶 松叶各半升 猪脂四升 上十五味咬咀，以清醋三升渍一宿，明旦微火以脂煎，三上三下，白芷色黄膏成，去滓滤净，于沐发了涂之。一方用生油三大升。

（二）唐·王焘《外台秘要》

【外用治疗】

《广济》疗头风白屑痒，发落生发，主头肿旋闷，**蔓荆子膏方**。蔓荆子一升 生附子三十枚 羊踯躅花四两 葶苈子四两 零陵香二两 莲子草一握 上六味，切，以绵裹，用油二升渍七日。每梳头常用之，若发稀及秃处，即以铁精一两，以此膏油于瓷器中研之，摩秃处，其发即生也。

《延年》**松叶膏**，疗头风鼻塞，头旋发落，白屑风痒，并主之方。松叶切，一升 天雄去皮 松脂 杏仁去皮 白芷各四两 莽草 甘松香 零陵香 甘菊花各一两 秦艽 独活 辛夷仁 香附子 藿香各二两 乌头去皮 蜀椒汗 川芎 沉香 青木香 牛膝各三两 踯躅花一两半，并锉 上二十一味，咬咀，以苦酒三升浸一宿，以生麻油一斗，微火煎三上三下，苦酒气尽膏成，去滓滤，盛贮。以涂发根，日三度摩之。

又疗头痒，搔之**白屑起方**。大麻仁三升，捣碎 秦椒二升 上二味，捣，内泔汁中渍之一宿，明旦滤去滓，温以沐发讫，用后方：白芷一斤，鸡子三枚，芒硝一升，三味以水四升，煮取三升，去滓，停小冷，内鸡子清及硝，搅令调，更温令热，分为三度泽头，觉头痒即作洗之，不过三度，永除。

又疗头风发落，或头痒肿白屑方。蔓荆子一升，碎 防风三两 寄生三两 秦椒一两 大麻仁一升 白芷四两 上六味，切，以水一斗五升煮取一斗，去滓，以洗头，三四度瘥，加芒硝一升亦妙。

《广济》疗头风白屑，生发，**白令黑方**。浮木子五升，未识，以九月九日以前采，临时捣末，去子 铁

精四两　零陵香二两　丁香子二两　上四味,细切,以绢袋盛,用生麻油二升渍,经二七日,洗头讫,每日涂之方验。

《集验》疗头风痒白屑,风头,**长发膏方**。蔓荆子　附子炮　细辛　石南草　续断　皂荚　泽兰　防风　杏仁去皮　白芷　零陵香　藿香　马鬐膏　熊脂　猪脂各二两　松叶切,半升　莽草一两　上十七味,㕮咀,以苦酒渍一宿,明旦以猪膏等煎,微微火三上三下,以白芷色黄膏成,用以涂头中,甚妙。

崔氏松脂膏,疗头风,鼻塞头旋,发落复生,**长发去白屑方**。松脂　白芷各四两　天雄　莽草　踯躅花各一两　秦艽　独活　乌头　辛夷仁　甘松香　零陵香　香附子　藿香　甘菊花各二两　蜀椒　川芎　沉香　牛膝　青木香各三两　松叶切,一升　杏仁四两,去皮,碎　上二十一味,切,以苦酒二升半渍一宿,用生麻油九升,微火煎,令酒气尽不咤,去滓,以摩顶上,发根下一摩之,每摩时,初夜卧,摩时不用当风,昼日依常检校东西不废,以瘥为度。

又莲子草膏,疗头风白屑,**长发令黑方**。莲子草汁,二升　松叶　青桐白皮各四两　枣根白皮三两　防风　川芎　白芷　辛夷仁　藁本　沉香　秦艽　商陆根　犀角屑　青竹皮　细辛　杜若　蔓荆子各二两　零陵香　甘松香　白术　天雄　柏白皮　枫香各一两　生地黄汁,五升　生麻油四升　猪鬐脂一升　马鬐膏一升　熊脂二升　蔓荆子油一升　上三十味,细切,以莲子草汁并生地黄汁浸药再宿,如无莲子草汁,加地黄汁五小升浸药,于微火上,内油脂等和煎九上九下,以白芷色黄膏成,布绞去滓。欲涂头,先以好泔沐发,后以敷头发,摩至肌。又洗发,取枣根白皮锉一升,以水三升煮取一升,去滓,以沐头发,涂膏验。(出第二卷中)

又疗热风冲发,发落,**生发膏方**。松叶切　莲子草切　炼成马鬐膏　枣根皮切,各一升　韭根切　蔓荆子碎,各三合　竹沥　猪脂各二升　防风　白芷各二两　辛夷仁　吴蓝　升麻　川芎　独活　寄生　藿香　沉香　零陵香各一两　上十九味,以枣根煮汁、竹沥等浸一宿,以脂等煎之,候白芷色黄膏成。以涂头发及顶上,日三五度妙。

《古今录验》生发及疗头风痒,**白屑膏方**。乌喙　莽草　细辛　续断　石南草　辛夷仁　皂荚　泽兰　白术　防风　白芷各二两　柏叶　竹叶切,各一升　猪脂五升　生麻油七升　上十五味,以苦酒渍一宿,以油脂煎,候白芷色黄膏成,滤掭收,以涂头发。先沐洗,后用之妙。

(三)宋·王怀隐《太平圣惠方》

【病因病机】

夫头风白屑,由人体虚,诸阳经脉,为风邪所乘也。诸阳之脉,皆上走于头,若运动劳役,阳气发泄,腠理开疏,风邪入于脑中,伏留不散,故令头生白屑瘙痒也。

【外用治疗】

治头风,鼻塞头旋,白屑风痒,**松叶膏方**。松叶半斤　天雄半两,去皮脐　松脂半两　杏仁半两,汤浸,去皮尖 白芷二两 莽草半两 甘松香半两 零陵香半两 甘菊花半两 秦艽一两,去苗 独活一两 辛夷一两 香附子一两 藿香一两 川乌头半两,去皮脐 川椒一两半,去目 芎䓖一两半 沉香一两半 木香一两半 牛膝一两半,去苗 踯躅花一两 上件药,细锉,以醋五升,浸一宿,滤出,以生麻油六升,煎醋味尽,候白芷色焦黄,即膏成,滤去滓,瓷器中盛,旋取摩头发根下,日夜三两度妙。

治头风痒白屑,**涂顶膏方**。乌喙去皮脐,去苗 莽草 石南 细辛 皂荚去皮子 续断 泽兰 白术 辛夷 防风去芦头,以上各二两 柏叶一斤 松叶二斤 猪脂四斤 上件药,细锉,以酒一升,浸一宿,滤出,以猪脂煎药焦黄,膏成,去滓,沐发了,以涂之妙。

治头风白屑,长发令黑,**莲子草膏方**。莲子草汁,二升 松叶 桐树白皮 桑根白皮 防风去芦头 芎䓖 白芷 辛夷 藁本 零陵香 沉香 秦艽 商陆 犀角屑 青竹茹 细辛 杜若 牡荆子以上各二两 甘松香 白术 天雄去皮脐 柏树白皮 枫香以上各一两 生地黄汁,五升 生油四升 马鬐膏一升 熊脂二升 蔓荆子油一升 上件药,细锉,以莲子草汁、地黄汁,浸药一宿,用脂膏油等,微火煎三上三下,以白芷色黄焦,膏成,滤去滓,于瓷盒中贮之。每用时,取枣树根白皮,锉三升,以水一斗,煮取五升,去滓,以沐头了,然后涂膏,熟摩入肌肉。

治头风白屑瘙痒,及**长发膏方**。蔓荆子二两 附子二两,去皮脐 泽兰二两 防风二两,去芦头 杏仁二两,汤浸,去皮 零陵香二两 藿香二两 芎䓖二两 天雄二两,去皮脐 辛夷二两 沉香二两 松脂二两 白芷三两 马鬐膏一升 松叶切,一升 熊脂一升 生麻油四升 上件药,细锉,以酒五升,浸一宿,滤出,以油脂膏煎三上三下,候白芷色焦黄,膏成,滤去滓,瓷器中盛。每日三两度,用摩涂头上。

治头风白屑瘙痒,**头重旋闷方**。蔓荆子半斤 附子半斤,炮裂,去皮脐 零陵香二两 踯躅花四两 甜葶苈四两 莲子草四两 上件药,细锉,以麻油四升,纳药浸经七日,常用梳头。若发稀及秃落,即入铁精二两于油中,旋取涂头甚良。

治头风白屑,经久不瘥,**时时瘙痒方**。甘菊花 桑根白皮 附子去皮脐 藁本 松叶 莲子草 蔓荆子 零陵香 桑寄生以上各三两 上件药,细锉。每用五两,以生绢袋盛,用桑柴灰汁一斗,煎令药味出,冷热得所,去药袋,沐头避风,不过五七度瘥。

治头风白屑瘙痒,无问老少,宜用此方:蔓荆子三斤 防风三两,去芦头 桑寄生三两 秦椒二两,去目 大麻仁一斤 白芷三两 上件药,都捣碎,以水一斗五升,煮取九升,滤去滓,分为三度洗头,一日用之,避风。

治白屑立效方:大麻子半斤 秦椒半斤,去目 皂荚末一两 上件药,捣碎,以水一斗,浸一宿,去滓,密室中沐头,不过三度瘥。

又方:附子三两,去皮脐,生用 桑根白皮半斤,锉 蔓荆子半斤 上件药,都捣碎,以水一斗二升,煮取七升,滤去滓,密室中沐头。

又方：白芷五两,细锉　鸡子三枚,去壳　川芒硝三两　上件药,以水七升,先煎白芷取四升,滤去滓,停少冷,纳鸡子及消,搅令匀,密室中洗头。

又方：荆子一斤　上以水一斗,煮至五升,去滓,稍热洗头。

又方：上用瓦松曝干,烧作灰,淋取汁,热暖洗头,不过五七度瘥。

又方：上用蚕砂,烧灰取汁,热暖洗头。

又方：上用乌羊粪,烧作灰取汁,热暖洗头。

又方：上用柴灰汁洗头,甚效。

又方：上用牛蒡并叶,捣绞取汁,熬令稍稠,卧时涂头,至明即以皂荚汤洗之。

又方：上用羊蹄草根,曝干,捣罗为末,以羊胆汁调,揩涂头上,永除根本。

又方：上以热汤五升,用新生鸡子三枚,打破,于碗中,木篦搅百遍,投入汤中,更搅令匀,冷热得所,洗头,频用甚效。

（四）明·陈实功《外科正宗》

【临证辨治】

白屑风多生于头、面、耳、项、发中,初起微痒,久则渐生白屑,叠叠飞起,脱之又生。此皆起于热体当风,风热所化。治当消风散,面以玉肌散擦洗,次以当归膏润之。发中作痒有脂水者,宜翠云散搽之自愈。治白屑风及紫白癜风,顽风顽癣、湿热疮疥、一切诸疮,搔痒无度,日久不绝,愈之又发宜服之。

【内服治疗】

祛风换肌丸　祛风换肌丸苍术,首乌牛膝石菖蒲,苦参甘草灵仙等,芎归花粉共相和。(注：治白屑风及紫白癜风,顽风顽癣、湿热疮疥、一切诸疮,瘙痒无度,日久不绝,愈之又发宜服之。威灵仙　石菖蒲　何首乌　苦参　牛膝　苍术　大胡麻　天花粉各等分　甘草　川芎　当归减半　上为末,新安酒跌丸绿豆大,每服二钱,白汤送下。忌牛肉、火酒、鸡、鹅、羊等发物)

【外用治疗】

翠云散　翠云散中用铜绿,胆矾轻粉石膏加,湿用胆调干末掺,梅疮一点便生痂。(注：铜绿　胆矾各五钱　轻粉　石膏煅,各一两　共研极细,瓷罐收贮。湿疮干掺,干疮公猪胆汁调点,三日点三次,其疮自干而愈)

（五）明·杨继洲《针灸大成》

【疾病概述】

囟会：上星后一寸陷中。《铜人》灸二七壮,至七七壮。初灸不痛,病去即痛,痛止灸。若是鼻塞,灸至四日渐退,七日顿愈。针二分,留三呼,得气即泻。八岁以下不可针,缘囟门未合,刺之恐伤其骨,令人夭。《素注》针四分。主脑虚冷,或饮酒过多,脑疼如破,衄血,面赤暴肿,头皮肿,生白屑风,头眩,颜青目眩,鼻塞不闻香臭,惊悸,目戴上不识人。

（六）清·时世瑞《疡科捷径》

【临证辨治】

白屑风生面与头,浸淫骚痒屑风浮,久而风郁延成燥,须擦黄连膏自瘳。

【内服治疗】

祛风换肌丸 换肌丸用石菖蒲,牛膝胡麻参首乌,甘草灵仙苍术等,芎归花粉共相扶。（注:首乌四两 当归一两五钱 川芎五钱 胡麻三两 牛膝二两 花粉一两五钱 苦参三两 苍术七钱 菖蒲七钱 甘草五钱 灵仙一两五钱 上为细末,酒泛为丸,每服三钱,豨莶汤送下）（按:与《外科正宗》祛风换肌丸剂量不同）

【外用治疗】

黄连膏 黄连膏用大黄连,芩蜡麻油细细煎,熬就瓷瓶收贮好,诸风疮痒擦之痊。黄连一两 黄芩一两 大黄二两 黄蜡六两 麻油二斤 先用三黄入麻油,煎枯去渣再熬,临好收入方上黄蜡,瓷杯收贮。用时先以手擦患处发热,以膏搽之。

（七）清·邹岳《外科真诠》

【病因病机】

白屑风初生发内,延及面目,耳项燥痒,日久飞起白屑,脱去又生,由肌热当风,风邪侵入毛孔,郁久燥血,肌肤失养,化成燥症也。宜用祛风换肌丸治之。

【内服治疗】

祛风换肌丸 胡麻仁 炒苍术 牛膝 石菖蒲 生首乌 天花粉 威灵仙 苦参各二两 当归身 川芎 生甘草各一两 研末蜜丸,每服三四钱,白汤送下。（注:与《外科正宗》祛风换肌丸剂量、用法不同）

（八）清·顾世澄《疡医大全》

【外用治疗】

澄曰:白屑风用厚朴或桑叶煎汤洗之,即愈。

头生白屑,乃肝经风盛也。山豆根浸油涂之,或研细以乳汁调涂。

又方:白芷 零陵香各等分 研末,浸香油涂之,候三五日篦去。不过二三次,永不再发。

（九）清·吴谦《医宗金鉴·外科心法要诀》

【疾病概述】

白屑风生于头面,作痒,抓起白屑,皮脱去又起,其燥痒增倍。白屑风生头与面,燥痒日久白屑见,肌热风侵成燥化,换肌润肌医此患。此证初生发内,延及面目耳项,燥痒日久,飞起白屑,脱去又生。由肌热当风,风邪侵入毛孔,郁久燥血,肌肤失养,化成燥证也。

宜多服祛风换肌丸。若肌肤燥裂者,用润肌膏擦之甚效。

【外用治疗】

润肌膏　润肌膏擦白屑风,肌肤燥痒用更灵,酥香二油归紫草,炸焦加蜡滤搅凝。(注:香油四两　奶酥油二两　当归五钱　紫草一钱　将当归、紫草入二油内,浸二日,文火炸焦去渣;加黄蜡五钱溶化尽,用布滤倾碗内,不时用柳枝搅冷成膏。每用少许,日擦二次)

(十)清·顾奉璋《寿世编》

【外用治疗】

雀斑,酒刺,白屑风皮等症:真绿豆粉八两　滑石　白芷各一两　白附子五钱　共为末,每夜搽之。

(十一)清·周士祢《婴儿论》

【疾病概述】

头发臭痒剧,爬则作片而落,名曰白屑风,宜白屑散主之。

【外用治疗】

白屑散方　白附子三两　土硫磺二两　矾石二两　侧柏叶一两五钱　百药煎八两　甘松香四钱　三奈三两　龙脑一钱　上八味,研筛,分发擦之,以瘥为度。

(十二)清·顾元交《本草汇笺》

【外用治疗】

紫草,古方罕用,后人多用治伤寒时疾、发疮疹不出者,使其发出。其功长于凉血活血,利大小肠,故痘疹欲出未出,血热毒盛,大便闭涩,及已出而紫黑、便闭,用之甚效。然止宜取其嫩茸、去髭,以其初得阳气,触类相感,所以用发痘疹。今人一概全用之,非矣。《别录》称紫草、能疗面皯,故润肌散用以治白屑风,麻油四两　当归五钱　紫草一钱,同熬药枯,滤清,将油再熬,入黄蜡五钱,化尽,倾入瓷器,澄冷,涂擦。

(十三)清·年希尧《集验良方》

【外用治疗】

玉肌散　治雀斑、酒刺、白屑风、皮肤作痒。真绿豆粉八两　滑石一两　白芷一两　白附子五钱　共为细末。每晚用数钱搽面。

(十四)清·林佩琴《类证治裁》

【临证辨治】

雀斑酒刺,白屑风痒,玉肌散擦。此因疠风类及之。他如脱跟、鱼鳞、截蚝、屹蚤、鸡爪等风,不过多立名色。前明沈氏专科,前明沈之问著《解围元薮》四卷,皆论风癞治法。以祛风、泻火、杀虫、排毒为先,补血、壮元、导滞、坚筋相济。忌用熏刺锋镰轻粉,戒房室,禁灸熏盐酱,大枫子性畏盐。及一切辛荤动风食品,方可延生,否则愈而再发,必死。昔孙真人治此症百余人,得免于死者二。朱丹溪治五人,得免者仅一妇人,然则疠岂易治哉?

二、近现代名家对病因病机、证型、临证的认识

竺炯认为面部脂溢性皮炎病因系风热郁肺、蕴湿化热,上熏于头面部,其病位在肺胃,故以疏风清热、健脾燥湿为治则,自拟抑脂方。方中以白花蛇舌草、野菊花,清热解毒、疏风除湿,连翘清散心肺之热,牡丹皮凉血活血,白术、陈皮健脾燥湿、化脂去滞,甘草调和诸药。

朱仁康认为脂溢性皮炎在治疗上应分为湿重、风重。其中,风重又分为血热、风燥和血虚风燥。湿重则溢水,风重则干燥、脱屑、瘙痒。湿重者流水较多,治以清热利湿。方用:生地30克、公英9克、黄芩9克、茯苓9克、泽泻9克、木通6克、车前子9克(包)、六一散9克(包)、丹皮9克、赤芍9克。临证加减:血热风燥者,治当清热凉血,消风润燥;选用丹皮、生地、赤芍以凉血;知母、生石膏清肌热;荆芥、蝉衣、白蒺藜以消风;当归、麻仁、甘草以润燥;苦参、白鲜皮以止痒;血虚风燥者,治当养血润燥,消风止痒;选用熟地、当归、丹参、白芍、首乌、麦冬养血滋阴;枳壳、麻仁、甘草以润燥;白蒺藜、白鲜皮以消风止痒。

李嫦嫦将其分为肝肾阴虚型(干性型)和脾胃湿热型(湿性型)。肝肾阴虚型:治以滋阴降火,凉血祛风。方用二至地黄丸合青蒿鳖甲汤加减:女贞子、旱莲草、知母、龟板、鳖甲、青蒿、生地、丹皮、刺蒺藜、浮萍、枳壳、苏梗。脾胃湿热型:治以健脾除湿,通腑泄热。方用清热除湿汤加减:土茯苓、苦参、茯苓、薏苡仁、大黄、厚朴、五味子、煅牡蛎等,根据患者的临床症状做相应的加减。

罗维丹认为现代女性工作学习精神压力大,易忧思郁结而伤及肝脾,加上女性本身特殊的月经、孕产,容易导致肝脾肾三脏的亏损。在治疗上以益肾健脾为本,辅以清热、化湿、理气活血。方用温清汤:葛根30克、丹参30克、白花蛇舌草15克、黄连5克、枸杞15克、菟丝子9克、车前子9克、覆盆子9克、生白术15克、生山楂15克、生枳壳6克,在临床上取得了较好的疗效。

余登敏运用加味玉女煎(石膏、知母、柴胡、白芷、玉竹、石斛、生地、麦冬、玄参、牛膝、升麻、桑白皮、丹皮、黄芩等)治疗血热风燥型面部脂溢性皮炎,方中石膏清阳明有余之火而不损阴,知母滋清兼备,同为君药,玉竹、石斛、生地、麦冬、玄参等养阴润燥;柴胡、生地、丹皮等疏肝理气,凉血消风;黄芩、桑白皮清肺热兼化肠胃之湿,牛膝导热引血下行,以降炎上之火;升麻、白芷疏散退热,并有引药上行头面之功效。

王振宇在治疗颜面脂溢性皮炎过程中使用去屑消风饮(木香10克、紫花地丁15克、黄芩10克、黄连10克、连翘10克、双花15克、苦参10克、防风10克、荆芥10克、栀子10克、甘草5克、生地10克、丹皮10克)、脂溢方(胡麻仁20克、当归15克、川芎10克、苦参15克、白鲜皮20克、牛膝15克、苍术10克、白花蛇舌草20克、防风10克、生地15克、丹皮10克),观察其对皮肤瘙痒、油腻、脱屑等方面临床疗效,结果表明两方在改善皮肤瘙痒、油腻、脱屑等方面均取得较好疗效。

"白屑风"初起多有风邪侵袭,病久则常兼血瘀,脾胃湿热是其主要病机。故其中医治疗应以清热利湿为主,兼以疏风活血,何静岩在治疗上外用中药颗粒剂(苍术10克、白鲜皮10克、地肤子10克、苦参6克、蛇床子10克、侧柏叶10克、皂角10克)治疗头部脂溢性皮炎,达到清热解毒、杀虫止痒、调和气血、润肤泽肌之功效。

陈立山等采用中药外敷法治疗头皮脂溢性皮炎45例,方取五倍子10克、乌梅40克、王不留行60克、明矾30克、苦参100克、苍耳子40克、透骨草30克、川椒30克、黄柏30克、侧柏叶30克、紫花地丁30克、白鲜皮30克、生甘草20克。对照组以2.5%二硫化硒洗剂外洗治疗。结果治疗组和对照组有效率分别为91.1%、60.0%,复发率分别为13.3%、41.67%,表明中药外敷治疗头皮脂溢性皮炎疗效高、复发率低。

李瑞堂运用自拟桑芩洗方(桑叶200克、黄芩50克、藿香50克)治疗头皮脂溢性皮炎,对照组使用复方酮康唑外用洗剂,治疗1个月后进行疗效统计,并对痊愈者随访2个月,结果治疗组患者总有效率为92.1%,明显优于对照组的66.7%,差异具有统计学意义,治疗组患者复发率5.3%低于对照组复发率20.0%。

三、医案

【医案1】吴某,女,45岁。2017年9月17日初诊。主诉:面部反复红斑3年余。患者自诉近3年无明显诱因面部反复出现红斑,面积渐增大,境界清,伴灼热及瘙痒。间断服用抗组胺药,皮疹反复,否认局部外用药膏。既往史:反复口腔溃疡病史。刻下:精神可,额部片状鲜红斑,灼热及瘙痒,境界清,胃纳佳,二便调,舌暗红苔薄,脉浮数。西医诊断:面部皮炎。中医诊断:面游风。证型:血热瘀滞证。治则:清热凉血、活血化瘀。方选:甘草泻心汤合桂枝茯苓丸化裁。处方:茯苓15克、桂枝15克、赤芍15克、桃仁15克、丹皮15克、生甘草10克、炙甘草10克、黄连5克、黄芩15克、姜半夏15克、干姜5克、党参15克、大枣10克,7剂,水煎,每日1剂,分2服。2018年9月因面部再发红斑就诊,告知2017年用药1剂后红斑褪,近1年未再发,且口腔溃疡发作频率减少。

【按】面部皮炎主要是指发生在面部,以瘙痒性、复发性和慢性化倾向为特征的皮肤炎症,属于炎症性皮肤病的范畴,其发病机制多与超敏反应有关,可归属于中医学"面游风"的范畴。西医治疗主要采用抗炎抗敏、调节免疫,病情易反复。本例患者面部鲜红斑,符合火热之邪性喜炎上,热邪致病多发于人体上部如头面部的特点,结合舌暗红,辨为血热瘀滞证,故以清热凉血、活血化瘀为主要治则。根据患者口腔溃疡病史以及面红、舌暗红的特点,投以甘草泻心汤合桂枝茯苓丸治疗,疗效显著。方中茯苓淡渗利水,桂枝、赤芍通利血脉,丹皮、桃仁活血化瘀,生甘草、黄芩、黄连清热解毒,干姜、半夏辛燥化湿,党参、大枣、炙甘草和胃扶正。因面部红、舌暗红而使用桂枝茯苓丸,为经验用药。

(摘自甘草泻心汤化裁治疗皮肤病验案3则.江苏中医药,2019,51(10):56-57.)

【医案2】患者,女,25岁,2017年7月24日就诊。患者于2016年12月开始,无明显诱因出现头顶百会穴附近及左侧后枕部皮肤发红,后逐渐出现白色糠秕状鳞屑覆盖,奇痒无比,反复挠之,反复生长,伴有局部脱发,毛发稀疏。于外院诊断为脂溢性皮炎,口服中药汤剂及外用各种抗菌消炎软膏治疗,症状未见明显缓解,故前来就诊。症见:头顶及后枕部各有1片鹅蛋大小红斑,上覆有白色鳞屑,挠之轻易脱落,瘙痒剧烈,患处大量脱发,伴有精神抑郁,失眠多梦,健忘,阵发心悸,月经延后,两月一行,经色深红,舌质淡红,舌边尖红,苔薄白,脉弦细。辨证为肝郁血虚,风热血燥,治以疏风清热为标,养血活血为本。

取0.25×40mm一次性毫针若干,先于红斑中央直刺浅刺1针,随后于红斑边缘上下左右各朝中央平刺浅刺1针,进针深度1~2mm,因病变范围较宽,于周围4针之间等距各再加1针,8针针尖皆朝向红斑中央。后枕部患处治法基本同上,因其病变部位不规则,又加7~8针浅刺患处,针尖多循督脉、膀胱经由枕部朝向头顶,以常规手法针刺风池、膈俞、肝俞、神门。每次留针30min,隔日1次,连续治疗半个月后,头屑明显减少,瘙痒明显缓解,1个月后白色鳞屑完全消失,红斑基本消退,无明显瘙痒感,头发逐渐生发,精神状态及睡眠等皆有改善。

在表之邪,浅刺为宜,刺激皮部即可激发局部经气,疏散风邪,使气血调和上荣于皮毛,即可缓解上述症状;又刺肝俞以疏肝解郁,刺膈俞以养血活血,刺风池穴以助祛外风,刺神门以养心安神。诸穴共用,标本兼顾,安内而攘外,使肝气舒则郁热除,阴血化生则营卫和,外邪无法内扰,则诸症自愈。三者,多针扬刺本身亦可对病邪形成围剿之势。后世的围刺法即是由扬刺法发展而来,围刺法是"多针向病变中心刺入,似围剿敌寇之状"的针刺方法,扬刺原理亦同。故不拘泥于五针扬刺,视病变范围而定,有效拦截病邪进一步扩散。

(摘自袁秀丽扬刺法治疗脂溢性皮炎医案1则.中国民间疗法,2019,27(02):103-104.)

【医案3】白某某,女,32岁,2013年3月14日初诊。患者1年前发病,先见面部皮肤发红,前额及发际处较重,后上渐出现白色糠秕状鳞屑,自觉瘙痒剧烈,出油较多。于当地治疗,诊断为脂溢性皮炎,先后用复方酮康唑软膏、他克莫司软膏等治疗,有一定效果,但停药即复发。最近皮疹加重,脱屑增多,故前来就诊。刻下症见:面部多发红疹,额头及发际处较重,上有大量白色鳞屑,自觉瘙痒剧烈。脉象滑,舌质红,苔黄厚。诊断:脂溢性皮炎。处方:茵陈蒿30克、败酱草30克、生山楂30克、蒲公英30克、黄芩20克、连翘20克、鱼腥草20克、石膏10克,水煎温服,200mL/次,早晚各1次。煎药方法:选用砂锅将药物用冷水浸泡30min,先用武火煎沸,后改用文火再煎约15min,滤取第1次药液,约200mL;加水500mL,先用武火煎沸,后改用文火再煎约15min,滤取第2次药液,约200mL;将两次药液置一容器内合并,再平均分开。

服药14剂后2诊,述瘙痒减轻,白色鳞屑减少。效不更方,继续服药14剂后3诊,瘙痒进一步减轻,皮肤脱屑明显减轻。处方:茵陈蒿30克、败酱草30克、生山楂30克、蒲公英30克、黄芩20克、连翘20克、麦冬10克、玄参10克。继续用药14剂后4诊,皮肤红疹减少,脱屑消失,基本不痒。共治疗6周,停药后第1个月、第2个月两次电话随访患者,患者痊愈,且病情无复发。

方中重用茵陈蒿、败酱草为君,两者均味苦辛,性微寒,合用清热解毒,消痈疗疮;生山楂酸、甘,微温,蒲公英味苦、甘,性寒,两药合用为臣,助君药清热解毒,除脂利湿;黄芩性味苦寒,寒可清热,苦可燥湿、泻火,连翘苦,微寒,入肺、心、小肠经,功可清热泻火、解毒燥湿,鱼腥草味辛,性微寒,归肺经,清热解毒,消痈排脓,三者共为佐药;石膏味甘、辛,性大寒,清热泻火为使药,诸药合用,药少力专,湿热清,邪毒解,皮疹消。

(摘自黄尧洲教授治疗脂溢性皮炎医案2则.中医药导报,2014,20(10):105.)

【医案4】林某,男,28岁,2013年5月9日初诊。患者面部皮肤红斑上覆油腻鳞屑,伴有瘙痒5年余,加重1年。在外院求治,诊断为银屑病、湿疹、脂溢性皮炎,用中西药内服外用治疗,效不佳。刻下症见:皮肤瘙痒,脘腹痞闷,眠可,小便黄,大便干。舌质红、苔黄厚腻,脉滑数。皮肤科检查:两颊及下颌红斑,上有大量黄色油腻结痂,头皮较厚片状油腻性痂屑,间有糜烂、渗出。临床诊断为脂溢性皮炎,证属脾胃运化失常,化湿生热湿热蕴肤。予以中药汤剂口服。内服方以清热化湿止痒为主。处方:茵陈蒿30克、炒栀子20克、熟大黄10克、生石膏20克、败酱草30克、生山楂30克、蒲公英30克、黄芩20克、连翘20克,水煎温服,200mL/次,早晚各1次。服药7剂。后2诊,头皮糜烂,渗出减少,但结痂未见明显改变,脘腹痞闷好转,但仍瘙痒。

继续服药14剂后3诊,瘙痒减轻,结痂减少,大便调。处方:茵陈蒿30克、炒栀子20克、熟大黄6克、生石膏20克、败酱草30克、生山楂20克、蒲公英30克、连翘20克、牡丹皮10克。继续用药21剂后4诊,皮肤瘙痒基本消失,鳞屑结痂明显减少,仅余少量红斑丘疹。连续治疗6周后,患者无新发皮疹,临床基本治愈。

本方证治,由素体热盛,湿热蕴肤所致,故方中重用茵陈蒿、炒栀子、大黄,三者合用清利湿热,解毒疗疮;石膏、败酱草清热泻火,生山楂、蒲公英除脂利湿;黄芩、连翘清热泻火、解毒燥湿,纵观全方,清热除湿,泻火解毒,而达利湿消疮之功。

(摘自黄尧洲教授治疗脂溢性皮炎医案2则.中医药导报,2014,20(10):105.)

【医案5】曹某,男,28岁。2006年9月17日初诊。病史:头皮起疙瘩及脱屑2年。2年前头皮开始起丘疹,发痒,抓破形成结痂,头屑明显增多,时轻时重,久治不愈。刻下症见:头皮散在红色丘疹,干燥结痂,脱屑,无束状发,无薄膜现象,皮损向四周蔓延;瘙痒,口渴,大便干燥;质红,苔薄白,脉细数。西医诊断:脂溢性皮炎(鳞屑型)。中医诊断:面游风。辨证:风热血燥证。治法:祛风清热,养血润燥。方药:防风10克、荆芥10克、刺蒺藜10克、天花粉10克、当归10克、生地黄10克、胡麻仁10克、连翘10克、蒲公英10克、生甘草10克。上方口服及外洗。

二诊:上方口服及外用7剂。皮疹稍消退,痒减轻,口渴。上方加天冬10克,继续口服及外洗。

三诊:上方又用14剂,皮疹消退,皮屑无,痒止。上方又用14剂,愈。

【按】本病多由平素血燥之体,复感风热之邪,风热燥邪蕴阻肌肤,肌肤失养而致,治宜祛风清热,养血润燥。方中防风、荆芥、刺蒺藜祛风止痒;天花粉止渴生津;当归、生地黄、胡麻仁养血滋阴润燥;连翘、蒲公英清热解毒;生甘草解毒和中,调和诸药。全方共奏祛风清热、养血润燥之功。

(摘自脂溢性皮炎辨证论治经验.辽宁中医药大学学报,2011,13(06):14-15.)

【医案6】白某,男,46岁。2006年3月16日初诊。病史:头面出油、多皮屑伴五心烦热6年。自述6年前头皮开始生丘疹,脱屑,瘙痒,丘疹抓破结痂,经常口服及外用药物,皮疹虽未蔓延,但伴有头晕,眼花,腰酸,五心烦热症状。刻诊:头皮及前额可见片状丘疹,有结痂,有脱发现象;瘙痒,头晕,眼花,口干,腰酸,五心烦热;舌淡红,苔薄黄,脉细数。西医诊断:脂溢性皮炎。中医诊断:面游风。辨证:阴伤血燥;治法:滋补肝肾,养血润燥。方药:生地黄20克、枸杞10克、山药10克、山萸肉10克、茯苓10克、北沙参10克、麦冬10克、菊花10克、防风10克、荆芥10克、白鲜皮10克、生甘草10克。口服及外洗。

二诊,上方用14剂后,皮疹明显消退,皮屑减少,痒减轻。上方继续口服及外洗。

三诊,上方又用14剂后,皮疹及瘙痒消失,头晕、口干、腰酸、五心烦热均减轻。上方去防风、荆芥、白鲜皮,继续口服21剂,愈。

【按】本病属于阴伤血燥型脂溢性皮炎,在养血润燥止痒同时要滋补肝肾之阴。方中生地黄益肾养肝,滋水涵木;枸杞子补肝肾,益精血;当归养血补肝,养血之中有调血之能,补肝之中寓疏达之力;山药健脾补虚固肾;山萸肉滋补肝肾;茯苓淡渗脾湿,助山药健运以充养后天之本;菊花疏风明目止眩;防风、荆芥、白鲜皮疏风止痒;甘草解毒和中,调和诸药。全方共奏滋补肝肾,养血润燥之功。

(摘自脂溢性皮炎辨证论治经验.辽宁中医药大学学报,2011,13(06):14-15.)

【医案7】范某,女,29岁。2006年11月2日初诊。病史:反复起头屑伴气短懒言4年。自述4年前产后失血,头皮屑逐渐增多,头发稀疏,伴心悸、气短乏力。曾按脂溢性皮炎间断用药,未见好转。刻诊:头皮散在皮疹,大量皮屑,毛发稀疏枯槁,无束状发;患者唇白,心悸,气短乏力;舌淡,脉细弱。西医诊断:脂溢性皮炎。中西诊断:游面风。辨证:气血两亏证。治法:益气补血。方药:人参10克、白术10克、茯苓10克、当归10克、川芎10克、白芍10克、熟地黄10克、炙甘草10克、防风10克、荆芥10克。上方口服及外洗。

二诊:上方用14剂后,皮疹渐退,头皮屑减少,心悸,气短,乏力症状减轻。上方加五味子10克、麦冬10克、黄芪20克,继续口服及外洗。三诊:上方又用14剂,皮疹退,头屑无,头发仍稀疏。上方去防风、荆芥加女贞子20克、桑椹20克、黑芝麻10克,继续口服及外洗。四诊:上方又用21剂,头发已有光泽,其他诸症消失。上方继续口服巩固疗效。

本病由产后失血、气血两亏而致脂溢性皮炎,治宜益气补血生发。方中人参与熟地相配,甘温益气补血;白术协人参益气补脾;当归助熟地补益阴血;白芍养血敛阴;川芎活血行气,使补而不滞,合地、归而彰补血之效;茯苓健脾渗湿;炙甘草益气补中,伍参、术而助益脾之功,又调和药性;防风、荆芥疏风止痒。全方共奏益气补血止痒消疹之功。

(摘自脂溢性皮炎辨证论治经验.辽宁中医药大学学报,2011,13(06):14-15.)

【医案8】柴某,女,31岁。2006年5月9日初诊。病史:面颈及后背油腻脱屑及瘙痒2年。起初面部起丘疹,脱屑,后蔓延至颈及后背,瘙痒。曾诊断为脂溢性皮炎,口服及外涂过多种药物,未见显效。刻诊:面颈部及后背均可见潮红斑片及油腻性痂屑,后背局部糜烂、渗出。口苦,小便赤,大便臭秽;舌质红,苔黄腻,脉滑数。西医诊断:脂溢性皮炎(结痂型)。中医诊断:面游风。辨证:肠胃湿热证。治法:健脾除湿,清热止痒。方药:党参10克、白术10克、茯苓10克、泽泻10克、黄连5克、黄柏10克、防风10克、荆芥10克、蝉蜕10克、蒲公英20克、马齿苋30克、土茯苓10克、生甘草10克;上方口服及外洗。

二诊:上方用14剂,红斑渐退,糜烂渗出减轻。上方继续口服及外洗。三诊:上方又用14剂后,只有少许痂屑,其他症状消失,二便通畅。上方去马齿苋继续口服及外洗。四诊:上方又用14剂,诸症消失,再服14剂巩固疗效。

【按】本病多由恣食肥甘油腻、辛辣之品,脾胃运化失常,化湿生热,湿热蕴阻肌肤而成。治宜健脾除湿,清热止痒。党参、白术、茯苓健脾除湿补气;泽泻利水渗湿泄热;黄连、黄柏清热燥湿解毒;蒲公英、马齿苋、土茯苓清热解毒除湿;防风、荆芥、蝉蜕祛风止痒;甘草调和诸药。全方共奏健脾除湿,清热止痒之功。

(摘自脂溢性皮炎辨证论治经验.辽宁中医药大学学报,2011,13(06):14-15.)

【医案9】患者,女,22岁,2018年5月6日初诊。主诉:双侧耳下、面颊部多发细小丘疹8余年,症状加重伴瘙痒半年。8年前无明显诱因面颊两侧出现细小丘疹并伴轻微红肿、瘙痒,进食辛辣油腻,劳累时症状加重,于河南中医药大学第三附属医院针灸科就诊。刻下症:双侧面部、耳下散布细小淡红色丘疹,有轻微瘙痒,性情偏急躁易怒,睡眠可,晨起时口干发黏,二便正常,舌尖红,舌根部苔黄厚,右侧关脉滑数,左侧关脉弦数,双侧尺脉偏沉。西医诊断:脂溢性皮炎。中医诊断:面游风(肺胃热盛型)。给予脐针联合局部围刺治疗。依据脐内八卦全息图先取"山泽通气""雷水解""震位加强",再配合右天枢和患部围刺。

操作:嘱患者仰卧,双手自然靠拢躯干并露出肚脐,用医用碘伏棉球常规消毒肚脐,选用0.25×25mm一次性无菌针灸针,按卦位的排列顺序针刺"山泽通气"(先艮位后兑位)"雷水解"(先震位后坎位),针刺时毫针与皮肤呈15°~20°角快速刺入皮下,行缓慢捻转法,并在肚脐壁"震位"右侧1cm处针刺以增强刺激量;右天枢与患部围刺选用0.25×40mm一次性无菌针灸针,右天枢针刺深度20~35mm,患部围刺、平刺深度20~30mm,15min行针1次,面部不行针,共留针55min,每2天治疗1次。治疗3次后,患者面部皮疹减少,分布范围、瘙痒程度均明显减轻;治疗5次后,皮疹持续减少,瘙痒基本消失;治疗10次后,皮肤瘙痒等症状改善明显。随访2次,至2019年6月无复发。

(摘自脐针联合围刺治疗脂溢性皮炎案.中国民间疗法,2020,28(12):97-98.)

四、现代研究进展

【病因病理】

(1)中医病因

面部脂溢性皮炎,属于中医学的"白屑风""面游风"等范畴。中医认为该病主要是因为素体湿热内蕴,感受风邪所致。风热之邪外袭,郁久耗伤阴血,血伤则燥;或平素本为血燥之体,复感风热之邪,血虚生风,风热燥邪蕴阻肌肤,肌肤失于濡养而致;或由于嗜食肥甘油腻、辛辣之品,导致脾胃运化失常,化湿生热,湿热蕴阻肌肤而成。周岩等认为本病病因涉及"正虚""邪实"两个方面:即人体本身抗病能力相对减弱和致病因素相对亢盛。一般来说,六淫、虫毒等常直接浸淫皮肤而发病,七情、饮食、劳逸、气温、季节变化、生活环境、嗜酒等也与脂溢性皮炎的发生有关。

(2)西医病因

脂溢性皮炎的发病是内在因素与外在因素综合作用的结果,如免疫反应、表皮屏障破坏、体外因素等。

脂溢性皮炎的发病可能与免疫因素相关。如脂溢性皮炎在 HIV 感染者中发病率为 30%~83%,$CD4^+T$ 淋巴细胞计数为 200~500 个/μL 时,最易发生脂溢性皮炎,且随着 $CD4^+T$ 淋巴细胞计数下降,发病率增加,皮损程度加重,提示脂溢性皮炎的发病与机体免疫功能缺陷有关。脂溢性皮炎患者外周血中 T 淋巴细胞功能下降,天然杀伤(natural killer cell, NK)细胞增多,血清中总 IgA 与 IgG 抗体水平表达增加,但并未出现针对马拉色菌的 IgG 抗体滴度增加,推测可能与机体对马拉色菌代谢产物产生的异常免疫反应相关。

脂溢性皮炎患者存在角质层屏障和功能的损伤。Warner 等通过电镜观察脂溢性皮炎患者头皮角质层显示:角化不全的核滞留、角化细胞结构不规则、细胞内的脂质颗粒以及层状脂质结构的损伤。脂溢性皮炎患者头皮角质层脂质消耗、结构紊乱与经表皮失水率升高,这些结果表明:脂溢性皮炎患者存在角质层屏障结构的破坏。而脂溢性皮炎患者屏障功能破坏表现为对局部刺激的高敏感性。屏障破坏使头皮屑患者更易受到微生物及其毒素的影响,从而更加剧了屏障的破坏。这些研究强调了脂溢性皮炎患者恢复和维持皮肤屏障功能的重要性。

脂溢性皮炎在神经系统性疾病如帕金森等和遗传性疾病如唐氏综合征等中也较常见;精神压力会诱发或加重脂溢性皮炎,日晒可改善脂溢性皮炎症状,冬季脂溢性皮炎会加重,但有报道银屑病患者采用补骨脂素长波紫外线光化学疗法(photochemotherapy with psoralens and ultraviolet, PUVA)引发面部 SD;严重的锌缺乏如肠病性肢端皮炎可引起脂溢性皮炎样皮损,而一般的脂溢性皮炎对补充锌无反应。

【临床诊断】

该病患者多为18~40岁处于皮脂分泌旺盛期的青壮年,也可能是新生儿。多发于皮脂腺分布较丰富的地方,如头皮、眉弓、鼻翼两侧、唇周围、耳、上胸和肩背部等部位。病变部位常附有淡黄红色斑片,表面覆有程度不同的油腻性鳞屑或痂皮,可伴有不同程度的瘙痒。少数患者还可出现毛囊性丘疹、糜烂及脓疱样改变。婴儿的脂溢性皮炎多在其出生后数周内发生,好发于头皮、前额、眉间、耳后及颈部、腋窝、腹股沟等部位。成年脂溢性皮炎患者往往伴有脂溢性脱发、痤疮、酒渣鼻、光感性皮炎以及面部色素沉着。

【临床表现】

根据临床表现分型如下:①头皮脂溢性皮炎:鳞屑型常呈小片糠秕状脱屑,鳞屑下皮肤可有轻度红斑或散在针头大小红色毛囊丘疹,头发干燥、细软、稀疏或脱落。结痂型可见头皮厚积片状、黏着油腻性黄色或棕色痂,痂下炎症明显,间有糜烂渗出,可扩展至前额、耳后及其他皮脂溢出区域。②颜面部脂溢性皮炎:由头部蔓延而来,可见面部弥漫性红斑、脱屑,眉毛和胡须因搔抓而稀少,眼睑受波及出现眼睑炎。严重者可呈糜烂性溃疡,耳后有糜烂、潮红和皲裂表现。③皱褶部位脂溢性皮炎:如乳房下、腋窝、外生殖器、大腿内侧、腹股沟等处出现播散性摩擦性红斑,界限清楚,类似体癣,附着油腻鳞屑,可伴有渗出。④躯干脂溢性皮炎:躯干多在皮脂溢出部位及间擦部位发生红斑基础上油性屑,还可出现玫瑰糠疹样损害。⑤婴儿脂溢性皮炎为自限性疾病,好发于头部,可出现头皮的黏着鳞屑性及结痂性斑块,称摇篮帽。面部、耳后、褶皱部和躯干及四肢近端常表现为银屑病样外观。在正常婴儿,脂溢性皮炎很少泛发全身,若婴儿出现全身脂溢性皮炎样红斑,伴系统表现如发热、贫血、腹泻、体重下降及感染,应考虑莱姆病的发病可能。

【临床治疗】

(1)中医辨证论治

脂溢性皮炎以祛邪扶正、标本兼治、内外治法结合为治疗原则。脂溢性皮炎的中医治疗需根据皮损情况,结合患者体质、伴随症状及舌脉,选用适宜的治疗方法。急性期以疏风清热利湿为主,缓解期以润燥祛风止痒为主。

①血热风燥证

头皮、颜面、胸背等部位见红斑或淡红斑,散在少量丘疹,皮肤干燥,糠秕状鳞屑,瘙痒或灼热等不适感觉;伴口渴,大便干燥;舌红,苔薄黄或薄白,脉弦滑。治宜清热凉血,疏风止痒,方用枇杷清肺饮或凉血消风散加减;常用药物:枇杷、桑白皮、黄连、黄柏、当归、生地黄、防风、蝉蜕、知母、苦参、荆芥、白蒺藜、石膏、通草、生甘草等。

②脾胃湿热证

头面、胸背等处见片状红斑,颜色鲜红或黄红,油腻痂屑,甚至糜烂,皮肤油腻,毛发油光,瘙痒明显;伴多汗、口臭口黏、脘腹痞满,小便短赤,大便臭秽;舌红苔黄腻、脉濡或弦数。治宜健脾除湿,清热止痒,方用除湿胃苓汤合茵陈蒿汤加减;常用药物:防风、苍术、白术、赤茯苓、陈皮、厚朴、猪苓、山栀、通草、泽泻、滑石、茵陈、大黄、生甘草等。

③血虚风燥证

头面等处见淡红斑片,皮肤干燥,糠样脱屑或头皮堆叠,飞起细小鳞屑,自觉瘙痒,日久头发变细、变软、容易折断和脱落;或伴口干口渴,面色萎黄无华,心悸失眠,便秘;舌红苔薄白或薄黄,脉细数或弦细。治宜祛风清热、养血润燥,方用祛风换肌丸加减;常用药物:胡麻、炒苍术、牛膝、石菖蒲、天花粉、威灵仙、当归、苦参、川芎、甘草等。

(2)西医治疗

①抗炎治疗 糖皮质激素药物:糖皮质激素药物主要为外用制剂,剂型包括乳膏、溶液、搽剂等,常用药物有地奈德乳膏、地塞米松乳膏、氢化可的松乳膏等。外用激素类药物可以减少局部的炎症反应,从而减轻临床症状,但长期使用此类制剂可导致激素性皮炎和反跳现象,还可出现类固醇性酒渣鼻和口周皮炎,不良反应明显。因而在临床中引用激素类药物要把握适应证,避免长期使用。

钙调神经磷酸酶抑制剂:激素类抗炎药物的不良反应使得临床医生不得不寻求新的替代药物。近年来,具有抗炎作用的钙调神经磷酸酶抑制剂如他克莫司、吡美莫司等已经用于治疗脂溢性皮炎,并取得较好的临床效果。他克莫司、吡美莫司具有较强的抗菌抗炎作用,对于脱屑、红斑等症状具有明显的疗效,甚至还有一定的保湿功能。临床中,将钙调神经磷酸酶抑制剂与短效的激素联合使用,可以提高临床疗效,并且可以减少前者引起的皮肤刺激症状。他克莫司、吡美莫司为代表的钙调神经磷酸酶抑制剂已广泛应用于临床,治疗时可单独使用,也可联合其他治疗手段一起应用,均可达到较好的临床效果。

②抗真菌治疗 脂溢性皮炎好发生于皮脂腺发达部位,目前研究发现马拉色菌是其主要的致病因素。因此,抗真菌药物治疗脂溢性皮炎成为重要的治疗方法之一。常用药物包括:纳米银外用抗菌凝胶、环吡司胺凝胶、酮康唑、舍他康唑、2.5%硫化硒洗剂、口服伊曲康唑等。伊珍采用2%酮康唑洗剂治疗头皮脂溢性皮炎患者45例,治疗3周后取得较为满意的临床效果,同时认为联合中药制剂可以增强疗效。抗真菌治疗包括口服和外用抗真菌制剂。程度较轻的脂溢性皮炎一般首选外用抗真菌药物,重度脂溢性皮炎可考虑口服抗真菌药物。局部外用药种类较多,以疗效确切、使用安全方便、不良反应少的特点,得以临床广泛应用。口服药物不良反应多,且缺乏大样本数据支持,临床应用时应该

严格把控适应证。

③其他疗法　目前对于脂溢性皮炎的药物治疗除上述两大类外,还有一些新型药物,具体包括:透明质酸凝胶、烟酰胺、吡啶硫锌气雾剂等。祝行行等观察了外用透明质酸凝胶治疗面部脂溢性皮炎的效果,结果显示疗效确切、效果满意,与他克莫司软膏治疗的疗效相当,且具有安全性高、耐受性好的特点。此类新型药物疗效文献报道较少,还有待更多研究。对于此类药物临床应用时可配合抗炎、抗真菌药物,达到满意的效果。物理疗法是皮肤科医生常用的治疗手段,对于脂溢性皮炎的治疗同样可以采取物理治疗手段。具体包括:强脉冲光(intensepulselight,IPL)、窄谱中波紫外线(narrow band ultraviolet,NB-UVB)、光动力疗法(photodynamic therapy,PDT)、射频(radio frequency,RF)等。IPL具有抑菌、抑脂的作用,可进一步深入研究,确定应用方向。光动力疗法因能抑制皮脂腺分泌,有一定应用价值。NB-UVB有引起面部色素沉着的风险,而射频治疗的具体作用机制尚不明确,所以限制了二者的临床应用。

【预防调护】

(1)饮食宜清淡,多吃蔬菜水果,限制多脂、多糖饮食,忌食辛辣、酒等刺激性食物。

(2)避免各种化学性、机械性刺激,避免过度清洗,使用低敏度的乳霜保护。

(3)避免精神过度紧张及焦虑,生活起居有规律,保持充足睡眠。

参考文献

[1] 赵辨.中国临床皮肤病学[M].2版.南京:江苏凤凰科学技术出版社,2017:493.

[2] 张学军.皮肤性病学[M].北京:人民卫生出版社,2013:178.

[3] Borda LJ, Wikramanayake TC.Seborrheic dermatitis and dandruff:A comprehensive review [J].J Clin Investig Dermatol, 2015, 3(2).

[4] Schwartz JR, Messenger AG, Tosti A, et al. A comprehensive pathophysiology of dandruff and seborrheic dermatitis-towards a more precise definition of scalp health[J].Acta Derm Venereol, 2013, 93(2):131-137.

[5] 李曰庆,何清湖.中医外科学[M].北京:中国中医药出版社,2012:198-199.

[6] 周岩,孙凤兰,郑玮清.脂溢性皮炎反复发作病因浅析[J].光明中医, 2012, 27(1):138-139.

[7] 汪春英,邬清芝.中药治疗脂溢性皮炎204例的疗效观察及护理[J].中国药业, 2010, 19(22):82.

[8] 竺炯,黄星星,谢蕴莹.抑脂方治疗面部脂溢性皮炎的临床疗效观察[J].辽宁中医杂志,2010,37(5):852-854.

[9] 马新华.中药辨证联合他克莫司软膏治疗面部脂溢性皮炎临床观察[J].新中医,2015,47(3):123-124.

[10] 中国中医研究院广安门医院.朱仁康临床经验集:皮肤外科[M].北京:人民卫生出版社,2012:91-97.

[11] 李嫱嫱,刘路星.张理梅教授治疗脂溢性皮炎经验浅谈[J].陕西中医学院学报,2015,38(5):31-33.

[12] 罗维丹,邬成霖.温清汤治疗女性面部脂溢性皮炎55例临床观察[J].中国中医药科技,2010,17(1):77-78.

[13] 佘登敏,刘桂卿,张水英.加味玉女煎治疗血热风燥型面部脂溢性皮炎的临床疗效观察[J].中药药理与临床,2015,31(6):188-190.

[14] 郭静,王娟,向国栓,等.浅谈楂曲平胃散治疗脂溢性皮炎的临证经验[J].辽宁中医杂志,2012,39(9):1714-1715.

[15] 王振宇,刘瑛琦,高萌.去屑消风饮治疗颜面脂溢性皮炎疗效观察[J].中国医学创新,2014,11(6):72-73.

[16] 王振宇,刘瑛琦,高萌.脂溢方治疗颜面脂溢性皮炎疗效观察[J].实用中医药杂志,2014,30(3):176-177.

[17] 李丽桂.清热利湿凉血汤治疗脂溢性皮炎50例[J].光明中医,2012,27(9):1807-1808.

[18] 曹光仕,吴景东.石蓝草煎剂治疗肺胃热盛型面部脂溢性皮炎疗效观察[J].中国美容医学,2012,21(1):127-128.

[19] 康兰瑞,李雪冬.清热除湿汤治疗湿热内盛型脂溢性皮炎48例疗效观察[J].北京中医药,2011,30(12):940-941.

[20] 何静岩.中药颗粒剂外用治疗头部脂溢性皮炎疗效观察[J].亚太传统医药,2012,8(12):47-48.

[21] 陈立山,王元林,秦来昌,等.中药外敷治疗头皮脂溢性皮炎临床观察J].中国实用医药,2010,5(1):152-153.

[22] 景慧玲.止溢洗剂治疗头皮脂溢性皮炎38例疗效观察[J].河北中医,2012,34(10):1467-1468.

[23] 邱洁,郑慕雄,李腾蛟,等.苓槐丸治疗脂溢性皮炎100例临床观察[J].湖南中医杂志,

2015, 31（2）:62-63.

[24] 李威威,李光杰,杨华,等.除湿消风饮治疗肺胃热盛型脂溢性皮炎疗效观察[J].内蒙古中医药,2017（3）:21-21.

[25] 李瑞堂,王富春,公占宝.自拟桑芩洗方治疗头皮脂溢性皮炎38例疗效观察[J].中国民族民间医药,2014（3）:64-64.

[26] 麦丽霞,杨广智.脂溢洗方外洗加当归苦参丸内服治疗头部脂溢性皮炎的疗效观察[J].北方医学,2012,9（7）:67-68.

[27] 林玲.七味姜黄搽剂治疗面部脂溢性皮炎的疗效及安全性分析[J].慢性病学杂志,2016, 17（5）:529-530.

[28] 杨碧莲,蔡玲玲,李元文,等.苦甘香柏颗粒治疗脂溢性皮炎的临床研究[J].中医临床研究,2014, 6（24）:65-68.

[29] 李宗超,叶伟.枇杷清肺饮治疗肺胃蕴热型皮肤病的临床研究[J].世界中医药,2015,10（12）:1894-1896.

[30] 李斌,陈达灿.中西医结合皮肤性病学[M].北京:中国中医药出版社,2018:256.

[31] 林皆鹏.除湿胃苓汤加减治疗脾虚湿热型脂溢性皮炎的临床观察[J].实用中西医结合临床,2017,17（8）:47-49.

[32] 陈实功.外科正宗[M].北京:中国医药科技出版社,2018:283.

[33] 谢骅.当归苦参丸联合他克莫司治疗脂溢性皮炎临床观察[J].皮肤与性病,2018,40（3）:368-369.

（李廷保　牛凡琪）

第十四节　酒齄鼻

酒齄鼻是一种发生在颜面中部,以皮肤潮红、毛细血管扩张及丘疹、脓疱为表现的慢性皮肤病。中医称为"酒齄鼻",西医又称之为"玫瑰痤疮"。临床特点:颜面部中央持续性红斑和毛细血管扩张,伴丘疹、脓疱、鼻赘。多发于中年人,男女均发病,尤以女性多见。

一、古籍选粹

古籍参考书目:《黄帝内经》《肘后备急方》《诸病源候论》《千金翼方》《太平圣惠方》《本草衍义》《疮疡经验全书》《脉因证治》《丹溪心法》《外科正宗》《医宗粹言》《卫生易简方》《类方证治准绳》《本草纲目》《香奁润色》《外治寿世方》《疡医大全》《外科大成》《医宗金鉴》《外科备要》《外科证治全书》《灵验良方汇编》。具体内容摘录如下:

(一)先秦《黄帝内经·素问》

【疾病概述】

《素问·热论》:"脾热病者,鼻先赤。"

【病因病机】

《素问·生气通天论》:"汗出见湿,乃生痤痱。膏粱之变,足生大丁,受如持虚。劳汗当风,寒薄为皶,郁乃痤。"

(二)晋·葛洪《肘后备急方》

【外用治疗】

疗面及鼻酒渣方:真珠　胡粉　水银分等猪脂和涂,又鸬鹚屎和腊月猪脂涂。亦大验,神效。

面多䵟,或似雀卵色者。苦酒煮术,常以拭面,稍稍自去。

又方:新生鸡子一枚,穿去其黄,以朱末一两,纳中漆固,别方云,蜡塞以鸡伏着例。出取涂面,立去而白。又别方,出西王母枕中,陈朝张贵妃。常用膏方,鸡子一枚,丹砂二两,末之。仍云,安白鸡腹下伏之,余同,鸡子令面皮急而光滑。丹砂发红色,不过五度。敷面,面白如玉,光润照人,大佳。

卒病余,面如米粉敷者。熬矾石,酒和涂之。姚云,不过三度。

又方:白蔹二分　杏仁半分　鸡屎白一分,捣下,以蜜和之。杂水以拭面,良。

(三)隋·巢元方《诸病源候论·面体病诸候论·酒齄候》

【病因病机】

此由引酒,热势冲面,而遇风冷之气相搏所生,故令鼻面生皶,赤疱匝匝然也。

(四)唐·孙思邈《千金翼方》

【内服治疗】

治酒皶鼻疱方:**栀子丸**　栀子仁三升　芎䓖四两　大黄六两,好豉熬,三升　木兰皮半斤　甘草炙,四两,上六味捣筛为末,炼蜜和,丸如梧桐子,以饮服十丸,日三服,稍加至二十五丸。

(五)宋·王怀隐《太平圣惠方》

【病因病机】

夫面生齄者,由饮酒,热势冲面,而遇风冷之气相搏所生也,故令鼻面生齄赤疱,匝匝然也。

【内服治疗】

治鼻面酒齄如麻豆,及疼痛,搔之黄水出,宜服**冬瓜子散方**　冬瓜子仁一两,微炒　柏子仁一两　白茯苓一两　葵子一两,微炒　栀子仁二两　枳实一两,麸炒微黄,上件药,捣细罗为散。每于食后,以粥饮调下二钱。

治肺脏风毒,及过饮齄,宜服**防风散方**　防风一两,去芦头　石膏二两,细研,水飞过　小荆子一两　栀子仁一两　荠苨一两　枸杞一两,微炒　白蒺藜一两,微炒,去刺　甘草半两,炙微赤,锉,上件药,捣细罗为散。每于食后,以温水调下二钱。

治饮酒过多,**齄鼻齄疱方**　栀子仁二两　川大黄一两半,锉研,微炒　芎䓖一两　豉一合　甘草半两,炙微赤,锉　木兰皮一两,上件药,捣罗为末,炼蜜和捣三五百杵,丸如梧桐子大。每服,食后以温水下二十丸。

又方:皂荚一斤,不蛀者去皮,以酥五两渐涂,以慢火炙酥尽为度,然后捶碎,以新汲水挼,用生绢滤过,以慢火熬成膏　防风一两,去芦头　独活一两　甘草一两,炙微赤,锉　牛蒡子一两,微炒,上件药,捣罗为末,入皂荚煎,和丸,如梧桐子大。每于食后,茶酒任下二十丸。

治鼻面**酒齄疱方**　木兰皮半斤,锉　醋一斤,三季者,上件药相和,浸二七日,取焙干,捣细罗为散。每于食后,以温酒调下一钱。

又方:木兰皮三两　栀子仁二两,上件药,捣细罗为散。每于食后,以蜜汤调下一钱。

【外用治疗】

治积年酒齄,并生面上**风疮方**　硫黄半两,细研　蜗牛壳半两,自死干枯小者为上,净去泥土　木香半两　杏仁半两,去皮尖,研如膏　朱粉半两,上件药,捣罗为末,入杏仁、朱粉、硫黄,都研令匀,以腊月面脂,调如稀膏,每夜欲卧时,以淡浆水净洗面,拭干。以药涂所患处,平明,即以温水洗之,温癣,以米泔洗了涂药,三五上亦瘥。

治鼻面酒齄皰,及**恶疮方** 附子二两,生,去皮脐 川椒二合,去目 野葛半两,上件药,细锉,醋浸一宿,滤出,以猪脂半斤同煎,以附子黄为度,去滓,时涂之。

治酒毒齄皰,**木兰皮膏方** 木兰皮、防风去芦头 白芷、木香、牛膝去苗 赤芍、独活、杜蘅、当归、白附子、细辛、芎劳以上各一两 麝香半两,细研,上件药,并细锉,以腊月猪脂二斤,微火煎,以白芷黄为度,滤去滓,入麝香搅令匀,瓷盒中盛,每夜薄涂之。

治肺脏风毒,及酒齄皰痒发歠,宜用此方:白附子一两 木香半两 由跋半两 麝香一分,细研 细辛一两,上件药,捣罗为末,入麝香研匀,水调如膏,夜卧涂之。

又方:白蒺藜二两,微炒,去刺 栀子仁二两 豉一合 木兰皮二两,上件药,捣罗为末,以浆水和如膏,每夜临卧时涂之。治鼻面酒齄皰,宜用此方。鸬鹚粪一合,细研上以腊月猪脂和,每夜薄涂之。

(六)宋·寇宗奭《本草衍义》

【内服治疗】

胡桃发风。陕洛之间甚多。外有青皮包之,胡桃乃核也。核中穰为胡桃肉。虽如此说,用时,须以汤剥去肉上薄皮。过夏至则不堪食。有人患酒齄风,鼻上赤,将橘子核微炒为末,每用一钱匕,研胡桃肉一个,同以温酒调服,以知为度。

(七)金·窦汉卿《疮疡经验全书》

【内服治疗】

酒渣鼻方 四五年久藏糟,茄露调,硫黄末涂之,四日后即消,连翘仁、细茶各半,为末,临睡茶清送下三钱。

又方:用连翘穰、细茶各半,不拘时和嚼食,半月即白。

【外用治疗】

酒渣鼻:四年内外藏糟茄露调硫黄末,搽四日后尽白。

(八)元·朱丹溪《脉因证治》

【病因病机】

鼻为肺之窍,同心肺,上病而不利也。有寒、有热。寒邪伤于皮毛,气不利而壅塞,热壅清道。

酒渣鼻,乃血热入肺。齇鼻息肉,乃肺气盛;鼻渊,胆移热于脑,则辛额鼻渊。

【内服治疗】

寒邪伤者,宜先散寒邪,后补卫气,使心肺之气交通,宜以**通气汤**。羌活、独活、防风、葛根、升麻各三钱　川芎一钱　苍术、炙草各三钱　黄芪四钱　白芷一钱　黄连、黄柏。

酒渣鼻方　四物汤　黄芩酒炒　红花　水煎服。

【外用治疗】

又方：乳香、硫黄以萝卜内煨　轻粉、乌头尖，酥调敷。

又方：鸭嘴、胆矾敷。

（九）元·朱丹溪《丹溪心法》

【病因病机】

酒瘡者，此皆壅热所致。夫肺气通于鼻，清气出入之道路，或因饮酒，气血壅滞，上焦生热，邪热之气，留伏不散，则为之鼻疮矣。

【临证辨治】

又有肺风不能饮而自生者，非尽因酒瘡耳，宜一味折二泔，食后用冷饮，外用硫黄入大菜头内煨，碾塗之。若鼻尖微赤及鼻中生疮者，辛夷碾末，入脑麝少许，绵裹纳之。或以枇杷叶拭去毛锉，煎汤候冷，调消风散，食后服。

又方：以白盐常擦，妙。又以牛马耳垢敷，妙。

【内服治疗】

酒瘡鼻是血热入肺。治法：用四物汤加陈皮（又云柏皮）、红花、酒炒黄芩煎，入好酒数滴，就调炒五灵脂末同服，《格致论》中于上药有茯苓、生姜。气弱者，加黄芪。

又方：用桐油入黄连末，以天吊藤烧灰，热敷之。一云：用桐油入天吊藤烧油熟，调黄连末拌。

又方：用山栀为末，蜜蜡丸弹子大。空心嚼一丸，白汤送下。

【外用治疗】

又方：黄柏、苦参、槟榔等为末。敷以猪脂调，尤妙。

又方：以青黛、槐花、杏仁研，敷之。

又方：以杏仁研乳汁，敷之。

铅红散　治风热上攻，面鼻紫赤刺瘾疹，俗呼肺风。舶上硫黄　白矾枯，各半两，上为末，黄丹少许，染与病人面色同。每上半钱，津液塗之，临卧再塗。兼服升麻汤下泻青丸，服之除其根本也。

（十）明·陈实功《外科正宗》

【疾病概述】

肺风、粉刺、酒皶鼻三名同种。粉刺属肺，皶鼻属脾，总皆血热郁滞不散。

【临证辨治】

所谓有诸内形诸外,宜真君妙贴散加白附子敷之,内服枇杷叶丸、黄芩清肺饮。

【内服治疗】

枇杷叶丸　枇杷叶丸天花粉,甘草黄芩酒跌丸,肺风粉刺并皶鼻,三症吞之俱可安。

治肺风、粉刺、鼻皶,初起红色,久则肉飽发肿者。枇杷叶去毛、刺,八两　黄芩酒炒,四两　甘草一两　天花粉四两,共为末,新安酒跌丸桐子大,每服一钱五分,食后并临睡白滚汤、茶汤俱可送下,忌火酒、煎炒。

黄芩清肺饮　黄芩清肺饮芎归,赤芍防风生地随,连翘干葛天花粉,薄荷红花共此为。

治症同前。川芎、当归、赤芍、防风、生地、干葛、天花粉、连翘、红花各一钱　黄芩二钱　薄荷五分;水二钟,煎八分,食后服,用酒一杯过口。

【外用治疗】

真君妙贴散　治肺风、粉刺、皶鼻红赤紫肿,早晚用凉水调敷。

(十一)明·罗周彦《医宗粹言(二)》

【内服治疗】

治血热入肺鼻赤,名曰酒渣鼻:川芎、当归、芍药、地黄、红花、黄芩酒炒　陈皮、茯苓、甘草各等分;上水二钟,姜三片,煎八分,滴好酒数点于内,调炒五灵脂末同服。气弱者加黄芪。

又丸方:治酒渣鼻。用苦参净末四两,当归净末二两,和匀,酒糊丸,如梧子大。每服七八十丸,食后热茶下,一方尽立效。

(十二)明·胡濙《卫生易简方》

【内服治疗】

治酒皶鼻齇赤:用橘子核微炒为末。每服一钱匕,研胡桃肉一个,同以酒调服。

(十三)明·王肯堂《类方证治准绳》

【内服治疗】

凌霄花散　治酒渣鼻。凌霄花、山栀子各等分,上为细末,每服二钱,食后茶汤调服。

何首乌丸　治肺风,鼻赤、面赤。何首乌一两半　防风　黑豆去皮　荆芥　地骨皮洗,各一两　桑白皮　天仙藤　苦参　赤土各半两。上为细末,炼蜜丸,如梧子大。每服三四十丸,食后茶清下。一方,有藁本一两。

冬瓜子散　治鼻面酒渣如麻豆,疼痛,黄水出。冬瓜子仁、柏子仁、白茯苓、葵子微炒、枳实麸炒各一两、栀子仁二两　上为细末,每服二钱,食后米饮调下。

荆芥散　治肺风渣疱,荆芥穗四两　防风　杏仁去皮、尖　蒺藜炒,去刺　白僵蚕炒　炙甘草各一两,上为细末,每服二钱,食后茶清调下。

【外用治疗】

治肺风,酒渣鼻等疾。白矾生 硫黄生 乳香各等分上为末,每用手微抓动患处,以药擦之。

硫黄散 治酒渣鼻,鼻上生黑粉刺。硫黄生 轻粉各一钱 杏仁二七个,去皮。上为细末,唾津调,临卧时涂鼻上,早晨洗去。

治肺风鼻赤:草乌尖七个 明矾半钱 麝香一字 猪牙皂角一钱,上为细末,以大枫油和匀,用瓷器火上熔开,先以姜擦,次以指蘸药擦之,日三次。

治酒渣鼻:生硫黄三钱 黄连、白矾、乳香各一钱半 轻粉半钱,上为细末,用唾津蘸药擦之,日二次。

治酒渣鼻,并治鼻上赘肉及雀斑等疾,亦可点痣:黄丹五文 硇砂三十文,研极细 巴豆十粒,去壳、心、膜,纸裹捶,去油 酒饼药五十文,罐子盛,上同入饼药罐子中,慢火煎两三沸,取下,续入研细生矿灰三钱,鸡子清调匀。赤鼻,以鹅毛拭红处,一日一次上药,追出毒物,病退即止;次服消风散、桦皮散之类五七帖。雀斑,用小竹棒挑药点患处,才觉小肿,即洗去,不洗恐药力太猛。

治赤鼻及面上风疮:大枫油五十文 草乌一个,为末 轻粉、麝香各一百文。上先将草乌入油内熬令匀取出,少时下轻粉、麝香末搅匀。每用少许擦患处令热,旬日瘥。

又方:无轻粉,用生姜擦患处敷药。

治鼻赤肺风:肺风鼻赤最难医,我有良方付与伊。但用硫矾为细末,茄汁调涂始见奇。

治赤鼻方 川椒、雄黄、枯矾、舶上硫黄、天仙子、山奈各一两 轻粉、麝香各少许。上为细末,小油调搽患处。

大风油 治肺风,面赤、鼻赤。草乌尖七个 大风油五十文 真麝香五十文,上以草乌尖为末,入麝研匀,次用大风油,瓷盒子盛,于火上调匀,先以生姜擦患处,次用药擦之,日三二次。兼服前何首乌丸,即除根本。

蓖麻子膏 治酒渣鼻,及肺风面赤生疮。蓖麻子去壳,研 轻粉 沥青研 硫黄研 黄蜡各二钱 麻油一两,上熬成膏,以瓷器盛之,每用少许涂患处。

(十四)明·李时珍《本草纲目》

【外用治疗】

以凌霄花研末,和密陀僧末,调涂。

（十五）明·胡文焕《香奁润色》

【外用治疗】

治妇人酒渣鼻及鼻上有黑粉痣：生硫磺五钱 杏仁二钱 轻粉一钱，上为末，每晚用酒调和，敷搽鼻上，早则洗，数次绝根。

（十六）清·邹存淦《外治寿世方》

【外用治疗】

酒渣赤鼻：桐油入黄丹、雄黄，敷之。

（十七）清·顾世澄《疡医大全·肺门粉刺门主方》

【外用治疗】

肺风粉刺、酒齄鼻、鼻头肿、面赤：杏仁二十粒，去皮，瓦上熔，勿焦 油核桃二枚连皮，瓦上焙，勿焦 大枫肉三粒 水银三分，唾津在手掌心内研成黑水，共研匀搽之，二三次即愈。

（十八）清·祁坤《外科大成》

【疾病概述】

酒渣鼻者，先由肺经血热内蒸，次遇风寒外束，血瘀凝结而成，故先紫而后黑也。治须宣肺气、化滞血，使荣卫流通，以滋新血，乃可得愈。

【内服治疗】

麻黄宣肺散 治酒渣鼻。麻黄、麻黄根各二两 头生酒五壶，重汤煮三炷香，露一宿，早晚各饮三五杯，至三五日，出脓成疮。十余日则脓尽，脓尽则红色退，先黄后白而愈。

调荣化滞汤 当归 川芎 赤芍 生地 红花俱酒洗 黄芩酒炒 陈皮各一钱 甘草生，五分 生姜三片用水二钟，煎八分，加酒少许，调五灵脂末二钱，食后服。气弱形肥者，加酒炒黄芪，立应。

【外用治疗】

黑参丸 治酒渣鼻：玄参为末，用猪胆汁和丸，每服钱许，食后白滚汤送下。外以玄参末，仍用猪胆汁调涂鼻上。

外治诸方：硫黄为末，以陈糟茄汁调敷。一用象牙末，或密陀僧，或杏仁，捣烂，俱用人乳调敷。

（十九）清·吴谦《医宗金鉴·外科心法要诀》

【疾病概述】

酒渣鼻生准及边，胃火熏肺外受寒，血凝初红久紫黑，宣郁活瘀缓缓痊。（注：此证生于鼻准头，及鼻两边。由胃火熏肺，更因风寒外束，血瘀凝结。故先红后紫，久变为黑，最为缠绵。治宜宣肺中郁气，化滞血，如麻黄宣肺酒、凉血四物汤俱可选用，使荣卫流通，以滋新血。再以颠倒散，敷于患处。若日久不愈，以栀子仁丸服之，缓缓取愈）

【内服治疗】

凉血四物汤 当归 生地 川芎 赤芍 黄芩酒炒 赤茯苓 陈皮 红花酒洗 甘草一钱,生水二钟,姜三片,煎八分,加酒一杯,调五灵脂末二钱,热服。气弱者,加酒炒黄芪二钱,立效。方歌:凉血四物渣鼻红,散瘀化滞又调荣;芩苓四物陈红草,姜煎加酒入五灵。

栀子仁丸 栀子仁研末,黄蜡溶化和丸,如弹丸子大,每服一丸,茶清嚼下,忌辛辣之物。方歌:栀子仁丸渣鼻赤,紫黑缠绵皆可施,栀子为末黄蜡化,丸似弹子茶清食。

(二十)清·易凤翥《外科备要》

【临证辨治】

生鼻准头及两翅,由胃火熏肺,更因风寒外束,血瘀凝结,故先红后紫,久变为黑,最为缠绵。当宣肺中郁气,化滞血,初服麻黄宣肺酒,间服凉血四物汤,并宜常服,使荣卫流通以滋养新血,再以颠倒散敷于患处,若日久不愈以栀子仁丸服之。

凌霄花为末,和密陀僧唾调敷酒渣,甚验。

【外用治疗】

颠倒散:治肺风,粉刺、酒渣肿痛。大黄 硫黄等分研细,水调频频搽之。

(二十一)清·许克昌《外科证治全书》

【临证辨治】

鼻准及鼻两边红赤,系阳明血热,好酒者多得此病,肺受热郁所致,亦或血热遇寒,污浊凝结见紫黑色。治宜化滞血,生新血,四物汤加酒芩、红花、生甘草、陈皮、赤苓,煎好,入陈酒一杯,调五灵脂末二钱,热服。气弱者,加黄芪酒炒三五钱。如不好酒者,肺风致病,不用五灵脂,加防风、荆芥。外俱用硫黄膏,临卧洗面净涂。

【外用治疗】

硫黄膏 硫黄、白芷、天花粉、水粉各五分 全蝎一枚 芫青七个,去头、足、翅 蝉蜕五个上为细末,用麻油一酒杯,黄蜡一钱许,熬匀离火,方入前药末,和匀。每于临卧时洗面净,以少许涂面,勿近眼。数日间肿处自平,赤鼻亦消,如退风刺,一夕见效。

硫黄散 硫黄、轻粉各一钱 杏仁五分,上为末,用蜜酒调。于卧时涂上,次早洗去,效。或用津唾调搽更妙。

石殿撰鼻髓方 天台乌药三钱 铜绿三钱 樟脑三钱 大风子三两上为细末,将大风子仁去壳捣如泥,入瓷罐内隔水重汤煮三炷香,取出炸油和药,搽鼻患处,三次即愈,此药极效。未搽时与搽后,皆戒酒色一月,除根不发。搽后,患处肿痛勿畏。

（二十二）清·田间来《灵验良方汇编》

【外用治疗】

治酒渣鼻：大黄、朴硝等分为末，用津涂鼻上。

又方：硫黄、轻粉各一钱，杏仁五分，共为末，用蜜酒调。卧时涂上，早洗去，效，兼治粉痣。

又方：白矾、硫黄、乳香等分为末，绵裹擦之。或用茄汁调敷更妙。

二、近现代名家对病因病机、证型、临证的认识

余土根认为酒渣鼻多由饮食不节或肺胃积热上蒸，血气凝结所致。其在外主要表现于鼻部，内应于肺胃。患者素体阳热偏盛，热与血搏，血热入肺；若脾胃积热，又好饮酒，或嗜食辛辣之品，生而化热，火热循经熏蒸鼻面部；病久邪气稽留，气血运行受阻，致气滞血瘀，凝滞肌肤。肺开窍于鼻，故其坚持清肺热应贯穿于酒渣鼻治疗过程的始终。

（1）肺胃热盛型

多见于红斑型。症见红斑主要发于鼻尖或两翼，压之褪色；患者多嗜酒，口干，便秘；舌红，苔薄黄，脉弦滑。治以清泄肺胃积热为主，组方以余土根的经验方余氏枇杷汤为主方加减，方药组成为枇杷叶15克、桑白皮15克、鱼腥草15克、黄芩9克、丹参30克、牡丹皮12克、连翘12克、蒲公英30克、白花蛇舌草30克、苍耳子12克、白芍12克、赤芍12克、白术12克、甘草6克等。

（2）气滞血瘀型

多见于丘疹脓疱期和鼻赘期。此期患者鼻部可出现痤疮样丘疹、脓疱，甚或为暗红或紫红斑块，并有逐渐肥大增厚，或者结节增生如瘤状，终至鼻赘，全身症状多不明显，舌质暗红或有瘀斑，脉弦。治以清热凉血、活血化瘀散结为主，组方以余土根的经验方枇杷消疤汤为主方加减，方药组成为：枇杷叶15克、桑白皮15克、当归尾12克、赤芍12克、王不留行12克、皂角刺12克、丹参30克、丹皮12克、蒲公英30克、连翘12克、白花蛇舌草30克、白术12克、甘草6克等。

（3）临证加减

临床在遵循上述治疗原则的基础上，余土根亦视患者具体情况随证加减。伴见脓疱严重者，加金银花12克、紫花地丁12克加强清热解毒消肿；大便秘结者，加火麻仁12克、绞股蓝15克润肠通便；月经不调者，加益母草30克、六月雪12克活血调经；胸胁胀痛者，加柴胡12克、郁金12克、香附12克疏肝理气，兼具活血功效；夜寐不安者，加夜交藤30克、制远志12克改善睡眠；纳呆者，加鸡内金12克、山楂30克、神曲15克健脾消食和胃。

艾儒棣运用如意金黄散与赋形剂治疗酒渣鼻经验中述：酒渣鼻主要临床表现为颜面

中部特别是鼻部出现明显红斑、丘疹,或伴有糜烂渗出,触之粗糙,甚至充血扩张。酒渣鼻多由饮食不节,嗜食辛辣肥甘厚味,素为阳盛之体或阴盛之躯。在阳盛之体,肺胃热盛,外感风寒,寒热搏结,郁而化热,乃生痈肿,肺胃火热上冲;在阴盛之躯,脾湿素多,湿性黏腻,缠绵不去,久而化热,湿热胶着,皮肤溃烂,脓液积聚;或有邪盛正虚,病不可骤然而去,迁延难愈,损及气血,气血壅遏,皮损粗糙不规则,肥大而色暗。艾儒棣对酒渣鼻不同的分期口服中药内治,配以调敷不同的赋形剂金黄散外治,临床疗效显著。

(1)分期及内治

肺胃热甚证——红斑期:颜面中部特别是鼻尖部出现红斑,伴有轻微毛细血管扩张,呈线条状,舌红苔薄黄,口干口臭,小便短赤,便秘,脉数。治以疏散肺胃积热为主,方用枇杷清肺饮加减。

湿热毒蕴证——丘疹脓疱期:在红斑基础上出现丘疹、脓疱,毛细血管扩张明显,皮温升高,有渗出、糜烂、流脓,或有异味,皮色由鲜红变为深红,舌红苔黄腻,脉滑数。治以清热解毒,祛湿化浊为主,方用验方楂曲平胃散合黄连解毒汤加减。

气滞血瘀证——鼻赘期:鼻部组织增生、肥厚、粗糙,毛细血管扩张更加明显,皮色进一步加深,舌质略红或黯,脉细涩。治以行气活血,化瘀散结,方用通窍活血汤加减。

(2)金黄散与赋形剂分期治疗

金黄散具有寒温并用、寒热温凉兼顾、不使偏颇的配伍特点,其临床应用广泛。方中大黄、黄柏性寒,清热燥湿,苍术、厚朴、姜黄辛温燥湿行气,天花粉性微寒,清热生津,以防阴液不足,寒热药物相互制约,防止阳气耗伤及阴液丢失。

红斑期:多为病程早期,胃火炽盛,熏蒸于肺,肺胃热盛,病期表现较为轻浅,毛细血管充血,出现红斑,可用金黄散调敷茶汤加蜂蜜,杀菌解毒,防止血管进一步充血肿胀;或用葱汤加蜂蜜,引邪向外透发。

丘疹脓疱期:临床上肺胃热盛型较为多见,同时脾虚湿蕴亦不少,病情进一步发展,疮面扩散,可见脓疱渗出、溃烂,皮损颜色加深,可用金黄散调敷麻油,有祛毒排脓、收湿敛疮之效;或用中药鲜药汁如板蓝根汁,清热解毒,宣发透热外达。

鼻赘期:临床较为少见,多为病久迁延不愈者。鼻部组织增生肥厚,表面凹凸不平,血管瘀阻明显,可用金黄散调敷蜂蜜或酒,润燥补中,增强温通活血之功;或用醋,有行水气、通瘀散结之功。

朱仁康诊治经验:朱氏将酒渣鼻分两型辨证论治:

(1)肺火型:多见于初期。由于过食茶酒、油腻辛辣刺激物,胃热熏蒸,肺经血热。症见鼻尖及鼻翼潮红,舌质红,苔黄,脉细滑。治宜清理肺胃积热,方选枇杷清肺饮加减。

药用生地 30 克、丹皮 9 克、赤芍 9 克、枇杷叶 9 克、桑白皮 9 克、知母 9 克、黄芩 9 克、生石膏 30 克、生甘草 6 克。

（2）血瘀型：见于中期及后期。由于日久风寒外束，血瘀凝结。症见鼻先红而后紫黯，舌紫苔薄白，脉细涩。治疗时宜先用凉血、活血清热，方用凉血四物汤。药用干地黄 15 克、当归尾 12 克、川芎 6 克、赤芍 9 克、陈皮 9 克、红花 9 克、黄芩 9 克、甘草 6 克。后用活血祛瘀，以通窍活血汤主之。药用当归尾 12 克、炒赤芍 15 克、桃仁 9 克、川芎 9 克、生姜 3 片、葱白 3 寸、大枣 7 枚，另用麝香 0.3 克，或用石菖蒲 9 克，每日一剂。日久不愈，加用大黄䗪虫丸，每日 2 丸。

（3）外用颠倒散或去斑膏或选用下方：

方一：水银 1.5 克，胡桃肉 9 克，大枫子 10 个去壳，共捣如泥，青布包好，扎紧，搓患处，每日 3~5 次。

方二：硫黄 15 克，杏仁 6 克，研烂另加轻粉 3 克，先研细再一起研匀，临卧时用萝卜汁调敷，每日一次，早晨洗去。

防治：忌浓茶、酒类、咖啡等浓烈刺激性物品。便秘者宜服通便药。

三、医案

【医案1】刘某，女，44 岁。初诊日期：2016 年 5 月 17 日。主诉：面部对称性红斑、丘疹 3 年，脓疱 1 个月。病史：患者 3 年前左面部起红斑，日晒后症状加重，并出现口腔溃疡，至外院就诊，诊断为"痤疮"，治疗不详，症状未有改善。又到其他医院就诊，免疫学检查示抗核抗体阳性（1∶320），抗心磷脂抗体 IgG 阳性，诊断为"未分化结缔组织病"，予以硫酸羟氯喹每日 0.4g，分 2 次口服治疗，治疗 6 个月症状缓解，丘疹减少，红斑变淡，遂硫酸氢氯喹减量至每日 0.2g，分 2 次服，服用至今。3 个月前再次复查免疫指标，抗核抗体弱阳性（1∶100）。1 月前病情加重，右面部亦出现红斑，双面颊红斑上出现绿豆大小的丘疹脓疱，今为求进一步治疗，遂来我院就诊。刻诊：面部有灼热感，自觉干燥紧绷。饮食睡眠可，二便正常，月经正常，舌质红，苔黄腻，脉弦滑。专科情况：双侧面颊部对称分布淡红斑片，边界清，其上散在绿豆大小的丘疹、脓疱，部分脓疱破裂结黄色脓痂。西医诊断：玫瑰痤疮。中医诊断：酒渣鼻。辨证：脾胃蕴热。治法：清热解毒，健脾除湿。方药：金银花 15 克、黄芩 10 克、野菊花 15 克、生地黄 15 克、丹皮 10 克、栀子 10 克、陈皮 6 克、白茅根 30 克、蒲公英 10 克、怀山药 15 克、茯苓 15 克、甘草 6 克；14 剂，水煎服，每日 1 剂，分早晚饭后温服。配合 3% 硼酸溶液湿敷。嘱其忌食辛辣刺激和油腻高糖食物及酒，多食水果蔬菜；不熬夜；避免暴晒和过冷过热刺激；保持大便通畅；保持稳定情绪；避免过度刺激。

二诊:2016年5月31日。面部痂皮基本脱落,脓疱大部分消退,皮疹仍红。方药:丹皮10克、赤芍10克、知母10克、金银花15克、连翘10克、竹叶5克、石膏30克、生地黄30克、白茅根30克、玫瑰花10克、凌霄花10克、槐花10克、怀山药15克、陈皮6克、茯苓15克、甘草6克;7剂,水煎服,每日1剂,分早晚饭后温服。

三诊:2016年6月6日。面部对称性红斑,红斑上脓痂全部脱落,散在少许脓疱。守上方减石膏,加白术10克,14剂。水煎服,每日1剂,分早晚饭后温服。此后在上方基础上辨证加减,加丹参以凉血活血、清瘀热;加天花粉、麦冬以清热养阴生津。2月后复诊,面部红斑部分消退,色较前明显变淡,无脓疱。

【按】本案患者初诊时面颊部散在丘疹、脓疱,舌质红,苔黄腻,脉滑,为脾胃湿热之象,所以治疗上首先清脾胃湿热。一诊方中金银花、黄芩、野菊花、白茅根、蒲公英可入脾胃经清热燥湿;栀子清三焦之热,泻热除烦,更适宜于面部红斑且心火旺盛、心烦易怒的患者;治斑不离血,患者面部为红斑,故需佐以生地、丹皮凉血活血;怀山药、茯苓健脾胃。二诊时,可见患者疗效明显,面中部丘疹、丘脓疱疹大部分消退,此时面中部红斑最主要矛盾是红斑时轻时重,选用清热之药以质轻为佳。方中金银花、连翘、竹叶清热解毒,轻清透泄,使热邪有外达之机;石膏、知母配伍,既清且润,使祛邪不伤正;丹皮、赤芍、槐花入血分清热凉血又活血;凌霄花、玫瑰花引诸药上头面;白茅根清脾胃之热;怀山药、陈皮、茯苓则理气健脾;甘草调和诸药。玫瑰痤疮最常初发于鼻部,但该患者初发于面颊部位,刘巧教授多年临床经验发现初发于面颊部的玫瑰痤疮发生鼻赘者少数,皮肤屏障功能破坏较鼻部者严重,可伴有灼热、瘙痒、干燥、紧绷等自觉症状。这样的患者在治疗中要注意皮肤屏障功能的修复,嘱患者使用医学护肤品加强保湿修复,避免接触有刺激性的化妆品。同时在日常生活中要注意忌烟酒、辛辣刺激食物,少喝浓茶咖啡;避免暴晒;注意劳逸结合;纠正胃肠功能紊乱,保持大便通畅;避免局部过冷、过热及剧烈的情绪波动等可引起面部潮红的因素。

(摘自《当代中医皮肤科临床家丛书》)

【医案2】吴某,男,29岁。初诊日期:2016年6月23日。主诉:鼻唇沟红斑丘疹2年。病史:患者2年前无明显诱因鼻唇沟起红斑,日晒、饮酒及情绪激动后症状加重,未予重视,红斑持久不退,皮脂分泌较旺盛,3个月前症状加重,鼻唇沟及口角处出现红斑丘疹脓疱,伴轻微瘙痒。刻诊:饮食可,大便正常,小便黄,舌红,苔黄,脉滑数。专科情况:鼻唇沟对称红斑,散在少量米粒大丘疹,双侧口角处散在红斑、丘疹、丘脓疱疹,伴少许糠状鳞屑,左侧口角红斑上可见散在点状剥蚀面。西医诊断:玫瑰痤疮。中医诊断:酒渣鼻。辨证:湿热血瘀。治法:凉血清热,和营祛瘀。方药:金银花15克、野菊花15克、生地黄15克、栀子10克、陈皮6克、白茅根30克、怀山药15克、鱼腥草10克、茯苓15克、紫草20克、槐花10克、凌霄花10克、板蓝根20克、甘草6克;7剂,水煎服,每日1剂,分早晚饭后温服。忌食辛辣刺激和油腻高糖食物及饮酒,多食水果蔬菜;不熬夜;避免暴晒和过冷过热刺激;保持大便通畅;保持稳定情绪;避免过度刺激。

二诊:2016年6月30日。鼻唇沟红斑颜色变浅,口角丘疹、丘脓疱疹部分消退。守上方减野菊花、鱼腥草、紫草,加蒲公英10克、白术10克、知母10克,7剂,水煎服,每日1剂,分早晚饭后温服。

三诊:2016年7月8日。下颏处2个新发炎性丘疹,诉有胃肠不适感,无腹泻。方药:金银花15克、栀子10克、陈皮6克、怀山药15克、茯苓15克、槐花10克、凌霄花10克、板蓝根20克、蒲公英10克、白术10克、知母10克、厚朴5克、赤芍10克、甘草6克;14剂,水煎服,每日1剂,分早晚饭后温服。

四诊:2016年7月26日。面部无新发丘疹,红斑变淡,面部油脂分泌仍较多。守上方减凌霄花,加天花粉10克,14剂,水煎服,每日1剂,分早晚饭后温服。

【按】本案患者颜面中部红斑持久不退,皮损主要表现为丘疹、丘脓疱疹,属于酒渣鼻的丘疹期。《素问·热论》中就有记载:"脾热病者,鼻先赤。"颜面中部红斑首先考虑脾胃蕴热,红斑日久,煎熬血液,则易形成血瘀,故表现为红斑颜色鲜红或暗红且日久不退。故在治疗上,多以凉血清热、和营祛瘀为治则,适当重用入血分凉血活血之药。方中赤芍、紫草、生地黄、槐花入血分,清热凉血、活血化瘀;金银花、野菊花、栀子、白茅根、鱼腥草归脾、胃经,能清脾胃之热,佐以怀山药、茯苓、白术、厚朴、陈皮理气健脾,顾护胃气;苦寒药物多燥,加天花粉养护阴液;板蓝根清热解毒;凌霄花为引经药,能引诸药上头面;甘草调和诸药。诸药合用,既能使面部红斑快速消退,亦能清脾胃之热而治其本,从而达到标本兼治的目的。

(摘自《当代中医皮肤科临床家丛书》)

【医案3】患者,女,37岁,2011年11月7日初诊。患者2年前发病,先见面部皮肤潮红以鼻头为甚,后渐出现红丘疹以及脓疱,自觉瘙痒,冬重夏轻。在当地治疗,被诊断为酒渣鼻,先后用丁酸氢化可的松、他克莫司软膏等治疗,有一定效果,但停药即复发。最近皮疹加重,前来就诊。刻下症见:鼻部及两颊对称性红斑疹,上有少量白色鳞屑,可见毛细血管扩张,自觉瘙痒,口渴欲饮凉。脉象滑数,舌质红,苔黄厚腻。询其父曾患此病。诊断:酒渣鼻。方药:苦楝皮15克、苦参15克、白鲜皮10克、马鞭草10克。西药:甲硝唑片0.2克。中药以水浓煎,取汁150mL,湿敷患处,每天早晚各1次,每次20min。甲硝唑片研末,用水溶解成糊状,于每晚湿敷后涂于患处,次日清晨清洗,洗净后再用中药煎剂外敷。治疗2周后瘙痒减轻,皮肤脱屑减轻。继续用药2周后,瘙痒进一步减轻,皮肤潮红明显减轻。效不更方,继续用药4周后复诊,皮肤基本不红,鼻周丘疹消退,鼻头脓疱未见,仅余少量毛细血管扩张。第3、6个月两次电话随访患者痊愈,且病情无复发。

(摘自黄尧洲教授治疗酒渣鼻经验撷英.世界中西医结合杂志,2013,8(03):224-225)

【医案4】患者,女,48岁,2012年3月26日初诊。患者面部皮肤丘疹伴痒痛10年余,加重2年。在外院求治,被诊断为毛囊炎、酒渣鼻、玫瑰痤疮,用中西药内服外敷治疗,效不佳。刻下症见:皮肤痒痛,纳佳,眠欠安,易怒胸闷心慌,大便调。舌质红,苔薄黄,脉滑。皮肤科检查:鼻翼、两颊及下巴红斑丘疹及脓疱,伴少量淡黄色结痂,可见明显毛细血管扩张。临床诊断为酒渣鼻,证属肺胃郁热,血热壅肺,同时伴有肝郁气滞。予以内服、外敷中药结合治疗。内服方以行气解郁、凉血解毒为主,方用"二仙汤加减":生龙骨45克,煅牡蛎30克,仙茅8克,仙灵脾10克,巴戟天10克,柴胡10克,当归10克,知母20克,黄柏20克,蒲公英30克,马鞭草15克。外用方:苦楝皮15克、苦参15克、白鲜皮15克、马鞭草15克。水煎1次,药汁放凉湿敷患处,每天早晚各1次,每次15min。甲硝唑片0.2克,研末,用水溶解成糊状,于每晚湿敷后涂于患处,次日清晨清洗,洗净后再用中药煎剂外敷。治疗1周后鼻周丘疹消失,鼻头脓疱减轻,但仍痒,胸闷心慌减轻,睡眠好转。继续用药2周后,痒痛均减轻,无新发丘疹。停服内服方,继续用外用药3周后复诊,皮肤痒痛基本消失,红色斑丘疹明显减少,仅余少量毛细血管扩张。患者现鼻部无明显症状,为巩固疗效,仍用外用药物治疗。

(摘自黄尧洲教授治疗酒渣鼻经验撷英.世界中西医结合杂志,2013,8(03):224-225.)

【医案5】患者,男,52岁,2009年5月7日初诊。主诉:鼻头发红,反复发作5个月。现病史:患者近5个月来开始出现鼻头发红,初起面积较小,后逐渐增大,现已覆盖鼻翼两侧,有红疙瘩,散在有白色粟粒样分泌物,鼻头发痒。伴有腰痛,口干、口苦,口中异味,大便干燥,小便黄赤,有时会有排尿时涩痛感。刻下症:鼻头发红发痒,有散在脓疱,口苦口干口臭,大便干燥,尿赤而涩,腰背酸痛。既往史:糜烂性胃炎20年。体温:36.5℃;血压:120/80mmHg;呼吸:17次/分;舌质红;舌苔黄腻而厚;脉沉弦有力;专科检查:耳鼻喉科镜检示:毛囊虫(+)。辨证分析:患者为一领导干部,经常应酬饮酒,加之祖籍四川,平素嗜食辛辣之品,致使体内湿热内生,湿毒不化,热聚血分,复感风邪,上冲头面,郁结于鼻则鼻头发红、发痒;血分热毒壅聚夹有痰湿则见有脓疱;湿性重浊黏滞,故病情反复发作。邪热上攻则见口干、口苦;肝火犯胃,肺胃热毒亦盛,则见口中异味;肝经湿热下注,热聚下焦则小便黄赤,排尿困难。舌质红,苔黄腻而厚,脉沉弦有力为肝胆湿热之象。中医诊断:酒渣鼻。中医证候:肝胆湿热,毒邪上扰。治则治法:利湿清热,凉血解毒。方药:护肝汤加减。组成:葛花15克、枳椇子20克、土茯苓20克、砂仁15克、蔻仁15克、连翘20克、黄芩15克、生地25克、陈皮15克、木香10克、甘草10克;用法:8剂,1剂/1.5天,水煎服。其他:口服维生素B₆。医嘱:清淡饮食,禁食辛辣,控制饮酒。

二诊:就诊时间:2009年5月20日。舌质:边尖红。舌苔:黄腻。患者服药后鼻头仍红,脓疱减少,说明湿热毒邪仍在,热毒上攻,故口中异味难忍,湿热下注则小便黄赤。中医证候:湿热互结,邪毒内蕴。治则治法:清热利湿,芳香化浊。方药:护肝汤加减。组成:葛花15克、枳椇子20克、土茯苓20克、藿香15克、佩兰20克、连翘20克、薏苡仁15克、地肤子15克、丹皮10克、赤芍15克、甘草10克。用法:8剂,1剂/1.5天,水煎服。医嘱:调饮食,调情志,禁酒。预后:有效,改善。

三诊:就诊时间:2009年6月5日;舌质:淡红。舌苔:黄白。辨证分析:用药后鼻头颜色变浅,无脓疱,不痒,说明血分热毒渐清,口干口苦及异味全无,说明肝胆实火得减,现觉腰痛,考虑年纪较大,且热毒内蕴,耗气伤血所致。中医证候:热毒内蕴,肝肾阴虚。治则治法:清热凉血,养阴固本。方药:四物汤加减。组成:生地40克、山萸肉20克、丹皮15克、白鲜皮15克、当归15克、赤芍10克、山药25克、砂仁15克、蔻仁15克、陈皮15克、甘草10克。用法:8剂,1剂/1.5天,水煎服。医嘱:节饮食,调情志。预后:显效,明显改善。

【按】酒渣鼻俗称红鼻子或红鼻头,是发生在面部的一种慢性炎症性皮肤病。常发于颜面中部、鼻尖和鼻翼部,还可延及两颊、颌部和额部。轻度者只有毛细血管扩张,局部皮肤潮红,油脂多。进而可出现红色小丘疹、脓疱。严重者鼻端肥大而形成鼻赘。中医认为酒糟鼻多属肺胃积热上蒸或嗜酒之人,湿热素盛,复感风邪,邪热瘀结于鼻所致。《诸病源候论》记载:"此由饮酒、热势冲面,而遇冷风之气相搏而生,故令鼻面生皰赤皴币币然也。"胡老治疗本病多从肝论治,清热利湿,用师门自创之护肝汤加减治疗,疗效甚佳。方中葛花、枳椇子、土茯苓三药化湿浊,解酒毒,即为护肝汤的组成;配伍砂仁、蔻仁、木香、陈皮行气利湿,既可使湿、浊去,又可防气滞;黄芩、生地共用,清血分之热,与连翘相配可散结肿。二诊加入藿香、佩兰以芳香化浊,丹皮、赤芍、地肤子凉血活血。三诊诸症减轻,在凉血解毒基础上加入山药、山萸肉以养阴固本。诸药合用,湿热得化,邪毒得清,肝肾得养,气血同调,邪正兼顾,诸证自愈。

(摘自《当代中医皮肤科临床家丛书》)

四、现代研究进展

酒渣鼻,又称玫瑰痤疮或酒糟鼻,是一种主要发生于面部中央的红斑和毛细血管扩张的慢性炎症性皮肤病。西医称之为"玫瑰痤疮"。

【病因病理】

(1)中医病因

本病因鼻色紫红如酒渣故名酒渣鼻。中医称之为"酒皶鼻、酒齄鼻、酒䶄鼻、鼻䶄、肺风、肺风粉刺、赤鼻、鼻准红赤等",俗称"酒渣鼻、酒糟鼻"。

酒渣鼻由肺胃积热上蒸,血热郁滞肌肤;复遇风寒外袭,血瘀凝结而成。

①脾胃积热

脾胃素有积热,或素嗜饮酒,过食辛辣之品,故生热化火,胃火循经熏蒸,则络脉充盈,鼻部出现潮红。

②肺经积热

肺开窍于鼻,感受外邪,郁而化热,热与血相搏,毒热外发肌肤,蒸于肺窍而发为本病。

③寒凝血瘀

湿热积于胃,蒸于肺,复遇风寒之邪客于皮肤,或以冷水洗面,寒主收引,以致瘀血凝结,鼻部先红后紫,久则变为黯红。

(2)西医病因

其病因病机十分复杂,具体发病机制尚不明确。主要表现为面中央隆凸部的阵发性潮红、持久性红斑及面颊、口周或鼻部毛细血管扩张、丘疹或丘脓疱疹,伴或不伴眼部症状,玫瑰痤疮患者的主观症状可有灼热、刺痛、干燥或瘙痒。现代医学认为玫瑰痤疮的发病机制主要包括遗传因素、天然免疫异常和抗菌肽、神经血管调节机制、微生物感染、皮肤屏障功能障碍,从而引起面部的慢性炎症性反应。具体的病因有:

①高血压:有高血压所致的酒渣鼻病人中,周期性微循环障碍的偏头痛比正常同龄组和同性别组高2~3倍。实验表明:正常的皮肤可对多种血管舒缩活性物质有反应,并可保持舒缩功能,但酒渣鼻颜面扩张的血管静脉微循环受阻,该情况是本病的后果还是发病原因还需进一步研究。

②遗传:以往认为酒渣鼻是一种皮脂腺疾病,但大部分的酒渣鼻病人无皮脂分泌过多迹象,也无痤疮,起始发病也与毛囊无关,家族中有同患者倾向。

③感染:研究表明,酒渣鼻患者中蠕形螨较正常皮肤多,故蠕形螨感染为酒渣鼻发病

的原因之一。

④日晒:就诊的酒渣鼻患者80%主诉阳光,洗澡和受热后加重或复发,这说明外界温度刺激使血管扩张,使周围血管渗出,潜在致炎物质导致弹力纤维退行性改变。

⑤其他:本病多见于绝经期妇女,男性在青春期较多,可能与内分泌变化有关,嗜酒和辛辣食物等都可加重本病或引起复发。

【临床表现】

玫瑰痤疮多见于(20~50)岁的成年人,以临床症状为主要诊断依据,具体表现为无明显诱因出现面颊或口周或鼻部阵发性潮红或持久性红斑,且潮红明显受温度、情绪及紫外线等一些因素影响,伴发症状见灼热、刺痛、干燥或瘙痒等皮肤敏感症状,或见面颊或口周或鼻部毛细血管扩张或丘疹或丘脓疱疹或肥大增生改变或见眼部症状,可分为三期。

(1)红斑期:颜面中部特别是鼻尖部出现红斑,开始为暂时性,时起时消,寒冷、饮酒、进食辛辣刺激性食物及精神兴奋时红斑更为明显,以后红斑持久不退,并伴有毛细血管扩张,呈细丝状,分布如树枝。

(2)丘疹脓疱期:在红斑基础上出现痤疮样丘疹或小脓疱,无明显的黑头粉刺。毛细血管扩张更为明显,如红丝缠绕,纵横交错,皮色由鲜红变为紫褐,自觉轻度瘙痒。病程迁延数年不愈,极少数最终发展成鼻赘型。

(3)鼻赘期:由于长期慢性充血,致使鼻部结缔组织增生,鼻尖肥大形如鼻赘,表面高低不平,皮脂腺口扩大,能挤出白色黏稠的皮脂,毛细血管扩张更加明显。

【组织病理】

毛细血管扩张,皮脂腺增生,肥大期真皮结缔组织增生与皮脂腺增大,肉芽肿损害中可见非干酪样上皮细胞样肉芽肿,与结节病、狼疮样酒渣鼻,颜面播散粟粒性狼疮等相似。

可行毛囊蠕形螨检查和组织病理学检查。

【鉴别诊断】

(1)盘状红斑狼疮:为境界清楚的鲜红或淡红斑,中央凹陷萎缩有毛囊,角栓表面常覆有黏着性钉板样鳞屑,皮损呈蝶状分布,多见于青年女性。

(2)寻常性痤疮:主要见于青春期,损害为毛囊性丘疹,用手挤压可有皮脂排出倾向。化脓常伴有粉刺。除颜面外胸背部也可发生。

(3)面部湿疹:为多形皮损剧烈瘙痒,搔抓后可有渗出浸润。

(4)痤疮:主要见于青春期,皮损除侵犯面部以外,胸部背部也常受侵犯,有典型的黑头粉刺,鼻部常不受侵犯。

(5)颜面播散性粟粒性狼疮:面部对称性红色丘疹,愈后遗留明显的萎缩性瘢痕,几乎都发生在成人,无性别差异,好发于眼周,尤其下眼睑,还有颊、鼻周、口周及耳后等,偶尔波及颈部和躯干上部,皮损多数为孤立的红色或深红色半球形丘疹,谷粒至豌豆大小,表面光滑,质较软,无自觉症状,可互相融合形成不规则皮损,愈后遗留明显的萎缩性瘢痕;玻璃片压诊可见苹果酱颜色。

【临床治疗】

(1)中医辨证论治

①肺胃热盛证

证候:多见于红斑型。红斑多发于鼻尖或两翼,压之褪色;常嗜酒,伴口干、便秘;舌质红,苔薄黄,脉弦滑。

治法:清泄肺胃积热。

方药:枇杷清肺饮加减。常用枇杷叶、桑白皮、黄连、黄柏、丹参、川芎、白花蛇舌草、甘草等。嗜酒者,加葛花;便秘者,加生大黄、厚朴。

②热毒蕴肤证

证候:多见于丘疹脓疱型。在红斑上出现痤疮样丘疹、脓疱,毛细血管扩张明显,局部灼热;伴口干,便秘;舌质红,苔黄,脉数。

治法:清热解毒凉血。

方药:黄连解毒汤合凉血四物汤加减。常用黄芩、黄连、黄柏、栀子、当归、生地黄、赤芍、茯苓、陈皮、红花等。局部灼热者,加牡丹皮;便秘者,加大黄。

③气滞血瘀证

证候:多见于鼻赘型。鼻部组织增生,呈结节状,毛孔扩大;舌质略红,脉沉缓。

治法:活血化瘀散结。

方药:通窍活血汤加减。常用当归尾、赤芍、红花、香附、青皮、陈皮、苦草、泽兰、牛膝等,鼻部组织增生呈结节状者,生山楂、王不留行、莪术。

(2)中医外治

中医外治属于中医特色治疗方法,其疗效独特、作用迅速,具有简、便、廉、验之特点;尤其对于不愿或不能口服用药者,更具显著优势,依从性好,患者接受程度高。玫瑰痤疮的外治法具体有中药涂擦、中药湿敷、针灸、放血疗法和其他治疗等。

①中药涂擦:玫瑰痤疮多是因热壅血瘀于鼻面部所致,选用具有清热、凉血、化瘀等作用的药物,将其研磨成粉经过调制后直接涂擦于病患处,此方法操作简便,且疗效快。

复方黄柏液涂剂具有清热解毒、祛腐生肌等作用。

②中药湿敷：中药湿敷有热敷和冷敷，可根据病症特点进行灵活选择，达到疏通腠理、调气和血、收敛生肌之效。可用如意金黄散湿敷于患处，1次/天，每次30min，收到抗菌、消炎等较好的疗效。新癀片研碎，用凉开水调成糊状外敷，1次/天，可用于治疗有丘疹、脓疱型的玫瑰痤疮。

③针灸：针灸包括针刺和艾灸，都是通过刺激人体的特定部位，达到调和阴阳、疏通经络、扶正祛邪的作用，使人体的营卫气血平和，起到防病治病之效。火针疗法是将针刺和艾灸结合。针刺穴位：取印堂、迎香、地仓、承浆、颧髎，配禾髎、大迎、合谷、曲池、取坐位轻度捻转，留针20~30min，每天1次。

④放血疗法：通过点刺局部皮肤出血可促邪外出，使经络畅，气血和。将火针与放血疗法结合应用。

（3）西医治疗

①全身治疗：由于病因不明，治疗多为对症性，尽量防止加重本病的因素，调整内分泌，纠正胃肠道功能紊乱，禁烟、咖啡，辛辣刺激性食物，勿暴饮暴食，保持大便通畅，避免使用刺激皮肤的碱性肥皂、酒精、洗洁剂、染色剂、收敛剂等，以及避免日光照射。

抗生素：使用同寻常性痤疮，或用甲硝唑0.2g，3次/天，连服两周后改为2次/天，共用1个月，因长期使用有全身副作用和毒性，该药为二线药，在其他方法无效时使用，或用替硝唑（砜硝唑，甲硝磺酰咪唑）0.5g，2次/天，首次2g，7天为1疗程。

维A酸凝胶（异维甲酸）：通常用于抗生素不敏感的异型，如狼疮样酒渣鼻，Ⅲ期酒渣鼻，革兰阴性酒渣鼻等，0.5mg/(kg·d)，为酒渣鼻的标准剂量，也可用0.1~0.2mg/(kg·d)或2.5~5.0mg/d，治疗6个月，适用于各期酒渣鼻及持续水肿性酒渣鼻，本药可导致畸胎，孕妇及哺乳期妇女禁用。

内服氯喹，烟酸，维生素 B_1、B_6等，磷酸氯喹0.25g/次，2次/天，连服2~4周，以后为0.125g/次，2~3次/天，共服1~2月，用药期间注意副作用，如精神紧张给予镇静剂，绝经期可用己烯雌酚1mg/d，连服2周，或甲状腺粉（片），胃酸缺乏者而不伴有浅表胃炎，给予稀盐酸合剂，10mL，每天3次，并补充维生素A、B及C，胃酸增多时，可给氢氧化铝、碳酸氢钠等。

②局部治疗：原则为抑制充血，消炎杀虫，剥脱，去脂等，用药基本同寻常性痤疮，常用药如下：

初期可选用5%~10%硫黄洗剂，5%~10%复方硫黄洗剂，1%甲硝唑霜，1%复方甲硝唑霜，5%过氧苯甲酰乳剂等。

丘疹脓疱期可用硫黄鱼石脂软膏,间苯二酚(雷琐辛)霜或1%复方甲硝唑霜。

鼻赘期可用含有肝素钠成分的药物,商品名康瑞宝、肤原、美德喜、海普林、贝复曼霜等外用。

③物理治疗

鼻赘期可用高频电作破坏治疗,也可冷冻,激光治疗,但要注意破坏应表浅,以免遗留瘢痕。

丘疹脓疱型可做紫外线照射。

鼻赘期也可手术划割治疗,术后用浅层X线照射,也可锶-90β射线敷贴治疗。

(4)中西医结合治疗思路

中医治疗以清泄肺胃、理气活血为主要治法,西医选用甲硝唑、四环素等治疗,共同达到消炎、抗感染的目的。早期及时治疗,皮疹可以治愈,鼻赘期可采用手术治疗。

【预防调护】

(1)尽量防止加重本病的因素,调整内分泌,纠正胃肠道功能紊乱,禁烟、咖啡,避免使用刺激皮肤的碱性肥皂、酒精、洗洁剂、染色剂、收敛剂等。

(2)多食水果及高纤维素食物,忌食辛辣刺激食物,保持大便通畅。

(3)不宜在夏季、高温、湿热的环境中长期生活或工作;避免寒冷刺激,注意保暖。

(4)禁止在鼻子病变区抓、搔、剥及挤压。

(5)有规律地进行活动锻炼,避免劳累,避免情绪激动和紧张。

【饮食保健】

(1)食疗方

①马齿苋薏仁银花粥:用马齿苋、薏仁各30克,银花15克,用3碗水煎银花至2碗时去渣,与马齿苋、薏仁混合煮粥,每日食用1次,连续食用有良好疗效。此食疗法适用于酒糟鼻丘疹期。

②鲜枇杷叶粉沫:用新鲜的枇杷叶(将叶背绒毛去掉)、栀子仁研成粉末,每次吃6克,每日3次。能清热、解毒、凉血。适用于酒渣鼻、毛囊虫皮炎。

③腌三皮:用西瓜皮200克,刮去蜡质外皮,洗净;用冬瓜皮300克,刮去绒毛外皮,洗净;黄瓜400克,去瓜瓤,洗净;将以上三皮混合煮熟,待冷却后,切成条块,放置于容器中,用盐、味精适量,腌渍12h后即可食用。连续食用有较好疗效。此食疗法具有清热利肺的作用,适用于酒糟鼻。

④山楂粥:干山楂30克,粳米60克,混合煮成粥,每日食用1次,连吃7日。此食疗法尤其适宜于患者鼻赘期。

（2）饮食宜忌

多吃些富含维生素B_6、维生素B_2及维生素A类的食物和新鲜水果、蔬菜。

忌食辛辣、酒类等辛热刺激物。中医认为，酒糟鼻是因饮食不节，肺胃积热上蒸，外感风邪，血瘀凝结所致。饮食上应避免促使面部皮肤发红的食物，如辣椒、芥末、生葱、生蒜、酒、咖啡等刺激性食物；少吃油腻食物，如动物油、肥肉；油炸食品、糕点等，以减少皮脂的分泌。尤其应当忌酒，注意避免冷、热刺激。

参考文献

[1] 曲韵,张贺,黄尧洲.黄尧洲教授治疗酒渣鼻经验撷英[J].世界中西医结合杂志,2013,8（03）:224-225.

[2] 张怀亮,陈正琴,张新翠.赵炳南颠倒散古方痤疮酒渣鼻和面部脂溢性皮炎传承治疗经验介绍[J].时珍国医国药,2012,23（08）:2106-2108.

[3] 杨小锋,马秀兰,吕青.玫瑰痤疮中西医治疗现状[J].皮肤病与性病,2021,43（04）:483-485.

[4] 孔婧妍,夏庆梅.中医辨治酒渣鼻临床研究现状及展望[J].中国美容医学,2018,27（10）:164-167.

[5] 刘林菁,陈少芳,胡金清.多西环素联合调Q脉冲激光治疗轻中度酒渣鼻的临床效果及安全性分析[J].中国医疗美容,2021,11（01）:78-81.

[6] 魏琼,许鹏光.基于伏邪学说探讨酒渣鼻的治疗[J].四川中医,2021,39（06）:21-24.

[7] 秦万里,陈硕,曲剑华.曲剑华应用凉血五花汤治疗面部红斑性皮肤病经验[J].中医药导报,2020,26（11）:181-183.

[8] Swee DS, Quinton R, Maggi R. Recent advances in understanding and managing Kall-mann syndrome[J]. Fac Rev. 2021,10:37.

[9] Ferček I, Lugović-Mihić L, Tambić-Andrašević A, et al. Features of the Skin Microbi-ota in Common Inflammatory Skin Diseases[J]. Life（Basel）. 2021,11（9）:962.

[10] Thompson KG, Rainer BM, Antonescu C, et al. Comparison of the skin microbiota in acne and rosacea. Exp Dermatol[J]. 2021,30（10）:1375-1380.

[11] 中国中医研究院广安门医院.朱仁康临床经验集[M].北京:人民卫生出版社,1983.

[12] 张明,刘巧,赵晓广.当代中医皮肤科临床家丛书[M].北京:中国医药科技出版社,2016:146-149.

[13] 赵玲杰.清肺消斑汤联合点刺放血治疗酒渣鼻的临床疗效观察[D].黑龙江中医药大学学报,2016.

[14] 周宝宽,周探.酒渣鼻外治验案[J].现代中西医结合杂志,2013,22(06):637-638.

[15] 刘颖.李铁男教授治疗红斑痤疮的临床经验总结[D].辽宁中医药大学学报,2008.

[16] 张兵兵,余土根.余土根教授治疗酒渣鼻临床经验[J].浙江中医药大学学报,2016,40(04):286-287.

[17] 倪锦锋.酒渣鼻样糖皮质激素性皮炎临床特点研究[J].现代养生,2016(20):102.

（杨鹏斐　冯大鹏）

第十五节 油 风

　　油风是一种头发突然发生斑块状脱落的慢性皮肤病,因头发脱落之处头皮光亮而得名。其临床特点是突然发生斑片状脱发,脱发区皮肤变薄,多无自觉症状,证见发病突然,多发于夜间,次晨梳洗时始见,但见毛发干枯,呈圆形成片脱落,脱发之头皮色红光亮,或自觉痒如虫行,或不痒。严重者,可见头发全脱。偶见身体其他部位之毛亦见脱落。可发生于任何年龄,多见于青年,男女均可发病,此病名出自《外科正宗》卷四。本病俗称"鬼舐头""鬼剃头",又名油风毒、鬼薙刺、梅衣秃。多因血虚生风,风盛血燥,发失所养而致。油风相当于西医学的斑秃。

一、古籍选粹

　　古籍参考书目:《证类本草》《外科正宗》《外科心法》《明医杂著》《景岳全书》《名医类案》《临证一得方》《医宗金鉴》《家用良方》《外科备要》《外科大成》《先哲医话》《疡科捷径》《疡医大全》《彤园医书》《明医诸风病疡全书执掌》《医林改错》《医方集解》《医碥》《女科精要》。具体内容摘录如下:

(一)宋·唐慎微《证类本草》

【注意事项】

　　《图经》曰:食茱萸,旧不载所出州土,云功用与吴茱萸同,或云即茱萸中颗粒大,经久色黄黑堪啖者是,今南北皆有之。其木亦甚高大,有长及百尺者。枝茎青黄,上有小白点。叶正类油麻,花黄。蜀人呼其子为艾子,盖《礼记》所谓藙者。藙、艾声讹故云耳。宜入食羹中,能发辛香,然不可多食,多食冲眼,兼又脱发,采无时。

(二)明·陈实功《外科正宗》

【病因病机】

　　油风第八十三:油风乃血虚不能随气荣养肌肤,故毛发根空,脱落成片,皮肤光亮,痒如虫行,此皆风热乘虚攻注而然。

【内服治疗】

　　治当神应养真丹服之。**神应养真丹** 神应养真丹木瓜,当归芎芍共天麻,羌活熟地菟丝子,蜜丸酒服效堪夸。治风、寒、暑、湿袭于三阳部分,以致血脉不能荣运肌肤,虚痒发生,眉发脱落,皮肤光亮者服之。当归 川芎 白芍 天麻 羌活 熟地捣膏 木瓜 菟丝子各等分上为细末,入地黄膏加蜜,丸如桐子大,每服百丸,空心温酒、盐汤任下。

【外用治疗】

外以海艾汤熏洗 **海艾汤** 海艾汤中甘菊花,防风薄荷藿香加;甘粉藁本蔓荆子,荆芥同煎效可夸。治油风血虚风热所致,皮肤光亮,眉发脱落者。海艾 菊花 薄荷 防风 藁本 藿香 甘松 蔓荆子 荆芥穗各二钱 用水五六碗,同药煎数滚,连渣共入敞口钵内,先将热气熏面,候汤温蘸洗之,留药照前再洗。

(三)明·薛己《外科心法》

【疾病概述】

油风指毛发干焦,成片脱落,皮红光亮,痒如虫行,俗名鬼剃头。由毛孔开张,邪风乘虚袭入,以致风盛燥血,不能荣养毛发。宜服神应养真丹,以治其本;外以海艾汤洗之,以治其标。若耽延年久,宜针砭其光亮之处,出紫血,毛发庶可复生。

(四)明·王纶《明医杂著》

【临证辨治】

新产阴血暴伤,阳无所附而外热,宜用四物、炮姜补阴以配阳;若因误服寒凉克伐之剂而外热,此为寒气隔阳于外,宜用四君子加姜、桂,如不应,急加附子;若或肌肤发热,面目赤色,烦渴引饮,此血脱发躁,宜用当归补血汤;若胸膈饱闷,嗳腐恶食,或吞酸,吐泻,发热,此为饮食停滞,宜用四君子加厚朴、山楂。(注:油风可从血论治)

(五)明·张介宾《景岳全书》

【疾病概述】

肌肤发热,面目赤色,烦渴引饮,此血脱发躁,宜用当归补血汤。

(六)明·江瓘《名医类案》

【医案选粹】

一男子,背疮出血,烦躁作渴。脉洪大,按之如无,此血脱发燥。用当归补血汤二剂,又以八珍加黄芪、山栀,不数剂而愈。一妇人,背疮溃后,吐鲜血三碗许。薛用独参汤而血止,用四君、熟地、芎、归,疮愈。此血脱之症,当补其气,使阳生阴长。若用降火凉血沉阴之剂,则脾胃生气复伤,不惟血不归源,而死无疑矣。

(七)清·朱费元《临证一得方》

【内服治疗】

油风蔓延:乌犀角 羚羊片 煨天麻 防风 天门冬 桑皮 苍耳子 炒淡芩 地肤子 苦参 白芷 滑石。

（八）清·吴谦《医宗金鉴·外科心法要诀》

【疾病概述】

油风生头发内,毛发脱落成片,皮肤色红光亮,甚痒,亦生须眉间及面部。

油风毛发干焦脱,皮红光亮痒难堪,毛孔风袭致伤血,养真海艾砭血痊。

【内服治疗】

神应养真丹:方歌:神应养真治油风,养血消风发复生,羌归木瓜天麻芍,菟丝熟地与川芎。(药物组成参照《外科正宗》)

（九）清·龚自璋、黄统《家用良方》

【外用治疗】

洗儿方法:凡小儿初生下地。用猪胆汁入汤浴之,不生疮疥。后以益母草煎水浴之,无病。

又凡将产之候,预备黑鱼大者一尾,破开用水洗净,俟儿下地,即将洗鱼血水炖热浴儿。出风稀少者,但须遍身及头面,均宜洗到。如有未洗到之处,他日出痘必多,此诚稀痘之良方也,且简而易辨。缘因黑鱼败毒祛风,不独稀痘神验,并可免其油风惊风等症。

（十）清·易凤翥《外科备要》

【疾病概述】

油风俗名鬼剃头。毛发干焦,成片脱落,皮红光亮,痒如虫行。亦或生面部须眉间,由毛孔开张,风邪袭入,风盛燥血,不能荣养毛发。

（十一）清·祁坤《外科大成》

【疾病概述】

油风则毛发成片脱落,皮肤光亮,痒如虫行者是也。宜神应养真丹服之,以培其本,海艾汤洗之,以治其标。

【病因病机】

由风热乘虚攻注,血不能荣养所致。

【外用治疗】

润肌膏　治白屑风、油风及秃疮白斑作痒。麻油四两　当归五钱　紫草一钱　浸三日,文火煤枯,去渣,入黄蜡五钱,溶化,倾碗内,搽患处。

（十二）浅田宗伯（日）《先哲医话》

【内服治疗】

油风多用大柴胡汤而效:是宜治其腹,徒不可泥其证。(华冈青洲治此证,以大柴胡加石膏汤,曰油风多属肝火,亦同见)

（十三）清·时世瑞《疡科捷径》

【疾病概述】

油风毛发起干焦，淫痒滋蔓势甚骄。血郁风邪宜砭法，养真海艾最功超。

【内服治疗】

神应养真丹 神应养真丹木瓜，当归羌芍共天麻。川芎熟地菟丝子，炼蜜为丸酒服夸。当归一两五钱 芍药一两五钱 羌活五钱 川芎五钱 天麻一两五钱 熟地三两 木瓜一两 菟丝一两五钱 上为细末，炼蜜为丸，每服三钱黄酒送下，甘菊汤亦可。

（十四）清·顾世澄《疡医大全》

【疾病概述】

诸风部：自油风、痛风起，至癜疯、麻疯止，皆汇于此部中，以便检阅参治。

油风面上及身上俱有不知痛痒。

【内服治疗】

当归四两 虮胡麻研碎 大生地铜刀切片 玉竹各三两 川芎五钱 僵蚕炒，研 白蒺藜炒、去刺 石菖蒲 牡丹皮 荆芥 防风 白芷 赤芍药各一两 上锉片，散药入坛，火酒五斤拌匀封坛口。如饮时对陈无灰酒饮，服此三料，无不痊愈。

（十五）清·郑玉坛《形园医书·妇人科》

【疾病概述】

头油风：生发内及眉间，毛发干焦，成片脱落，皮红光亮，痒如虫行，俗名鬼剃头。

【病因病机】

由毛孔开张，当风梳洗，邪风乘虚袭入，风盛燥血不能荣养也。

【内服治疗】

内服**养真丹** 羌活 天麻 川芎 木瓜 当归 炒芍 酒炒菟丝各二两，晒研极细 蜜煮熟地二两 捣膏糊末为小丸，酒下五钱，日三服，以治其本。

【外用治疗】

水煎封口，热揭开熏蒸，次用布蘸洗，叠布沃之，以治其标。若耽延日久，宜用针砭其光亮之处，放出紫血，毛发自生。

（十六）清·释传杰《明医诸风疬疡全书执掌》

【内服治疗】

清肌愈风丸 治血不荣肌，毛发脱落，风热侵淫，肤若虫行，以成癜风、油风、湿癣、顽疮，皆宜服。大胡麻 苦参酒拌 石菖蒲 威灵仙酒拌 何首乌 苍术 牛膝 天花粉各等分 川芎

微炒 当归尾 甘草各减半 上晒干,磨细末,酒发为丸。每服三钱,早晚白汤下。

(十七)清·王清任《医林改错》

【疾病概述】

伤寒、温病后头发脱落,名医书皆言伤血,不知皮里肉外,血瘀阻塞血路,新血不能养发,故发脱落。无病脱发,亦是血瘀。用药三付,发不脱,十付必长新发。

(十八)清·汪昂《医方集解》

【内服治疗】

七宝美髯丹 治气血不足,羸弱,周痹,肾虚无子,消渴,淋沥,遗精,崩带,痈疮,痔肿等证。何首乌大者,赤白各一斤,去皮切片,黑豆拌,九蒸九晒 白茯苓乳拌 牛膝酒浸,同首乌第七次蒸至第九次 当归酒洗 枸杞酒浸 菟丝子酒浸、蒸各半斤 破故纸黑芝麻拌炒,四两,净 蜜丸,盐汤或酒下,并忌铁器。

此足少阴、厥阴药也。何首乌涩精固气,补肝坚肾为君;茯苓交心肾而渗脾湿;牛膝强筋骨而益下焦;当归辛温以养血;枸杞甘寒而补水;菟丝子益三阴而强卫气;补骨脂助命火而暖丹田。此皆固本之药,使荣卫调适,水火相交,则气血太和,而诸疾自已也。

(十九)清·何梦瑶《医碥》

【疾病概述】

《经》曰:女子七岁肾气实,齿更发长;五七阳明脉衰,面始焦,发始堕。丈夫八岁肾实,发长齿更;五八肾气衰,发堕齿槁。又曰:冲任皆起于胞中,上循胸里,为经络之海。其浮而外者,循腹上行,会于咽喉,别络唇口。

发须,《经》曰:肾之合骨也,其荣在发。多食甘,则骨痛而发落。妇人数脱血,冲任之脉不荣口唇;宦者,去其宗筋,伤其冲任,血泻不复,唇口不荣,故须不生。有人未尝有所伤,不脱于血,其须不生,何也?曰:此天之所不足也,禀冲任不盛,宗筋不成,有气无血,唇口不荣,故须不生。张子和曰:年少发早白落,或头起白屑者,血热太过也。世俗只知发者血之余,以为血衰,不知血热发反不茂,火多水少,木反不荣,火至于顶,炎上之甚也。

大热病汗后、劳病后,发多脱落,岂有寒耶?按子和所论甚是,尝见人年三四十后,顶发脱落者,其人必躁动多火,常患目疾;顶发茂密者,其人必沉静少火,从不病目,可验也。丹溪治一少年发尽脱,饮食起居如常,脉微弦而涩,轻重皆同。此厚味成热,湿痰在膈间,又平日多吃梅(故脉弦涩),酸味收湿热之痰,随气上升,熏蒸发根之血,渐成枯槁,故脱发。

【内服治疗】

处以补血升散之药,用防风通圣散去朴硝(嫌其速下也),大黄三度酒炒(使上行泻热),

兼四物汤。酒制,合和作小剂(治上,故小其服)。煎以灰汤(灰可治梅酸),入水频与之(在上之药,不厌小而频也)。两月后,诊其脉,湿热渐解,停药,淡味调养,二年发长如初。

【外用治疗】

甜瓜叶捣汁涂,即生。麻叶、桑叶,泔煮,沐发七次,可长六尺。三青膏可染须。用针刺神庭、上星、囟会、前顶、百会出血,次调盐、油以涂发根,甚者至再、至三,少白可黑,落发可生。

(二十)清·冯兆张《女科精要》

【外用治疗】

产后脱发,用生姜二两,蔷薇根一两,煎汤刷之,即不脱矣。

二、近现代名家对病因病机、证型、临证的认识

禤国维治疗斑秃临床经验:肝肾不足为本,风盛血瘀为标。其总结出以六味地黄汤为基本方的经验方:熟地黄、山茱萸、山药、牡丹皮、茯苓、泽泻、菟丝子、丹参、松针各15克,蒲公英20克,甘草10克。内生之风邪加白蒺藜、牡蛎潜阳息风;外感之风邪加桑叶、蔓荆子疏散头面部风邪。白蒺藜、牡蛎皆入肝经,平肝潜阳息风。蔓荆子入太阳经,在疏散风邪的同时,具有引药上行的作用,可以加强诸药在头部的治疗作用。重视松针、蒲公英等经验药物的应用。

赵炳南治疗斑秃。赵炳南认为发为血之余,血为阴精所化生,肾藏精而固阴,肾阴虚则发黄而松动。所以阴虚湿盛为本病之根源,法宜健脾祛湿,滋阴固肾以治其本。用方组成:炒白术15克,泽泻9克,猪苓15克,萆薢15克,车前子9克,川芎9克,赤石脂12克,白鲜皮15克,桑椹9克,干生地12克,熟地12克,首乌藤15克。用法:每日1剂,水煎服。以达到健脾祛湿,滋阴固肾,乌须健发。方中炒白术、泽泻、猪苓、茯苓块、萆薢、车前子健脾祛湿利水而不伤其阴;赵炳南认为车前子不但能利水,而且还有养阴的作用;生熟二地、桑椹、首乌藤补肾养血,资助生发;川芎活血,且能引药上行;白鲜皮除湿散风止痒,以治其标;赤石脂能收敛,旨在减少油脂的分泌,赤石脂不但能收涩肌肤皮毛,减少油脂分泌,而且能解湿久之蕴毒。诸药协同,使之湿从下走,阴血上充皮毛腠理密固,标本兼顾。

常建林治疗斑秃。常建林述前人多以血虚风盛为因,治以养血祛风。根据临床,斑秃多以血虚失荣、瘀血阻滞者颇多。自拟"生发饮",组成:熟地12克,首乌15克,当归10克,白芍12克,川芎9克,桃仁10克,红花10克,赤芍9克,丹皮9克,香附6克,柴胡6克,白芷6克,葱白3寸。用法:每日1剂,水煎分早晚服。功效:养血活血,祛瘀通络。中医辨证属血虚失荣,瘀血阻滞型。生发饮中当归、川芎、桃仁、红花、丹皮、赤芍行血活血,祛瘀

通络。气为血帅,气行则血行,故伍以香附、柴胡理气开郁,以增行血祛瘀之力。熟地、首乌、当归、白芍滋阴养血以荣发。白芷、葱白通阳透窍。诸药合用,共奏祛瘀通络、养血活血之功,使瘀去血生,毛发得荣。

杨汉兴治疗斑秃。杨汉兴认为斑秃多为血虚,肌肤失养所致,也有因脾胃积热蕴蒸,上攻头皮所致。自拟"生发汤"。生发汤组成:木瓜10克,旱莲草30克,生地12克,熟地12克,首乌15克,天麻15克,菟丝子12克,当归10克,白芍15克,茯苓12克,羌活10克,甘草15克。用法:每日1剂,水煎,分2次温服。功效:滋肾养血,补气生血,祛风除湿。加减:风湿蕴阻肌肤(皮脂分泌旺盛、发痒,头屑多)、木瓜、首乌量改至30克,再加刺蒺藜、白鲜皮各15克,川芎6克,苡仁12克。兼肝郁不舒者,当归量改至15克,白芍量改至10克,再加赤芍、龙胆草各10克,柴胡4.5克。有肝肾阴虚者,首乌量改至30克,再加桑椹15克,女贞子12克,龟甲15克。偏肾阳虚者,加黄芪15克,仙灵脾10克,怀山药15克,黄精15克。本方以生地、熟地、何首乌、旱莲草、菟丝子、白芍、当归等滋肾养血,党参、黄芪、甘草补气生血。本病皮脂腺分泌旺盛,头面肌肤油腻、湿润,中医认为是湿盛的表现,所以本方用木瓜、羌活、苡仁、茯苓、天麻等祛风湿药。纵观全方,滋肝肾、补气血、祛风湿对脱发有一定疗效。

谈荣菊治疗斑秃。谈荣菊认为斑秃多由湿热毒邪,侵袭于肌肤,使营卫失调,腠理不固,脉络瘀阻,致精血生化不利,从而影响毛发生长。自拟"滋发汤"。滋发汤组成:羌活15克,白蒺藜15克,生地15克,白鲜皮15克,地肤子15克,野菊花15克,黑芝麻15克,何首乌15克,丹皮12克,赤芍12克,白芍12克。用法:日1剂,水煎服。功效:祛风清热,滋阴凉血。症见:头部油脂分泌多,头屑多,毛发细软,经常脱落,伴头皮瘙痒。属中医"发蛀脱发"范畴。加减:便秘者加柏子仁15克;失眠加炒枣仁25克;头晕加枸杞12克;头损部痒甚用松针30克水煎外洗患处。方中羌活、白鲜皮、地肤子祛风止痒;白蒺藜祛风湿;生地、丹皮、赤芍清热凉血;黑芝麻、何首乌、白芍滋养阴血;野菊花清热解毒。相伍共成祛风清热,滋阴凉血之功。

邓铁涛认为本病主要与气血肝肾之充足与否有关,邓铁涛所治之斑秃病,多属虚证,多采用补血之中加以益气,补肾之中加以养肝之法治疗为主。另加外治法,每天晨起用白兰地酒擦全头发脚,脱发处多擦一些。如脱发面积较大者,则在脱发处配合运用毫针平压挑刺患部,其针法是先用一寸毫针向后斜刺百会穴并留针至结束,继而选用一寸毫针三至五枚,并摄在拇、食指间,然后平压在患部的皮肤上,再一齐平提起,此时被压刺的皮肤则被轻轻挑起,如此往返操作,把整个患部的皮肤平压挑刺一遍,每天或隔天一次。

曾让言治心肾不交型用养心汤加桃红四物汤,肝肾不足型用七宝美髯丹,肺脾两虚型用参苓白术散,肺胃积热型用枇杷清肺饮。

白彦萍认为斑秃的病因在于肝肾亏虚、气血不足、气血瘀滞三者杂糅,兼有风热、血热、湿热、痹差。治疗上,补肝肾、益气血、化瘀滞缺一不可,要重视引经药和梅花针的使用,同时要因人而异,在治病的共性上配合个性化处方。

张丽仙用荣颜生发汤加减:气血两亏、面色无华、头晕乏力、失眠纳差者加党参、黄芪、阿胶、白术、茯苓;肝肾不足、腰膝酸软者加山茱萸、枸杞、女贞子;气滞血瘀者加川芎、红花、桃仁、丹皮;炎盛血热者加黄芩、连翘。

池凤好对斑秃治疗重视从肝肾论治,并强调多元疗法:即内服药物、局部治疗、足三里穴位注射、心理治疗等四种疗法相结合治疗。

东贵荣擅长中医针刺、针药结合治疗多种疑难杂病,临证时始终倡导"大针灸观"和"整体观",讲究整体观念与辨证论治,将调神放在首位。临床通过3种途径实现调神:一是调经络腧穴之神,激发有效刺激,从而引发"穴位敏化";二是调脑神;三是调脏神,通过透刺卧刺背俞穴,达到调五脏之气,安养五脏之神。东贵荣将调神思想运用于脱发的治疗中,取得了良好的临床疗效。

三、医案

【医案1】单某,女,23岁,初诊日期:1974年11月20日。主诉:头发全部脱落1年多。现病史:于1973年10月突然发现头发脱落三四片,无明显原因,此后心情着急,接着头发大片脱落,不到2个月头发全部脱光,眉毛亦然。称头发未脱之前,头皮有1片白发。检查:头发、眉毛全部脱落,头皮发亮,可见散在之少数小白毳毛。在原长白发处可见一片5cm×7cm大小的白斑。脉弦细,舌质淡,苔薄白。中医诊断:油风。西医诊断:全秃。证候:气血亏虚。治法:滋养肝血,活血消风。丸方:生熟地各120克,黑芝麻120克,当归90克,茜草60克,紫草60克,姜黄60克,白鲜皮60克,研末,炼蜜为丸,每丸9克,日服2~3丸。

1975年1月17日二诊:服上方1料后,头发已完全生长,发根已黑,头发顶端尚白,头皮白斑处亦见部分转黑。嘱仍服前丸药方加侧柏叶30克,1料。

1975年3月3日三诊:药后头发长得密而粗,有光泽,头发顶端转黄。前丸方去白鲜皮加何首乌60克、黄芪45克,研末蜜丸1料。

1975年6月24日四诊:头发顶端尚未完全转黑。仍以前丸方加旱莲草30克,女贞子30克为蜜丸,1料继服。

(摘自《朱仁康临床经验集》)

【医案2】患儿,男,9岁,2016年6月10日初诊。主诉:斑块状脱发3个月。3个月前无明显诱因出现前额发际两处斑块状脱发,服中药治疗效果不佳,后左侧耳后、枕部逐渐出现类似脱发症状,融合成一长带状,并向右侧发展,无痒痛等不适症状。家族中无斑秃病史,其父有脂溢性脱发病史。体格检查:一般情况可,全身系统无异常。皮肤专科检查:前额发际两处大小约2cm×2cm斑片状脱发区,相互融合呈W形状分布,左侧耳后枕部、颞缘发际线呈带状分布脱发区,过后正中线,宽1~2cm,脱发区光滑,未见瘢痕、红斑、脱屑等。拔发试验(+),指甲形态与质地未见异常。实验室检查:血、尿常规无异常,皮损处真菌培养(-),皮肤镜下见典型的感叹号发。症见:患儿毛发细软,发黄无华,形瘦面白,偶有头晕,无头痛,纳食一般,眠可,大便不成形,小便调,舌淡红、苔少,脉细。西医诊断:斑秃。中医诊断:油风。证候:肝肾不足,气虚血亏。治法:补益肝肾、益气补血、填精生发。处方:松针10克,昆布10克,熟地黄10克,牡丹皮10克,盐山萸肉10克,白芍10克,芡实10克,沙苑子10克,菟丝子10克,灵芝10克,茯苓15克,牡蛎20克先煎,甘草5克。30剂,每天1剂,水煎服。外用乌发生发酊、金粟兰酊、茶菊脂溢性外洗液洗头(均为广东省中医院院内制剂)。

2016年7月10日二诊:前额处W形脱发区左侧斑块可见大量新生毛发,比正常毛发短、稀疏,余脱发区无新生毛发,大便成形,头晕减轻,在上方基础上加北沙参10克、太子参10克,30剂,每日1剂,温服,外用药不变。

2016年9月10日三诊:脱发区左侧头发基本长齐,部分脱发处新生毳毛,大便正常,已无明显头晕,在二诊方基础上松针、昆布、北沙参各加量至15克,去太子参、芡实,加黄芪10克、蒲公英15克,30剂,每日1剂,温服,外用药不变。

2016年11月10日四诊:毳毛逐渐变粗,但颜色偏黄,纳食较前改善。黄芪、灵芝加量至15克,加蒺藜15克,30剂,隔日1剂,水煎服。

2017年1月10日五诊:前额基本长齐,颜色偏黄,带状脱发区新生少量毳毛,毛发整体较前变黑,有光泽。上方黄芪及灵芝加量至25克,茯苓加至15克,加陈皮5克,隔日1剂,继服30剂巩固疗效。

【按】油风(斑秃),发病之本在于肝肾不足,肾藏精,其华在发,精血旺盛,则毛发粗黑润泽,是为"发为血之余",肝肾不足则精亏血少,发无所养。本案以六味地黄丸加减治疗,该方以熟地黄滋阴补肾,填精益髓;山茱萸补肝肾,山药补脾是为"补"。茯苓健脾,且利于滋腻之品的健运;牡丹皮可清泄虚热是为"泻",补中寓泻,以泻助补。菟丝子、沙苑子加大补肾之力。除此之外,松针、昆布、蒲公英三者为禤老治脱发的经验用药,根据中医"以形补形"的理论,昆布、松针均形似毛发。《本草纲目》记载松针能"治百病,安五脏,生毛发",其现代药理研究显示,松针所含有的原花青素可促进毛发上皮细胞生长,诱导休止期毛发再生。蒲公英为民间常用的生发药。《本草纲目》记载其"掺牙,乌须发,壮筋骨",现代药理研究认为其具有抗菌消炎的作用。另外,气虚血少则卫外能力减弱,易受虚邪贼风,故在治疗后期加大北沙参、黄芪用量以益气滋阴;牡蛎、蒺藜入肝经可潜阳熄风以防内生之风邪;陈皮、茯苓助健运,以防补益药之滋腻。

（摘自禤国维治疗斑秃临床经验介绍.新中医,2012,44(1):134-136.）

【医案3】患儿,女,7岁,2018年5月4日初诊。主诉:头发脱落3个月余。其家长代诉,患儿因放假后作息时间紊乱,熬夜劳累后于2018年1月25日开始大片脱发,曾多次治疗而无显效。刻诊:头发、眉毛、睫毛大部分脱落,皮肤干燥,纳可,眠差,二便调,舌淡红,苔薄白,脉弦细。西医诊断:斑秃(普秃)。中医诊断:油风。证候:肝肾阴虚,风湿热盛。治法:滋补肝肾,填精生发。处方:松叶10克,蒲公英15克,熟地黄10克,牡丹皮10克,茯神15克,盐山萸肉10克,白芍10克,芡实10克,沙苑子10克,牡蛎20克(先煎),生甘草10克,菟丝子10克,薄树芝10克,昆布10克,北沙参10克。28剂,每日1剂,水煎分早晚两次温服。另加用广东省中医院院内制剂固肾健脾生发口服液,每次10mL,每日2次口服;乌发生发酊、金粟兰搽剂,每日交替搽头皮;茶菊脂溢性洗液,与普通洗发液1:1混合,外用洗头,每周2次。另服复方甘草酸苷片,每次25m克,每日2次。并嘱患儿少进甜食、油腻、燥热食物,用灵芝煲水鱼(鳖)以滋补肾阴。注意休息,避免过度紧张和熬夜。

2018年6月4日二诊:头部见少许新生毛发,有睫毛长出。家长诉头汗较多,睡眠改善,舌脉如前。处方以初诊方去芡实,将茯神改为茯苓,蒲公英减至10克,松叶增至15克,牡蛎增至30克,薄树芝增至15克,北沙参增至15克,加用百合15克。30剂,每日1剂,水煎分早晚两次温服。余治疗药物和方法同前。

2018年7月4日三诊:头皮可见大量新生毛发长出,纳眠可,大便稍溏,小便正常,舌脉如前。上方去百合,蒲公英增至15克,盐山萸肉增至15克,加用芡实15克。36剂,每日1剂,水煎分早晚两次温服。余治疗药物和方法同前。

2018年8月9日四诊:广泛新生毛发,有少许白色睫毛长出。近期呃逆,易外感咳嗽,纳眠可,二便调,舌脉如前。上方沙苑子增至15克,菟丝子增至15克。37剂,每日1剂,水煎,分早晚两次温服。余治疗药物和方法同前。

2018年9月14日五诊:眉毛、睫毛已长出,头部毛发较前恢复较明显,仅见十余处椭圆形脱发。上方将熟地黄增至15克,芡实增至20克,加用黄芪10克。38剂,每日1剂,水煎,分早晚两次温服。停用复方甘草酸苷片,余治疗药物和方法同前。后续在五诊方基础上加大黄芪的用量,患儿头发、眉毛、睫毛等逐渐长出。服药至2019年5月,斑秃痊愈。褟老嘱咐患儿不可骤然停药,根据病情仍每2天、每3天、每周服用1剂中药,要求患儿治疗1个月后复查1次,持续用药1年方可逐渐恢复肝肾精血,不致复发。

【按】患儿春节期间作息紊乱,精血亏虚,肝肾不足,发失濡养导致斑秃。发为血之余,血为阴易亏,因此,精血亏虚在斑秃诊治中占主导地位,临床应以补虚为主要原则,用益肾填精、养血调血之品固其本、治其标,达到标本兼治的目的。患者发生全秃和普秃的年龄越小,恢复的可能性也越小,故需及时诊治,方可减少复发。该案患儿皮肤干燥、脉弦细为阴虚燥热之象,故运用六味地黄汤加减补肝肾、益精血,并用白芍代替六味地黄汤的泽泻、用芡实代替山药,加用松叶、薄树芝、昆布、蒲公英、牡蛎等生发必用之品。因患儿眠差,用茯神取代茯苓以宁心安神;用沙苑子取代白蒺藜,加用菟丝子补肾助阳;牡蛎、北沙参滋阴熄风潜阳。二诊时已有新生头发,因见头汗较多,辨为虚热内扰,故加用百合养阴润肺、清心安神,同时加大松叶、蒲公英、牡蛎、薄树芝、北沙参剂量以增强滋阴清热之力;大便偏干,故去收敛健脾实便之芡实。三诊时病情明显好转,头皮长出大量新生毛发,加大蒲公英、盐山萸肉的剂量以补肝肾、乌须发;去百合,加用芡实以加强益肾固精、补脾止泻之功。四诊时病情持续好转中,已有睫毛长出,效不更方,加大沙苑子、菟丝子剂量以滋补肝肾、固精生发。五诊时已有眉毛、睫毛长出,头部毛发较前恢复较明显,为病情稳定期,增加熟地黄、芡实的剂量,并加用黄芪益气固本。治疗全程平补肝肾,切中病机,以独特的用药并中西医结合,故获良效。

（摘自褟国维从肝肾阴虚论治斑秃的临证经验.中医杂志,2020,61(01):13-16.）

【医案4】梁某某,男,31岁。2020年5月21日就诊。诊见斑秃,以后项部为多,头发散在成片脱落,头屑多且黏腻污秽,不易洗净,体格强壮,面色红润、油腻,身体沉重,口中黏,大便不爽,舌质淡红或红,苔黄厚腻。中医诊断:斑秃,脾虚湿热。治法:健脾清湿热。方药:黄芪20克,土茯苓、蚕砂、赤小豆、地肤子、蒺藜、茵陈各30克,陈皮、黄柏、白鲜皮、当归、党参、六神曲、苍术、葛根各10克,生白术15克,焦山栀、泽泻、升麻各5克。7剂。5月29日二诊,患者皮肤油腻、口中黏等症状明显减轻,原方去黄芪,加车前子15克,山楂30克,继进14剂。6月12日三诊,经上述治疗,患者自我感觉良好,脱发已明显减少,后项部新发渐生,守方14剂继服,以资巩固。

【按】素体湿邪偏盛,或久居湿地,或嗜食肥甘厚腻,酿湿生热,湿热之邪循经上蒸巅顶,侵蚀发根,出现斑秃。李师用茵陈五苓散合二妙丸加减,佐以补气健脾清热之品,经调治1月余,新发逐渐长出。

（摘自李伟林辨治斑秃验案举隅.浙江中医杂志,2021,56(04):308.）

【医案5】任某,男,24岁。2019年2月12日初诊。半年前突然发现头部斑片状脱发,曾于多家医院诊治,无明显改善。刻诊:头顶左右两侧及后枕部直径2~5cm椭圆形脱发区3处,发质偏白灰。中医诊断:油风。分型:肝肾不足。治法:补益肝肾,活血生发。针灸处方:四神聪、头临泣、头维、本神、承光、肝俞、肾俞、膈俞、悬钟、太冲、足三里、三阴交、气海、血海、阿是穴。气海、关元温针灸,脱发区局部阿是穴围刺,梅花针叩刺后温和灸。隔日针1次,10次1疗程。方药:桃仁6克,红花9克,当归、女贞子、墨旱莲、黄精、夜交藤、石菖蒲、鸡血藤各15克,桑椹、黑豆、熟地黄、白芍、川芎各10克。14剂。水煎服,日1剂,早晚分服。

2月26日二诊:脱发减少,守方加枸杞、菟丝子各10克,侧柏叶15克,梅花针改1周1次。

3月12日三诊:已见新生毛发,前方去桃仁、红花、侧柏叶、石菖蒲,加制首乌、肉苁蓉各6克,鹿角胶3克。1月后疗程结束。

3月后随访,患者诉脱发区新发长出,发质变黑变亮。

(摘自方剑乔辨治斑秃经验拾零.浙江中医杂志,2021,56(04):307.)

【医案6】患者赵某,男性,34岁。2018年5月10日就诊。家属诉患者自幼发育迟缓,体弱多病,身材矮小,体形消瘦。5月前头发渐渐稀疏脱落,洗头时头发脱落尤甚,深受其扰。屡行检查,不知其因,迭进药物,脱发之势亦未有减。刻下:头发稀疏,发质干枯无泽,头顶光亮,面黄肌瘦,面部满布暗黄瘀斑,视物欠清,神疲乏力,语怯声低,畏寒肢冷,食欲不振。舌红,苔白腻,脉细。既往有哮喘病史20余年,否认过敏史。辨证为气虚血瘀,痰饮阻滞,肾阳不足。治以通阳化饮,补气活血,温肾暖脾。处以苓桂术甘汤加味:茯苓、党参各15克,桂枝、白术、陈皮、法半夏、当归、仙茅、仙灵脾各10克,甘草6克。7剂。每日1剂,早晚分服。

2018年5月17日,患者服药后头发虽仍显稀疏,但头顶部可见少许新发生长,无痒痛感,食欲精神稍好转,口渴,纳眠可,二便平,舌尖红,苔白腻,脉细。效不更方,守上方加白豆蔻(后下)6克,黄芩10克。7剂。煎服方法同上。药后未见患者前来就诊,询其母,乃知赵某头发已渐渐长出。

【按】该病案中患者自幼发育迟缓,体弱多病,肾阳不足,不能推动机体生发生长,所以身材矮小,体形消瘦,畏寒肢冷。患者既往有哮喘病史,痰饮内伏,停聚中焦,困遏脾阳,脾运无力,气血化生乏源,终致气虚血瘀,故见头面瘀斑。气血无以上荣头窍,毛发失养,而见发质干枯、稀疏脱落。遂用苓桂术甘汤加味以通阳化饮,祛瘀生新。方中茯苓淡渗利湿,桂枝辛温通阳,桂枝合茯苓则可通阳化饮;白术燥湿健脾,陈皮、法半夏理气化痰、燥湿健脾、温化水饮,仙茅、仙灵脾温肾扶阳,以助温化。上药合用,则得以温化水饮,水饮壅塞之势将去,气机畅达之道已清,此时再佐以党参、当归补益气血,甘草调和,则补而不滞,恰到好处。全方通补并用,标本兼治,故能温肾阳,化水饮,降浊阴,升清阳,祛饮邪,补气血,气血上荣头窍,故毛发得以再生。

(摘自杨玉萍治疗斑秃验案.浙江中医杂志,2019,54(03):229.)

四、现代研究进展

随着社会的发展,生活环境污染严重,生活节奏加快,心理压力增加,以及人们对自身形象的重视,斑秃越来越成为现代都市人所困扰的疾病。由于斑秃病因病机的不确定性,临床提倡联合用药与综合治疗。从目前相关文献来看,西药治疗斑秃虽有一定的生发效果,但副作用严重,疗效低,复发率高。而中医药治疗脱发具有方法多、疗效高、副作用小、复发率低的优点。中医临床多采用中药内外合治法,治愈率多在70%以上,总有效率在90%以上,内治能充分发挥中医整体观念和辨证论治的特色,从整体上调节机体以治本,外治能直接作用于病变部位,有着治标的功效,故两法合用,可起到相辅相成、标本兼治的作用,既缩短了治疗时间,又降低了复发率。因此,采用内服中药、外用酊剂或配合针灸治疗是目前提高疗效的最佳选择。斑秃的发病率男女大致相等,但在儿童和青年人中比较常见。斑秃亦可见于眉毛、睫毛、腋毛、阴毛及胡须等,且有可能是唯一的受累部位。多数斑秃患者仅有1片或数片脱发区,病程数月。但也有少数患者可反复发生或边长边脱落。重者脱发持续进行,脱发区彼此融合,渐成为大片状的脱发,病程可持续数年。若头发全部脱落,称全秃(alopecia totalis)。若头发、眉毛、睫毛、胡须、腋毛、阴毛及毳毛等所有毛发均脱落,称普秃(alopecia universatis)。沿头皮周缘呈潜行性的带状脱发称为匍行性脱发(ophiasis)。

【病因病理】

(1)中医病因病机

过食辛辣炙煿、醇甘厚味,或情志抑郁化火,损阴耗血,血热生风,风热上窜巅顶,毛发失于阴血濡养而突然脱落;或跌仆损伤,瘀血阻络,血不畅达,清窍失养,发脱不生;或久病致气血两虚,肝肾不足,精不化血,血不养发,肌腠失润,发无生长之源,毛根空虚而发落成片。

(2)西医病因病机

斑秃发病可能与遗传、情绪、应激、内分泌失调、自身免疫等因素有关,可能属于多基因疾病范畴。遗传易感性是斑秃发病的一个重要因素,约25%患者有家族史。斑秃常与一种或多种自身免疫性疾病并发,如桥本甲状腺炎、糖尿病、白癜风患者及其亲属患本病的概率比正常人明显增高,斑秃患者体内存在自身抗体,在进展期或早期脱发及再生毛发毛囊周围区有以Th细胞为主的炎性细胞浸润。

引起毛囊破坏的病因很多,大致分为以下五类:

①发育缺陷,如皮肤发育不全、Conrdi病、表皮痣、汗管角化、鱼鳞病、毛周角化等。

②物理因素如卷发、烫伤、放射性皮炎。

③感染如头黄癣、脓癣、疖、痈、毛囊炎、寻常狼疮、麻风等。

④肿瘤如汗管瘤等。

⑤病因不明皮肤病如扁平苔藓、红斑狼疮、硬皮病、结节病、毛囊性黏蛋白沉积病等。

根据相关文献记载:斑秃是由多原因引起的毛囊破坏形成瘢痕,从而产生永久性秃发。近年来更倾向于斑秃表现为自身免疫性疾病、体液免疫方面的改变为主,包括非器官特异性自身抗体和器官特异性自身抗体。已报告的有抗平滑肌抗体、抗核抗体(主要为斑点型)、抗线粒体抗体、抗基底膜抗体及类风湿因子,器官特异性自身抗体有抗甲状腺抗体、抗胃壁细胞抗体、抗肾上腺抗体等。自身抗体的阳性率与患者的性别、年龄和病情严重程度有关。细胞免疫的改变为斑秃皮损的血管及毛球周围有大量淋巴细胞浸润。研究还发现斑秃区的毛囊有强的HLA Ⅰ、Ⅱ类免疫反应性,并且参与造血细胞迁移的黏附分子表达异常。近年来,斑秃中多种与免疫调节有关的细胞因子的研究令人瞩目。虽然上述机制比较流行,但确切的病因学还不清楚,并且没有证实确切的自身抗原和致病基因。

【临床诊断】

(1)中医诊断

①血热风燥证

证候:突然出现脱发斑片,偶有头皮瘙痒或伴有头部烘热,心烦易怒,急躁不安,舌红苔薄,脉弦。

②气滞血瘀证

证候:病程长,头发脱落前有头痛或胸胁疼痛等症,伴失眠多梦,烦躁易怒,舌有瘀点、瘀斑,脉沉细。

③气血亏虚证

证候:多在病后或产后头发呈片状脱落,并且进行性加重,范围由小而大,毛发稀疏枯槁,触摸易落,伴唇白、心悸、气短懒言、倦怠乏力,舌淡,脉细弱。

④肝肾不足证

证候:病程日久,平素头发焦黄或花白,发病时呈大片均匀脱落,甚或全身毛发脱落,伴头昏、耳鸣、目眩、腰膝酸软,舌淡,苔薄,脉细。

(2)西医诊断

①根据病人的临床表现,即自诉大片状头发掉落,而无自觉症状。

②行专科检查:斑片状脱发,脱发区皮肤变薄,色泽光亮。

③斑秃应与假性斑秃及头癣进行鉴别。

【鉴别诊断】

本病应与假性斑秃及头癣进行鉴别。假性脱发是一种炎症瘢痕性脱发,常继发于扁平苔藓头皮红斑狼疮、梅毒等炎症性疾病;秃发部位皮肤萎缩变薄,毛囊口消失,秃发区边界清楚,但边缘不规则,脱发为不可逆性。头癣以断发为主,皮损区有鳞屑或痂皮,自觉瘙痒或疼痛,断发及鳞屑中易查到真菌。

【临床治疗】

(1)中医辨证论治　实证以清、以通为主;虚证以补、以摄为主。

①血热风燥证　治以凉血息风,养阴护发。方药:四物汤合六味地黄丸加减。风热者,加菊花、桑叶;失眠者,加合欢皮、酸枣仁。

②气滞血瘀证　治以通窍活血。方药:通窍活血汤加减。

③气血亏虚证　治以益气补血。方药:八珍汤加减。气虚较重者,加黄芪、党参;神志不安者,加酸枣仁、夜交藤、远志。

④肝肾不足证　治以滋补肝肾。方药:七宝美髯丹加减。阴虚火旺,潮热遗精者,加贝母、黄柏;肝肾阴虚者,加枸杞、五味子、菟丝子。

(2)中医外治疗法　鲜毛姜(或生姜)切片,烤热后涂搽脱发区,每天数次;5%~10%斑蝥酊、10%补骨脂酊、10%辣椒酊外搽,每天数次。

(3)西医治疗

①口服药物

对迅速广泛的进展期脱发可口服中小剂量泼尼松,数周后逐渐减量并维持数月,一般2个月内毛发开始生长,但停药后可能复发;胱氨酸、泛酸钙、维生素B等有助于生发,精神紧张、焦虑、失眠患者可给予溴剂或其他镇静剂。在脱发期用镇静剂,控制神经高度兴奋,必要时加用糖皮质激素。全身治疗:包括糖皮质类固醇、免疫抑制剂,如环孢素(ACCsA);免疫增强剂,如白细胞介素2(IL-2)、五肽胸腺素、异丙肌苷(inosiplex)等。局部治疗:如接触致敏剂,局部免疫抑制,生物学反应调节剂,物理疗法,组织疗法,包括组织埋藏、羊肠绒局部埋藏或胎盘组织液肌注等。

②外用药物

2%~5%米诺地尔酊剂、盐酸氮芥溶液等外用2个月可见毛发新生;孤立性、顽固性皮损可用泼尼松龙混悬液与1%普鲁卡因等量混合后做皮内注射。

临床上单纯用中药内治和西医治疗斑秃疗效较差,可结合运用中西医结合疗法。中医内治方法充分发挥了中医整体观念和辨证论治的特色,从整体上调节机体机能以治本;西医外治则能直接作用到患处头皮,促进毛发生长,有着治标的功能。两法合用,相辅相成,起到标本兼治的作用,既缩短了治疗时间,又降低了复发率。此法常用于治疗重型斑秃患者。

【预防调护】

(1)劳逸结合,保持心情舒畅,避免烦躁、忧愁、动怒等。

(2)加强营养,多食富含维生素的食物,纠正偏食的不良习惯。

(3)注意头发卫生,加强头发护理,不用碱性强的肥皂洗发,不用电吹风吹烫头发。

附:现代研究认为:刘寄奴可降低血瘀黏度、扩张外周血管、增加器官血流量。据文献记载,可单用刘寄奴煎服治疗斑秃患者,取得满意效果。

甘草甜素,其药理活性单位为甘次酸。因它与皮质类固醇的分子结构相似,具有皮质类固醇样作用(即抗炎、抗变态反应及诱发干扰素的作用),且很少有皮质类固醇的副作用,可用于治疗斑秃。常用的有:甘利欣、美能片(复方甘草甜素片)等。

女贞子单味水煎剂对毛囊有直接促进生长作用;黄芪有双向免疫调节功能及改善微循环作用;雷公藤具有抗炎和调节免疫的功能;茯苓也有一定的增强免疫功能的作用,故均可口服单味药治疗斑秃。

参考文献

[1] 陈实功.外科正宗[M].北京:人民卫生出版社,1964:289.

[2] 傅琳玲,朱文元.单味中药对体外培养毛囊生长影响的研究[J].中国皮肤性病学杂志,2000,14(2):92-93.

[3] 吴盘红,李红毅,禤国维.禤国维教授治疗斑秃临床经验介绍[J].新中医,2012,44(1):134-136.

[4] 席建元,陈偶英,禤国维.中医药治疗脂溢性脱发的研究进展[J].中华现代皮肤科杂志,2005,2(3):223-224.

[5] 裴悦,平瑞月,禤国维.禤国维运用中医药治疗斑秃经验介绍[J].新中医,2018,50(03): 229-231.

[6] 刘亚梅,李红毅,禤国维.禤国维从肝肾阴虚论治斑秃的临证经验[J].中医杂志,2020,61 (01):13-16.

[7] 任志敏,李伟林,蒋梦霞.李伟林辨治斑秃验案举隅[J].浙江中医杂志,2021,56(04):308.

[8] 刘芳,王晨瑶,方剑乔.方剑乔辨治斑秃经验拾零[J].浙江中医杂志,2021,56(04):307.

[9] 钟天耀,杨玉萍.杨玉萍治疗斑秃验案[J].浙江中医杂志,2019,54(03):229.

[10] 朱培成,禤国维,陈达灿.原花青素对斑秃患者外周血单核细胞中IFN-γ、IL-12及转录因子T-bet基因表达的调节作用[J].中国中西医结合杂志,2008,27(10):900-902.

[11] 吴艳玲,朴惠善.蒲公英的药理研究进展[J].时珍国医国药,2004,14(8):519-520.

[12] 李元文.名医临证经验[M].北京:人民卫生出版社,2001,871-874.

[13] 陈红风.中医外科学临床研究[M].北京:人民卫生出版社,2017:161-167.

[14] 陈红风.中医外科学[M].北京:中国中医药出版社,2016:127-129.

（杨鹏斐　杜艳丽）

第十六节 白驳风

本病中医又称"白毋奏""白癞""龙舐""白癜""白癜风""白癜疯""癜风""白驳""白驳风""白点风"等。西医称为白癜风,本病是一种常见的后天色素脱失性皮肤病,表现为局限性或泛发性。因皮肤黑素细胞功能消失或者细胞数量减少引起,常见于头面部、四肢末端、背侧、摩擦部位,以及皮肤和黏膜交接部位等。

中医对于白癜风的认识是基于古代医家的医理论述发展而来,古代医家主要认为白癜风涉及肺、心、脾、肝等,与外风、内热、外湿、气、血有关,病位在皮肤与腠理,病机是气血不和或气滞血瘀。

一、古籍选粹

古籍参考书目:《华佗神方》《肘后备急方》《诸病源候论》《备急千金要方》《外台秘要》《太平圣惠方》《本草纲目》《疡医证治准绳》《景岳全书》《医宗金鉴》《医林改错》《张氏医通》。具体内容摘录如下:

(一)汉·华佗《华佗神方》

【内服治疗】

华佗治白癜风神方:苦参三斤 露蜂房炙 松脂 附子炮 防风各三两 栀子仁五两 乌蛇脯炙六两 木兰皮。共捣为末,一服一匕,陈酒下。

【外用治疗】

外用:附子 天雄 乌头各三两 防风二两以豚脂煎膏涂之。

华佗治白驳风神方:多生于颈项及头面上,浸淫渐长,状类癣而无疮。治法先洗拭驳上,以竹篦乱之,使碜痛,拭干后,以干鳗鲡鱼脂涂之,轻者一次即愈,重者不逾三次。

(二)晋·葛洪《肘后备急方》

【内服治疗】

崔氏《海上方》云,威灵仙去众风,通十二经脉。此药朝服暮效,疏宣五脏冷脓,宿水变病,微利不泻,人服此,四肢轻健,手足温暖,并得清凉。

时商州有人患重足不履地,经十年不瘥。忽遇新罗僧见云,此疾有药可理,遂入山求之,遣服数日,平复后,留此药名而去。此药治丈夫、妇人中风不语,手足不随,口眼喝斜,筋骨节风,胎风,头风,暗风,心风,风狂人。伤寒头痛,鼻清涕,服经二度,伤寒即止。头旋目眩,白癜风,极治。大风,皮肤风痒。大毒,热毒,风疮,深治劳疾。连腰骨节风,绕腕风,言语涩滞,痰积。宣通五脏,腹内宿滞,心头痰水,膀胱宿脓,口中涎水,好吃茶渍。手足顽痹,冷热气壅,腰膝疼痛,久立不得,浮气瘴气,憎寒壮热,头痛尤甚,攻耳成脓而聋。又冲眼赤,大小肠秘,服此立通。饮食即住,黄胆,黑疸,面无颜色,瘰疬遍项,产后秘涩暨腰痛,曾经损坠心痛,注气膈气,冷气攻冲,肾脏风壅,腹肚胀满,头面浮肿。注毒脾、肺气,痰热咳嗽气急,坐卧不安,疥癣等疮。妇人月水不来,动经多日,血气冲心,阴汗盗汗,鸦臭秽甚,气息不堪。勤服威灵仙,更用热汤,尽日频洗,朝涂若唾,若治鸦臭,药自涂身上,内外涂之,当得平愈。孩子无辜,令母含药灌之。痔疾秘涩,气痢绞结,并皆治之。威灵仙一味,洗焙为末,以好酒和,令微湿,入在竹筒内,牢塞口,九蒸九曝。如干,添酒重洒之,以白蜜和为丸如桐子大,每服二十至三十丸,汤酒下。

(三)隋·巢元方《诸病源候论》

【疾病概述】

白癜者,面用颈项、身体皮肉色变白,与肉色不同,亦不痒痛,谓之白癜。此亦是风邪搏于皮肤,气血不和所生也。

(四)唐·孙思邈《备急千金要方》

【内服治疗】

九江散　主白癜风及二百六十种大风方。当归七分　石南六分　蹢躅　秦艽　菊花　干姜　防风　雄黄　麝香　丹砂　斑蝥各四两　蜀椒　鬼箭羽　连翘　石长生　知母各八分　蜈蚣三枚　虻虫　地胆各十枚　附子四两　鬼臼十一分　人参　石斛　天雄　王不留行　乌头　独活　防己　莽草各十二分　水蛭百枚　上三十味,诸虫皆去足翅,熬炙令熟,为散,酒服方寸匕,日再。其病入发令发白,服之百日愈,发还黑。

又方:天雄　白蔹　黄芩各三两　干姜四两　附子一两　商陆　蹢躅各一升　上七味,治下筛,酒服五分匕,日三。

又方:以酒服生胡麻油一合,日三,稍稍加至五合,慎生肉、猪、鸡、鱼、蒜等,百日服五斗,瘥。

【外用治疗】

治白癜风方:矾石　硫黄。上二味各等分,为末,醋和敷之。

又方:平旦以手掉取韭头上露,涂之,极效。

又方:以蛇蜕皮熬,摩之数百过,弃置草中。

又方:树空中水洗桂末,唾和,涂之,日三。

又方：以水银拭之令热，即消差，数数拭之，瘥乃止。

（五）唐·王焘《外台秘要》

【内服治疗】

《崔氏》疗白癜风神效方：雌黄七分,细研　木兰皮　白术各八分　苦参　川芎　麻黄去节　山茱萸　甘草炙　狗脊　枳实炙,各四分　秦艽　沙参　细辛　牛膝　白蔹　人参　当归　薯蓣　白芷各五分　防风　附子炮　菓耳子各六分　上二十二味,捣筛为散。酒服方寸匕,日再,渐渐加至二匕。忌生葱菜、海藻、菘菜、猪肉、桃李、雀肉等。

《古今录验》疗疱白癜风,**商陆散方**　生商陆根切,一升　白蔹　天雄炮　黄芩各三两　干姜四两　附子炮　踯躅花一升　上七味,捣筛。酒服五分匕,日三。忌猪肉、冷水。

又疗白癜风,**附子膏方**　附子炮　天雄炮　乌头炮,各三两　防风二两上四味,切,以猪膏三升合煎之,先服散,白癜上以膏敷之。(一方无防风)

《古今录验》疗面白驳方：弊帛　蝉颈　帚　甑带　脯腊　履底　蛇皮　上七味,等份,以月蚀之夕,盛蚀时合烧之,捣筛。以酒服方寸匕,日二,二服止。以淳苦酒和涂白上。一并除之。

又疗举体苦白驳,经年不瘥,此风虚,**生菖蒲酒方**　陆地　菖蒲细切,一石,别煮　天门冬一斤,去心　天雄三两,去皮,生用　麻子仁一升　茵芋　干漆　干地黄　远志去心,各三两　露蜂房五两　苦参一斤　黄芪半斤　独活　石斛各五两　柏子仁二升　蛇皮长三尺　大蓼子一升　上十六味,咬咀之,以绢囊盛著,先以水二斛五斗煮菖蒲根,取八斗,以酿一斛五斗米许,用七月七日造,冬月酒成,漉糟停药,著器中下消减。令人延年益寿,耳目聪明,力气兼倍。一剂不觉,更作尤妙,当以瘥为期。更重煮菖蒲,去滓取汁,以渍洗悉益佳。禁食羊肉、饧、鲤鱼、猪肉、芜荑、鸡犬、生冷。十日酒定熟,须去滓佳。

又方：黑油麻一大升　生地黄五大两　桃仁去两仁皮尖,三十枚,熬。上三味,先退去油麻皮蒸之,日曝干,又蒸之如此九度讫,又曝取干,捣令极碎,然后捣地黄、桃仁罗之,即总相和,加少蜜令相著。一服一匙,日再服,和酒吃,空吃亦得,兼食诸肺尤妙。忌芜荑、热面、猪、蒜、油腻等。

【外用治疗】

又方：揩上令破,摘萝摩白汁涂之,日日为之,取瘥为度。

又方：荷叶裹鲊,合叶相和,更裹令大臭烂,先拭令热,敷之即瘥。

（六）宋·王怀隐《太平圣惠方》

【病因病机】

夫肺有壅热,又风气外伤于肌肉,热与风交并,邪毒之气,伏留于腠理。与卫气相搏,不能消散,令皮肤皱起生白斑点,故名白癜风也。

【内服治疗】

治肺脏久积风毒,皮肤生白癜不止,**苦参散方** 苦参三两,锉 露蜂房二两,微炒 松脂二两 附子二两,炮裂,去皮脐 栀子仁二两 乌蛇三两,酒浸,去皮骨,炙微黄 木兰皮二两 上件药,捣细罗为散。每服不计时候,以温酒调下二钱。宜常吃萝卜菜,勿食鸡雀肉,忌猪、鱼、大蒜、湿面等。

治身体顽麻,及生白癜风,宜服此**乌蛇散方** 乌蛇三两,酒浸,去皮骨,炙微黄 白僵蚕二两,微炒 桂心半两 独活二两 天麻一(二)两 川乌头半两,炮裂,去皮脐 细辛半两 防风半两,去芦头 胡麻子二两 枳实半两,麸炒微黄 蝉壳半两 白附子半两,炮裂 天南星一分,炮裂 上件药,捣细罗为散。每服不计时候,以温酒调下二钱。

（七）明·李时珍《本草纲目》

【内服治疗】

白癜风疾:白蒺藜子六两,生捣为末。每汤服二钱,日二服。一月根绝,服至半月,白处见红点,神效。(《孙真人食忌》)

白癜风斑:杏仁连皮尖,每早嚼二七粒,揩令赤色。夜卧再用。(《圣济总录》)

【外用治疗】

自然灰(《拾遗》)集解〔藏器曰〕生南海畔,状如黄土,灰可浣衣。琉璃、玛瑙、玉石以此灰埋之,即烂如泥,至易雕刻。主治白癜风、疬疡风,重淋取汁,和醋傅之,以布揩破乃傅之,为疮勿怪。

灰藋菜茎叶气味甘,平,无毒。主治恶疮,虫、蚕、蜘蛛等咬,捣烂和油敷之。亦可煮食。作汤,浴疥癣风瘙。烧灰纳齿孔中,杀虫。含漱,去甘疮。以灰淋汁,蚀息肉,除白癜风、黑子、面䵟,着肉作疮(藏器)。

白癜风:红灰藋五斤,茄子根、茎三斤,苍耳根、茎五斤,并晒干烧灰,以水一斗煎汤淋汁熬成膏,别以好乳香半两,铅霜一分,腻粉一分,炼成牛脂二两,和匀,每日涂三次。(《圣惠》)

白癜风:青胡桃皮一个,硫磺一皂子大,研匀。日日掺之,取效。嵌甲(胡桃皮烧灰贴)

白癜风疮:楸白皮五斤,水五斗,煎五升,去滓,煎如稠膏,日三摩之。(《圣济总录》)

白马骨〔藏器曰〕无毒。主恶疮。和黄连、细辛、白调、牛膝、鸡桑皮、黄荆等,烧末淋汁。取治瘰疬恶疮,蚀息肉。白癜风,揩破涂之。

蒸笼(《拾遗》)主治取年久竹片,同弊帚扎缚草、旧麻鞋底系及蛇皮,烧灰,擦白癜风。(时珍,《圣惠方》)

白癜风、疬疡风,以雄鸡翅下血涂之。(藏器)

白癜风:驴尿、姜汁等分,和匀,频洗。(《圣济总录》)

（八）明·王肯堂《疡医证治准绳》

【疾病概述】

风白驳者,面及颈项、身体、皮肉色变白,与肉色不同,亦不痒痛,谓之白驳。此亦是风邪搏于皮肤,血气不和所生也。夫白驳者,是肺风流注皮肤之间,久而不去之所致也。多生于项面,点点斑白,但无疮及不瘙痒,不能早疗即便浸淫也。

【内服治疗】

防风汤 治白癜风 防风去芦 地骨皮 山栀子 王不留行 荆芥穗 恶实 人参去芦 生干地黄各一两 甘草炙,七钱半 上咬咀,每服五钱,水二盏,入恶实根少许,煎至一盏半,去渣。温服不拘时候,日进二服,大有神效。

【外用治疗】

摩风膏 一治白癜风。附子 川乌头 防风各二钱 凌霄花 踯躅花 露蜂房各一两 上件细锉,用猪脂三斤煎炼,看药黄焦,去渣候冷,收瓷盒中用。摩风癜上,以瘥为度。

又方:硫黄 密陀僧 腻粉 乳香四味并另研 杏仁 白僵蚕炒 上为细末,酥调成膏。用浆水洗疮,以生布擦破涂之,日夜四五次,甚妙。

治白癜风胡桃涂之:胡桃初生青者,五枚 硫黄半两,细研 白矾二钱半,细研上件和研为膏,月三两次涂之瘥。

治白癜风:附子一枚,生用 硫黄半个,研 鸡子三个,用米醋浸经七日,看壳软取出,用白调药 为细末,用米粉二钱半,更研令匀,鸡子白调涂之。

玉粉膏 治白癜风。白矾 硫黄各半两 上件同研如粉,用醋调涂即瘥。

治白癜风如雪色 硫黄 香墨各一两半 上件同研如粉,用生布揩癜上微伤,用醋和如膏涂之,作疮未瘥更涂。

三圣膏 治白癜风。硫黄生研 黄丹各半两,研 上件用生绢袋盛,紧缚定。蘸生姜自然汁于白癜上搽之,日夜十次自愈。

治白癜风:草乌半两 巴豆二钱半 上为细末,以醋和为剂,用绢布裹定。浴后擦之,其药力自下矣。

紫桂散 治白点渐长如癣。桂不以多少,去粗皮 上为细末,唾津和调敷,每日三四次涂敷之甚妙。

又方:萝卜白汁 生白矾三钱 先用生布揩令微破,调之,不过三上瘥。

治白癜风淋洗:桑柴灰三斗 上内大甑内蒸,使气溜下釜中,取汤淋汁热洗,不过五六度瘥。

治白驳:硫黄研细 草决明 半夏生用 榭树皮烧灰,各一两 蛇蜕皮一条,烧灰 上为末,用清漆和之,薄涂白处。欲涂药时,先用巴豆中截摩白处,令皮微起,却敷药二三遍即愈。

又方:雄黄 硫黄并细研 附子生用,各一两 上为细末,醋调涂之。

又方:雌黄 硫黄各二钱半 蛇蜕皮二条,烧灰 上件同研为末,用醋调如膏。先以巴豆中截揩白处令皮起,然后敷药三二遍瘥。

又方:硫黄研 川乌头各一两 为细末,醋调涂之。

又方:先用新布擦令赤,用醋摩巴豆涂之效。

治白驳:用蛇蜕烧末,醋调敷上神效。

(九)明·张介宾《景岳全书》

【临证辨治】

鸡血:味咸,性平。主疗痿痹中恶腹痛,解丹毒、蛊毒、虫毒、盐卤毒,及小儿惊风便结,亦能下乳,俱宜以热血服之。若马咬人伤,宜以热血浸之。鸡冠血治白癜风,经络风热。涂囟颊,治口㖞不正。卒灌之,治缢死欲绝,及小儿卒惊客忤。和酒服,发痘最佳。涂诸疮癣蜈蚣、蜘蛛、马咶等毒。若有百虫入耳,宜用热血滴之。

(十)清·吴谦《医宗金鉴·外科心法要诀》

【临证辨治】

白驳风生面颈间,风邪相搏白点,甚延遍身无痛痒,治宜消风涂脂痊。(注:此证自面及颈项,肉色忽然变白,状类癜点,并不痒痛,由风邪相搏于皮肤,致令气血失和。施治宜早,若因循日久,甚者延及遍身。初服浮萍丸,次服苍耳膏;外以穿山甲片先刮患处,至燥痛,取鳗鲡鱼脂,日三涂之。一方取树孔中水温洗之,洗后捣桂心、牡蛎等分为末,面油调涂,日三夜一俱效)

浮萍丸 紫背浮萍取大者洗净,晒干 研细末,炼蜜为丸,如弹子大。每服一丸,豆淋酒送下。豆淋酒法 黑豆半升,炒烟起,冲入醇酒三斤,浸一日夜,去豆,用酒送药。方歌:浮萍丸治白驳应,晒干紫背大浮萍,蜜丸弹状豆酒服,专能发表散邪风。

苍耳膏 苍耳鲜者,连根带叶取五七十斤,洗净 切碎,入大锅内煮烂,取汁,绢滤过,再熬成膏,瓷罐盛之。用时以桑木匙挑一匙,噙口内,用黄酒送下。服后有风处,必出小疮如豆粒大,此风毒出也,刺破出汁尽即愈。忌猪肉。方歌:苍耳风邪侵皮肤,气血失和白驳生,连根带叶鲜苍耳,洗净熬膏酒服灵。

(十一)清·王清任《医林改错》

【内服治疗】

通窍活血汤 赤芍一钱 川芎一钱 桃仁三钱,研泥 红花三钱 老葱三根,切碎 鲜姜三钱,切碎 红枣七个,去核 麝香五厘,绢包 用黄酒半斤 将前七味煎一钟,去渣,将麝香入酒内,再煎二沸,临卧服。方内黄酒,各处分两不同,宁可多二两,不可少,煎至一钟。酒亦无味,不能饮酒之人亦可服。方内麝香,市井易于作假,一钱真,可合一两假,人又不能辨,此方麝香最要紧,多费数文,必买好的方妥,若买当门子更佳。大人一连三晚吃三付,隔一日再吃三付。若七、八岁小儿,两晚吃一付,三两岁小儿,三晚吃一付。麝香可煎三次,再换新的。

方歌:通窍全凭好麝香,桃红大枣老葱姜,川芎黄酒赤芍药,表里通经第一方。

白癜风,血瘀于皮里,服三五付可不散漫,再服三十付可痊。

(十二)清·张璐《张氏医通》

【病因病机】

白癜风者,血虚不能濡润经络,毒邪伤犯肺经气分也。

【内服治疗】

《圣惠方》用桑枝十斤 茺蔚草穗三斤,煎膏温酒调服。

【外用治疗】

外用雄黄、硫黄、黄丹、南星、枯矾、密陀僧等分,姜蘸擦之,擦后渐黑,再擦则愈。一方,无黄丹、南星,用白茄子,切去一头蘸擦。

二、近现代名家对病因病机、证型、临证的认识

傅魁选认为白癜风是风邪相搏于肌肤,气血失和所致,但该病的病机关键不在于风,而在于局部的气血瘀阻,经络不通。正如《素问·风论篇》所云"风气藏于皮肤之间,内不得通,外不得泄",久而血瘀,皮肤失养变白而成此病。治疗上以补血、养血、通络为主,祛风为辅,认为气血得调补,经络得通畅,风邪必能除。

顾伯华重视辨证论治、内外兼治,提出治疗白癜风六法:①祛风为先,辛散入肺达皮毛。②养血活血,善治风者先治血。③疏肝理气,开达毛窍解郁闭。④益气固表,辨病寓于辨证中。⑤补肾益肺,金水同源治病根。⑥浸渍外治法,直达病所取捷径。顾伯华重视辨证论治,内外兼治,常针对白癜风的发生、发展与脏腑气血病理变化的辨证关系进行治疗。

张作舟主张立足整体,内外兼调。张作舟认为白癜风是先天禀赋不足,或后天失于调养所致。病因病机应责之于"三点一要",即肝肾阴虚为本;风湿侵袭为标;日久气滞血瘀为主;脾胃虚弱为要。治疗采取滋补肝肾,祛风除湿,行气活血通络以及健脾益气等治法进行治疗。

欧阳恒以调和气血、补益肝肾、以色治色为主。欧阳恒认为白癜风的发病机制为"气血失和,久病成瘀",在辨证论治的指导下,采用取类比象的方法,以药物的外观颜色反其

皮损之色即"以色治色法"来指导临床用药。

禤国维长于黑白配对,平调阴阳。禤国维认为其病机有三:其一,风湿之邪搏于肌肤,气血失畅,血不荣肤所致,常用白蒺藜、白芷、蝉蜕、浮萍、苍术等。其二,对于因情志损伤或因白癜风致情志抑郁,肝失调畅,气血失和,肌肤失养,常用鸡血藤、丹参、红花、赤芍、川芎等。其三,由于本病持续时间长,久病伤损,致肝肾亏虚,故常用女贞子、旱莲草、首乌、补骨脂补肾壮阳、蒺藜平肝潜阳、疏肝解郁等。同时禤国维认为治疗疾病之宗在于阴阳平衡,因此在上述病机认识基础上选用黑白配对的方药进行治疗,黑色药物多为滋补肝肾、调和气血之品,而白色药物重于祛风、除湿、疏肝。

三、医案

【医案1】李某,女,38岁,2005年11月4日初诊。主诉:额部发白斑4年余,并渐行扩散。现症:患者4年前发现额面小片白色斑点,继则成片扩展,并渐渐泛发及胸背等处,尚无明显痛痒。以补骨脂素注射治疗3月,罔效。诊见:头、面、颈项、胸背、上肢淡白色斑,大小不一,为3cm×2cm~4cm×3cm,部分境界欠清。舌淡,苔薄白,脉细缓。西医诊断:白癜风。中医诊断:白驳风,证属气血不和,肝肾不足。治以调和气血,滋益肝肾,方选紫铜消白方。处方:铜绿0.1克,紫丹参、紫背浮萍、豨莶草、紫河车、核桃各15克,紫草、紫苏叶、红花、郁金各10克,鸡血藤25克。每天1剂,水煎服。同时嘱患者配合饮食疗法:黑豆子、黑芝麻、核桃各30克,黑枣10枚,路路通7个。先将路路通洗涤,煎水滤液,再将其他药纳入滤液中煮熟烂,加适量冰糖或胡椒调味服食,每天1次,30天为1疗程。

11月17日二诊:上方服完无反应,继续原方如法煎服。

11月29日三诊:额面近发际缘白斑见数处芝麻样大小色素沉着之皮岛,部分白斑边缘色素增深。仍守原方10剂交药剂科,研末水泛为丸,每次10克,每天2次,口服。

12月9日四诊:额面白斑基本消失,胸、背部白斑淡化。守方不变,服3月满1疗程后停药。追访2年,白斑全部消失,无复发。

【按】在本医案中,患者舌淡、苔薄白、脉细缓,欧阳教授辨为气血不和,肝肾不足之证。治以调和气血、滋益肝肾,选用紫铜消白方。方中选药多为黑色、紫色或紫红色之品,此药色之选用,一则取其"赤入血"之意,另则意欲以其药色反其皮损之色,是为取类比象之意。

(摘自欧阳恒教授直观论治法治疗皮肤病经验介绍.新中医,2010,42(02):109-110.)

【医案2】黄某,女,41岁,2012年5月10日初诊。主诉:左躯干部白斑5年,加重6月余。现病史:患者5年前无明显诱因,左侧乳房下侧见色素减退斑,缓慢扩展至胁下及背部。曾在外院诊断为"白癜风",使用"复方适确得软膏"等,未见明显好转。近半年来,自觉体质下降,白斑扩大,伴有腰酸背痛,经期紊乱,经量下降。纳可,大便偏秘,二日一行,夜寐欠佳,夜梦纷纭。查体:左侧乳房下侧、胁下、左侧背部均可见色素减退斑,呈不规则形,部分融合。舌尖红,苔薄黄,脉细。经诊,患者处于白癜风进展期,证属肝肾不足,治以养肝益肾,养血祛风。处方:复色1号方加减,处方如下:何首乌15克、补骨脂10克、熟地黄12克、女贞子15克、旱莲草15克、苍耳子15克、紫背浮萍15克、蝉蜕10克、紫草15g、丹参15g、生甘草5g。30剂,每日1剂,水煎2次,饭后服用。经期原方加当归12克、鸡血藤15克。口服强的松片20 mg/d,早8:00顿服。外用复色1号软膏(药物组成为补骨脂、雄黄、红花、乌梅、菟丝子、何首乌、丹参、旱莲草、附子、五倍子等)。

6月7日二诊:皮疹未扩大,且白斑泛红,中心可见微小色素岛形成,余症自觉均有缓解,守前方加减,加丹参15克、沙苑子15克,30剂,经期用药同前;口服强的松片减量为15 mg/d。外用复色1号软膏。

7月12日三诊,皮疹面积缩小30%,色素加深,中心呈现明显色素岛,仍守前方加减,口服强的松片减量为10 mg/d,外用复色1号软膏。

8月9日四诊,皮疹面积缩小50%,色素愈加深,仍守前方加减,口服强的松片减量为5mg/d,外用复色1号软膏。

9月13日五诊,皮疹面积缩小50%,中心明显色素岛向四周扩展,仍守前方加减,外用复色1号软膏,停用强的松片。

10月11日六诊,患者左侧躯干部白斑消失,基本痊愈,月经、睡眠等均有改善,治疗结束。

【按】本例患者属于进展期白癜风,患者肝肾不足,因虚生风,气血失和,脉络瘀阻,血不养肤而致白斑。故以养肝益肾,养血祛风为治则,内服及外用之中药均据"色象"理论选用色深之药;进展期配合低剂量糖皮质激素调整免疫,促使白斑复色。治疗6个月后,基本痊愈。

(摘自杨柳论治白癜风经验介绍.广州中医药大学学报,2013,30(03):419-420+423.)

【医案3】刘某,男,55岁,初诊日期:2005年7月7日。主诉:右腹及右背部小片白癜风半年。患者素患失眠多梦,膝酸软,不耐劳累。诊见:右腹及右背部散在数片大小不等的色素脱失斑,最大者约23cm,边缘色素增加,界限分明,食欲尚可,二便正常,舌质淡红,苔薄白,脉细弦。西医诊断:白癜风。中医诊断:白驳风,证属肝肾不足,肌肤失养。治以滋补肝肾,祛风和络。方选白驳汤加减。羌活10克、独活10克、白芷10克、当归10克、防风10克、川芎10克、补骨脂15克、夏枯草15克、骨碎补10克、女贞子15克、墨旱莲15克、何首乌15克、菟丝子15克、远志10克、鸡血藤10克、桃仁10克、红花10克、威灵仙10克、甘草10克。水煎服。连服1个月。外用:白驳酊、肤万醋。嘱咐:擦药后适当日晒。

8月7日2诊,眠增梦减,自觉乏力。上方加生黄芪15克、丹参15克。

8月21日3诊,背部躯干部皮损已消退,睡眠增加。前方减鸡血藤15克、威灵仙15克,加党参15克、三棱10克、茜草10克。

继服半月后,患者睡眠正常,劳则腰困,余无不适。首用方减远志15克、威灵仙15克,加黄芪15克、党参15克、白鲜皮15克、刺蒺藜15克、丹参15克。服用30剂后,右腹部皮损范围缩小,偶有轻微瘙痒。调整处方为:首用方减远志、威灵仙、夏枯草、桃仁、红花,加党参15克、黄芪15克、鸡内金10克、焦山楂30克、焦神曲30克、炒麦芽30克、白鲜皮15克、刺蒺藜15克、浮萍10克。

服用1个月后皮损基本消退,一般情况均好。上方减焦山楂、焦神曲、炒麦芽、当归、川芎、白鲜皮,加入厚朴10克、陈皮10克、白芷10克、桃仁10克、红花10克。继予14剂以巩固善后。随访3个月无复发。

(摘自张作舟治疗白癜风经验介绍.辽宁中医杂志,2007,(02):142.)

【医案4】患者,女,42岁,2018年8月15日初诊。主诉:口周、腰腹部、双上肢及手背出现色素脱失斑10年。现症:患者口周、腰腹部、双上肢及手背出现色素脱失斑,近2月口周有散在新起色素脱失斑,皮损以腹部及口周为主,呈多发点状或片状,界欠清,形状不规则。平素工作紧张,时感胸肋胀闷不适,腰部酸痛,偶有头晕,经血量少,偶有延期,舌暗红,舌边有瘀斑、苔薄白,脉弦细。中医诊为白癜风,证属肝肾不足,气血失和。治以补益肝肾,祛风活血。方用:潼蒺藜12克、白蒺藜10克、女贞子10克、旱莲草10克、玉竹15克、补骨脂10克、白芷10克、独活10克、桑寄生30克、菟丝子12克、炒白芍10克、赤芍10克、红花10克、凌霄花10克、熟地黄10克、功劳叶15克、炙甘草6克。水煎服,每日1剂。口服复方甘草酸苷片,每日3次,每次2片。

8月30日二诊,无新起色素脱失斑,白斑数量同前,部分白斑内出现色素岛,胸胁胀闷不适减轻,偶有干咳,原方加百合10克继服,外用药物继用。

9月15日三诊,患者腹部及口周白斑面积较前缩小,边缘色素略加深,白斑内有小片色素岛,部分点状皮损消退。继续加减服药2月余。

11月15日四诊,腰腹部、双上肢及口周皮损复色明显,无新起皮损,但手背复色欠佳,停服复方甘草酸苷片,继续服用中药煎剂,手背皮损予以毫火针联合外用他克莫司乳膏治疗1月,大部分皮损消退而愈,未见新起皮损。

【按】本例患者为白癜风非快速进展期,证属肝肾不足、气血失和,方中补骨脂、菟丝子、沙苑子温肾补阳,红花温经活血,桑寄生补益肝肾,熟地黄、女贞子、墨旱莲滋补肾阴,白芍、赤芍、凌霄花活血养血、祛瘀生新,白蒺藜、白芷、独活祛风行血,功劳叶补肝肾、祛风湿,玉竹滋阴,炙甘草调和诸药,同时口服复方甘草酸苷片以发挥抗炎、抗氧化、促黑素合成。治疗4月后腰腹部及双上肢皮损复色明显,无新合甘草制剂,内服,发挥多靶点治疗优势,对于稳定期手足部皮损采用毫火针促进复色,皮损明显好转后,停服中药单体,未出现皮损反复,说明补肾活血方的应用疗效明显。

(摘自闵仲生教授治疗白癜风经验.中国中医药现代远程教育,2020,18(12):48-50.)

【医案5】患者女,52岁,2018年7月25日初诊。主诉:鼻翼、右耳后及后发际处出现白色斑块3个月。现症:鼻翼、右耳后及后发际处仍有白斑,健忘,乏力,纳差,眠差,近来消瘦,二便调,已绝经,白带正常,舌淡红,苔厚,脉沉细。中医诊断:白癜风,辨证为心脾两虚,肌肤不荣。治宜健脾养心,养血祛风。方用生气汤加减,处方:人参9克、白术9克、茯苓9克、木香5克、山萸肉12克、清半夏9克、麦冬9克、炒酸枣仁20克、肉桂3克、芡实10克、当归10克、石菖蒲3克、荆芥10克、神曲10克、熟地黄30克、防风6克。每日1剂,水煎服。服药15剂,患者斑块有所消退,健忘、乏力、纳差等均有好转。按先天不足,精亏血少,或脾胃虚弱,气血生化不足,血虚难以濡养肌肤,导致肌肤不荣,均可产生本病。本方中人参、白术重在补脾益气;配以山萸肉、熟地黄、当归、麦冬滋阴养血;佐以茯苓、芡实、神曲、酸枣仁健脾养心;配合石菖蒲等理气活血。诸药合用,共奏健脾养心、养血祛风之效。王老治疗本例患者本是从健忘着手,方用生气汤加减,但取得了意外疗效。此例引起王老的注意,后在临床实践中,王老多次运用生气汤加减治疗白癜风,均取得较好疗效。

(摘自王国斌教授运用生气汤经验.中医研究,2020,33(03):40-42.)

【医案6】王某,女,58岁,2017年11月4日初诊。主诉:口唇周围皮肤出现1片白斑半年,日渐扩大。现症:口唇周围皮肤出现1片白斑,逐渐扩大至两侧面颊及颈部皮肤,白斑常有泛红,周围有明显的色素沉着。平日烦躁易怒,偶有潮热,口苦,面色萎黄,二便调,舌红、苔黄,脉弦数。中医诊为白癜风,证属肝郁化热,气血失和,肌肤失养。治拟清热凉血,祛风除斑。方选犀角地黄汤加祛风凉血药:蜈蚣2条、蝉蜕6克、黄连6克、乌梢蛇6克、防风10克、当归10克、焦栀子10克、知母12克、黄柏12克、地骨皮12克、生地12克、丹皮12克、赤芍12克、黄芩12克、僵蚕12克、水牛角15克、丹参15克。

二诊颈部及两颊白斑明显消退,仍有潮热,口苦,舌脉同前,前方加秦艽9克、荆芥10克、制何首乌12克,去丹参、焦栀子、地骨皮。

三诊颈部及两颊白斑已消退,右侧口唇周边白斑缩小,潮热口苦明显好转,舌红、苔薄白,脉弦。前方加川芎12克、丹参15克,去秦艽、制何首乌。后随访患者予当地复方1月余,脸面部白斑基本消退。

(摘自陈意应用犀角地黄汤治疗皮肤病验案三则.浙江中医杂志,2019,54(09):691.)

四、现代研究进展

白癜风是一种常见的后天色素脱失性皮肤病,表现为局限性或泛发性。因皮肤黑素细胞功能消失或者细胞数量减少引起,常见于头面部、四肢末端、背侧、摩擦部位,以及皮肤和黏膜交接部位等。

【病因病理】

(1)中医病因

中医认为白癜风发病总由外感六淫,内伤七情,脏腑功能失调所致。初起多为风邪外袭,气血不和;情志内伤,肝郁气滞故白斑发展迅速。日久常有脾胃虚弱、肝肾不足、经络瘀阻,故白斑色淡或边有色沉。

(2)西医病因

白癜风病因目前尚不完全明了,目前多考虑与以下因素有关,包括自身免疫因素、遗传因素、神经精神因素等。

①自身免疫因素

本病的发生也与自身免疫密切相关,当患者自身免疫下降时,肌体细胞可产生自身黑色素细胞抗体,导致黑色素生成减少,形成白癜风。另外,本病可能与甲状腺功能亢进等自身免疫性疾病同时存在。

②黑色素细胞自毁因素

本病好出现在暴露及色素加深的部位,表皮黑色素细胞功能亢进,使其耗损而衰退,并可能是因为黑色素细胞合成黑色素的中间产物过量或积聚引起。实验证实,酚类或儿茶酚胺等,对正常黑色素细胞产生损伤作用。由于职业等因素,接触或吸收上述化学物品,则有可能诱发白癜风。

③神经化学因子因素

约2/3的患者起病与皮损发展、精神创伤、过度劳累以及焦虑有关,有些白癜风损害对称或沿神经节段分布,可能和黑色素细胞周围的神经化学物质增多,使黑色素细胞损伤或抑制黑色素形成有关,表明神经精神因素和白癜风的发生密切相关。

④遗传因素

本病发生具有遗传素质的个体,在多种内外因素刺激下,可出现免疫功能、神经精神和内分泌代谢等多方面的功能紊乱,导致酪氨酸酶系统抑制或黑色素细胞破坏,最终使患病处色素脱失。

【临床分型】

根据2012年白癜风全球问题共识大会及专家讨论,分为节段型、寻常型、混合型及未定类型。

①节段型白癜风(segmental vitiligo):通常指沿某一皮神经节段分布(完全或部分匹配皮肤节段)的单侧不对称白癜风。少数可双侧多节段分布。

②非节段(寻常)型白癜风[non-segmentalvitiligo,(vitiligo vulgaris)]:包括散发型、泛发型、面颈型、肢端型和黏膜型。散发型指白斑≥2片,面积1~3级;泛发型指白斑面积4级(>50%);面颈型、肢端型、黏膜型均有发展为泛发型的可能。

③混合型白癜风:节段型与非节段型并存。

④未定类型白癜风(原局限型):指单片皮损,面积为1级,就诊时尚不能确定为节段或非节段型。

【临床治疗】

(1)中医辨证论治

以扶正祛邪、标本兼治、内外治结合为原则。白斑发展迅速以祛邪为主,白斑静止不变以扶正为主。

①气血不和证:皮肤白斑呈乳白或粉红色,境界欠清,多见于面部及暴露部位,发病急,发展较快;或伴有瘙痒或灼热或疼痛;舌淡红,苔白或薄黄,脉弦或浮数,治宜疏风通络,调和气血,方用浮萍丸或四物消风饮或加减;常用药物有生地、当归、荆芥、防风、赤芍、川芎、白鲜皮、薄荷、独活、柴胡、浮萍等。

②肝郁气滞证:皮肤白斑大小,常随情绪的波动而加重;或伴有情志抑郁、喜叹息或心烦易怒,胸胁或少腹胀闷窜痛,妇女或有乳房胀痛、痛经、月经不调;舌淡红,苔薄白,脉弦,治宜疏肝解郁,行气活血,方用柴胡疏肝散加减;常用药物有柴胡、郁金、当归、川芎、熟地黄、白芍、白蒺藜等。

③脾胃虚弱证:皮肤白斑晦暗,境界欠清;或伴有神疲乏力,面黄,纳呆,口淡无味,腹胀,腹泻或便溏;舌淡、少苔,脉细,治宜健脾益气,和胃消斑,方药人参健脾丸加减;常用药物有人参、茯苓、山药、陈皮、木香、砂仁、当归、远志、丹参、浮萍等。

④经络瘀阻证:皮肤白斑边界清楚,常有白斑边缘色素加深,部位固定,或伴有面色发暗,唇甲青紫;舌质紫暗或有瘀斑,舌下静脉迂曲,苔薄,脉弦涩或细涩,治宜理气活血,祛风通络,方用通窍活血汤加减;常用药物有当归、桃仁、红花、川芎、白芷、赤芍、丹参、鸡血藤、乳香、没药、地龙、黄芪、威灵仙等。

⑤肝肾不足证:皮肤白斑日久,色瓷白或乳白,形状不规则,边界清楚,白斑内毛发多有变白;或伴有失眠多梦、头晕目眩、腰膝酸软;舌质红、少苔,脉细或沉细数,治宜滋补肝肾,养血活血,方用左归丸合二至丸加减;常用药物熟地黄、山萸肉、山药、茯苓、女贞子、旱莲草、补骨脂等。

(2)西医治疗

①激素治疗

局部外用激素:适用于白斑累积面积<3%体表面积的进展期皮损,选择(超)强效激素。在专科医师指导下使用,面、皱折及细嫩部位皮肤用1个月后更换为钙调神经磷酸酶抑制剂,肢端可持续使用。激素避免用于眼周。如果连续外用激素治疗3~4个月无复色,则表明疗效差,需更换或者联合其他局部治疗方法。

系统用激素:对于VIDA>3分的白癜风患者,尽早使用激素可以使进展期白癜风趋于稳定。成人进展期白癜风,可小剂量口服泼尼松0.3mg·kg^{-1}·d^{-1},连服1~3个月,无效中止;见效后2~4周递减5mg,至隔日5mg,维持3个月。或复方倍他米松注射液1mL肌内注射,20~30天1次,可用1~4次或根据病情酌情使用,或者每周5天间歇疗法:如上述常规系统使用激素仍不能控制白斑进展,可以口服地塞米松(2.5mg/d)、甲泼尼龙(0.5mg·kg^{-1}·d^{-1}),每周连服2天停用5天,疗程3~6个月。对于系统应用激素禁忌证患者,可考虑酌情使用其他免疫抑制剂。

②光疗

局部光疗:NB-UVB每周治疗2~3次,根据不同部位选取不同的初始治疗剂量,或者在治疗前测定最小红斑量(MED),起始剂量为70%MED。下一次照射剂量视前次照射后出现红斑反应情况而定:若未出现红斑,或红斑持续时间<24h,治疗剂量提高10%~20%,直至单次照射剂量达到3.0J/cm^2(Ⅲ型、Ⅳ型皮肤)。如果红斑持续超过72h或出现水疱,治疗时间应推后至症状消失,下次治疗剂量降低20%~50%。如果红斑持续24~72h,应维持原剂量继续治疗。308nm准分子光、308nm准分子激光:每周治疗2~3次,治疗起始剂量及下一次治疗剂量调整可参考NB-UVB使用指南。

全身NB-UVB治疗:适用于皮损散发或泛发全身的非节段型或混合型白癜风的治疗。每周治疗2~3次,初始剂量及下一次治疗剂量调整与局部NB-UVB类同。疗效不一定随NB-UVB光疗治疗次数、频率、红斑量和累积剂量的增加而增加,而且,累积剂量越大,皮肤干燥、瘙痒、光老化等不良反应的发生概率越高。治疗次数、频率、红斑量和累积剂量与光耐受(平台期)的出现有关。平台期指光疗持续照射超过20次后,连续照射色素恢复不再增加,如出现平台期应停止治疗,休息3~6个月,起始剂量以最小红斑量开始(区别于初次治疗的70%MED);治疗3个月无效,应考虑停止治疗;只要有持续复色,光疗通常可继续;快速进展期光疗剂量宜从100mJ/cm²起始,联合系统用激素治疗,可避免光疗诱发的同形反应。病程短、非节段型白癜风的疗效优于病程长、节段型白癜风;面颈、躯干部白癜风的疗效优于肢端白癜风。全身NB-UVB治疗可有效阻止疾病发展,同时诱导复色。

光疗的联合治疗:光疗联合疗法效果优于单一疗法。光疗联合治疗方案主要包括:联合口服或外用激素、外用钙调神经磷酸酶抑制剂、口服中药制剂、外用维生素D_3衍生物、外用光敏剂、移植治疗、口服抗氧化剂、点阵激光治疗、皮肤磨削术、点阵激光导入激素治疗等。

③维生素D_3衍生物

外用卡泊三醇软膏及他卡西醇软膏可用于治疗白癜风,每日2次外涂。维生素D_3衍生物可与NB-UVB、308nm准分子激光等联合治疗,也可与外用激素和钙调神经磷酸酶抑制剂联合治疗。局部外用卡泊三醇软膏或他卡西醇软膏可增强NB-UVB治疗白癜风的疗效。

④脱色治疗

主要适用于白斑累及>95%体表面积的患者。已经证实对复色治疗的各种方法抵抗,在患者要求下可接受皮肤脱色。脱色后需严格防晒,以避免日光损伤及复色。

脱色剂治疗:外用20%莫诺苯腙(氢醌单苯醚)每日2次,连用3~6个月;也可用20%4-甲氧基苯酚乳膏(对苯二酚单甲醚),开始用10%浓度,以后1~2个月逐渐增加浓度。每天2次外用,先脱色曝光部位再脱色非曝光部位,1~3个月出现临床疗效。注意减少皮肤对脱色剂的吸收,搽药后2~3h禁止接触他人皮肤。

⑤移植治疗

适用于稳定期白癜风(稳定1年以上),尤其适用于节段型及未定类型白癜风,其他型别白癜风的暴露部位皮损也可以采用。治疗需考虑白斑的部位和面积,进展期白癜风及瘢痕体质患者禁用移植治疗。常用的移植方法包括自体表皮片移植、微小皮片移植、刃厚皮片移植、自体非培养表皮细胞悬液移植、自体培养黑素细胞移植、单株毛囊移植以及组织工程表皮片移植等。自体表皮片移植操作简单可行,疗效较好。移植治疗与光疗联合治疗可提高临床疗效。

附:儿童白癜风

小于2岁的儿童可外用中效激素治疗,采用间歇外用疗法较为安全;大于2岁的儿童可外用中强效或强效激素。他克莫司软膏及吡美莫司乳膏可用于儿童白癜风的治疗;基于此类药治疗儿童特应性皮炎的文献和经验,婴儿白癜风应用维生素D_3衍生物也可治疗儿童白癜风。儿童快速进展期白癜风可口服小剂量激素治疗,推荐口服泼尼松5~10mg/d,连用2~3周。如有必要,可以在4~6周后再重复治疗1次。儿童白癜风可根据治疗需要接受光疗。

参考文献

[1] 刘晓玉,许爱娥.当代8位名老中医论治白癜风经验荟萃[J].中国中西医结合皮肤性病学杂志,2008(02):131-133.

[2] 王芳芳,朱章志,李赛美.欧阳恒教授直观论治法治疗皮肤病经验介绍[J].新中医,2010,42(02):109-110.

[3] 邓燕,杨柳.杨柳论治白癜风经验介绍[J].广州中医药大学学报,2013,30(03):419-420+423.

[4] 刘丽涛.张作舟治疗白癜风经验介绍[J].辽宁中医杂志,2007,(02):142.

[5] 徐漫远,闵仲生,徐萍,等.闵仲生教授治疗白癜风经验[J].中国中医药现代远程教育,2020,18(12),48-50.

[6] 吴望男,王梦光,车志英,等.王国斌教授运用生气汤经验[J].中医研究,2020,33(03).

[7] 章源.陈意应用犀角地黄汤治疗皮肤病验案三则[J].浙江中医杂,2019,54(09).

[8] 中国中西医结合学会皮肤性病专业委员会色素病学组.白癜风诊疗共识(2021版)[J].中华皮肤科杂志.2021,54(2):105-109.

[9] 中华中医药学会皮肤科分会.白癜风中医治疗专家共识[J].中国中西医结合皮肤性病学杂志.2017,16(02),191-192.

(杨鹏斐 马超超)

第十七节　黧黑斑

黧黑斑在古代文献中又被称为"面尘""面皯""黑皯""皯黯"等,西医称黄褐斑,认为本病主要与遗传、紫外线、性激素水平有关,目前对黄褐斑的治疗仍缺乏有效的方法。古籍虽无黄褐斑这一病名的记载,但古代医家对黄褐斑的病因病机、临床表现及治疗有详尽的论述和丰富的临床用药经验,值得我们去挖掘与合理运用。

一、古籍选粹

古籍参考书目:《黄帝内经》《难经》《神农本草经》《肘后备急方》《诸病源候论》《备急千金要方》《太平圣惠方》《圣济总录》《御药院方》《女科百问》《证治准绳》《槐荫精选单方》《外科正宗》《串雅内外编》《医碥》《医宗金鉴》《疡医大全》。具体内容摘录如下:

(一)先秦《黄帝内经》

【病因病机】

肝足厥阴之脉,起于大指丛毛之际,上循足跗上廉,去内踝一寸,上踝八寸,交出太阴之后,上腘内廉,循股阴入毛中,过阴器,抵小腹,挟胃属肝络胆,上贯膈,布胁肋,循喉咙之后,上入颃颡,连目系,上出额,与督脉会于巅;其支者,从目系下颊里,环唇内;其支者,复从肝别贯膈,上注肺。是动则病腰痛不可以俯仰,丈夫㿉疝,妇人少腹肿,甚则嗌干,面尘脱色。是肝所生病者,胸满呕逆飧泄,狐疝遗溺闭癃。

【临证辨治】

为此诸病,盛则泻之,虚则补之,热则疾之,寒则留之,陷下则灸之,不盛不虚,以经取之。盛者寸口大一倍于人迎,虚者寸口反小于人迎也。

(二)汉《难经》

【病因病机】

手少阴气绝,则脉不通,脉不通,则血不流,血不流,则色泽去,故面色黑如黧,此血先死。

(三)汉《神农本草经》

【内服治疗】

菟丝子,一名菟芦,味辛平,生山谷。续绝伤,补不足,益气力,肥健,去面䵟。久服明目轻身延年。

旋华,一名筋根华,一名金沸,味甘温,生平泽。益气,去面黯黑色,媚好。其根味辛,治腹中寒热邪气,利小便,久服不饥轻身。

辛夷,一名辛矧,一名侯桃,一名房木,味辛温,生川谷。治五脏身体寒风,风头脑痛,面黯。久服下气,轻身明目,增年耐老。

白僵蚕,味咸平,生平泽。治小儿惊痫,夜啼,去三虫,灭黑黯,令人面色好,男子阴痒病。

翘根,味甘寒,生平泽。下热气,益阴精,令人面悦好,明目。久服轻身耐老。

女萎,味甘平,生川谷。治中风暴热不能动摇,跌筋结肉,诸不足,去面黑黯,好颜色润泽。久服轻身不老。

(四)晋·葛洪《肘后备急方》

【内服治疗】

葛氏服药取白方:取三树桃花,阴干,末之。食前,服方寸匕,日三。姚云,并细腰身。

又方:白菰子中仁五分　白杨皮二分　桃花四分　捣,末,食后,服方寸匕,日三。欲白加菰子,欲赤,加桃花。三十日面白,五十日手足俱白。又一方,有橘皮三分,无杨皮。

又方:女苑三分　铅丹一分　末,以醋浆,服一刀圭,日三服。十日大便黑,十八,十九日如漆,二十一日全白,便止,过此太白,其年过三十,难复疗。服药忌五辛。

又方:朱丹五两　桃花三两　末,井朝水,服方寸匕,日三服。十日知,二十日太白,小便当出黑汁。

又方:白松脂十分　干地黄九分　干漆五分、熬　附子一分,炮　桂心二分,捣,下筛,蜜丸,服十丸,日三。诸虫悉数出,便肥白。

又方:干姜,桂,甘草等分,末之,且以生鸡子一枚,纳一升酒中,搅温以服方寸匕。十日知,一月白光润。

服一种药,一月即得肥白方:大豆黄炒,舂如作酱滓。取纯黄一大升,捣,筛,炼猪脂和令熟。丸,酒服二十丸。日再,渐加至三四十丸,服尽五升,不出一月,即大能食,肥白,试用之。

【外用治疗】

面多黯黯,或似雀卵色者,苦酒煮术,常以拭面,稍稍自去。

又方:新生鸡子一枚,穿去其黄,以朱末一两,纳中漆固,别方云,蜡塞以鸡伏着例。出取涂面,立去而白。

又别方:出西王母枕中,陈朝张贵妃。常用膏方,鸡子一枚,丹砂二两,末之。仍云,安白鸡腹下伏之,余同,鸡子令面皮急而光滑。丹砂发红色,不过五度。敷面,面白如玉,光润照人,大佳。

卒病余,面如米粉敷者。熬矾石,酒和涂之。姚云,不过三度。

又方:白蔹二分 杏仁半分 鸡屎白一分,捣下,以蜜和之。杂水以试面,良。

疗人面体鳖黑,肤色粗陋,皮厚状丑。细捣,羚羊胫骨,鸡子白和,敷面,乾,以白粱米泔汁洗之。三日如素,神效。

又方:芜菁子二两 杏仁一两,并捣,破栝蒌去子,囊猪胰五具。淳酒和,夜敷之,寒月以为手面膏。别方云,老者少,黑者自,亦可加土瓜根一两,大枣七枚,日渐白悦。姚方,猪胰五具,神验。

隐居《效验方》面黑令白,去黯方:乌贼鱼骨 细辛 栝蒌 干姜 椒各二两。五物切,以苦酒渍三日,以成炼牛髓二斤,煎之。苦酒气尽,药成,以粉面,丑人特异鲜好,神妙方。

又令面白如玉色方:羊脂 狗脂一升 白芷半升 甘草七尺 半夏半两 乌喙十四枚,合煎,以白器成,涂面,二十日即变,兄弟不相识,何况余人乎。

《传效方》,疗化面方:真珠屑,光明砂,并别细研。冬瓜 陈人各二两,亦研 水银四两,以四五重帛练袋子贮之。铜铛中,醋,浆,微火煮之。一宿一日,堪用,取水银和面脂。熟研使消,乃合珠屑,砂,并瓜子末,更合调,然后敷面。

又疗人面无光润,黑黯及皱,常敷**面脂方** 细辛 葳蕤 黄芪 薯蓣 白附子 辛夷 芎藭 白芷各一两 栝蒌 木兰皮各一分,成炼猪脂二升。十一物切之,以绵裹,用少酒渍之。一宿,纳猪脂煎之,七上,七下,别出一片白芷,纳煎,候日正黄色成,去滓,绞,用汁以敷面,千金不传,此膏亦疗金疮,并吐血。

疗人黯,令人面皮薄如蕣华方:鹿角尖,取实白处,于平石上以磨之。稍浓取一大两干姜一大两,捣,密绢筛,和鹿角汁,搅使调匀。每夜先以暖浆水洗面,软帛拭之,以白蜜涂面,以手拍,使蜜尽,手指不粘为尽,然后涂药。平旦还,以暖浆水洗,二三七日,颜色惊人。涂药不见风日,慎之。

又面上暴生黯方:生杏仁,去皮捣,以鸡子白和。如煎饼面,入夜洗面,干涂之,旦以水洗之,立愈。姚方云,经宿拭去。

面上䵟䵴子化面,并疗,仍得光润皮急方:土瓜根,捣,筛,以浆水和,令调匀。入夜浆水以洗面,涂药,旦复洗之。百日光华射人,夫妻不相识。

又方:去黑 羊胆,猪胰,细辛等,分煎三沸涂面,厣,旦醋浆洗之。

又方:茯苓,白石脂,分等。蜜和涂之,日三度。

（五）隋·巢元方《诸病源候论》

【病因病机】

人面皮上，或有如乌麻，或如雀卵上之色是也。此由风邪客于皮肤，痰饮渍于腑脏，故生。

《养生方》云：饱食而坐，不行步，有所作务，不但无益，乃使人得积聚不消之病，及手足痹，面目梨奸。

（六）唐·孙思邈《备急千金要方》

【内服治疗】

桃花丸　治面黑黚，令人洁白光悦方。桃花二升　桂心　乌喙　甘草各一两　上四味末之，白蜜为丸，服如大豆许十丸，日二，十日易形。一方有白附子、甜瓜子、杏仁各一两，为七味。

铅丹散　治面黑，令人面白如雪方。铅丹三十铢　真女菀六十铢　上二味治下筛，酒服一刀圭，日三。男十日知，女二十日知，知则止。黑色皆从大便中出矣，面白如雪。

白杨皮散　治面与手足黑，令光泽洁白方。白杨皮十八铢（一方用橘皮）　桃花一两　白瓜子仁三十铢　上三味治下筛，温酒服方寸匕，日三。欲白加瓜子，欲赤加桃花。三十日面白，五十日手足俱白。

治面黚黯，内外治方　成炼松脂为末，温酒服三合，日三服。尽三升，无不瘥。

【外用治疗】

五香散　治黚疱䵟黯，黑运赤气，令人白光润方。毕豆四两　黄芪　白茯苓　萎蕤　杜若　商陆　大豆　黄卷各二两　白芷　当归　白附子　冬瓜仁　杜蘅　白僵蚕　辛夷仁　香附子　丁子香　蜀水花　旋覆花　防风　木兰　芎䓖　藁本　皂荚　白胶　杏仁　梅肉　酸浆　水萍　天门冬　白术　土瓜根各三两　猪胰二具，暴干　上三十二味下筛，以洗面，二七日白，一年与众别。

洗手面令白净悦泽，**澡豆方**　白芷　白术　白鲜皮　白蔹　白附子　白茯苓　羌活　葳蕤　栝楼子　桃仁　杏仁　菟丝子　商陆　土瓜根　芎䓖各一两　猪胰两具，大者，细切　冬瓜仁四合　白豆面一升　面三升（渡猪胰为饼，暴干捣筛）　上十九味合捣筛，入面猪胰，拌匀更捣，每日常用，以浆水洗手面，甚良。

治面黑不净，澡豆，**洗手面方**。白鲜皮　白僵蚕　芎䓖　白芷　白附子　鹰屎白　甘松香　木香各三两（一本用藁本）　土瓜根一两（一本用甜瓜子）　白梅肉三七枚　大枣三十枚　麝香二两　鸡子白七枚　猪胰三具　杏仁三十枚　白檀香　白术　丁子香各三两（一本用细辛）　冬瓜仁五合　面三升　上二十味，先以猪胰和面，暴干，然后合诸药捣末，又以白豆屑二升为散，旦用洗手面，十日色白如雪，三十日如凝脂，神验。（注：《千金翼》无白僵蚕、芎䓖、白附子、大枣，有桂心三两。）

洗面药，**澡豆方** 猪胰五具,细切 毕豆面一升 皂荚三挺 栝楼实三两(一方不用) 萎蕤 白茯苓 土瓜根各五两 上七味捣筛,将猪胰拌和,更捣令匀,每旦取洗手面,百日白净如素。

洗面药方 白芷 白蔹 白术 桃仁 冬瓜仁 杏仁 萎蕤各等分 皂荚倍多上八味绢筛,洗手面时即用。

洗面药除皯黯,**悦白方** 猪胰两具,去脂 豆面四升 细辛 白术各一两 防风 白蔹 白芷各二两 商陆三两 皂荚五挺 冬瓜仁半升 上十味,和土瓜根一两捣,绢罗,即取大猪蹄一具,煮令烂作汁,和散为饼,暴燥,更捣为末,罗过,洗手面,不过一年悦白。

桃仁澡豆,主悦泽,去皯黯方。桃仁 芜菁子各一两 白术六合 土瓜根七合 黑豆面二升 上五味合和捣筛,以醋浆水洗手面。

治面无光泽,皮肉皱黑,久用之令人洁白光润,**玉屑面膏方**。玉屑细研 芎䓖 土瓜根 萎蕤 桃仁 白附子 白芷 冬瓜仁 木兰 辛夷各一两 菟丝子 藁本 青木香 白僵蚕 当归 黄芪 藿香 细辛各十八铢 麝香 防风各半两 鹰屎白一合 猪胰三具,细切 蜀水花一合 白犬脂 鹅脂 熊脂各一升 商陆一两 猪肪脂一升 上二十八味,先以水浸猪鹅犬熊脂,数易水,浸令血脉尽乃可用,㕮咀诸药,清酒一斗渍一宿,明旦生擘猪鹅等脂,安药中,取铜铛于炭火上微微煎,至暮时乃熟,以绵滤,置瓷器中,以傅面。仍以练系白芷片,看色黄即膏成。其猪胰取浸药酒,捣取汁,安铛中。玉屑蜀水花鹰屎白麝香末之,膏成,安药中,搅令匀。

面脂主悦泽人面,**耐老方** 白芷 冬瓜仁各三两 萎蕤 细辛 防风各一两半 商陆 芎䓖各三两 当归 藁本 蘼芜 土瓜根去皮 桃仁各一两 木兰皮 辛黄 甘松香 麝香 白僵蚕 白附子 栀子花 零陵香半两 猪胰三具,切,水渍六日,欲用时以酒接取汁渍药 上二十一味薄切,绵裹,以猪胰汁渍一宿,平旦以前猪脂六升,微火三上三下,白芷色黄膏成,去滓入麝,收于瓷器中,取涂面。

又方:令黑者皆白,老者皆少方。玉屑 寒水石 珊瑚 芎䓖 当归 土瓜根 菟丝 藁本 辛夷仁 细辛 萎蕤 商陆 白芷 防风 黄芪 白僵蚕 桃仁 木兰皮 藿香 前胡 蜀水花 桂心 冬瓜仁 半夏 白蔹 青木香 杏仁 蘼芜 芒硝 旋覆花 杜蘅 麝香 白茯苓 秦椒 白头翁 礜石 秦皮 杜若 蜀椒 芜菁子 升麻 黄芩 白薇 栀子花各六铢 栝楼仁一两 熊脂 白狗脂 牛髓 鹅脂 羊髓各五合 清酒一升 鹰屎白一合 丁香六铢 猪肪脂一升 上五十四味㕮咀,酒渍一宿,内脂等合煎,三上三下,酒气尽膏成,绞去滓,下麝香末,一向搅至凝色变止,瓷器贮,勿泄气。

面脂:治面上皱黑,凡是面上之疾,皆主之方。丁香 零陵香 桃仁 土瓜根 白敛 防风 沉香 辛夷 栀子花 当归 麝香 藁本 商陆 芎䓖各三两 萎蕤(一本作白芨) 藿香(一本无) 白芷 甘松香各二两半 菟丝子三两 白僵蚕 木兰皮各二两半 蜀水花 青木香各二两 冬瓜仁四

两　茯苓三两　鹅脂　羊肾脂各一升半　羊髓一升　生猪脂三大升　上二十九味㕮咀,先以美酒五升挼猪胰六具,取汁渍药一宿,于猪脂中极微火煎之,三上三下,白芷色黄,以绵一大两内生布中,绞去滓,入麝香末,以白木篦搅之至凝乃止,任性用之,良。

令人面白净悦泽方:白蔹　白附子　白术　白芷各二两　藁本三两　猪胰三具,水渍去赤汁尽,研上六味末之,先以芜菁子半升,酒水各半升相和,煎数沸,研如泥,合诸药内酒水中,以瓷器贮,封三日,每夜傅面,旦以浆水洗之。

猪蹄浆:急面皮,去老皱,令人光净方。大猪蹄一具,净治如食法,以水二升、清浆水一升不渝釜中煮成胶,以洗手面。又以此药和澡豆,夜涂面,旦用浆水洗,面皮即急。

白面方　牡蛎三两　土瓜根一两　上二味末之,白蜜和之,涂面,即白如玉,旦以温浆水洗之。慎风日。

鹿角散　令百岁老人面如少女,光泽洁白方。鹿角长一握　牛乳三升　芎䓖　细辛　天门冬　白芷　白附子　白术　白蔹各三两　杏仁七枚　酥三两　上十一味㕮咀,其鹿角先以水渍一百日,出,与诸药内牛乳中,缓火煎令汁尽,出角,以白练袋贮之,余药勿取,至夜取牛乳石上摩鹿角,取涂面,旦以浆洗之。无乳,小便研之亦得。

治外,膏方:白芷　白蜡各二两　白附子　辛夷　防风　乌头　藿香各半两　藁本一两　萎蕤　零陵香各半两　商陆　麝香各六铢　牛脂　鹅脂各一升　羊脂五合　麻油二合　上十六味薄切,醋渍浃浃然一宿,合煎,候白芷色黄膏成,以皂荚汤洗面,傅之,日三。

又方:白矾　石硫黄　白附子各六铢　上三味为末,以醋一盏渍之三日,夜净洗面,傅之。莫见风日三七日,慎之。白如雪。

又方:鸡子三枚　丁香一两　胡粉一两,细研　上三味,先以醋一升渍七日,后取鸡子白调香粉令匀,以浆水洗面,傅之。

(七)宋·王怀隐《太平圣惠方》

【病因病机】

夫面皯黯者,由脏腑有痰饮,或皮肤受风邪,致令气血不调,则生黑皯。五脏六腑十二经,血皆上于面。夫血之行,俱荣表里,人或痰饮渍于脏腑,风邪入于腠理,使气血不和,或涩或浊,不能荣于皮肤,故变生黑皯。若皮肤受风邪,外治则瘥。若脏腑有痰饮,内疗则愈也。

【内服治疗】

治面皯黯,令色光白,宜服**白瓜子丸方**。白瓜子仁三两,微炒　陈橘皮三分,汤浸去白瓤,焙　白芷一两　藁本一两　远志一两　杜衡一两　车前子一两　当归一两　云母粉一两　细辛半两　麦(天)门冬一两半,去心,焙　柏子仁半两　栝蒌根半两,微炒　黄丹半两,炒紫色　白石脂一两　上件药,捣罗为末,炼蜜和捣三五百杵,丸如梧桐子大。每服,不计时候,以温酒下三十丸。

令面光泽洁白诸方。治面上百病,男子年五十服之,颜如十五儿,女年四十服之,颜如童女,面色常如桃花,悦泽不散。先有黯黯悉皆平除,神验无比,**钟乳丸方**。钟乳粉一两 金屑半两 银屑半两 真珠半两 珊瑚半两 水精半两 以上并细研,水飞过。琥珀半两,细研 密陀僧半两,细研 白檀香半两 千岁枣半两 乳香一两 零陵香一两 人参一两(分),去芦头 木香一分 诃黎勒皮一分 白附子一两 桃仁半两,汤浸,去皮尖,双仁,麸炒微黄 胡粉半两 黄鹰粪半两 丁香半两 光明砂半两,细研 牛黄半两,细研 辛夷一两 杏仁半两,汤浸,去皮尖,双仁,麸炒微黄 上件药,捣罗为末,入上药等,更研二七日讫,以冻冷和丸,如弹子大。每夜取一丸,以温水化破服,经一月,面如童子。

令人面洁白媚好,宜服**白附子丸方**。白附子三分 白芷三分 杜若三分 赤石脂二两 桃花二两 杏仁一两,汤浸,去皮尖,仁,麸炒微黄 甜瓜子一两微炒 牛膝一两去苗 鸡粪白三分微 炒白石脂二两 远志三分,去心 葳蕤三分 上件药,捣罗为末,炼蜜和捣五七百杵,丸如梧桐子大。每服,食后以温牛乳一合,下二十丸。

治面黑黯,令洁白光悦,宜服**桃花丸方**。桃花三升,阴干 桂心二两 乌喙二两,炮裂,去皮脐 甘草一(二)两,炙微赤,锉 白附子一两 甜瓜子仁一两,微炒 杏仁一两,汤浸,去皮尖,双仁,麸炒微黄 上件药,捣罗为末,炼蜜和丸,如梧桐子大。每服,以温酒下十丸,日三服。

治面黑令人好颜色,洁白如雪方:黄丹二两,炒令紫色,研 女苑二两 上件药,捣细罗为散。每服,以温酒调下二钱,日再服,黑色当随大便中出。

治面及手足黑,令光泽洁白方:白杨皮二两,锉 桃花三两 白瓜子仁二两,微炒 上件药,捣细罗为散。每服,以温酒下一钱,日三服。

令人面洁白悦泽,颜色红润方:桃花采之树,阴干 上捣细罗为散。每服,以粥饮调下二钱,日三服。

【外用治疗】

治面黯粉刺,及面皮皱**定年方**。白芨二两半 白术五两 白芷二两 细辛二两 白附子二两,生用 防风二两,去芦头 白矾一两半 当归一两 藁本一两半 芎藭一两半 白茯苓三(二)两 白石脂二两 土瓜根二两 蕤仁二两 葳蕤二两 白玉屑半两,细研 琥珀末半两 真珠末半两 钟乳粉半两 上件药,捣罗细为末。取鸡子白,并蜜等分和,捻作挺子,入布袋盛,悬挂门上,阴干,六十日后如铁,即堪用。再捣研为末,每夜用浆水洗面,即以面脂调药涂之。经六十日,面如新剥鸡子。

治面黯黯,令悦白方:雄黄一两半 雌黄一两,与雄黄同用绵裹,浆水内煮一日,细研,朱砂三分 真珠末三分,细研 密陀僧一两半,并朱砂二味纳猪肠内,煮数沸,洗净,细研之,白芨三

分　腻粉半两　白僵蚕三分　上件药,捣罗为末,入研了药,更研令匀细,旋取以猪脂面脂等分,调搅令匀。每夜,先以澡豆浆水净洗,拭干涂之,勿冲风及向火。

治面生皯皰,斑点黯黑方:白附子一两,生用　白蔹半两　白芷半两　密陀僧半两　赤茯苓半两　胡粉半两　上件药,捣罗为末。每用时,先以热水洗面,临卧时,以牛奶汁和涂之,人乳亦得。

治面多皯皱粗涩,令人面色光泽方:朱砂一两,细研　雄黄一两,细研　黄鹰粪白一合　胡粉二合　水银一两,并胡粉入少水同研,令星尽　上件药,相和细研令匀,以面脂和,净洗面,夜涂之,以手细摩面令热,即止,明旦以暖浆水洗之。

治皯皰,令面洁白方:马珂二两,细研　珊瑚一两,细研　白附子一两,捣罗为末　鹰粪白一两　上件药,都研如粉,用人乳和,夜临卧,净洗面拭干涂药,旦以温浆水洗之。

治面皯皰,永除根本:乌雌鸡一只,以笼笼,却以蛤粉和糯米喂三日后,取粪二两　胡粉一两　腻粉一两　英粉一两　鹰粪白一两　上件药,都细研令匀,临卧时,净洗面,于手掌内,以津唾调涂面上,或早晨用亦得。涂却后,一日不得洗面,不过三五上,面色洁白。

除皯皰,令光滑悦白,洗面药方:猪胰二具　白面一升　细辛三分　白术三分　防风一两,去芦头　商陆一两半　土瓜根三分　白芷一两　皂荚五挺　白蔹一两　冬瓜仁半升　上件药,捣罗为散。先取大猪蹄一具,煮令烂,去骨,并猪胰和散,捣为饼,干,更再捣罗为末。每夜取少许,洗手面,不过一月悦白。

治面黑皯皰皮皱散,宜用此方:白附子二两,生用　密陀僧二两　牡蛎二两,烧为粉　白茯苓二两　芎𦬼二两上件药,捣罗为末,以殺羊乳调如膏,夜以涂面,旦以温浆水洗,久不过五六度,一重皮脱,皯尽去矣。

又方:白羊乳三升　甘草二两末　白羊肾二两,切去脂膜,水渍去汁,细研　上件药相和,一复时后用之。先以醋浆水洗面,用生布拭之。每夜涂药二遍,旦以猪蹄汤洗之。每夜恒用之验。

又方:益母草灰五升　落藜灰三升　石灰一斗　上件药,各细罗了,于盆内先着石灰,上用纸盖,渐入热水,候湿透石灰,于纸上留取水五升已来,将此水煮稀糯米粥,拌前件一味灰,作球,于炭火内烧令通赤,取出候冷,捣罗为末,依前将粥拌更烧。如此七遍后,更以牛乳拌又烧两遍,然后捣罗为末。每夜先洗面了,以津唾调少许涂之,平旦,以热浆水洗面,去斑皱皯皰极妙。

又方:白矾三分　硫黄三分,细研　白附子三分,生用　上件药,捣罗为末,以醋浸三日。每夜临卧时,净洗面,薄涂之,勿见风。

又方:鸡子三枚　丁香一两,末　胡粉一两,细研　上件药,先以醋一升,渍鸡子七日后,取鸡子白,调丁香胡粉,令匀,以浆水洗面,薄涂之妙。

又方:羖羊胆二枚 牛胆一枚,并取汁 上以醋二合,和煎二三沸,夜卧涂之。

又方:杏仁一两,汤浸,去皮,炙研成膏 腻粉半两 上件药,以鸡子和匀,夜用敷面,经宿拭去,甚妙。

治面黑黯黑子方:李子仁二(三)两,汤浸,去皮,细研 上以鸡子白和如稀膏,每夜涂面,至晓,以淡浆水洗之,便涂胡粉,不过五六日有效。慎风。

又方:杏仁三两,汤浸,去皮,研如膏 上以鸡子白和,每夜薄涂之,不过三五度即效。

又方:雄黄一两,细研 上以猪脂和,每夜涂之效。

又方:白附子三两,生用 上捣罗为末,以酒和,临卧涂之。

又方:桂心一两 石盐一两 上件药,捣罗为末。每夜以蜜调涂之。

又方:羖羊胫骨半斤,晒令极干 上捣罗为末,以鸡子白和敷之,且以稻泔洗之,不过五七日大效。

治面䵟黯,灭瘢去黑痣方。莽草二两 桂心三分 上件药,捣细罗为散。每服,以醋浆水调下一钱,日三服。

治䵟黯斑点,兼去瘢痕方。云母粉一两 杏仁一两,汤浸,去皮尖 上件药,细研,入银器中,以黄牛乳拌,略蒸过,夜卧时涂面,且以浆水洗之。

又方:桃花一升 杏花一升 上件药,以东流水浸七日,相次洗面,三七遍极妙。

治䵟黯斑点方。皂荚子末半两 杏仁半两,汤浸,去皮尖,研如膏 上件药,都研令匀。每夜,用津唾调涂之。

又方:密陀僧二两,细研 上以人乳汁调涂面,每夜用之。

治䵟黯面不净方。朱砂一两,细研 上以白蜜和,夜临卧涂之,且以醋浆水洗之。

令百岁老人,面如少女,光泽洁白,鹿角膏方。鹿角霜二两 牛乳一升 白蔹一两 芎䓖一两 细辛一两 天门冬一两半,去心,焙 酥三两 白芷四(一)两 白附子一两,生用 白术一两 杏仁一两,汤浸,去皮尖,双仁,别研如膏 上件药,捣罗为末,入杏仁膏,研令匀,用牛乳及酥,于银锅内,以慢火熬成膏。每夜涂面,且以浆水洗之。

令面光白腻润,去䵟黯面皱方。白芷一两 白蔹一两 白术一两 白附子三分,生用 白茯苓三分 白芨半两 细辛三分 上件药,捣罗为末,以鸡子白和为挺子,每挺如小指大,阴干。每夜净洗面了,用浆水于瓷器中磨汁,涂之极效。

又方:白附子半两 杏仁半两,汤浸,去皮尖,研如膏 香附子半两 白檀香半两,锉 紫苏香半两,锉 玛瑙半两,细研 上件药,捣罗为末,以白蜜都和令匀,夜卧涂面,且以温水洗之。

又方:牡蛎三两,烧为粉 土瓜根一两,末 上件药,都研令匀,以白蜜和,夜后涂面,且以温浆水洗之。

治面黑斑驳,令人光悦洁白方:栝蒌子六合,捣罗为末　麝香半两细研　白石脂二两细研　雀粪三合,去黑者,细研　上件药,都研令匀,以生菟丝苗汁,和如稀膏。每夜,先用澡豆洗去垢腻,涂于面上,旦以温浆水洗之。

令人面似玉色光润方:羊脂一升　狗脂一升　白芷半斤　乌喙二两,生,去皮脐　甘草一两　半夏一两,生用　上件药,细锉,并脂同入在铛中煎,候白芷色黄,膏成,以绵滤去滓,瓷器中贮。每夜取用涂面。

令人面白光净悦泽方:白蔹一两　白附子一两生用　白芷一两　藁本一两　猪胰三具,水渍,去赤汁尽,切,研　上件药,捣罗为末,先以芜菁子一合,酒水各半升,相和煎数沸,研如泥,合诸药纳酒水中,以瓷器贮,封三日。每夜取敷面,旦以浆水洗之。

治面黑无精光,令洁白滑润,光彩射人,**麝香面膏方**。麝香半两　猪胰三具,细切　蔓荆子三两　研酥三两　栝蒌瓤五两　研桃仁三两,汤浸,去皮尖,研　上件药,都用绵裹,以酒二升,浸三宿,每夜涂面良。

又方:雄黄一两,细研　朱砂细研　白僵蚕一两,捣末　真珠末半两　上件药,都研令匀,以面脂和胡粉一钱,入药末二钱,和搅令匀,夜卧涂之,旦以浆水洗面良。

变颜容令悦泽方:白附子一两,生用　白芷半两　密陀僧一两半　胡粉一两半　上件药,捣罗为末,以羊乳和之,夜卧涂面,旦以暖浆水洗之。不过三五度,即颜容红白光润。

能化面去鼾鼈,令光泽洁白方:真珠末半两,细研　朱砂半两,细研　冬瓜子仁半两,研如膏　水银一两,以唾于掌内,投令星尽　上件药,都研令极细,入水银同研令匀,以面脂调和为膏。每夜敷面,旦以浆水洗之

又方:大猪蹄一枚　上以水二升,清浆水一升,煮令烂如胶,夜用涂面,晓以浆水洗之,面皮光急矣。

则天大圣后,炼**益母草留颜方**。益母草五月五日收,收草时勿令根上有土,有土即无效。曝干,欲烧时,预以水洒一地,或泥一炉,烧熟良久,研罗,以水和之,令极熟。团之如鸡子大,作丸晒干,取黄土泥一小炉子,于地四边各开一小窍子,上下俱着炭,中央安药丸,大火烧经一炊久,即微微着火烧之。勿令火气绝,绝又不好。经一复时,药熟。不得火猛,即药熔变为灰色,黄黑用之无验,火微即药白细腻。一复时出之,于白瓷器中,以玉锤研细,罗又研,三日不绝,收药于瓷器中,密盛。旋取如用澡豆洗手面,令白如玉。咽项上黑者,但用此药揩洗,并如玉色。秘之,不可妄传。如无玉锤,以鹿角锤亦得。

治面上皱黑,凡是面上之病,皆主之,面脂方:丁香一(二)两　零陵香三两　桃仁三两,汤浸,去皮　白蔹二两　白芨三两　白僵蚕三两　辛夷二两　商陆三两　防风三两,去芦头　当归三两　沉香三两

麝香一两,细研 栀子花三两 芎䓖三两 菟丝子三两,别捣为末 鸬鹚粪二两 木香二两 白芷三两 甘松香三两 土瓜根二两 木兰皮二两 藁本二两 白茯苓四两 冬瓜子仁四两 鹅脂二升 羊髓二升 羊肾脂一升 猪胰六具,细切,以酒五升渍二宿 上件药,细锉,以猪胰汁渍药一宿,都入于锅中,煎令白芷色黄为度,去滓,微火煎成膏入麝香和令匀,盛于瓷盒内,任用敷面。

令人面色悦泽如桃花,**红光面脂方**。杜蘅一两 杜若一两 防风二(一)两,去芦头 藁本二两 细辛一两 白附子一两,生用 木兰皮一两 当归一两 白术一两 独活一两 白茯苓一两 葳蕤一两 白芷一两 天雄一两 玉屑一两,细研 汉防己三两 商陆三两 栀子花三两 橘子仁一两 冬瓜子仁三两 蘼芜三两 藿香二两 丁香二两 菟丝子二两,别捣为末 零陵香二两 甘松香二两 木香二两 麝香半两,细研 白鹅脂一升 羊髓一升 白犬脂一升 牛髓一两升 上件药,细锉,先以水浸脂髓,逐日换水,经七日,以酒一斗,按脂髓令消尽,去脉,乃以香药等,于瓷器中合浸之,密封。一宿后,于银锅中煎三上三下,以水气尽为候,即以绵绞去滓,研之千遍,待凝即止,使白如雪。每夜涂面,旦则洗之更涂新者。十日以后,色与桃花无异

又方:香附子三两 白芷二两 零陵香一(二)两 牛髓一升 白茯苓一两 蔓荆油二升 麝香半两,细研 白蜡八两 上件药,细锉,以蜡髓微火都煎,候白芷色黄为度,去滓,入麝香研千遍,待凝冷,入瓷盒内收之。每夜用澡豆洗面了,然后涂之。

又方:杏仁二升,汤浸,去皮尖 白附子末三两 密陀僧二两,细研 白羊髓二升半 真珠末一分 白鲜皮末一两 酒三升 鸡子白七枚 胡粉二两,细研 上件药,先取杏仁入少酒,研如膏,又下鸡子白研一百遍,又下羊髓研二百遍,后以诸药末纳之,后渐渐入酒,令尽,都研令匀,于瓷盒中盛。每夜,以浆水洗面,拭干涂之。

治面上诸疾,黑疮刺,令白净如**玉面脂方**。当归一两 芎䓖一两 细辛一两半 白术一两 辛夷三分 白芷一两半 木兰皮三分 栝蒌瓢三分 白附子二分 藁本三分 桃花三分 鸬鹚粪三分 密陀僧三分,细研 白僵蚕三分 零陵香三分 杜蘅二分 鹰粪白三分 葳蕤三分 麝香三分,细研 丁香三分 鹅脂五合 鹿髓一升 羊髓一升 白蜡四两 猪脂二升 上件药,捣碎,以酒一斗,渍一宿,明旦滤出,以鹅脂等煎,候白芷色黄,膏成,去滓,入麝香搅令匀。夜以敷面,慎风。

令人面色润腻,鲜白如玉,**面脂方**。防风一两半,去芦头 葳蕤一两半 芎䓖两半 白芷一两半 藁本一两半 桃仁一两半,汤浸,去皮 白附子一两半 白茯苓二两 细辛半两 甘松香半两 零陵香半两 当归一两 栝蒌瓢一两 川椒五十枚,去目 鸬鹚粪三分,细研 冬瓜子仁三分 麝香一分,细研 上件药,捣碎,以酒一斗,浸一宿,明日滤出,以薄绵裹之,用白鹅脂三升,羊脂二升,于铜器中,微火煎之,令沸,看白附子色黄,膏成,滤去滓,入麝香鸬鹚粪等,搅令稠,待凝,以瓷器盛,用鹿角锤子研二日,唯多则光滑。任用涂面。

又方:白附子半两,生用 鹿角胶一两 石盐一分 白术一斤 细辛一两 鸡子白一枚 上件药,各

细锉，先以水二斗五升，煎白术，以布绞取汁六升，于银锅中，以重汤煮取二升，后下诸药，更煎至半升，又以绵滤过，收于瓷盒中。每夜临卧时，洗面了，拭干涂之。

治面无光泽，皮肉皱黑，久用之，令洁白光润，**玉屑面方**。玉屑一两，细研 芎䓖一两 白芷一两 葳蕤一两 冬瓜子仁一两 木兰皮一两 商陆一两 辛夷三分，去毛壳 藁本三分 菟丝子三分，别捣 当归三分 白僵蚕三分 细辛三分 防风半两，去芦头 黄芪半两 桃仁一两，汤浸，去皮 白附子一两，生用 麝香半两，细研 土瓜根一两 鸬鹚粪一合 粪白二分 藿香二分 木香三分 猪胰三具，细研 鹅脂一升 熊脂一升 猪脂三升 白狗脂一分上件药，细锉，用绵裹，以清酒一斗，浸三宿，滤出，将诸脂用慢火，于银锅中入药同煎，以白芷黄焦，膏成去滓，入玉屑麝香和匀，收于瓷盒中。每夜洗手面了，拭干涂之。

（八）宋·赵佶《圣济总录》

【疾病概述】

面䵟黵：黵黵之状，点如乌麻，斑如雀卵，稀则棋布，密则不可容针，皆由风邪客于皮肤，痰饮浸渍，其形外着，或饱食安坐，无所作为，若《养生方》所谓积聚不消之病，使人面目黧是也。散之固有常剂，若乃涂泽蠲除，朝夕从事者，又安可已耶？

【内服治疗】

治面黵黵，令光白润泽，**白瓜子丸方**。白瓜子炒令黄，二两 藁本去苗土 远志去心 杜蘅 车前子炒 白芷 当归切焙 云母粉各一两 天门冬去心，焙，二两 细辛去苗叶 陈橘皮汤浸去白，炒 柏子仁 栝蒌根 铅丹各半两 白石脂一分上一十五味捣研为细末，炼蜜为丸如梧桐子大，每服二十丸，温酒下，早晚食后服。

【外用治疗】

治面黵黵，涂之能令光润，**防风膏方**。防风去叉 藁本去苗土 辛夷 芍药 当归切焙 白芷 牛膝切焙 商陆 细辛去苗叶 密陀僧细研 芎䓖 独活去芦头 葳蕤 木兰皮 蕤仁各二两 杏仁汤浸去皮尖 丁香 鸡舌香 零陵香 真珠屑 麝香各一两 油一斤 獐鹿髓一升，如无，猪骨髓亦得 牛髓一升，如无，脂亦得 蜡四两，炼过者 上二十六味，先将髓以水浸令白取出，除真珠屑、麝香外，余药并锉碎，次将油、髓、蜡入锅中熬令销，入诸药，用文火煎之，若白芷黄色，量稀稠得所，以新绵滤去滓，方将珍珠屑、麝香，别研为细末，入前汁中熬成膏，贮瓷器内，临卧涂面上，旦起以温水洗去，避风日妙。

治面黵黵，令面白悦泽，**白附子膏方**。白附子 青木香 丁香各一两 商陆根一两 细辛三两 酥半两 羊脂三两 密陀僧一两，研 金牙三两 上九味。捣筛为散，酒三升渍一宿，煮取一升，去滓内酥，煎一升成膏，夜涂面上，旦起温水洗，不得见大风日，瘥。

治面黵黵方：鸡子一枚，去黄 朱砂末一两 上二味先研朱砂为末，入鸡子中封固口，与鸡卵同令鸡伏,候鸡雏出,即取涂面效。

治面野黵方:沉香三分 牛黄三分 薰陆香三分 雌黄各半两 丁香一分 玉屑三分 鹰屎半两 水银一分 上八味,先将三味香捣罗为末,次将玉屑、雄黄、雌黄入乳钵中研令细,方入水银及诸药同研令极细,入白蜜调和,令稀稠得所,入瓷合中盛。每至临卧时,涂面野黵处。

治面野黵涂之,令光白润泽,**杏仁膏方**。杏仁汤浸去皮尖、双仁,一两半 雄黄一两 瓜子一两 白芷一两 零陵香半两 白蜡三两 上六味除白蜡外,并入乳钵中,研令细,入油半升并药,内锅中以文火煎之,候稠凝,即入白蜡,又煎搅匀,内瓷合中,每日先涂药,后敷粉,大去野黵。

治面野黵涂之,令光白润泽,**羊髓膏方**。羖羊胫骨髓二两 丹砂研,半两 鸡子白二枚 上三味,先将髓并丹砂入乳钵中,研令极细,以鸡子白调和令匀,入合中盛,每用时,先以浆水洗面,后涂之。

治面野黵涂之,令光白润泽,**丹砂方**。丹砂一两,研细 上一味入白蜜少许,更研如膏,入合中盛,每至临卧涂面,明旦以浆水洗之。

治面野黵,令光白润泽。**益母草涂方**。益母草灰一升 上一味以醋和为团,以炭火煅七度后,入乳钵中研细,用蜜和匀,入合中,每至临卧时,先浆水洗面,后涂之大妙。

(九)元·许国祯《御药院方》

【外用治疗】

朱砂红丸子 治面色不莹净及驱面黑皱。朱砂细研 白术 白蔹 白附子 吴白芷 白僵蚕 木香以上各半两 白芨 白茯苓 密陀僧以上各一钱半 钟乳粉二两 上为细末,用阿胶半两熬成膏子,入上项药末,一处就成丸,如梧桐子大。如常用,温水蜜少许磨化开,调涂面上,次日早晨用温治亦洗之,甚妙。

(十)明·齐仲甫《女科百问》

【病因病机】

第四十问 妇人面多生黑野与黑子者,何也?

答曰:黑野黑子者,皆生于面上,本是二证也。五脏六腑之经,血华充于面。或痰饮渍脏,或腠理受风,致血气不和,或涩或渴,不能荣于皮肤,故变生黑野。若黑点凝聚,谓之黑子。若生而有之者,非药可治也。

【外用治疗】

洗风散 治面上游风,或瘾疹,或风刺,或黑野。芫蔚草 晚蚕沙 赤小豆 黑牵牛 白芷 藁本 僵蚕 白附子 草乌头 白蔹 蔓荆子 上件等分为末,每一钱,澡面用之。

(十一)明·王肯堂《证治准绳》

【外用治疗】

洗面药方,治面有野点,或生疮及粉刺之类,并去皮肤燥痒垢腻,润泽肌肤。

皂角_{三斤去皮、弦、子,另捣} 糯米_{一升二合} 绿豆_{八合拣净,另捣} 楮实子_{五两} 山奈子 缩砂_{连皮半}_两 白及_{二两肥者,锉} 甘松_{七钱} 升麻子_{半两} 白丁香_{五钱腊月收,拣净} 上七味同为细末讫,和绿豆、糯米粉,及皂角末一处搅匀,用之效。

面油摩风膏 麻黄_{五钱} 升麻 防风_{各二钱} 当归身 白及_{各一钱} 羌活_{去皮一两} 白檀香_{五分}上以绵裹定前药,于银石器中,用油五两,同熬得所,澄清去渣,以黄蜡一两,再煎熬为度。

莹肌如玉散 白丁香 白蒺藜 白牵牛 白芨 白蔹 小椒_{各一两} 香白芷_{七钱} 当归梢 升麻_{各半两} 楮实子_{四钱} 白茯苓_{三钱} 白附子_{二钱半} 麻黄_{去节,二钱} 连翘_{一钱半} 上为细末。每用半钱,多少洗之。

涂黚黯不令生疮:猪苓 麻黄 桂枝 白蒺藜 白附子 连翘 防风 香白芷 白蔹 当归身 升麻根 白芨 上等分为细末。洗面用之,临卧唾调少许涂面上。

疗面多皯黯,如雀卵色。以羖羊胆_{一枚} 酒二升,煮三沸涂拭之,三日瘥。治面上粉刺,捣菟丝子绞汁涂之。

白附丹 治男子妇人,面上黑斑点。白附子_{一两} 白芨 白蔹 白茯苓 密陀僧 白石脂 定粉_{各等分,研细} 上为细末。用洗面药洗净。临睡用人乳汁,如无,用牛乳或鸡子清调和丸,如龙眼大。逐旋用温浆水磨开,敷之。

白附子散 治面上热疮似癣,或生赤黑斑点。白附子 密陀僧 茯苓 白芷 定粉_{各等分}上为末。先用萝卜煎汤洗面净,后用羊乳调,至夜敷患处,次早洗去效。

（十二）明·王廷瑺《槐荫精选单方》

【内服治疗】

薏苡粥,治久风湿痹,补正气,除胸中邪气,利肠胃,消水肿,久服轻身益气力,亦治经脉拘挛。薏苡仁_{一升为末}以水作粥,空心服,亦可日三顿食之。治久风湿痹,筋挛膝痛,除五脏胃气结聚,益气,止毒,去黑痣面黯,润皮毛。

（十三）明·陈实功《外科正宗》

【临证辨治】

雀斑第八十二:斑乃肾水不能荣华于上,火滞结而为斑,当以六味地黄丸以滋化源,外以玉容丸早晚搽洗渐愈。

女人面生黧黑斑第九十五:斑者,水亏不能制火,血弱不能华肉,以致火燥结成斑黑,色枯不泽。朝服肾气丸以滋化源,早晚以玉容丸洗面斑上,日久渐退。兼戒忧思、动火、劳伤等件。但此生于夫主不利、疑事不决者常有之。

【外用治疗】

玉容丸 玉容丸栀羌独松,荆矾辛奈芷麻风,芨蔹椒檀蚕槁本,陀僧红枣菊花逢。治男妇雀斑、酒刺,及身体皮肤粗糙,并用此洗。甘松 山奈 细辛 白芷 白蔹 白芨 防风 荆芥 姜蚕 山栀 藁本 天麻 羌活 独活 陀僧 枯矾 檀香 川椒 菊花各一钱 红枣肉七枚 以上共为细末,用去净弦膜肥皂一斤,同槌作丸,如秋冬加生蜜五钱,如皮肤粗槁加牛骨髓三钱,早晚洗之,肌肤自然荣洁如玉,温润细腻。

玉肌散 玉肌散用生绿豆,滑石白芷同成就,碾末还兼白附子,肺风酒刺真不谬。一切风湿、雀斑、酒刺、白屑风、皮肤作痒者并效。绿豆半升 滑石 白芷 白附子各二钱 共为细末,每用三匙,早晚洗面时汤调洗患上。

(十四)清·赵学敏《串雅内外编》

【外用治疗】

八白散 金国宫女洗面方。白丁香 白僵蚕 白附子 白牵牛 白茯苓 白蒺藜 白芷 白芨上研八味,研入皂角三定去皮,用大豆少许为末。常用。

(十五)清·何梦瑶《医碥》

【临证辨治】

面尘,即晦暗,阳气郁滞则无光,水涸则不润,故晦暗如蒙尘土,宜疏肝、清肺、滋肾。

【外用治疗】

面上黧黑斑,水虚也,女人最多,六味丸见虚损。外用甘松 山奈 细辛 白芷 白蔹 白芨 防风 荆芥 僵蚕 天麻 羌活 陀僧 川椒 菊花 独活 枯矾 檀香各一钱 枣肉七个 肥皂肉一斤,同为丸,秋冬加生蜜五钱,皮粗槁加牛骨髓二钱,洗面。

(十六)清·吴谦《医宗金鉴》

【疾病概述】

雀斑淡黄碎点形,火郁孙络血风成,犀角升麻丸常服,正容散洗渐无踪。

此证生于面上,其色淡黄,碎点无数,由火郁于孙络之血分,风邪外抟,发为雀斑。宜常服犀角升麻丸,并治一切粉刺、酒刺、皯黯、靥子等证。外用时珍正容散,早晚洗之,以泽其肌,久久自愈。亦有水亏火滞而生雀斑者,宜服六味地黄丸。

皯黯如尘久炱暗,原于忧思抑郁成,大如莲子小赤豆,玉容久洗自然平。

此证一名黧黑斑。初起色如尘垢,日久黑似煤形,枯暗不泽,大小不一,小者如粟粒、赤豆,大者似莲子、芡实,或长、或斜、或圆,与皮肤相平。由忧思抑郁,血弱不华,火燥结滞而生于面上,妇女多有之。宜以玉容散早晚洗之,常用美玉磨之,久久渐退而愈。戒忧思劳伤,忌动火之物。

【内服治疗】

犀角升麻丸 犀角一两五钱 升麻一两 羌活一两 防风一两 白附子五钱 白芷五钱 生地黄一

两　川芎五钱　红花五钱　黄芩五钱　甘草二钱五分生　各为细末，合均，蒸饼为小丸，每服二钱，食远临卧，用茶清送下。方歌：犀角升麻治雀斑，皯黯黡黑子亦能痊，犀升羌防白附芷，生地芎红芩草丸。

六味地黄丸　怀熟地八两　山萸肉　怀山药各四两炒　茯苓　丹皮　泽泻各三两　共为细末，炼蜜为丸，如梧桐子大。每服二钱，空心，淡盐汤送下。方歌：六味地黄善补阴，能滋肾水并生津，萸苓山药丹皮泻，研末蜜丸服最神。

【外用治疗】

时珍正容散　猪牙皂角　紫背浮萍　白梅肉　甜樱桃枝各一两　焙干，兑鹰粪白三钱，共研为末，每早晚用少许，在手心内，水调浓搓面上，良久以温水洗面。用至七八日后，其斑皆没，神效。方歌：正容散洗雀斑容，猪牙皂角紫浮萍，白梅樱桃枝鹰粪，研末早晚水洗灵。

玉容散　白牵牛　团粉　白蔹　白细辛　甘松　白鸽粪　白芨　白莲蕊　白芷　白术　白僵蚕　白茯苓各一两　荆芥　独活　羌活各五钱　白附子　鹰条白　白扁豆各一两　防风五钱　白丁香一两　共研末。每用少许，放手心内，以水调浓，搽搓面上，良久再以水洗面，早晚日用二次。方歌：玉容散退黧皯黯，牵牛团粉蔹细辛，甘松鸽粪及莲蕊，芷术僵蚕白茯苓，荆芥独羌白附子，鹰条白扁豆防风，白丁香共研为末，早晚洗面去斑容。

（十七）清·顾世澄《疡医大全》

【医案选粹】

古一人登厕，被臭气熏触，隐忍良久，明日满面皆黑色，月余不散。相士云：不出月必死。一良医令以沉、檀香各一两，锉安炉中烧熏帐内，以被盖定，令病者瞑目端坐，候香尽方可出帐门，日引鉴照之，面上黑色渐散矣。盖臭腐属水，香属土，土胜水也。

【外用治疗】

改容丸　大贝母去心　白附子　菊花叶　防风　白芷　滑石各五钱　共为细末。用大肥皂十荚蒸熟，去筋膜捣丸，同药做丸，早晚擦面。

又方：白丁香五钱，即小鹊粪　鹰粪三钱　羊蹄根二两　白附子一两　白蔹八钱　白芨七钱　共研末。肥皂一斤去皮弦，同药捣丸擦于面上。

又方：雄雀粪　瓦花各等分　研细同菜油调，搽一月即光。

又方：霜梅肉　樱桃枝　牙皂角　紫浮萍　共捣丸，擦面。

又方：蓖麻仁同肥皂捶擦。

又方：白丁香　白蔹　白僵蚕　白芷　白附子　白梅肉　夜明砂　皂角　白芨　甘松　共研细，蜜捣做饼，洗面时擦之。

玉盘散　男妇面上雀斑、粉刺。白牵牛　甘松　香附　天花粉各一两　藁本　白蔹　白芷　白

附子 宫粉 白芨 大黄各五钱 肥皂一斤 捶烂同药和匀,每日擦面有效。

玉容肥皂 去白癜、黑点、白癣、诸般疮痕,令人面色好。白芷 白附子 白蒺藜 白僵蚕 白芨 白丁香 甘松 草乌 杏仁 绿豆粉各一两 儿茶三钱 密陀僧 樟脑各五钱 白鼓 三奈 猪牙皂各四钱 肥皂去裹外皮筋并子,只取净肉一茶盅 轻粉三钱 先将肥皂肉捣烂入鸡子清和,晒去气息,将各药末同肥皂鸡子清和丸,擦面。

澡豆方 雀印或面生疮疖,疤痕色变赤黑,大效。密陀僧另研 甘松 杏仁生用 白芷 蛇床子各一两 白果肉四十个 草麻仁四十九粒 白蒺藜杵去刺 白牵牛酒浸,各三两 白僵蚕二两 肥皂去皮弦子三斤,捣细 同药末为丸,早晚擦面,洗去。

验方:白僵蚕 黑牵牛各二两 北细辛二两 研细蜜丸弹子大,日洗数次。一月后其斑自退,并治雀斑面生黑点。神效。

二、近现代名家对病因病机、证型、临证的认识

张志礼认为黄褐斑的发病与肝脾不调、肝肾阴虚、冲任失调有关,临床论治时将黄褐斑分为三型:肝脾不调型黄褐斑患者其临床表现为心烦、易怒,善叹息、胁肋胀满,时而腹胀、食欲欠佳,大便干溏不调,舌暗红苔白,脉弦滑。在治疗时以疏肝健脾为主,辅以理气活血。一般选用的方药有柴胡、枳壳、香附、郁金、当归、白芍、白术、茯苓、丹参、川芎等。肝肾阴虚型黄褐斑的患者一般伴有腰膝酸软疼痛、五心烦热、失眠多梦、月经量少、舌质淡、苔少,脉沉细。治以滋补肝肾,养血活血。选用的方药主要有熟地、山药、山萸肉、女贞子、菟丝子、丹皮、丹参、白芍、首乌藤、木香、白术、茯苓等。冲任不调型黄褐斑的患者一般都有月经不调或有痛经的病史,同时多伴有烦躁易怒、胁肋胀痛、脘腹胀满、大便秘结、舌质暗红、脉弦细。治以调和冲任,理气活血,方药有当归、红花、益母草、香附、全瓜蒌、赤芍、丹参、鸡冠花、泽兰等。

唐汉钧认为黄褐斑的发生主要与肝、脾、肾三脏功能失调有关。治以疏肝活血,补肾健脾为原则。选用的基本方,其药物组成有柴胡、黄芩、当归、丹皮、白术、白菊花、白芷、茯苓、白芍、生地、枸杞、女贞子、旱莲草、生甘草。如果月经不调而有痛经者,可以酌加益母草、红花、淫羊藿;而阴虚火旺者,则加栀子、赤芍。

禤国维认为黄褐斑的发生多因肾阴不足,水衰不能上承,或因肝郁气结,郁久化热,灼伤阴血而发病。以滋补肾水,行气活血为治法,拟"祛斑汤":女贞子、旱莲草、菟丝子、杜仲、熟地、首乌、柴胡、当归、川芎、桃仁、丹参等。并在辨证的基础上,酌情增加疏肝理气及活血化瘀之药,如白芍、川楝子、枳壳、郁金、丹参、丹皮、红花。同时因本病治疗时间长,若汤剂使用不便,也可长期选用六味地黄丸、杞菊地黄丸、逍遥丸、柴胡疏肝散、乌鸡

白凤丸、健脾丸、二至丸及肾气丸等内服。

陈彤云根据中医五色归五脏的藏象理论认为,黄褐斑的发生与肝、脾、肾三脏的关系密切。在治疗上强调"治斑不离血",治疗中注意活血化瘀药物的应用。刘婷等分析总结陈彤云治疗黄褐斑的临床用药经验,用药类别方面,使用频率最高是补虚药及活血化瘀药,诸脏经中,以肝经所占比例最大,其次为脾经、肾经,陈彤云临床治疗黄褐斑以补虚及活血化瘀为主法,重视肝肾,兼顾脾胃,用药多以辛开、苦降、甘缓,擅用温、平性药。

三、医案

【医案1】患者,女,57岁,温州人,2015年3月初诊,主诉双颊部出现大片色斑2年余,平于皮肤,压之不褪色,抚之不碍手,时有心情急躁不安,小腹胀痛不舒,大便黏腻不爽,小便色黄,胃纳尚可,夜寐一般,舌淡暗,苔腻,脉弦滑。何老师四诊合参,辨证气滞血瘀兼痰湿型,治宜疏肝健脾除湿、养血活血,予桃红四物汤合香砂六君子汤加减。处方:黄芪30克,太子参30克,炒白术20克,茯苓20克,当归15克,熟地黄15克,白芍30克,肉桂3克(后下),桃仁15克,红花15克,大枣30克,炙甘草6克,干姜6克,香附15克,砂仁6克,郁金15克,丹参20克,芡实15克,败酱草30克,红藤30克。服上方14剂后患者自觉面部色斑明显消退。半月后二诊,患者诉盗汗明显,心情急躁,时有潮热,小腹胀痛不舒明显好转,原方减芡实、败酱草及红藤,加仙茅15克、淫羊藿15克、黄精20克以滋补肾阴,服药半月余面部色斑渐退。

(摘自何迎春运用桃红四物汤加味治疗黄褐斑验案举隅.广西中医药大学学报,2015,18(03):18-19.)

【医案2】李某,女,31岁,于2015年5月18日初诊,主诉:颜面褐斑2年余。无痒痛,日晒及生闷气后色加深,曾在美容院行激光治疗,有一定效果。但斑半年后复见。平素多抑郁,月经量少,色淡质稀,经行乳胀腹痛,纳呆,腹泻与便秘交替,舌淡薄白,脉弦细。查体见颧部褐色斑片对称分布,褐斑中心色深,边缘色淡,边界不清。辨证属:肝郁脾虚,冲任失调。患者就诊时为经前3日,月经将至,结合月经周期,遵循疏调气机,理气化瘀,调和冲任治法,采用"疏调气机汤"为基础酌情加减治疗。处方:柴胡10克,香附10克,郁金12克,丹参12克,川芎10克,枳壳10克,白芍12克,茯苓15克,薄荷6克,佛手6克,青皮6克,桑白皮15克,白术10克,防风12克,枣仁30克,白芷10克,元胡10克,当归15克,续断12克,甘草6克。3剂,水煎服,每日3次,2日1剂。

2015年5月25日二诊:服上方3剂后,心情较前舒畅,月经来潮时痛经及乳胀有所缓解,量较前多,色红,黄褐斑无明显变化,舌脉同前,月经干净,结合月经后卵泡期治则,调斑时辅以补肾填精补血之品,予"疏调汤"基础上加淫羊藿15克,熟地10克,山茱萸10克,续断12克,泽泻15克等。服药6剂。

2015年6月8日三诊:饮食有所好转,睡眠有所改善,面部黄褐斑色转淡,舌常,苔薄白,脉细。遵循排卵氤氲期用药规律,因势利导,予"疏调汤"基础上加以用巴戟天12克,女贞子12克,旱莲草12克,丹参15克,熟地10克等。嘱患者服药3剂。

2015年6月15日四诊:面部褐斑明显消退,身心愉悦,舌常,苔薄白,脉细。患者诉月经将至,予"疏调汤"基础上加大疏肝理气,活血化瘀药量。并嘱其坚持用药,巩固疗效。注意日常调护。

(摘自全国名老中医张震治疗黄褐斑经验体会.云南中医中药杂志,2015,36(12):1-3.)

【医案3】熊某,女,45岁,2012年6月12日初诊。主诉:双面颊褐色斑片4年。患者诉4年前左侧面部出现蚕豆大小浅褐色斑片,后右面颊对称部位亦出现类似斑片,近几年来斑片面积逐渐增大,多在日晒后、经前期颜色加深,曾予以维生素C、谷胱甘肽内服,氢醌霜外用未见明显改善。现双侧面颊部可见褐色斑片,伴有月经不调,经色较暗,经前斑色加深,易心烦发怒。舌暗红,少苔,脉弦涩。中医诊断:黄褐斑。辨证为瘀血阻滞证,拟方桃红四物汤加减。处方:桃仁6克,红花6克,桑叶6克,玫瑰花3克,杭菊花3克,白芍6克,白鲜皮15克,白术10克,柴胡6克,生地黄15克,川芎10克,当归尾10克,甘草5克。每天1剂,水煎服,连服30剂后复诊,患者斑片面积缩小,颜色变浅,得到较明显改善,月经亦有所改善。

(摘自杨志波应用桃红四物汤治疗皮肤病验案3则.湖南中医杂志,2017,33(05):112-113.)

【医案4】患者,女,39岁,就诊时间:2002年6月4日。主诉:颜面起斑3年。3年前妊娠始发面部褐斑,生育后有所减轻,但未全部消退,近1年来明显加重。现症:行经前双乳胀疼,月经后期,经血色暗、血块多,睡眠不实,纳可,二便调,舌质暗有瘀斑,苔薄白,脉弦细。患者平素情急烦躁、易生气。双颧、鼻背可见黄褐色斑片,边界清楚,形若蝴蝶。辨证:肝郁化火,气滞血瘀。治则:舒肝解郁,活血化瘀。方药:柴胡10克,当归10克,川芎10克,白芍20克,熟地10克,桃仁10克,丹皮10克,红花10克,栀子10克,泽兰10克,郁金10克,茯苓15克,薄荷(后下)5克,僵蚕15克。上方21剂,水煎服,每日1剂,早晚饭后分温服。二诊:斑色变浅,经前乳胀疼减轻,经血色暗,舌暗,苔白,脉弦。前方加益母草15克,继服3周。三诊:褐斑范围明显缩小、颜色变浅,月经血块减少,舌脉同前。上方去薄荷再服3周。四诊:面部黄褐斑消退90%以上,双颧、鼻背散在数个豆粒大小浅褐色斑点。继用上方巩固疗效,3个月左右,黄褐斑基本消退。

(摘自陈彤云治疗黄褐斑医案.北京中医,2006(04):205-207.)

【医案5】患者,女,40岁,就诊时间:2002年6月4日。主诉:颜面起斑2年。近2年发现面部起斑,伴纳食不香,困倦乏力,夜寐欠安,大便时溏。月经先期、量多、色暗,有血块,舌淡嫩有齿痕,苔黄,脉缓。现面颊、双颧可见地图状黄褐色斑片。既往史:近7~8年因失眠经常服用镇静药(安定2~3片/周)。辨证:脾虚失摄,气血瘀阻。治则:健脾益气,摄血调经。方药:黄芪15克,太子参15克,茯苓15克,白术10克,当归10克,川芎10克,郁金10克,泽兰10克,山药15克,升麻10克,大枣7枚,生谷稻芽各10克。上方21剂,水煎服,每日1剂,早晚饭后分温服。

二诊:褐斑颜色变淡,睡眠稍好,疲乏减轻,月经血量较前减少,舌淡,苔白,脉缓。前方减白术,加酸枣仁15克,继服3周。三诊:斑色变浅且范围明显缩小,月经量及血块减少,夜寐好转,舌脉同前。上方加陈皮10克,再服3周。四诊:面部黄褐斑消退60%以上,皮肤润泽。临床好转。继用上方21剂,巩固疗效。

(摘自陈彤云治疗黄褐斑医案.北京中医,2006(04):205-207.)

四、现代研究进展

【病因病理】

近年来的研究表明:紫外线暴露、遗传易感性、性激素水平异常与黄褐斑的发病高度相关。皮肤屏障的损伤、血管因子和炎症因子等在黄褐斑的发病过程中也发挥了重要作用。

(1)紫外线暴露　紫外线(UV)辐射作为引发黄褐斑的因素已有数十年的历史,在对紫外线的反应中,人角质形成细胞和成纤维细胞分泌一种黑色素细胞因子SCF,其作用于黑色素细胞上的c-Kit受体,导致色素沉着过度。

(2)皮肤光老化　越来越多的研究发现,黄褐斑符合光老化的特征,在与黄褐斑相关的许多环境因素中,紫外线辐射(UVA和UVB)、日光以及可见光暴露是黄褐斑发展和恶化的最重要因素。正是在以上因素单一或联合的作用下,才导致黄褐斑的发生。

(3)黄褐斑的遗传易感性　黄褐斑在欧洲人中不太常见,在亚洲人和拉丁美洲人中更常见——他们有来自非洲的人类迁徙的共同系统发育起源。D'Elia通过对来自巴西的119位面部黄褐斑女性和119位对照女性从口腔黏膜拭子中提取DNA,并通过研究61个

INDEL来确定血统,得出在高度混杂的人群中,面部黄褐斑与非洲血统独立相关。这项研究也间接证实了上述假设。

(4)激素的作用 黄褐斑通常在青春期后发生,这一事实支持了女性荷尔蒙活动与黄褐斑发展之间的关联,黄褐斑在荷尔蒙活动时代盛行,更年期后明显减少。对于某些临床医生来说,黄褐斑被认为是怀孕期间的正常生理变化。黄褐斑男女发病存在差异,国外学者研究发现日光弹力增殖症和血管等组织病理学特征及UVR是黄褐斑的一个致病因素,但荷尔蒙的影响可能在男性黄褐斑的发病机制中没有作用。尽管不同民族、不同皮肤类型黄褐斑的患病率有较大差异,但女性生殖期黄褐斑的优先发展以及黄褐斑与口服避孕药的相关性提示,女性性激素是该病发生和加重的另一个重要诱因。

(5)皮肤屏障与黄褐斑 有试验表明:皮肤黄褐斑以角质层完整性受损和屏障恢复延迟为特征,推测慢性紫外线暴露可能是SC(角质层)完整性受损和黄褐斑屏障恢复率延迟的原因。

(6)皮肤的炎症反应 长时间的紫外线辐射会引起皮肤发炎并激活成纤维细胞,然后这些细胞分泌干细胞因子(SCF)可能扩散到上皮的表皮中并诱导黑色素生成。

【临床治疗】

黄褐斑,中医多认为与肝脾肾三脏有关,应以疏肝解郁、补血养肝、滋肾养阴为主。在中医基础理论指导下,中医治疗本病方法较多,如中药、针灸、拔罐、耳穴和刺络放血等,效果显著。

(1)中医辨证要点

①肝郁气滞证证候:多见于女性,面色无华,斑色黄褐;伴有心烦易怒,胸胁胀满,面部烘热,口干,月经不调或痛经;舌质红,苔薄白,脉弦。

②肝肾阴虚证证候:斑色褐黑,面色无华;伴有头昏耳鸣,腰膝酸软;舌质淡,苔薄,脉沉细。

③脾虚湿热证证候:斑色污黄,如尘土附着;伴有纳呆,便秘,溲赤;舌质红,苔黄腻,脉滑数。

④气滞血瘀证证候:面色黧黑,斑色灰褐;或伴有慢性肝病,两胁胀痛;舌质紫或有瘀斑,苔薄,脉弦细。

(2)中医辨证论治

①肝郁气滞证 治法:疏肝解郁,清泻内热。方药:丹栀逍遥散加减。月经不调加女贞子、当归、香附;心烦胸胁胀满加川楝子、郁金。肝经湿热重者可给予龙胆泻肝丸,每次4.5克,每日2次,口服。

②肝肾阴虚证　治法:补益肝肾,养颜消斑。方药:六味地黄丸加减。腰膝酸软加枸杞、女贞子、旱莲草;阴虚火旺明显加知母、黄柏。成药可给予杞菊地黄丸,每次3克,每日2次,口服。

③脾虚湿热证　治法:健脾化浊,清热利湿。方药:参苓白术散加减。湿盛者加苍术、黄柏、白扁豆;便秘溲赤者加制大黄、滑石、车前子。

④气滞血瘀证　治法:理气活血,化瘀消斑。方药:桃红四物汤加减。两胁胀痛者加川楝子、郁金、熟地、白芍;面色黧黑者加白蒺藜、白菊花、白芷。

(3)中医外治

①针刺　宿中笑等采用针灸治疗黄褐斑,主穴选取血海穴、三阴交穴、足三里穴、曲池穴和肺俞穴。再随症加减,肝郁气滞加太冲穴和行间穴;脾虚湿盛加脾俞穴和丰隆穴;肝肾亏虚加蠡沟穴、肾俞穴和太溪穴。1次/天,4周为1个疗程,连续治疗3个疗程后,有效率为93.33%。陈坚取穴曲池穴、足三里穴、外关穴和三阴交穴等,根据患者症状适当加减,经治临床总有效率为88.24%。

②穴位埋线　金亚蓓等对44例黄褐斑患者进行穴位埋线治疗,选取肝俞穴、脾俞穴、三阴交穴及面部局部穴位围刺,1次/周,4次为1个疗程,连续治疗12周后,黄褐斑面积及严重程度评分显著下降。骆建宇等一项关于穴位埋线治疗黄褐斑的Meta分析中,纳入10篇文献,分析结果显示,在有效率、症状改善方面,穴位埋线为主组优于单纯西药组,疗效肯定。

③耳穴　陈天芳采用耳针治疗36例黄褐斑女性患者,取耳穴:面颊区、肺、内分泌、皮质下、内生殖器、肾、心和神门,隔日治疗1次,10次为1个疗程,经治疗总有效率为91%。张晓静等采用耳穴压豆的方法治疗185例黄褐斑患者,取穴为肺、神门、内分泌、皮质下、面颊肝。用胶布将王不留行籽固定在选好的耳穴上,按压3~4次/天,按压穴位20秒/次。10次为1个疗程。休息4~7天继续治疗第2疗程。经治3个疗程后,总有效率达91.4%。

④刺血拔罐　王民集等采用背俞穴刺血拔罐,取穴为大椎穴、肺俞穴、膈俞穴、肝俞穴、胃俞穴。用一次性采血针点刺出血后拔罐,留罐6~10min,出血量1~2mL为宜。隔日治疗1次,10次为1个疗程,治疗2个疗程后80例患者总有效率为95%。

(4)其他治疗　彭涛选用当归芍药散(组成:川芎9克、当归9克、茯苓12克、白术12克、泽泻15克和芍药30克)对黄褐斑患者进行治疗,1剂/天,早晚饭后温服,经治8周后,皮损面积、皮损颜色均有所改善,血浆黏度、全血黏度有所下降,治疗总有效率95%。刘俐等自制甘草黄酮中药祛斑膏外用治疗黄褐斑,2次/天,经治3个月后,总有效率94.28%。郭亮收集36例黄褐斑患者,单纯外用中药祛斑面膜(药物组成:桃仁5克、当归

10克、木瓜10克和杏仁10克,磨粉后均匀混合,加入开水调成糊状敷于面部)进行治疗,1次/天,30min,3次/周,1周1个疗程。经过治疗,总有效率为91.67%,治疗后皮损面积、皮损颜色均显著改善。赵纳等通过文献检索的方法,收集了135首中药外治黄褐斑的方剂,使用药物总频次为1072次,其中白色中药共出现285次,出现频率为26.6%。认为"以白治黑"法治疗黄褐斑有效。

(5)西医治疗

黄褐斑患者进行外用药物治疗目前已经成为临床常见方法。能够内服药物联合治疗黄褐斑疾病,效果更佳。

①外用治疗

氢醌:4%氢醌乳膏中主要成分为氢醌,氢醌能够通过减少黄褐斑,患者面部黑色素沉积,减少黑色素细胞基因复制,并能够与TYR底物结合减少黑色素生成。研究表示,对黄褐斑患者进行氢醌外擦,每日早晚各外擦,治疗8个疗程后,患者面部疗效显著改善。表示对黄褐斑患者氢醌药物进行治疗,毒性作用较少,疗效较好。

氨甲环酸:属于抗纤溶止血药物,作用于黄褐斑,能够减少TYR产生黑色素,发挥退出黑色素的作用。对黄褐斑患者采用氨甲环酸溶液外擦,早晚各拭擦一次,患者褐色斑块减少,直径缩小,疗效较好。但是对存在血管内高凝患者禁止使用。

木质素过氧化物酶:属于从黄孢原毛平革菌中提取的物质。因其与黑色素结构相似,通过过氧化物达到去除黑色素的作用。大量研究表示,采用木质素物质治疗黄褐斑患者。2次/天,治疗8周后,能够通过过氧化酶驱除色斑,并因其是从菌中提取,毒性作用较少,值得临床引用。

苯丙氨酸:能够对黄褐斑患者进行抗斑的作用,主要通过对β肾上腺素受体拮抗作用减少黑色素。有研究表示,对黄褐斑患者苯丙氨酸治疗,患者面部改善较好,并好于常规组治疗及安慰剂治疗,疗效较好。因此,对黄褐斑患者采用2%苯丙氨酸乳膏治疗,出现皮肤瘙痒的患者较少,停药后,可自行解除。

果酸:属于分子量较小且易溶于水的羧酸,本身具有很强水溶性,能够被皮肤吸收。大量研究表示,果酸能够减少皮肤角质层堆积,并可以增加皮肤角质层弹性,并减少过度堆积。对黄褐斑患者进行果酸制剂进行外擦,疗效较好的同时应该注意减少阳光暴晒,并避免搔抓,如出现不良反应时,应立刻停止用药。

化学剥脱 Jessner溶液:该溶液由多种物质组成,包含乳酸、水杨酸等,能够用于治疗色素沉着。

水杨酸:该物质属于β-羟基酸,具有软化角质增加外敷药物功效的作用。

乙醇酸:属于α-羟基酸物质,能够促进皮肤角质层对药物的吸收程度。

②系统用药

维生素E:能够参与机体多种生物作用,例如抗癌、抗氧化作用。用于黄褐斑的治疗,通过减少过氧化物的合成,减少TYR活性,发生抗黑色素的作用。DelinasiosGJ研究表示,酯化形式的维生素E能够消除黄褐斑患者因紫外线或外界因素导致的氧自由基,发挥延缓衰老及晒红斑生成的作用。相关研究表示对黄褐斑患者采用口服天然维生素E胶丸,患者褐色斑块有所改善,并无显著毒性作用,所以,对黄褐斑患者采用维生素E治疗,疗效较好,值得应用。

维生素C:属于抗氧化剂,能够减少黄褐斑患者机体黑色素。在黄褐斑患者体内,皮肤黑色素大量分化,维生素C能够促进面部胶原,抑制自由基分化,减少皮肤暗黄和自由基对皮肤的损伤。李志等研究表示对黄褐斑患者服用维生素C能够促进患者皮肤吸收,并不易被中和,具有美白祛斑的作用。大量研究表示对黄褐斑患者采用维生素C治疗,在减少自由基对皮肤损伤的同时,还能够提高皮肤亮度,减少黑色素形成。

③激光:近些年激光是治疗黄褐斑患者研究的热点。激光治疗的机理在于能够通过光斑对患者斑块局部进行治疗,能够将斑块黑色素物质进一步降解,利用机体吞噬作用将直径较小的黑色素快速排出体外,达到改善斑块暗沉,治疗疾病的作用。

【预防调护】

黄褐斑的病因及发病机制较为复杂,且容易复发。首先要做的是预防,通过严格的光保护,避免暴露在阳光下,每天使用防晒霜来减少黄褐斑发生的诱因。临床治疗方式多样,可以根据患者具体情况及医者的临床经验,选择一种或多种治疗方法,以期获得最佳的治疗效果。

参考文献

[1] 陈红风.中医外科学临床研究[M].北京:人民卫生出版社,2017.

[2] 刘婷,孙丽蕴,曲剑华.陈彤云教授治疗黄褐斑临床用药规律探讨[J].中国医药导报,2020,17(19):105-107+111.

[3] 安文静,何迎春.何迎春运用桃红四物汤加味治疗黄褐斑验案举隅[J].广西中医药大学学报,2015,18(03):18-19.

[4] 普文静,赵霞,翟毓红,张震.全国名老中医张震治疗黄褐斑经验体会[J].云南中医中药杂志,2015,36(12):1-3.

[5] 唐祯,杨志波.杨志波应用桃红四物汤治疗皮肤病验案3则[J].湖南中医杂志,2017,33（05）:112-113.

[6] 陈勇,曲剑华.陈彤云治疗黄褐斑医案[J].北京中医,2006(04):205-207.

[7] 洪文茜,吴一菲.黄褐斑病因及发病机制研究进展[J].皮肤病与性病,2021,43(02):175-176+235.

[8] 李青.黄褐斑治疗的研究进展[J].中国中西医结合皮肤性病学杂志,2021,20(01):110-112.

[9] 李冬梅,刘艳华.黄褐斑治疗的研究进展[J].皮肤病与性病,2020,42(05):671-673.

[10] 穆志娟.黄褐斑中医治疗研究进展[J].实用中医药杂志,2019,35(06):762-763.

[11] 韦克基.黄褐斑的治疗现状及进展[J].中外医疗,2021,40(04):191-194.

（杨鹏斐　王亚红）

第十八节 漆 疮

漆疮因接触漆树、漆液、漆器,或仅嗅及漆气而引起的常见皮肤病。多发生在头面、手臂等暴露部位,皮肤肿胀明显,潮红瘙痒,刺痛,或有水疱、糜烂,有自愈倾向。严重者,伴有怕冷,发热,头痛等全身症状。本病相当于西医学的接触性皮炎。指皮肤、黏膜接触外源性物质后,引起接触部位皮肤甚至接触部位以外皮肤的急性或慢性炎症反应。

一、古籍选粹

古籍参考书目:《肘后备急方》《诸病源候论》《备急千金要方》《千金翼方》《外台秘要》《太平圣惠方》《圣济总录》《幼幼新书》《外科理例》《本草纲目》《医学纲目》《证治准绳》《景岳全书》《外科大成》《洞天奥旨》《本草新编》《医宗金鉴》《疡医大全》《疡科心得集》《外科证治全书》。具体内容摘录如下:

(一)晋·葛洪《肘后备急方》

【外用治疗】

疗癣疥恶疮方:水银 矾石 蛇床子 黄连各二两,四物捣筛,以腊月猪膏七合,并下水银搅万度。

谭氏,治漆疮。汉椒汤洗之,即愈。

(二)隋·巢元方《诸病源候论》

【疾病概述】

漆有毒,人有禀性畏漆,但见漆,便中其毒。喜面痒,然后胸、臂、腨、腨皆悉瘙痒,面为起肿,绕眼微赤。诸所痒处,以手搔之,随手瘅展,起赤瘢癗;瘢癗消已,生细粟疮甚微。有中毒轻者,证候如此。其有重者,遍身作疮,小者如麻豆,大者如枣、杏,脓焮疼痛,摘破小定,有小瘥,随次更生。若火烧漆,其毒气则厉,著人急重。亦有性自耐者,终日烧煮,竟不为害也。

【病因病机】

人无问男女大小,有禀性不耐漆者,见漆及新漆器,便着漆毒,令头面身体肿起,隐疹色赤,生疮痒痛是也。

（三）唐·孙思邈《备急千金要方》

【内服治疗】

秫米：味甘微寒无毒，主寒热，利大肠，治漆疮。蟹黄，解结散血，愈漆疮，养筋益气。黄帝云：蟹目相向足斑者，食之害人，十二月勿食蟹鳖，损人神气。

【外用治疗】

治痈疽、痔漏、恶疮、妇人妒乳。**漆疮方** 野葛 芍药 薤白 当归 通草各二分 附子一分，上六味咬咀，醋浸半日，先煎猪脂八合，令烟出，纳乱发二分，令消尽，下之待冷，又纳松脂八分，蜡二分，更著火上令和，次纳诸药煎令沸，三上三下，去滓，故帛敷药贴肿上，干即易之。

治漆疮方：生柳叶三斤细切，以水一斗五升，煮取七升，适寒温洗之，日三。

疗漆疮：用汤溃芒硝令浓，涂之。干即易之。

又方：以磨石下滓泥涂之，取瘥止，大验。

又方：浓煮鼠查叶以洗漆上，亦可捣叶取汁涂之。

又方：烂捣七姑草封之。（《救急方》用七姑草和芒硝涂之）

又方：取猪膏涂之。

又方：贯众为末以涂上，干以油和之即愈。

又方：矾石着汤中令消，洗之。

又方：宜啖猪肉，嚼穄谷涂之。

（四）唐·孙思邈《千金翼方》

【内服治疗】

井中苔及萍：大寒，主漆疮，热疮，水肿。井中蓝杀野葛、巴豆诸毒。

杉材：微温，无毒，主疗漆疮。

蟹：味咸，寒，有毒。主胸中邪气，热结痛，喝僻面肿，败漆烧之致鼠。解结散血，愈漆疮，养筋益气。

秫米：味甘，微寒。止寒热，利大肠，疗漆疮。

【外用治疗】

治漆疮方：汤渍芒硝五两令浓，涂干即为，勿住。

治漆疮：羊乳敷之。

又方：取市上磨刀石槽中泥津涂之。

又方：取矾石纳汤中洗之。

又方：末贯众涂之。

（五）唐·王焘《外台秘要》

【内服治疗】

深师疗风瘙瘾疹如漆疮，**连心中闷方** 天雄炮 知母 牛膝各四分 防风六分 桂心 干姜 细辛 人参各三分 瓜蒌五分 白术八分，上十味，捣筛。先食服半钱匕。日再。不知稍增之。忌猪肉、生葱、生菜、桃李、雀肉等。

【外用治疗】

《肘后》疗卒得漆疮方：以鸡子黄涂之，干即易之，不过三五度。

崔氏疗漆疮方：频以盐汤洗之，大良。

又方：煮柳叶汤，适寒温洗之，柳皮尤妙。（《集验》《必效》、文仲、《千金》同）

又方：取生蟹黄涂之。

又方：煮香薷，以渍洗之。（深师、《古今录验》同）

又方：浓煮鼠查茎叶洗之，亦可捣取汁以涂之。（《集验》《千金》同）赤瓜木也。

又方：以造酒小麹捣末，捣末以粉之，干即以鸡子白和涂之，良。

又方：挼慎火草，若鸡肠草以涂之，漆姑草亦佳。（深师、《千金翼》同）

又方：芒硝五两，汤浸洗之。

又方：嚼穄谷涂之。

又方：浓煮杉木汁，洗之，数数用即除，小儿尤佳。

又方：取蟹捣以涂之最妙，或以水浸之，取水数数洗之，亦效。

《千金》疗著漆，洗汤方：取磨石下滓泥涂之，取瘥止，大验。（《翼》同）

《千金翼方》疗漆疮方：贯众捣末以涂之，良，干以油和涂之。

《救急》疗漆疮方：以铁浆洗之，随手瘥，频为之妙。

《必效》疗漆疮方：取漆姑草捣汁二分 芒硝一分，涂之，若无芒硝，即朴硝最妙，炙韭熨之效。

《古今录验》疗漆疮方：黄栌木一斤，锉 盐一合，二味以水一斗，煮取五升，去滓候冷，以洗之，即瘥。

《广济》疗漆疮方：煮椒汤洗，频三五度，又嚼糯米敷上，干即易之，频四五度，即瘥。忌热、面、肉、饮酒。

（六）宋·王怀隐《太平圣惠方》

【内服治疗】

治小儿漆疮，四肢壮热。**蓝叶散方** 蓝叶半两 麦门冬半两，去心 川升麻半两 犀角屑三分 木通半两，锉 茯神半两 马牙硝三分 甘草半两，微赤，锉 上件药，捣粗罗为散。每服一钱，以水一小盏，煎至五分。去滓。放温，量儿大小，分减服之。

又方：木通一分，锉 川升麻一分 川大黄三分，锉碎，微炒 木防己一分 桑根白皮半两，锉 川朴硝三分，上件药。捣粗罗为散。每服一钱，以水一小盏，煎至五分，去滓。放温，量儿大小。分减服之。

又方：垂柳枝五两 苦参二两 黄连一两，去须，上件药，细锉。以水二（三）升，煎至半升，去滓，入墨末一合，搅令匀，熬成膏。以瓷盒盛。候冷，涂于疮上。

【外用治疗】

治漆疮遍身焮赤疼痛方：沥清香二两 黄蜡一两 桂心一两末 油二两，上件药，都一处熬作膏涂之。

治漆疮方：上用蛤粉，以新汲水调涂之。

漆疮洗汤方：生柳叶三斤上以水一斗五升，煮取五升。适寒温洗之，日三上瘥。

又方：上以新椒半两。以醋浆水一碗，即成盐五颗，煎六七沸，以绵蘸涂之。

又方：上以黄栌木细锉，水浸熬取浓汁，去滓，熬为膏，入生油调涂之。当退下疮皮痛止也。

又方：上用川芒硝，和水涂之。

又方：上取油麻子，捣令极烂，以蔓荆菜汁调涂之。

又方：槲树皮一斤，上细锉。以水一斗，煎至六升。温温洗之。

又方：上以贯众捣细罗为散。以生麻油调涂之。

又方：上以汉椒一（三）两。水五升，煮取三升，温温淋洗之。

又方：上以白矾三两。细研投入热汤中，候温洗之。

又方：榉树枝叶二斤 上细锉，以水一斗，煮取六升，淋洗疮上，兼以叶捣绞取汁涂之。

又方：上以七枯草捣绞取汁五合，川芒硝一两，细研相和涂之。

又方：以生韭捣绞取汁涂之。

又方：黄栌木一斤，锉 上以水一斗，煮取六升，去滓。温温淋洗便瘥。

又方：用鸡子黄涂之，干即再涂，不过三上瘥。

又方：以蟹黄涂之立瘥。

又方：上浓煎蔓荆汤，看冷热洗之。

又方：上川芒硝细研，捣七菰草汁和涂之。

又方：上取蟹二枚生者，烂捣。以水二合，同绞取汁涂之。

又方：糯米嚼令烂涂之。

又方：上浓煮柳叶汤，看冷热洗之。

又方：茅香渍汁频洗之。

又方：上小麦曲捣末，以鸡子白和涂之。

又方：上浓煎荷叶汤，看冷热频洗之。

又方：上以磨刀石下泥涂之。

又方：上以猪脂涂之。

又方：上以马尿洗之。

又方：上薤白生捣如泥涂之，煮汁洗之亦佳。

又方：上以菜子油涂之。

又方：上煎新糜帚汤，看冷热洗之。

又方：上捣韭汁涂之。

（七）宋·赵佶《圣济总录》

【内服治疗】

铁浆方 铁浆滤，上一味，随量饮之，以瘥为度。

【外用治疗】

柳叶汤洗方 生柳叶三斤，细切，多用皮，上一味，以水一斗五升，煮取七升，适寒温洗之，日三。

芒硝汤洗方 芒硝五两，上一味研细，以汤三升浸洗之。

黄栌汤洗方 黄栌一斤，锉 盐二两，上二味，以水一斗，煮取五升，去滓洗之，日三五度。

猪膏涂方 猪膏五两，上一味，熬去滓，停冷涂之。

蟹黄涂方 生螃蟹，上一味，取黄涂敷疮上，日三五度。

蜀椒汤洗方 蜀椒去目及闭口者一两，上一味，用水五升，煎至三升，去滓，热洗疮上，后嚼生糯米敷之。

荷叶汤洗方 荷叶燥者，一斤，上一味，以水一斗煮取五升，洗了以贯众末掺之，干则以油和调涂。

薤汁涂方 薤，上一味捣取汁涂之，煮薤叶洗亦佳。

地松涂方 地松一两，上一味捣汁二合，入芒硝一分和涂之。

鸡子涂方 鸡子黄一枚，上一味涂疮上，干则易之，不过三次。

治漆疮遍身，焮赤疼痛。**四和膏方** 麻油 松脂各二两 黄蜡 桂去粗皮，为末，各一两，上四味，同熬成膏，涂之。

治漆疮方：上以水煎黄栌汤，频浸洗之。

又方：上生研糯米涂之。

（八）南宋·刘昉《幼幼新书》

【内服治疗】

张涣**化毒散方** 治男女有禀性不耐漆者，见生漆及漆器便着毒生疮痒痛。木通锉，一两 麦门冬去心 蓝叶各半两 犀角屑 甘草炙微赤，锉 马牙硝各一分，上件药捣，罗为粗散。每服一钱，以水一小盏，煎至五分，去滓，放温服。量儿大小加减。

【外用治疗】

张涣又方 **柳杖膏** 垂柳枝五两 苦参二两 黄芩一两，上件药，细锉为粗末。每用三匙头，以水二碗煎至一碗，滤去滓，研入好墨半匙头，搅令匀，再熬成膏，以瓷合盛，候冷，每用少许涂于疮上。

张锐《鸡峰方》治漆疮：上以蓬莪术为细末，每一两以水五盏煎至二盏，去滓洗之。

张锐《鸡峰》又方：上以桂去皮油调涂之。

（九）明·汪机《外科理例》

【临证辨治】

一人漆疮作呕。由中气弱，漆毒侵之，以六君子加砂仁、藿香、酒炒芍药。彼不为然。服连翘消毒散，呕果盛，复邀治，以前药，外以香油调铁锈末涂之而愈。

（十）明·李时珍《本草纲目》

【内服治疗】

《外伤诸疮·漆疮》蜀椒洗。涂鼻孔，近漆亦不生疮。芥苨 薄荷 山楂 茱萸 荷叶 杉材 黄栌 柳叶 铁浆 新汲水并洗 韭汁 白菘汁 鸡肠草汁 蜀羊泉汁 井中苔、萍、蓝汁 贯众末 苦芙末 秫米末 无名异末 白矾化汤 石蟹磨汁 芒硝化 蟹黄化 猪脂 羊乳并涂 猪肉内食肉，外嚼穄米涂。

石蟹(宋《开宝》)咸，寒，无毒。主治：青盲目淫，肤翳疔翳，漆疮(《开宝》)，解一切药毒并蛊毒，天行热疾，催生落胎，疗血晕，并熟水磨服。醋摩敷痈肿。熟水磨服，解金石毒。

【外用治疗】

新汲水主治：消渴反胃，热痢热淋，小便赤涩，却邪调中，下热气，并宜饮之。射痈肿令散，洗漆疮。治坠损肠出，冷喷其身面，则肠自入也。又解闭口椒毒，下鱼骨哽(《嘉祐》)。解马刀毒(之才)。解砒石、乌喙、烧酒、煤炭毒。治热闷昏瞀烦渴(时珍)。

漆疮作痒：铁浆，频洗，愈。(《外台》)

芒硝：辛、苦，大寒，无毒。权曰：咸，有小毒。主治：五脏积聚，久热胃闭，除邪气，破留血，腹中痰实结博，通经脉，利大小便及月水，破五淋，推陈致新(《别录》)。下瘰疬黄胆病,时疾壅热,能散恶血,堕胎。傅漆疮。

漆疮作痒:芒硝汤,涂之。(《千金》)

漆疮作痒:白矾汤拭之。(《灵苑方》)

薄荷茎叶:辛,温,无毒。思邈曰:苦、辛,平。元素曰:辛、凉。主治:贼风伤寒发汗,恶气心腹胀满,霍乱,宿食不消,下气,煮汁服之。发汗,大解劳乏,亦堪生食(《唐本》)。作菜久食,却肾气,辟邪毒,除劳气,令人口气香洁,煎汤洗漆疮(思邈)。

苦芙苗:苦,微寒,无毒。主治:面目通身漆疮。烧灰敷之,亦可生食(《别录》)。

藏器曰:陶注杉材云,漆姑叶细细,多生石边,能疗漆疮。苏云漆姑是泉。

柳叶:主治恶疥痂疮马疥,煎煮洗之,立愈。又疗心腹内血,止痛。(《别录》)煎水,洗漆疮。(弘景)天行热病,传尸骨蒸劳,下水气。煎膏,续筋骨,长肉止痛。主服金石人发大热闷,汤火疮毒入腹热闷,及行疮。日华。疗白浊,解丹毒。(时珍)

(十一)明·楼英《医学纲目》

【外用治疗】

漆疮:《千》疗漆疮方。用汤浸芒硝,冷洗之。又矾石亦可。漆疮。通身面目肿者亦治。苦芙,五月五日采,曝干《食疗》云:生食亦可。汉椒汤洗之妙。生姜真汁敷,亦可。治漆疮。用生紫苏摩擦之,累效。

又方:用人乳汁敷之,妙。

《集》治漆疮:取荷叶干者一斤,水一斗,煮取二升,洗疮上。日再,即瘥。

《山》漆疮:无名异水调敷。

(十二)明·王肯堂《证治准绳》

【外用治疗】

疡医治疥疮及妇人阴蚀疮,漆疮,天火丹,诸般恶疮神效。蛇床子 苦参 芜荑各一两 雄黄半两 枯矾一两二钱 硫磺 轻粉 樟脑各二钱 大枫子取肉 川椒五钱 上为细末,生猪油调敷。

(十三)明·张介宾《景岳全书》

【医案选粹】

张生患漆疮作呕,由中气虚弱,漆毒侵之,予以六君子汤加砂仁、藿香、酒炒芍药治之,彼不信,另服连翘消毒散,呕果甚。复邀治,仍以前药,外用麻油调铁锈末涂之而愈。

（十四）清·祁坤《外科大成》

【临证辨治】

漆疮初时发痒，形如瘾疹，次则头面虚肿，遍体破烂，流水。作痛似癞。甚则寒热交作，由新漆辛热有毒，人之秉质有偏，腠理不密，感其气而生也，宜服化斑解毒汤，再杵生蟹冲酒，滤去渣饮之。已溃成疮，流水处用生柳叶三斤水煎洗之，或干荷叶一斤煎汤洗之，或白矾四五两水化浸洗之。其未破处发红斑作痒者。用二味消毒散揸之。

【内服治疗】

化斑解毒汤 玄参 知母 石膏 人中黄 黄连 升麻 连翘 牛蒡子各八分 甘草五分，水二钟，煎八分，不拘时服。

【外用治疗】

如意金黄散 治痈疽发背，诸般疔肿，跌扑损伤，湿痰流毒。凡头时肿，漆疮火丹，风热天泡，肌肤赤肿，干湿脚气，妇女乳痈，小儿丹毒。凡外科一切诸般顽恶肿毒。随手用之，无不应效，诚为疮家良便方也。黄柏色重者 大黄 姜黄各五斤 天花粉上白，十斤 白芷三斤 紫浓朴 陈皮 甘草 苍术 天南星各二斤 以上共为咀片。晒极干燥。用大驴磨连磨三次，方用密绢罗厨筛出，瓷坛收贮，勿令泄气。凡遇红赤肿痛，发热未成脓者，及夏月火令时，俱用茶汤同蜜调敷。如微热微肿，及大疮已成欲作脓者，俱用葱汤同蜜调敷。如漫肿无头，皮色不变。湿痰流毒，附骨痈疽，鹤膝风症等病，俱用葱酒煎调。如风热恶毒所生，患必皮肤亢热，红色光亮，形状游走不定者，俱用蜜水调敷。如天泡、火丹、赤游丹、黄水漆疮、恶血攻注等症，俱用大蓝根叶捣汁调敷。加蜜亦可。汤泼火烧，皮肤破烂，麻油调敷。具此诸引。理取寒热温凉。制之又在临用之际，顺合天时。洞窥病势，使引为当也。

二味消毒散 白矾一两 明雄黄二钱，上为末，茶清调化，鹅翎蘸扫患处。

（十五）清·陈士铎《洞天奥旨》

【疾病概述】

漆疮者，闻生漆之气而生疮也。盖漆之气，本无大毒，以漆能收湿，人之肺经偶有微湿，而漆气侵之，则肺气敛藏，不敢内润于皮毛，而漆之气欺肺气之怯，反入于人身，彼此相格，而皮肤肿起发痒矣。痒必至于抓搔，抓搔重而发疼，不啻如火之制肤而燥裂也。

（十六）清·陈士铎《本草新编》

【内服治疗】

芒硝：即朴硝之再煎者。消痰癖，通月经延发，漆疮可敷，难产子胞可下，洗心肝明目，涤肠胃止疼。经云：热淫于内，治以咸寒，佐以苦寒。仲景夫子所以用大黄、芒硝相须为使也。

螃蟹：味咸，气寒，有毒。散血解瘀，益气养筋。除胸热烦闷，去面肿僻，愈漆疮，续筋骨。夙疾人食之,其病复发。怀孕妇食下,令人横生。此物最不利人,而人最喜噬。然得此以解散胸热,亦有可取。若入药,则只用之于跌损之内也。

(十七)清·吴谦《医宗金鉴》

【临证辨治】

漆疮感受漆毒生,腠理不密肿焮红,初发觉痒后如疹,皮破流水更兼疼。此证由人之腠理不密,感漆辛热之毒而生。初发面痒而肿,抓之渐似瘾疹,色红,遍传肢体,焮痛,皮破烂斑,流水,甚者寒热交作。宜韭菜汁调三白散涂之,内服化斑解毒汤。忌浴热水,戒油腻厚味发物。或用神曲研为末,生蟹黄调涂患处尤效。

【内服治疗】

化斑解毒汤 升麻 石膏 连翘去心 牛蒡子炒,研 人中黄 黄连 知母 黑参各一钱 竹叶二十片,水一钟,煎八分服。

【外用治疗】

三白散 铅粉一两 轻粉五钱 石膏煅,三钱,共研匀,韭菜汁调敷,纸盖。如无韭菜汁,凉水调亦可。方歌:三白散敷漆疮消,轻粉铅粉煅石膏,去热解毒功效速,研匀须用韭汁调。

(十八)清·顾世澄《疡医大全》

【疾病概述】

漆疮门主论 陈实功曰:漆味辛热火象,有毒之物,人之皮毛,腠理不密,故感其毒而成。先发作痒,抓之渐似瘾疹出现皮肤,传遍肢体,皮破烂斑,流水作痛,甚则寒热交作。忌浴热汤,兼戒口味,不然即变顽风癣癞矣。(《正宗》)

漆疮令人浑身上下肿起,如痱如火,刺刺而痛,皮肤燥裂三日,比风热疮或疼或痒为异。

【内服治疗】

《集验》元参 知母 石膏 人中黄 黄连 升麻 连翘 牛蒡子各一钱 甘草五分 淡竹叶二十片煎,不拘时服。忌浴热水,兼戒口味,否则变为顽风癣,愈而又发者多矣。

【外用治疗】

验方:栗树皮去净外面黑皮,用里面青皮炒焦,煎水冷洗三四次。

又方:木匠店木柿煎汤洗之。

又方:皮硝不拘多少,用熟水化开,新笔扫之。

又方:蟹壳、滑石研细,干者蜜和涂之,湿者干末掺之。

又方:石膏、轻粉、韭汁调搓。

又方:柳叶搓烂,煎汤洗。

又方:生鸡蛋黄涂,干则又涂,不过三五次。

又方:新鲜松木打碎,煎水洗。

又方:频以盐汤洗之。凡素常遇漆味即患漆疮者,川椒三四十粒捣碎,涂口鼻上,即不能为害。

(十九)清·高锦庭《疡科心得集》

【外用治疗】

漆疮以杉木花煎汤洗之;用杭粉、石膏、轻粉、韭汁调搽;或生鸡蛋黄涂之,频换。

(二十)清·许克昌、毕法《外科证治全书》

【临证辨治】

漆疮由人腠理不密,感漆辛热之毒而生。初痒而肿,抓之渐如瘾疹色红,遍传肢体,燃赤皮破,斑烂流水,甚者寒热交做。宜取杉木屑煎汤洗之,用蟹黄、滑石二味,研细末,白蜜调敷。或即以生蟹黄涂之,不数次即愈。胃弱之人,漆疮侵犯中气,多有呕不能饮食者。用六君子汤加砂仁、藿香、酒炒白芍煎服自安。忌水浴、油腻、发物。

二、近现代名家对病因病机、证型、临证的认识

赵炳南认为病证可分为热毒、湿毒、血分、瘀血病证等四大类,对于体表感染初起、毒热入于气营、毒热入于营血以及毒热耗伤气阴、毒热未尽的不同疾病阶段,形成了具有规律性经验方药。

徐宜厚认为接触性皮炎因禀性不耐,腠理不密,玄府失固,复由接触油彩,含有油质、填料、香精、铅、砷、汞等的有毒物质,以致染毒化热,侵袭肤表,壅于肌肤,发为本病。分为皮炎型、粉刺型、色素沉着型、瘙痒型。根据中医辨证治疗分为血热证、湿毒证两证。

禤国维以接触性皮炎的病因病机为基础,结合大量的临床实践,将本病具体分为风热血热型、湿毒血热型、风燥血瘀型三型。

朱仁康治疗变态反应性皮肤病多从卫气营血论治,治疗以清热解毒为主,辅以利水渗湿、散瘀止痛、清热凉血,遣方用药善用经方加减,祛邪与扶正并用,用药灵活。朱仁康认为接触性皮炎属于中医的"风毒肿",藉此从血热型、毒热型、阴伤型三型进行论治。

三、医案

【医案1】崔某,女,就诊时间:2005年3月20日,节气:春分前第2天。主诉:双手臂灼热肿胀,伴疼痛2天。现病史:4天前双手臂接触新油漆的书桌,数小时后接触部位起红斑作痒,继之灼热肿胀疼痛,次日延及整个手臂。今日面部及眼睑肿胀,胸腹部也起少

量红斑丘疹,曾在某医院就诊,给服息斯敏,外用炉甘石洗剂,未减轻。自觉瘙痒,口渴不思饮,二便如常。既往史:无。个人史:无。过敏史:无。婚育史:已婚。家族史:无。舌质淡红,苔白腻,弦滑脉。西医诊断:接触性皮炎。中医诊断:漆疮。治则治法:清热凉血,解毒除湿。方名:龙胆泻肝汤加减。方剂组成:龙胆草10克、黄芩10克、生地黄15克、牡丹皮15克、马齿苋20克、板蓝根30克、桑白皮15克、木通10克、泽泻15克、冬瓜皮15克、片姜黄10克、薏苡仁15克,用法:5剂,口服,一日一剂,水煎。其他:外用马齿苋30克,煎汤,冷湿敷之后用甘草油调祛湿散外涂。医嘱:避免接触油漆。辨证分析:患者由于接触新油漆的书桌引起者称"漆疮",中医认为本症发生主要由于人体禀性不耐,皮毛腠理不密,外受辛热之毒,毒热蕴于肌肤而发病。

二诊:2005年3月25日病情变化:面部及胸腹部红斑明显消退,双前臂红肿减轻,灼热感消失,舌质淡红,苔白腻,脉象弦滑。继续一诊治疗方法。用法:5剂。

【按】接触性皮炎是皮肤或黏膜接触某些物质后在接触部位发生的急性炎症,可分为原发性刺激和变态反应性两种。前者由于接触物具有强刺激性,如强酸强碱之类,任何人接触均可致病,后者接触物基本无刺激性,仅有少数过敏体质的人可引起过敏性炎症反应,本例患者由于接触新油漆的书桌引起者称"漆疮",中医认为本症发生主要由于人体秉性不耐,皮毛腠理不密,外受热毒,毒热蕴于肌肤而发病。

(摘自《世中联名老中医典型医案》)

【医案2】苏某,女,35岁,就诊时间:2010年10月8日,患者在新装修办公楼上班,当日即皮肤发痒,入夜更甚。来诊时遍身疮疹,色潮红,身发烦热,且延及面部,舌苔黄,脉细数。西医诊断:接触性皮炎。中医诊断:漆疮。证候:风热邪毒。治法:消风清热。处方:消风散加减。金银花10克、连翘15克、黄柏10克、黄连4克、牛蒡子10克、蝉蜕10克、赤芍10克、知母10克、生石膏15克、紫草10克、浮萍10克、刺蒺藜15克、防风10克、苦参10克、生甘草10克。5剂,水煎服。艾叶200克,煎水外洗患处,每日多次。

二诊2010年10月15日,药后2天,痒疹明显减退。5剂后,疮疹尽消,痒止。

【按】本症为患者接触油漆过敏致漆疮,为西医的接触性皮炎。病程尚短,审其脉症,当属风热邪毒证,治以消风散清热消风止痒;酌加黄连、黄柏、金银花、连翘等清热解毒,紫草、赤芍、浮萍凉血祛风,寓"治风先治血,血行风自灭"之意。消风散为皮肤科治风热瘙痒常用方,《外科正宗》载其"治风湿浸淫血脉,致生疥疮,瘙痒不绝,及大人小儿风热瘾疹,遍身云片斑点,乍有乍无并效"。

(摘自《熊继柏临证医案实录》)

四、现代研究进展

【病因病理】

现代研究认为,接触性皮炎是由于皮肤接触外源性物质,刺激皮肤或引发过敏反应而致。病因可分为原发性刺激和变态反应两种。不同类型的接触性皮炎其接触物质、发病方式不同,具体如下:

(1)刺激性接触性皮炎通常是由于接触具有刺激性或毒性的物质所引起。外界物理或化学物质的毒性可引起皮肤屏障破坏,造成皮肤黏膜组织损伤。皮炎的发生与接触物的性质、浓度和接触时间等有关,强刺激性或浓度高的毒性物质如强酸、强碱等可在短时间内引起急性皮炎,而弱刺激性物质如洗涤剂、植物汁液等长期反复刺激可引起慢性皮炎。

(2)变应性接触性皮炎因接触过敏源所引起,属于Ⅳ型迟发型变态反应。致敏物本身无刺激性或毒性,一般机体初次接触过敏原后并不引发过敏症状。当机体再次接触相同过敏源后,通常在24~28h内引起炎症反应。常见接触物如染发剂中的对苯二胺、金属制品中的镍等均可引起变应性接触性皮炎。接触性皮炎的病因是引起接触性皮炎的外源性物质种类众多,根据其性质主要分为动物性、植物性和化学性三类。

【临床表现】

(1)急性接触性皮炎皮损多局限于接触部位,少数可蔓延或累及周边部位。典型皮损为边界清楚的红斑,皮损形态与接触物有关,如内裤染料过敏者皮损可呈裤形分布,接触物为气体、粉尘则皮损弥漫性分布于身体暴露部位。其上有丘疹和丘疱疹,严重时红肿明显并出现水疱和大疱,大疱破溃后可出现糜烂、结痂,偶尔有组织坏死。患者常自觉瘙痒或灼痛,搔抓后可将致病物质带到身体的其他部位,在远隔部位产生类似的皮损。如未经治疗或反复刺激可转化为亚急性慢性皮炎。

(2)亚急性接触性皮炎如接触物的刺激性较弱或浓度较低,皮损开始可呈亚急性,表现为轻度红斑、丘疹,境界不清楚。皮损渗出减少,出现结痂及脱屑。

(3)慢性接触性皮炎长期反复接触可导致局部皮损慢性化,表现为皮肤苔藓化及鳞屑等。

皮炎表现一般无特异性,由于接触物、接触方式及个体反应不同,发生皮炎的形态、范围及严重程度也不相同。轻症时局部呈红斑,淡红至鲜红色,稍有水肿,或有针尖大丘疹密集,重症时红斑肿胀明显,在此基础上有多数丘疹、水疱,炎症剧烈时可以发生大疱。水疱破裂则有糜烂、渗液和结痂。如为烈性的原发刺激,可使表皮坏死脱落,甚至深及真皮发生溃疡。当皮炎发生于组织疏松部位,如眼睑、口唇、包皮、阴囊等处则肿胀明显,呈局限性水肿而无明确的边缘,皮肤发亮,表面纹理消失。皮炎的部位及范围与接触物接触部位一致,境界非常鲜明,但如接触物为气体、粉尘,则皮炎呈弥漫性而无一定的鲜明界限,但多发生在身体暴露部位。自觉症状大多有痒和烧灼感或胀痛感,少数严重病例可有全身反应,如发热、畏寒、头痛、恶心等。

病程有自限性,一般去除病因后,处理得当,1~2周可痊愈。反复接触或处理不当,可以转为亚急性或慢性皮炎,呈红褐色苔藓样变或湿疹样改变。

【辅助检查】

(1)皮肤贴斑试验　可疑致敏因子阳性斑贴试验,可明确诊断,但不宜在急性期进行,以免加重病情和出现激惹反应。

(2)实验室检查　皮损面积大、炎症重者,血、尿常规可能有一些非特异性的异常改变。

(3)组织病理　急性皮炎表现为细胞间及细胞内水肿、海绵形成乃至表皮内水疱形成,疱内含少数淋巴细胞、中性粒细胞及崩解的表皮细胞;真皮浅层血管扩张、结缔组织水肿、血管周围淋巴细胞浸润,并可见数量不等的嗜酸性粒细胞和中性粒细胞。亚急性皮炎时表皮细胞内水肿、海绵形成及少数水疱,棘层轻度增生及灶性角化不全;真皮浅层血管周围有较多的淋巴细胞浸润,真皮乳头中的胶原纤维增粗和红染。慢性皮炎时棘层明显增厚,表皮突显著延长,并有角化过度及角化不全;真皮浅层血管周围轻度淋巴细胞浸润,真皮乳头层不同程度增厚,可见与表皮垂直的粗厚红染的胶原纤维。

【临床诊断】

本病根据接触史,在接触部位或身体暴露部位突然发生境界清晰的急性皮炎,皮疹多为单一形态,除去原因后皮损很快消退等特点,容易诊断。当病因不明或与数种接触物接触,需要寻找病因时,可做斑贴试验。

【临床治疗】

(1)中医辨证论治

总的治疗法则是祛风清热,凉血解毒,利湿止痒。根据临床症状辨证用药。

风毒血热证,治以祛风清热,凉血止痒,方用祛风清热止痒汤。中成药可用乌蛇止痒丸。湿毒热盛证,治以清热利湿,凉血解毒,方用银地利湿解毒汤。中成药可用湿毒清胶囊。风燥血瘀证,治以祛风润燥,化瘀止痒,方用祛风化瘀止痒汤。中成药可用乌蛇止痒丸。

(2)中医外治

以潮红、丘疹为主者,可用三黄洗剂外搽,或将青黛散用冷开水调敷;肿胀、糜烂、渗液较多者,可用10%的黄柏溶液湿敷,或将蒲公英、野菊花煎汤冷却后湿敷;糜烂、结痂者,可外搽紫草油。

(3)西医治疗

接触性皮炎的病因与接触物有密切关系,寻找病因、脱离或避免接触物并对症处理。

①寻找过敏源　应详细采取病史,仔细询问与发病有关的环境、所接触的物质的种类、数量、理化性质、接触时间长短、接触方式、过去有无类似发疹情况等。从病史中来分析与哪种物质可能有关,为皮肤斑贴试验提供依据。一旦找到过敏原因,力求避免再次接触。对于存留在皮肤上的刺激物质或毒性物质应尽快冲洗清除,冲洗时可用清水、生理盐水或淡肥皂水。接触物若为强酸,可用弱碱性液体冲洗(如苏打水);如为强碱性物质,可用弱酸性液体冲洗(如硼酸液)。

②避免刺激　若出现临床症状,应尽量减少局部刺激。避免搔抓,不宜用热水烫洗,避免强烈日光或热风刺激。

③全身治疗　内服抗组胺类药物,如赛庚啶、苯海拉明、氯苯那敏、阿伐斯汀、西替利嗪、咪唑斯丁、依巴斯汀、地氯雷他定等;大剂量维生素C口服或静注;10%葡萄糖酸钙注射液,静脉推注。面积广泛,糜烂和渗液严重者,可给予糖皮质激素。如口服泼尼松、曲安西龙或地塞米松;得宝松肌内注射。重症者也可先用氢化可的松或地塞米松静脉滴注,等症状减轻后,口服维持。接触性皮炎如果合并局部感染,如淋巴管炎、淋巴结炎、软组织炎时,可使用抗生素,轻者给予罗红霉素、青霉素V钾、头孢氨苄或磺胺类药物口服;重者静脉给予青霉素、头孢类菌素或奎诺酮类抗生素。

④局部治疗　应根据临床表现分别对待。急性阶段以红斑、丘疹为主者,用洗剂、霜剂或油膏。如炉甘石洗剂、振荡洗剂、曲安奈德霜、氯氟舒松霜、肤轻松霜等,也可使用含有松馏油、糠馏油、氧化锌的油膏外涂。红肿明显,伴水疱、糜烂和渗液者可做开放性冷湿敷,湿敷溶液有3%硼酸溶液、1∶2醋酸铝溶液、1∶8000高锰酸钾溶液。如有脓性分泌物者,用0.02%呋喃西林溶液或0.5%依沙吖啶溶液湿敷。湿敷不宜过长,通常湿敷2~3天,待渗液停止,肿胀消退后,可停止湿敷,改用霜剂或油膏外涂;亚急性或慢性阶段以霜剂及油膏外用为主,可用皮质类固醇激素软膏,也可用松馏油膏、黑豆馏油膏、氧化锌油膏等,如有脓性分泌物,可在油膏中加入抗生素,如新霉素、红霉素、杆菌肽,或其他杀菌剂如莫匹罗星软膏、黄连素、汞剂等。

目前临床对于接触性皮炎主要采用外用药物涂抹进行治疗,使药物直接作用于患处,在较短时间内促进临床症状的缓解,根据皮损严重程度及分期选择合适的外用药物剂型。使用外用药后症状仍不能好转或病情比较严重者,可用口服药物。急性期无渗液时可选用炉甘石洗剂,有少量渗液可外用氧化锌油,有明显渗液时可用3%硼酸溶液冷湿敷。明确病因,避免再次接触刺激物、致敏物,一旦接触应立即清除。慎用刺激性治疗如热水洗烫等。

(4)中西医结合治疗

本病的治疗一般用抗组胺药,有止痒、抗炎作用。对重症泛发病例可短期口服糖皮质激素,如伴有感染者,应加相应的抗生素,辅以中医清热祛湿、凉血解毒之剂;病程迁延者,调中药以清热祛风,养血润燥。中西医结合治疗,可缩短病程,减轻病人痛苦。

附:现代研究认为桂枝汤可明显抑制小鼠耳肿胀度,缓解耳组织中炎性细胞浸润和水肿;降低耳匀浆中IL-4、IL-9、IFNγ以及血清中IgE的水平;抑制Con A刺激下脾淋巴细胞中IL-4、IL-10、GATA3及IFNγ的表达。桂枝汤能明显抑制FITC诱导的小鼠变应性接触性皮炎,其机制可能与直接抑制淋巴细胞向Th2细胞分化有关。

四物消风颗粒可显著抑制变应性接触性皮炎小鼠胸腺指数、脾脏指数的增加,抑制脾脏T、B淋巴细胞增殖转化作用,存在一定的量效关系。总之,四物消风颗粒可通过调节机体T、B淋巴细胞的功能发挥免疫抑制作用,以防治变应性接触性皮炎。

芩楼清利丸是治疗变态反应性皮肤病的机制之一:调节Th1/Th2细胞分泌炎性因子,降低血清和皮肤中炎性因子表达,减轻炎性反应,维护皮肤屏障稳态,促进皮肤屏障功能恢复。

四季青水提液对慢性变应性接触性皮炎有治疗作用,其炎性因子在炎症反应中起重要作用,IL-18,IL-1β共同促进了炎症反应,抑制这些炎性因子可减缓炎症损伤。

麻黄-甘草药具有抑制过敏性炎症的作用,其作用环节是在诱导初期抑制TSLP的产生,这也可能是其发挥作用的主要机制。

在玉屏风散的研究中,发现玉屏风散提取物对Th2型变应性接触性皮炎及哮喘有显著的抑制作用,黄芪为玉屏风散中的君药,AS-IV是黄芪中的重要单体成分且被报道有强心、清除氧自由基、减少炎症物质产生、抗衰老、降糖等活性。

【预防调护】

(1)去除病因,远离过敏源。

(2)清淡饮食,忌吃易引起过敏的食物,如辛辣、油炸食物、酒、海鲜等,多吃新鲜蔬菜或水果。

(3)保持精神愉快,规律生活,适当锻炼,不要过度劳累。

参考文献

[1] 钟声,宋志强.接触性皮炎的发病机制研究进展[J].中国麻风皮肤病杂志,2015,31(1): 29-31.

[2] 周冬梅,周涛.接触性皮炎的治疗[J].中国中医药报,2015,12(5):1.

[3] 朱霞,谢民栋,梁剑凌.接触性皮炎中药治疗的效果观察[J].河北医学,2012,18(12): 1818-1820.

[4] 李斌,陈达灿.中西医结合皮肤性病学[M].北京:中国中医药出版社,2017,175-178.

[5] 中国中医研究院广安门医院.朱仁康临床经验集[M].北京:人民卫生出版社,2005:9.

[6] 陈红风.中医外科学[M].北京:中国中医药出版社,2016:173-175.

[7] 祁坤.外科大成[M].上海:上海科学技术出版社,1958:45-49.

[8] 巢元方.诸病源候论[M].北京:人民卫生出版社,1991:349.

[9] 王思农,王文春.实用中西医结合皮肤性病学[M].兰州:兰州大学出版社,2012:194-196.

[10] 北京中医医院.赵炳南临床经验集[M].北京:人民卫生出版社,2006:2-6.

[11] 邓亚楠,李献平.李献平教授治疗皮肤病经验浅谈[J].中医药通报,2011,10(2):16-18.

[12] 孙思邈.备急千金要方[M].北京:人民卫生出版社,1995:349-351.

[13] 赵佶.圣济总录[M].北京:人民卫生出版社,1962:22-24.

[14] 吴谦.医宗金鉴[M].北京:人民卫生出版社,1963:290.

[15] 陈实功.外科正宗[M].北京:人民卫生出版社,1956:150.

[16] 董振华,季元,范爱平.祝谌予经验集[M].北京:人民卫生出版社,2012:9.

[17] 顾世澄.疡医大全[M].北京:人民卫生出版社,1987:12.

[18] 熊继柏学术思想与临证经验研究小组.熊继柏临证医案实录[M].北京:中国中医药出版社,2009:12.

[19] 贺东兴.当代名老中医典型医案集[M].北京:人民卫生出版社,2009:1.

[20] 禤国维.浅谈中医外治法[J].实用医学杂志,1987(6):38-40.

[21] 徐宜厚.中国现代百名中医临床家从书:徐宜厚[M].北京:中国中医药出版社,2007:3.

[22] 陈士铎.洞天奥旨[M].北京:中国中医药出版社,2006:1.

[23] 陈士铎.本草新编[M].北京:中国中医药出版社,2008:9.

[24] 王辰允,孙学刚,刁建新,等.四物消风颗粒对变应性接触性皮炎小鼠胸腺、脾脏及其T、B淋巴细胞增殖的影响[J].第三军医大学学报,2010,32(09):951-953.

[25] 梅沉成,何文凤,李瑞婷,等.芩楼清利丸对变态反应性接触性皮炎大鼠血清及皮损炎

性因子的影响[J].中华中医药杂志,2018,33(12):5592-5595.

[26] 杜伟,黄文涛,罗金萍,等.四季青水提液对慢性变应性接触性皮炎大鼠AIM2/Caspase-1炎症小体的影响[J].西南大学学报,2021,43(02):63-69.

[27] 李恋曲,季律,魏盼,等.麻黄-甘草药对抑制Th2型变应性接触性皮炎的作用及机制探讨[J].南京中医药大学学报,2018,34(03):282-286.

[28] 吴鹏,魏盼,李恋曲,等.桂枝汤通过抑制淋巴细胞向Th2细胞分化抑制变应性接触性皮炎[J].中国药理学通报,2019,35(10):1461-1466.

（李廷保　王余乔）

第四章　肛肠疾病

第一节　痔

痔是直肠末端黏膜下和肛管皮肤下的静脉丛发生扩大、曲张所形成的柔软静脉团，又称痔疮、痔核。以便血、脱出、肿痛为临床特点。男女老幼皆可发病，据国内流行病学调查显示，痔的发病率占肛肠疾病的87.25%，居首位，且多见于20岁以上的成年人。根据其发病部位的不同，临床上可分内痔、外痔和混合痔。

一、古籍选粹

古籍参考书目：《刘涓子鬼遗方》《太平圣惠方》《外科精义》《外科正宗》《外科理例》《疡医大全》《外科大成》《理瀹骈文》。具体内容摘录如下：

（一）南齐·龚庆宣（编）《刘涓子鬼遗方》

【内服治疗】

治发背，及妇人发房并肠痈，**木占斯散方**。木占斯 厚朴炙 甘草炙 细辛 瓜蒌 防风 干姜 人参 桔梗 败酱以上各一两 上十味，捣筛，清酒服方寸匕，日七夜四，以多为善。败酱，草名也。病在上者，当吐；在下者，当下脓血，此谓肠痈之属也。诸病在里，惟服此药，即觉有力。及痈疽便即腹痛，长服。治诸疮及疽、痔疮已溃，便即早愈。

【外用治疗】

赤膏治百病方（治病同丹砂膏用之）野葛皮一两 白芷一两 蜀椒二升，去目，闭口，汗 大黄 芎 巴豆三升，去皮、心 附子十二枚 丹参一斤 猪脂六升 上九味，㕮咀，以苦酒渍一宿，合微火煎三上下，白芷黄即膏成，绞去滓用。伤寒鼽鼻，温酒服如枣核大一枚。贼风，痛疽肿，身体恶气，久温痹，骨节疼痛，向火摩之。瘑疥诸恶疮，以帛薄之。鼠瘘、疽、痔下血，身体隐轸，痒搔成疮，汁出，马鞍牛领，以药敷之即愈。

（二）宋·王怀隐《太平圣惠方》

【疾病概述】

夫五痔者，谓牡痔、牝痔、脉痔、肠痔、血痔也，其形证各条如后。又有酒痔，肛边生疮，亦有血出；又有气痔，大便难而血出，肛亦出外，良久不入。诸痔皆由伤于风湿，饮食不节，醉饱过度，房室劳伤，损于血气，致经脉流溢，渗漏肠间，冲发下部，以一方而治之者，名为诸痔，非为诸痔共成一痔，痔久不瘥，变为瘘也。

【病因病机】

夫痔肛边生鼠乳者，由人脏腑风虚，内有积热，不得宣泄，流传于大肠之间，结聚所成也。此皆下元虚冷，肾脏劳伤，风邪毒热在内不散，蕴蓄日久，因兹生疾。亦由饮食不节，醉饱无恒，恣食鸡猪，久坐湿地，情欲耽着，久忍大便，使阴阳不和，关格壅塞，风热之气，下冲肛肠，故令肠头生肉如鼠乳，或似樱桃，或如大豆，时时下血，往往出胀，亦曰牡痔也。

夫痔肛边痒痛者，由脏腑久积风热，不得宣通，毒热之气，留滞于大肠，冲发于下部，故令肛边或痛或痒，或乃生疮，时时下血，亦曰脉痔也。

夫痔生疮肿痛者，由大肠久虚，为风热留滞，肠胃痞涩，津液不流，邪热之气，上攻肺脏，下注肛肠，不能宣散，故成斯疾也。此皆恣食生冷，饮酒过度，酒食之毒，停滞脏腑，传留肠间，故令下血生疮肿痛，亦名牝痔疾也。

夫痔肛边生核寒热者，由大肠风，中焦积热，蕴蓄既久，不得宣通，下攻肛肠，结聚生核，疼痛下血肿硬，或有头不消，故令寒热，亦曰肠痔也。

夫痔下血不止者，由大肠风冷，肺脏积热，热毒留滞，乘于经络，血性得热则流散，复遇大肠虚寒，血乃妄行，故令因便而清血随出，亦曰血痔也。

夫气痔者，由脏腑夙有风冷，或忧恚劳伤，使阴阳不和，三焦气滞，风邪之气，壅积肠间，致结涩不通，腹胁胀满，血随便下，或即脱肛，故曰气痔也。

夫酒痔者，由人饮酒过度，伤于肠胃之所成也。夫酒性酷热，而有大毒，酒毒渍于脏腑，使血脉充溢，积热不散，攻壅大肠，故令下血，肛边肿痛，复遇饮酒，便即发动，故名酒痔也。

夫久痔者，由脏腑久积风虚热毒，流注于大肠，乃成斯疾也。复遇下元虚冷惫，肾脏劳伤，气血不调，三焦壅塞，热毒留滞，而搏于血，入于大肠，故令下血，肛边肿痒，或生疮瘘，连滞经久，瘥而复发，故名久痔也。

【内服治疗】

治五痔下血不止,宜服**艾叶散方**。白龙骨一两 艾叶半两,炒令微黄 黄芪一两半,锉 地榆一两,锉 枳实一两,麸炒微黄 白芍药一两 熟干地黄一两 上件药,捣粗罗为散。每服三钱,以水一中盏,煎至六分,去滓。每于食前温服。

治五痔,结硬焮痛不止,宜服**龟甲散方**。龟甲二两,涂醋,炙令黄 蛇蜕皮一两,烧灰 露蜂房半两,微炒 麝香一分,研入 猪后悬蹄甲一两,炙令微黄 上件药,捣细罗为散。每于食前,以温粥饮调下一钱。

治五痔,下血疼痛不可忍,**密陀僧散方**。密陀僧半两,细研 橡实半两 肉豆蔻半两,去壳 地龙一两,微炒 槟榔一两 榼藤子仁一两,煨,取肉用 上件药,捣细罗为散。每于食前,以粥饮调下一钱。

治五痔,出血疼痛久不瘥,**硫黄散方**。硫黄一两,蛇黄一两,金星者,火烧令赤碎 白矾一两,碎 鳗鲡鱼头一枚 鲫鱼大者一头 开肚取却肠,却入四味药安腹内,以散麻皮缠缚,泥裹之,候干,入炭上烧令烟尽,取出去泥,上都研如粉。每于食前,以粥饮调二钱服之。

治五痔,下血疼痛 里急不可忍,**猬皮丸方**。猬皮二两,炙令焦黄 槐子仁二两,微炒 龙骨二两 槲叶一两,微炙 干姜半两,炮裂,锉 熟干地黄一两 当归一两,锉,微炒 茜根三分,锉 附子一两,炮裂,去皮脐 芎䓖半两 槟榔一两 黄芪一两,锉 吴茱萸半两,汤浸七遍,焙干,微炒 上件药,捣罗为末,炼蜜和捣五七百杵,丸如梧桐子大。每于食前,以粥饮下三十丸。

治五痔下血不止,疼痛,壅塞不通,宜服**黄芪丸方**。黄芪一两,锉 猬皮一两,炙令焦黄 当归一两,锉,微炒 桂心三分 槐子仁二两,微炒 白矾一两,烧灰 麝香一分,细研入 枳壳二两,麸炒微黄,去瓤 附子一两,炮裂,去皮脐 白花蛇肉一两,酒浸,炙微黄 上件药,捣罗为末,炼蜜和捣三二百杵,丸如梧桐子大。每于食前,煎柏叶汤下三十丸。

治五痔,肿硬,发歇疼痛久不瘥,宜服此方:雷丸二(一)两 紫参半两 当归一两 白芷半两 槐子仁一两,微炒 乱发一两,烧为灰 贯众三分 黄芪一两,锉 蟅虫一分,炒令微黄 虻虫二(一)分,去翅足,炒令微黄 石南三分 藁本一两 猪后脚蹄甲十枚,炙令黄焦 上件药,捣罗为末,炼蜜和捣三二百杵,丸如梧桐子大。每于食前,以粥饮下三十丸。

治五痔,及肠风泻血等方:鹰头草半两 甘菊花半两 地榆半两,锉 黄芪一两,锉 金萝藤半两 黄药半两 榼藤子半两,煨,用肉 上件药,捣罗为末,以软饭和丸,如梧桐子大。每于食前,以粥饮下三十丸。

治五痔下血,疼痛不止,**槐子丸方**。槐子仁一两,微炒 龙骨一两 槲叶三分,微炙 干姜三分,炮裂,锉 当归三分,锉,微炒 茜根三分 附子一两,炮裂,去皮脐 黄芪三分(两),锉 川大黄一两,锉碎,微炒 乱发一两,烧灰 吴茱萸半两,汤浸七遍,焙干,微炒 猪后悬蹄甲七枚,炙令黄燥 上件药,捣筛为末,炼蜜和捣五七百杵,丸如梧桐子大。每服,不计时候,以温粥饮下三十丸。

治五痔下血不止,众治无效,宜服此方:石南一两半　槐实一两半,微炒　黄芪一两半　贯众一两,微炒　附子一两,炮裂,去皮脐　猬皮一枚,烧灰　黄矾一两,烧灰　乌蛇三两,酒浸,去皮骨,涂酥,炙黄　白矾一两,烧灰　乱发灰一两　露蜂房一两,炙,微炒　枳壳一两,麸炒微黄,去瓤　上件药,捣罗为末,炼蜜和捣三二百杵,丸如梧桐子大。每于空腹及晚食前,煎桑枝汤下三十丸。

治五痔必效方:枳壳二两,麸炒微黄,去瓤　胡荽子一合,微炒　皂荚一挺,炙令黄,去皮子　上件药,捣罗为末,炼蜜和丸,如梧桐子大。每于食前,煎黄芪汤下三十丸。

治五痔,**槐黄散方**。槐黄二两,微炒　附子一两,炮裂,去皮脐　上件药,捣细罗为散。每于食前,以温粥饮调下一钱。

治五痔悉主之方:蛇蜕皮二两　上件药,烧为灰,入麝香一钱,同研令细。每于食前,以粥饮调下二钱。

又方:桑耳二两　上件药,捣细罗为散。每于食前,以粥饮调下二钱。

又方:苍耳茎叶二两,五月五日采,阴干者。上件药,捣细罗为散。每于食前,以清粥饮调下二钱。

又方:蒲黄二两,微炒　上件药,细罗为散。每于食前,以粥饮调下一钱。

又方:莨菪子一合,水淘去浮者,生用。上件药,捣罗为末,以饧和丸,如莲子大。绵裹纳下部中,日三四度易之。

治痔,肛边生鼠乳,气壅疼痛,宜服**鳖甲散方**。鳖甲三两,涂醋,炙令黄,去裙襕　槟榔二两　上件药,捣细罗为散。每于食前,以粥饮调下二钱。

治痔疾,鼠乳生肛边,烦热疼痛,**槐子丸方**。槐子仁一两,微炒　黄芩一两　上件药,捣罗为末,以水浸蒸饼和丸,如梧桐子大。每服,于食前煎桑耳汤下二十丸。

治痔疾有头,生于肛边,如鼠乳,及生疮,痛痒不止,宜用此方:菩萨草三分　黄连三分,去须　黄柏三分,锉　腻粉一钱　白矾半两,烧灰　地龙三分,微炒　麝香一钱,细研　上件药,捣细罗为散,入腻粉麝香和匀。先以盐浆水洗痔后,以散敷之,日三四度用腻。

治痔,肛边生结核,肿硬疼痛,发歇寒热,**葫荽子散方**。葫荽子一两,微炒　枳壳一两,麸炒微黄,去瓤　当归一两,锉,微炒　皂荚子仁一两,微炒　郁李仁一两,汤浸,去皮,微炒,别研入　上件药,捣细罗为散。每于食前,以粥饮调下二钱。

治痔疾生疮肿痛,下血不止,**地榆散方**。地榆锉　黄芪锉　枳壳麸炒微黄,去瓤　槟榔　当归锉,微炒　黄芩　赤芍药以上各一两　上件药,捣筛为散。每服四钱,以水一中盏,煎至六分,去滓。每于食前温服。

治痔,下血不止,生疮肿痛,**楄藤散方**。楄藤子一两,取仁　鳖甲一两,涂醋,炙令黄　当归三分,锉，微炒　黄芪一两，锉　槐子一两，微炒　川大黄一两，锉碎，微炒　露蜂房三分，微炒　蛇蜕皮一两，烧灰　藁本半两　桂心半两　猪后悬蹄甲七枚，炙令焦黄　上件药，捣细罗为散。每于食前，以粥饮调下二钱。

治痔，下部生疮肿痛，脓血不止，**黄芪散方**。黄芪二两，锉　赤小豆一两　炒熟附子一两，炮裂，去皮脐　白蔹一两　桂心一两　黄芩三分　赤芍药三分　槐木子一两，微炒　枳壳（实）一两，麸炒微黄　上件药，捣细罗为散。每于食前，以温粥饮调下二钱。

治痔，下部生疮肿，下血不绝　腹痛不止，**鳖甲散方**。鳖甲一两，涂醋，炙令黄，去裙襕　黄芪一两，锉　枳壳一两，半，麸炒微黄，去瓤　当归一两，锉，微炒　桔梗三分，去芦头　赤芍药三分　槐子二两，微炒　桑木耳一两，微炒　生姜屑半两，焙干　上件药，捣细罗为散。每于食前，以粥饮调下一（二）钱。

治痔，生疮肿痛，下血不止，**蜗牛散方**。蜗牛五枚，炙令黄　蛴螬三枚，炙令黄　蝼蛄三枚，炙令黄　赤石脂一分　白龙骨二（一）分　麝香一分，细研入　上件药，捣细罗为散。每于食前，用粥饮调下一钱。

又方：白花蛇二两，酒浸，去皮骨，炙微黄　羌活三分　榼藤子一两，取仁　当归三分，锉，微炒　上件药，捣细罗为散。每于食前，以温粥饮调下一钱。

治痔疾，风热毒气攻下部，生疮肿痛，**露蜂房散方**。露蜂房二两，微炒　槐花二两，微炒　黄芪二两，锉　上件药，捣细罗。每于食前，以粥饮调下一钱。治痔疾，下部生疮肿痛，宜服此方。

治痔疾，生疮破后，恐成瘘，宜服此方。鹁鸽粪半升　麝香半两，细研　上件药，以鸽粪，于净地上，周回用火烧令烟尽，取麝香，同细研为散。每于食前，以粥饮调下二钱。

治痔疾，大肠疼痛生疮，**槟榔丸方**。槟榔二两，捣末　白矾三两，捣碎　黄丹一两　上件药，将白矾黄丹，入瓷瓶子内，以五斤火烧令通赤，候冷取出，细研，入槟榔末，相拌令匀，炼蜜和丸，如梧桐子大。每于食前，以粥饮下二十丸。

治痔疾，下部肿结，痒痛不止，**枳壳散方**。枳壳二两，麸炒微黄，去瓤　槐子二两，微炒，令香　防风二（一）两，去芦头　羌活一两　黄芪一两，锉　白蒺藜一两，微炒，去刺　甘草半两，炙微赤，锉　上件药，捣细罗为散。每于食前，以粥饮调下二钱。

治痔疾，大肠久积风毒，下部痒痛不歇，似有虫咬，**蛇床散方**。蛇床子一两　萹蓄一两　黄芪一两，锉　苦参一两，锉　白桐叶一两　附子一两，炮裂，去皮脐　上件药，捣细罗为散。食前，粥饮调下二钱。

治痔疾久不瘥，肛边痒痛不止，**薏苡散方**。薏苡根二两　独活二两　枳实二两，麸炒微黄　莽草一两，微炒　猪后悬蹄甲二两，炙黄燥（焦）　上件药，捣细罗为散。每于食前，以黄芪汤调下二钱。

治痔疾，肛边痒痛，**桑木耳散方**。桑木耳一两，微炒　槐木耳一两，微炒　猬皮一两，炙黄焦　枳壳三(二)两，麸炒微黄，去瓤　当归一两，锉，微炒　羌活一两　上件药，捣细罗为散。每于食前，以粥饮调下二钱。

治痔疾，肛边痒痛不止，**皂荚刺丸方**。皂荚刺二两，烧令烟尽　臭樗皮一两，微炙　防风一两，去芦头　赤芍药一两　枳壳一两，麸炒微黄，去瓤　上件药　捣罗为末，用酽醋一升，熬一半成膏，次下余药，和丸，如小豆大。每于食前，煎防风汤下二十丸。

治痔疾，肛边痒痛，发歇不止，**露蜂房丸方**。露蜂房一两，微炒　威灵仙一两　枳壳二两，麸炒微黄　皂荚一两，炙令黄燥(焦)　萹蓄一两　薏苡根一两　卷柏一两，微炙　桑花叶一两　上件药，捣罗为末，炼蜜和丸，如梧桐子大。每于食前，以槐子汤下三十丸。

治痔疾，大肠风冷，下部疼痛，血不止，宜服**椿根散方**。臭椿树根一两，锉　地榆一两，锉　黄芪一两，锉　伏龙肝一两，细研入　当归三分，锉，微炒　上件药，捣细罗为散。每于食前，以粥饮调下二钱。

治痔疾，下血无度，或发或歇，**没石子散方**。没石子三枚，烧灰　樗根白皮三两，锉，炒微黄　益母草三分　神曲二两，微炒　柏叶一两　桑耳一两　上件药，捣细罗为散。每于食前，以温粥饮调下一钱。

治痔疾，风毒流注大肠，下血不止，宜服**麝香散方**。麝香一钱，细研　干漆半两，捣碎，炒令烟出　炭皮半两　棕榈子半两，烧灰　荆芥子半两　上件药，捣细罗为散。每于食前，以温酒粥饮调下一钱。

治痔疾，下血无时，宜服**楂藤子散方**。楂藤子二枚，取仁　皂荚子一百枚，与楂藤子仁同以酥炒黄牛角鰓灰五两　酸石榴皮灰三两　上件药，捣细罗为散。每于食前，以温粥饮调下一钱。

治痔疾，下血日夜无定，久不瘥者，宜服**皂荚子散方**。皂荚子仁一百枚，麸炒微黄焦　槐鹅一两，微炒　牛角尖屑一两，微炒　露蜂房一两，微炒　上件药，捣细罗为散。每于食前，以粥饮调下二钱。

又方：葫荽子一两，微炒　黄芪二两，锉　槐花一两，微炒　上件药，捣细罗为散。每于食前，以粥饮调下二钱。

又方：木贼二两，锉　刺蓟二两　生干地黄二两　上件药，捣细罗为散。每于食前，以粥饮调下二钱。

治痔疾，下血不止，**神效桑鸡丸方**。桑鸡一两，微炒，炙　槐鸡一两，微炒　猬皮一两，微炒　乱发灰半两　黄牛角鰓一两，烧灰　白矾(白矾灰)一两　枳壳一两，麸炒微黄，去瓤　上件药，捣罗为末，煮槐胶和丸，如梧桐子大。每于食前，煎槐枝汤下一丸。

又方：诃黎勒三分，烧灰　白龙骨三分，烧赤　白石脂三分，烧赤　当归三分　枳壳三分，麸炒微黄，去

瓤 麝香一钱,细研 皂荚三分,不蚛者,涂酥(醋),炙微黄,去皮子 上件药,捣罗为末,炼蜜和丸,如梧桐子大。每服食前,以粥饮下十丸。

治痔疾下血,日夜不断,**神效方**。白矾五两 绿矾三两 伏龙肝二两 黄丹二两 猬皮二两 上件药,捣碎入瓷瓶子内,用炭火五七片烧,炭尽为度,候冷取出,研如粉,以面糊和丸,如梧桐子大。每于食前,以粥饮下十丸。

又方:皂荚刺二两 樗根白皮一两,微炙,锉 荆芥子一两 赤芍药半两 槐鹅半两 上件药,捣罗为末,一半以陈醋一升熬成膏,一半拌和丸如绿豆大。每于食前,以粥饮下十丸。

又方:黄芪一两,锉 附子一两,炮裂,去皮脐 桂心一两 枳壳一两,麸炒微黄,去瓤 皂荚三挺,去黑皮,涂酥,炙微黄,去子用 上件药,捣罗为末,炼蜜和丸,如梧桐子大。每于食前,以荆芥汤下二十丸。

治气痔,肛肠疼痛,**当归散方**。当归三分,锉,微炒 木香半两 桂心三分 枳壳三分,麸炒微黄,去瓤 附子半两,炮裂,去皮脐 干姜半两 炮裂,锉 上件药,捣细罗为散。每于食前,以粥饮调下一钱。

治气痔,**神效散方**。槐鹅一两,锉,微炒 皂荚子仁半两,微炒 丁香半两 上件药 捣细罗为散。每于食前,以粥饮调下一钱。

治大肠积冷,气痔不瘥,大肠结涩疼痛,腹胁胀满,**硫黄丸方**。硫黄一两,细研 猪牙皂荚半两,炙令黑色 川大黄一两,锉碎,微炒 木香一两 桃仁一两,汤浸,去皮尖,双仁 麸炒微黄 上件药,捣罗为末,入硫黄研匀,炼蜜和捣三五百杵,丸如梧桐子大。每于食前,以温粥饮下二十丸。

治气痔,下血疼痛不止,**诃黎勒丸方**。诃黎勒一两,煨,用皮 槐子仁二两,微炒 当归一两,锉,微炒 干姜一两,炮裂,锉 陈橘皮一两,汤浸,去白瓤,焙 上件药,捣罗为末,以汤浸蒸饼和丸,如梧桐子大。每于食前,以枳壳汤下二十丸。

治气痔,下血,肛边疼肿,**续断丸方**。续断一两 皂角子仁一两,炒黄 黄芪一两,锉 猬皮一两,炙令黄 熟干地黄二两 干姜半两,炮裂,锉 附子一两,炮裂,去皮脐 白矾一两,烧令汁尽 鮀甲一两,炙令黄 枳实一两,麸炒微黄 槐子仁一两,微炒 当归一两,锉,微炒 上件药,捣罗为末,炼蜜和捣三五百杵,丸如梧桐子大。每于食前,煎丹参汤下三十丸。

又方:夜合叶二两,干者 枳壳一两,麸炒微黄,去瓤 诃黎勒二两,煨,用皮 上件药,捣细罗为散。每于食前,以粥饮调下二钱。

又方:硫黄一两,细研 木香一两,末 上件药,同研令匀。每于食前,以粥饮调下一钱。

又方:地榆一两,锉 槟榔一两 上件药,捣细罗为散。每于食前,以粥饮调下一钱。

又方:槐木耳二两,微炒 干姜一两,炮裂,锉 上件药,捣粗罗为散。每服三钱,以浆水一中盏,煎至六分,去滓。每于食前温服。

又方：枳壳树根白皮一两，锉，微炒 槐花一两，微炒 上件药，捣细罗为散。每于食前，以粥饮调下一钱。

又方：鸡冠花二两 枳壳一两，麸炒微黄，去瓤 臭椿树皮二两，微炒 上捣罗为末，炼蜜和丸，如梧桐子大。每于食前，以黄芪汤下二十丸。

治酒痔，下血如鸡肝，肛边出疮疼痛，因醉饱，气壅即发，**大黄散方**。川大黄一两，锉碎，微炒 枳壳一两，麸炒微黄，去瓤 甘草半两，炙微赤，锉 生干地黄一两 桑根白皮一两，锉 黄芪一两，锉 羚羊角屑一两 赤小豆花一两 当归一两 上件药，捣筛为散。每服四钱，以水一中盏，煎至六分，去滓。不计时候温服。

治酒痔，肛肠肿痛，下血不止，**黄芪散方**。黄芪一两，锉 赤芍药一两 枳壳一两，麸炒微黄，去瓤 当归一两，锉，微炒 桑鸡一两，微炒 槐子仁一两，微炒 乌蛇一两，酒浸，去皮骨，涂酥 炙令黄 上件药捣细罗为散。每于食前，煎黄芪汤调下二钱。

治酒痔，大肠中久积热毒，下血疼痛，**赤小豆散方**。赤小豆一两，炒熟 黄芪一两，锉 白蔹半两 赤芍药半两 生干地黄一两 桂心半两 黄芩三分 当归三分，锉，微炒 上件药 捣细罗为散。每于食前，以槐子仁汤调下二钱。

治酒痔，肛边肿痛，及下血不止方：鹅不食草半两，去泥，焙干 鸡冠花半两，微炒 郁金半两 麝香二钱，研入 当归三分，锉，微炒 上件药，捣细罗为散。每于食前，以粥饮调下二钱。

治酒痔，下血不止，下部疼痛至甚，宜服此方：赤小豆一合，炒熟 当归一两，锉，微炒 白矾一两，烧令汁尽 上件药，捣细罗为散。每于食前，以蜜水调下一钱。

又方：白蔹三分 黄芪三分，锉 赤小豆三分，炒熟 上件药，捣细罗为散。每于食前，以粥饮调下一钱。

治酒痔，风热壅滞大肠，下血疼痛，宜服**黄芪丸方**。黄芪一两，锉 蒺藜子三分，微炒，去刺 猬皮一两，炙令黄 枳壳二两，麸炒微黄，去瓤 槟榔一两 乌蛇二两，酒浸，去皮骨，炙微黄 川大黄三分，锉碎，微炒 大麻仁一两 皂荚子仁半两，微炒黄 上件药，捣罗为末，炼蜜和捣三五百杵，丸如梧桐子大。每于食前，煎桑根白皮汤下三十丸。

又方：黄芪一两，锉 枳壳一两，麸炒微黄，去瓤 乌蛇二两，酒浸，去皮骨，涂酥，炙微黄 当归一两，锉，微炒 皂荚刺一两，炙黄 上件药，捣罗为末，炼蜜和丸，如梧桐子大。每于食前，以粥饮下二十丸。

又方：杏仁四两，汤浸，去皮尖，双仁生研 皂荚五两，去皮子，生捣为末 上件药，都以浆水内浸一宿，入锅内，以真酥二两，熬令，稠可丸，即丸如梧桐子大。每于食前，煎柏叶汤下二十丸。

治燥湿痔，痔有雌雄者，有肿痛，有风，鼠乳附核者，有肠中痒痛者，如久不瘥，皆能损人，宜服此**槐子丸方**。槐子仁二两，微炒 干漆一两，捣碎，炒令烟出 秦艽半两，去苗 黄芩半两 白蔹

半两　木香半两　牡蛎半两,烧为粉　龙骨一两　附子一两,炮裂,去皮脐　雷丸半两　白芷半两　桂心半两 白蒺藜半两,微炒,去刺　鸡舌香半两　楝树根白皮一两,锉　上件药,捣罗为末,炼蜜和捣五七百杵,丸如梧桐子大。每于食前,以粥饮下三十丸。

治久痔有头,疼痛,化为疮口,脓水不绝,**朱砂丸方**。朱砂三分,细研　砒霜半分　巴豆一两,去皮心,研,纸裹压去油　麝香一分,细研　乳香一分,细研　阿魏一分,面裹,煨,面熟为度　安息香一分　上件药,捣罗为末,以汤浸蒸饼和丸,如绿豆大。每日空心,以枳壳汤下一丸,不过十日瘥。

治大肠积冷,久痔不瘥,**小槐子丸方**。槐子仁三两,微炒　龙骨一两　白矾二两,烧令汁尽　硫黄一两,细研　枳实二两,麸炒微黄　干漆一两,捣碎,炒令烟出　桑木耳一两,微炒　上件药,捣罗为末,炼蜜和捣三二百杵,丸如梧桐子大。每于食前,以粥饮下二十丸。

治久痔,肠胃风冷,及瘘,脓血不止等,**白矾散方**。白矾一两　硫黄一两,研　乳香一两,研　黄连一两,去须,为末　黄蜡一分　上用大鲫鱼一头,不去鳞,除腹内物,入诸药末在内,以湿纸裹,又以麻缠了,盐泥固济,于煻火(灰)内煨令熟取出,却以慢火炙焦,捣细罗为散。每于食前,以粥饮调下二钱。

治痔疾,数年不瘥,宜服此**槐枝酒方**。槐枝叶二斗,细研　槐子仁二升,捣碎　苍耳茎叶细锉,一斗　上件药,入于釜中,以水一硕,煮取五斗,去滓澄清,看冷暖,入曲末五斤,糯米五斗,蒸令熟,都拌和,入瓮,如法盖覆,候酒熟,任性温温饮之,常令似醉,久服神效。

治痔疾多年不瘥,下部肿硬疼痛,宜服**白矾丸方**。白矾半两,烧令汁尽　附子一两,炮裂,去皮脐　桑黄一两,锉,微炒　上件药,捣罗为末,以温水浸蒸饼,和丸如梧桐子大。每于食前,以粥饮下十五丸,加至二十丸。

又方:细墨二两　干姜一(二)两,炮裂,锉　上件药,捣罗为末,以软饭和丸,如梧桐子大。每于食前,煎黄芪枳壳汤下二十丸,以瘥为度。

又方:白矾二两,烧令汁尽　黄矾三两,烧赤　附子二两,炮裂,去皮脐　上件药,捣罗为末,以软饭和丸,如梧桐子大。每于食前,以粥饮下十丸。

【外用治疗】

又方:槐根五两,细研　艾叶三两　上以水一斗,煎至五升,去滓,冷暖得所,淋下部,日二用之。

治五痔有头,疼痛不可忍,宜用此药熏之,**神效方**。槐胶二两,用水煎成膏　皂荚二两,去皮子　麝香一分,细研　鳗鲡鱼半两　雄黄半两,细研　丁香半两　莨菪子半两　上件药　捣罗为末,都研令匀,用槐胶膏和,分为五丸,取一净瓶纳,着炭火烧一丸,以物盖之,于盖子上钻一孔子,掘地埋瓶与地面平,于上正坐,当痔上熏之,日可二度,痔上汗出便瘥。

治五痔熨药方:桃叶切,二升　槐花一升　胡麻一升　上件药,合捣蒸之,以热熟为度,旋取一升,以绵裹熨痔上,冷即频换熨之。

治痔疾,下部痒痛,肛边生肉,结如鼠乳,肿硬疼痛,宜用**槐白皮膏涂方**。槐白皮五两,锉　赤小豆五合,捣碎　白芷二两　甘草二两　木鳖仁二两　槐子三两,捣碎　楝子三两　当归三两上件药,细锉,以猪膏一斤半,以慢火煎,候白芷黄赤色,绵滤去滓,取膏涂摩痔上。

治大肠久积风毒,痔下血不止,肛边生鼠乳,疼痛,久不瘥,宜用熏方:榉树上菌子一两　鳗鲡鱼头一枚　黄牛角䚡一两　葫荽子一合　虾蟆一枚　上件药,捣罗为末,以水煎白胶香和丸,如弹子大。于瓶内如装香法,烧一丸熏下部瘥。

治痔疾,肛边生鼠乳,宜用**藜芦膏涂方**。藜芦半两,去芦头　川大黄半两,锉碎　黄连半两,去须,微炒　楝子一十四枚,捣碎　桃仁一十四枚,汤浸,去皮尖,双仁　巴豆三枚,去皮心,研碎　上件药,以猪脂五合,煎二三十沸绵滤去滓,放冷,以涂痔上。

治痔下部痒痛,肛边生鼠乳,肿起,欲突出,宜用此熨方:黑豆三升,以水七升煮取四升　槐白皮二升,锉　甘草三两,锉　上件药,入大豆汁内,煮至一升,旋渍故帛,以熨患处,冷即换之。

治痔疾,肛边生结核,楚痛,寒热不可忍,**坐药方**。当归一两,锉,微炒　杏仁三分,煮软,去皮,别研如膏　白芷一两　桂心三分　芸苔子一两,微炒　上件药,捣细罗为散,以醋面和作饼子,坐之,五七度瘥。

又方:朱砂一分　麝香一分　蛇蜕皮一分,微炒　上件药,都细研为散。每用,先以盐汤洗疮,拭干,以蜜和涂之。

又方:湿生虫一百枚,炒干　五倍子半两上件药,捣罗为末。用新口脂调药,涂于有头处,疼当便止。

治痔疾,生疮肿下血。**马齿煎方**。上取马齿苋,洗去土,熟捣绞取汁,缓火煎成膏,停冷。每日取少许作丸,纳所患处验。

又方:上涂熊胆于痔疮上,日三五度神效。

治痔疾,风毒攻注,肛门痒痛不止,宜用此方:枳壳一两　蛇床子一两　防风半两,去芦头　莽草半两　桑根白皮半两　苦参一两　藁本半两　独活半两　牛蒡根一两　甘草一两　楸叶三十片　柳枝锉,二合上件药,都细锉,以水一斗,煎取五升,去滓。于避风处,用软帛蘸汤,乘热熨痔上。

治痔疾,肛门边肿硬,痒痛不可忍,救急熨方:芫花三两　风化石灰三两　灶突内黑煤二两上件药,捣罗为末,分作两分,于铫子内点醋炒,候稍热,以帛裹熨之,冷则再换,自然肿消,痒痛俱息。

又方:胡粉半两　水银半两　上件药,以枣瓤和研,令星尽,捏如莲子大。以绵裹夜卧时,纳于下部中。

又方:白矾三分,锉　上以童子热小便二盏,化白矾以洗痔上,日二用效。

治痔疾有头,数年不瘥,宜用此方:鳗鲡鱼头一两,炙黄 木香一两 麝香一两,细研 砒霜一分,细研 粉脚一两,细研 白矾一两,烧令汁尽 猪牙皂荚三分,炙黄焦 上件药,捣罗为末,炼蜜蜡和丸,如莲子大,用绵裹一丸,纳下部中,觉腹内欲转,但且忍之,待忍不及,即上盆子,当下恶物,每日用之,以痔头消为度。

(三)元·齐德之《外科精义》

【内服治疗】

三神丸 治僧道痔疾。因读《养生必效方》,见《乾义传》,僧觉海少年患痔疾,其行业比冰霜,缘此饱食久坐,知痔疾者,不必酒色过度矣。故《素问》云:因而饱食,筋脉横解,肠澼为痔。治之故不同也。枳壳炒,去穣 皂角烧存性 五倍子各等分 上为细末,炼蜜为丸,如梧桐子大。每服二三十丸,温水食前服。《养生必效方》中三味皆单方一味为方,今增为一方,其效如神。

【外用治疗】

寸金锭子(太医陈子宝方)治疗痔疾。藤黄 雄黄 雌黄 硫黄 轻粉 粉霜 麝香 砒霜 黄丹各一钱 牡蛎粉 红藤根 干漆各五钱 上为细末,研匀,烧陈米饭和捣为丸,如枣核大。每用一丸,内肛门中,深二寸许,放令定,用新砖球子二个,炭火烧赤,酽醋中蘸过,绵裹一个于肛门上熨之,冷即换,上下次之。来日大便下臭败恶物,除根也。

熏痔散 威灵仙三两 上用水一斗半,煎至七八沸,去火,就盆上坐,令气熏之,候通,手淋漉。冷即再暖。

治痔疮 雄黄五分,细研 五灵脂去石,烧过去烟 五倍子炮过,各一钱 没药二钱五分,明净者 白矾半飞半生 上为细末,研令极细,用纸花子贴疮口上。

洗痔 防风 当归 川芎各等分 上三味锉细,煎水去渣,令热温淋洗疮,用软帛印干,敷前药。

(四)明·陈实功《外科正宗》

【疾病概述】

痔疮看法:初起形如牛奶,不肿不红,无焮无痛,行走不觉者轻。已成肿痛,有时遇劳而发,或软或硬,头出黄水者轻。久如鸡冠、蜂窠、莲花、翻花等状,流脓出血不止者重。久漏窍通臀腿,脓水淋漓,疼痛不已,粪从孔出者逆。

【病因病机】

夫痔者,乃素积湿热,过食炙煿,或因久坐而血脉不行,又因七情而过伤生冷,以及担轻负重,竭力远行,气血纵横,经络交错,又或酒色过度,肠胃受伤,以致浊气瘀血流注肛门,俱能发痔。

【临证辨治】

此患不论老幼男妇皆然,盖有生于肛门之内,又突于肛外之傍。治分内外,各自提防。大者若莲花、蜂窠、翻花、鸡冠、菱角、珊瑚等状;小者如樱珠、鼠尾、牛奶、鸡心、核桃、蚬肉之形。故积毒深者,其形异而顽恶;毒浅者,其形正而平常。久则崩溃成漏,新则坠肿刺疼。甚者粪从孔出,血从窍流,气血日有所伤,形容渐有所削,若不早治,终至伤人。因常治法多用针刀、砒、硇、线坠等法,患者受之苦楚,闻此因循都不医治。予疗此症,药味数品,从火煅炼,性即纯和,白试白验,此方法由来异矣。凡疗内痔者,先用通利药汤涤脏腑,然后用唤痔散涂入肛门,片时内痔自然泛出,即用葱汤洗净,搽枯痔散,早、午、晚每日三次,次次温汤洗净搽药,轻者七日,重者十一日,其痔自然枯黑干硬。停止枯药,其时痔边裂缝流脓,换用起痔汤日洗一次,待痔落之后,换搽生肌散或凤雏膏等药生肌敛口,虚者兼服补药,其口半月自可完矣。外痔者,用消毒散煎洗,随用枯痔散照内痔搽法用之,首尾至终无异,完口百日入房乃吉。又至于穿肠久漏者,此则另有二方,亦具于后,以致深患者服之,又不用针刀、挂线,效如拾芥耳。

痔疮治法:初起及已成,渐渐大而便涩作痛者,宜润燥及滋阴。肛门下坠,大便去血,时或疼痛坚硬者,宜清火渗湿。紫色疼痛,大便虚秘兼作痒者,凉血祛风、疏利湿热。肿痛坚硬,后重坠刺,便去难者,外宜熏洗,内当宣利。内痔去血,登厕脱肛而难上收者,当健脾、升举中气。便前便后下血,面色痿黄,心忪耳鸣者,宜养血健脾。诸痔欲断其根,必须枯药,当完其窍,必杜房劳乃愈。

【内服治疗】

防风秦艽汤　防风秦艽汤芍归,芎芩草地地黄随,槟翘槐角山栀壳,白芷还兼苍术宜。治痔疮不论新久,肛门便血,坠重作疼者并效。防风　秦艽　当归　川芎　生地　白芍　赤茯苓　连翘各一钱　槟榔　甘草　栀子　地榆　枳壳　槐角　白芷　苍术各六分　水二钟,煎八分,食前服,便秘者加大黄二钱。

提肛散　提肛散内用芎归,参术芪陈甘草随,升麻柴芩并白芷,加上黄连效可奇。治气虚肛门下坠,及脱肛、便血、脾胃虚弱等症。川芎　归身　白术　人参　黄芪　陈皮　甘草各一钱　升麻　柴胡　条芩　黄连　白芷各五分　水二钟,煎八分,食远服,渣再煎服。

加味四君子汤　加味四君子汤术,茯苓扁豆与人参,黄芪甘草姜枣等,痔疮脾倦效如神。治痔疮、痔漏,下血不止,面色痿黄,心忪耳鸣,脚弱气乏,及一切脾虚口淡,食不知味;又治中气虚,不能摄血,致便血不禁者并效。人参　白术　茯苓　白扁豆　黄芪炙　甘草炙,各一钱　水二钟,姜一片,枣二枚,煎八分,食前服。

当归郁李汤　当归郁李汤生地,大黄泽泻共秦艽,麻仁枳实并苍术,皂子相兼用莫逃。

治痔大便结燥,大肠下坠出血,苦痛不能忍者。当归 郁李仁 泽泻 生地黄 大黄 枳实 苍术 秦艽各一钱 麻子仁研,一钱五分 皂角一钱 水二钟,煎八分,空心服。

芎归汤 芎归汤内用芎归,失血虚羸大得宜,妇人产后虚烦热,煎尝顷刻脱藩篱。治便血或失血过多,兼妇人产后血虚烦热、头眩昏晕、盗汗等症并效。川芎三钱 当归酒拌,五钱 水二钟,煎八分,食前服,自汗手足冷者加人参二钱。

三黄二地汤 三黄二地汤苍术,厚朴陈皮白术归,人参防风兼甘草,地榆泽泻共乌梅。治肠风诸痔,便血不止;及面色痿黄,四肢无力。生地黄 熟地各一钱半 苍术 厚朴 陈皮 黄连 黄柏 黄芩 归身 白术 人参各一钱 甘草 防风 泽泻 地榆各六分 乌梅二个 水二钟,煎八分,食前服。

脏连丸 脏连丸本是黄连,猪脏将来灌煮煎,同捣为丸温酒服,敢教诸痔不缠绵。治痔无论新久,但举发便血作痛,肛门坠重者。黄连净末八两,用公猪大脏尽头一段,长一尺二寸,温汤洗净,将连末灌入脏内,两头以线扎紧,用时酒二斤半,砂锅内煮,酒将干为度。取起脏药,共捣如泥。如药烂,再晒一时许,复捣丸如桐子大,每服七十丸,空心温酒送下,久服除根。

黄连闭管丸 胡连闭管丸窥易,得此之功难上难,决明山甲槐花等,服下忧容换笑颜。胡黄连净末,一两 穿山甲麻油内煮黄色 石决明煅 槐花微炒,各末,五钱 蜜丸如麻子大,每服一钱,空心清米汤送下,早晚日进二服,至重者四十日而愈。此方不用针刀、挂线,不受苦楚,诚起痼疾之良方也。如漏之四边有硬肉突起者,加蚕茧二十个,炒末和入药中,此及遍身诸漏皆效。

【外用治疗】

洗痔枳壳汤 洗痔枳壳汤捐痛,癞虾蟆草相成共,用此煎汤洗痔疮,诸般疼苦随时送。治痔疮肿痛,肛门下坠,毋论新久,洗之肿自消。枳壳二两 癞虾蟆草一名荔枝草,四季常有,面青背白,麻绞垒垒者是,二两 河水三瓢,同上二味煎数滚,先熏后洗,良久汤留再热熏洗,甚者三次即消。洗净当搽后药。

五倍子散 五倍子散虾蟆草,加上轻粉冰片好,痔疮肿痛及坠疼,用之掺上如同扫。治诸痔举发坚硬,疼痛难忍,或脏毒肛门泛出,肿硬不收亦效。五倍子大者,敲一小孔,用阴干癞虾蟆草揉碎,填塞五倍子内,用纸塞孔,湿纸包煨,片时许取出待冷。去纸碾为细末,每有一钱加轻粉三钱、冰片五厘,共研极细,待前汤洗后,用此干搽痔上。即睡勿动,其肿痛即除。凡外痔用二方搽洗,亦可除根,永不再发,极效!极效!

枯痔散 枯痔散内用白矾,蟾酥轻粉共砒良,再加童子天灵盖,枯痔方中效岂凡。凡痔疮泛出,即用此药涂之。年浅者五七日,年深者八九日,待痔干黑后,不用此药,每日用落痔汤洗之。白矾二两　蟾酥二钱　轻粉四钱　砒霜一两(原方有天灵盖，四钱，用清泉水浸，以天灵盖煅红，水内浸煅七次)共研极细末，入小新铁锅内，上用粗瓷碗密盖，盐泥封固；炭火煅至二炷京香，待冷取开，将药研末搽痔上，每日辰、午、申三时用温汤洗净，上药三次，上至七八日，其痔枯黑坚硬，住药裂缝，待其自落，换洗起痔汤。

起痔汤　起痔汤中芩柏连，大黄荆芥苦参前，防风甘草山栀等，朴硝槐角共相煎。治诸痔上枯药之后，黑色坚硬裂缝，宜此药洗。黄连　黄柏　黄芩　大黄　防风　荆芥　栀子　槐角　苦参　甘草各一两　朴硝五钱　以上药分作三次，用水煎洗，待痔落之后，换搽生肌散。

生肌散　生肌散乳香没药，海螵蛸龙骨黄丹，赤石脂轻粉熊胆，珍麝蚯冰片须参。治痔上枯药之后，脱落、孔窍不收者，宜用此掺。乳香　没药各一两　海螵蛸水煮，五钱　黄丹飞炒，四钱　赤石脂煅，七钱　龙骨煅，四钱　血蚯三钱　熊胆四钱　轻粉五钱　冰片一钱　麝香八分　珍珠煅，二钱　共研极细末，瓷罐收贮，早晚日搽二次，盖膏渐敛而平。

洗痔肿痛方　洗痔肿痛方朴硝，鱼腥苦楝不相饶，还有瓦花马齿苋，煎汤熏洗痔疼消。鱼腥草　苦楝根　朴硝　马齿苋　瓦楞花各一两　水十碗，煎七八碗，先熏后洗，诸痔肿痛可消。

人中白散　人中白散功奇绝，黄柏儿茶青黛列，薄荷冰片要精研，口疮掺上汤沃雪。人中白溺壶者佳，煅红，二两　孩儿茶一两　黄柏　薄荷　青黛各末，六钱　冰片五分　共研极细。治诸痔肿痛坚硬，坠重脱肛等症。先用温汤洗净，随后搽药患上，即卧勿动，其肿痛渐减，此药常有便于痔，故附录而用之。

三品一条枪　三品一条枪最灵，雄矾砒信少人闻，加上乳香为线药，疗疽痔漏尽承平。明矾二两　白砒一两五钱　雄黄二钱四分　乳香一钱二分　砒、矾二味，共为细末，入小罐内，加炭火煅红，青烟已尽，旋起白烟，片时约上下红彻住火。取罐顿地上一宿，取出约有砒、矾净末一两，加前雄黄二钱四分，乳香一钱二分，共研极细，厚糊调稠，搓成如线条阴干。治十八种痔漏。凡用药线插入痔孔内，早晚二次，初时每次插药三条，四日后每次插药五六条，上至七八日，药力满足，痔变紫黑，方住插药。候痔四边裂缝流脓，至十四日期满痔落，用甘草汤洗净，换搽凤雏膏或玉红膏，俱可生肌收敛。虚弱者兼服养血健脾之药，最为稳当。大抵医人能取痔者，皆此方也，不可轻其药而弃之。

生肌凤雏膏　生肌鸡卵凤雏膏，乳香轻粉不相饶，血蚯再加白龙骨，生肌长肉发生苗。用鸡蛋煮熟，去白用黄十余个，铜杓内熬油，倾入盏内，约油三钱加轻粉细末一钱，乳香、血蚯、龙骨各末五分，共入油内和匀，每日早、午、晚鸡翎蘸涂患孔内，膏盖避风，深者半月可以完口。

煮线方　煮线方中用壁钱，芫花二味共相煎，白丝扣线将同煮，诸痔瘿瘤用此捐。治诸痔及五瘿六瘤，凡蒂小而头面大者，宜用此线系其患根自效。芫花五钱　壁钱二钱　用白色细扣线三钱，同上二味用水一碗盛贮小瓷罐内，慢火煮至汤干为度。取线阴干，凡遇前患,用线一根,患大者二根,双扣系于根蒂,两头留线,日渐紧之,其患自然紫黑,冰冷不热为度。轻者七日,重者十五日后必枯落,后用珍珠散收口至妙。

【医案选粹】

一男子素有内痔便血,常欲脱肛。一朝肛门坠重不收,肿痛突起,光亮紫色,此湿热流注结肿,固难收入。以黄连除湿汤二剂,外用珍珠散加冰片清蜜调涂,其肿痛渐减,后以补中益气汤加生地、黄连、苍术、天花粉、牡丹皮,服之数剂,其肿痛渐减而平。

一男子患痔六年。每遇酒色劳役,痔则发肿,坚硬疼苦,十余日方得稍可。彼欲断其根,以枯痔散上至七日外,其痔渐黑裂缝,至十六日痔枯脱落,孔若鸡心,以生肌散逐日用之,内补养血健脾药而愈。

一男子患痔,焮肿作痛,大便结燥,脉数有力。以内疏黄连汤二服,便行痛止。又以四物汤加芩、连、枳壳、天花粉,数剂而肿消,更以脏连丸一料而不复发。

一男子患痔,凡遇劳发肿作痛,以枳壳汤熏洗,内服防风秦艽汤,数服肿痛俱减,令彼常洗前汤,每月五六次,内与六味地黄丸加黄柏、知母,服之不发。

一男子好饮多欲,内痔虚坠下血。以四物汤加芩、连,升麻、葛根,数服虚坠乃止。又以当归郁李仁汤二剂,痔肿亦消,更服脏连丸月余,便血亦止,又月余,兼节酒色不发。大抵醉饱入房,经脉横解,或精气一泄,脉络必虚,酒食之毒,乘虚流结;或淫极强固精气,以致败精浊血遂传大肠;又或饮食厚味,燥湿流注俱成斯疾。所受病者燥气也,为病者湿气也。初宜泻火和血、润燥疏风,久宜养血滋阴、健脾渗湿,治之自愈。若不节酒色,不慎起居,不戒口味,破必成漏,久则穿肠串臀,秽从孔出,臭水淋漓,昼夜无禁。凡得此者,虽不伤生,每苦瘀污,可叹息哉!

一男子患痔十余年,头已穿溃,未及通肠,每发疼苦。以三品一条枪插至七日,痔变黑色,疮边渐渐裂缝,至十五日脱落,以凤雏膏搽至半月,敛口而平。

一男子怯弱,内痔便血,面色痿黄。自服凉血、止血药不应,诊之脾脉虚而无力,此中气不足,不能统血,以补中益气汤十余服,精神顿倍,便血亦少;又以加味四君子汤兼前汤间服,月余不发。大抵此症所致之由不同,当究其因治之。如元气有余,形黑气盛,先粪而后紫血者,更兼脉实有力,此属有余,法当凉血止血,药应自效。至若形体瘦弱,面色痿黄,先鲜血而后粪者,更兼脉虚无力,此属不足,岂可反用凉药止之,致伤脾胃。此症若不温中健脾、升举中气,其血不得归原,故药难效。远其根本也。

(五)明·汪机《外科理例》

【外用治疗】

水登膏 治痔护肉。郁金 白芨各一两(一方加黄连) 上二味,为细末。如内痔,候登厕翻出在外,用温汤洗净,侧卧于床,用温水调令得中,篦涂谷道四边好肉上,以纸盖药,留痔在外,良久方用枯药搽痔上,时时笔蘸温水润之,不令药干,亦勿使四散。

好白矾四两　生信石二钱五分　朱砂一钱,生,研极细　上各研细末,先用砒入瓷泥罐,次用白矾末盖之,煅令烟断。其砒尽随烟去,只借砒气于矾中耳。用矾为极细末,看痔大小,取矾末在掌中,更以朱砂少许,以唾调稀,篦挑涂痔上周遍,一日三五上,候痔颜色焦黑为效,至夜有黄水出尽为妙。至中夜上药一遍,来日依然上药三次,有小痛不妨。换药时以碗盛新水或温汤,在痔边用笔轻洗去痔上旧药,再上新药,仍用护肉膏,次用荆芥汤浇之。三两日后黄水出将尽,却于药中增朱砂,减白矾,则药力缓矣。三两日方可增减,渐渐取之,庶不惊人,全在用药人看痔头转色,增减厚薄敷之。此药只借砒气,又有朱砂解之。有将此二方在京治人多效。一富商因以百金求之,示予传人,庶不言效。枯药已刊于《青囊杂纂》,但如神。《千金方》未见刊传。恐气血虚或内邪者,还当兼治其内,庶不有失。

【医案选粹】

一人患痔,大便燥结,焮痛作渴,脉数,按之则实。以秦艽苍术汤一剂少愈,更以四物加芩、连、槐花、枳壳,四剂而愈。

一人素不慎酒色,患痔焮痛,肛门坠痛,兼下血,大便干燥,脉洪,按之则涩。以当归郁李仁汤加桃仁,四剂少愈,更以四物加红花、桃仁、条芩、槐花,数剂而愈。

大抵醉饱入房则经脉横解,则精气脱泄。脉络一虚,酒食之毒乘虚流注,或淫极强固,精气遂传大肠,以致木乘火势而毁金,或食厚味过多,必成斯疾。

夫受病者,燥湿也,为病者,湿热也,宜以泻火和血、润燥疏风之剂治之。若破而不愈,即成漏矣。有串臀者,有串阴者,有串阳者,有秽从疮口出者,形虽不同,治法颇似。其肠头肿成块者,湿热也;作痛者,风也;大便燥结者,火也;溃而为脓者,热盛血也。当各推其所因而治之。

一人痔疮肿痛,便血尤甚,脉洪且涩。经曰:因而饱食,筋脉横解,肠澼为痔。盖风气通肝,肝生风,风生热,风客则淫气伤精而成斯疾。与黄芪、黄连、当归、生地、防风、枳壳、白芷、柴胡、槐花、地榆、甘草渐愈,次以黄连丸(九四)而瘥。又有便血数年,百药不应,而色萎黄,眼花头晕,亦用黄连丸而愈。

一人患痔,脉浮鼓,午后发热作痛,以八珍汤加黄芪、柴胡、地骨皮稍可。彼欲速效,以劫药蚀之,痛甚,绝食而殁。

夫疮之贵敛,气血使然也。脉浮鼓,日晡痛,此气血虚也。丹溪曰:疮口不合,补以大剂参、芪、归、术,灸以附子饼,贴以补药膏是也。人痔者,贫富男女皆有之。富者酒色财气,贫者担轻负重,饥露早行,皆心肝二血。喜则伤心,怒则伤肝,喜怒无常,风血侵于大肠,致谷道无出路,结积成块。出血生乳,各有形相。妇人因经后伤冷,月事伤风,余血在心经,血流于大肠。小儿痢后,或母腹中受热也。治方于后。

人因痔疮怯弱,以补中益气汤少加芩、连、枳壳稍愈。后因怒加甚,时仲冬脉得洪大,予谓脉不应时,乃肾水不足,火来乘之,药不能治,果殁。火旺之月,常见患痔者肾脉不足,俱难治。

一人有痔,肛门脱出,此湿热下注,真气不能外举,其脉果虚。以四君子加芎、归、黄芪、苍术、黄柏、升麻、柴胡治之,更以五味子煎汤熏洗。彼以为缓,乃用砒霜等毒药蚀之而殁。夫劫药特治其末耳,能伐真元,鲜不害人,戒之。

一人因痔,气血愈虚,饮食不甘,小便不禁,夜或遗精,此气虚兼湿热,非疮也。用补中益气汤(十六)加山药、山茱萸、五味子,兼还少丹(九四)治之而愈。

(六)清·顾世澄《疡医大全》

【病因病机】

小肠有寒则下重,便脓血,有热必痔。

《生气通天论》曰:"汗出见湿,乃生痤痱,陷脉为瘘,留连肉腠。因而饱食,筋脉横解,肠澼为痔"。

陈实功曰:夫痔者,乃素有湿热,过食炙煿,或因久坐而血脉不行;又有七情,过伤生冷,以及担轻负重,竭力远行,气血纵横,经络交错;又或酒色过度,肠胃受伤,以致浊气瘀血流注肛门;又有妇人临产用力过甚,血逆肛门,亦能致此。初起为痔,久则成漏。

陈远公曰:人肛门内外四旁忽生红瘰,先痒后疼,后成为痔。日久不愈,此用湿热所致也。而得之纵饮者为多,江南人常多患此,皆由地之湿热,加之酒热之毒,所以结于肛门不能遽化也。夫肛门通于大肠,凡有湿热应随大便同出,何以积而成痔?盖湿在大肠,不能久留,必尽趋肛门,而肛门为大肠锁钥,有防范之司,不容湿热出于门外,于是蓄积既久,而湿热之毒肛门独受之矣。有毒必然外形,不生肛门之内,必生肛门之外,虽内外少殊,而作楚则一也。

蒋示吉曰:痔类不一,有牛奶痔、鸡心痔、鸡冠痔、菱角痔、莲花痔、珍珠痔、珊瑚痔、蜂窝痔、鸡肝痔、翻花痔、穿肠痔、鼠奶痔、樱桃痔、鼠尾痔、核桃痔、蚬肉痔、内痔、外痔,因形定名,总不外乎醉饱入房,膏粱醇酒,负重致远,以致湿热风燥,浊气瘀血流注肛门,俱能生痔。妇人产后用力太过,瘀血凝滞,亦能致此。毒浅者其形正而平常,毒深者其形异而顽恶。久则崩溃成漏,新则坠重刺疼,甚者粪从孔出,血自窍流。气血日亏,形容日削,治法当以凉血行气为主,其外治法,须分内外,内痔以唤痔、枯痔之法治之,外痔疼甚者清之,头大蒂小者线结之,头小根大者枯之。(《说约》)

又曰:凡疮久不收口,日流脓水,甚而医家任意以纸捻纴入,日逐磨璘,渐生脓管,如灯草葱管,遂名曰漏证。此皆气血亏损,热毒郁结,使荣卫运行而失职也。遍身虚怯处多有之,惟痔疮成漏最易。若用刀针挂线,徒受痛楚,不若以推车客散内消之为妙也。内服十全大补汤、补中益气汤以培助之。

冯鲁瞻曰:痔者,肛门之傍生疮肿痛者是也。亦有生疮有孔,恶水不干,而为漏者。皆由母食酒面煿炙,在胎受之,或因后天失调,心经蕴热,热传于肺,注于大肠而成者。治小儿痔疮,宜内服凉血解毒,外用熏洗可也。

李东垣曰:肠头成块者,湿也;作大痛者,风也;大便燥结者,兼受火热也。是湿热风燥四气合邪,法当泻火润燥,疏风和血止痛,是其治也。(《十书》)

【临证辨治】

治法乌可舍湿热而他求乎! 但肛门去脾胃甚远,化湿热之毒,必假道于脾胃,肛门未必受益,而脾胃先损,所以无功耳。故用药必须毋损于脾胃,有益于肛门者,始可奏功。益后汤治之:白芍、茯苓、山药、薏仁各一两,地榆三钱,穿山甲一片,土炒,水煎服,四剂肛门宽快,又四剂内外痔消,再以此方十倍蜜丸,每日开水下五钱,服完一料不再发。(《冰鉴》此方利水去湿,既无损于脾胃,又有益于脾与肛门两得也)

窦汉卿曰:大法治痔以凉血为主,如肛旁别有一窍出脓血,名曰单漏。治之宜温暖之剂补其内,生肌之药敷其外。

痔疮神验方　生甘草节大者一百个,为末,炼蜜为丸桐子大,每空心用槐米煎汤送下,轻则三钱,重则五钱,服半料或一料即愈。戒房事百日,永不再发,神验无比,此天下第一奇效方也。若痔肿痛难忍,发而极重者,用地骨皮一两,荆芥、槐角子、枳壳、金银花各三钱,煎汤频洗,午后空心再进一服,自然渐渐消去而愈,不可以平易忽视。大肠火盛,肛门肿痛难于大便,或生痔并肛门边生疮毒者,槐米不拘多少,炒深黄色,放地上去火毒,为末,空心黄酒调服三钱,服三四钱即愈。若生痔并一切疮毒,多服自消,极验。

痔疮　粉甘草八两,用青盐四两和水拌,晒干又拌又晒,汁尽为度　粉甘草八两,生晒　共磨末,炼蜜为丸,每早白汤送下三钱。又方生桐油频涂。

【内服治疗】

牝痔并一切内外痔,疼痛不可忍,新黄栝蒌一枚,以刀镟下顶,不去穰,选不蛀皂角子填满,将顶盖好,外用纸筋泥固济约三指厚,以炭火簇合烧令红,放于地下坑内出火毒,一宿取出,加麝香一钱,每服一钱,研极细,瓷瓶收贮,米饮调服。

诸痔初起煎方:槐角子黑牛胆制　生地　当归　连翘　枳壳　升麻　荆芥穗　陈皮　防风　地榆各等分　黄连　黄柏　黄芩此三味春秋用七分,夏用一钱五分,冬用五分　水煎空心服。大便秘加蒸大黄、火麻仁。

又方:柴胡 甘草 厚朴 独活 生地 牡丹皮 陈皮 槐角子 黄芩 白芍 金银花 当归 黄柏 水煎服。

偷粪鼠:牛皮胶一两,好酒一碗,顿化服,一二次自消。

治痔每日食海螺蛳半升,用苦茶漱口,约食二斗即消矣。痔乃脏火属阳,海蛳性寒味咸属阴,寒能敌火,咸能软坚,茶又苦凉,深得旨矣。

小儿生痔甘草熬膏,空心服之自愈。

又方:秦椒(即大椒)晒干磨细,取净末一斤,浸麻油十斤封口,每饮食时以椒油或下面或蘸菜吃,神效。

又方:旱莲草一把连根洗净,捣烂滚酒冲汁服。

又方:秦椒同饭捣烂为丸,每服二钱,白汤送下,止痛神效。

清脏补漏丸 穿山甲炮,一两 槐花炒 明矾各二两 共磨细。以黄蜡二两熔化为丸,每早空心白汤送二钱。一料除根。

痔痛下血:川芎 当归 黄芪 神曲 槐花 地榆各一两 阿胶炒珠 血余 荆芥穗炒黑 木贼草炒黑各三钱 炼蜜丸如桐子大,每服五十丸,食前米饮送下。

痔疮,线香为丸,每服二钱,白汤送下。

痔漏神方 抱鸡蛋壳内皮煅存性 血余各三钱 石膏煅二钱 冰片 儿茶各五分 血竭三分 共乳极细搽痔上,脓水自干,管根自落,用真耿饼一斤,粉甘草半斤,捣匀为丸,每早空心白汤送下三钱。此乃秘方,经验多人,用之必效。

痔疮:广元肉一个,包明矾五分。嚼碎滚水吞下,七日后用明矾一钱,十四日后用明矾一钱五分。待痔枯即止。

又方:青饼一个入黄蜡一钱于内,置碗中,于饭上蒸熟,清晨开水细嚼一枚,以愈为度。

【外用治疗】

治痔疮并脱肛:黄蜡 白蜡各一两 雅连三钱 研细熔化为丸,每服三钱,白汤送下。痔疮熊胆涂之。

枯痔法:凡痔疮泛出,即用此药涂之,痔自干黑枯落。欲用此方,四边好肉须先用护痔散护住良肉。明矾四两 轻粉 朱砂各三钱 白砒四钱 先将矾入铜杓内煅滚,次入砒末搅匀,以矾枯为度,去火毒片时,次入轻粉、朱砂,再研极细,瓷罐收贮。每日辰、午、申三时,以温汤洗净痔上,唾津调涂,七八日其痔自然枯尽,方上生肌药。

护痔散 白芨 大黄 苦参 寒水石 绿豆粉 黄柏各等分 研细热水调涂四边好肉上,方搽枯痔药。

唤痔散　痔在肛门内肠头上,外面看不见,痛苦不胜,用此药唤出痔来,以葱汤洗净上药。磁石一两,活而吸铁者 草乌尖生用五分 枯矾五钱 干姜三分,泡,另研 共研极细。用生姜汁或葱汁调涂肛门上,少顷肛自内脱出,痔疮上下洗净,四边好肉上用前护药,次上枯药,一日三上,洗用新笔蘸药洗之。如此六七日脱尽痔根,即用生肌药收口,后用贴顶升阳散收入其肠,内服槐角丸。

贴顶升阳散　草麻子四五粒去壳 麝香三分 共捣膏。将头心发去钱大一块,贴此药少顷,其肛即收入。如缓再用醋一口喷患人面上,立收。

熏痔法:莲蓬壳一个 五倍子一个,将倍子开一孔纳明雄五分于内,再将倍子有孔一头纳入莲蓬壳内,以线扎紧,入小口砂锅内水煎十数沸,对痔上熏之,冷则又温,频熏自效。

又方:苍耳子 荆芥 黄芩 花椒 马齿苋 瓦松 皮硝 白矾 槐花各等分 每用五钱加葱白五根,煎汤熏洗。

又方:鱼腥草煎汤熏洗,仍以草捣痔上。

又方:凤尾草煎汤熏洗。

又方:梓桐树枝叶煎汤熏洗。

又方:豨莶草连根煎汤熏洗。

又方:槐花泡汁当茶饮,渣再煎熏洗。

又方:新蚕豆花梗叶煎汤熏洗。

又方:芒硝、瓦松、陈莲蓬壳煎汤熏洗。

又方:苦菜煮烂为度,和汤置器中坐熏,待温下手以菜频频洗之,每日洗三次。

又方:陈枳壳、干茄蒂、冬瓜皮、陈槐花各等分,煎汤熏洗。

又方:桃树根皮煮汁,每日熏洗三四次。

又方:马齿苋煎汤熏洗,内食生熟荸荠。

又方:苦参、茵陈各五钱,煎汤熏洗,兼治脱肛。

又方:枳壳二两,荔枝草四两,河水煎汤,先熏后洗。

又方:无花果叶煎汤熏洗。

洗痔黄硝汤:痔疮肿痛。大黄二两,水十二碗煎至八碗,再入朴硝一两,略滚倾桶内薰洗之。肛门四边肿硬痒痛不可忍者白矾三分研碎,用童便化开洗痔上,每日二三次。洗痔膏此膏能洗痔疮,用刀剪不疼不痛。

槐花:明矾各一斤,或用胆矾 先将槐花用河水熬取浓汁,滤清复入净锅内,投矾于内熬至极稠,瓷罐收贮。每用少许入开水内化开洗之,其痛立止。

外痔:瓦花（朝北者)同冰片捣敷。

外痔:五倍子五个焙　冰片五厘　研细,麻油调搽。

痔疮初起:熊胆三钱　冰片四分　研细,猪胆汁调搽痔上。如已溃者不可用猪胆汁,如用在已破之疮便要极疼。

消痔千金散　孩儿茶　黄连　寒水石各五分　硼砂　赤石脂　芦甘石各三分　熊胆二分　冰片一分　研细,清茶调敷患上,肿痛立止。

蜗牛膏(《集验》)　蜗牛一枚,加麝香、冰片研烂,瓷盒盛,次早取汁涂。

消痔丸　痔疮痔漏初起,人壮便秘,血分壅热者。生地四两,水洗　片芩一两五钱　金银花　枳壳麸炒　秦艽各一两　防风　大黄九制　当归　苍术米泔浸炒　地龙　槐花炒　赤芍各二两　研末,炼蜜为丸,空心白汤送下三钱。

鲫鱼散　鲫鱼一尾刮去肠净,入白矾令满,瓦上煅存性,研末用鸡毛扫上。

痔疮虫作痒:槐白皮煎浓汁浸洗,冷再换洗;良久大便欲解,当有虫出。

翻花痔:荆芥、防风、朴硝煎汤熏洗,再用木鳖子、郁金研末,加冰片、熊胆少许,水调敷。

洗痔:槐花、枳壳、荆芥、艾叶水煎,入白矾先熏后洗。

又方:木鳖子净仁七个研,加白矾二钱,水煎熏洗。

痔疮灸法:大蒜一片,头垢捻成饼子,先放痔上,再安蒜艾灸。

痔疮头大蒂小:芫花根洗净,木臼捣,以少水绞汁于银铜器内,慢火煎成膏,将丝线于膏内度透,系痔疮根上。系时微痛,候心躁痔落时,以纸蘸膏捻入窍内除根。

痔疮初起痛痒不止,旧布鞋底烘热频频熨之,冷则再烘再熨,其痛痒则已。

洗痔奇方　夏枯草　黄柏　枳壳　槐花　马齿苋　五倍子各二钱　上药装夏布袋内,入瓷罐中,加明矾八两,开水冲洗,立刻止痛。

又方:大田螺一个,入铜青、麝香、冰片各五厘,入螺内,取水搽之。

又方:以绢袋装银硝二两,缝长条,以带系腰中,如坐即将硝袋垫肛门痔上,久久自愈。偷粪鼠猫屎、井底泥和匀,围之立愈。

痔疮丸　黄连　苦参　乳香去油　没药去油　雄黄各一两　连翘　僵蚕　蝉蜕　防风　全蝎　槐角入牛胆汁煮　生地　牛膝　陈皮　穿山甲　当归　枳壳　地龙去泥晒干,各二两　蜈蚣焙,去头、足,二十条　象牙末五钱　人参二钱五分　蜂房一个,入玄明粉干眼内,草纸湿透包好,用微火煨之　各制为末,炼蜜为丸,空心开水送下三钱。忌一切火酒、发物、房事,服过六七日,再用后方洗。

洗痔法:荔枝草　马鞭草阴干,各半斤　蒲公英二两　甘草三钱

入罐煎好,再入皂矾一两,略煎数沸,(皂矾煎久,升去无功。)先熏后洗。

痔疮初起:通州膏子眼药搽之,自消。

痔疮痛不可忍:羊胆一个,取汁入冰片五分,和匀扫上。痔疮蜡矾针,黄蜡熔化,入枯矾末少许于内,揉成长条如线,看痔漏深浅插入,待脓尽再上生肌药收功。

又方:川贝母、五倍子等分,研末搽之。

痔疮突出疼痛坐立不便先用韭菜洗净,煎沸汤于瓦木器中熏之,通手沃洗即愈。如未消用生姜切薄片放于痔上痛甚处,以熟艾作炷于上,灸三炷,黄水即出自消。

若肛门上有三二个痔,三五日后如前法逐一灸之,屡验。肛门起窠作痛,野薄荷、明矾各等分,煎汤熏洗自消。

外痔:红枣去核,入铜青线扎,炭火煅存性,研细末,痔潮干渗;痔干以津润湿搽之。

痔疮定痛:白壳旱螺七个 杭粉一钱 共研一处阴干,入冰片三分,研细瓶贮,每以木鳖子、全猪胆汁磨浓调搽。洗虫痔,河堤柳根上须,一把,花椒、白芥子煎汤熏洗,其虫头黑身白,从痔疮孔内出。

洗痔:鱼腥草 夏枯草 马齿苋各一两 五倍子 枳壳 黄柏各五钱 明矾四两 共煎浓汁,每用一杯,搀滚汤熏洗。

又方:瓦松 马齿苋 槐花 五倍子去虫 皮硝各一两 葱白十个 共装绢袋内煮汤,每日熏七八次。

却毒汤 瓦松 马齿苋 川椒 川文蛤 防风 生甘草 枳壳 侧柏叶 苍术 葱白各三钱 焰硝一两 煎汤,日洗三次。

新久痔痛:海螵蛸去粗皮,研细末,用生麻油调成膏,用鸭翎扫上,每日夜用之,日久自消。

外痔神消散 红栀子捣碎 黄柏 胡黄连各一两 水二宫碗煎一碗,二煎、三煎俱煎一碗,共三碗,去渣,入皮硝一斤炖化,撇去泥脚,取上清硝汁,以文火慢炼成硝。大田螺十六个,每个入冰片一厘。(待螺化成水,将水拌入硝内,再加熊胆、儿茶各五钱,研细和入硝内拌匀听用)每用头一次用苦参一两,水三大碗煎成二碗,去渣,入制硝末一两,煎二三滚,倾盆内,先熏后洗,每日洗三次,第二日仍用洗剩药水,再加苦参一两,加水一大碗煎成,加制硝末五钱,如上熏洗。第三日照第二日洗法。

第四日旧药水俱不用,照第一日换新水煎苦参制硝洗之。以三日又换一次,其痔自消,永不再发。

内痔:冬青树叶煎汤熏洗。

外痔:鳖甲、五倍子,煎汤熏洗。

又方:梓桐树皮叶煎汤洗。

又方:豨莶草连根煎汤洗。

又方:痔疮肿痛冬瓜煎汤洗。

（七）清·祁坤《外科大成》

【疾病概述】

二十四痔：

脏痈痔：肛门肿如馒头，两边合紧，外坚而内溃，脓水常流。此终身之疾，治之无益。

锁肛痔：肛门内外如竹节锁紧，形如海蜇，里急后重，便粪细而带扁，时流臭水，此无治法。

翻花痔：肛门四边翻出如碗大，肉紫黑，痛流血水。服凉血解毒之药，药水洗之，药线扎之。根未尽者，万忆膏敷三四次，除根。内服犀角地黄丸一料，永不再发。

莲花痔：状如莲花，层层叠起，有细孔，痒痛出脓水。敷如圣散七八次，至痔紫黑色住药。待七八日，其痔自落。敷粉霜一次，去根。服槐角地榆丸，以去内毒。

重叠痔：生骑缝中间，层层叠起，干燥无水，只痒而不肿痛。搽如圣散，日三四次，七日痔落，不须服药。

钩肠痔：肛门内外有痔，摺缝破烂，便如羊粪，粪后出血秽臭大痛者，服养生丹，外用熏洗。每夜塞龙麝丸一丸于谷道内，一月收功。

悬胆痔：生于脏内，悬于肛外，时流脓水，便痛出血。先枯去痔，不须收口，服血竭内消丸。

内外痔：肛门内外皆有，遇大便即出血疼痛，用熊胆冰片膏日搽三四次，用后方熏洗。

内痔：在肛门之里，大解则出血如箭，便毕用手按，良久方入。服翻肛散，塞换痔散，即翻出洗净，敷如圣散五七次，其痔紫黑色自落。换收口药收口，服收肛散即入，或翻出时用药线扎之亦佳，服槐角苦参丸，或凉血地黄丸。前法治之，其大便有七八日难解，须少用饮食，先与患者说明，免惑。

血箭痔：与内痔同，但无痛痒为异耳。若大解则鲜血如箭，不问粪前粪后，宜灸承山穴，内服猬皮象龙丸。

气壮痔：肛门侧边有形无痔，遇劳苦、气怒、酒色则发。发则肿胀，形若核桃，坚硬如石。俟气消毒散，则平复如初。惟戒气怒，不须医治。

沿肛痔：周围皆有，痛痒出水，搽二仙丹一二次，化为黄水，用槐花、朴硝，煎汤洗之，服凉血解毒丸三四帖，或清金丸半斤，则毒尽根除。

杨梅痔：亦周围皆有，形似杨梅，只痒不痛，干燥无脓，此梅毒将发之候也。先服如圣散一剂，次服托里解毒汤十余剂，外搽射粪丹三四次，自愈。

子母痔：两边相对，或大或小，时肿时疼，头大根小，敷二仙丹，内服槐角地榆丸收功。

雌雄痔：亦两边相对，但一大一小，肿痛出脓，头小根大为异耳。敷如圣散六七次，俟痔落而再医漏,如无漏孔,就可收口。宜服苦参丸,清热解毒。

菱角痔:状如菱角,左右皆有三四孔,一孔通肠流脓水。先宜去痔,次穿漏孔。年久者内有附管,用药丁去管,次穿漏收口。宜服蜡矾丸干脓收口,虚者服十全大补汤六十帖。

葡萄痔:左右如乳头堆起,只痒不痛,遇辛苦出水,或痔有孔出脓。宜先去痔,次穿漏孔。如不通肠,用丁取管收口,服蜡矾丸收功。

核桃痔:肛外一边,形如核桃,有孔肿痛流脓。先用药线扎去痔,次穿漏。服蜡矾丸收口。

石榴痔:生谷道前,形如石榴,破塌疼痛,有孔出脓。宜先去痔,次收口。宜服槐角苦参丸。

樱桃痔:宜先去痔,次穿孔,服琥珀丸收功。

牛奶痔:先用药线扎去,次点万忆膏一二次除根。

鸡冠痔:亦先扎去,敷粉霜一次,痔平即可收口。

鸡心痔、鼠尾痔:俱无痛痒,遇辛苦则发,不治无害。

上痔二十四肿,形色虽殊,而治法则一。开载已悉,学者宜依次调理,不得妄为加减,致取不验,至嘱。

【内服治疗】

凉血地黄汤　治痔肿痛出血。归尾一钱五分　生地二钱　赤芍一钱　黄连炒,二钱　枳壳一钱　黄芩炒黑,一钱　槐角炒黑,三钱　地榆炒黑,二钱　荆芥炒黑,一钱　升麻五分　天花粉八分　甘草五分　上一剂加生侧柏二钱　用水二大钟,煎一钟,空心服三四剂,则痛止肿消,更外兼熏洗。

二妙丸　内痔脏毒出血。棉花子一斤　朴硝四两,入小酒瓶内,加老酒四碗入瓶内封口,炭火煅烟尽为度,取出为末　每服三钱,空心白酒调服,日进二次。忌生酒热物。

搜风顺气丸　治内热结闭,里急后重,并肠风脏毒下血。大黄五两,酒蒸黑色　麻仁微炒,去壳,取仁　郁李仁滚水泡,去皮,另研　独活　车前子酒浸　菟丝子酒煮　枳壳麸炒　槟榔　山药　牛膝酒浸　山茱萸酒浸,各二两　羌活一两　共为末,炼蜜为丸,桐子大。每服三十丸,茶酒任下。

【外用治疗】

熏洗方　凡痔肿痛出血,及漏毒肿痛,俱效。地骨皮　槐花　韭菜根　朴硝各二两　白矾五钱　苏叶五钱　葱头七个　用水十五碗,煎百沸,倾净桶内,令患者坐之,四围遮盖,勿令走气,先熏后洗,待痔出黄水为妙。

翻肛散　内痔服此一剂,即时翻出。枳壳三两,生用　陈皮一两　作一剂,水二钟,煎一钟,空心服。外用唤痔散敷之。

收肛散 陈皮三两 枳壳一两 水二钟,煎一钟服。

玉红散 去漏腐肉,亦可点痔。灵药 雄黄 白丁香各一钱 蟾酥 乳香 没药各五分 共为末,瓷罐收,任用。

药线:用此缚痔穿漏。鲜芫花根一钱 雷丸一钱 蟾酥一钱 草乌三钱 水二钟,煎一钟,去渣取汁,用生丝一钱,入药汁内,以文火煮汁将干,存汁一小酒钟,取起晒干。复浸汁内,又晒又浸,以汁尽为度,晒干包收听用。至六七月,取露天蜘蛛丝,做成药线,任用。

生肌散 用线挂开者,此药收口。诸疮长肉收口。炉甘石一两,煅,三黄汤内七次 木香 降香 乳香 没药 血竭 儿茶 黄柏 黄连 白芷 白蔹各五钱 龙骨三钱 冰片一钱 麝香三分 赤石脂一两,煅 黄丹一两,飞七次 海螵蛸汤泡,去皮,五钱 共为末用。

(八)清·吴尚先《理瀹骈文》

【疾病概述】

血涸不月、足、咽干、癃闭、小腹有块、前阴突出、后阴痔核,皆女子之疝也,但女子不名疝而名瘕。

【临证辨治】

小肠热,痔;大肠热,便血。枯痔散、熊胆膏、田螺膏、痔药膏子,又有猪胆汁同苏合油和用者,皆效。凡五痔肠避、两肾尖痛、泄泻久痢、阴湿汗痒、肠风脱肛,用太乙针法,针会阳两穴,在尻骨两旁各开一寸五分。

【外用治疗】

摩夹脊穴,此穴在背,脊下大椎之下,统会一身气血,并疗痔。

下部宜槐花、地榆煎洗。痔瘘出血,血竭末掺。

坎宫锭 治热毒,并治痔,京墨一两 熊胆三钱 胡连、儿茶各二钱 冰片七分 麝香五分 牛黄三分 猪胆汁、生姜汁、醋和捏为锭,同。

二、近现代名家对病因病机、证型、临证的认识

谭静范自拟方剂用于痔术后熏洗坐浴,临床疗效肯定。方药包括芒硝、五倍子、地肤子、蛇床子、黄柏、防风、苦参。诸药合用,清热消肿、收湿敛疮、燥湿杀虫、祛风止痛。用于痔术后并发症的预防和治疗,尤其对于减轻术后肛缘水肿疗效显著,同时能够预防和减少肛周湿疹的发生。

胡芝兰运用针灸治疗痔疮经验:①用针灸治疗痔疮时重视经典配穴:百会、会阳(长强)、二白、承山。②重视虚实变化,注重随证加减。风热肠燥型和湿热下注型,治疗时选穴常兼顾两种证型,治以祛风清热、凉血止血、渗湿为主,配以督脉、足太阳经

穴,配以曲池、大肠俞、血海、天枢、上巨虚、支沟、商丘、血海、膈俞等;气滞血瘀型治以清热渗湿、祛风活血为主,配以白环俞、次髎、三阴交、膈俞、天枢、大肠俞等;以虚证为主的痔疮,多于疲劳后发作,临床以脾虚气陷型最为多见,治以补气升提为主,配以任、督、胃经穴、脾俞、胃俞、足三里、气海、阴陵泉等;阴虚者还可以选用照海。③传统针法与现代针刺技术相结合,运用电针等现代针刺技术,电针百会穴以升阳举陷,电针腹部局部穴位以增强肠道蠕动,促进排便,减少痔疮发作。

杨向东在治疗重症复杂性痔时强调PPH术的方法与技巧:①必须熟悉痔病的发病机理,熟悉痔病的10余种学说。②在痔病发病学说的指导下,设计符合个体化特点的手术方式。如果属于肛垫下移的痔病患者,注意解决其脱垂问题,吻合设计不宜过高,以期达到良好的悬吊复位作用;如果属于血管增生性的痔病患者,注意解决局部血供问题,吻合口位置设计要低,力争消除增生的血管;如果属于静脉曲张性的痔病患者,注意断流,一要阻断供应的动脉,二要解决已经扩张变形的静脉,具体方案:吻合后,可配合硬化剂注射。③个体化的操作技巧:黏膜下动脉供应显著者,从上方对动脉实行结扎,或硬化注射,以阻断血供;在痔体特别肥大或脱出的方位,注意再用一根辅助的牵引线,帮助将过多的组织拉入钉仓;肛管外翻显著者:注意尽可能降低吻合口的水平,甚至可以将痔区完整切除。有条件者最好实施双吻合器手术法;吻合口的止血缝合,注意深度,限制广度,减少对直肠腔径的缩小,防止狭窄;肛门的整形技巧:在完成吻合后,对肛缘脱出、突出或增生的组织,进行肛门整形修复手术。增生性的皮肤或者皮赘,可直接修剪切除。皮下静脉曲张者,作小切口切开皮肤,对皮下静脉进行切除或破坏。皮下血栓形成,可行小切口剥离血栓。肛缘皮肤松弛或突出者,作"V"形切口后,用丝线结扎,结扎的高度当视松弛程度而定。

樊志敏治疗嵌顿痔经验:应用手法复位回纳脱出的痔体,轻轻按摩痔核可在一定程度上减轻水肿,肛缘恢复平整可使经络通畅、水肿消散、疼痛缓解。在解决上述问题、缓解症状之后,可进一步恢复肛垫功能,复位后配合中药熏洗,方选止痛如神汤加减,具体药物组成:秦艽12克,防风12克,皂角刺10克,川芎12克,黄芩9克,黄柏9克,熟大黄6克,桃仁10克,制乳香10克,制没药10克,赤芍10克,当归10克,甘草5克。每日1剂,每日早晚各1次。

三、医案

【医案1】张龙江治疗痔疮验案

(1)外痔肿痛:孙某,男,45岁,2018年2月26日初诊。自诉食用火锅后出现肛门疼痛,可触及肛门肿物。专科检查:肛缘9点位可见一半球状肿物隆起,呈暗紫色,表面皮肤水肿,触痛明显。舌黯红,苔薄黄,脉弦数。证属气滞血瘀。治宜清热利湿解毒、活血消肿止痛,予以中药坐浴治疗。方用苦参汤加减。药用:芒硝100克,苦参、黄柏、赤芍、牡丹皮各30克,紫花地丁20克,荆芥、艾叶、明矾各15克,大葱6段,甘草12克。将上药加水2000mL,浸泡30min,煮沸后改文火再煮15min,将药液倒入盆中,同法再煎1次,两次药液混合后平均分2份,早、晚各1份,加热后先熏洗再坐浴5~10min。连用3日,肿痛明显减轻,坐浴后患者疼痛感明显减轻。用药7日后,肛门肿物消失,疼痛消失。

(2)内痔出血:黄某,男,48岁,2018年3月19日初诊。大便时肛门滴血,出血量较大,呈鲜红色,起身后出血停止。专科检查:肛门居中,外观无异常。指诊:肛内指诊可触及齿线3、7、11点位上下肿物隆起,质软,指套退出有少量染血,呈鲜红色。肛门镜:镜下可见肛管齿线3、7、11点位肿物跨齿线隆起,肿物表面散在糜烂点,嘱患者做排大便动作,可见3点位痔核溢血,呈鲜红色。苔薄黄腻,脉弦数。证属湿热下注。治宜清热利湿止血。方用自拟便血合剂。药用:黄连、赤芍、槐角、槐花炭、地榆炭各12克,生地黄9克,黄芩炭、当归炭、甘草各6克。每日1剂,水煎,早晚各服1次。服药2日,便血明显减少,服药5日,便血停止。

(3)嵌顿痔:贺某,男,48岁,2018年4月17日初诊。肛内容物脱出难以回纳伴疼痛1天。专科检查:肛门处可见肿物从肛内脱出,表面红肿,触痛感强烈,手按难以回纳。患者因恐惧疼痛拒绝行肛内指检及肛门镜检查。舌质暗,苔白,脉弦细涩。证属湿热瘀滞。治宜清利湿热,活血化瘀。方一用凉血地黄汤加减。药用:金银花、生地黄、地榆炭、炒槐花各15克,当归、赤芍各12克,天花粉10克,赤芍、黄芩、黄连、炒荆芥穗各9克,枳壳8克,甘草6克。上药煎2次混合,早晚各服1次。方二用祛毒汤加减,药用:当归20克,川芎15克,马齿苋、五倍子、防风各10克,枳壳、侧伯叶、红花、甘草各12克,芒硝50克,大葱6段。上药先熏后洗,每次20min,早晚各1次。方一、方二联合用药1周,嵌顿痔核缓解,肿痛消失。

(摘自张龙江运用中医药治疗痔疮验案.山西中医,2019,35(01):43-55.)

【医案2】刘某,男,71岁。初诊日期:2019年5月21日。患者10年前无明显诱因出现排便困难,此后反复发作。近期症状逐渐加重,遂求治于曹永清。刻诊:大便干结,排出不畅,偶有腹胀不舒;纳可,寐安;舌红,苔薄腻,脉弱。3周前肠镜检查发现横结肠、降结肠息肉3个,予镜下摘除。术后病理检查无特殊,无腹痛,无便血。诊断:息肉痔,便秘。辨证:气阴两虚,湿热痰凝。治法:益气养阴,清热化痰。处方:生黄芪15克,太子参15克,怀山药12克,生地黄15克,麦冬15克,山慈菇15克,蜀羊泉3克,藤梨根30克,野葡萄藤30克,红藤15克,败酱草30克,白花蛇舌草30克,火麻仁30克,生甘草15克。每日1剂,水煎服。二诊(7月23日):患者守上方服药2月余,症状明显改善,排便不畅明显减轻,舌质淡红,苔薄腻,脉细弱。上方加全瓜蒌15克,莱菔子15克。三诊(2020年5月15日):便秘症状已消失,复查肠镜未见息肉增生。

(摘自龙医脉案——曹永清验案.上海中医药杂志,2020,54(10):34.)

【医案3】姚某,男,46岁。2013年4月12日就诊,主诉:反复便血、肛门痛1年,加重1月。患者便血、肛门痛1年余,近1月来因食辛辣而加重,行走时痛甚,并伴有肛门灼热感,便干,3~4日一行,大便带血,色鲜红。曾在外院诊断为痔疮,外用药物使用后疗效欠佳,特来针灸科就诊。查:舌红,苔黄腻,脉滑数。诊断:痔疮。证属:湿热下注型。取穴:承山(双),会阳(双),次髎(双),大肠俞(双),输刺,深刺得气后,将针慢慢退出,不留针;阴陵泉(双),三阴交(双),商丘(双),血海(双),曲池(双),百会,得气后留针30min。治疗1次后患者自觉肛门灼热感减轻,疼痛感减轻。每周治疗3次,连续治疗5次后灼热、疼痛感基本消失,大便带血情况明显减少。

(摘自胡芝兰教授治疗痔疮经验介绍.云南中医中药杂志,2013,34(09):3-5.)

【医案4】张某,男,46岁。2005年10月6日初诊。初诊:10多年来大便时带血或滴血,近2年来大便时肛门部有肿块脱出,大便时带血10多年。并有带血、滴血现象,肛门部并无疼痛感。舌质淡红,苔黄腻,脉滑数。用指诊检查肛门直肠部分,再用窥肛镜检查,在截石位肛外缘1、4、8、11点有外痔隆起部分,向肛内与所在内痔相通,下蹲检查肛缘处,有外痔隆起。此系混合痔,肛门四处均有混合痔发生,故应以手术治疗。诊断:混合痔,便血。治法:内扎外剥术,配合凉血地黄汤加减治疗。处方:生地15克,丹皮9克,黄连6克,槐花12克,地榆12克,赤芍9克,郁李仁15克,元参12克,枳壳9克,陈皮9克。水煎服,术前术后服,每日1剂,服1周。熏洗法:将药物加水煮沸,先熏后洗,或用毛巾蘸药液作湿热敷,具有活血止痛、收敛消肿等作用。苦参汤加减,处方:苦参30克,苍术30克,黄芩30克,黄柏30克,百部30克,土槿皮30克,五倍子30克。术后当天限制大便,常规换药。

二诊(2005年10月16日):自觉肛门部紧缩,坠胀疼痛,触痛明显。舌质红,苔薄黄,脉数。处方:生地15克,丹皮9克,黄连6克,槐花12克,地榆12克,赤芍9克,郁李仁15克,玄参12克,枳壳9克,陈皮9克,侧柏叶15克,马齿苋15克,五倍子15克。水煎服,每日1剂,用1周。熏洗法同前。1周后复查,无不适症状,伤口已愈合。

(摘自《当代名老中医典型医案集》)

四、现代研究进展

【病因病理】

痔的具体发病机制尚未完全明确,可能与多种因素有关,目前主要有以下学说:如静脉曲张学说、血管增生学说、肛垫下移学说、压力梯度学说、细菌感染学说、动脉分布学说、遗传学说等10余种学说。

1960年有学者首次提出"静脉曲张学说"理论,他认为痔病是肛管黏膜下静脉曲张所致,在痔核的组织内可见扩张的直肠静脉丛,并且从痔静脉到门静脉无静脉瓣,血液回流较困难,又因痔下动脉在不同高度穿过肌层,容易受到压迫而影响静脉回流,导致瘀血扩张。从上述理论分析,任何影响直肠静脉回流的因素都有可能形成痔病。1975年有学者首次提出了"肛垫"的概念,认为肛垫是位于直肠末端由结缔组织、平滑肌纤维、血管丛共同组成的复合体。1994年有学者在"肛垫"概念的基础上又提出了"肛垫下移学说"理论,认为肛垫疏松地附着在肛管壁上,排便时受到向下的压力而被推向下,排便后借其自身的收缩力,又回缩到肛管内,并且肛垫上皮具有一定的免疫及内分泌功能,有着精细的辨别觉,也存在多种化学性和机械性受体,能引发保护性肛门反射,对维持正常排便活动有重要意义。只有当多种因素使肛管弹性回缩作用减弱时,才会引起肛垫的充血、脱垂和下移,最终形成痔病。

【临床治疗】

(1)西医治疗

①保守治疗:饮食干预(如增加纤维摄入量、多喝水)、生活方式的改变(如排便习惯养成)和药物治疗(中药内服与外用、药液坐浴)等。

②手术治疗:在20世纪60年代之前手术治疗多采用痔切除术、痔结扎术、外剥内扎术,其实质是将增大脱垂的内痔在解剖学上予以切除。

痔切除术:本疗法从理论上是手术治疗的最好选择,其优点是疗程短,瘢痕小,将痔核切除后从而消除肛内下坠的不适感;缺点是由于直肠下段的空间很小,单纯切除容易,但是要减小创面,复位比较困难,而且直肠下段的血供很丰富,容易出血,手术操作困难。因手术创面大,继发感染、肛门狭窄的概率也较大。

痔结扎术:主要是结扎痔核基底部,阻断其血供,使痔坏死脱落,去除病灶。该方法的优点是操作简单,单纯的内痔疗效可靠,但是对于重症痔几乎无效,而且有脱线或坏死不全,水肿疼痛。

外剥内扎术:该术式是在痔结扎术的基础上发展而来的,外剥减少了脊髓神经支配区的疼痛,创口开放引流可以防止瘀阻感染。该手术的优点是操作简单,疗效可靠,对单个和多个的混合痔的根治效果最好,复发率低;缺点是存在手术后伤口疼痛剧烈而且时间长,伤口易水肿,创面愈合慢,且施手术者采取切口不当,损伤面过宽或者皮桥保留不够,术后可伴有一定程度的肛管狭窄或肛门失禁,这就使重症痔的手术难度更大。经过数十年的改良,至今仍比较适用,也是目前临床上常用的手术方式之一。

(2)中医治疗

①内治法:适用于Ⅰ期、Ⅱ期内痔,或痔核嵌顿继发感染,或年老体弱的内痔患者,或兼有其他慢性病,不宜手术者。

风伤肠络证:大便带血,滴血或喷射而出,血色鲜红;或伴口干,大便秘结;舌红,苔黄,脉数。辨证分析:风热下迫,灼伤肠络,或热积肠道,耗伤津液,以致便结,擦伤痔核血络,迫血妄行,则见便血,血色鲜红;风性善行,则下血或呈喷射状;口渴、便结、舌红苔黄、脉数皆为热邪内盛之象。治法:清热凉血祛风。方药:凉血地黄汤加减。

湿热下注证:便血色鲜,量较多,痔核脱出嵌顿,肿胀疼痛,或糜烂坏死;口干不欲饮,口苦,小便黄;苔黄腻,脉数。辨证分析:湿热下迫大肠,迫血妄行,则大便下血;湿热蕴结,经络阻塞,气血瘀滞,则痔核肿物脱出;湿性重浊,则肿胀疼痛;热胜肉腐,则糜烂坏死;口干欲饮、口苦、小便黄、苔黄腻、脉濡数为湿热之象。治法:清热利湿止血。方药:止痛如神汤加减。

脾虚气陷证:肛门坠胀,痔核脱出,需用手托还,大便带血,色鲜红或淡红,病程日久;面色少华,神疲乏力,纳少便溏;舌淡,苔白,脉弱。辨证分析:身体素弱,脾虚气亏,不能统血,血不循经而溢于脉外,则大便带血;脾虚下陷,则肛门坠胀,痔核脱出肛外;脾虚运化失常,则纳少便溏;脾虚则气血无以荣养肌肤,故见神疲乏力,面色少华;舌淡、苔白、脉弱为脾气亏虚之象。治法:健脾益气。方药:补中益气汤加减。

②外治法:

熏洗法适用于各期内痔及内痔脱出时,将药物加水煮沸,先熏后洗,或湿敷。具有收敛止痛消肿等作用,常用五倍子汤、苦参汤等。

敷药法适用于各期内痔及手术后换药,将药膏或药散敷于患处,具有消肿止痛或收敛止血或生肌收口等作用。常用药物有马应龙痔疮膏,桃花散,生肌玉红膏等。

塞药法适用于各期内痔,将药物制成栓剂,塞入肛内,具有消肿止痛、止血的作用,如化痔栓。

参考文献

[1] 王敏.谭静范老中医经验方治疗痔疮术后创面水肿临床研究[J].四川中医,2018,36（01）:141-143.

[2] 刘丽莎,胡芝兰.胡芝兰教授治疗痔疮经验介绍[J].云南中医中药杂志,2013,34（09）:3-5.

[3] 曹暂剑,乔峰妮,万鹏,等.杨向东教授治疗重症复杂性痔疮的经验[J].四川中医,2010,28（09）:12-13.

[4] 董钰婧,陈正鑫,张昶,等.樊志敏教授治疗嵌顿痔临床经验浅析[J].现代中西医结合杂志,2019,28（33）:3743-3746.

[5] 冯轩.张龙江运用中医药治疗痔疮验案[J].山西中医,2019,35（01）:43-55.

[6] 张强,许沂鹏.龙医脉案——曹永清验案（5）[J].上海中医药杂志,2020,54（10）:34.

[7] 何之光,耿学斯.中医药治疗肛肠病验案举隅[J].中医药通报,2016,15（03）:50-51.

[8] 贺兴东.当代名老中医典型医案集[M].北京:人民卫生出版社,2009.

[9] 陈红风.中医外科学临床研究[M].北京:人民卫生出版社,2017.

[10] 戴浩,徐伟.痔的中医治疗进展[J].内蒙古中医药,2019,38（12）:163-164.

[11] 马勇,杨建栋,高建军.痔的现代外科治疗进展[J].西北国防医学杂志,2019,40（04）:251-255.

[12] 卢丹丹,刘秋江.中西医治疗炎性外痔的研究进展[J].湖南中医杂志,2021,37（03）:184-186.

[13] 羊少艺,贺平.中医内外治疗痔疮研究进展[J].亚太传统医药,2016,12（16）:92-94.

（王思阳　费晓影）

第二节 肛 痈

肛痈是肛管直肠周围间隙发生急、慢性感染而形成的脓肿。因发病部位的不同而有不同的称谓，如脏毒、悬痈角、坐马痈、跨马痈等。其临床特点是发病急骤，疼痛剧烈，伴寒战高热，破溃后大多形成肛漏。本病可发生于任何年龄，但以20~40岁的青壮年居多，婴幼儿也时有发生，男性多于女性。

本病相当于西医学的肛门直肠周围脓肿，简称肛周脓肿。由于其发生的部位不同而有不同的名称，如肛门旁皮下脓肿、坐骨直肠间隙脓肿、骨盆直肠间隙脓肿、直肠后间隙脓肿等。

一、古籍选粹

古籍参考书目：《外科正宗》《信验方》《洞天奥旨》《鸡鸣录》《医述》《诊余集》《古方汇精》《邵氏方案》《医门补要》《曹沧洲医案》《陈莲舫医案》《临证一得方》《簳山草堂医案》《外证医案汇编》《陈莘田外科方案》。具体内容摘录如下：

（一）明·陈实功《外科正宗》

【内服治疗】

内消沃雪汤 内消沃雪青陈皮，乳没翘针甲芷芪，射干芍贝银花粉，木香甘草大黄归。

治发背并五脏内痈，尻臀诸肿，大小肠痈，肛门脏毒，初起但未出脓，坚硬疼痛不可忍者并服。青皮 陈皮 乳香 没药 连翘 黄芪 当归 甘草节 白芷 射干 天花粉 穿山甲 贝母 白芍 金银花 皂角刺各八分 木香四分 大黄二钱。水、酒各一碗，煎至八分，量病上下，食前后服之。

（二）清·卢萌长《信验方》

【内服治疗】

醒消丸 乳香一两，去净油 没药一两，去净油 麝香一钱 雄精五钱 共研细末，取米饭一两，捣烂入药末，再捣为丸如萝卜子大，晒干，瓷瓶收贮。每服三钱。小儿一钱。热陈酒送服。凡痈毒皆可消散。如火甚者，再酌服败毒汤。如治乳岩、瘰疬、痰核、横痃、流注、肺痈、小肠痈等毒，去雄精，加犀牛黄三分或六分，照前丸服。

（三）清·陈士铎《洞天奥旨》

【内服治疗】

开胃救亡汤 治大肠生痈，右足不伸，腹痛，便脓血，肛门如刀之割，此肠溃也。人参一两 金银花二两 山药一两 生甘草三钱 薏仁一两 玄参一两 白术一两 山羊血研末，一钱，水煎调服，十剂愈。

（四）清·王孟英《鸡鸣录》

【内服治疗】

黄芪 槐米炒，各五两 西洋参蒸透 胡连 苦参蜜炙 地榆各一两 炙草二两 蜣螂去翅足炒，六钱 象牙屑酒炒 石决明煅，各五钱 十味研细，用甘草四两 煎汤泛丸，绿豆大。每二三钱，空心开水下，专治肛痈痔漏，脏毒日久成管，脓水淋漓，时发时止之证。

（五）清·程文囿《医述》

【医案选粹】

沈长观肠头忽出寸许，痛苦难忍，干则退落，又出又落，二十余日，如是者三。外科始称肛痈，继莫能治。一日赴王士林家求治，曰：此名截肠病。出夏子益奇方，此时尚可为，再出再落，不可救矣。令以臀坐浸麻油内，饮麻子汁，数日而愈。

附方：用鳖一个，水煮，以汤温洗患处，鳖肉食之，骨煅研末，香油调涂，安卧片时，其肛自收。

（六）清·余听鸿《诊余集》

【医案选粹】

常熟西门虹桥叶姓妇：

正月间血崩，经蔡润甫先生服以参、芪等补剂，血崩止。余于二月间到琴，邀余诊之。胸腹不舒，胃呆纳减，余以异功散加香砂、香附等进之，胸膈已舒，胃气亦苏，饮食如常矣。有四十余日未得更衣，是日肛中猝然大痛如刀刺，三日呼号不绝，精神困顿。有某医生谓生脏毒、肛痈之类，恐大肠内溃。后邀余诊，余曰：燥屎下迫，肛小而不得出，即进枸杞子苁蓉 当归 麻仁 柏子仁 党参 陈酒 白蜜之类大剂饮之。明晨出燥屎三枚，痛势稍减。后两日肛中大痛，汗冷肢厥，势更危险。他医以为肛中溃裂。余曰：如果肛中溃裂，何以不下脓血？《经》曰：清阳出上窍，浊阴出下窍。此乃清气与浊气团聚于下，直肠填实，燥屎迫于肛门，不得出也。当升其清气，使清阳之气上升，则肠中之气可以展舒，而津液可以下布。蜜煎、胆汁虽润，亦不能使上焦津液布于下焦，进以大剂补中益气汤加苁蓉、杞子。煎浓汁两碗服之，又下巨粪如臂，并燥屎甚多，肛中痛已霍然。后服参苓白术散十余剂而愈。

（七）清·爱虚老人《古方汇精》

【内服治疗】

矾蜡丸 突生肛痈肿痛，若离寸许，名偷粪鼠。若生于谷道前，阴囊后，名骑马痈。极为痛楚，乃恶症也。男女患之，皆同治法。生白矾、白蜡上等为末，陈米饭为丸，每服五钱，空心开水送下。止痛消毒，三服取效。若既溃者，多服不至成漏，屡经试效。

（八）清·邵杏泉《邵氏方案》

【内服治疗】

阴虚内热之体，先发肛痈，继以吐血，今咳嗽不止，殊为累事。清阿胶钱半 十大功劳三钱 沙参三钱 杏仁三钱 刺猬皮五钱 马兜铃七分 生西洋参钱半 川贝三钱 旱莲三钱 象牙屑三钱。

嗜酒湿重之体，黄疸后加以肛漏，不能收功。现在湿尚不尽，不能遽补。冬术 归尾三钱 象牙屑 半夏 青皮 苓皮 白芍 刺猬皮 陈皮 米仁。

（九）清·赵濂《医门补要》

【临证辨治】

肛门四围红肿作痛，速宜凉血利湿药消之。若消不去，一处出脓者为肛痈，每易成漏。有数处溃开者，名盘肛痈，甚至大小便不通。须早顺下流势之处开门，免使溃大淌粪，不可收拾。如在大小便之介中处溃孔者，即海底漏，极难收口。总当培养本元，外插提脓药，往往获痊者，不一而足。

（十）清·曹沧洲《曹沧洲医案》

【医案选粹】

（1）左 曾病失血满口，咳嗽不起，肛痈。已近怯途，理之不易。桑白皮三钱五分 银花三钱五分 滑石四钱 丝瓜络三钱 白杏仁四钱,去尖 槐花三钱五分 通草一钱 连翘三钱 象贝四钱,去心 川萆薢四钱 川石斛三钱 脏连丸一钱,吞服。

（2）左 血后咳嗽，起肛痈，虚汗，脉数。肺移热于大肠，根蒂内乏，虚怯可虑。南沙参四钱 白杏仁四钱,去尖 槐米二钱,炒 川萆薢四钱 川石斛四钱 象贝四钱,去心 银花三钱 滑石四钱 桑白皮三钱五分 冬瓜子七钱 连翘三钱 生草一钱。

（3）郁 肛痈：大肠湿热下注，渐成肛痈，不易速效。脏连丸（包）丹皮 淡芩炭 无花果 槐米 赤芍 赤苓 石决明 银花 土贝 泽泻。

（4）艾 痈：肛痈肿硬，已有脓伏，其势不能不溃。宜通营化湿。以解方张之势。归尾 忍冬藤 生米仁 丝瓜络 赤芍 连翘 赤苓 川萆薢 土贝 丹皮 泽泻。

（5）李 肛痈：间有红症，肛痈去年春初又起，迄今甫溃，脓水并流，内生攻痛，理之不易，难望速愈也。杜苏子三钱五分 北沙参四钱 白芍三钱 大荸荠三枚 白芥子一钱 左牡蛎一两,煅,先煎　土贝四钱　炒谷芽五钱　青蒿子三钱五分　海浮石四钱　丝瓜络三钱。

（6）张　肛痈：肛痈，红肿而软，已有伏脓之势。当即溃之。归尾三钱　川柏一钱,盐水炒
银花三钱　生米仁四钱　赤芍三钱　知母一钱,盐水炒　丝瓜络三钱　赤芍三钱　土贝四钱　粉萆薢四钱
连翘三钱　桑枝五钱,切　无花果一钱。

（十一）清·陈莲舫《陈莲舫医案》

【医案选粹】

（1）王，左。英发太早，湿热下注，肛痈未敛，内管渐成。肺肠为表里，咳嗽绵延，痰薄
且黏，夏令防失血成损。治以清养急和，左脉弦数。沙参　杏仁　全福　象牙屑　冬虫　川贝
石英　冬瓜子　燕根　蛤壳　川斛　新会红　枇杷叶　红枣　肺露。

（2）周，左。肛门结块，痛时发坚，将成肛痈，能否消退。珠儿参　料豆　黄芩　萆薢　炒
槐米　女珍　山栀　米仁　黑地榆　泽泻　茯苓　会皮　松子仁三十粒。

（十二）清·朱费元《临证一得方》

【临证辨治】

肛痈：肛旁痈虽系湿热为患，究因先天不足，水不润金，肺阳下陷大肠，致溃久不敛。
恐延内热，咳呛成怯最易。北沙参　杏仁霜　天冬肉　炙紫菀　煅牡蛎　炙鳖甲　海浮石　怀
山药　粉萆薢　白芡实。

肛痈已溃，肉凸流脂，按脉虚数，纳减，乃中虚湿陷，未决奏功。潞党参　元武版　京川
贝　焦远志　制首乌　生西芪　新会皮　炒柴胡　象牙屑　川石斛　炒子芩　福泽泻　炙升麻。

肛痈溃久，眼细根深，时作旁胀，加之胃痞作痛，气怯不舒，舌黄少液，咽痛且干，脉象
弦细，乃水不涵木，木来侮土而虚阳上亢，湿热下注，漏怯之成势所必致。炙元武版　炒归
身　煅牡蛎　炒菟丝子　麦冬肉　元生地　炒白芍　煅决明　炒茺蔚子。

肛痈延久，老脓成管，化头滋蔓不一，诊脉滑数，真水弱而湿蕴不清，患难体弗事霸术
于贵体方宜。二原地　南沙参　粉萆薢　黄芩　怀山药　米仁　元武版　湖丹皮　海浮石　天冬
象牙屑。

（十三）清·何澹安《�山草堂医案》

【内服治疗】

肺阴内伤，咳吐脓血，兼之大肠下注，肛热便闭，作痛不止。由产后络伤，太阴、阳明
脏腑两损矣。即外科所谓肺痈、肛痈兼证，殊难调治。生地　石膏　麦冬　兜铃　麻仁　洋参
知母　川贝　花粉　柿饼。

（十四）清·余听鸿《外证医案汇编》

【医案选粹】

(1)倪 肛痈溃脓虽愈，阴气已经走泄，当阳气弛张发泄。今加嗽血痰多，胃纳减于平昔，脉数促，喘逆脘闷。姑清肃上焦气分。苏子 杏仁 香豉 菱皮 降香 郁金 桔梗 黑栀皮。

(2)魏 脉数，垂淋浊。愈后，再发肛胀，大便不爽，余滴更甚。萆薢 猪苓 泽泻 白通草 海金砂 丹皮 黄柏 晚蚕沙。

复方，滞浊下行，痛缓。议养阴通腑。阿胶 生地 猪苓 泽泻 山栀 丹皮。

(3)王 病人述病中厚味无忌，肠胃滞虽下，而留湿未解。湿重浊，令气下坠于肛，肛坠痛不已。胃不喜食，阳明失阖，舌上有白腐形色。议劫肠胃之湿。生茅术 人参 厚朴 广皮 炮姜炭 生炒黑附子。

【按】肛痈者，即脏毒之类也。始起则为肛痈，溃后即为痔漏。病名虽异，总不外乎醉饱入房，膏粱厚味，煿炙热毒，负重奔走，劳碌不停，妇人生产努力。以上皆能气陷阻滞，湿热瘀毒下注，致生肛痈。今另立肛痈一条，何也？肛痈藏毒，来之速，痛之甚。若不速治，溃后即成痔漏瘤疾。倘有不慎，即此殒命者多矣。肛痈何由而生？肛者直肠也，肛门，即直肠之门户也。肠胃自贲门之下，一过幽门，气皆下降。饮食入胃，随之下趋，直灌小肠。小肠下口为之阑门屈曲之处，泌糟粕，化津液，即在斯矣。如能水谷分清，本无疾病。若厚味酒湿热毒，壅滞气机，阻塞膀胱。或负重疾奔，气陷血凝。小肠少运化之权，蓄积小肠，膀胱湿热壅阻不能从溺道而出，反趋于大肠之中，灌注肛中。魄门为五脏使，启闭有时，不比溺孔，可时时而泄也。湿热愈壅，气机愈滞，肛之门户更闭而不通矣。湿热久留，经云：气血壅阻，即生痈肿。热盛则肉腐为脓，肛痈生矣。若生于内而不早治，脓溃则肠穿，则成痔漏瘤疾。生于外者，热壅肛门。肛门外翻，秘结不通。若不早治，寒热大作。口渴烦躁，竟有伤生者也。若能及早防范，用药使其壅塞速通，能保内消不溃者，为上工。既溃之后，肛门之肉，有纵有横。行走牵动，大便不时出入，最难收敛。能即填其孔窍，早生肌肉生长完固，亦良工也。若用刀针系线，安能遽长肌肉哉。日久渐虚，致成劳怯而死者多矣。惟愿疡科，始萌之时，辨其阴阳虚实，当攻当补，理气利湿，清热解毒温通等法，俱有群书可考，皆在临证之权宜，非笔能罄述也。今辑四方，粗具规模，治之得法，皆在临证之人变通焉。

（十五）清·陈莘田《陈莘田外科方案》

【医案选粹】

(1)马，左，饮马桥，三月十七日。真阴亏损，湿热下注，结为肛痈。溃孔成漏，脓水淋漓,已经半载,阴气更伤,乍寒乍热,咳呛火升。脉左细弦右数,舌苔糙黄。神色少华,渐延虚怯一路。最恐红症复来,即所谓天穿地漏也。拟滋水以制火,使水升火降,敷衍岁月而已。大补阴丸,入麦冬 天冬 沙参 象牙屑 川石斛 炙甘草。

二诊 糯稻根须 大熟地 大生地 青鳖甲 川黄柏 怀山药 淡天冬 象牙屑 龟腹板 炙甘草 东白芍 川石斛。

(2)管,左,华阳桥。七月二十八日。咯血三载,屡屡复发。少阴不足,阳明有余。不足者,真阴虚。有余者,阳明大盛也。阴虚肺热,下移大肠,遂生肛痛。起经三月,溃已二旬向外。始则脓出浓厚,继则转清。外之肿势虽退,而作痛未除。其痛每以大便时则盛,可见疮口与肠头贯通,所以矢气则便从孔出也,此即成漏之象。脉右数左细,舌苔粉白。胃谷减少,大便燥结,阴分是虚,痰火内扰。本原之病,极难理治,莫作寻常痈而论之。拟仿丹溪法。大生地 北沙参 麦冬肉 丹皮 川贝 元武板 川柏 知母 云苓 瓜蒌霜 火麻仁 生甘草梢 水梨肉。

二诊 痛缓便通。瓜蒌仁 甘草梢 大生地 川贝 龟腹板 茯神 整玉竹 北沙参 知母 柏子仁 火麻仁 柏子仁。

三诊 西沙参 生白芍 黄柏 甘草梢 大生地 龟板腹 柏子仁 水梨肉 麦门冬 知母 云苓。

四诊 盐水炒熟地 盐水炒知母 云苓 旱莲头 草梢 盐水炙龟板 盐水炒川柏 女贞子 北沙参 麦冬肉。

五诊 大熟地 白芍 云苓 怀山药 淡天冬 丹皮 女贞子 甘草 西洋参 龟腹板。

六诊 大生地 生白芍 知母 茯神 麦冬 沙参 白花百合 煎汤代水。

(3)刘,左,湖州。七月二十八日。肝肾阴虚,湿热下注,肛痛成漏,绵延半载。滋水淋漓,阴炁气更伤。舌红,苔白糙,脉息细数。难以除根者。仿丹溪法。大熟地 云苓 丹皮 龟板腹 怀山药 象牙屑 泽泻 东白芍。

二诊 腹中作胀。大熟地 云苓 丹皮 米仁 怀山药 象牙屑 泽泻 橘白 生白芍。

三诊 北沙参 川贝 橘白 福泽泻 麦门冬 白芍 云苓 草梢 大熟地 左牡蛎。

四诊 大生地 清阿胶 东白芍 北沙参 麦冬肉 甘草梢 象牙屑 龟腹板 知母 东川柏。

五诊 大生地 归身 云苓 丹皮 龟腹板 白芍 甘草梢 泽泻 北沙参 米仁。

(4)肖,左,湖州。十一月初七日。咳嗽经久,肺热下移,大肠结为肛痛,溃脓之下,坚肿未化,最虑淹缠成漏。舌苔糙黄,脉来滑数。阴虚体质,怕有失血之虞。北沙参 真川贝 云茯苓 知母 整玉竹 天花粉 川柏 草梢 甜杏仁 细生地。

二诊 咳嗽肋痛，梦泄。大生地 云苓 川贝 藕汁 清阿胶 丝瓜络 知母 草梢 北沙参 牡丹皮 夜交藤。

三诊 大生地 沙参 川贝 龟腹板 清阿胶 麦冬 甘草 云苓 象牙屑 生白芍。

二、近现代名家对病因病机、证型、临证的认识

邓正明认为外感火毒邪气和饮食不节可导致肛痈。湿、热、燥、火等邪气侵犯人体，入里化热，阻塞气血，导致气血郁滞；或过食辛辣刺激，湿热下注，热胜肉腐成脓，形成痈。痈疽已成，为防止邪毒由浅表向内部发展，应及时排出，避免内陷。根据大肠"以通为用，以降为顺"的特点，邓正明以菱翘饮清热解毒利湿。

杨巍认为肛痈病因除外感六淫邪气外，饮食肥甘厚腻、肺脾肾三阴亏虚均可致病。病机总以湿热蕴结、气滞血瘀为要，病程缠绵日久，又可见气血耗伤、阴虚毒恋之象。肛痈的治疗难点在于彻底消除脓肿，及时减轻痛苦。杨巍围绕"痈肿"这一特点，提出"托"法为先、补益气血、护场箍围、分期论治的诊疗思路。结合多年的临证经验，自拟肛痈方：水牛角（先煎）60克、黄芪30克、生地黄30克、生栀子12克、黄芩9克、黄柏9克、牡丹皮9克、赤芍9克、穿山甲3克、皂角刺18克、当归10克、川萆薢9克、山楂炭15克、六神曲15克。临证加减，每获良效。

沙静涛认为高位肛周脓肿的病机主要是湿热内蕴，气血阻滞，郁而化热，热盛肉腐，酝酿成脓。治疗上既行开窗旷置配合置管冲洗引流术以治其标；又从整体入手，辨证论治以治其本。提出以"托"贯穿始终、先清后补、分期论治的诊疗思路。术后早期采用"清托"法，方用仙方活命饮加减；中后期采用"补托"法，方用托里消毒散合补中益气汤加减。同时自拟湿敷坐浴方局部湿敷坐浴以清热燥湿、泻火解毒、消肿止痛、收敛生肌。其治法可缩短疗程，减少术后并发症及后遗症。

三、医案

【医案1】丁某，男，36岁。2005年2月16日初诊。肛门左侧肿痛3天。初诊：3天前出现肛门左侧肿痛，周身不适，步行艰难，3日来未曾大便。既往史：患者既往身体健康。舌质红，苔薄黄，脉弦数。发病3天，肛门左侧红肿明显有波动感，采取保守治疗不易生效，如溃破后将后遗肛瘘，故应采取立即切开一次根治术。诊断：肛痈（实证）。治法：一次性切开根治术，配合黄连解毒汤加减。处方：生地12克，黄连6克，黄柏12克，山栀9克，槐花12克，赤芍9克，川楝子12克，车前草12克，延胡索12克，陈皮9克。水煎服，每日1剂，用1周。配合熏洗法：五倍子汤加减。处方：五倍子30克，黄芩20克，黄柏30克，

苍术20克,土槿皮20克,百部30克。加水煮沸,先熏后洗,用毛巾蘸药液作湿热敷。具有活血止痛、收敛消肿等作用。

复诊(2005年2月26日):自觉肛门部紧缩,坠胀疼痛,触痛明显。舌质红,苔薄黄,脉数。治法:清热凉血祛风。方用凉血地黄汤加减。处方:生地15克,丹皮9克,黄连6克,槐花20克,地榆15克,赤芍10克,元参12克,枳壳9克,陈皮9克,侧柏叶15克,马齿苋15克,苍术9克,五倍子20克,柴胡15克。水煎服,每日1剂,用1周。配合熏浴洗法。1个月后复查,无不适症状,伤口已愈合,肛门括约肌功能好。

(摘自《当代名老中医典型医案集》)

【医案2】王某,男,26岁。2003年3月15日初诊。肛门部灼热、胀痛10天。初诊:肛门部灼热后出现一硬节,胀痛不已,硬节逐渐变大,疼痛逐渐加剧,发热,口渴,便秘,小便短而黄。查:肛周右侧可见大小为4cm×3cm的红肿高突肿块,触之灼热疼痛,按之有明显波动感。穿刺得脓,血常规 WBC:14.6×10⁹/L,N:0.86,L:0.14。诊断为:热毒炽盛型肛痈。此为热毒蕴结于肛周,使气血运行不畅,不通则痛,热盛则肉腐,肉腐则成脓,故可见疼痛、穿刺得脓等证候。治法宜急则治标,故急行切开排脓术;缓则治其本,给予清热解毒,托里散托之,透脓散主之,辅以红油膏纱条换药,为求根治,应行根治术。处方:生黄芪20克,当归15克,川芎10克,山甲粉(冲)10克,连翘10克,皂角刺10克,银花15克,甘草6克。水煎服,日1剂。半年后随访,未行根治术,现未感任何异常。

(摘自《当代名老中医典型医案集》)

【医案3】周某,男性,37岁。2016年10月14日就诊。初诊:肛门肿胀疼痛12天,小便困难伴腹胀1天。患者12天前因饮食不洁出现腹泻,腹泻后出现肛门胀痛不适,疼痛剧烈,伴高热,体温最高39.7℃,曾至外院门诊就诊,静滴头孢类抗生素10天,发热症状缓解,但肛门仍持续胀痛不得缓解。1天前出现小便困难,点滴而下,腹胀明显。为进一步治疗,故寻陆金根先生诊治。就诊时,患者由硬板床推入诊室,纳差,寐欠安,面色潮红,体温39.1℃。肛门胀痛,难以忍受,腹胀明显,小便困难。患者平素大便质稀,每日2~3行。曾有肛门肿痛等类似症状发生经历,自觉发热,无高热现象,自行口服抗生素后消失。专科检查,(膀胱截石位)视诊:5~6点位肛旁见2cm×3cm肿块隆起,肤色微红。触诊:肛旁肿块肤温升高,灼热明显,质地中等,触痛明显。肛指检查:齿线上3~11点位直肠黏膜隆起,轻触波动感明显,压痛明显。舌红,苔薄黄腻,边有齿痕,脉滑数。诊断:肛痈病。证型:热毒炽盛证。分期:成脓期。治疗:入院留置导尿,予以手术切开排脓;术后中药治疗:治以清热解毒利湿、活血化瘀通络。方药:蒲公英30克、紫花地丁30克、金银花15克、连翘15克、茯苓15克、皂角刺12克、生黄芪30克、赤芍30克、牡丹皮15克、当归12克、虎杖15克、苍术15克、黄柏15克、薏苡仁15克、枸杞15克、生甘草9克。7剂,每日1剂,水煎取汁300mL,早晚2次顿服。患者术后体温随即平复,每日予中药口服,肛肠科换药治疗。

5天后,患者伤口脓腐基本排尽,伤口肉芽组织鲜活,疼痛较前好转,伤口快速恢复中,舌红,苔薄黄,脉滑。《活法机要·疮疡证》中提出治疮之大要,须明托里、疏通、行营卫之三法。调整方药如下:蒲公英15克、紫花地丁15克、皂角刺9克、党参12克、白术12克、茯苓15克、陈皮12克、当归12克、炙黄芪15克、淮山药15克、白扁豆12克、薏苡仁15克、枸杞15克、炙甘草6克,5剂,每日1剂,水煎取汁300mL,早晚两次顿服。7天后患者伤口较前明显缩小,伤口肉芽坚实,引流通畅,伤口无明显疼痛不适,体温平,舌红,苔薄白,脉滑。调整方药如下:蒲公英9克、党参12克、白术12克、茯苓15克、陈皮12克、当归9克、炙黄芪15克、淮山药15克、白扁豆12克、薏苡仁15克、枸杞15克、女贞子12克、炙甘草6克。14剂,每日1剂,水煎取汁300mL,早晚2次顿服。后患者门诊随访,形成肛漏后,按照肛漏病处理。

(摘自陆金根教授应用中医药治疗肛痈经验撷英.中国中医急症,2017,26(09):1554-1556+1612.)

四、现代研究进展

肛痈是指直肠周围间隙发生急慢性感染而形成的脓肿。相当于西医学的肛门直肠周围脓肿。肛痈的发生绝大部分与肛隐窝炎有关,其临床特点是发病急骤、肛周剧痛,伴全身高热,酿脓破溃后易形成瘘管。由于肛痈发生的部位不同,可有不同的名称,如生于肛门旁皮下者,名肛门旁皮下脓肿;生于坐骨直肠窝者,名坐骨直肠窝脓肿;生于骨盆直肠窝者,名骨盆直肠窝脓肿;生于直肠后间隙者,名直肠后间隙脓肿。

【病因病理】

(1)中医病因

①火毒蕴结:感受火热邪毒,随血下行,蕴结于肛门,经络阻隔,瘀血凝滞,热盛肉腐而成脓。

②湿热壅滞:过食醇酒厚味及辛辣肥甘之品,损伤脾胃,酿生湿热。湿热下注大肠,阻滞经络,气血壅滞肛门而成肛痈。

③阴虚毒恋:素体阴虚,肺、脾、肾亏损,湿热瘀毒乘虚下注魄门而成肛痈。

（2）西医学认为

本病多系肛隐窝感染后，炎症沿肛门腺导管延至肛门腺体，继而向肛门直肠周围间隙组织蔓延所致。其致病菌多为大肠杆菌，其次为金黄色葡萄球菌和链球菌。偶有厌氧细菌和结核杆菌。

【临床诊断】

（1）临床表现　发病男性多于女性，以青壮年为多。主要表现为肛门周围皮肤发红疼痛、肿胀、结块，伴有不同程度的全身症状。由于脓肿的部位和深浅不同，症状也有差异，如肛提肌以上的间隙脓肿位置深隐，全身症状重而局部症状轻；肛提肌以下的间隙脓肿部位浅，局部红、肿、热、痛明显而全身症状较轻或无。

（2）专科检查　通过门指诊可触及压痛、肿块、隆起或波动感。

（3）分类　根据脓肿发生的部位及直肠周围间隙的不同，肛痈可分为：

①肛门旁皮下脓肿　发生于肛门周围的皮下组织，为最常见的一种脓肿。脓肿一般不大，局部红、肿、热、痛明显，脓成按之有波动感，全身症状轻微。

②坐骨直肠间隙脓肿　是肛管直肠周围脓肿中常见的一种。发于肛门与坐骨结节之间，感染区域比肛门旁皮下脓肿广泛而深。初起仅感肛门部不适或微痛。逐渐出现发热、畏寒、头痛、食欲不振等症状，继而局部症状加剧，肛门有灼痛或跳痛感，在排便、咳嗽、行走时疼痛加剧，甚则坐卧不安。肛门外观可发现患侧皮肤红肿，范围较大，双侧明显不对称。

③骨盆直肠间隙脓肿　临床较为少见。位于肛提肌以上，腹膜以下，位置深隐，局部症状不明显，有时仅有直肠沉重坠胀感，但全身症状显著。

④直肠后间隙脓肿　临床也较少见。症状与骨盆直肠间隙脓肿相同，但直肠内有明显的坠胀感，骶尾部可产生钝痛，并可放射至下肢，在尾骨与肛门之间有明显的深部压痛。

本病5~7天成脓。若成脓期逾月，溃后脓出色灰稀薄，不臭或微臭，无发热或低热，应考虑结核性脓肿。

（4）辅助检查

血常规检查　白细胞总数及中性粒细胞比例可有不同程度的增高。

超声波检查　有助于了解肛痈的大小、深浅、位置及与肛门括约肌和肛提肌的关系。

【鉴别诊断】

（1）肛周毛囊炎、疖肿　病灶仅在皮肤或下，因发病与肛窦无病理性联系，破溃后不会形成肛漏。

（2）骶骨前畸胎瘤　继发感染，有时与直肠后部脓肿相似。肛门指诊直肠后有肿块，光滑,无明显压痛,有囊性感。X线检查可见骶骨与直肠之间的组织增厚和肿物,或见骶前肿物将直肠推向前方,肿物内有散在钙化阴影、骨质。

(3)骶髂关节结核性脓肿　病程长,有结核病史、病灶,与肛门和直肠无病理联系,X线查可见骨质改变。

【临床治疗】

(1)中医辨证论治

①热毒蕴结证

证候:肛门周围突然肿痛,持续加剧,肛周红肿,触痛明显,质硬,皮肤焮热,伴有恶寒、发热、便秘、溲赤;舌红,苔薄黄,脉数。

治法:清热解毒。

方药:仙方活命饮、黄连解毒汤加减。常用皂角刺、金银花、防风、白芷、当归尾、陈皮、甘草、赤芍、乳香、没药、天花粉、知母、黄芩、黄连、黄柏、栀子,若有湿热之象、舌苔黄腻、脉滑数等,可合用萆薢渗湿汤。

②火毒炽盛证

证候:肛周肿痛剧烈,持续数日,痛如鸡啄,难以入寐;肛周红肿。按之有波动感或穿刺有脓;伴恶寒发热,口干便秘。小便困难;舌红,苔黄,脉弦滑。

治法:清热解毒透脓。

方药:透脓散加减。常用炒山甲、皂角刺、当归、生黄芪、川芎。

③阴虚毒恋证

证候:肛周肿痛,皮色暗红,成脓时间长,溃后脓出稀薄,疮口难敛;伴有午后潮热,心烦口干、盗汗;舌红、苔少,脉细数。

治法:养阴清热,祛湿解毒。

方药:青蒿鳖甲汤合三妙丸加减。常用青蒿、鳖甲、知母、生地黄、牡丹皮、苍术、黄柏牛膝;肺虚者加沙参、麦冬;脾虚者加术、山药、扁豆;肾虚者加龟板、玄参,生地黄改熟地黄。

(2)中医外治

①外敷法　采用敷药治疗,阳证肛痈以清热解毒,软坚散结,使脓肿局限或消散。

玉露膏外敷,有凉血、清热、消肿之作用。处方:芙蓉花叶晒干研细末,用凡士林调成30%软膏敷患处,每日2~3次。

金黄膏外敷,有清热除湿,散瘀化痰,止痛消肿之功能。处方:黄柏、大黄、姜黄、白芷各60克,川朴、陈皮、苍术、南星、甘草各25克,天花粉30克,共研细末,以茶水调和外敷或配成 3 %凡士林软膏。阴证肛痈,用冲和膏。

②熏洗法　该法适用于各期脓肿,具有清热解毒、活血消肿、散结止痛之功,常用方药有祛毒汤等。

(3)手术疗法

①手术方法

A.脓肿一次切开法

适应证:浅部脓肿。

操作方法:在腰俞穴麻醉或局麻下,取俯卧位或截石位,局部消毒,于脓肿处切开,切口呈放射状,长度应与脓肿等长,使引流通畅,同时寻找齿线处感染的肛隐窝或内口,将切口与内口之间的组织切开,并搔刮清除,以避免形成肛漏。

B.一次切开挂线法

适应证:高位脓肿,如由肛隐窝感染所致的坐骨直肠间隙脓肿、骨盆直肠间隙脓肿、直肠后间隙脓肿及马蹄形脓肿等。

操作方法:在腰俞穴麻醉下,病人取俯卧位或截石位,局部消毒,于脓肿波动明显处(或穿刺抽脓指示部位)做放射状或弧形切口,充分排脓后,以食指分离脓腔间隔,然后用双氧水或生理盐水冲洗脓腔,修剪切口扩大成梭形(可切取脓腔壁送病理检查)。然后再用球头探针自脓肿切口探入并沿脓腔底部轻柔地探查内口,另一食指伸入肛内引导协助寻找内口,探通内口后将球头探针拉出,以橡皮筋结扎于球头部,通过脓腔拉出切口,将橡皮筋两端收拢,并使之有一定张力后结扎,创口内填以红油膏纱条,外敷纱布,宽胶布固定。

C.分次手术

适应证:适用于体质虚弱或不愿住院治疗的深部脓肿患者。

操作方法:切口应在压痛或波动感明显部位,尽可能靠近肛门,切口呈弧状或放射状,须有足够长度,用红油膏纱布条引流,以保持引流通畅。待形成肛漏后,再按肛漏处理。病变炎症局限和全身情况良好者,如发现内口,可采用切开挂线法,以免二次手术。

②术后处理　酌情应用清热解毒、托里排脓的中药或抗生素及缓泻剂。术后且每次便后用苦参汤或1:5000高锰酸钾液坐浴,换药。挂线一般约10天自行脱落,10天后未脱落者可酌情紧线或剪除,此时创面已修复浅平,再经换药后可愈合。各种方式的手术后须注意有无高热、寒战等,如有则应及时处理。

③术中注意事项

A.定位要准确:一般在脓肿切开引流前应先穿刺,待抽出脓液后再行切开引流。

B.切口:浅部脓肿可行放射状切口,深部脓肿应行弧形切口,避免损伤括约肌。

C.引流要彻底:切开脓肿后要用手指去探查脓腔,分开脓腔内的纤维间隔,以利于引流。

D.预防肛漏形成:术中如能找到原发性感染的肛隐窝,应尽可能切开或切除,以防止肛漏形成。

E.此外,术中如确实找不到内口,不应勉强行一次性根治术,可仅做切开引流。

【预防调护】

(1)保持大便通畅,注意肛门清洁。

(2)积极防治肛门病变,如肛隐窝炎、肛腺炎、肛乳头炎、直肠炎、痔等。

(3)患病后应及早治疗,防止炎症范围扩大。

参考文献

[1] 柯敏辉,朱赟,邓正明.从《内经》浅谈邓正明老中医对肛痈的认识[J].现代临床医学,2020,46(06):422-424.

[2] 李悦,刘肃志,杨巍.治疗肛周脓肿经验[J].上海中医药杂志,2019,53(06):28-30.

[3] 贺兴东,翁维良,姚乃礼.当代名老中医典型医案集·外伤科分册[M].北京:人民卫生出版社,2009:289-301.

[4] 张强,陆金根.陆金根教授应用中医药治疗肛痈经验撷英[J].中国中医急症,2017,26(09):1554-1556+1612.

[5] 刘晨,张洁颖.柏连松教授治疗肛痈的经验体会[J].继续医学教育,2015,29(07):127-128.

[6] 赵伟,黄蓓.沙静涛教授治疗高位肛周脓肿临床经验[J].现代中医药,2021,41(04):58-61.

[7] 周愉,陈茜,查文云.中医"四步"综合治疗肛痈近况[J].中国中医急症,2020,266(06):1118-1121.

[8] 毛红,康进,杨军.论肛痈之证治[J].四川中医,2020,434(01):34-37.

[9] 刘明欣,邓洋洋,石岩.浅探《外科正宗》对肛痈的认识[J].中华中医药杂志,2014,29(12):3904-3905.

[10] 安艳丽,常忠生,楚慧.《外科正宗》肛痈治疗刍议[J].中华中医药杂志,2012,27(11):2776-2778.

[11] 贺金玲,高原.肛周脓肿的中医药治疗现状[J].内蒙古中医药,2016,35(12):175-177.

(王思阳　王雅佩)

第三节 肛 漏

肛漏(瘘)是指直肠或肛门周围皮肤相通所形成的异常通道,也称为肛管直肠瘘。古代文献又称痔漏、漏疮、穿肠漏等。一般由原发性内口、瘘管和继发性外口三部分组成。肛瘘多是肛痈的后遗症。其特点是以局部反复流脓、疼痛、瘙痒为主要症状,并可触及或探及瘘管通向肛门或直肠。祖国医学认为肛痈溃脓后,脓出不畅,余毒未尽,蕴结内阻,气血不畅,创口久不愈合,日久成漏;或患虚痨,肺肾阴虚,湿热乘虚入侵,化腐成脓,正气不足,脓出不畅,日久成漏。相当于西医学的肛瘘。

一、古籍选粹

古籍参考书目:《备急千金要方》《三因极一病证方论》《儒门事亲》《兰室秘藏》《丹溪心法》《景岳全书》《四圣心源》《外科备要》《外科大成》《疡医大全》《医宗金鉴》《临证指南医案》。具体内容摘录如下:

(一)唐·孙思邈《备急千金要方》

【内服治疗】

青龙五生膏 治痈疽痔漏恶疮,脓血出,皆以导之方。生梧桐白皮 生龙胆 生桑白皮 生青竹茹 生柏白皮各五两 蜂房 猬皮 蛇蜕皮各一具 雄黄 雌黄各一两 蜀椒 附子 芎藭各五分 上十三味㕮咀,以三年苦酒二斗浸一宿,于炭火上炙干,捣,下细筛,以猪脂二升半于微火煎,搅令相得如饴,著新未中水白瓷器盛,稍稍随病深浅傅之,并以清酒服如枣核,日一。

【外用治疗】

治痈疽痔漏,恶疮,妇人妒乳,**漆疮方**。野葛 芍药 薤白 当归 通草各二分 附子一分上六味㕮咀,醋浸半日,先煎猪脂八合令烟出,内乱发二分令消尽,下之待冷,又内松脂八分,蜡二分,更著火上令和,即内诸药煎令沸,三上三下,去滓,故帛傅药,贴肿上,干即易之。如春,去附子。其发须洗去垢,不尔令人疮痛。

(二)宋·陈言《三因极一病证方论》

【内服治疗】

太岳活血丹 治男子妇人,外伤内损,狗咬虫伤,驴马扑坠,手足伤折,一切疼痛,腹中瘀血,刺胁筑心,及左摊右缓,走注疼痛,痈肿痔漏;妇人冷气入腹,血脉不通,产后败血灌注四肢,吹奶肿痛,并宜服之。花桑枝取如臂大者,以炭火煅赤烟尽,淬于米醋中,取出焙干,一斤 栗楔一斤,栗蒲中心扁薄者,薄切晒干 细墨半斤,一半用蓖麻三两,乳钵内细研,涂墨上,涂尽用薄纸裹黄泥固济令干,以火五七斤煅通赤,冷地上盆盖两炊久;半用醋化硇砂二两涂尽,炙干 皂角刺一斤,烧通赤,米醋内淬杀,焙干 大黑豆一斤,湿布揩去垢黑皮,焙干秤 乱发二斤,皂角水净洗,用油二斤炒,频捻看脆即止 乳香四两,须滴乳通明者,细研,入米醋一碗熬熟 上六味为末,入乳香膏内和,杵三千下,丸如弹子大;如乳香少,更入醋糊。痛者一服一丸,轻者半丸,以无灰酒一盏、乳香一豆大,先磨香尽,次磨药尽,煎三五沸,临卧时温服,以痛处就床卧;如欲出汗,以衣被覆,仍用药涂磨损处。忌一切动风物。应妇人诸疾,服者更用当归末一钱,依法煎服;有孕不得服。

【外用治疗】

陷脉散 治漏疮,及二三十年瘿瘤,或大如杯盂,久久不差,致有漏溃,令人骨消肉尽,或坚、或软、或溃,令人惊惕,寐卧不安,体中掣痛,愈而复作。干姜炮 琥珀 大黄 附子炮,各一两 丹参三分 石硫黄 白石英 钟乳粉 乌贼鱼骨各半两 上为末。贮以磁合,韦囊勿令泄气,若疮湿,即傅,无汁,即煎猪脂和傅之,以干为度。或死肌不消,加芒硝二两,益佳。

白散子 治妬精疮,痒不可忍者,及皮肤诸疮,手抓疽疮。晋矾不拘多少,煅 轻粉每服入少许 上研匀,掺疮上,立差。如治漏疮,每挑一钱,入黄柏末一钱、轻粉半钱。

（三）金·张从正《儒门事亲》

【病因病机】

凡痔漏肿痛,《内经》曰:因而大饱,筋脉横解,肠澼为痔。而不愈,变为漏。痔与漏,其治同法。《至真要大论》云:太阳之胜,凝凛且至,非时水冰,痔疟取法。注云:水气太胜,阳火不行,此言阳火畏水郁而为痔。又少阴之复,痱疹疮疡,痈疽痤痔。注云:火气内蒸,金气外拒,阳热内郁,故为痱疹疮疡。疹甚亦为疮也。热少则外生痱疹,热多则内结痈痤。小肠有热,则中外为痔。其热复之变,皆病于身后及外侧也。又《灵枢》云:太阳经虚则为痔疟癫疾。盖水虚则火所乘故也。可先用导水丸、禹功散泻讫,次服枳壳丸、木香槟榔丸,更以葵羹、菠菜,通利肠胃,大忌房室、鸡、鱼、酒、醋辛热之物。

【内服治疗】

神应散 治肠风痔漏。牛头角䚡一只,酌中者 猪牙皂角七锭 猬皮一两 蛇蜕皮一条(原方有穿山甲四十九片,或圆取,或四方取,或一字取之) 上五味,锤碎,盛在小口磁器内,盐泥固定,日中曝干,瓶口微露出烟,用文武火烧红,赤烟微少,取出放冷为细末。如服药日,先一日临卧,细嚼胡桃仁半个如糊,用温醇糯酒一盏送下,不语便睡,至次日交五更服药,验病年月远近,或称三钱,五七钱,用水半大碗,醇糯酒半大盏,相合,热,和药服之,至辰时再服。又一服,再依前服药,不须用胡桃仁。久病不过七服。忌油腻、鱼、鳖、鸡、兔、猪、犬等物。大有神效。

治痔漏 白牵牛头末四两 没药一钱 上同为细末,如欲服药,先一日不食晚饭,明日空心,将獖猪精肉四两,烧令香熟薄批,掺药末在内裹之,渐又细嚼食尽,然后用宿蒸饼压之,取下脓血为效。量病大小虚实,加减服之。忌油腻、湿面、酒色,三日外不忌。一服必效。或用淡水煮肉熟,用上法亦可。又云,服前一日,不食午饭并夜饭,明日空心用之。

又方:黑白牵牛一合,炒黄为末,猪肉四两,切碎炒熟,与药末搅匀,只作一服,用新白米饭三二匙压之,取下白虫为效。

槐荆丸 治痔漏。荆芥、槐花等分为末,水煎一大碗,服丸亦可。

又方:豆豉炒 槐子炒,各等分,上为末,每服一两,水煎,空心下。

【外用治疗】

又坐药:黑鲤鱼鳞二三甲,以薄编罨裹,如枣核样。纳之,痛即止。

（四）金·李东垣《兰室秘藏》

【病因病机】

痔漏论《内经》曰:"因而饱食,筋脉横解,肠澼为痔。夫大肠,庚也,主津,本性燥,清肃杀之气,本位主收,其所司行津,以从足阳明,旺则生化万物者也。足阳明为中州之土,若阳衰亦殒杀万物。故曰万物生于土而归于土者是也。以手阳明大肠司其化焉,既在西方本位,为之害蜚,司杀之府。因饱食行房,忍泄,前阴之气归于大肠,木乘火势而侮燥金,故火就燥也,大便必闭。"

【临证辨治】

其疾甚者,当以苦寒泻火,以辛温和血润燥,疏风止痛,是其治也。以秦艽、当归梢和血润燥;以桃仁润血;以皂角仁除风燥;以地榆破血;以枳实之苦寒补肾,以下泄胃实;以泽泻之淡渗,使气归于前阴,以补清燥受胃之湿邪也;白术之苦甘,以苦补燥气之不足,其甘味以泻火而益元气也。故曰:甘寒泻火,乃假枳实之寒也。古人用药,为下焦如渎。又曰:在下者引而竭之,多为大便秘涩,以大黄推去之,其津血益不足,以当归和血,及油润之剂,大便自然软利矣。宜作锉汤以与之,是下焦有热,以急治之之法也。以地榆酸苦而坏胃,故宿食消尽,空心作丸服之。

【内服治疗】

秦艽白术丸 治痔疾,并痔漏有脓血,大便燥硬而作疼,痛不可忍。秦艽去芦 桃仁汤浸,去皮尖 皂角仁烧存性,以上各一两 当归梢酒浸 泽泻 枳实麸炒黄 白术以上各五钱 地榆三钱 上为细末,和桃仁泥研匀,煎熟汤打面糊为丸,如鸡头仁大,令药光滑,焙干。每服五七十丸,白汤下,空心服,待少时以美膳压之。忌生冷硬物、冷水冷菜之类,并湿面酒及辣辛热大料物之类,犯之则药无验也。

秦艽苍术汤　治痔疾若破,谓之痔漏,大便秘涩,必作大痛。此由风热乘食饱不通,气逼大肠而作也。受病者,燥气也,为病者,胃湿也。胃刑大肠,则化燥火,以乘燥热之实,胜风附热而来,是湿热风燥四气而合,故大肠头成块者,湿也,作大痛者,风也。若大便燥结者,主病兼受火邪,热结不通也。去此四者,其西方肺主诸气,其体收下,亦助病为邪,须当破气药兼之,治法全矣。以锉汤与之,其效如神。桃仁汤浸,去皮,另研　秦艽去芦　皂角仁烧存性,另研,各一钱　苍术制　防风以上各七分　黄柏去皮,酒浸,五分　当归梢酒洗　泽泻以上各三分　梭身槟榔一分,另研　大黄少许,虽大便过涩亦不可多用　上除槟榔、桃仁、皂角仁三味外,余药㕮咀如麻豆大,都作一服,水三盏,煎至一盏二分,去渣,入槟榔等三味末,再上火煎至一盏,空心热服。待少时以美膳压之,不犯胃气也。服药日忌生冷硬物及酒湿面、大料物、干姜之类,犯之则其药无效。

如有白脓,加白葵花头五朵,去蒂心,青皮半钱,不去白,入正药中同煎。木香三分,为细末,同槟榔等三味依前煎服饵。古人治此疾多以岁月除之,此药一服则愈。

秦艽防风汤　治痔漏,每日大便时发疼痛。如无疼痛者,非痔漏也。此药主之。秦艽　防风　当归身　白术以上各一钱五分　炙甘草　泽泻以上各六分　黄柏五分　大黄煨　橘皮以上各三分　柴胡　升麻以上各二分　桃仁三十个　红花少许　上锉如麻豆大,都作一服,水三盏,煎至一盏,去渣,稍热,空心服之。避风寒,忌房室、酒湿面、大辛热物。

秦艽羌活汤　治痔漏成块下垂,不任其痒。羌活一钱二分　秦艽　黄芪以上各一钱　防风七分　升麻　炙甘草　麻黄　柴胡以上各五分　藁本三分　细辛少许　红花少许　上锉如麻豆大,都作一服,水二盏,煎至一盏,去渣,空心服之。忌风寒处大小便。

当归郁李仁汤　治痔漏大便硬,努出大肠头,下血,苦痛不能忍。郁李仁　皂角仁以上各一钱　枳实七分　秦艽　麻仁　当归梢　生地黄　苍术以上各五分　大黄煨　泽泻以上各三分　上锉如麻豆大,除皂角仁别为末,水三盏,煎至一盏,去渣。入皂角仁末调,空心食前服之,忌如前。

红花桃仁汤　治痔漏经年,因而饱食,筋脉横解,肠澼为痔,治法当补北方,泻中央。黄柏一钱五分　生地黄一钱　泽泻八分　苍术六分　当归梢　汉防己　防风梢　猪苓以上各五分　麻黄二分　红花半分　桃仁十个　上锉如麻豆大,水三盏,煎至一盏,去渣。稍热,食前服之,忌如前。

秦艽当归汤　治痔漏,大便结燥疼痛。大黄煨,四钱　秦艽　枳实以上各一钱　泽泻　当归梢　皂角仁　白术以上各五分　红花少许　桃仁二十个　上都作一服,水三盏,煎至一盏,去渣,食前热服,忌如前。

（五）元·朱丹溪《丹溪心法》

【疾病概述】

漏者，诸瘘之溃漏也，狼瘘、鼠瘘、蝼瘘、蛄瘘、蜂瘘、蚍蜉瘘、蛴螬瘘、浮蛆瘘、转筋瘘，古所谓九瘘是尔。析而言之，三十六种，其名目又不同焉。大抵外伤四气，内窘七情，与夫饮食乖常，染触蠢动含灵之毒，未有不变为瘘疮。穿孔一深，脓汁不尽，得冷而风邪并之，于是涓涓而成漏矣。然有近年漏者，有久年漏者，近则带淡红，或微肿，或小核；久则上而槁白，内而黑烂，淫虫恶臭生焉。

【临证辨治】

漏疮，先须服补药生气血，用参、术、芪、芎、归为主，大剂服之。外以附子末，津唾和作饼子，如钱厚，以艾灸之，漏大炷大，漏小炷小。但灸令微热，不可使痛。干则易之，则再研如末，作饼再灸。如困则止，来日再灸，直至肉平为效。亦有用附片灸，仍用前补剂作膏贴之，尤妙。痔漏，凉大肠，宽大肠。用枳壳去穰，入巴豆，铁线缠，煮透去巴豆入药，用丸子则烂捣用，煎药干用，宽肠。涩窍用赤石脂、白石脂、枯矾、黄丹、脑子。漏窍外塞，用童便、煅炉甘石、牡蛎粉。

又方：川芎半两　细辛　白芷梢二钱半上为末，每日作汤服之。病在下，食前服；在上，食后服。看疮大小，讨隔年黄麻根，刮去皮，捻成绳子，入孔中，至入不去则止，疮外膏药贴之。

【内服治疗】

黄连散　原有痔漏，又于肛门边生一块，皮厚肿痛作脓，就在痔孔出，作食积注下治。黄连　阿魏　神曲　山楂　桃仁　连翘　槐角等分（原方有犀角）上为末，以少许置掌心，时时舐之，津液咽下，如消三分之二，止后服。

猪肾丸　通行漏疮中，恶水自大肠中出。黑牵牛碾细末二钱半，入猪肾中，以线扎，青竹叶包，慢火煨熟。空心温酒嚼下。

乳香丸　治冷漏。乳香二钱半　牡蛎粉一钱二分半　上为末，雪糕糊丸麻子大。每服三十丸，姜汤空心。

【外用治疗】

生地黄膏　治漏疮通用。露蜂房炙　五倍子　木香三钱　乳香一钱　轻粉一字　上为末，用生地黄一握，捣细，和为膏。摊生绢上贴。

蛇蜕散　治漏疮血水不止。蛇皮焙焦　五倍子　龙骨各二钱半　续断五钱，上为末，入麝香少许，津唾调敷。

薰漏疮方　艾叶　五倍子　白胶香　苦楝根等分　上锉碎，烧香法置长桶内，坐熏疮处。

洗漏疮方 治漏疮孔中多有恶秽,常须避风洗净。露蜂房、白芷煎汤洗,或大腹皮、苦参煎汤洗。上洗毕,候水出拭干,先用东向石榴皮晒为末,干掺以杀淫虫,少顷,敷药。

久瘘方 九孔蜂房炙黄,上为末,腊月猪脂研敷,候收汁,以龙骨、降香节末入些乳香硬疮。

漏疮,或腿足先是积热所注,久则为寒。附子破作两片,用人唾浸透,切成片,安漏孔上,艾灸。

(六)明·张介宾《景岳全书》

【病因病机】

少年纵酒无节,多成水鼓。盖酒为水谷之液,血亦水谷之液,酒入中焦,必求同类,故直走血分。经曰:饮酒者,卫气先行皮肤,先充络脉,此之谓也。然血者神气也,血属阴而性和,酒者淫气也,酒属阳而性悍,凡酒入血分,血欲静而酒动之,血欲藏而酒逐之,故饮酒者身面皆赤,此入血之征,亦散血之征也。扰乱一番,而血气能无耗损者,未之有也。第年当少壮,则旋耗旋生,固无所觉,及乎血气渐衰,则所生不偿所耗,而且积伤并至,病斯见矣。故或致血不养筋,则为中风;或致伤脾,则为痰饮、泻痢;或湿热上浮,则为喘、汗、鼻渊;或流于筋骨,则为痹痪、疼痛;或致动血伤精,则为劳损、吐衄;或至伤肌腐肉,则为烂疮、痔漏;其有积渐日久而成水鼓者,则尤多也。盖酒性本湿,壮者气行则已,酒即血也;怯者着而成病,酒即水也。不惟酒为水,而血气既衰,亦皆随酒而悉为水矣。所以凡治水鼓者,必当以血气为主而养阴利湿,是诚善矣。

立斋曰:痔属肝、脾、肾三经,凡阴精亏损者难治,多成漏证。若肺与大肠二经风热湿热者,热退自愈,若不守禁忌者亦成漏证。此因醉饱入房,筋脉横解,精气脱泄,热毒乘虚流注;或淫极强固其精,以致木乘火势而侮金;或炙煿厚味过多,或劳伤元气,阴虚火炽,皆成斯疾。若破而不愈,即成漏矣。有串臀者,有串阴者,有串肠者,有秽从疮口而出者,形虽不同,治颇相似。其肠头肿成块者,湿热也;作痛者,风热也;大便燥结者,火也;溃而为脓者,热胜血也。当各推其所因而治之。

【临证辨治】

治法曰:凡初起焮痛便秘,小便不利者,宜清热凉血、润燥疏风;若气血虚而为寒凉伤损者,宜调养脾胃、滋补阴精;大便秘涩或作痛者,润燥除湿;肛门坠痛者,泻火导湿;下坠肿痛而痒者,祛风胜湿;小便涩滞肿痛者,清肝导湿;其成漏者,养元气,补阴精为主。大凡痔漏下血,服凉血药不应者,必因中气虚不能摄血,非补中升阳之药不能愈,切忌寒凉之剂。亦有伤湿热之食,成肠癖而下脓血者,宜苦寒之剂内疏之。脉弦绝涩者难治,滑大柔和者易治。经云:因而饱食,筋脉横解,肠澼为痔,其属肝脾肾也明矣。若有患痔而兼疝,患疝而兼下疳,皆属肝肾不足之变证,但用地黄丸、益气汤以滋化源为善,若专服寒凉治火者,无不致祸。

【内服治疗】

加味四君汤 治痔漏下血,面色萎黄,怔忡耳鸣,脚软气弱,及一切脾胃气虚,口淡,食不知味,又治气虚不能摄血,以致下血不禁。人参 白术炒 茯苓 炙甘草 黄芪炙 白扁豆炒 上水煎服。或为末,每服三钱,滚汤调服。

搜风顺气丸 治痔漏风热闭结,老人燥秘等证。车前子两半 大麻子微炒,二钱 大黄五钱,半生半熟 牛膝酒浸 郁李仁 菟丝子酒浸 枳壳 山药各二钱 上为末,炼蜜丸,桐子大。每服三十丸,温酒下。

槐角丸 治五种肠风下血,并痔漏脱肛。槐角炒 黄芩 地榆 当归 枳壳麸炒 防风 上等份,为细末,米酒、面糊丸,桐子大。每服五六十丸,空心清米饮送下,极效。一方有乌梅肉。

痔漏肠红方 黄连去芦毛净一两,好酒浸一宿,捞起阴干为末 百草霜用草茅烧者,松柴者不用,一两,研细 乌梅肉一两,蒸软,即用前浸黄连酒蒸烂 上以三味同捣一处为丸,桐子大,如太干,仍如前酒捣丸之。每空心用酒送下四五十丸,三日见效,十日痊愈。

【外用治疗】

命门灸七壮,治五种痔漏;长强灸随年壮,治五痔、便血最效。

一法:治痔疾大如胡瓜,贯于肠头,发则疼痛僵仆,先以荆芥汤洗之,次以艾灸其上三五壮,若觉一道热气贯入肠中,必大泻鲜血秽血,一时许觉痛甚,后其疾乃愈。

【医案选粹】

一男子患痔成漏,每登厕则痛,以秦艽防风汤加条芩、枳壳,四剂而愈,以四物加升麻、芩、连、荆、防,不复作。一男子患痔漏,每登厕则肛门下脱作痛,良久方收,以秦艽防风汤数剂少愈,乃去大黄加黄芪、川芎、芍药而痛止,更以补中益气汤二十余剂,后再不脱。一儒者脓血淋漓,口干作渴,晡热便血,自汗盗汗,余谓此肝肾阴虚也,不信,仍服四物、芩、连、知、柏之类,食少泻呕,余先用补中益气汤加茯苓、半夏、炮姜,脾胃渐醒,后用六味丸朝夕服,两月余,诸证悉愈。一男子患此,服寒凉之剂,侵晨去后不实,食少体倦,口干作渴,小腹重坠,余用补中益气汤而下坠顿止,用四神丸而食进便实,用地黄丸而疮寻愈。

(七)清·黄元御《四圣心源》

【病因病机】

痔漏者,手太阳之病也。手之三阳,自手走头,足之三阳,自头走足。手三阳之走头者,清阳之上升也,足三阳之走足者,浊阳之下降也。足三阳病则上逆而不降,手三阳病则下陷而不升。

此病一成，凡遇中气寒郁，则火陷而痔发。无论其平日，即其痔发肛热之时，皆其寒湿内作之会，而医工不知也。经血陷流，习为熟路，岁久年深，时常滴漏，则为漏病，譬如器漏而水泄也。

【内服治疗】

茯苓石脂汤 茯苓三钱　丹皮三钱　桂枝三钱　芍药四钱　甘草二钱　干姜二钱,炒　赤石脂三钱　升麻一钱　煎大半杯，温服。治痔漏肿痛下血。肛热加黄连，木燥加阿胶。

(八)清·易凤翥《外科备要》

【疾病概述】

痔漏，系肛门生疮，有生于肛门内者，有生于肛门外者，初起成瘰不破者，为痔易治；破溃而出脓血，黄水浸淫，淋漓久不止者为漏，难痊。斯证名因形起，其名有二十四种，曰：翻花痔、蚬肉痔、悬珠痔、莲子痔、脱肛痔、泊肠痔、血攻痔、担肠痔、内痔、气痔、子母痔、雌雄痔、般肠痔、栗子痔、核桃痔、鸡心痔、牛奶痔、鼠尾痔、樱桃痔、珊瑚痔、菱角痔、鸡冠痔、蜂窠痔、莲花痔。名形虽殊，总由忧思劳苦，蕴积热毒，愤郁之气，致生风湿燥热，四气相合而成。或因醉饱入房，筋脉横解，精气脱泄，热气乘虚下注。大法结肿或块者，湿盛也；结肿痛如火燎，二便秘结，大肠、小肠热甚也；结肿多痒者，风盛也；肛门围绕摺纹破裂，而便结者，火燥也。

【临证辨治】

初俱服止痛如神散随症加味，外搽螺水法，或点菩提露，研熊胆、冰片调频频涂之。若坚硬不软，当以五倍子散唾津调涂之，兼用朴硝、葱头煎汤洗之。若顶大蒂小者，用药线勒于痔根，每日紧线，其痔枯落，随以月白珍珠散撒之收口。亦有顶小蒂大者，上枯痔散数次自落。内痔不出者，用唤痔散勒于痔根，每日紧线，其痔枯落，随以月白珍珠散撒之收口。亦有顶小蒂大者，上枯痔散数次自落。内痔不出者，用唤痔散填入肛门，其痔即出，随以朴硝、葱头煎汤熏洗。又有因勤苦劳役，负重远行，致气血交错而生痔者，用止痛如神散，加减频服，外治亦如前法。又有血箭痔生肛门或里或外，坠肿堵塞，每逢大便用力，则鲜血急流如箭，不论粪前粪后，皆由肠胃风热，而兼暴怒成之，初服生熟三黄汤。若唇白、面色痿黄，四肢无力，属气血两虚也，宜十全大补汤，倍川芎、参、芪服之，外用自己小便洗之，童便热洗亦可，其血自止。亦有粪前点滴而出者，名肠风下血，宜服防风秦艽汤；亦有粪后出血者，是因酒毒成痔也，宜服苦参地黄丸。痔血愈后，必多服脏连丸，洗却毒汤除根。又有临产用力太过，气坠血瘀而生痔者，宜补中益气汤，加红花、苏木、桃仁(去皮尖研)煎服，频洗葱白朴硝汤。又有久泻久痢而生痔者，用补中益气汤，加煅焦皂角子、槐花服之。

【内服治疗】

肠风下血:用红茶花为末,以童便、姜汁及酒调服。

一人患痔,诸药不效,用木耳煮羹食之而愈。

胡连追毒丸 治痔已通肠成漏。姜汁炒胡连 炙黄刺猬皮各一两 共研末拌麝香二分,再研匀煮面糊丸麻子大,酒水每下一钱,日二服,服后脓水反多,是药力到也,勿怯。追毒已尽,旋服闭管丸。

黄连闭管丸 治痔漏有管,毒尽服此。黄连一两 煅石决明 炙山甲 炒槐花各五钱 共研末,蜜丸麻子大。米汤下一钱,日二服,漏管自闭,如漏之四边有硬肉突起者,丸内加炒僵蚕二十条。前后二丸可治通身诸般漏症,服之可免刀针药线之苦。

【外用治疗】

痔漏肿痛,水调郁金末敷。

水银枣子膏 治虫痔痒不止。水银一两,枣肉去核,和研,以水银不见为度,捻如枣核状,薄绵裹内肛门中,明日虫出。若痛,加韶粉三分丸内之。

蜗牛膏 敷痔漏极效。蜗牛一个负壳有角者佳,冰片、麝香各少许,上同研烂,以磁器盛,次早取汁敷痔上。

羊胆膏 治痔漏并下疳疮,腊月取羊胆一枚入片脑末一分,置风处挂干,用时以凉水化开,频敷患处,内服槐子酒,或加味泻肝汤。若得熊胆更妙。如眼痛者,贴之尤效。

(九)清·祁坤《外科大成》

【内服治疗】

凉血地黄汤 治痔肿痛出血。归尾一钱五分 生地二钱 赤芍一钱 黄连炒,二钱 枳壳一钱 黄芩炒黑,一钱 槐角炒黑,三钱 地榆炒黑,二钱 荆芥炒黑,一钱 升麻五分 天花粉八分 甘草五分 上一剂加生侧柏二钱,用水二大钟,煎一钟,空心服三四剂,则痛止肿消,更外兼熏洗。

清金养荣汤 痔漏肿痛,大便燥急,里急后重者。当归二钱 白芍八分 熟地二钱 黄连二钱 连翘一钱 黄芩一钱五分 熟大黄钱半 枳壳二钱 麻仁二钱 茯苓一钱 天花粉一钱 甘草五分 用水二钟,煎一钟,食前服,忌辛热等物。

通圣散 痔漏肿痛,大便闭结不通。防风八钱 荆芥 赤芍 归尾 栀子 连翘 黄芩 白术各一钱 薄荷八分 川芎五分 甘草五分 桔梗八分 石膏八分 滑石二钱 大黄五钱 朴硝三钱 每剂加漏芦一两,生姜三片,红枣七个,灯心三十根,用水煎服。泻二三次,食凉粥止之,忌荤腥油腻三五日。但有热毒内结者,服此一剂,泻去余毒。次服清金散三四剂,退肿止痛。

清金散 黄连三钱 枳壳一钱 陈皮一钱 乳香一钱 没药五分 用水二钟,煎一钟,空心服。

如肿痛甚者,外兼熏洗,用翻丹敷,效。

十全大补汤 气血不足,不能长肉收口者。黄芪蜜炙 当归各二钱 熟地三钱 川芎 白芍 人参 白术 茯苓各一钱 肉桂五分 甘草五分 用红枣二个,水二钟,煎八分,食远服。脾胃弱者,加陈皮、炒砂仁各一钱。

黄芪六一汤 漏孔穿开,脓水不绝者。黄芪六钱,蜜水拌,炒 甘草节一钱 水二钟,煎八分,食远服。十余服,脓水自干。

槐角地榆丸 痔漏肿痛出血。槐角四两,炒黄 地榆炒黑 地黄炒焦 黄芩炒 荆芥炒,各二两 枳壳一两五钱 归尾一两 共为末,炼蜜为丸,桐子大。每服三钱,空心白滚汤送下,日用二服。忌煎炒热物。

苦参地黄丸 痔漏出血,肠风下血,酒毒下血。先红为肠风,后红为酒毒。苦参切片,酒浸湿,蒸晒九次为度,炒黄,为末净,一斤 地黄四两,酒浸一宿,蒸熟,捣烂,加蜂蜜和苦参为丸 每服二钱,白滚汤或酒送下,日服二次。

扁柏丸 痔漏肠风,脏毒等下血,及吐血、血崩等症。生侧柏叶一斤,用白矾四两入铜锅内,水五六碗煎干为度,晒干,炒焦枯 青州柿饼十个,烧灰 旧陈棕烧存性,二两 血余灰一两 槐花四两,炒焦 共为末,炼蜜为丸,每服三钱,空心白酒送下。日进三服,以止为度。

【外用治疗】

熏洗方 凡痔肿痛出血,及漏毒肿痛,俱效。地骨皮 槐花 韭菜根 朴硝各二两 白矾五钱 苏叶五钱 葱头七个 用水十五碗,煎百沸,倾净桶内,令患者坐之,四围遮盖,勿令走气,先熏后洗,待痔出黄水为妙。

(十)清·顾世澄《疡医大全》

【病因病机】

论九漏 澄曰:凡破漏之证,多因气血亏损,溃后先脓,后则清稀流水,久而不敛,遂成漏管。亦有因庸医日以药线插入,将疮内嫩肉磨成厚肉,疮口不能骤合,初则嫩管,久则长成硬管,渐生岔管者甚多。亦有脓血去多,阴分受亏,阳火亢盛,梦泄遗精,或不慎房欲,多成九漏之候,最为难治。必须内服补托,谨戒房劳,外用化管之药,内服退管丸丹化去内管,方能收功。

又曰:凡疮溃后忌葱,以免生管。

澄曰:痔疮初起,有奔走过急,瘀凝肠分,流注肛门者;有色欲违度,忍精强固者;有耽于醇酒者;有好嗜辛辣煎炒炙煿者;有湿热流滞者;有久嗽气虚,群火灼阴而成者;有久坐气血凝聚者;又有妇女血燥,大便秘结,用力努挣而成者;亦有生产用力太过,瘀血流结而成者;更有脾泻肾泄、元气下陷而成者;又有久痢气陷而成者,种种皆能成痔。而痔类甚多,有因其形而名者;有因其部位前后左右内外而名者;既溃之后,每每多成漏管,不能收口者。非内服外洗,纯用苦寒,致令脾元日损,肌肉难生,即系医家妄用刀针,药线系扎,铅丸悬坠,利剪割切,良肉受伤,日施药纤,插入拔出,日逐将疮内四旁新肉磨成硬管,愈插愈深。此固医家之过,然病家见痔疮溃后,虽流脓血,不疼不痛,嗜饮者依然畅饮,好色者仍复贪欢,善咴者辛辣煎炒全不禁戒,虽无刀剪药线之害,亦断无不成漏者,所以致漏之源又夥。更有等自愚之辈,每言痔漏不可医痊,留此门户为湿热外渗之地,收功完口,湿热反无门可出矣。殊不知肾开窍于二阴,谷道即肾之门户,若使终年破流血水,则真阴由此而耗,正气从此而亏,安能保其不成痨瘵乎!况湿热若果由大肠而来,自由大肠直出,岂有归大肠而不出,反由漏口徐徐而泄哉!是以痔贵早为培补,益气保元,不可用苦寒内服外涂淋洗,病者谨戒百日醇酒房劳,再无不收口之理。若不遵禁忌,虽有灵丹,亦难奏效。

【临证辨治】

冯鲁瞻曰:痔漏其名有五:曰牡,曰牝,曰气,曰血,曰酒。又有肠风痔、脉痔、雌雄痔,皆五痔之别名也。初生具在肛边,状如鼠乳,或结小核,痒痛注闷,甚者身热恶寒,皆由房劳饮酒过度,久嗜甘肥,不慎醉饱,以致阴阳劳挠血脉,肠澼渗漏,冲注下部而成。治法,始觉便服秦艽、槐角、连翘、土贝之类,外用熏洗以取内消,倘仍姿情嗜欲,则腐溃脓血,逗留日久,傍穿窍穴,即变为漏。必须补气血,慎调摄,方可以渐收功。(《锦囊》)

又曰:痔者,肛门之傍生疮肿痛者是也。亦有生疮有孔,恶水不干,而为漏者。皆由母食酒面煿炙,在胎受之,或因后天失调,心经蕴热,热传于肺,注于大肠而成者。治小儿痔疮,宜内服凉血解毒,外用熏洗可也。

又曰:痔漏之源,受病者,燥气也,为病者,湿热也。皆由酒色过度,湿而生热,充于脏腑,溢于经络,坠乎谷道左右,冲突为痔。虽见证于大肠,实阴虚而火实所致,经所谓开窍于二阴,久则溃而成漏。然痔轻而漏重,痔实而漏虚。治痔不过凉血清热,治漏初则凉血清热燥湿,久则涩窍杀虫,兼乎温散。或曰痔漏,火是根源,何故而用湿涩?殊不知痔只出血,始终是热,漏流脓水,始是湿热,终是湿寒,不用温药,何以去湿而散寒乎!非止痔漏,百病中多有始热而终寒者,即如泻利呕吐,初则肠胃气实而热,久则肠胃虚为寒。丹溪下血条云:下血久不愈者,后用温剂,正此义也。

李东垣曰:肠头成块者,湿也;作大痛者,风也;大便燥结者,兼受火热也。是湿热风燥四气合邪,法当泻火润燥,疏风和血止痛,是其治也。(《十书》)

冯鲁瞻曰:痔漏初起,须用芩、连之类,以凉大肠,枳壳以宽大肠。涩窍用赤白石脂、枯矾、黄丹、脑子之类。(《锦囊》)

又曰：痔漏若能味无味之味，正味足矣，事无事之事，百事备矣。若服饵调节谨慎合宜，未有不瘥者也，若不知谨慎，强治无功。

陈远公曰：有肛门边先生小疖，因不戒酒色，以致腐烂变成痔漏，不能收口，长成肉管，每年一管，流脓淌血，甚以为苦。世人治法多用刀针挂线，徒受苦楚而内毒未除，外口难长，经年累月，难以奏功，岂漏疮终不可治乎？抑犯酒色之戒乎？皆治不得法耳。夫肛门之肉，不比他处，肛门之皮，亦不比他处，他处肌肉非横生即直生，惟肛门肌肉有纵有横，最难生合，况大便不时出入，加以刀针挂线是已伤又伤，安能遽长皮肉乎！故刀针挂线，切戒轻试，惟消湿热之毒内治为佳，然漏卮既久，勿论漏不可止，而气血反伤，终难奏效也。当于补中兼消，则何患漏之不瘥哉！

【内服治疗】

退管丸　当归酒洗　露蜂房槐树上的，微炒　川连酒炒，各五钱　槐花微炒　川芎炒　滴乳香包在新鲜箬叶内，去油净，各三钱（原方有象牙五钱）共研细末，取黄蜡二两，熔化为丸如桐子大，每空心以漏芦、芦甘石煎汤送下，其管退出，用剪剪去；亦有化为脓血出者。服此药忌房事、豆腐、火酒。虽愈仍忌四十九日。

痔漏丸　大熟地四两　白茯苓　山药　山萸肉　牡丹皮　白芍各二两　鳖肉苁蓉　何首乌各三两（原方有象牙一两五钱）炼蜜为丸如桐子大，白汤送下三钱。

又方：象皮二两　人乳浸一宿，瓦上焙脆存性　荔枝核二十八个，焙脆　研细。用猪膈肝四个，白酒洗去油，入砂锅内加酒半斤许，糯米一撮，煮烂为度，捣烂和药为丸，每服二钱白汤下，虚人用人参汤下。

又方：雄牛胆汁入铜锅微熬，飞面收为丸，空心白汤送下，管从大便而出。

又方：槐花炒黑　青黛各半斤　当归酒洗晒干，一两　打糊为丸，先嚼核桃肉一枚，淡盐汤送下三钱，退管至速。

又方：胡黄连二两　石决明火煅　槐花　穿山甲各五钱　麻油一斤，瓷瓶内煮黄色　研细饭丸，每早米汤送下一钱。四十日见功。

又方：胡黄连姜汁拌炒　刺猬皮炒，各一两　指甲炙五钱　蚬螂七个　麝香二分　研细饭丸，每早淡酒送下一钱。忌火酒、椒、姜等味。

金蝉补漏：推粪虫七个　滴乳香去油　没药去油，各五钱　炙甘草　生矾　生甘草　熟矾各七钱五分　研细，黄蜡四两熔化，乘热丸桐子大，先服八分，渐加至二钱，酒送下，其管自退。

退管：牛皮末晒炒研一斤，槐角子半斤，蜜丸白汤送下。

又方：木耳一斤，用扁柏叶煎水洒上，晒干研末，每岁一分，日逐加一分，如二十五岁可递加至二钱五分为止。俱用白汤调下，如管未退，到二十六天递减一分，只服二钱四分,日逐减至一分为止。

狗肠丸 原方有象牙屑 建青黛 陈松萝 女贞子各等分 研细,用黄狗肠一具,洗净蒸烂为丸,每早白汤送下三钱。

痔漏(《济生》)原方有象牙末 血竭各二两 乳香去油,六钱 蝉蜕 没药去油 朱砂各二钱 白僵蚕 蜂房各三钱 上为细末,黄蜡丸弹子大,每空心温酒下三丸。

痔漏丸 此方退管生肌,屡用屡验。石莲蓬 冬青子各三两 川黄连 真川芎 牛膝酒炒 赤芍 当归酒洗 黄芩 黄柏 熟大黄各一两 槐角子二两 蛇蜕去头尾 全蝎各五钱 金墨一锭约重三钱(原方有象牙末二两) 共研细末,炼蜜为丸,每早服三钱,至七日后服二钱五分,又七日服二钱,忌火酒,又七日服一钱五分,每早晚用柳须、花椒煎水熏洗一料,服完永不再发。忌羊肉、驴肉、公鸡、鲤鱼、辛辣。

又方: 蚯蚓半斤,用竹刀剖开去净腹内泥,砂锅上焙干(原方有象牙二两) 共研极细末,用白糖水和匀为丸如梧桐子大,每早空心用陈无灰酒送下三钱。三服后即有效验,服至十日,有管者渐渐退出,内自生肌。勿吃一切发物、腥、酒、猪首、公鸡等类,尤忌房事。此方屡用验过多人,万勿轻视。

推车客散 痔漏不论远年近日,最凶者百日收,其管自出。酸枣仁炒 远志肉 苍术盐、醋、米泔、童便四制 侧柏叶白矾水煮 枳壳醋煮 地骨皮各一两 槐角子炒 贯众酒拌,九蒸九晒 陈棕炭各三两 猬皮煅存性一两 白花地丁七八月采生白花者,六两(原方有炙穿山甲一两) 如法制度为极细末,空心酒调服三钱,或白汤亦可。服一月后,每服加推车客即蜣螂细末三分,管自退出。如出以快剪去之。

柏胶丸 内消痔漏。雄黄同蜜煎老,去蜜 小茴香各三钱 川黄连 侧柏叶各一两 广胶八两 切断以牡蛎粉八两炒成珠,去牡蛎 熊胆一钱 槐角子一荚四五粒者佳,四两 研细炼白蜜为丸,早晚各服三钱,白汤送下,荤用鸡蛋,素用豆腐过口。如痔痛极者,加乳香去油、没药去油各二钱,蟾酥一钱五分。

追毒丸 痔漏通肠,污从孔出,先用此丸追尽脓毒,后服闭管丸立效。胡连切片,姜汁拌炒 猬皮炙,切片再炒黄色各一两 麝香二分 研细,软饮为丸麻子大,每服一钱,食前酒下。服丸后脓水反多,药力到也,莫惧。

闭管丸 胡连一两 槐花微炒 石决明煅,各五钱(原方有穿山甲,麻油内煮黄色,五钱)炼蜜丸麻子大,每服一钱,空心清米汤送下,早晚日进二服,至重四十日而愈。如漏四边有硬肉突起者,加蚕茧二十个炒,研和入药中。并治遍身诸漏皆效。

痔漏不拘蜂窠翻花通肠三十二孔者,不用刀针挂线,立建神功。黑丑连皮炒 大黄酒拌,蒸极烂 白莲蕊各三两 红矾醋煮 五倍子炒 五味子炒 川当归各一两 黄连七钱 乳香去油 没药去油,各一钱 山豆根五钱 研细,酒叠丸,每服一钱五分,肉汤送下。

退管。童血余煅 槐角子炒,各一两 白蒺藜炒,去刺,二两 直僵蚕炒 皮硝炒 儿茶 没药去油,各五钱 蝉蜕酒洗,焙,三钱 蜂房焙,四钱 鹿茸各五钱 肥皂子四十九粒,取肉瓦焙(原方有犀角,瓦上炙,五钱) 研细,用黄蜡四钱,狗油一两,化匀和丸如桐子大,每服六七十丸,早晚酒送下。半月其管自退。

加味槐角丸 痔漏通用,并治肠风下血。川芎 真阿胶 白芷各五钱 槐角子 生地 当归身各二两 黄连 条芩 枳壳 连翘 防风 秦艽 地榆 升麻各一两 黄芪二两 研末蜜丸,或酒糊丸桐子大,每服五十丸,渐加至七八十丸、百丸,空心温酒或米汤送下。

钓肠丸 久漏虚漏,肛门肿痛生疮,时有脓血及肠风下血,虚寒久不愈者。生附子去皮、脐 枯绿矾各一两 诃子煨 枳壳去穰麸炒 天南星生用 白附子 半夏 枯白矾各二两 鸡冠花微炒五两 栝蒌烧后存性 猬皮烧存性,各二个 胡桃仁十五两,不去油,罐内煅存性 研末醋糊丸桐子大,每服二十丸,空心临卧时,俱用温酒送下。

痔漏出血不止。熟附子焙 明矾各一两 研细蜜丸桐子大,每服二丸酒下,一日三服。数日血止,百日除根。

痔漏神方 柿饼放炭火上烧灰存性,每一两入嫩滴乳石一钱,共研细末。每服一匙,一日服四五次,或茶或米饮,或糕或饭,俱可服。俱在食前服。初服五七日,必流血水,管渐化出,或痛,或不痛,次流黄水,结疤全愈,永不再发。远年者用半斤,近者数两。(滴乳石要极嫩的,指甲刮得下者为佳,生用不必煅。)

青龟丸 乌龟一个 茯苓五两 黄芪八两 当归三两 人参二两 薏仁六钱 穿山甲五钱土炒 瓦松二条,阴干不可见火 白芷 槐米 干青苔各一两 羊蹄后爪四副,土炒,研末。将龟石臼内捣死,以药末拌之,饭锅内蒸熟,将龟肉与甲火焙干为末,同前药蜜丸,每日服三钱。一月漏痔干,二月漏痔满,服完全愈不复发。但服丸时,必戒酒色三月,倘犯之不能奏功。(此方治漏神效,非俗方可比,有不可思议之妙,去湿而不散气,败毒又不损血,补破于无形,填隙于有孔,愿人敬信此方,坚三月之戒,以去宿疾也。)

【外用治疗】

碧玉膏 贴痈疽发背,瘰疬马刀,乳痈乳岩,流火流注,肿块风毒,横痃痔漏,囊痈,冬瓜痈,贴骨疽,一切腰背臀腿毒疖,多骨疽,蟮拱头,脚隐漏蹄等证。草麻仁去皮、尖,捣烂 杏仁去皮,捣烂,各四十九粒 铜绿二两七钱,用水一碗,将铜绿研细,投入水中,搅匀 片松香五斤,研细,节过听用 用真麻油十二两,入锅内熬滚,次下草麻、杏仁,熬至滴水成珠为度,夏布滤去渣,将油复入净锅内,用文武火熬滚,徐徐投下松香末,用桃槐枝不住手搅匀,倾入磁盆内,候膏将凝,然后加水浸之,用手揉扯以去火毒,另用瓷罐或铜杓盛贮数月后,用热汤炖化,摊贴。

此膏活血止痛,拔毒消肿,敛毒透脓,去腐生新。

捷法:柏油一两,置有焰盆中,用大蜈蚣一条,养在盆内,勿令游去,伺蜈蚣将油食尽为度,用竹签将蜈蚣绷住,竹刀剖开取腹内油,搽痔漏上,务将脓血洗净再搽。

琉璃饼 陈芥菜切碎 陈琉璃炙各五钱 螳螂壳水洗 阴阳瓦焙,三钱 陈猬皮煅灰六钱 田螺二个,冰片化水 珍珠一粒,如无用药珠代 五味同为细末,取田螺水和药,乘潮捏饼,先用天芥菜入砂锅内煎汤,倾入小口瓶内,对患处热熏温洗,如无天芥菜,即用番白草或苦参煎汤熏洗亦可,洗后拭净,将药饼放患顶上膏封。一日一换,痔管内仍用所存药末,鹅毛管吹入。

混元球 治痔漏如神。白马屎七粒 真川椒三十七粒 蕲艾 河蚬各七钱 槐皮一斤,切片研末用蚯蚓屎作球,包众药在内晒干,每日一球,安于马桶内烧取烟熏。

(十一)清·吴谦《医宗金鉴·外科心法要诀》

【外用治疗】

却毒汤 瓦松 马齿苋 甘草生,各五钱 川文蛤 川椒 苍术 防风 葱白 枳壳 侧柏叶各三钱 焰硝一两 水五碗,煎三碗。先熏后洗,日用三次。方歌:却毒汤洗痔漏效,瓦松甘草蛤川椒,齿苋苍风葱枳壳,柏叶同熬加焰硝。

牛胶蒸法歌:痈疽发背痔漏疮,牛胶蒸法最相当。熬稠摊纸贴患上,醋煮软布热蒸良。温易疮痒脓出尽,洗法胶纸贯众汤。

(注:痈疽、发背、痔漏、恶疮、臁疮、久顽不敛等疮,用牛皮胶一块,水熬稀稠得所,摊厚纸上,每剪一块贴疮口。次用醇醋煮软布二块,乘热罨胶纸上蒸之,稍温再易,蒸至疮痒脓出至尽。预用贯众二两,煎汤热洗,去胶纸,外用膏药贴之。次日照前蒸洗,直至脓尽疮干为度)

三品一条枪 白砒一两五钱 明矾三两 砒、矾二味,共研细末,入小罐内,加炭火煅红,青烟已尽,叠起白烟片时,约上、下红彻住火,取罐安地上,一宿取出,约有砒、矾净末一两,加雄黄二钱四分,乳香一钱二分,共研极细,厚糊搓成线条,阴干,疮有孔者,插入孔内;无孔者,先用针通孔窍,早晚插药二条。插至三日后,孔大者,每插十余条。插至七日,孔内药条满足方住。患处四边,自然裂开大缝,共至十四日前后,其坚硬衣膜及疔核、瘰疬、痔漏诸管,自然落下,随用汤洗,搽玉红膏。虚者兼服健脾补剂,自然收敛。方歌:神奇三品一条枪,能医坚硬衣膜疮,雄乳白砒矾生用,研末煅炼搓条良。

（十二）清·叶天士《临证指南医案》

【医案选粹】

阴虚火郁：

叶：微寒，汗大出，下有痔漏，左眼眶疼痛。此阴伤火郁，不可作时邪泛治。六味去萸，加芍、蔓荆子，丹皮重用。

二、近现代名家对病因病机、证型、临证的认识

朱秉宜总结本病外因多为感受湿热外邪，蕴结于肛门成脓并破溃成瘘；内因多为饮食不节引起湿热内生，或因肺脾肾亏损，湿热趁虚流注肛门。在肛瘘的临床诊治中提倡内外同治，以外治为主，内治为辅。内治法主要根据肛瘘的病程长短及临床证候分辨阴阳虚实，辨证施治，治疗则以"消、托、补"三法为基本原则，祛邪不忘扶正，攻补兼施。

朱秉宜认为肛瘘病初多以湿热之邪为主，治当清热利湿解毒，自拟四黄清毒汤，基本方药组成为黄芩、黄连、黄柏清热解毒燥湿，辅以大黄泻热通腑，银花、连翘、紫花地丁清热解毒，丹皮、赤芍、当归活血化瘀，枳壳行气导滞，甘草调和诸药。待疾病发展至中后期，正气已虚而湿热留恋，治以扶正脱毒，方选托里消毒散加减，常用药物有黄芪、银花、连翘、白芷、白术、茯苓、川芎、当归等。

朱秉宜外治法主要有以下三种：①熏洗法：自拟痔瘘熏洗方，主要组成方药有荔枝草、鱼腥草、大黄、五倍子、虎杖。采用先熏后洗的方法，以起到疏通腠理、清热解毒、活血消肿之功，适用于术前或术后局部治疗。②外敷法：对于肛瘘急性期，有明显肿痛症状的患者，可将黄金膏等药膏涂抹于患病部位，以达到消肿止痛的疗效。对于肛瘘久不收口、久不生肌的患者，则可使用生肌散等去腐生肌药以促进瘘管愈合。③手术：目前常用的手术方式有肛瘘切开术、肛瘘挂线术、瘘管结扎术、肛瘘栓等。朱老认为，无论使用何种术式，肛瘘手术都应遵循保护括约肌功能、彻底清除瘘管的原则，手术成功的关键则是正确确定内口和尽可能少地切断括约肌。

三、医案

【医案1】罗先生始患痔漏，继则不寐。

痔漏伤阴，阴伤及气，气阴不足，气不能配阳，阴虚及阳，故为不寐。不寐之因甚多，而大要不外乎心肾。离中一阴，是为阴根，阴根下降，是生水精。坎中一阳，是为阳根，阳根上升，则为火母。坎离交济，水火协和，阳入于阴则为寐，阳出于阴则为窹也。肾阴不足，水不济火，心火不能下通于肾，肾阴不能上济于心，阳精不升，水精不降，阴阳不交，则

为不寐,此不寐之本也。肝为乙木,内寄阳魂,胆为甲木,内含相火。平人夜寐,魂归于肝,阳藏于阴也。肾阴亏耗,水不涵木,肝不能藏其阳魂,胆不能秘其相火,神惊火浮,亦为不寐,此不寐之兼见也。离处中宫,坎居下极,位乎中而职司升降者脾胃也。胃以通为补,脾以健为运,胃失流通,中宫阻塞,不能职司升降,上下之路隔绝,欲求心肾之交,不亦难乎。故经云:胃不和则卧不安,胃不和者,不寐之标也。道书云:离为中女,坎为中男,而为之媒介者,坤土也,是为黄婆,其斯之谓乎。错综各说,奇偶制方,益气以吸阳根,育阴以滋水母,升戊降己,取坎填离,益气即所以安神,育阴亦兼能涵木,标本同治,以希弋获。是否有当,即正高明。清炙黄芪(四两)、上潞党参(四两)、仙半夏(二两)、大生地(四两)、抱茯神(朱砂拌,三两)、大熟地(四两)、炙远志肉(一两)、清炙草(六钱)、酸枣仁(三两)、北秫米(包,三两)、明天冬(一两五钱)、大麦冬(一两五钱)、炒怀山药(二两)、甘杞子(二两)、生牡蛎(四两)、广橘白(一两)、白归身(三两)、大白芍(三两)、花龙骨(二两)、青龙齿(二两)、紫石英(三两)、炙鳖甲(三两)、川石斛(三两)、马料豆(三两)、潼蒺藜(三两)、紫丹参(二两)、川贝母(二两,去心,另研末,收膏)、制首乌(六两)、合欢花(一两五钱)、莲子(二两)、红枣(六两)、鸡子黄(十枚,另打搅收膏)

上药煎四次,取浓汁,加龟板膏(四两)、清阿胶(四两),均用陈酒炖化,白冰糖半斤溶化。再将川贝、鸡子黄,依次加入,搅和收膏。每早晚各服二匙,均用白开水冲服。如遇伤风停滞等症,暂缓再服可也。

(摘自《丁甘仁医案》)

【医案2】张某,男,60岁。2005年4月18日初诊。肛门右侧溃破流脓2年。初诊:2年前肛门右侧红肿疼痛,约6天溃破化脓,久不收口形成肛瘘,要求手术治疗。查体:T:36.7℃,BP:136/70mmHg。取左侧卧位,距肛缘3cm 9点处有一外口,外口下方1cm又见外口一个,有分泌物少许,从外口处皮下可触到一索条通向后正中处。肛门指诊:插入后正中齿线肛窦处稍凹陷,硬韧感,判断此系内口。舌质红、苔薄白、脉弦。诊断:肛瘘。治则治法:手术切开法。术后服麻仁丸,并服降压药。处方:麻子仁、芍药、枳实、大黄、厚朴、杏仁各100克。以上药物为末,炼蜜为丸,如梧桐子大。每服30丸,每日3次。配合熏洗法:五倍子汤加减,方药:五倍子、黄柏、百部各30克,黄芩、苍术、土槿皮各20克。以上药物加水煮沸,先熏后洗,或用毛巾蘸药液作湿热敷,具有活血止痛,收敛消肿等作用。

二诊:患者经过一诊手术切开引流,配合内服中药。术后10天,现创面生长好,肛门紧缩,肛缘无水肿。舌质红、苔薄白、脉弦。治则:清热利湿,行气活血。方药:黄连解毒汤合桃红四物汤加减。槐花、地榆、乳香、没药各15克,生地、当归各12克,桃红、赤芍、枳壳、甘草各9克,五倍子、土槿皮各30克,延胡索、银花各20克,黄芩10克。取8剂,水煎服,1日1剂。术后坐浴,换药18天后痊愈。

(摘自王文春主任医师治疗肛瘘的临床经验介绍.陕西中医,2013,34(05):579-580.)

【医案3】张某,男,55岁。2006年6月19日初诊。肛周脓肿切排术后伴肛旁周反复流脓水2个月。患者2个月前因肛周脓肿在如皋市中医院行肛周脓肿切开排脓术,术后伤口一直未愈合,反复流脓水,时有肛周肿痛,大便正常,日行1次,无脓血,质不干。舌淡红,苔薄黄腻,脉弦滑。查体:肛门外观不平整,截石位7点肛旁见一长约4cm伤口未愈合,肉芽新鲜,有脓性分泌物溢出。肛门指诊:肛管后侧黏膜下压痛明显,肛直环较硬。辅助检查:直肠腔内B超示:复杂性肛瘘。MRI示:肛瘘术后改变,复杂性肛瘘,后侧及右侧明显。诊断:肛瘘,证属湿热下注,治拟清热利湿解毒。内服方:银花12克、连翘12克、蒲公英12克、黄柏10克、防风10克、秦艽5克、泽泻10克、皂角刺6克、当归尾6克、生甘草6克。外治法行手术治疗,便后予消肿洗剂坐浴,复方珠黄散换药。

2006年7月5日复诊:患者创面愈合良好,伤口表面覆盖一层腐肉组织,予以刮匙搔刮创面直至暴露出新鲜肉芽组织,使伤口引流通畅。观察创面肉芽组织已生长至接近挂线处,予以橡皮筋紧线处理,约紧线1cm,以患者耐受为度。

后患者每15日来复诊1次,观察患者创面新鲜程度、橡皮筋勒割松紧程度等,适当予以搔刮腐肉及紧线处理。术后3个月,患者创面完全愈合,肛门功能正常。

【按】患者肛周脓肿切排术后,湿毒未清,蕴结于魄门,久羁不散,经久不愈,发为肛瘘。本案中手术与中药汤剂口服联合,共达拔根塞源之效。方中银花、连翘、蒲公英、黄柏、生甘草清热解毒消肿,防风、秦艽、泽泻祛风渗湿,皂刺、当归尾活血消肿止痛,全方共奏清热解毒利湿之效。手术采用内口中位挂线瘘管顶端旷置法,从内口处中位挂线,处理了感染的源头,挂线又起到了充分引流的作用。术中在切口旁做对口引流,保证了伤口没有张力,使得引流通畅。术后待伤口肉芽充填后再紧线,避免了顶端挂线大量勒割括约肌造成的肛门功能的损害。术后换药联合使用消肿洗剂及复方珠黄散,能清热解毒消肿、燥湿收敛生肌,促进伤口愈合。

(摘自丁泽民切开挂线疗法治疗高位复杂性肛瘘临证经验探析.江苏中医药,2015,47(02):1-4.)

四、现代研究进展

肛瘘是指肛管直肠与肛门周围皮肤的异常感染性瘘管,瘘管内壁为腺上皮组织或肉芽组织。80%~90%的肛瘘是由于肛门的隐窝腺原发性或继发性单人形成肛门直肠周围间隙脓肿,脓肿破溃或切开引流后所遗留的上皮化瘘管或慢性感染性病灶。

【肛瘘分类】

(1)按照Parks肛瘘分类法(根据瘘管走行与肛门括约肌的关系进行分),绝大多数肛瘘可以归入下列四型:

Ⅰ型:括约肌间瘘(inter-sphincteric fistula),主瘘管由内口穿过内括约肌,再经过内外括约肌间平面到肛周皮肤,部分支管可沿括约肌间平面延伸。

Ⅱ型:经括约肌瘘(trans-sphincteric fistula),主瘘管由内口穿过内括约肌和外括约肌,经坐骨直肠窝到达皮肤,瘘管高低决定其累及括约肌的程度。

Ⅲ型:括约肌上瘘(supra-sphincteric fistula),主瘘管经内口过内括约肌,再经括约肌间平面向上越过耻骨直肠肌,然后向下经坐骨直肠窝到皮肤。

Ⅳ型:括约肌外瘘(extra-sphincteric fistula),内口位于肛提肌平面的上方,瘘管穿过肠壁及外括约肌深部,然后经坐骨直肠窝到达皮肤。

(2)依据肛瘘治疗的困难程度,可将肛瘘分为单纯性和复杂性肛瘘。

①复杂性肛瘘:包括括约肌外瘘、括约肌上瘘、涉及>30%肛门外括约肌范围的经括约肌瘘、马蹄型瘘、女性患者的前侧经会阴复合体的肛瘘以及合并炎性肠病、放射性肠炎、恶性肿瘤、肛门节制功能不全、慢性腹泻等的肛瘘。

②单纯性肛瘘:包括低位经括约肌肛瘘和涉及<30%外括约肌范围的经括约肌肛瘘等,不包括上述危险因素。相对单纯性肛瘘,复杂性肛瘘治疗困难,容易造成副损伤,遗留肛门节制功能障碍,且复发率高。

【肛瘘评估】

(1)术前评估

①病史和症状体征:详细了解病史和症状,并进行体检。依据患者肛周脓肿自行破溃、切开引流或愈合后反复破溃病史,并结合破口与肛门之间皮下触及硬条索、肛门括约肌纤维化等体征,对多数肛瘘可以做出明确诊断。对少部分没有明确肛周脓肿病史的患者,要注意了解其有无合并炎性肠病、糖尿病、结核、获得性免疫缺陷综合征或肛门直肠恶性肿瘤等,以综合分析是否为特殊类型的肛瘘。肛门镜检查可发现对应内口的肛隐窝基底部有无脓性分泌物排出。对于诊断不明确或需要判断瘘管与肛门括约肌关系时,建议行进一步的辅助检查。

②辅助检查:对于瘘管不明显,特别是复杂性肛瘘者,建议采用CT、超声、MRI或瘘管造影等检查,以明确瘘管走向及其与括约肌的关系、有无残余脓腔及内口位置等。

A.瘘管X线造影:该方法简单易行,可以显示瘘管走向、分支、内口部位等信息,瘘管造影的前提是瘘管和外口要通畅,而在临床实践中,瘘管X线造影的结果可能不太理想,无法准确显示瘘管与肛门括约肌之间的关系,有逐渐被CT、MRI替代的趋势。

B.超声检查:可以显示肛瘘内口及瘘管走行,联合使用不同的超声检查技术,如经直肠超声、双平面探头扫描、三维超声、超声造影等,可以提高诊断的准确性。

C.CT瘘管成像:CT扫描可了解肛周解剖结构,结合成像可立体显示瘘管轨迹、分支和内口等;多层螺旋CT扫描联合三维重建技术可进一步提高诊断的准确性。

D.MRI:MRI对软组织分辨率高,能较准确显示肛门内外括约肌、肛提肌和耻骨直肠肌的解剖结构,在显示残余脓腔、瘘管及其与肛提肌、内外括约肌及肛门周围组织的解剖关系等方面具有明显优势,可协助进行肛瘘的诊断分类,对指导手术具有较高的价值;对于克罗恩病肛瘘、复杂性肛瘘等建议术前常规行MRI检查。

E.肠镜检查:对于已知或可疑有肠道疾病的患者,对合并无痛性肛裂、脓肿、溃疡、皮赘和多发性肛瘘及不断进展的肛周病变患者,建议行结肠镜和小肠镜检查,以协助鉴别克罗恩病肛瘘。

(2)术中评估

要特别重视肛瘘的术中检查评估,以权衡肛门功能损伤和治愈肛瘘之间的利弊关系,从而最终决定手术方式。在麻醉后、决定手术方式前,应用触诊、探针检查或染色等方法,进一步明确肛瘘内口位置、瘘管走向及其与肛门括约肌的关系等;但一定要注意操作手法轻柔,以避免形成假道,误导诊断。探针可以从外口或内口放置,也可从内外口放置两条探针,若两个探针头相互触及,即可确定瘘管位置。术中经外口注入过氧化氢溶液,气体产生的压力可经瘘管从内口溢出,从而判断内口的位置,这是一个较简单适用的方法,过氧化氢溶液中加入亚甲蓝等染料,更容易判断内口位置。术中也可以用B超判断瘘管位置和走向等。

【临床治疗】

肛瘘手术治疗的目标是消除肛瘘内口和上皮化的瘘管,最大限度减少对肛门括约肌的损伤。没有一种治疗技术适用于所有肛瘘,可选择的手术方式分为损伤括约肌的手术(包括肛瘘切开术、肛瘘切除术和肛瘘挂线术等)与保留括约肌功能的手术(主要包括括约肌间瘘管结扎术、直肠黏膜肌瓣推进修补术、肛瘘激光闭合术、视频辅助肛瘘治疗术、肛瘘栓技术、纤维蛋白胶技术、脂肪源性干细胞移植技术等)。保留括约肌功能的手术是近年来逐渐在临床上试用的手术方式,虽然在临床上应用时间较短,但已经显示了一定的优点,建议根据具体病情选择使用。对于部分复杂性肛瘘可采取有计划地进行分期手术治疗,将切开、切除、挂线或生物制剂等多种办法组合应用,以提高治愈率,降低并发症的发生率。

(1)损伤括约肌的手术

①肛瘘切开术:肛瘘切开术对于括约肌间瘘和低位经括约肌瘘是安全有效的。手术方法是在明确肛瘘内外口及瘘管走向后,用探针经外口进入瘘管,循瘘管经内口穿出,切开探针上方的皮肤、皮下及肌肉组织,并切开支管和残腔,刮除瘘管壁肉芽组织,必要时对瘘管壁组织进行病理检查。对于肛门括约肌功能正常、瘘管明确、累及外括约肌量<30%且切断后不会影响肛门节制功能的简单肛瘘,可以采用肛瘘切开术进行治疗。要注意准确判断肛瘘诊断分型、瘘管走向及受累外括约肌的程度,否则可能造成排粪失禁、肛瘘复发等。

②肛瘘切除术:沿瘘管壁外侧彻底切除肛瘘瘘管,可切开或保留瘘管表面的正常皮肤、皮下组织。对肛瘘表浅但瘘管通畅不良的患者,恐瘘管探查不可靠,可选择行肛瘘切除术。

③肛瘘切开袋形缝合术:肛瘘切开后,搔刮瘘管壁肉芽组织,将肛管皮肤黏膜和瘘管壁纤维组织缝合,可以减少手术出血,减轻术后疼痛,并降低术后愈合时间,适应证与肛瘘切开术相同。

④肛瘘挂线术:探针自外口进入,仔细沿瘘管伸入至内口,用探针引入丝线,再用丝线引入橡皮筋,收紧并结扎橡皮筋。这是最早用于治疗肛瘘的手术方式,它在切割肛门括约肌的同时,使其在原位形成炎性改变、粘连,从而减少因肛门括约肌离断、退缩而导致排粪失禁的风险。对于累及括约肌较多(30%~50%的肛门外括约肌受累)的肛瘘和部分复杂性肛瘘,如直接离断受累括约肌可能会影响肛门节制功能,可行挂线治疗。

(2)保留括约肌功能的手术

①括约肌间瘘管结扎术(ligation of the intersphincteric fistula tract,LIFT):是在肛门括约肌间结扎和切断瘘管,然后剔除远侧瘘管。该术式具有创伤小、保留括约肌功能、无需特殊器材等优点,主要适用于瘘管管道清晰、通畅的经括约肌型肛瘘。

②直肠黏膜肌瓣推进修补术(anorectal advancementflap,AAF):其操作要点为完整切除内口及其周围的瘢痕组织,清理瘘管感染病灶,于内口近端游离一片正常的肛管直肠黏膜肌瓣(包括肛管直肠黏膜、黏膜下层和肌层),下拉覆盖瘘管内口,在无张力情况下用可吸收缝线缝合固定黏膜肌瓣。该术式可用于治疗简单、复杂和复发型肛瘘,具有保护括约肌功能的优点。

③肛瘘激光闭合术:其原理是通过发射激光的探针破坏瘘管上皮,同时清除瘘管管

壁组织。

④视频辅助肛瘘治疗术(video-assisled anal fistulatreatment,VAAFT):是用"肛瘘镜"从外口进入瘘管腔,在视频监视下识别瘘管解剖,包括主管、支管、脓腔及内口,用电灼法在腔内破坏瘘管内壁,清理感染组织后,关闭内口,引流管腔。

(3)生物可吸收材料

①肛瘘栓(anal fistula plug):肛瘘栓是源于猪小肠黏膜下层的脱细胞胶原基质蛋白,插入瘘管后可以起到封闭内口的作用,并给宿主成纤维细胞的生长提供天然支架以促进组织修复愈合。操作要点是切除内口及外口组织,彻底清理瘘管壁坏死及感染组织,用双氧水及生理盐水冲洗干净并拭干;依据瘘管长度及直径选择合适的肛瘘栓材料,经外口拉入至内口黏膜下层处,用可吸收缝线缝合内口,同时将肛瘘栓材料内侧端固定于内口黏膜下层处,修剪外口处多余的肛瘘栓,外口开放,以利引流。

②纤维蛋白胶(fibrin glue):治疗肛瘘的疗效报道相差较大,治疗效果与LIFT、AAF等相比明显较差,但是此技术可以保留肛门括约肌功能,没有肛门失禁之虞,对复发的病例可以重复使用,并对部分患者有效。

(4)保守对症治疗

对于部分术后多次复发、瘘管走向复杂、手术后出现排粪失禁可能性较大、症状相对较轻的患者,可以选择保守对症治疗,保持引流通畅,保守治疗期间要严密观察患者病情变化。

【术后管理】

在换药前对患者的病情及术式要有全面的认识,根据不同的创面和术式进行有效的处理,换药时动作当轻柔,避免再次对创面的损伤,降低患者对换药的不适感。肛瘘术后伤口换药在首次排粪后或术后48h开始,患者在排粪后给予坐浴。术后4~6周内,伤口分泌物较多,建议每天检查清洗创面,祛除异物及坏死组织,更换引流材料,保持引流通畅。挂实线患者要注意观察"挂线"的张力,2~4周后如线还未脱落,可适度牵拉,必要时可重新扎紧或直接切开;对挂虚线的患者,可进行冲洗瘘管,根据目的适时去除或收紧挂线。术后6周,伤口基本愈合,应该减少对创面的刺激,注意观察伤口有无创缘皮肤内翻、粘连、假性愈合等,及时处理以减少复发。

附:克罗恩病肛瘘的处理

克罗恩病肛瘘是克罗恩病在直肠肛门部的表现之一,与肛瘘瘘管是由肛窦腺感染造成内覆腺上皮的管道不同,它是克罗恩病的侵袭性感染所致,瘘管壁为肉芽组织。克罗恩病肛瘘占所有肛瘘的10%~20%。基于其病因、病理、预后等的特殊性,治疗原则上建议在多学科诊疗模式下施行以内科保守治疗为主、外科治疗为辅的个体化治疗,外科治疗的主要目标是治疗并发症。

(1)内科治疗:包括生物治疗,可用英夫利昔单抗(infliximab)、阿达木单抗(adalim-umab);免疫抑制剂治疗,可用硫唑嘌呤、环孢素、6-巯嘌呤等;抗生素治疗,可用甲硝唑、氟喹诺酮类等。

(2)外科干预:外科干预的主要目标是引流脓肿,可以切开引流或挂线引流,外科引流结合药物治疗可以促进克罗恩病肛瘘的愈合。对于克罗恩病所致的严重肛周感染、顽固性败血症者,可考虑行转流性肠造口;反复感染、手术等所致直肠狭窄、肛门失禁者也可考虑行直肠切除手术。

参考文献

[1] 丁甘仁.丁甘仁医案[M].北京:人民卫生出版,2007.

[2] 顾一帆,陈红锦.朱秉宜教授诊治肛瘘经验[J].云南中医中药杂志,2021,42(08),1-3.

[3] 李程,王思农.王文春主任医师治疗肛瘘的临床经验介绍[J].陕西中医,2013,34(05).

[4] 王业皇,王可为.丁泽民切开挂线疗法治疗高位复杂性肛瘘临证经验探析[J].江苏中医药,2015,47(02).

[5] 中国医师协会肛肠医师分会临床指南工作委员会.肛瘘诊治专家共识(2020版)[J].中华胃肠外科杂志,2020.23(12):1123-1130.

(王思阳　马超超)

第四节　脱　肛

脱肛即直肠黏膜、肛管、直肠全层和部分乙状结肠向下移位、脱出肛门外的一种疾病，中医学又称"人州出""盘肠痔"等，其发病率在肛肠科疾病中约占0.85%，各种年龄均可发病，但多发于小儿、老人、经产妇及体弱的青壮年，认为与久泻久痢、小儿元气不足、老人脏器衰退、妇女生育过多有关。现代医学则认为，骶尾部低平、腹膜折返部过低、肛门括约肌无力和直肠周围脂肪含量过少、盆底组织软弱等均可导致直肠脱垂的发生。

一、古籍选粹

古籍参考书目：《神农本草经》《华氏中藏经》《针灸甲乙经》《诸病源候论》《备急千金要方》《千金翼方》《外台秘要》《三因极一病证方论》《太平惠民和剂局方》《儒门事亲》《丹溪心法》《永类钤方》《世医得效方》《景岳全书》《医方考》《病机沙篆》《鸡鸣录》《医林改错》《医门法律》《温病条辨》《临证指南医案》《张氏医通》《外科十三方考》。具体内容摘录如下：

（一）东汉《神农本草经》

【内服治疗】

蛞蝓，一名陵蠡，味咸寒。治疗贼风，㖞僻，轶筋，及脱肛，惊痫，挛缩。

（二）汉·华佗《华氏中藏经》

【疾病概述】

病劳人，脱肛，骨肉相失，声散呕血，阳事不禁，梦寐交侵，呼吸不相从，昼凉夜热者，死。吐脓血者，亦死。其脉不数，有根蒂者，及颊不赤者，生。

病肌热形瘦，脱肛，热不去，脉甚紧急者。

（三）晋·皇甫谧《针灸甲乙经》

【外用治疗】

脱肛下，刺气街主之。

（四）隋·巢元方《诸病源候论》

【疾病概述】

脱肛者，肛门脱出也。

【病因病机】

多因久痢后,大肠虚冷所为。

肛门,大肠候也。大肠虚冷,其气下冲者,肛门反出。亦有因产,用力努偃,气冲其肛,亦令反出也。

脱肛者,肛门脱出也。肛门,大肠之候,小儿患肛门脱出,多因痢大肠虚冷,兼用䘞气,故肛门脱出,谓之脱肛也。

(五)唐·孙思邈《备急千金要方》

【内服治疗】

鳖头丸 治小儿积冷久下,差后余脱肛不差,腹中冷,肛中疼痛,不得入者方。死鳖头二枚,炙令焦 小猬皮一枚,炙令焦 磁石四两 桂心三两 上四味末之,蜜丸如大豆,儿三岁至五岁服五丸至十丸,日三。儿大,以意加之。

【外用治疗】

治妇人阴下脱若脱肛方:羊脂煎讫,适冷暖,以涂上,以铁精傅脂上,多少令调,以火炙布暖,以熨肛上,渐推内之。末磁石,酒服方寸匕,日三。

治五痔及脱肛方:槐白皮二两 薰草 辛夷 甘草 白芷各半两 野葛六铢 巴豆七枚 漆子十枚 桃仁十枚 猪脂半斤 上十味㕮咀,煎,三上三下,去滓,以绵沾膏,塞孔中,日四五过,虫死瘥,止痒痛大佳。

小儿脱肛:灸顶上旋毛中三壮,即入。

又方:灸尾翠骨三壮。

又方:灸脐中,随年壮。

治脱肛方:蒲黄二两,以猪脂和,傅肛上,内之,二三愈。

治肠随肛出,转广不可入:生栝楼根取粉,以猪脂为膏,温涂,随手抑按,自得缩入。

治积冷利脱肛方:积实一枚,石上磨令滑泽,钻安柄,蜜涂,炙令暖,熨之,冷更易,取缩入止。

又方:铁精粉内上,按令入,即愈。

治脱肛历年不愈方:生铁三斤,水一斗煮取五升,去铁,以汁洗,日再。

又方:用死鳖头一枚,烧令烟绝,治作屑,以傅肛门上,进以手按之。

病寒冷脱肛出:灸脐中,随年壮。

脱肛历年不愈 灸横骨百壮。

又方:灸龟尾七壮。龟尾即后穷骨是也。

(六)唐·孙思邈《千金翼方》

【内服治疗】

五石乌头丸 治男子五劳七伤,诸积冷,十二风痹,骨节沉重,四肢不举,食饮减少,羸瘦骨立,面目焦黑,时时或腹内雷鸣,膀胱当满,或下青黄经时不止,妇人产后恶血不尽,腹内坚强,诸劳少气,百病间发,或时阴肿,或即脱肛,及下出疼痛方。钟乳研炼 紫石英研炼 白石英研炼 石硫黄研,各二两半 黄芩 白薇 白术各三分 矾石二两,烧 干地黄七分 芍药 附子炮,各一两,去皮 乌头十五枚,炮,去皮 吴茱萸二两半 蜀椒去目闭口者,汗 人参 细辛 白石脂 赤石脂 山茱萸 天雄炮,去皮 芎䓖 麦门冬去心 前胡 半夏洗 龙骨 桂心各五分 远志十五枚,去心 茯苓 黄连 当归 紫菀 禹余粮 云母粉 甘草炙,各一两半。上三十四味捣筛为末,炼蜜和,丸如梧子大,酒服十丸,日三。不知,增之,可至二十丸,以心热为知力也。

五石更生散 治男子五劳七伤,虚羸著床,医不能治,服此无不愈,惟久病者服之,其年少不识事,不可妄服之,明于治理,能得药适可服之,年三十勿服,或肾冷脱肛阴肿,服之尤妙方。紫石英 白石英 赤石脂 钟乳 石硫黄 海蛤并研 防风 栝楼各二两半 白术七分 人参三两 桔梗 细辛 干姜 桂心各五分 附子炮,三分,去皮,上一十五味捣筛为散,酒服方寸匕,日二。中间节量,以意裁之,万无不起。热烦闷,可冷水洗面及手足身体,亦可浑身洗。若热,欲去石硫黄赤石脂,即名三石更生。一方言是寒食散,方出何侯,一两分作三薄,日移一丈再服,二丈又服。

【外用治疗】

治脱肛方:蒲黄二两 上一味以猪脂和,傅肛门上,内之,日二三,愈。

又方:肠出不入,生栝楼取汁,猪脂等分汤上温,涂纳之,瘥。

又方:以铁精粉上,纳之,每出即粉,取瘥止。

腰痛不得动者:令病人正立,以竹枝柱地度至脐,取杖度背脊,灸杖头处,随年壮,良。灸讫,藏竹杖勿令人得之。丈夫痔下血,脱肛不食,长泄痢,妇人崩中去血,带下淋露,去赤白杂汁,皆灸之。此侠两傍各一寸,横三间寸灸之。

灸尾翠骨:七壮立愈,主脱肛,神良。

(七)唐·王焘《外台秘要方》

【内服治疗】

紫参 秦艽 乱发灰 紫菀 厚朴炙,以上各一两 藁本二两 雷丸半升 白芷一两 蟅虫半两,熬 贯众三两,去毛 猪后悬蹄甲十四枚,炙 虻虫半两,去翅足,熬 石南半两,炙 上十三味,捣筛,以羊脊骨中髓合猪脂各半升煎,和丸如梧子。未食酒服十五丸,日再,亦可饮下。剧者夜一服。四日肛边痒止,八日脓血尽,鼠乳悉愈,满六十日,终身不复发,久服益善。有痔病十八年,肛出长三寸,服此方即愈。亦疗脱肛。有人热可除羊髓,以赤蜜代。

(八)宋·陈言《三因极一病证方论》

【病因病机】

肛门为肺下口,主大肠,肺脏实则热,热则肛门闭塞,腑虚则大肠寒,寒则肛门脱出。

又妇人产褥用力过多,及小儿叫呼,及久利后,皆使肛门滞出。

【内服治疗】

蝟皮散 治肛门或因洞泄,或因用力,脱出不收。蝟皮烧存性,用一个 磁石半两,煅碎 桂心半两 上为末。饮方寸匕,忌举重及房室,《肘后》治女人阴脱,加鳖头一枚,烧灰,研入。

【外用治疗】

香荆散 治肛门脱出,大人小儿悉主之。香附子 荆芥穗各等份 上为末。每用三匙,水一大碗,煎十数沸,淋。

又方:用五倍子为末。每三钱,水二碗,煎减半,入白矾一块,安小桶子内,洗之,立效。

铁粉散 治脱肛,历年不愈。铁粉研细,每用少许掺之,按令入,即愈。

又方:用木贼不以多少,烧存性。上为细末,掺肛门上,按之。

(九)宋·太平惠民和剂局(编)《太平惠民和剂局方》

【内服治疗】

铁刷汤 治男子脾积心气痛,妇人血气刺痛,及治中酒恶心,一切疟、痢气疾,肠风下血、脏毒,滑肠泄泻。苍术八两,泔浸一宿 良姜六两,油炒 茴香炒,二两 甘草炙,八两半 上为细末。每服二钱,生姜三片,盐一捻,水一盏,煎至七分,温服,或用热酒调下亦得。如脾寒,用酒一盏煎,临发时连进三服。兼治四方之人不服水土,小儿脏寒脱肛,并用姜三片,枣子一枚煎服。如冒暑伏热,擦生姜冷水调下。若行路早起,枣子一枚去核,包药少许,同生姜三片嚼下。能辟四时非节疫疠、痧瘴等疾。

纯阳真人养脏汤 治大人、小儿肠胃虚弱,冷热不调,脏腑受寒,下痢赤白,或便脓血,有如鱼脑,里急后重,脐腹疼痛,日夜无度,胸膈痞闷,胁肋胀满,全不思食,及治脱肛坠下,酒毒便血,诸药不效者,并治之。白芍药一两六钱 当归去芦 人参去芦 白术各六钱 肉豆蔻面煨,半两 肉桂去粗皮 甘草炙,各八钱 木香一两四钱 诃子皮一两二钱(注:原方中有罂粟壳,去蒂、盖,蜜炙,三两六钱) 上为粗末。每服二大钱,水一盏半,煎八分,去滓,食前温服。老人、孕妇、小儿暴泻,急宜服之,立愈。忌酒、面、生冷、鱼腥、油腻。如肠腑滑泄夜起,久不瘥者,可加附子三四片,煎服。此药的有神效,不可具述。

槐角圆 治五种肠风泻血:粪前有血,名外痔,粪后有血,名内痔,大肠不收,名脱肛,谷道四面弩肉如奶,名举痔,头上有孔,名瘘,并皆治之。槐角去枝、梗,炒,一斤 枳壳去瓤,麸炒 黄芩 当归酒浸一宿,焙 防风去芦 地榆各八两 上为末,酒糊圆,如梧桐子大。每服三十圆,米饮下,不拘时候。此药治肠风疮内有虫,里急下脓血,止痒痛,消肿聚,驱湿毒,久服永除病源。

【外用治疗】

附子散 治小儿大肠虚冷,肛门脱出,多因下痢得之,宜以药涂。附子_{生,去皮、脐} 龙骨_{各一两} 上为细末。每用一钱,涂在脱肛上,按令入,频用之。

水圣散子 治小儿脱肛不收,用浮萍草,不以多少。上杵为细末,有患,用药干贴。

又方:用磨刀水洗,亦效。

(十)金·张从正《儒门事亲》

【外用治疗】

脱肛痔瘘:胡荽子_{一升} 乳香_{少许} 粟糠_{半升或一升} 上先泥成炉子,止留一小眼,可抵肛门大小,不令透烟火,熏。

治脱肛:蔓陀罗花子 莲壳_{一对} 橡碗_{十六个} 上捣碎,水煎三五沸,入朴硝热洗,其肛自上。

(十一)元·朱丹溪《丹溪心法》

【临证辨治】

脱肛属气热、气虚、血虚、血热。气虚者,补气,参、芪、芎、归、升麻;血虚,四物汤;血热者,凉血,四物汤加炒柏;气热者,条芩六两,升麻一两,曲糊丸,外用五倍子为末,托而上之。一次未收,至五七次,待收乃止。

【内服治疗】

槐角丸 治诸痔,及肠风下血脱肛。槐角_{一两} 防风 地榆 当归 枳壳 黄芩_{各半两} 上为末,糊丸如梧子大。空心米汤下二十丸。

【外用治疗】

小儿脱肛。戴云:脱肛者,大肠脱下之说。

又方:治东北方壁土泡汤,先熏后洗。

(十二)元·李仲南《永类钤方》

【内服治疗】

钓肠丸 治内外诸痔,及肛门肿痛,或下脓血,肠风下血,以致肛门脱出。瓜蒌二枚,烧存性 胡桃仁_{十五个,不油者} 猬皮_{两个,各于罐内烧存性} 白矾_煅 绿矾_枯 半夏 白附子 南星_{各生用} 鸡冠花_{炒,五两} 制枳壳 附子_{去皮、脐,生} 诃子_{煨肉,各二两} 细末,醋煮糊丸梧子大,每三十丸,空心温酒下。

乳香丸 治诸痔,并肠风下血,肛边或生结核肿疼,或已成疮,大便艰难,肛肠脱出。制枳壳 牡蛎_煅 荜澄茄 大黄_{蒸,焙} 鹤虱_炒 芫青_{去头、足,糯米炒,各半两} 乳香_研 白丁香_{各一分} 细末,粟米糊丸梧子大,每二十丸。肠风,腊茶清下;诸痔,煎薤白汤;诸漏,煎铁屑汤下,并空心服。

《百一选》用槐花、槐角,等份炒为末,用羊血蘸药炙熟食之,以酒送下。或以猪膘去皮,蘸药炙服亦可。

【外用治疗】

又方:以鱼腥草擂如泥,用朴硝水先洗肛门,却用芭蕉叶托之,却以药于臀下贴坐,自然入。

又方:用五倍子末三钱,水二碗,煎碗半,入白矾一块,淋洗,立效。

（十三）元·危亦林《世医得效方》

【内服治疗】

钓肠丸 治大肠虚寒,或因服凉药过度,或久痢后脏寒所致。丸如粟米大。大者细嚼胡桃酒送下,小者木香汤下。

瓜蒌丸 治初病脱肛,鼻梁青脉,唇白,齿根焦黄,久病两颊光,眉赤唇焦,多啼哭。黄瓜蒌一个 白矾半两 上将白矾入瓜蒌内固济,火煅,为末,米糊丸。每服三十丸,米汤送下。

龙骨散 治大肠虚,肛门出。龙骨 诃子肉炒,各二钱半 没石子大者,二枚 赤石脂各二钱 (注:原方中有罂粟壳 去颊,醋炙) 上为末。每服一钱,米饮调下。

【外用治疗】

洗方:香附子、荆芥、皂角,煎水洗。

又方:以葱汤洗令软,用芭蕉叶托上。

又方:五倍子,朴硝,大腹皮,煎水洗,以赤石脂末掺在芭蕉叶上,托入。

贴方:蓖麻子四十九粒,研烂,水调作饼子,贴囟顶上,收上,立有效。

痢频脱肛黑色生壳方 上用巴豆壳烧灰,芭蕉自然汁煮,入朴硝少许,洗软,用真清油点三滴,放三角,白矾煅过研烂,真龙骨少许同研,掺肛头,用芭蕉叶托上,勿令便去,出入令大儿抱定。

紫萚膏 治脏热肛门脱出。上用紫萚一大握,又以鱼腥草擂烂如泥,先用朴硝水洗,掺肛门,用芭蕉托入,却用药手臀下贴坐,自然致入。

又方:用新砖一片烧红,以醋烧之,气上即用脚布叠数重压定,使热气上透,不可过热。令病者以臀坐于布上,如觉布温,遂旋减之,以常得温热为度。

灸法:顶上旋毛中三壮,即入。又灸尾翠骨三壮。又灸脐中随年壮。

（十四）明·张介宾《景岳全书》

【病因病机】

大肠与肺为表里,肺热则大肠燥结,肺虚则大肠滑脱,此其要也。故有因久泻久痢,脾肾气陷而脱者;有因中气虚寒,不能收摄而脱者;有因劳役吐泻,伤肝脾而脱者;有因酒湿伤脾,色欲伤肾而脱者;有因肾气本虚,关门不固而脱者;有因过用寒凉,降多亡阳而脱者;有因湿热下坠而脱者。然热者必有热证,如无热证,便是虚证。且气虚即阳虚,非用温补多不能效。凡小儿元气不实者,常有此证。故陈自明曰:大肠虚寒,其气下陷,则肛门翻出;或因产努力,其肛亦然,是诚确见之论。

【临证辨治】

《内经》曰:下者举之;徐之才曰:涩可去脱,皆治脱肛之法也。故占人之治此者,多用参、芪、归、术、川芎、甘草、升麻之类以升之补之,或兼用北五味、乌梅之类以固之涩之,仍外用熏洗收涩之药,则无有不愈。凡中气微虚而脱者,宜四君子汤或五味异功散。中寒吐泻而脱者,五君子煎或温胃饮。泻痢不止而滑脱者,胃关煎,或加乌梅、北五味、文蛤、木香之属以佐之。脾虚下陷而脱者,补中益气汤或举元煎。阴虚肝肾不足而下陷者,补阴益气煎。阴中阳虚而脱者,理阴煎或大补元煎。以上诸证,凡虚中挟火,或热赤,或肿痛,宜用补中益气汤加黄连、黄芩、槐花之类加减治之。然必真有火证火脉,方可酌用寒凉,若非实火,则大忌苦寒,以防其沉降败脾也。若妇人产后用力太过,肛门脱出者,宜六物煎加升麻,或用殿胞煎加人参,仍须用温热汤洗而收之。若湿热下坠,疼痛脱肛甚者,抽薪饮、大分清饮;微者,约营煎。

薛立斋曰:脱肛属大肠气血虚而兼湿热。凡湿热胜者,升阳除湿汤。血热者,四物加条芩、槐花。血虚者,四物加白术、茯苓。兼痔而痛者,四物加槐花、黄连、升麻。久痢者,补中益气汤加酒炒芍药。中气虚陷者,前汤加半夏、炮姜、五味、茯苓。肾虚者六味丸,虚寒者八味丸。

【内服治疗】

参术芎归汤 治泻痢产育气虚脱肛,脉濡而弦者。人参 白术 川芎 当归 黄芪_{酒炒} 山药_炒 白芍药 白茯苓 升麻 炙甘草 上生姜水煎服。

按此方若治泄痢虚滑脱肛,仍须加制附子、肉豆蔻方效。

凉血清肠散 治大肠血热脱肛。生地黄 当归 芍药_{各钱半} 黄芩 黄连 防风 荆芥 升麻_{各一钱} 香附 川芎 甘草_{各五分} 水一盏半煎服。

缩砂散 治大肠伏热,脱肛红肿。缩砂仁 黄连 木贼_{等份} 上为细末。每服二钱,空心米饮调下。

诃子人参汤 治证同前。诃子_{煨,去核} 人参 白茯苓 白术 炙甘草 莲肉 升麻 柴胡_{等份} 水一盏半,加生姜煎服。

【外用治疗】

又方:用五倍子末三钱,明矾末二钱,水二碗,煎沸热洗,立收。

又方:治脱肛三五寸者,先用五倍矾汤洗过,次用赤石脂为末,以油纸托上,四围皆掺之,妙。

又方:用桑叶、桃叶煎汤,入矾末,洗之则愈,或以蓖麻子捣膏药贴顶心,则不下脱。

又方:用石灰炒热,以帛包裹,令患人坐其上,冷即易之。

灸脱肛法:长强穴灸三壮愈 脐中随年壮 百会灸三壮,治小儿脱肛

熏熨脱肛方 治气痔脱肛 枳壳面炒 防风去叉,各一两 枯矾二钱半 上咀,用水三碗,煎至二碗,乘热熏之,仍以软帛蘸汤熨之,通手即淋洗。

熏洗脱肛法:用赤皮葱,韭菜二味各带根者煎汤,入大风子、防风末各数钱,乘热熏洗立收上。

又方:用五倍子煎汤洗,以赤石脂末掺上托入。或脱长者,以两床相并,中空尺许,以瓷瓶盛汤,令病人仰卧浸瓶中,逐日易之,收尽为度。

涩肠散 治久痢大肠滑脱。诃子 赤石脂 龙骨等份 上为末。以腊茶少许和药,掺肠头上,用绢帛揉入。

又方:用鳖头煅存性,入枯矾少许,如上揉入。

蟠龙散 治阳证脱肛肿痛。地龙晒干,一两 风化硝二两 上为末,每用一二钱,肛门湿则干掺,燥则清油调擦。先以见肿消,荆芥、生葱煮水,候温洗,轻轻拭干,然后敷药。

伏龙肝散 治阴症脱肛。伏龙肝一两 鳖头骨五钱 百药煎二钱半 上为末。每用一二钱,浓煎紫苏汤候温洗过,以清麻油调药敷如前法。

(十五)明·吴昆《医方考》

【疾病概述】

脱肛,一也,有寒热之判焉。又能进之而辨气血中之寒热,则精艺者也。今考古方三首,表其要者尔!

【内服治疗】

丹溪脱肛方 人参 黄芪 川芎 当归 升麻 久泻脱肛者,此方主之。泻久则伤气,下多则亡阴,是气血皆亏矣,故令广肠虚脱。气不足者,补之以甘温,故用参、芪。阴不足者,养之以厚味,故用芎、归。下者举之,故用升麻。

举肛丸 半夏 天南星 枯白矾各五钱 枯红矾 鸡冠花炒 白附子各五两 诃子肉煅 黑附子生 枳壳各一两 蝟皮二枚,炙 瓜蒌一枚,烧存性 胡桃仁十五枚,烧存性 共为末,醋糊作丸。空心温酒下三十丸。泄泻虚寒脱肛者,此方主之。湿盛则濡泻,久泻则胃虚,胃虚则脏寒,脏寒则无阳以升举,故令肛肠脱而不上。燥能去湿,故用半夏、南星。枯能制湿,故用红、白枯矾。温能暖脏,故用黑、白附子。乃若鸡冠花、蝟刺皮、枳壳所以驱风。而诃子、瓜蒌、

胡桃仁之灰,取其涩以固脱也。

【外用治疗】

收肛散 熊胆五分 孩儿茶三分 冰片一分 共为细末,乳调涂肛上,热汁下而肛收矣。热则肛门涩,涩则便不易出,不易出则令人努责,努责之久,则令脱肛。此与寒脱不同者,此则肛门涩,寒脱则洞泄而不涩也。苦可以胜热,故用熊胆。涩可以固脱,故用儿茶。辛可以拔邪,故用冰片。

(十六)明·李中梓《病机沙篆》

【临证辨治】

脱肛一症,最难用药,热则肛门闭,寒则肛门脱,磁石为末,食前米饮下二钱,外用铁锈汤洗之。

脱肛,有泻痢而脱者,有痔漏而脱者,属虚也,宜补而涩之,五倍子末敷之托入,如此五、七次,不复脱;煎汤洗亦上。有大肠受热受寒皆能脱肛,热者,五倍朴硝汤洗;寒者,香附荆芥汤洗;木贼烧灰存性,麝少许,大便后同倍末敷之。气虚下陷,用补中益气汤。大肠热者,四物汤加荆、防、芩、连。泻久脱出,补中益气加五味、诃子,莲肉煎服。

(十七)清·王孟英《鸡鸣录》

【内服治疗】

砂仁 黄连 木贼等分为末,米饮下。

小儿脱肛,及大人之不因热陷,而因于气虚者,用不落水猪腰子一个,破一缺如荷包形,入以升麻,涩纸厚包煨熟,去升麻,但吃腰子,药性到,以温水洗肛自收。

痔漏 大松树皮老者愈佳,八两 浓煎一大碗,收至一小碗,乘热服二次即愈,兼治脱肛。

【外用治疗】

脱肛 蝉蜕研末,菜油和敷。

(十八)清·王清任《医林改错》

【内服治疗】

黄芪防风汤 治脱肛,不论十年、八年,皆有奇效。黄芪四两,生 防风一钱 小儿减半,水煎服。

(十九)清·喻嘉言《医门法律》

【内服治疗】

地榆芍药汤(《保命》) 治泄痢脓血脱肛。苍术八两 地榆 卷柏 芍药各三两 上咬咀,每服二两,水煎温服,病退勿服。

（二十）清·吴鞠通《温病条辨》

【内服治疗】

湿温下利，脱肛，五苓散加寒水石主之。

（二十一）清·叶天士《临证指南医案》

【病因病机】

脱肛一症，其因不一。有因久痢久泻，脾肾气陷而脱者；有因中气虚寒，不能收摄而脱者；有因酒湿伤脾，色欲伤肾而脱者；有因肾气本虚，关门不固而脱者；有因湿热下坠而脱者。又肛门为大肠之使，大肠受寒受热，皆能脱肛。老人气血已衰，小儿气血未旺，皆易脱肛。

【临证辨治】

经曰下者举之，徐之才曰涩可去脱，皆治脱肛之法也。观先生治脱肛之症，亦不越乎升举、固摄、益气三法。如气虚下陷而脱者，宗东垣补中益气汤，举陷为主；如肾虚不摄而脱者，宗仲景禹粮石脂丸，及熟地、五味、菟丝辈，固摄下焦阴气为主；如肝弱气陷，脾胃气虚下陷而脱者，用摄阴益气，兼以酸苦泄热为主；如老年阳气下陷，肾真不摄而脱者，又有鹿茸、阳起石等，提阳固气一法。汪庵云：有气热血热而肛反挺出者，宜同芩、连、槐、柏，及四物、升、柴之类。愚谓即或间有此症，终非可训之法，存之以质君子。

（二十二）清·张璐《张氏医通》

【临证辨治】

《难经》云：出者为虚。肛门之脱，非虚而何？况大肠与肺为表里，肺脏蕴热则闭，虚则脱，须升举而补之，慎不可用坠气之药。产育及久痢用力过多，小儿气血未壮，老人气血已衰，故多患此疾，是气虚不能约束禁固也，大剂补中益气汤为主，升麻须用醋煮。泻痢后大肠气虚，肛门脱出，不肿不痛，属气血虚，补中益气加伏龙肝；赤肿有痛，宜兼凉血祛风，加羌、防、芍药；里急下重有脓血，加木香、乌梅。大肠热甚而脱，升麻汤加羌、防、芩、连；肠风下血而脱，人参胃风汤。老人虚人，用力过度而脱者，十全大补汤。肠胃燥涩，大便秘结，努挣太过，因而脱肛者，人参固本丸加槐角凉补以润之。有肠头作痒，即腹中有虫，丈夫因酒色过度所致，大肠者传导之官，肾者作强之官，盖肾虚则泄母气，肺热则大肠不收，故成脱肛。治法，内服黄连犀角散，外用朴硝煎汤洗之。大肠虚而挟热，肛门红肿，槐花、槐角等分，羊血拌，炙熟为末，以酒送下。大肠受热则赤肿，受寒则白滑，皆能脱出，当审其因证，寒者以香附、荆芥、胡葱煎汤洗之，热者，以五倍子、朴硝、白矾煎汤洗之；风热，以荆芥、薄荷、朴硝煎汤洗之。绯赤肿痛，不可用热汤熏洗，尤忌五倍子等酸涩收敛，汤气蒸发，则愈肿愈痛，宜熊胆磨水点之，或田螺去掩，入冰片少许，埋地一宿，化水点之。病劳人脱肛，骨肉相失，声散呕血，阳事不禁，梦寐交侵，呼吸不相从，昼凉夜热者死，唾脓血者亦死，其脉不数而有根蒂及颊不赤者生。小儿脱肛，鳖头烧灰涂之。实热则大便秘结，虚寒则肛门脱出。因吐泻脾虚，肺无所养，故大肠气虚下脱也，补中益气为主。若脱出绯赤，或作痛者，血虚有热也，本方加丹皮、芍药，甚则加川连，外用槐角煎汤熏洗。若色淡不肿不痛，无血，此属气虚，只用补中益气以升举之，或加乌梅以收致之。大凡手足指热，属胃热；手足指寒，属胃寒。若小儿肛痒或嗜甘肥，大肠湿热壅滞，或湿毒生虫而啮蚀肛门者，内服肥儿丸，外以雄黄、铜绿为散纳肛门。若因病不食，虫无养而蚀肛者为狐惑，黄连犀角散，若蚀肛透内者不治。

（二十三）清·张觉人《外科十三方考》

【疾病概述】

盘肠痔 此痔因气血虚损，湿热掺入大肠所致，发时大肠即坠出约二、三寸许，其痔核约如棉子大，肿痛非常，渐渐阴囊俱肿，成脓溃头，辛劳即发，常常脓水不干，饮食少进。

【临证辨治】

治法照前内服托里排脓之剂。外敷麻凉膏以镇其痛，兼服中九、金蚣二丸，七日后视漏孔出脓时，即插干脓小药线，三日后如脓尚不止，复以小药线插之，至七日后茧必脱落。如此时小便不往龟头出而往漏孔出者，可以黄蜡做成一饼，放入孔内，再以加味天然散塞住漏孔，外贴解毒膏，以少饮茶水为佳，则小便自少，如此补塞数次，不过半月，每可收功。

【内服治疗】

中九丸 锅烈一钱 金丹一钱 银翠三钱若脓寒加石青五分，共研细末，用面糊趁热合药为丸，如凤仙子大备用。每服一分，病重者，可由二分加至三分，用温酒或温开水送服，服至毒消尽时为止，忌食萝卜。如系阴证，可加石青一钱，余症不用；畏寒者，可加百草霜五钱。疔疮忌服，小孩量减。服丸之后，间有发现头晕者，不必畏惧，过一时即消失矣。

中九丸的又一配法 锅烈六钱 金丹三钱 石青四钱 银翠四钱 蟾酥二钱 熊胆三钱 珍珠二钱 麝香一钱，以枣泥为丸，如小黑豆大，朱砂为衣。每服二、三丸，用龙眼肉包好，白糖开水送服，每日二次，病重者，可服三、四丸。血燥之人可加牛黄，如无牛黄，可用九转胆星代之。

金蚣丸 方歌：金蚣丸内用蜈蚣，全蝎山甲与僵虫，朱砂雄黄同配合，痰核瘰疬散无踪。金头蜈蚣十五条去头足微炒 全蝎二十个去头足米泔水洗 山甲二十片土炒成珠 僵蚕二十条炒去丝 朱砂二钱 明雄二钱 川军三钱，共研细末，黄酒、曲糊为丸，如绿豆大，朱砂、雄黄为衣。每服三十至五十粒，空心温黄酒送服，老弱量服，汗出即愈，未成者消，已成脓者,次日即溃,已溃者忌服。如系痰核瘰疬,可兼服中九丸五至十粒以辅助之。又如患者体质柔弱,消化不良,服中九丸后腹痛作泻者,可兼服此丸,即可减退其副作用。

【外用治疗】

麻凉膏 川乌四两 草乌四两 生南星二两 野芋头四两 芙蓉叶四两,共为细末。阳毒用酒调敷,阴毒用醋调敷。如皮破者,以清油调敷。如无野芋头时,亦可以水仙花根瓣代之。

又一用法,阴毒可加黄芪、肉桂为末,醋调敷之。此方最适合于阴阳夹杂之症,在鲜药难办时,亦可以"南星散"代替之,方用生南星一两,炒白芥三钱,白芷五分,共研细末,以猪胆汁、蜂蜜各半调涂之,消肿散结之功,不亚于麻凉膏。

二、近现代名家对病因病机、证型、临证的认识

刘佃温基于中医理论的五脏一体观,认为五脏功能失调皆可导致脱肛的发生,临床治疗应辨证论治,当辨虚实,明脏腑。①"心神主则魄门行",五脏之中,心统领诸脏,主明则下安,心神正常则魄门开合有度,传导有序,主不明,则传导失司,可导致本病的发生。②肝主疏泄,调畅气血,舒畅情志,肝的疏泄功能正常,可使全身气机升发条达,而不至于下陷。若疏泄太过,肝气横逆犯脾,甚则出现脱肛。③脱肛与久咳不愈、肺脏受损、魄门不固有关。肺为气之主,肺脏受损,气不固摄,治疗时宜补益肺脏,升阳举陷,使肺气宣,魄门固,诸症消除。④脾位于中焦,为后天之本,气机升降之枢纽,凡影响中焦气机升降的因素皆可导致脱肛的发生。⑤肾藏精,在志为恐,开窍于二阴。小儿先天禀赋不足,肾气不充,年老患者元气已衰或久病伤肾,老幼皆可因肾气虚而下元不固致脱肛。五脏功能失调可引起脱肛疾病的发生,临床上应审病求因,万不要一叶障目。

田振国认为本病是全身疾病的局部表现,与脾胃、肺、肾密切相关。其中脾胃为气血生化之源,肺与大肠相表里,肾开窍于二阴,主一身之元气,故上述脏腑病变会影响到大肠,发生脱肛。其病机不外虚实两端。若久痢、久泻、久咳以及妇女生育过多,体质虚弱,劳伤耗气,中气不足,以致气虚下陷,固摄失司,而致脱肛。小儿因先天不足,气血未充,老年人多因气血衰退,或者因为滥用苦寒攻伐药物,亦能导致真元不足,关门不固,而致脱肛。实者多因便秘、痔疮等病,湿热郁于直肠,局部肿胀,里急后重,排便过度努责,约束受损,而致脱肛。但总体上是实少虚多。主要分为:①脾虚气陷证:排便或努挣时肛内有物脱出,轻重程度不一,色淡红;伴有肛门坠胀,大便带血,神疲乏力,食欲不振,甚则头晕耳鸣,腰膝酸软,舌淡,苔薄白,脉细弱。②湿热下注证:排便或努挣时肛内有物脱出,色紫黯或深红,甚则表面糜烂、破溃,肛门坠痛,肛内指检有灼热感,舌红,苔黄腻,脉弦数。

三、医案

【医案】桂某,男,41岁。前年曾患痢疾,因之脱肛,迄今已有两年。大便经常每日二次,溏泻兼有黏液脓样物,每便必脱肛,疼痛,时常出血。腹胀闷,不思食。舌苔黄垢,脉象沉数。辨证立法:积热于肠,久痢未愈,苔黄脉数湿热之证。清阳不升,浊阴不降,中气日虚,脱肛症现。宜分清浊,除肠热。后议补中气治脱肛。处方:青皮炭5克,苍术炭6克,血余炭(禹余粮10克同布包)6克,广陈皮炭5克,白术炭6克,椿白皮炭10克,炒槐花1克,吴萸(黄连5克同炒)5克,葛根炭10克,炒地榆10克,焦薏仁20克,黄芩炭10克,紫厚朴5克,炙草梢3克,苦参10克。

二诊:服药四剂,大见功效,大便一日一次,已无脓样溏便,胀闷消,食欲增。脱肛未效,拟补中益气汤治之。处方:醋柴胡5克,黑升麻3克,杭白芍10克,黑芥穗3克,血余炭(禹余粮10克同布包)10克,黄芪12克,党参10克,野白术6克,炒槐花10克,广陈皮3克,炒地榆10克,吴萸(黄连3克同炒)2克,炙甘草3克,椿白皮炭10克,当归身5克,焦薏苡仁20克。

三诊:服药六剂,大便每日一次,服药期间脱肛只现二次,疼痛大减,食欲增强,拟用丸药巩固。处方:每日早服七宝妙灵丹1瓶,晚服补中益气丸10克。

【按】治病宜分层次,慢性痢疾引起脱肛,若先用补中益气汤为主方,清浊不分,肠热未清,脱肛亦必不效。施师先治腹泻,后再补中,二年夙疾,十剂而效。先后缓急,层次分明。

(摘自《施今墨临床经验集》)

四、现代研究进展

直肠脱垂(rectum prolapse),是指直肠黏膜、肛管、直肠全层和部分乙状结肠向下移位而脱出肛门外的一种疾病。

【病因病理】

直肠脱垂的病因目前尚未完全明了,认为与多种因素有关:

(1)解剖学因素:肛管直肠角变形,直肠呈垂直状承受腹压,腹腔内压力不能有效分散,久而久之直肠出现下移。

(2)盆底组织因素:幼儿发育不良、营养不良患者、消瘦患者和老年多产女性出现的盆底肌肉松弛、薄弱无力,手术损伤局部正常生理结构及阴部神经导致盆底肌肉萎缩,丧失生理功能,均可导致脏器下移。

(3)腹内压增加:慢性腹泻、便秘、前列腺增生、慢性咳嗽和多次分娩等经常使腹压增高并长时间维持在较高水平,推动直肠向下脱出。

(4)疾病因素:Ⅲ期内痔、直肠息肉等疾病导致肿物组织经常脱出,使肛门括约肌松弛,并将直肠黏膜向下牵引,可导致直肠黏膜与肌层分离而脱垂。

(5)其他如精神因素、直肠膀胱(子宫)陷凹过深等均可使直肠脱出。

直肠脱垂的发病机制目前主要有四种:Douglas陷凹加深、直肠与骶骨岬分离呈垂直状态、乙状结肠冗长、肛提肌分离和肛门括约肌松弛。任何一种发病机制都基于直肠脱垂的病理解剖特征,Douglas陷凹加深、直肠与骶骨岬分离呈垂直状态已获得大多数学者的认可。目前有以下几种学说:

①滑动疝学说:在1912年Moschcowiz提出,直肠脱垂是疝的发生过程。腹内压力使直肠膀胱陷凹或直肠子宫陷凹的腹膜皱襞逐渐下垂,覆盖于腹膜部分的直肠前壁压于直肠壶腹内,使直肠前壁突入肠腔形成一滑动疝后,随直肠下降,经肛门脱出。

②肠套叠学说:在1968年Broden和Selmam提出肠套叠学说。直肠脱垂是直肠上段、乙状结肠交界的大肠环状套叠,套叠起点无固定部位,反复下脱,最后脱出肛门。

③会阴下降综合征学说:长期腹压增加导致直肠前壁黏膜陷入肛管不易复位,并刺激产生坠胀感,使腹压进一步增加,形成恶性循环,最终使会阴持续下降而形成会阴下降综合征,造成直肠脱垂。

④提肌功能障碍综合征学说:由于长期用力排便、神经病变或全身衰竭引起提肌板下垂,直肠尾骨缝、裂隙韧带和提肌悬带下脱并分离,提肌裂隙增宽并下降,引起所有裂隙内脏器都失去提肌及其韧带的支持而松弛。此时如持续增加腹内压,则可导致直肠发生套叠或脱垂。

【临床表现】

(1)症状

①脱出:直肠脱垂的主要症状,早期排便时直肠黏膜脱出,便后自行复位,随着病情的发展,逐渐不能复位,需用手复位,久之直肠全层或部分乙状结肠脱出,甚至咳嗽、负重、行路、下蹲时也会脱出,且不易复位,需用手推回或卧床休息后,方能复位。

②出血:直肠黏膜的脱出伴见黏液分泌物,遇大便质干则可损伤黏膜并出现手纸染血状况,血色鲜红,一般量较少。

③坠胀和疼痛:由于黏膜下垂,反复脱出,使直肠和部分乙状结肠套叠,压迫刺激肛门部,可出现坠胀感或里急后重感。严重者可有腹部或下腹部钝痛,疼痛向下肢或会阴部放射。

④潮湿:由于肛门括约肌松弛,收缩无力,过多的分泌物沿肛管流出,或由于反复脱

出,复位困难,脱垂部分暴露时间较长,容易受到刺激,致使分泌物增多,造成肛门周围皮肤潮湿。

⑤瘙痒:由于直肠黏膜经常脱出在外,以致直肠黏膜充血、水肿或糜烂,渗液刺激肛周皮肤,甚至造成皮肤发炎,出现瘙痒。

⑥嵌顿:排便时肛门直肠黏膜脱出,未能及时复位,以致局部静脉回流受阻,继而发生黏膜充血、水肿,并导致脱出部分嵌顿。随着嵌顿时间延长,黏膜由红色逐渐变成暗红色,甚至出现表面黏膜糜烂坏死。病情进一步发展,脱出段肠管发生绞窄坏死,可由局部反应发展为全身反应,出现发热,小便困难,疼痛导致坐卧不安,甚至发生肠梗阻症状。

（2）体征

①肿物脱出:嘱患者下蹲努挣,或增加腹压,可见肿物脱出肛门。脱出初期,可见脱出黏膜呈环状外翻,颜色深红;脱出中期肛门松弛,脱出物呈锥形,表面可见环状沟纹,黏膜颜色暗红,有时可见出血点和溃疡;脱出日久,肛门括约肌萎缩,肛门收闭不全呈洞状,脱出物如圆筒状,反折沟和环状沟消失,黏膜紫红,可见静脉怒张和糜烂面。

②会阴下降:直肠脱垂患者盆底会阴肌群松弛,会阴下降,臀沟较浅。增加腹压时更为明显,肛门会阴与两侧臀部呈平坦状。严重者肛门会阴下突低于两侧臀部,呈一个漏斗状。

③肛门松弛:直肠脱垂或伴有乙状结肠脱垂的患者,由于肠管反复脱出,肛门括约肌长期被动扩张而薄弱松弛,收缩无力,肛门松弛。直肠指检时手指能轻松插入肛管,无紧缩感。退出手指时,肛门闭合缓慢。严重者牵开两侧臀部,肛门即开放或肛门自然开放呈孔洞状。肛门松弛也进一步加重了直肠脱垂。

④其他脏器下降:由于全身营养障碍所致的直肠脱垂常常并发胃下垂,女性常伴子宫脱垂。

（3）分度:

Ⅰ度:脱垂为排粪时脱垂长度约3cm,便后能自行回缩。

Ⅱ度:脱垂为排粪时直肠全层脱出,长度4～8cm,必须用手压复位。

Ⅲ度:脱垂为排粪时肛管、直肠和部分乙状结肠脱出,长度8cm以上,较难复位。

【临床治疗】

（1）非手术治疗

直肠脱垂无法通过非手术方式治愈,至今也未见单纯通过非手术疗法治愈直肠脱垂的报道,但是某些直肠脱垂相关的症状可以通过药物治疗减轻,改善生活质量。如注射法,是将药物（消痔灵注射液、6%明矾溶液）注入直肠黏膜下层或直肠周围,使分离的直肠黏膜与肌层粘连、固定,或使直肠与周围组织粘连、固定。

①黏膜下注射法:可分为黏膜下点状注射法和柱状注射法两种注射方法。主要适用于Ⅰ度直肠脱垂。直肠炎、腹泻、肛周炎及持续性腹压增加者禁用。

②直肠周围注射法:主要适用于Ⅱ、Ⅲ度直肠脱垂。肠炎、腹泻、肛门周围急性炎症者禁用。

③双层注射:主要适用于Ⅱ、Ⅲ度直肠脱垂。此外,还可使用纤维和多库酯钠胶囊用于治疗便秘;蔗糖可降低水肿,有助于缓解嵌顿性直肠脱垂;皮肤养护也可避免皮肤浸渍,防止局部发生坏死或溃疡。

(2)手术治疗

①经会阴手术:主要适合于年老体弱的患者,较开腹手术创伤小,能有效避免排尿障碍、肠梗阻及性功能障碍的风险,但复发率较高,为5%~22%。若出现以下情况多选经会阴手术:直肠脱垂合并其他疾病不宜行经腹手术者;经腹直肠脱垂修复术后复发者;既往有盆腔手术或放疗史者;年轻男性患者为避免性功能障碍者。

②经腹手术:适用于重度直肠脱垂(脱出超过15cm以上)或使用其他术式失败的患者。经腹手术创伤大,风险高,术后恢复慢,并发症较多。虽然经腹手术创伤明显高于经会阴手术,但术后的复发率很低(约5%),可作为治疗直肠脱垂的首选。近年来,随着腹腔镜和机器人技术的开展,许多经腹手术可采用上述技术进行,大大减少了患者的手术创伤及并发症,加快了术后康复。术前要充分评估患者的耐受程度,严格掌握手术指征,定制个体化治疗方案。

(3)其他疗法

①熏洗法:以苦参汤加石榴皮、枯矾、五倍子煎水熏洗,每天2次。

②外敷法:以五倍子散或马勃散外敷。

③熨敷法:多用于治疗小儿脱肛。

【注意事项】

(1)患脱肛后应及时治疗,防止发展到严重程度。

(2)避免负重远行,积极治疗慢性腹泻、便秘、慢性咳嗽等,防止腹压过度增高。

(3)局部可采用丁字形托带垫棉固定,或每天进行提肛运动锻炼。

参考文献

[1] 信纪朋.刘佃温教授从五脏论治脱肛经验[J].国医论坛,2017,32(5):24-25.

[2] 胡占起.田振国教授治疗小儿脱肛病经验初探[J].辽宁中医药大学学报,2014,16(11):83-85.

[3]《中国现代名中医医案精粹》选登(41)——施今墨医案[J].中医杂志,2012,53(17):1530-1530.

[4] 吴庭伦,袁喜红.直肠脱垂的诊疗进展[J].江西医药,2021,56(06):881-885.

[5] 张琴,孙平良,汤勇,等.中医治疗直肠脱垂研究进展[J].河南中医,2021,41(3):466-469.

[6] 齐文,白红,马富明.直肠脱垂的外科治疗进展[J].内蒙古中医药,2020,39(8):156-158.

[7] Bordeianou Liliana, Paquette Ian, Johnson Eric et al. Clinical Practice Guidelines for the Treatment of Rectal Prolapse.[J].Dis Colon Rectum,2017,60:1121-1131.

[8] Siddika Arifa,Saha Sunita,Siddiqi Shahab,Evolution of male rectal prolapse surgery and initial experience of robotic rectopexy in men.[J].J Robot Surg,2017,11:311-316.

（王思阳　李炳男）

第五节 锁肛痔

锁肛痔是发生于肛管直肠的恶性肿瘤,初期便血流水,渐至后期,肛门肿物坚硬,阻塞肠管,流脓血臭水,大便变形,排便困难,犹如锁住肛门一样,故称锁肛痔。古代中医文献中关于肠癌病名的记载,如肠覃、肠澼、肠风、积聚、脏毒、伏梁、锁肛痔等。相当于西医学的肛管直肠癌。

一、古籍选粹

古籍参考书目:《黄帝内经》《华氏中藏经》《针灸甲乙经》《备急千金要方》《千金翼方》《扁鹊心书》《本草纲目》《证治准绳》《山居便宜方》《温病条辨》《外科大成》《外科十三方考》《医略十三篇》《针灸逢源》《医宗金鉴》。具体内容摘录如下:

(一)先秦《黄帝内经》

【疾病概述】

《素问·通评虚实论篇第二十八》载:"帝曰:肠澼便血何如? 岐伯曰:身热则死,寒则生。帝曰:肠澼下白沫何如? 岐伯曰:脉沉则生,脉浮则死。帝曰:肠澼下脓血何如? 岐伯曰:脉悬绝则死,滑大则生。帝曰:肠澼之病,身不热,脉不悬绝何如? 岐伯曰:滑大者曰生,悬涩者曰死,以脏期之。"

《素问·太阴阳明论篇第二十九》载:"阳受之则入六腑,阴受之则入五脏。入六腑则身热不时卧,上为喘呼;入五脏则䐜满闭塞,下为飧泄,久为肠澼。"

《素问·气厥论篇第三十七》载:"肾移热于脾,传为虚,肠澼死,不可治。"

《素问·大奇论篇第四十八》载:"脾脉外鼓,沉为肠澼,久自已。肝脉小缓为肠澼,易治。肾脉小搏沉为肠澼,下血、血温身热者死。心肝澼亦下血,二脏同病者可治,其脉小沉涩为肠澼,其身热者死,热见七日死。"

《灵枢·脉经第十》载:"是主肾所生病者,口热舌干,咽肿上气,嗌干及痛,烦心心痛,黄疸肠澼,脊股内后廉痛,痿厥嗜卧,足下热而痛。"

《素问·腹中论》载:"病有少腹盛,上下左右皆有根……病名曰伏梁……人有身体髀股胻小腿皆肿,环脐而痛,是为何病? 岐伯曰:病名伏梁,此风根也,其气溢于大肠而著于肓,肓源在脐下(肓之原在脐下),故环脐而痛也。"

《灵枢·水胀第五十七》载:黄帝问于岐伯曰:水与肤胀、鼓胀、肠覃、石瘕、石水,何以别之? 岐伯答曰:水始起也,目窠上微肿,如新卧起之状,其颈脉动,时咳,阴股间寒,足胫瘇,腹乃大,其水已成矣。以手按其腹,随手而起,如裹水之状,此其候也。肠覃何如? 岐伯曰:寒气客于肠外,与卫气相搏,气不得荣,因有所系,瘕而内著,恶气乃起,息肉乃生。其始生也,大如鸡卵,稍以益大,至其成,如怀子之状,久者离岁,按之则坚,推之则移,月事以时下,此其候也。

【病因病机】

《灵枢·五变》载:"人之善病肠中积聚者,何以候之? 少俞答曰:皮肤薄而不泽,肉不坚而淖泽。如此,则肠胃恶,恶则邪气留止,积聚乃伤,肠胃之间,寒温不次,邪气稍至,蓄积留止,大聚乃成。"

(二)汉·华佗《华氏中藏经》

【疾病概述】

虚则梦舟溺,人得其时;梦伏水中,若有所畏。盛实则梦腰脊离解不相属。厥邪客于肾,则梦临深投水中。肾胀则腹痛满引背,怅怅然腰髀痛。肾病夜半患,四季甚,下晡静。肾生病则口热,舌干,咽肿,上气嗌干,及心烦而痛,黄疸,肠澼,痿厥,腰脊背急痛,嗜卧,足下热而痛,胕酸。病久不已,则腿筋痛,小便闭,而两胁胀支满,目盲者,死。肾之积,苦腰脊相引而疼,饥见饱减,此肾中寒结在脐下也。诸积大法,其脉来细软而附骨者是也。

病肠澼者,下脓血,病人脉急,皮热,食不入,腹胀,目瞪者,死。或一身厥冷,脉沉细而不生者,亦死。食如故,脉沉浮有力而不绝者,生。

(三)晋·皇甫谧《针灸甲乙经》

【疾病概述】

心(《千金》作心痛)如悬,阴厥,脚腨后廉急,不可前却,血痹肠澼便脓血,足跗上痛,舌卷不能言,善笑,足痿不收履,溺青赤白黄黑,青取井,赤取荥,黄取输,白取经,黑取合,血痔泄(《千金》下有利字)后重,腹痛如癃状,狂仆必有所扶持,及大气涎出,鼻孔中痛,腹中常鸣,骨寒热无所安,汗出不休,复溜主之。男子如蛊,女子如阻,寒热少腹偏肿,阴谷主之。暴病头痛,身热痛,肌肉动,耳聋恶风,目眦烂赤,项不可以顾,髀枢痛,泄,肠澼,束骨主之。

(四)唐·孙思邈《备急千金要方》

【疾病概述】

夫百病之本,有中风伤寒,寒热温疟,中恶霍乱,大腹水肿,肠澼下痢,大小便不通,贲豚上气,咳逆呕吐,黄疸消渴,留饮癖食,坚积癥瘕,惊邪癫痫,鬼疰,喉痹齿痛,耳聋目盲,金疮踒折,痈肿恶疮,痔瘘瘤瘿,男子五劳七伤,虚乏羸瘦,女子带下崩中,血闭阴蚀,虫蛇蛊毒所伤。此皆大略宗兆,其间变动枝叶,各依端绪以取之。

心小肠俱虚,左手寸口人迎以前脉阴阳俱虚者,手少阴与巨阳经俱虚也,病苦洞泄,若寒少气,四肢厥,肠澼,名曰心小肠俱虚也。

【外用治疗】

大肠输,在十六椎两边相去一寸半。治风,腹中雷鸣,肠澼泄利,食不消化,小腹绞痛,腰脊疼强,或大小便难,不能饮食,灸百壮,三日一报。

(五)唐·孙思邈《千金翼方》

【内服治疗】

青石、赤石、黄石、白石、黑石脂等,味甘,平。主黄疸泄痢,肠澼脓血,阴蚀,下血赤白,邪气痈肿,疽痔恶疮,头疡疥瘙,久服补髓益气,肥健不饥,轻身延年。五石脂各随五色补五藏。生南山之阳山谷中。

黄石脂,味苦,平,无毒。主养脾气,安五藏,调中,大人小儿泄痢肠澼,下脓血,去白虫,除黄,痈疽痈虫,久服轻身延年。生嵩高山。色如莺雏。采无时。

白石脂,味甘酸,平,无毒。主养肺气,厚肠,补骨髓,疗五藏惊悸不足,心下烦,止腹痛,下水,小肠澼热,溏便脓血,女子崩中,漏下赤白沃,排痈疽疮痔,久服安心不饥,轻身长年。生太山之阴。采无时。

黑石脂,味咸,平,无毒。主养肾气,强阴,主阴蚀疮,止肠澼泄痢,疗口疮,咽痛,久服益气,不饥延年。一名石涅,一名石墨。出颍川阳城。采无时。

黄连:味苦,寒,微寒,无毒。主热气目痛,眦伤泪出,明目,肠澼,腹痛下痢,妇人阴中肿痛,五藏冷热,久下泄澼脓血,止消渴大惊,除水利骨,调胃厚肠,益胆,疗口疮,久服令人不忘。一名王连。生巫阳川谷及蜀郡太山。二月、八月采。

云实,味辛苦,温,无毒。主泄痢肠澼,杀虫蛊毒,去邪恶结气,止痛,除寒热消渴。花主见鬼精物,多食令人狂走,杀精物,下水烧之致鬼,久服轻身,通神明,益寿。一名员实,一名云英,一名天豆。生河间川谷。十月采,暴干。

黄芩,味苦,平,大寒,无毒。主诸热黄疸,肠澼泄痢,逐水,下血闭,恶疮疽蚀,火疡,疗痰热,胃中热,小腹绞痛,消谷,利小肠,女子血闭,淋露下血,小儿腹痛。一名腐肠,一名空肠,一名内虚,一名黄文,一名经芩,一名妬妇。其子主肠澼脓血。生秭归川谷及宛句。三月三日采根,阴干。

大枣,味甘,平,无毒。主心腹邪气,安中养脾,助十二经,平胃气,通九窍,补少气少津液,身中不足,大惊,四肢重,和百药,补中益气,强力,除烦闷,疗心下悬,肠澼,久服轻身长年,不饥神仙。一名干枣,一名美枣,一名良枣。八月采,暴干。三岁陈核中仁燔之,味苦,主腹痛邪气。生枣味甘辛,多食令人多寒热,羸瘦者不可食。叶覆麻黄能令出汗。生河东平泽。

(六)宋·窦材《扁鹊心书》

【内服治疗】

剪红丸　治远年近月,肠澼下血,吴茱萸二两　荆芥穗二两　川乌一两　上炒黄色共为末,醋糊丸梧子大,每服五十丸,空心白汤下。

(七)明·李时珍《本草纲目》

【内服治疗】

藜芦,味辛寒,生山谷。治蛊毒,咳逆,泄利肠澼,头疡疥瘙恶疮,杀诸虫,去死肌。

干姜,味辛温,生川谷。治胸满咳逆上气,温中止血出汗,逐风湿痹,肠澼下利,生者尤良。久服去臭气,通神明。

黄芩,一名腐肠,味苦平,生川谷。治诸热黄疸,肠澼泄利,逐水下血闭,恶疮疽蚀火疡。

黄连,一名王连,味苦寒,生川谷。治热气,目痛眦伤泣出,明目,肠澼腹痛下利,妇人阴中肿痛。久服令人不忘。

青石、赤石、黄石、白石、黑石脂等,味甘平,生山谷。治黄疸,泄利肠澼脓血,阴蚀下血赤白,邪气痈肿,疽痔恶疮,头疡疥瘙。久服补髓益气,肥健不饥,轻身延年,五石脂各随五色补五脏。

(八)明·王肯堂《证治准绳》

【临证辨治】

脏毒腹内略疼,浊血兼花红脓并下,或肛门肿胀,或大肠头突出,大便难通,先以拔毒疏利之剂,追出恶血脓水,然后以内托并凉血祛风量用,人虚兼以参、芪、苓、术助养胃气。诸般肠风脏毒,并宜生银杏四十九个,去壳膜烂研,入百药煎末,丸如弹子大。每两三丸,空心细嚼米饮下。下血久,面色萎黄,渐成虚怠,下元衰弱,宜黄芪四君子汤下**断红丸**。

断红丸(《济生》)　侧柏叶炒黄　川续断酒浸　附子炮,去皮、脐　鹿茸火去毛,醋煮　阿胶蛤粉炒成珠子　黄芪去芦　当归去芦,酒浸　以上各一两　白矾枯,半两　上为末,醋煮米糊丸,如梧桐子大。每服七十丸,空心米饮送下。

(九)明·熊宗立《山居便宜方》

【内服治疗】

干柿散　治肠风脏毒肠澼,神效。干柿不拘多少,焙干烧存性为末,每服二钱,米饮调下,甚效。予于宣德年间,集注文公小学书时,夜作细字,心劳,苦肠澼之疾。诸不效时,先父犹存,谓予曰:汝不读《是斋百一选方》乎,宁痛苦如此? 予遂读之,因得此方,一服而愈,后以治人,无不验者。

葱须散 治肠澼,饱食过度,房室损劳,血气流溢,渗入大肠,时便清血。葱须日干为末,每服二钱,酒调下。又治肠风下血。

(十)清·吴鞠通《温病条辨》

【疾病概述】

病有一定之名。近有古无今有之伪名,盖因俗人不识本病之名而伪造者,因而乱治,以致误人性命。如滞下、肠澼、下便脓血,古有之矣,今则反名曰痢疾。

【内服治疗】

黄连得少阴水精,能清肠澼之热。

(十一)清·祁坤《外科大成》

【疾病概述】

锁肛痔,肛门内外如竹节紧锁,形如海蜇,里急后重,便粪细而带扁,时流臭水,此无治法。

脏痈痔,肛门肿如馒头,两边合紧,外坚而内溃,脓水常流,此终身之疾,治之无益。

(十二)清·张党人《外科十三方考》

【疾病概述】

锁肛痔:此痔生于肛门弦内,有痔核数枚镇住肛门弦上,大便时即掉出,起身时又缩进,或辛劳及酒色过度时,即作肿作痛。

【外用治疗】

锁肛痔:待其掉出时,洗净搽药,另以药线系于痔根,贴以化肉膏,两面夹攻,其核必落,俟核脱后,熏洗以生肌、平口。

化肉膏 桑枝灰五升 麻梗灰五升 广石灰五升未发者 共合一处备用,另以威灵仙一两 川乌四两 草乌一两 野芋头一两 生半夏一两 巴豆五钱 共为咀片,煎成浓汁,将前灰放在竹箕内(先用稻草垫底),继将药汁淋于灰上,滤下之水,用器接收(滤得之水,以沾于舌上如针刺者为佳),约一大碗,入锅慢火煎之,俟浓缩到相当程度时,再加白矾一两,收膏贮瓶,黄蜡封口备用。用时将药取出,研细如泥,挑置少许,涂于疮之中央,其药力自能散布四周,以奏化腐消毒之功。如觉疼痛,可揭开检视,如患部四边有红线样物时,即喷以冷水一口,其痛可立止。倘腐烂已去,欲生新肌时,可将此膏少许,用水调如淡茶色,用新笔蘸水,于疮上洗之,即可逐渐生肌敛口。

（十三）清·蒋宝素《医略十三篇》

【疾病概述】

痢疾者,注下赤白,里急后重,腹痛昼夜无度,数至圊而不能便,乃暑湿食毒郁蒸酝酿于脏腑肠胃膜原连络之间,津液脂膏化为脓血,渗入肠中而下,盖痈疖流注疮疡之类,即《内经》肠澼之证也。《素问·生气通天论》曰:因而食饱;经脉横解;肠澼为痔(此即痢,与外症相通之意)。又《脉要精微论》曰:脉数动一代者,病在阳之脉也,泄及便脓血(脓血二字明与痈疡相似)。又《通评虚实论》曰:肠澼便血,身热则死,寒则生(此与痈疡逆顺相似)。又曰:肠澼下脓血,脉悬绝则死,滑大则生(此与痈疡阳症阴症意合)。又《太阴阳明论》曰:饮食不节,起居不时者,阴受之,入五脏则䐜满闭塞,下为飧泄,久为肠澼(可见暑湿食毒熏蒸酝酿于脏腑膜原之间,脂液化为脓血而为肠澼)。

【内服治疗】

《九峰医案》曰:肠澼赤白,气血俱伤,后重腹疼,溲赤脉数,暑滞俱重,河间云溲而便脓血,气行而血止,行血则便自愈,调气则后重除,宜**芍药汤**。

赤芍药二钱　当归身二钱　川黄连八分　生木香五分　炙甘草五分　制大黄三钱　黄芩钱半　槟榔一钱　官桂三分

因热贪凉,人情之常,过食生冷,脾胃受伤,值大火流西,新凉得令,寒湿得以犯中,下传于肾,致成肠澼,溲色清澄,是其明验。脉来缓弱,温中为主。

藿香梗二钱　生木香八分　赤茯苓二钱　猪苓钱半　陈橘皮一钱　厚朴一钱　炙甘草五分　炮姜八分　冬白术二钱

（十四）清·李学川《针灸逢源》

【临证辨治】

气不足则善恐,心惕惕如人将捕之,(肾气怯也。)是为骨厥。(厥逆在骨。)是主肾所生病者,口热舌干咽肿,上气嗌干及痛,烦心心痛,黄疸肠澼,脊股内后廉痛,痿厥嗜卧,足下热而痛。为此诸病,(皆足少阴经脉之所及。)盛则泻之,虚则补之,热则疾之,寒则留之,陷下则灸(义如前。)之,不盛不虚,以经取之。灸则强食生肉,缓带披发,大杖重履而步。(味厚所以补精,节劳安静所以养气。诸经不言此法,而唯肾经言之者,以真阴所在,精为元气之根也。)盛者,寸口大再倍于人迎。虚者,寸口反小于人迎也。(脉之盛衰,候在寸口)

【外用治疗】

束骨:在足小指外侧赤白肉际陷中,膀胱脉所注为输,实则泻之。(针三分,灸三壮)治肠澼痔疟,目眩惊痫,发背痈疔,项强不可回顾。

(十五)清·吴谦《医宗金鉴·订正金匮要略注》

【临证辨治】

下血,先便后血,此远血也,黄土汤主之。下血,先血后便,此近血也,赤小豆当归散主之。先便后血,此远血也,谓血在胃也,即古之所谓结阴,今之所谓便血也。先血后便,此近血也,谓血在肠也,即古之所谓肠游为痔下血,今之所谓脏毒肠风下血也。一用黄土汤以治结阴之血,从温也;一用赤小豆当归散以治脏毒之血,从清也。

二、近现代名家对病因病机、证型、临证的认识

朴炳奎认为"扶正培本"和"祛邪解毒"是治疗肠癌的核心思想。"扶正培本"相当于现代的增加抵抗力。肠癌的"虚"属脾肾亏虚,需要健脾补肾为法,补后天之本。以"白术、山药、枳壳、益智仁"为常用药。"祛邪解毒"相当于现代的稳定瘤体、抑制癌细胞。中医药临证在健脾补肾的基础上,佐以清热解毒之品。以龙葵、龙葵果、白花蛇舌草、半枝莲、藤梨根、白英、金荞麦、乌药、夏枯草等为常用药。

朴炳奎治疗肠癌的临证中常见证型有五种:热毒内蕴证、湿毒内蕴证、气血亏虚证、脾肾亏虚证、瘀毒内结证。根据不同证型,采取不同的配伍用药,泻下加吴茱萸、五味子、补骨脂、肉豆蔻;腹痛加赤芍、延胡索、川芎;便秘加大黄、芒硝、厚朴;咳嗽加百部、紫菀、百合、麦冬;胸闷胸痛,加桃仁、红花、瓜蒌、薤白、半夏;失眠加茯苓、酸枣仁、大枣、远志、龙眼肉、酸枣仁、首乌藤;水肿加猪苓、茯苓、泽泻、桂枝;汗多加防风、黄芪、白术;盗汗加生地黄、熟地黄、当归、黄连、黄芩;纳呆腹胀多用焦三仙、鸡内金。

赵景芳认为肠癌病位在肠,脾失健运是主要病机,病理因素在于湿邪。将本病分为以下五种证型:①湿热蕴结证:证见腹痛剧烈,下痢赤白,下迫灼热,里急后重感,大便恶臭黏腻,舌红苔黄腻,脉滑数。治法:解毒清肠,清热利湿。以黄连解毒汤或四妙丸加减。②脾虚湿阻证:患者体型浮肿或消瘦,精神萎靡,面色萎黄,身体困重,食欲不振,大便溏薄。舌淡胖,舌边齿痕,苔薄白腻,脉细濡。治法:健脾化湿,益气和胃。以六君子汤或参苓白术散随证加减。③气血两虚证:神疲乏力,面色苍白,气短懒言,大便溏薄,或者排便无力,或者脱肛,小便清长,舌质淡,脉沉细。治法:益营养血,补中益气。以归脾汤或八珍汤随证加减。④气滞血瘀证:见腹痛腹胀,痛有定处或攻窜不适,或腹部触及肿块,伴有胸闷不适,频叹息,便血紫暗,舌质暗红,或者有瘀斑,脉弦涩。治法:化瘀活血,散结消积。以金铃子散或柴胡疏肝散随证加减。临证加减:便秘可用全瓜蒌、大黄、枳实等泻下通腑、润肠通便;气滞血瘀加用败酱草、野葡萄藤、红藤、肿节风、蛇舌草、半枝莲等;食欲不振加焦三仙、鸡内金以健脾和胃,消食化积;脘腹胀满加枳壳、莱菔子以理气除胀;便血

加参三七、蒲黄炭化瘀止血;腹部扪及肿块者,加牡蛎、夏枯草、鳖甲以软坚散结;乏力甚者,加仙鹤草、生黄芪、女贞子以补气;久泻不止者,加葛根、升麻以补中益气,升清止泻;脘腹胀满、痰涎壅盛加半夏、厚朴、蔻仁、陈皮以化痰除湿;低热不退者,加青蒿、地骨皮、鳖甲以清虚热。

三、医案

【医案1】张某,男性,78岁,2013年5月23日初诊。现病史:2012年7月无明显诱因出现腹痛,未予重视。2012年12月腹痛再次发作,就诊于当地医院,查肠镜:距肛门7cm见肿物。术前CEA:44.74ng/mL,CA19-9:224U/mL;术前胸CT:右肺下叶小结节;术前腹盆腔CT未见转移。2012年12月25日于当地医院行"直肠癌根治术",术后病理:(直肠)中-低分化腺癌,侵及肠壁全层达外膜脂肪组织,淋巴结转移:1/14,pT3N1aM0。术后复查CEA:4.83ng/mL,CA19-9:42.13U/mL。术后FOLFOX方案化疗3周期,加局部放疗25次、同时配合口服单药希罗达化疗。初诊症见:大便不成形,2~4次/日,周身乏力,偶气短,稍口干,纳少,眠可,小便调,体重较术前增加2kg。舌略暗,苔黄,脉弦滑。中医诊断:肠蕈,气阴两虚,癌毒内蕴。西医诊断:直肠恶性肿瘤,根治术后,化放疗后,中-低分化腺癌,pT3N1aM0。治法:益气养阴,解毒抗癌。处方:白术15克,山药15克,枳壳10克,益智仁20克,半枝莲20克,藤梨根20克,土茯苓20克,仙鹤草20克,陈皮10克,炒山楂10克,炒神曲10克,炒麦芽10克,木香10克,砂仁3克,沙参10克,枸杞15克,黄芪30克,太子参15克,苏梗10克,肉苁蓉20克,女贞子10克,甘草6克。14剂,水煎,日1剂,早晚分服。配合消癌平分散片。2013年8月15日二诊:复查胸片:双肺结节影。复诊症见:大便成形,3~4次/日,纳眠可。舌淡红,苔薄黄,脉缓。处方:前方去藤梨根、仙鹤草、肉苁蓉、女贞子,加生薏苡仁20克,白英15克,乌药15克,白豆蔻5克。14剂,水煎,日1剂,早晚分服。配合消癌平分散片、西黄解毒胶囊,中成药隔日交替口服。2018年4月12日十三诊:复查CT胸部:双肺小结节,同前。腹部B超:脂肪肝。复诊症见:无明显不适症状。舌稍暗,苔薄黄,脉弦滑。处方:白术15克,山药15克,枳壳10克,益智仁20克,半枝莲20克,白英15克,土茯苓20克,生薏苡仁20克,苏梗10克,白豆蔻5克,陈皮10克,炒山楂10克,炒神曲10克,炒麦芽10克,黄芪30克,当归10克,肉桂10克,太子参15克,枸杞15克,绞股蓝15克,乌药15g,甘草6克。14剂,水煎,日1剂,早晚分服。配合软坚消瘤片、参一胶囊使用。

(摘自朴炳奎教授益气养阴法辨治大肠癌思路.中医药学报,2020,48(09):58-60.)

【医案2】陈某,男性,89岁。于2009年5月15日就诊。因直肠癌肝转移来诊。患者2009年1月发现直肠癌肝转移,肝脏病灶直径2cm左右,查血清癌胚抗原(CEA)3ng/mL,未手术,予放化疗,末次化疗时间2009年5月7日,患者拒绝继续化疗要求中药治疗。入院症见:面色少华,倦怠乏力,胃纳不馨,大便干结质硬,夜尿频多,夜寐欠安,舌红苔白腻,脉弦细。中医辨证属脾胃气虚,运化失常,湿热内聚。西医诊断为直肠癌肝转移。治宜益气健脾,清热利湿。方药(颗粒制剂):参苓白术散10克,麻仁丸10克,四妙丸10克,瓜蒌15克,蒲公英30克。7剂。每日1剂,分2次服。用100mL热水浸泡颗粒药粉5min,充分搅拌饭后30min服。2009年5月22日复诊:胃纳有增,精神转振,大便干结好转,仍然夜尿频多,原方基础上加桑螵蛸10克,在此益气健脾法基础上加减,整体调理,2009年6月30日查腹部CT示:肝脏肿瘤消失。再查PEI-CT示:直肠肿瘤缩小,肝脏肿瘤消失。查CEA 12ng/mL。患者一般情况良好,中药调理2年,病情稳定,生活质量好。

（摘自赵景芳.应用益气健脾法治疗大肠癌验案3则.河北中医,2014,36(09):1290-1291.）

【医案3】黄某,男性,59岁。于2008年3月1日初诊。因乙状结肠癌侵犯膀胱腹膜就诊。患者2008年2月因腹痛,伴腹泻查CT提示:乙状结肠癌(11.5cm×7.0cm×13.0cm)侵犯膀胱及腹膜,无法手术切除。入院症见:精神萎,面色无华,腹痛,腹泻,大便不爽,日行8~10次,量少色黄质溏,时有矢气,纳可,夜寐欠佳,小便短赤,舌淡红,苔薄黄,脉细弦数。西医诊断:乙状结肠癌腹膜转移侵犯膀胱。中医辨证属脾胃气虚,湿热阻滞。治宜益气健脾,清热利湿。方药(颗粒制剂):参苓白术散各15克,导赤散10克,蒲公英30克,瓜蒌15克。7剂。每日1剂,分2次服。用100mL热水浸泡颗粒制剂药粉5min,充分搅拌饭后30min服。2008年3月8日复诊:精神转振,腹痛减,大便次数减少,日约3~4次,继续原方。在益气健脾治法基础上加减调理后患者一般情况转好,2008年4月西医予化疗及放疗,肿块减小。2008年7月行乙状结肠及全膀胱切除术及人工造瘘口。2008年8月口服化疗,在此期间,患者坚持服中药,西医治疗过程很顺利,化疗反应不大,病情稳定。2009年1月造瘘口封口后,患者出现大便日约20余次,继续中药予参苓白术散各15克,藿香10克,黄连5克,木香6克,瓜蒌15克,半枝莲30克。患者大便次数慢慢减少,逐步恢复正常。2009年PET-CT查无异常,2010年9月肠镜无异常,2011年4月肿瘤指标正常。患者病情稳定,生活质量好。

（摘自赵景芳.应用益气健脾法治疗大肠癌验案3则.河北中医,2014,36(09):1290-1291.）

四、现代研究进展

【病因病理】

(1)中医学认为,火毒内蕴、气滞血瘀、湿热下注等是本病之标,正气不足,脾肾两亏,乃本病之本。

(2)西医认为此病部位特殊,发生在直肠多为腺癌,发生在肛管皮肤多为鳞状细胞癌。肛门部疤痕组织、肛瘘、湿疣等病变会诱发癌变。其病因复杂,且尚不明确。

【临床表现】

(1)临床症状:直肠黏膜或肛门皮肤有突起小硬结为初期表现,未伴随明显症状,随着病情的进展会出现诸多症状。

①便血:是最常见的早期症状。大便带血,血色鲜红或暗红,量少,伴有黏液,呈持续性,病情发展,大便次数增多,伴里急后重、排便不尽之感,粪便中有血、黏液、脓、特殊的臭味。

②排便习惯改变:常见的早期症状。排便增多、便意频繁、排便不尽感等。有时为大便干结,肛门有不适或下坠感。

③大便变形:后期因肠腔狭窄,大便形状变细、变扁,并伴有腹胀腹痛、肠鸣音亢进等肠梗阻征象。

④转移征象:后期穿过肠壁,侵及膀胱、阴道壁、前列腺等,若侵入膀胱、尿道尿痛、尿频,时有排尿不畅。侵入骶前神经丛,直肠内或骶骨部剧烈疼痛,并向下腹、腰、下肢放射。可转移至沿直肠上静脉走行的淋巴结。约15%左右的患者经过门静脉血行转移至肝脏,表现为肝肿大、腹水、黄疸等症状。晚期食欲不振、衰弱无力,贫血、极度消瘦等。

(2)专科检查:肛管直肠癌较为少见,早期肿块小,可活动,呈疣状;发展至肛门部见到突起包块或溃疡,质硬,基底不平,并可能有腹股沟淋巴结转移和卫星转移结节。诊断直肠癌最重要方法是直肠指检,80%位于手指可触及部位,肿瘤较大时可清楚地扪到硬块、巨大溃疡,退指后见指套上染血、脓、黏液。指检发现癌肿时要扪清部位、大小、范围、固定程度,以便确定治疗方法。3P检查:直肠指诊(palpation)、直肠镜检查(proctoscopy)及活组织检查(punch bioposy)。凡是出现便血、腹泻及体重减轻均应行3P检查。

【辅助检查】

(1)大便潜血检查:直肠癌的初筛手段。

(2)直肠镜、乙状结肠镜检查:指检可疑或已明确的直肠癌进行直肠镜或乙状结肠镜检查,可以看到直肠内病变范围,是取活组织进行病理检查。

(3)气钡双重对比造影检查:发现肠腔狭窄,或者钡影残缺等。排除结肠中多发性原发癌。

(4)其他检查:癌肿较大时,女性行阴道及双合诊检查,男性行膀胱镜检查。腔内B超可检测出癌肿浸润肠壁的深度和有无邻近器官受累。疑有肝转移时应行B超、CT或同位素扫描。癌肿侵及肛管而有腹股沟淋巴结肿大时,淋巴结切除活检。

【临床治疗】

明确诊断后,及早采取根治性手术。中医辨证论治仍可起到重要的治疗作用,晚期采用中医药治疗,能有效提高5年生存率,降低放疗、化疗的毒副作用,增强抗病能力,提高远期疗效。

(1)中医辨证论治

①湿热蕴结证

证候:肛门坠胀,排便增多,便中带血,色暗红,夹黏液,或下痢赤白,里急后重;舌红苔黄腻,脉滑数。

治法:清热利湿。

方药:槐角地榆丸加减。

②气滞血瘀证

证候:肛门肿物隆起,触之坚硬如石,疼痛拒按,里急后重,排便困难;或大便带血,色紫暗。舌紫暗,脉涩。

治法:行气活血。

方药:桃红四物汤合失笑散加减。

③气阴两虚证

证候:面色无华,消瘦乏力,排便困难,便中带血,色紫暗,肛门坠胀;伴心烦口干、夜间盗汗;舌红或绛,苔少,脉细弱或细数。

治法:益气养阴,清热解毒。

方药:四君子合增液汤加减。

(2)外治疗法

①灌肠疗法:苦参20克,青黛10克,血竭9克,全蝎9克,儿茶12克,鸦胆子5克(打碎),枯矾6克。将上方药物加水600mL,煎至200mL左右。从肛门插入导尿管20~30cm深。注药后保留2~3h。每日1~2次,30天为1个疗程。

②敷药法:溃烂者外敷九华膏或黄连膏等。

③手术：切除肛管直肠癌应尽早行根治性切除术。适用于癌肿局限在直肠壁或肛管，或只有淋巴结转移的病人。已侵犯的子宫、阴道壁也可以同时切除。当晚期肛管直肠癌已广泛转移，不能行根治性手术时，可行乙状结肠造瘘术，以解除梗阻，减轻患者痛苦。常用的手术方式有局部切除术、Miles术、Dixon术、Parks术、Bacon术、TME术等。

参考文献

[1] 张海山,亓润智,郑红刚,等.朴炳奎治疗大肠癌经验探析[J].辽宁中医杂志,2020,47(11):53-55.

[2] 张海山,郑红刚,花宝金.朴炳奎教授益气养阴法辨治大肠癌思路[J].中医药学报,2020,48(09):58-60.

[3] 薛青,赵景芳.赵景芳教授治疗大肠癌经验[J].内蒙古中医药,2015,34(09):28-30.

[4] 薛青.赵景芳应用益气健脾法治疗大肠癌验案3则[J].河北中医,2014,36(09):1290-1291.

（王思阳 程淼）

第五章 其他疾病

第一节 臁 疮

臁疮是指发生于小腿臁骨部位的慢性皮肤溃疡。在古代文献中还有"裤口疮""裙风"等名,俗称老烂脚。相当于西医学的下肢慢性溃疡。主要发于双小腿内、外侧的下1/3处,其特点是经久难以收口,或虽经收口,每易因损伤而复发,与季节无关。

一、古籍选粹

古籍参考书目:《儒门事亲》《景岳全书》《先醒斋医学广笔记》《证治准绳》《外科正宗》《赤水玄珠》《医宗金鉴》《疡医大全》《外科证治全生集》《疡科心得集》《外科证治全书》。具体内容摘录如下:

(一)金·张子和《儒门事亲》

【外用治疗】

三圣散 治臁疮、疔疮、搭手背疽等疮。葱白一斤 马苋一斤 石灰一斤 上三味,湿捣为团,阴干为细末,贴疮。如有死肉者,宜先用溃死肉药。

溃死肉药方 炊饭尖半两,各三等,一等半两,入巴豆二个;一等半两,入巴豆三个;一等半两 巴豆五个,各拈作白锭子。 上先用二巴豆纳疮;如不溃,再用纳三巴豆;又不溃,用五巴豆者,更用丹砂炒红色,掺疮口,追出清水,其恶肉未尽至,追出赤水,是恶肉尽。更用三圣散贴之,用膏药傅之。

治臁疮久不愈者:用川乌头、黄柏各等分为末,用唾津调涂纸上贴之。

（二）明·张介宾《景岳全书》

【临证辨治】

臁疮生于两臁，初起赤肿，久而腐溃，或浸淫瘙痒，破而脓水淋漓。盖因饮食起居，亏损肝肾，或因阴火下流，外邪相搏而致。外臁属足三阳湿热可治，内臁属足三阴虚热难治。若初起恶寒壮热，焮肿作痛者，属湿热，用槟苏散；若漫肿作痛，或不肿不痛者，属阴虚，用补阴八珍汤；若脓水淋漓，体倦食少，内热口干者，属脾虚，用补中益气汤加茯苓、酒炒白芍药；若午后热，或作痛，头目不清者，属阴火，前汤加酒炒黑黄柏及六味地黄丸；若午后发热，至子时方止，是血虚，前汤加芎、归、熟地；若郁结伤脾而甚者，用归脾汤加柴胡、山栀；若怒动肝火而甚者，用补中益气汤加川芎、山栀、黄芩；若内热口干，肢体倦怠，或痰涎上升，或口舌生疮，属脾肾虚热，用六味地黄丸、补中益气汤；若患处黑黯，肢体畏寒，饮食少思，属脾肾虚败，用八味地黄丸；若误用攻伐，复损胃气，绝其化源，治亦难矣。

【外用治疗】

臁疮神效膏　治臁疮脚疮。先看疮形大小，用绵纸裁成四方块十二张，四角用小捻钉住听用。外以好香油二两，用铜勺以文武火熬之，先下花椒四十九粒，煎黑取起。次下槐枝长一寸者四十九节，煎黑又取起。再次下黄占一两，轻粉二分，枯矾一分溶清，却入前纸浸油内令透，不可令焦，取起听用。凡贴疮时，先将槐枝、葱、椒煎汤洗疮令透，拭干，乃此膏纸贴上，外面再以油单纸盖护，乃用软帛缚定，一日取下，揭去一层，复用汤药洗净，又贴之，尽十二张，无有不愈者。

隔纸膏　治臁疮神效。黄芪末五钱　轻粉　乳香　没药各一钱　银珠一钱　血竭五分　铜绿二分　上为细末，真香油调成膏，摊油纸上。再用油单纸一层，以针刺孔数十，掩膏药上贴之，一日一易其膏。

二味隔纸膏　治臁疮湿毒疮。石膏煅　枯矾等份　上为末，用桐油调成膏，作隔纸膏贴之，更服荆防败毒散。如数剂不愈，再服黄芪人参汤。

（三）明·缪希雍《先醒斋医学广笔记》

【外用治疗】

臁疮方（章宇泰传，六郎乳母试之，神效）松香一两　轻粉三钱　乳香五钱　细茶五钱　四味共打成膏，先将葱头、花椒煎浓汤，熏洗净，用布摊膏，厚贴患处，以绢缚定，黄水流尽，烂肉生肌。

又方（曹和尚传）：松香四两　好韶粉二两　先将松香投入滚水中，一捞即起，另研如飞面，后加韶粉研匀，入真麻油，勿令太薄，调如极稠糊，用箸挑起，以不断丝为度，仍用极紧细松江布摊成膏，贴于疮上，将寸许阔绢条扎紧，勿使泄气，一日收紧三次，三日一换膏药,半月必愈。

臁疮久不愈方 黄占 白占 轻粉 韶粉 腊月猪板油、麻油各半化匀,调和前药,用薄油纸摊贴疮上。血风疮久不结痂亦妙。(入芝麻油、乳香更妙。)

(四)明·王肯堂《疡医证治准绳》

【临证辨治】

《鬼遗》云:两曲䐐,胯肚下内外两踝前,有廉刃两边,为里外廉。上结痈肿,此处近骨难瘥。宜用收毒散外贴四畔,中心即用活血肉药贴,无害。或问:足内外臁生疮,连年不已何如?曰:此由湿热下注,瘀血凝滞于经络,以致肌内紫黑,痒痛不时,女人名为裙风裤口疮,即臁疮也,最难克效。盖以裙扇地,风湿盛故也,宜服独活寄生汤、防风通圣散加牛膝、木瓜、防己,外用隔纸膏,或制女贞叶贴之。

【内服治疗】

黄芪丸(《局方》) 治两臁脚膝生疮,服此立安。川乌头炮,去皮、脐 川楝子 地龙去土,炒 茴香炒 杜蒺藜炒,去刺 赤小豆 防风去芦 黄芪锉,各一两 乌药 上为细末。酒煮面糊为丸,如桐子大。每服十五丸,温酒下,盐汤亦得,妇人醋汤下,并空心服。

【外用治疗】

治臁疮极妙 地骨皮一斤,黄柏皮二两,锉为粗末。用香油一斤半煎,滤过,药油六七两,入净松香二十两,黄丹二两,同煎,候黄丹微黑色,却入轻粉七角,光粉二角,煎法皆如煎膏法,用长条纸拖过,挂干用。若疮紫黑,先用三棱针去恶血,以冷水洗净,随疮大小,剪膏药掩上,用绢帛扎紧。俟一周时,再换膏药,换时须用冷水洗疮,不过数换,不问新久即愈。须忌日气、火气、阳气。倘换膏药再看,如有黑肿未尽,可再出血,以紫黑血尽为度。治臁疮,用糯米泔漱口过洗疮,拭干,却以地骨皮为细末,蜜调,敷疮上,又以油纸缚之。

治臁疮 白胶香 黄柏 软石膏另研,各一两 青黛 龙骨各半两 上为细末。以香油调敷患处。

又方:用羖羊屎二分,石膏一分,赤石脂半分,为细末。香油和之,旧黑油伞纸作隔膏,缚之除根。

翠玉膏 治臁疮。沥青一两 黄蜡 铜绿各二钱 没药 乳香各一钱

上件,先将铜绿为细末,入香油调匀,又将黄蜡、沥青,火上溶开,次下油铜绿,火上搅匀,将没药等二味,旋旋入搅匀,用河水一碗,将药倾在内,用手扯拔匀,油纸裹,看疮大小,分大小块,口嚼捻成饼子,贴于疮上,纸封三日,易之。

臁疮:用砂糖水煮冬青叶,三五沸捞起,石压干。将叶贴在疮口上,一日换二遍。脚痛成疮,水蓼煎汤,洗疮候干自安。

臁疮:用韭汁洗净拭干,锉虎骨敷上。

乳香散 治诸疮浸蚀,日久不愈,下注臁疮,内外踝生疮,顽疮等证。枯矾 白胶香 赤石脂各半两 黄丹 乳香 没药各三钱 轻粉二钱上为细末。加麝些小,如疮湿干上,干则香油调敷。

轻粉散 治下注疳疮,蚀臭腐烂疼痛,不可忍者。黄柏蜜炙 密陀僧 黄丹 高末茶 乳香各三钱 轻粉一钱半 麝香少许 上为末。用葱汤洗疮,次贴此药,兼治小儿疳疮。

治臁疮方 鼠粪 苦参 桃枝 杉树刺 柳枝 松枝 麸酱 鸡子壳 皂角 雀粪 芍药 木绵子 芝麻 桑枝 蛇壳 锅底煤 杜当归须各四钱 松明不拘多少 上为细末。先将松明捶碎,和诸药于瓦铫中,掘一地坑,将药铫安坑中,四围用火熬熔,取出再研,令匀,敷疮自然痊可。忌一切发气、热物。

治臁疮久不愈 龙骨二钱半 轻粉少许 槟榔半两 乳香 没药各一钱 干猪粪半两,烧存性上为细末。先以烧盐汤洗疮,以软绢帛拭干,清油调敷,疮湿则干掺之。

治臁疮下注 白石脂 龙骨各半两 白矾一两,枯 五倍子二两,烧存性 黄丹三钱,飞 雄黄少许上为细末。先将葱盐汤,洗疮见赤肉。然后将前药敷疮上,用药如法。厚者却用帛子缚者,不要动,直候干,自脱去疮皮。

治臁疮 黄丹 轻粉 白芨 樟脑 败船灰各等分 上研细末,以桐油调成膏,摊在油纸袋内。先煎温葱汤洗净,以帛拭干,将药置疮上,扎住。用了一面,翻转如前洗贴。一方,无轻粉,若用粪船灰亦妙。

治臁疮方 詹武子年三十时,曾患此,用之屡效。白芨 白蔹 黄柏 黄丹另研。各等分上为极细末。入轻粉些少,研匀,以炼蜜和成剂,捏作饼贴疮上,深者填满,以帛片包扎,一日一换,后来疮渐干,或有裂处,只须干掺,以瘥为度。

治血住脚 桑树菰 牛屎菰又名石灰菰,生地上,如有石成块者碎,其中有灰起 肥株树菰 胎发男用男,女用女,三个 上将三菰焙干,各五钱,胎发烧灰存性,三钱,并为细末,研匀。湿则干掺,干则清麻油调涂。

治臁疮方 冬青叶 腊猪胆 百草霜二味和匀 上将冬青叶,与本人嚼烂,先以葱椒洗净疮口,以胆霜敷后,却敷嚼叶在上,三四次即可。

奇妙栀子散 治远年日久,内外臁疮。山栀子不拘多少,烧作灰,研为细末 乳香另研。各半钱 轻粉少许上研匀,以瓷器盛。每用时,先以葱白、花椒煎汤,洗净疮稍歇;再以温浆水,又洗一次。候恶水去尽,再将白水煎百沸,候温再洗。但疮口无脓水血丝,清水各尽,又用粉帛片拭干,然后敷药。如干者香油调敷,湿者干掺,但将疮口实满,软绢帛护之。坚硬不作脓者,未可用。肿如软有脓者,根据前法再洗后,敷贴之,三二次即愈。乃一药二洗之功也。

治臁疮方 先以葱白、浆水熬汤,洗净疮口,拭干,徐以轻粉末,掺上疮口,却用五灵脂、黄柏各等分,碾细末,凉水调敷疮上,纸盖定,三五次即平复。

隔纸膏 治内外臁疮。当归 白芷 黄连 五倍子 雄黄 没药 海螵蛸 血竭 白芨 白蔹 黄柏 厚朴以上各五钱 黄丹 乳香二钱半,研 轻粉一钱,上为细末,用清油纸贴药敷疮上,绢帛缚定,有脓水解开,刮去不洁,再贴药。如此数次即愈。须先用烧盐汤洗净,片帛拭干,待片时,水气干,然后贴药。

（五）明·陈实功《外科正宗》

【临证辨治】

臁疮者,风热湿毒相聚而成,有新久之别,内外之殊。新者只用三香膏、乳香法纸贴之自愈;稍久紫黑者,以解毒紫金膏搽扎渐可。又年久顽臁,皮肉乌黑下陷,臭秽不堪者,用蜈蚣钱法去风毒、化瘀腐,方可得愈。外臁多服四生丸,内臁多服肾气丸妙。

【内服治疗】

四生丸 四生丸疗久臁疮,骨节多疼举动妨,地龙白附姜蚕等,草乌灵脂莫相忘。治外臁血风顽疮,骨节疼痛,不能举动,或行步不前,或浑身瘙痒,或麻痹不仁,或生斑疹并效。 地龙去土 姜蚕炒,去丝 白附子 五灵脂 草乌去皮、尖、泡。各等分 上为细末,米糊丸桐子大,每服三四十丸,食前茶、酒任下。

【外用治疗】

三香膏 三香膏内乳松香,轻粉油调纸内藏,先洗葱汤方贴扎,何妨新久烂臁疮。治臁疮初起多疼少痒,未经受风紫黑者宜用。乳香 松香 轻粉各等分 上为细末,香油调稠,用夹纸一面,以针密刺细孔,将药夹搽纸内,先以葱汤洗净,将纸有孔一面对疮贴之,三日一换自效。忌房事、煎炒等件。

乳香法纸 乳香法纸有奇功,疼痛臁疮欲此逢。功在粉霜相协力,三朝一换笑颜浓。治臁疮作痛不愈。先用乳香碾细末一两听用。以呈文油纸四张,每纸一张摊平,筛乳香末二钱五分,匀筛纸上,双折卷一寸阔,将卷纸复作三折,两头以线扎之。用甘草一两二钱,水三碗,将卷过药纸浸入甘草汤内,上用重物压之,煮数滚,取起纸来,解去扎线,将纸摊开桌上,每张用轻粉三钱掺乳香,上用棕糊刷排刷相匀,提起药纸,带湿以无药一面对板壁上贴之,阴干收用。临时随患大小剪纸多少,先用温汤洗疮,随将纸有药一面对疮贴之,绢扎三日一换,自然止痛生肌。如贴后内无水出,不必换贴自愈。

蜈蚣钱 蜈蚣钱治久顽臁,独活桐油白芷煎,甘草加上同煎煮,倾入疮中黑腐蠲。治臁疮多年,黑腐臭烂作疼,诸药不效者。用桐油二两,独活、白芷、甘草、蜈蚣各一钱,入油内煎滚。先将臁疮洗净,用白面水调作圈,围在疮之四边,毋令泄气走油。将脚放平,以茶匙挑油渐渐乘热加满,待油温取去,已后腐肉、风毒自然脱下,用解毒紫金膏搽上,纸盖绢扎,三日一换。

解毒紫金膏 治臁疮毋论新久,及顽疮年久不愈者并用之。解毒紫金臁疮烂,明净松香皂矾煅,二味研末香油调,葱艾草汤先洗患。明净松香 皂矾煅。各一斤 共研极细末,香油调稠,先用葱、艾、甘草,煎汤洗净碗处,再搽此药,油纸盖住,以软布扎紧,三日一换。此药又治杨梅结毒,腐烂作臭,脓水淋漓,用之甚效。

(六)明·孙一奎《赤水玄珠》

【疾病概述】

夫臁疮者,皆由肾脏虚寒,风邪、毒气外攻三里之傍,灌于阴交之侧。风热毒气,流注两脚,生疮肿烂,疼痛臭秽,步履艰难。此疮生于臁骨为重,以其骨上肉少皮薄,故难愈。至有多年无已,口开阔,皮烂肉现,臭秽可畏。治法:当先取虫,然后敷药,如隔纸膏、麝香散之类。须翘足端坐,勿多行履,庶可痊愈矣。

【外用治疗】

隔纸膏 方药、用法同《证治准绳》记载。

又隔纸膏 专治臁疮,如神。务要用绢帛缚得着实贴肉方好。过两日,取抹净,翻贴之。滴乳 没药各二钱 黄丹炒紫色 降真香灰各两半,以上俱另为细末 真黄蜡一两 真蜂蜜一茶盏 上将黄丹入铜镟内,炒紫色,次下降香灰末,搅令匀,却下蜜,黄蜡另熬化,倾入油蜜,搅令极匀,然后下乳香、没药、轻粉、片脑,再用铜匙搅之又匀,待药稀稠得所,取出瓷碗收盛,勿令泄气。临用看疮大小摊之油纸,绵纸尤佳,竹纸不耐,药在中,纸在外,翻覆贴之。

治臁疮久不愈:龙骨二钱半 干猪粪半两,烧存性 轻粉少许 槟榔半两 乳香 没药各一钱 上为细末,先以烧盐汤洗疮,以软绢帛拭干,清油调敷,疮湿则掺之。

秘传隔纸膏 治年月深久臁疮不愈者。老松香 樟脑 谷丹炒 水龙骨即旧船石灰 轻粉久不愈,加白芷、川芎、海螵蛸。总为细末,熔化松香,加少清油和之。以油纸随疮大小,糊袋盛药夹之,用水洗净,缚在疮口上,二日定,四日一换。若单用白芷、川芎、螵蛸三味煎水洗之,立效。

屡验方 枯矾三钱 墨煤炼存性,一两 研匀,以生桐油做隔纸膏贴之。先以五倍子、川椒、葱三味煎汤洗,拭干,贴药,一日一换,七日痊愈。

又方:治似臁非臁。蜂蜜四两 嫩松香一钱二分 先将蜜溶,滴水成珠,次入松香末,搅匀,如上法做,贴洗亦同。

又方:麻油二两,熬至滴水成珠,又将蜂蜜四两,熬至滴水成珠,将油搅入,又将伏龙肝四两为末，入内，搅匀成膏。先将疮洗净，以膏涂之，一日一二次，其效甚速。

又方：冬青叶，腊猪胆、百草霜二味和匀，将冬青叶与本人嚼烂。先将疮用椒葱汤洗净，乃以胆霜敷，后却敷冬青叶，三四次便愈。

粉麝散 治内外臁臭烂，数十年不愈者。生龟一枚，去肉取壳，醋一碗，炙醋尽为度，煅令白烟尽，存性，以碗盖在地上出火毒。为细末，入轻粉、麝香拌匀，临用先以葱水洗干，敷药，妙绝妙绝。

又方：新起未久者，甚好。玉簪花叶 小便浸贴，一日一换，五日愈。诸凡痈毒恶疮，多年臭烂成坑，不收口者，此方极佳。一七成功 乳香 没药各五钱（原方加天灵盖煅，一两）上为极细末掺之，神灵。鲍清溪之子，患痘后脑痈，肉烂成坑，骨露，不收口，百药无功，敷此立效。

（七）清·吴谦《医宗金鉴》

《医宗金鉴·妇科心法要诀》

【临证辨治】

臁疮常分内外廉，外廉易治内难痊。外属三阳湿热结，内属三阴虚热缠。法宜搜风除湿热，外贴三香夹纸钱。（注：此证生在两胫内外廉骨，外廉属足三阳经湿热结聚，早治易于见效；内廉属三阴有湿，兼血分虚热而成，更兼廉骨皮肉浇薄，难得见效，极其绵缠。初发先痒后痛，红肿成片，破津紫水。新起宜贴三香膏，色紫贴夹纸膏；日久疮色紫黑，贴解毒紫金膏；又年久顽臁，疮皮乌黑下陷，臭秽不堪者，用蜈蚣钱法，去风毒，化瘀腐，盖贴黄蜡膏，渐效。初服黄芪丸，日久者服四生丸，下元虚冷者宜虎潜丸，常服甚效。但腿胫在至阴之下，生疮者当戒劳动、发物，其证可愈，否则难痊）

【内服治疗】

桂附地黄丸 忧思郁怒肝脾损，湿热生疮长两臁，外属三阳为易治，内属三阴治每难。初起红肿败散，浓水淋漓补中煎，晡热阴虚宜六味，食少畏寒桂附丸。（注：妇人忧思郁怒，伤损肝脾，或饮食不调，损其胃气，则湿热下注，更被寒湿所客，则必两臁生疮。外臁足三阳经，尚属易治；若生于内臁属足三阴经，每多难愈。初起红肿，宜人参败毒散；溃后浓水淋漓，宜补中益气汤；若更晡热，是为阴亏，宜兼服六味地黄丸；若食少体倦畏寒，则为真阳不足，宜服桂附地黄丸，即六味地黄丸加肉桂、附子也）

《医宗金鉴·外科心法要诀》

黄芪丸 方药、用法同前《疡医证治准绳》记载。方歌：黄芪丸治臁疮起，川乌赤豆共蒺藜，地龙川楝茴香炒，防风乌药酒糊宜。

四生丸 方药、用法同前《外科正宗》记载四生丸。

虎潜丸 败龟板_{酥炙,四两} 知母 黄柏_{二味盐、酒炒} 熟地_{各三两} 牛膝_{酒蒸} 白芍_{酒炒} 陈皮_{盐水润,各二两} 锁阳_{酒调} 当归_{酒洗,各一两五钱} 虎胫骨_{酥制,一两} 共研末,羯羊肉酒煮烂捣膏,和入药末内为丸,如梧桐子大。每服三钱,空心淡盐汤下。冬月加干姜一两。方歌:虎潜丸疗筋骨痿,下元虚冷精血亏,龟板琐阳膝虎胫,知柏芍陈熟地归。

【外用治疗】

牛胶蒸法歌 痈疽发背痔漏疮,牛胶蒸法最相当。熬稠摊纸贴患上,醋煮软布热蒸良。温易疮痒脓出尽,洗法胶纸贯众汤。(注:痈疽、发背、痔漏、恶疮、臁疮、久顽不敛等疮,用牛皮胶一块,水熬稀稠得所,摊厚纸上,每剪一块贴疮口。次用酽醋煮软布二块,乘热罨胶纸上蒸之,稍温再易,蒸至脓出至尽。预用贯众二两,煎汤热洗,去胶纸,外用膏药贴之。次日照前蒸洗,直至脓尽疮干为度)

神效千捶膏 此膏专贴疮疡、疔毒初起,贴之即消。治瘰疬连根拔出,大人臁疮,小儿蟮拱头等证,并效。土木鳖_{五个,去壳} 白嫩松香_{四两,拣净} 铜绿_{一钱,研细} 乳香_{二钱} 没药_{二钱} 蓖麻子_{七钱,去壳} 巴豆肉_{五粒} 杏仁_{一钱,去皮} 上八味合一处,石臼内捣三千余下,即成膏,取起浸凉水中。用时随疮大小,用手捻成薄片,贴疮上,用绢盖之。方歌:千捶膏贴诸疔毒,瘰疬臁疮蟮拱头,木鳖松香铜乳没,蓖麻巴豆杏仁投。

莹珠膏 此膏治溃疡,去腐,定痛,生肌,并杨梅疮、杖、臁疮、下疳等证。白蜡_{三两} 猪脂油_{十两} 轻粉_{一两五钱,末} 樟冰_{一两五钱,末} 先将白蜡、脂油溶化,离火候温,入轻粉、樟冰搅匀候稍凝;再入冰片末一钱,搅匀成膏,罐收听用。凡用先将甘草、苦参各三钱,水煎,洗净患处,贴膏。臁疮,加水龙骨三钱,或龙骨四钱。方歌:莹珠膏用治溃疮,定痛生肌功效强,白蜡猪脂樟冰粉,杨顽乳杖并臁疮。

轻粉散 轻粉_{一钱五分} 黄丹 黄柏 密陀僧 高末茶 乳香_{各三钱} 麝香_{五分} 共研末,先用葱熬汤洗患处,再搽此药。方歌:轻粉黄丹柏陀僧,末茶乳麝共研成,湿毒流注臁疮证,化腐除湿又止疼。

三香膏 方药、用法同前《外科正宗》记载。

夹纸膏 黄丹_炒 轻粉 儿茶 没药 雄黄 血竭 五倍子_炒 银朱 枯矾_{各等分} 共为末,量疮大小,剪油纸二张,夹药于内,纸周围用面糊粘住,纸上用针刺孔,先将疮口用葱、椒煎汤洗净拭干,然后粘贴,以帛缚之,三日一洗,再换新药贴之。方歌:夹纸膏贴臁疮破,黄丹轻粉身茶没,雄黄竭倍银朱矾,油纸夹贴腐可脱。

解毒紫金膏 方药、用法同《外科正宗》记载。

蜈蚣钱 方药、用法同《外科正宗》记载。

黄蜡膏 血竭_煅 赤石脂_煅 龙骨_{煅,各三钱} 共为细末,香油一两,入血余粟子大一团,炸枯,去滓,再入黄蜡一两,白胶香三钱,溶化尽离火,下血竭等末,搅匀候冷,瓷罐盛之。用时捏作薄片贴疮上,绢帛缚定,三日后,翻过贴之。方歌:黄蜡血余竭白胶,石脂龙骨竹油调,蜈蚣钱后此膏盖,肌肉能生痛自消。

(八)清·顾世澄《疡医大全》

【疾病概述】

周文采曰:夫臁疮者,皆由肾脏虚寒,风邪毒气外攻三里之旁,灌于阴交之侧,风热毒气流注两脚生疮,肿烂疼痛臭秽,步履艰难。此疮生于臁骨为重,以其骨上肉少皮薄,故难易愈也。(《集验》)

申斗垣曰:里臁是足厥阴肝经,外臁是足阳明胃经主之。(《启玄》)

又曰:裙边疮是受裙边风所致,不戒房事,故久久不瘥。

又曰:腿臁生疮,最忌房事,犯之则渐渐开张腐臭,故有伤守疮之名,言其不守禁忌也。今人因其搔痒,遂疑疮中惹指甲锋,名之曰伤手疮,实非也。

又曰:裙边疮,即裤口风疮。

又曰:裤口毒,生踝骨之上者是也。

蒋示吉曰:臁疮红者多热,肿者多湿,痒者多风,痛者属实,早宽而暮肿者属气虚下陷。初起者风热湿毒为多,日久者下陷湿热为胜。(《说约》)

【临证辨治】

陈实功曰:臁疮乃风热湿毒相聚而成也。外臁多服四生丸,内臁多服肾气丸。(《正宗》)

冯鲁瞻曰:妇人两臁生疮,或胎产调理失宜,伤损脾胃,或忧思郁怒,亏损肝脾,以致湿热下注。外臁属足三阳易治,内臁属三阴难瘥。若初起发肿赤痛,属湿毒所乘,人参败毒散。若漫肿作痛,或不肿不痛,属脾虚湿热下注,补中益气汤,或八珍汤加萆薢、银花之类。若脓水淋沥,体倦少食,内热口干,属脾气虚弱,补中益气汤加白茯苓、酒炒白芍。若午后发热体倦,属血虚,前汤加川芎、熟地,或六味地黄丸。若肢体畏寒,饮食少思,脾肾虚塞,十全大补汤、八味地黄丸。色赤属热毒易治,色黯属虚寒难治。(《锦囊》)

《明医集》云:一女子患臁疮,百药罔效,每月医治新肉长满,忽疮中流血,三日渐止,别无他苦,众医不识,或一医问曰:月经如期否? 女曰:已一年不至矣。医遂用引血归经药服之月余,外以生肌膏丹收口而愈。此乃抑郁损伤肝脾,错经之证,所以引血归经,归故道而疮自愈矣。

【外用治疗】

验方:陈烛油 熬去渣净四两 白蜡 黄蜡各五钱 共入锅内熬数滚,入研细铜绿三钱,熬一滚,倾入瓷瓶内,退火气,取陈油纸一块,银针多戳小孔,照疮大小,将药摊上,不可见火,再用戳孔油纸一块,盖上缝合听用。先将花椒葱煎汤洗疮,绢片拭干,贴上软袱缚紧,一昼夜揭开,又洗拭净,将膏翻贴,戒房事、发物。

又方:白蜡_{五钱} 真银粉_{二钱} 冰片_{五分} 芦甘石_{一两,火煅两个时辰,黄白色,用黄连一钱煎水拌匀,晒干}。研细,用麻油调匀摊油纸上,照疮大小煎成,以下米水洗疮,拭干贴上,一膏可贴三日。

又方:石决明_{一个,煅} 赤石脂_{一钱,煅} 芦甘石_{童便浸煅,一两五钱} 冰片_{四分} 麝香_{二分} 研细,犍猪油调搽。

又方:茵陈_{二两} 白鲜皮 苍术_{各五钱} 煎汤洗。再用陈石灰、黄柏末各等分,研细筛于患上,包扎数日即愈。

又方:黄蜡化摊冬青叶上贴,缚定一伏时,换一叶,七日换七叶愈。

又方:溏鸡屎敷之。

又方:黄蜡熔化,油纸摊成膏十二张,半日一换,换者以先贴者加于上,不待尽而愈矣。

又方:韭菜地上蚯蚓粪,干为末,入轻粉末,清油调搽。

白珏膏 银粉 密陀僧 黄蜡_{各二两} 乳香_{去油} 没药_{去油} 象皮 白蜡_{各五钱} 轻粉_{四钱} 除黄白蜡不研,余俱另研细末听用。以真桐油一斤,放锅内熬滚去沫,油清入密陀僧末搅匀取起,入二蜡熔化搅匀,待油稍温,方入乳、没、象、轻末搅二百余遍,以大棉纸摊上阴干,随疮大小圆长煎贴。初贴时疮中毒水流出,膏药变黑,再换新者贴之。

又方:先用蜡猪油一两,黄蜡六钱熔化,入研细铅粉二两,轻粉三钱搅匀,加冰片一分,任搽之。

又方:黄蜡_{八钱} 香油_{一两熬化} 入铜青_{一钱},冷定敷之。

又方:天花粉_{五钱} 熟石膏_{八钱},研匀,麻油调搽。

又方:大片黄柏,用犍猪胆汁浸透晒干,又浸又晒,如是七日,研细,仍用猪胆汁调搽,或干掺。先以花椒汤洗,拭干搽之,住痒止水。

又方:白蜡_{八钱} 黄蜡_{五钱} 川椒_{二钱} 铜青_{三钱} 先将麻油四两,同黄白蜡入铜杓内熔化,次下川椒、铜青末收之,以油纸作夹纸膏,用银针戳眼数百孔,先以葱椒汤洗净贴之,日换三次,四五日自痊愈。

又方:冬青叶不拘多少,入香油内煎成膏,摊帛上贴之。

又方:甘蔗渣晒干,炒极燥,为细末,桐油调敷,裹脚缠好,三日后方可开看,先用葱椒汤洗。

隔纸膏 无名异_{洗净微炒,一两} 龙骨 血竭 乳香 没药 雄黄 牛黄 阿胶 海螵蛸_{各二钱}

赤石脂 郁金 黄柏 黄丹各五钱 轻粉一钱 上为细末,香油调,用黑伞纸刺孔作隔纸膏,先用盐葱花椒汤洗净,拭干贴之,三日一换。

臁溃成潭 白菊花不拘多少,预收晒干,去蒂研末。先以米泔水温洗疮净拭干,将花末填满疮中,用指按实,有水浮起,添末又按,按至疮干无水,再以草纸包好,软绢扎,少顷开看,如纸湿添末,又按实包起,过夜即结疤,不必开看,亦不可剥动,五日痊愈。

年久臁疮疼痛不堪(《济生》):老松香如琥珀者,一两 血竭 轻粉 枯矾 赤石脂各二钱 铜绿八厘 真麝香 冰片各二分 上将各药称准,乳钵内不换手顺研极细,瓷瓶盛封固。如用每次二钱,真桐油调匀,油纸摊成隔纸膏,两边不可戳孔,用浓茶洗患处脓净贴上,每膏一张,两边各贴一日,第三日须另换新者,半月可愈。

千槌膏 治顽臁久不收口 轻粉 银朱 银粉各等分 同犍猪脊髓千槌成膏,摊隔纸膏,贴之。

又方:此由肾脏虚寒,风热毒气流注两腿。水银 当归各五钱 川芎 贝母各二钱五分 乳香 没药各五钱 真麻油五两 黄丹二两五钱 除黄丹、水银外,先将群药同麻油熬黑色,去渣下黄丹、水银,又煎黑色,用桃柳枝搅成膏,以油纸摊贴。臁疮血疯,臭不可闻,痛不可忍者。柏油桐油入锅内熬,以老嫩得宜,取伞纸摊匀,照疮大小剪就,针戳密眼贴之,或用陈油纸亦可摊贴。

白玉膏 治多年顽臁,兼治大毒刀疮,久不收口。白蜡二两,猪板油四两,熔化滤清,入潮脑六钱研匀,冷定加轻粉三钱,冰片二钱和匀,抿脚挑涂油纸盖上。

臁疮并治乳痈:桑白皮取在土中根不见天日者,去外面白皮,又去内里筋骨,只用白皮槌极烂如棉絮者 陈石灰各等分 研匀,同生桐油捣烂敷之。

臁疮,并治血疯疮:白蜡 黄蜡各一两 头发面洗去油,罐内煅灰 螺朱各三钱 金头蜈蚣十条,煅上用麻油四两,熬滚中调搅匀,以陈油纸或旧毡摊匀,听用。先将患上用五皮汤,或甘草汤、蕲艾汤、葱汤、童便俱可淋洗,洗去疮上黑腐秽物,绢帕拭干,用黄蜡贴患上,拔去恶水,务须勤洗勤换为主,俟恶水去尽,约十日外,后用此膏贴之。腐肉自脱,新肉渐生,再上玉红膏收口。

伤守疮:广炭烧红透,闷熄 松花粉各等分 研极细。先将疮用冷米泔水洗净拭干,将药干掺,绢片扎好,每日一换,数次即愈。

裙边疮(《启玄》):大枫子一百粒 川椒 轻粉各一钱 枯矾五分 研细,以真柏油调搽。

臁疮数年烂腿(钱青抡):白芦甘石煅淬醋内七次,研极细,麻油调敷,日换取效。

又方:嫩松香 铅粉各二钱 葱白七寸 猪板油一两 同捣成膏,贴之。腿疮年久不愈 罐口泥,研细掺上,立愈。

湿毒臁疮：桐油二两，加川椒三十粒，煎枯椒为度，去椒不用；加研细轻粉二钱，白蜡一两收成膏，用棉纸拖成膏药，先用苦参洗净疮上贴之，两日一换，三次愈。

又方：醋浸冬青叶，饭上蒸透，拭干贴之。

又方：韭菜边叶净水洗过，入滚水煎数沸，取汤洗臁疮，拭干以渣槌烂敷疮口扎紧，一日一换，数日自愈。

裙边疮（《心镜传》）嫩长桑根白皮，刮去粗皮，用不落水猪油捣匀，敷即愈。

又方：梨叶百斤　猪油二两，将叶在锅内炒拌，次下研碎上好白蜡二两，拌在叶内，令化在叶上，又下蜡一两，亦拌在内，但宜用微火烧，不可使药炒焦，取起冷定，贴之神效。

又方：小蒜地上蚯蚓粪焙研，麻油调搽。

治脚上一切疮：珍珠　琥珀　轻粉　乳香去油　没药去油　石膏　黄丹各一钱　壁上蜗牛壳四钱　乳细末搽。

臁疮五六年者：铅一两打极薄片剪碎，和水银三钱，加去膜猪板油研烂，摊油纸上，外以川椒二两煎汤洗净，贴之。

又方：黄牛屎尖用阴阳水各一碗，和匀化开滤去渣，加醋一碗，大冬青叶四十九片，砂罐内用文武火煮干，留水醋半盏浸在内，每日以叶贴疮，一天换三次，叶尽即愈矣。永不发。

臁疮溃烂（《心岐传》）：川椒　松香　黄蜡各一钱四分　共研。忌铁器，用连根葱白十四段，共捣烂做夹纸膏，摊贴。抓伤腿臁伤水肿痛难忍者，（郑师甫云：予尝病此，一丐传此方遂愈）耳垢封之，一夕水尽出，痊愈。

不拘远近臁疮：旧烂牛皮鞋掌子，取下砍碎，阴阳瓦煅存性为末，麻油调敷，神验之极。

又方：油面馓子一两，把葱白五六根同捣极烂，将疮洗净敷上，用布扎紧即愈，神效无比，切切不可忽视。

臁疮棒疮肿毒生肌收口可做隔纸膏贴：黄连　黄芩　黄柏　银朱　红花　紫草各二钱　苦参　当归各五钱　大黄三钱　研为细末。先用腊月猪油一斤，切碎隔水煮出油来，去渣再入药加羊胆二三个，或牛胆一个，煮半炷香，又滤去渣，又加：乳香去油　没药去油　血竭　儿茶　明雄各二钱　潮脑五钱　冰片一钱　黄蜡切片，三两　乳细，入内搅匀，再煮半炷香，倾入瓷瓶内，不可泄气。凡一切大毒，敷之如神，棒疮贴一两张即好，如有腐烂不尽之肉，少掺轻粉，腐去肌生，如不收口，用南北铅霜一钱，加红升药四分，细细筛疮上，一二次即愈。

臁疮：鲜桑树白皮捣烂，同粽子再捣，照疮大小做成饼贴上，不过七枚痊愈。

又方：线香研细桐油调，将油纸以针刺孔，摊夹纸膏贴。

又方:凤尾草捣烂作饼敷之。

又方:蓖麻仁研烂 黄丹 乳香 没药 百草霜 松香各等分 香油调,或陈烛油调摊油纸上贴,外以笋壳布条扎住,三日一换,换时以葱根五七茎煎洗之。

又方:乌桕树叶入醋内浸一宿,贴患处,不时换之。

臁疮并治杖疮:桐油一半,香油一半,入槐花一合,熬枯去渣,入松香五钱,煎一沸滤去渣,又入黄蜡五钱,熬至滴水不散为度;再入乳细陈石灰、枯矾各二钱,乳香、没药、血竭各一钱五分;再熬黑,单油纸摊膏,先用葱白、防风煎汤洗净,膏贴患处。候疮好皮老,再去膏药。

又方:犍猪胆汁四两,嫩松香八两,共捣千槌,再入土地黄根一寸捣膏,用六安茶篓上箬叶,水浸软,以针刺孔,将膏摊贴。

又方:先用石膏豆腐同桐油拌匀,作饼如疮口大贴上,用油纸盖住,一日一换,连换七日,再用川黄柏细末同浓茶和成饼贴上,绢片扎好,每日揭去饼,俱用自己小便洗净,用龙骨二两,煅 乳香、没药俱用箬叶焙去油 凤凰衣新瓦焙干 血竭、儿茶各二钱 共乳细末。以竹筒用纱幔作筛,筛药于疮口自愈。戒房事,忌发物,此法并治驴眼疮,一切脚下毒疮。

又方:大蒜瓣子烧灰,麻油调搽。

又方:柿叶烧灰存性,同川椒末搽。

积年烂腿:新鲜白萝卜阴干一两日,其皮剥下贴上,干则再换,数次愈。

臁疮风湿膏药:粮船上北葱三十六根 先将麻油一斤半熬入葱一根,熬枯取起,又熬一根,如法将葱熬完滤清,熬至滴水成珠,入炒杭粉一斤,和匀成膏摊贴。

顽臁:犍猪脊髓五条熬油 入铜绿三钱 乳香、没药各二钱,成膏摊贴,收口时去铜绿,另熬一料贴之。

臁疮并诸疮不收口:青石上白筋,以刀刮下乳细,同荔枝肉捣成饼贴。

又方:五倍子焙 百草霜各等分 研细,入黄蜡化匀,摊隔纸膏贴。

又方:黄柏、轻粉,研细,猪胆汁调。用浓茶洗净,贴上绢包好,一旬一换。

又方:桑树里白嫩皮,槐树里白嫩皮,捣膏做饼,以生桐油浸之,贴上疼痛渐止,三日收口。

又方:牛蹄甲油拌烧灰敷。

又方:白萝卜捣烂,罨一昼夜,每日一换,数日效。

又方:豆腐皮为末,人乳调敷。

又方:海螵蛸研极细末,搽之。

又方:不见水豆腐渣做饼贴上,毒水拔出,然后用药。

又方:乳香_{去油} 没药_{去油},研细搽之,定痛。

(九)清·王维德《外科证治全生集》

【疾病概述】

生于小腿,男人谓之烂腿,女人谓之裙边疮。因气滞血凝,经年累月,臭烂憎人。初起腿上搔破,或生小疮。因经热汤汤气,或食毒物,或用疮疖膏贴,烂成一孔,以乌金膏治。

【外用治疗】

乌金膏:用乌铅一斤,入砒三钱熔化,次日铅面刮下者,名金顶砒。再以铅熔,浇薄如纸片,照患孔大小剪如膏药一方,针刺二三十眼,取光面贴孔。日煎紫花地丁汤洗孔,并洗膏二次,三日内毒水流尽,色变红活,以水飞伏龙散撒上,仍用目前膏贴外。

【注意事项】

戒多立、行走、房事、食毒物。凡妇人须待月信之后贴起。

(十)清·高秉钧《疡科心得集》

【疾病概述】

臁疮者,生于两臁,初起发肿,久而腐溃,或浸淫瘙痒,破而脓水淋漓。乃风热湿毒相聚而成;或因饮食起居,亏损肝肾,阴火下流,外邪相抟而致。外臁属三阳经湿热,易治;内臁属三阴经湿,兼血分虚热,难治。蒋示吉谓:色红者多热,肿者多湿,痒者多风,痛者属实,早宽而暮肿者,属气虚下陷。初起者,风热湿毒为多;日久者,下陷湿热为胜。

【临证辨治】

初宜用独活、防己、黄柏、苍术、萆薢、牛膝、归尾、苡仁、丹皮、赤芍、银花、黑栀、猪苓、泽泻等,又二妙丸、四妙丸之类。若脾虚湿热下注,则用补中益气,或八珍汤加萆薢、银花之属,外用夹纸膏贴之。

【外用治疗】

十层膏 治年久新起臁疮,已经去腐,生肌长肉,神效。黄芩 黄柏 白芷_{各二钱} 乳香_{去油,研} 没药_{去油,研,各二钱} 血竭_{研,三钱} 黄占_{一两} 白占_{五钱} 轻粉_{研,一钱} 血余二钱 象皮_{炙,研,二钱} 密陀僧_{研,一两} 珍珠_{研,一钱},用麻油十两,先将芩、柏、芷三味入油煎枯,滤去渣;次下血余,煎枯,去血余;再下黄占、白占溶化;然后下乳、没、血竭、陀僧、轻粉、象皮、珍珠末,搅匀。将皮纸一张,分作六小张,以一张染膏提出,摊于台上,用手两面泥匀,再持一张,染膏如前法,摊在前一张上,共作十层。如遇臁疮,将此膏依疮大小剪下,扎于疮上,一日揭去一层,扎完疮愈,极妙神方也。

(十一)清·许克昌、毕法《外科证治全书》

【临证辨治】

生于两胫内外臁骨,外臁属足三阳湿热下注,外邪抟聚,易治;内臁属足三阴亏损,虚邪缠绵,难治。初发先痒后痛,红肿成片,人参败毒散加牛膝、木瓜、苡仁主之。热加酒炒黄柏,痒加防风,痛加乳香、没药,破流紫水八味逍遥散,加减如前。日久腐烂,脓水淋漓,内热倦怠,或疮内出血不止,或疮色紫黯,日轻夜重,则用补中益气汤加茯苓、酒炒白芍、盐炒黄柏,兼六味地黄丸服之。外用葱艾汤洗,夹纸膏贴,以软帛缚定,三日一易。

有年久顽疮,皮乌黑下陷起肛,臭秽不堪,轻则按后烂腿法,重则按翻花起肛治法。

有初起不红,但漫肿作痛,或硬肿不甚痛,或色黯,肢体畏寒,饮食少思,乃属脾肾虚败,须用八味地黄丸及阴疽治法。若误投攻伐清凉,伤损胃气,绝其化源,危矣。

【外用治疗】

夹纸膏 黄蜡五两 黄丹飞 铅粉各四两 轻粉 乳香 没药各五钱 冰片三分,末 麻油春夏二两,秋冬三两,上先将蜡油煎五六沸,下没、乳末,再二三沸,下轻粉,随下丹粉,槐、柳枝搅十余次,取起冷定后,下冰片搅匀,瓶盛浸水中一宿,出火毒。用时先以苦茶洗疮,将膏用薄油纸较患处长阔一倍,以膏摊一面,余一面刺孔数十,折束盖膏,以有孔一面,向患处贴,三日一换,三帖即愈。

又方(存验):制松香一两 乳香 没药各五钱 轻粉末五钱,上将松香、乳香、没药同入铜铫熔化,倾水中,候冷取出,加轻粉研末,真麻油调摊油纸上,再用油纸一层,针刺孔数十眼,掩药上贴之,以软帛缚定,三日一易。

又方:用修船旧油灰(煅)、熟石膏、炼丹各等分,研极细末,先将豆腐温水洗净患处,以麻油调药,敷之极厚,三日一换,无有不愈。

又方:用生过三胎母猪粪,烧灰存性,入生桐油调搽疮上,神效。

二、近现代名家对病因病机、证型、临证的认识

徐宜厚在治疗周围血管病时,认为脾胃为后天之本,脾主肌肉四肢,脾胃阳虚则四肢失养,无与温煦,气血津液无以濡养四肢经络,则表现为深在溃疡、坏死和疼痛。治宜温阳化瘀,方用黄土汤加减:制附片、白术、党参、茯苓、阿胶、苏梗、菟丝子、丹参、仙鹤草、红花、姜黄。对深静脉炎、晚期血栓性闭塞性脉管炎和结节性血管炎等疾病,表现为皮里膜外出现大小不等的结节或肢体肿胀、疼痛,当从气虚血阻辨。或素体虚弱,或外伤、或产后、或久病,亦导致气虚,进而血行不畅,出现结节和疼痛诸证。治宜益气补血,温经通络,方选人参养荣汤加减:党参、赤白芍、茯苓、黄芪、熟地黄、当归、陈皮、远志、桂心、丹参、地龙等。

王军通过长期临床实践和科研,认为臁疮应从"湿→热→瘀→虚"辨证论治,基本方法和原则为"清热利湿,活血化瘀",并根据患者具体情况,实施个体化治疗,如兼血瘀气

滞者,注重给予活血行气之品;兼脾胃虚弱者,给予健脾和胃、补益气血类方药。王军十分注重交通上下,畅达气机,以期"载药上行"及"引药下行",如牛膝配桔梗。此外,王军在内治的同时特别注重外用药物治疗。外用药可根据患者病情的时期不同,应用活血止痛膏、金黄散、地榆油、生肌膏等。其中,活血止痛膏及金黄散用于湿热瘀阻较重,局部红肿,溃疡尚未形成时期;地榆油用于溃疡形成初期,湿热及局部肿痛较前减轻者;生肌膏用于溃疡中后期,腐肉难去,久溃不愈合者。通过以上内外兼治、标本同治,从而达到事半功倍、提高疗效的目的。

曹建春认为关于下肢溃疡的病因病机可以归结为"虚""瘀""腐"三个方面。在临床上审证求因治疗臁疮,强调"虚"是本,"瘀"是局部血运瘀滞的状态而非瘀血。"腐"是继发病变。关于溃疡创面的愈合,曹建春认为首先,人体具有自我修复功能,正如内经讲"正气存内,邪不可干"。其次,中医外治强调局部与整体的结合辨证论治,只有调动全身的气血运行,疏通经络,阴阳平和才能达到治疗疾病的目的。激发元气推动、鼓舞的功能,也就是中医强调"治病必求于本"的要义所在。在临床治疗中,曹建春采取针刺放血结合中药内服外用,标本兼治的方法治疗下肢臁疮。

关于臁疮的用药规律,有学者统计分析臁疮治疗高频药物,以"补虚药"如当归、黄芪、甘草,"活血药"如牛膝、赤芍,"利湿药"如茯苓、薏苡仁、苍术,"清热药"如黄柏为主,而这也符合臁"虚""瘀""湿""热"的基本病机。李同生在阅览前贤治疗本病基础上加自身临证经验,总结出"湿、瘀、虚"贯穿于臁疮的全过程,故臁疮治疗当虚实并治、标本兼顾、内外结合。杨博华总结臁疮发病离不开"湿、瘀、虚",并将本病分为"血瘀证""湿热证""气虚证"进行治疗。张庚扬认为臁疮"瘀、湿、虚"夹杂,气血虚为本,瘀湿互结为标,随着疾病的发生、发展,"虚、瘀、湿"此消彼长,共同存在,且内外治均从"虚、瘀、湿"进行论治。刘明认为臁疮的整体辨证可从湿热、血瘀、气虚三方面着手,可概括为湿热下注型和气虚血瘀型。

三、医案

【医案1】臁疮外症,极为缠绵。幼时尝见患此者,脓臭浸淫,经年溃烂。治之法亦颇多,而奏效殊非易事。

辛亥岁,家君曾患此病。洗敷百施,时发时愈。继有县之西堡村多福寺僧,名钟灵者,祖传外科数世矣,极有把握,乃请治之。钟灵来视,则曰,此臁疮也,最畏散药、膏药。若用膏散,必致增盛,生豆腐最好。但切薄片,用暖水泡过,日日更易,不半月必愈矣。家父如言贴之,果克期而愈。

后余亦因磕伤发溃,渐致成此疮,亦用豆腐贴之,口渐敛而痛时作,又有邻人教以黄蜡化融去尽烟,加松香末少许,摊竹纸上贴之,果痛止而愈。

以不紧要之药,治最缠绵之病,功如反掌。乃药病贵相投,不在贵贱也。故志之。

(摘自《醉花窗医案》)

【医案2】朱先生。始由腰痛起见,继则形瘦骨立,内热口燥,神志不宁,谵语郑声,舌质红,苔糙黄无津,脉象细数无神。臁疮腐烂,气虚阴液枯竭,神不守舍。《经》云"九候虽调,形肉已脱难治",况脉象细数无神乎?颇虑气血涣散,阴阳脱离之兆,勉拟益气生津,敛阳安神,尽人力以冀天眷,尚希明正。

吉林人参另煎汁冲,钱半 (煅)牡蛎四钱 花龙骨三钱 朱茯神三钱 生黄芪三钱 川石斛三钱 川象贝各二钱 炙远志一钱 北秫米包,三钱 浮小麦四钱

(摘自《丁甘仁医案续编》)

四、现代研究进展

臁疮又称深脓疱疮,好发于小腿下1/3臁骨(胫骨)部位而得名。其炎症较脓疱疮深,形成坏死和溃疡,愈后留有瘢痕和色素沉着。

【病因病理】

(1)中医病因:本病多由过度劳累而致小腿筋脉局部不畅,青筋显露,瘀停局部脉络,久而化热,或小腿皮肤破损后感染毒邪,搏结湿热而成,疮口经久不愈。

(2)西医病因:病原菌多为B型溶血性链球菌,少数为金黄色葡萄球菌,也有两者混合感染。此外,亦发现铜绿假单胞菌、大肠埃希菌及其他腐生菌等。营养不良、体弱、个人卫生状况较差等,常为本病的诱因。本病常继发于疥疮、水痘、糖尿病、虫咬等病之后。

【临床表现】

初起为高粱米到豌豆大小水疱或脓疱,基底有炎症浸润,以后炎症不断扩大及向深部发展,中心坏死,成黑褐色污秽痂皮。严重者痂皮愈积愈厚,可呈蛎壳,压迫痂皮脓液可由四周溢出。痂不易剥离,去除后呈现境界清楚、圆形或椭圆形的溃疡,周边陡峭,基较硬,附有灰绿色脓性分泌物。溃疡一般经2~4周结痂而愈。皮损数目不定,常为数个至数十个。好发于下肢及臀部,偶可发生于其他部位。自觉有烧灼、痒及疼痛感。一般无全身症状,若皮损较多且身体衰弱,机体免疫功能低下者,其病损发展快,形成深在性坏死性溃疡,称为坏疽性臁疮或恶病质性臁疮。此多见于婴幼儿,预后多不良。常伴发败血症肺炎而死亡。

【组织病理】

真皮炎症反应明显,血管扩张,血栓形成,周围结缔组织坏死,形成表浅溃疡,溃疡表面有由干燥的纤维蛋白和角质所形成的痂,其下为坏死的上皮细胞和白细胞,溃疡边缘处表皮水肿,棘层肥厚,用革兰染色在痂的上层可见有多数球菌。

【鉴别诊断】

本病需与下列疾病进行鉴别:

(1)脓疱疮:损害仅为水疱、脓疱及结痂,不形成溃疡。

(2)丘疹坏死性结核疹:为多数散在性小丘疹、脓疱及结痂,去痂后呈现米粒大到黄豆大的小溃疡,无深在性穿凿性溃疡。

(3)变应性血管炎:有紫癜、丘疹、结节及溃疡。病理检查见血管壁有纤维蛋白样变性及坏死性血管炎的变化。

【临床治疗】

(1)中医辨治论治

中医学认为臁疮是本虚标实之证,气虚血瘀为基本病机,益气活血以消除下肢瘀血是治疗的关键。

湿热下注证:治法:清热利湿,和营解毒。方药:二妙丸合五神汤加减。

气虚血瘀证:治法:益气活血,祛瘀生新。方药:补阳还五汤合四妙汤加减。

(2)中医外治

①初期局部红肿、溃破、渗液较多者,宜用洗药。如马齿苋60克、黄柏20克、大青叶30克,煎水温湿敷,日3~4次。局部红肿,渗液量少者,宜用金黄膏薄敷,日1次;亦可加少量九一丹撒布于疮面上,再盖金黄膏。

②后期:久不收口,皮肤乌黑,疮口凹陷,疮面腐肉不脱,时流污水,用八二丹麻油调后摊贴疮面,并用绷带缠缚,每周换药2次,夏季可换勤些。腐肉已脱而露新肉者,用生肌散外盖生肌玉红膏,隔日一换或每周2次。周围有湿疹者,用青黛散调麻油盖贴。

药物治疗后宜用弹力绷带,并抬高患肢,以利静脉回流,减轻水肿,促使溃疡愈合。

(3)西医治疗

①全身治疗 可使用抗生素,如青霉素、克林霉素或红霉素等。

②局部治疗 保持疮面清洁,如痂厚者,可用1:5000高锰酸钾溶液或0.1%依沙吖啶溶液浸洗或湿敷去痂,再涂莫匹罗星软膏,夫西地酸软膏,或0.5%氧氟沙星乳膏。

【其他研究】

有学者观察组运用紫草油联合TDP治疗。紫草油由紫草、当归、忍冬藤、白芷、黄芩、黄柏、乳香、没药、冰片、麻油等组成,具有祛腐生肌、解毒活血的作用,具有较强的收敛性。在临床中,多用于湿疹、烧伤、黄疸等症的治疗,有明显的抗炎、抗真菌作用,还能够刺激创面组织高分泌血管内皮生长因子(Vascular endothelial growth factor,VEGF)、碱性成纤维细胞生长因子(Basic fibroblast growth factor,B-FGF),从而加快创面愈合速度,药物用麻油熬制又可滋润营养溃疡创面。TDP治疗灯是一种高效且使用安全、操作简单的理疗型医疗器械,利用其特定的电磁波谱,在热效应、电磁波效应、微量元素调节效应等生物效应下,促进微循环系统修复,改善创面血液循环,提高细胞内酶的活性,加强机体的代谢和免疫功能,达到消炎镇痛的作用。

此外一学者报道持续封闭负压引流术、微粒皮种植术等治疗方法也可取得较好的疗效。

参考文献

[1] 赵辨.中国临床皮肤病学[M].南京:江苏凤凰科学技术出版社,2017.4.

[2] 王刚,王军,李梦虎,等.王军运用中医内外联合疗法治疗臁疮经验[J].湖南中医杂志,2021,37(09):39-41.

[3] 曹乾,曹建春,牛少辉,等.基于"归元"理论探讨曹建春治疗臁疮经验分析[J].四川中医,2021,39(09):16-19.

[4] 王建刚,欧阳萍,严张仁,等.紫草油联合TDP照射治疗慢性下肢溃疡临床观察[J].中国中医药现代远程教育,2021,19(17):98-99.

[5] 商安康,林伟刚,于成,等.基于数据挖掘的臁疮内服中药用药规律研究[J].中医临床研究,2021,13(16):66-69.

[6] 矫浩然,李云平,王刚,等.张庚扬教授治疗臁疮经验[J].中国中西医结合外科杂志,2013,19(06):657-659.

[7] 梁王班,李实忠,张菊影.持续封闭负压引流术联合微粒皮种植术用于下肢慢性溃疡创面修复的临床效果[J].中国医药科学,2020,10(01):266-268+272.

(王思阳　刘芳)

第二节　烧　伤

烧伤是由于热力、(火焰、灼热的气体、液体或固体)、电能、化学物质、放射线等作用于人体而引起一种局部或全身急性损伤性疾病。在古代,一般以火烧和汤烫者居多,故又称为水火烫伤、汤泼火伤、火烧疮、汤火疮、火烫等。本病病因病机是热力直接作用于机体(常常是体表)造成烧伤热力作用于肌表,损伤皮肤,导致皮肉腐烂。轻者仅皮肉损伤;重者除皮肉损伤外,因火毒炽盛,耗气伤津,导致气阴两伤。或因火毒侵入营血,内攻脏腑,导致脏腑失和,阴阳失调,重者可致死亡。

一、古籍选粹

古籍参考书目:《刘涓子鬼遗方》《诸病源候论》《备急千金药方》《太平圣惠方》《圣济总录》《外科精要》《外科启玄》《薛氏医案》《外科正宗》《医学入门》《万病回春》《外科大成》《医宗金鉴》《洞天奥旨》《验方新编》《外科备要》《急救广生集》《临证一得方》《外科方外奇方》《古方汇今》《经验丹方汇编》。具体内容摘录如下:

(一)南齐·龚庆宣(编)《刘涓子鬼遗方》

【外用治疗】

治汤泪入肉烂坏,**术膏方**　术二两　附子二枚,大者,炮　甘草一两　羊脂五两　松脂鸡子大一块　猪脂五两,不入水者　上六味,微火上煎猪脂,后纳羊脂并诸药,又煎膏成,绞去渣,候凝,涂疮上,日三。

治火烧烂坏,**柏皮膏方**　柏树皮四两,去黑处　甘草三两,细切　淡竹叶二两,切　上三味,以不中水猪胆一升二合,入药煎,膏成,绞去渣,涂疮上,日三。

又方:麻子一合,取仁　柏皮一两,取白　白芷一两　生柳皮一两,去白　上四味,咬咀,以脂一升同煎,膏成,滤去滓,候凝,敷疮,日三。

(二)唐·巢元方《诸病源候论》

【疾病概述】

凡被汤火烧者,初慎勿以冷物,及井下泥、尿泥及蜜淋拓之,其热气得冷即却,深搏至骨,烂人筋也。所以人中汤火后,喜挛缩者,良由此也。

（三）唐·孙思邈《备急千金要方》

【外用治疗】

灸疮,灸及汤火所损,昼夜啼呼,**止痛灭瘢方** 羊脂 松脂各二分 猪膏 蜡各一分上四味,取松脂破铫中,切脂嚼蜡,着松明上,少顷微火烧,诸物皆消,以杯承汁,敷之。

治灸疮方 甘草 当归各一两 胡麻《外台》用胡粉 羊脂各六分 上四味,哎咀,以猪膏五合煎,去滓,敷之。

又方:松脂五两 蜡三两 上二味,合煎涂纸,贴之,日三。

又方:凡灸疮不瘥,日别灸上六七壮,自瘥。

治灸疮肿痛急方,捣灶下黄土,以水和煮令热,渍之。

又方:治灸疮脓坏不瘥方薤白一握 胡粉 锻石各一两 腊月猪膏一升 上四味,先煎薤白令黄去之,绵裹锻石煎数沸去之,次入胡粉纳膏中,令调涂故布粘贴,日三。

又方:锻石一两,捣筛,猪脂和令相得,微火煎数沸,以暖汤先洗疮讫,以布裹灰熨疮上,三过,便以药贴疮上,灸之,又捣薤敷之。

（四）宋·王怀隐《太平圣惠方》

【外用治疗】

治汤火疮诸方,治伤泼火烧,止疼痛,解火毒,润肌生肉,**清凉膏方**。栀子仁一分 黄连一分去须 生地黄二两 葱白十枚,擘 白芷一分 黄蜡半两 清麻油四两 上件药,并细锉,于油铛中煎。以地黄焦黑为度,绵滤去滓澄清,却于铛内入蜡,慢火熬,候蜡消,倾于瓷盒内,每使时,用鸡翎少许涂磨上,取瘥为度。

治汤泼火烧疮,疼痛甚者,**神效白膏方**。白蜡一两 麻油四两 当归一两半生锉 上述药,先将油煎当归令焦黑。滤去滓,次入蜡候消,相次急搅之,放冷入瓷盒中收,每使时,以故帛子涂贴也。

治火烧疮诸方,治火烧疮,**薤白膏方**。薤白二两 当归二两锉 白芷二两炒 羊髓一斤 上件药,和煎,候白芷色黄,膏成去滓,以敷疮,日再用之。

又方:莲子草一两 栀子一两 黄芩一两 胡粉一两 柏叶一两 上件药,捣细罗为散,以羊髓和,看稀稠,日可二(三)度,以翎羽涂之,此法去毒止痛,令无瘢痕,甚妙。

治火烧疮,**止痛散方** 桃胶半两 松脂 黄柏各半两 上件药,捣细罗为散,用梨汁生蜜调涂之,瘥。

夫灸疮脓溃以后,更肿急痛者,此中风冷故也。

治灸疮,急肿痛不可忍,**水柳膏方**。水柳枝二两,锉碎,春夏取枝皮秋冬取根皮用 甘草二两,捶碎 白胶香半两,细研 麝香半两,细研 松脂半两 黄蜡半两 黄丹三两,炒令紫色 油八合 上件药,先取油安铛内,以文火炼香熟,渐下柳枝甘草,煎令黑色,去滓,次下白胶香松脂蜡等,候化,即以绵滤过,净拭铛,却倾油于铛内,渐下黄丹,不住手搅,转急著火上变色,滴于水中成珠子,膏成,入麝香令匀,用瓷盒盛,于熟绢上摊贴神验。

治灸疮急肿疼痛,抽火毒,**吮脓膏方**。黄芪半两 白芨一分 白芷一分 白薇一分 当归一分 赤芍药一分 防风一分,去芦头 甘草一分 细辛一分 嫩桑枝一分 垂柳枝细锉,二合 乳香一分,细研 清麻油一斤 上件药,除乳香,余并细锉,于铛内,用油浸一宿,以慢火煎柳枝色黄黑,绵滤去滓,澄清,拭铛令净,慢火熬药油,入黄丹,以柳木篦不住手搅,令黄丹色稍黑,取少许滴于水内,撚看得所,入乳香,又搅令匀,倾于不津器内盛,每用,看灸疮大小,以纸上匀摊贴之,每日两度换,仍煎葱汤,用软帛蘸揾熨洗之。

夫灸之法,中病则止,病已则疮瘥,若病势未除,或中风冷,故久不瘥也。

治灸疮久不瘥,宜用止痛生肌,**解火毒方** 上先以黑豆半升,水五升,煮成浓汁,去豆放温,以绵裹指头,款款洗疮四面,令极净,候疮中脓出,疮痂自落之时,便掺止痛生肌散。

止痛生肌散方 石膏一分烧过者 牡蛎半两烧过者 滑石一分 上件药,捣罗为末,凡用之时,切护爪甲,勿令中风,仍须洗疮令净,然后掺之,薄薄令遍,以软绵帛系之,候肌生,渐可用柏皮膏。

治灸疮久不瘥,宜涂**柏皮膏方**。柏树白皮末四两 猪脂半斤炼为油 伏龙肝末四两 上件药,同熬成膏,滤去滓,入瓷器中收,每用时,薄薄涂之,上以油单隔,软帛裹。

(五)宋·赵佶《圣济总录》

【临证辨治】

论曰水火之气,当因其势而利导之,汤火误伤,毒热方炽,通导而泄其气可也,苟救目前痛楚,遽以冷物淋拓,则热毒畏寒而内搏,致有烂骨伤筋之患,非热气本然也,汤火之伤,本非气血所生病,故治不及于汤液,特在乎涂敷膏浴,专治其外而已。

(六)宋·陈自明《外科精要》

【外用治疗】

《经验方》治汤火疮**至圣膏** 用鸡子黄一两 上用银石器内,熬自然油调好,粉敷之愈。

凡被汤火热油,痛不可忍,取厕下黑淤泥,量伤大小,斟酌多少,次加以老姜汁、麻油十分之一,共研令匀,搽伤处即愈。

又方:以尿桶下脓脚,搽伤处。

又方:以雄鼠粪两头尖者是,烧存性,麻油、轻粉调涂愈。以上皆处处有之,仍有奇效。

(七)元·齐德之《外科精义》

【外用治疗】

没药膏 治一切痈疽发背,疮疖,伤折蹉跌坏脓,生肌止痛。又贴灸疮,极妙。麒麟竭

明乳香 没药以上各一两,研 当归去芦 木鳖子仁研 杏仁以上各五钱 油头发二两 黄丹六两 上先用油一斤,石器内或沙锅内露天底炼油令熟,先下木鳖子 当归 杏仁 头发,慢黄焦。油耗五分,离火,用绵离渣不用,再入锅下黄丹,以新柳篦子十条,旋换搅不住手,候黑色,滴在水中成珠子,硬软得所,取下火,入三味研药,再搅匀,瓷盒内盛,放地上,以盆合一宿,出火毒。用时或帛上或纸上摊,一日一换。

(八)明·申斗垣《外科启玄》

【疾病概述】

火烧疮,火之为物,性最急,能烧万物,顷刻为灰,何况人乎,重则至死,轻则为疮皮焦肉卷,苦痛难熬,百计千方,难免于苦,余经验一方,虽出于书,叹人未得其传,制度之法,内宜服泄火毒之药。

火烧疮方 黄蜀葵花不拘多少,去蒂心净,不用手取均手汗污之,真香油浸之,令匀,虽数年更效,逐年油少添油,花少添花。搽上立止痛生肌,冰凉自在,任他结痂,不可揭动,就火药烧坏,亦可救之。内效服泻火毒药更效。亦治汤烫如神。

(九)明·薛己《薛氏医案》

【外用治疗】

治汤浇火烧疮,止痛生肌。大黄末一两,微炒 当归末一两用烛油调搽,或芝麻油调搽干亦可

柏叶散 治汤火伤,或痛甚,柏叶炒 栀子仁各一两 铅粉半两,研为细末,以羊骨髓五两,熔化和药,以木椎研良久,日涂三五次。用烛油调亦可。

【医案选粹】

火毒刑肺金:

一男子孟冬火伤臂作痛,喘嗽发热。此火毒刑肺金之症,用人参平肺散治之,喘嗽乃止。因劳又恶寒发热,此气血虚也,以八珍汤加桔梗、白芷,治之而退。再加薄桂三分以助药热、温气血,坏肉溃之而愈。若初起焮赤作痛,用神效当归膏敷之,轻者自愈,重者自腐,生肌神效。或用侧柏叶末,蜡油调敷亦效。若发热作渴,小便赤色,其脉洪数而实者,用四物、茯苓、木通、生甘草、炒黄连。脉虽洪数而虚者,用八珍。若患处不溃而色黯者,四君、芎、归、黄芪之类。若肉死已溃而不生肌者,用四君、黄芪、当归、炮姜。若愈后而恶寒,阳气未复也,急用十全大补。切不可用寒凉,反伤脾胃。

火毒焮作:

一男子因醉被汤伤腿,溃烂发热,作渴饮水,脉洪数而有力。此火毒为患,用生地 当归 黄芩 黄连 木通 葛根 甘草,十余剂诸症渐退,却用参 芪 白术 芎 归 炙甘草 芍药 白芷 木瓜,新肉将完。因劳忽寒热,此气血虚而然也,仍用参、芪之药加五味子、酸枣仁而安,又月余而疮痊。

火毒行于下焦：

一男子火伤两臂焮痛，大小便不利。此火毒传于下焦，用生地黄 当归 芍药 黄连 木通 山栀 赤茯苓 甘草，一剂二便清利，其痛亦止。乃以四物、参、芪、白芷、甘草，而坏肉去。又数剂而新肉生。

火毒乘血分：

一妇为汤伤胸大溃，两月不敛，脉洪大而无力，口干发热，日晡益甚。此阴血虚火，毒乘之而为患耳。用四物汤加柴胡、丹皮，热退身凉。更用逍遥散加陈皮，以养阴血，壮脾胃，腐肉去而新肉生。

（十）明·陈实功《外科正宗》

【临证辨治】

汤泼火烧，此患原无内症，皆从外来也。有汤火热极，逼毒内攻；又有外伤寒凉，极毒入里，外皮损烂者，以清凉膏、粟壳膏涂之；毒气入里，烦躁口干，二便秘涩者，四顺清凉饮下之；泡破珍珠散搽之自愈。

【内服治疗】

四顺清凉饮 方歌：四顺清凉饮赤芍，防风羌活共连翘。当归甘草山栀等，大黄加上热俱消。

治汤泼火烧，热极逼毒入里，或外被凉水所汲，火毒内攻，致生烦躁，内热口干，大便秘实者服。连翘 赤芍 羌活 防风 当归 山栀 甘草各一钱 大黄炒，二钱 上水二钟 灯心二十根，煎八分，食远服。

【外用治疗】

珍珠散 方歌：珍珠散效实堪夸，轻粉还兼缸子花。诸肿诸疮诸痛疾，用之一掺自无他。

治下疳皮损腐烂，痛极难忍；及诸疮新肉已满，不能生皮。又汤泼火烧，皮损肉烂，疼痛不止者。青缸花五分，如无，用头刀靛花轻虚色翠者代之，终不及缸花为妙 珍珠一钱，不论大小以新白为上，入豆腐内煮数滚，研为极细无声方用 真轻粉一两 上三味，共研千转，细如飞面，方入罐收。凡下疳初起皮损，搽之即愈。腐烂疼痛者，甘草汤洗净。猪脊髓调搽；如诸疮不生皮者，用此干掺即可生皮。又妇人阴蚀疮或新嫁内伤痛甚者，亦可此搽极效。汤泼火烧痛甚者，用玉红膏调搽之。

治汤泼火烧，腐皮已尽，疼痛已止，用此掺即愈。前杖疮门中石灰水调麻油成膏，即清凉膏也，搽汤泼火烧亦效。

（十一）明·李梴《医学入门》

【外用治疗】

汤泡火烧疮,初时宜强忍痛,急向火炙,慎勿以冷物熨之,使热不能出,烂入筋骨。后用寒水石七两 黄柏 黄连 黄芩 山栀 大黄 赤石脂各一两,甚者加冰片少许,为末,酒调或鸭子清调敷,或阵王丹亦好。

（十二）明·龚廷贤《万病回春》

【外用治疗】

治汤火伤用蛤蜊壳不拘多少,炙焦黄色,研细末。用生香油调膏敷之。

一方以蜜调敷之,疼立止,不脓不痂效。

治汤火伤用桐油二分 水一分,搅令匀,调入黄丹,石膏末敷之,效。

黄白散 用榆树根白皮为细末一两 黄丹二钱,搅匀。看疮大小,用井水花调匀敷患处。若干,再以凉水敷之。不唯止痛,三五日即痊。或人家失火烧了牲畜,照患处涂之。须臾,流水出可治;不流水,是烧得太重,不可治也。然人被烧亦同此断。

汤火疮方:槐子烧灰为末,香油调上即好。用槐皮炒,为末,香油调上亦好。

【医案选粹】

一男子火伤,两臂焮痛、大小便不利,此火毒传于下焦。用生地黄 当归 芍药 黄连 木通 山栀 赤茯苓 甘草,一剂便清利,其痛亦止。乃以四物、参、白芷、甘草,而坏肉去;又数剂而新肉生。

一男子,因醉被热汤伤腿,溃烂发热,作渴饮水,脉洪数而有力,此火毒为患。用生地黄 当归 芩 连 木通 葛根 甘草十余剂,诸症渐退;却用生芪 川芎 当归 芍药 炙草 白芷 木瓜,新肉将完。因劳忽寒热,此气血虚而然也。仍用参之药而五味、酸枣而安。又月余而疮痊。

一人夜间回禄,烟熏致死者,以萝卜汁灌之即苏。

（十三）清·祁坤《外科大成》

【临证辨治】

汤泼火伤者,患自外来也,然热甚则火毒攻内,令人烦躁口干,昏愦而闷,初伤时用冷烧酒一钟,于无意中望患者胸前一泼,被吃一惊,其气一吸一呵,则内之热毒,随呵而出矣,如仍作烦闷者,取新童便二碗灌之,由烟熏欲死者,捣水萝卜汁灌之,外以烧酒蘸洗汤火伤处,其冷如冰,或以盐末掺之,能护肉不坏,然后敷保肤等膏,二便秘者,四顺清凉饮下之,慎用冷水井泥浸,致使热毒伏于内寒滞束于外,因而不救者多。

四顺清凉饮 治汤火伤,热毒入里,或外被寒凉所汲,火毒内攻,致生烦闷内热,口干

大便秘实者。(注:四顺清凉饮药物组成同《外科正宗》)

(十四)清·陈士铎《洞天奥旨》

【疾病概述】

火烧疮,遍身烧如黑色者难救,或烧轻而不至身黑者,犹或疗也。然而皮焦肉卷,疼痛难熬,有百计千方用之而不验者,以火毒内攻,而治之不得法也。故治火烧之症,必须内外同治,则火毒易解也。

汤烫疮,乃百沸汤、滚热油与滚粥等物,忽然猝伤,因而遭害。遂至一时皮渭内烂成疮也。此等之疮,正所谓意外之变,非气血内损也。轻则害在皮肤,重则害在肌肉,尤甚者害在脏腑。害在脏腑者,多至杀人。然内治得法,亦可救也。内用托药,则火毒不愁内攻,外以蚌津散汁数扫之,即应验如响。如焮赤溃烂,用归蜡膏拔毒止痛,尤易生肌。

【内服治疗】

祛火外消汤岐天师传,外治汤烫、油烧等症神验。地榆五钱　白芨三钱　柏叶三钱　炒栀子二钱　白芷五钱　当归五钱　生甘草一钱 水煎服二剂。伤轻者,药减半。

【外用治疗】

救焚汤岐天师传。外治火烧如神。黄葵花一两,晒干为末　大黄一两　滑石一两　寄奴三钱　井中苔五钱,身佩,为末　丝瓜叶二十片,晒干,为末 以蜜调敷,不痛且易生合,又不烂也,神效。平日修合,临时恐不能成。

蚌津散治汤泡、火烧甚效。取水中大蚌,置大碗中,任其口开,用冰片二三分　当门麝二三分,研末挑入蚌口内,即浆水流入碗内;再加冰、麝少许,用鸡翎扫伤处,先外而内遍扫,随干随扫,凉入心脾,便不痛而愈。如所扫之处不肯干,必溃烂,将蚌壳烧灰存性,为末,入冰、麝少许,掺之,妙。

归蜡膏治汤火伤疮,焮赤溃烂,用此生肌拔热止痛。当归一两　黄蜡一两　麻油四两 以油煎当归焦黄,去滓,纳蜡,搅成膏,出火毒,摊贴最效。

(十五)清·吴谦《医宗金鉴》

【临证辨治】

汤烫火烧皮烂疼,疱起挑破使毒轻,烦躁作呕防毒陷,便秘神昏气喘凶。

此证系好肉暴伤,汤烫火烧,皮肤疼痛,外起燎疱。即将疱挑破,放出毒水使毒轻也。其证虽属外因,然形势必分轻重,轻者施治,应手而愈;重者防火毒热气攻里,令人烦躁,作呕便秘,甚则神昏闷绝。初伤用冷烧酒一钟,于无意中望患者胸前一泼,被吃一惊,其气必一吸一呵,则内之热毒,随呵而出矣。仍作烦闷者,以新童便灌之。外初用清凉膏涂之,解毒止痛,不致臭烂,次以罂粟膏涂之。痛止生脓时,换黄连膏贴之收敛。火毒攻里者,宜四顺清凉饮服之,务令二便通利,则毒热必解。初终禁用冷水、井泥浸塌伤处,恐热毒伏于内,寒滞束于外,致令皮肉臭烂,神昏便秘,端肩气喘,多致不救。外花炮火药烘燎者,治法同前。

(十六)清·鲍相璈《验方新编》

【疾病概述】

凡汤泡、火伤,无论轻重,急用童便灌之,以免火毒攻心。或用白砂糖热水调服,或用蜂蜜调热水灌之,均可。第一不可用冷水及井泥、沟泥等物,即使痛极难受,亦必忍住。倘误用冷水淋之,则热气内逼,轻则烂入筋骨,手足弯缩,缠绵难愈,重则直攻入心,则难救矣。

【外用治疗】

先用真麻油敷之,再用糯米淘水,去米取汁,加麻油一茶钟(多加更妙),用筷子顺搅一二千下(切莫倒搅),可以挑起成丝,用旧笔蘸油搭上,立刻止痛,愈后并无痛痕,神效无比。

又方:尿桶中陈尿(新尿亦可),或泡或淋一时之久,再用蜂蜜和真麻油加上敷之。

火爆伤眼:三七叶,捣汁点入,数次即愈。或用三七磨水滴入亦可,屡试如神。又上二方用南瓜水、葵花油点水,亦极神效。又跌打损伤打伤眼睛,南瓜方亦效。

(十七)清·易凤翯《外科备要》

【临证辨治】

汤火伤:系好肉暴受汤泼火烧,皮肤焮痛,外起燎疱,当即将疱挑破,放出毒水,使毒轻也。其症虽属外因,然形势必分轻重,轻者易治,重者须防火毒热气攻里,令人烦躁作呕便秘,甚则神昏闷绝。初伤,用冷烧酒一钟,于无意中望患者头面胸前一泼,令其吃惊,其气必一吸一呵,则内之热毒随呵而出矣。仍作烦闷者,以新童便汤热灌之,伤重破烂,初用清凉膏涂之,解毒止痛不致臭烂;次贴罂粟膏。

倘欲生脓时,换贴黄连膏咸,脓成煎甘草汤溻洗,撒白蔹末或月白珍珠散火。若初起火毒攻里者,宜服四顺清凉饮元,务令二便通利,火毒方解。初终禁用冷水、井泥、冷浆、生油浸溻伤处,恐热毒伏于内,寒滞束于外,致令皮肉臭烂,神昏便秘,端肩气喘,多致不救。禁一切发物,间服清凉药。凡被花炮火药烘燎微,被汤火铜铁烫伤重者,照前法施治,轻者只用如意金黄散敷之。汤火伤,生薤捣敷即愈。汤火初伤,急以盐末掺之,护肉不坏,再以药敷。汤火初伤,速用冷灶柴草灰一二升,入盐少许,水调如稀糊,厚摊伤处,觉热,则易之,连易数次,则火毒皆拔于灰中,必肿痛随散,结痂而愈。又方:石膏末、香油调敷即愈。

【外用治疗】

汤火止痛散　用大黄末微炒、当归末等分,麻油调搽,干掺亦可。

又方:大黄、芒硝等分为末,鸡子清调贴之效。捣生大黄为末,醋调敷,止痛无瘢。

（十八）清·程鹏程《急救广生集》

【外用治疗】

汤火伤,急救方　以好杭粉为细末,同妇女所用好头油调涂之。如无,或柏子油亦可。
(《沈氏经验方》)

又方:用生大黄切片晒,研细末,不近火,以嫩桐油调敷即愈。(同上)

又方:用梨子捣碎敷之,止痛且不腐烂,神效。(《广利方》)

汤火伤痛不可忍,以菜油一碗,浸一刻,即不痛,两三日,便退皮。如不便浸,频频涂
之。凡汤火伤,切勿以冷水、冷物及井泥、尿泥激之。其热气遇冷,则入之愈深。轻者挛
缩,重则直逼火毒攻心,速之死矣。(《秘方集效》)

汤火伤烂见骨者百草霜三钱　轻粉一钱五分　共为末,麻油调搽,效。(《单方摘要》)

汤火伤灼用景德镇瓷器打碎,埋灶内,炭火铺上,一夜取出,去火毒,为末,入黄丹少
许,敷之立愈。(《活幼口议》)

汤火灼伤:粟米即小米崔焦,投水澄取汁,煎稠如糖,频敷之,能止痛,灭瘢痕。或半生半
炒研末,酒调敷之。(《崔行功纂要》)

又方:用瓶盛麻油,以箸就树夹取黄葵花,收入瓶内,勿犯人手,密封收之。遇有伤
者,以油涂之,甚妙。(《经验秘方》)

又方:用稻草灰,冷水淘七遍,带石摊上,干即易。若疮湿者,焙干,油敷二、三次可
愈。(《卫生易简方》)

汤泼火烧:用水中大蚌,置瓷盆内,将其口向上,放无人处,俟其口开时,预将冰片、麝
香各二(三)分同研细末,以匙挑二(三)分,倾入蚌口内,其口即闭,而蚌内之肉即化为水。然
后再入冰、麝少许,用鸡翎粘埽伤处,先从四面边沿,层层埽入,痛楚自减。如无大蚌,小
者亦可。此急救最验之第一方也。及其火气即退,将用下蚌壳烧存性,碾细末,入冰、麝
少许,从边围埽。如无蚌处,用冰片从四面磨起,渐及于中亦可,渐瘥。(《江苏胡臬台刊传
方》)

汤泡,煮熟鸡蛋黄,炒出油一盅,调生大黄之。(《集简方》)

汤泡火烧:大麦净,砂锅内炒至漆黑为度,取出,以纸铺地上,出火气,研细末,烂者,
干。未破者,以香油、桐油调,止痛,立愈。(《奇方类编》)

又方:用人粪,瓦上焙枯黑,研末,香油调涂亦效。(同上)

汤烫火烧:螺蛳壳多年干白者,火为末。如疮破,干掺。如不破,清油调敷。(《乾坤秘韫》)

又方:用多年庙上兽头为末,香油调敷。(《奇方纂要》)

(十九)清·朱费元《临证一得方》

【内服治疗】

烫伤,天花毒蕴内蒸,牙疳溢血腐烂,进以犀角地黄汤。滚汤烫伤,身热,脉数模糊,咳呛气逆,乃挟春温之候。炒苏子 光杏仁 玉桔梗 大力子 炒全蒌 焦夏曲 生甘草 桑白皮 赤茯苓 青葱管

复作溃色紫流脂,身热脉旺,内陷之险,拟用托里化邪,希图万一。羚羊角 潞党参 焦远志 新会皮 生甘草 金银花 白茯神 象贝母 荷叶 生西芪 鲜石斛 醋煅鹿角尖。

(二十)清·爱虚老人《古方汇精》

【外用治疗】

一汤炮火烧,用蚶子壳研细末,配冰片少许,如湿处燥敷,干处麻油调搽,数次收功,真神方也。(蚶子壳一名瓦楞子)

一汤烫火烧油烙,用鸡子清磨上好京墨涂患处,上用三层湿纸盖之,则不起泡。觉冷如冰水极妙。

一烫火伤,用醋调黄土敷之,效。

一热酒烫,用陈米炒焦为末,黑糖调敷,立效。

(二十一)清·凌奂撰《外科方外奇方》

【外用治疗】

汤火疮方 生大黄 川柏 当归等分 好酒炒炭研末。麻油调搽,或加之以地榆炭。

又方:赤石脂 寒水石 大黄 川柏等各一两 蒲黄二两 红丹五钱 为末麻油调敷。

(二十二)清·钱峻《经验丹方汇编》

【临证辨治】

烫火伤,最忌浸冷水中,防火毒攻心。并勿服寒冷之药,但用好酒洗,拔其热毒,或服玄妙饮。川连 花粉 元参各二钱 陈皮 桔梗 山栀仁各一钱五分 淡竹叶三十片 水煎服,如药不便,服童便以护其心,使心火不能内攻,随取大黄末,桐油调敷。即垂危者,皆保无恙。(医方俱载)

二、近现代名家对病因病机、证型、临证的认识

唐乾利根据烧伤创面的特点将烧伤分为五种类型。

热毒型包括浅表创面（多见于I度、浅Ⅱ度伤、深Ⅱ度浅型早期）。病机是热伤营卫，耗伤阴津。临床表现为创面疼痛较剧，水泡大，泡液清，泡皮薄，皮温高，创基红，口渴，小便短赤，舌红苔黄，脉弦数或细数等皆为阳为热、阴津耗伤之症状。治疗上遵《内经》"热者寒之"之旨，以清热解毒止痛、活血化瘀生肌为原则。方选清凉膏、生肌玉红膏、金黄油膏、玉露膏等以寒凉为主的方药，一般1周左右愈合。

寒热错杂型包括深度创面（多见于深Ⅱ度、Ⅲ度伤）。临床表现为创面痛觉迟钝，水泡小，泡皮厚，泡液稠，皮温凉，创基白或红白相间，间有暗红色小点。口渴不欲饮，舌红，苔白腻或黄厚，脉濡数，"迟、小、稠、凉、白"这些症状皆是阴、寒的表现；口渴，舌红，苔黄或腻是热的表现。其病因病机为外受邪热，火毒炽盛，热盛则肉腐，闭阻气血，气滞则湿积，湿积则霉腐。故临床表现为因热而出现一系列寒的症状。治疗上当以清热散瘀活血为主，稍助温通生肌之品，以免"火疮得冷，热气更深转入骨，坏人筋骨难瘥"。（《千金方》）方选以治疗半阴半阳的代表方冲和膏为主加减。药物组成：大黄30克，黄连30克，黄柏30克，黄芩30克，栀子30克，当归20克，白芷15克，乳香10克，没药10克，黄芪10克，甘草6克，冰片30克。制法：上药除乳香、没药、冰片外加入芝麻油1000克中浸泡1周，炸枯去渣，加入乳香、没药融化后去渣，离火，去火毒后加入冰片，加黄蜡60克收膏备用。用法：将创面简单清创后，用消毒的压舌板或毛笔外涂药膏，厚度约为1mm，4～5h换药1次，保持创面持续换药，不干燥，不浸渍。冲和膏应用半月或20天后，如还未愈合，此时创面坏死组织基本脱落，创基凹于创缘，出现皮岛或肉芽，创面已转为虚寒型阶段，冲和膏已不适宜，需应用以温补为主的药膏。

虚寒型包括深度创面（多见于深Ⅱ度、Ⅲ度）。烧伤后期，热毒将尽，气阴两伤，腐肉已脱，脓液稀薄，皮温低，创基明显凹于创缘，创基色淡，舌淡，苔薄白，脉细，沉、重按无力，一派虚寒之象。治则当以益气养阴、温通气血、托毒生肌为主，稍助清热之品，以回阳玉龙膏、生肌散等方加减治之。药物组成：当归30克，白芷20克，龙骨15克，乳香20克，没药20克，黄芪15克，生地黄12克，黄连10克，栀子10克，冰片10克，甘草6克，鹿角霜6克，血竭10克。制法用法：同冲和膏。

湿热内蕴，气滞血瘀型（多见于创面愈合后出现的增生性瘢痕及瘢痕疙瘩）。瘢痕增生明显，质地坚硬，高出皮肤，色潮红，瘙痒，毛细血管扩张，压之褪色。舌暗红，苔黄，脉涩，或濡数。病机为阳盛体质，加之湿热余毒未清，湿热搏结，气血凝滞，痹阻经络。治则为清热利湿，活血化瘀，软坚散结，通经活络，方选唐乾利自拟化瘢油加减。药物组成：透骨草10克，茜草20克，木通20克，乳香15克，白花蛇2条，地榆20克，昆布20克，没药15克，刘寄奴10克，黄连10克，黄柏10克，伸筋草30克，紫草根30克，鳖甲20克，松节15克，薄荷冰10克。制法:上药除乳香、没药外加入芝麻油1000克中浸泡2昼夜,炸枯去渣,加入乳香、没药融化后去渣,离火,去火毒后加黄蜡30克收膏备用。用法:用时微加温,直接涂于瘢痕上,每日4次,每次轻柔按摩5min。

气血虚寒,经络痹阻型(多见于创面愈合后形成的萎缩性瘢痕)瘢痕萎缩,甚至低于周围正常皮肤,质地较软,色淡或白,舌淡红,苔薄白,脉沉细涩。病机为阴盛体质,加之久病虚寒,气血运行无力,皮毛失之濡养而成萎缩性瘢痕。治则为补气活血,软坚散结。方选唐乾利自拟的防疤膏。药物组成:黄芪30克,当归20克,补骨脂20克,丹参20克,没药20克,乳香15克,透骨草20克,僵蚕15克,穿山甲10克,鳖甲15克,伸筋草20克,花粉15克,党参20克,紫草10克,荔枝核20克。制法:上药除乳香、没药外加入芝麻油1000克中浸泡2昼夜,炸枯去渣,加入乳香、没药融化后去渣,离火,去火毒后加黄蜡30克收膏备用。用法:用时微加温,直接涂于瘢痕上,每日4次,每次轻柔按摩5min。

三、医案

【医案1】李某,男性36岁,因烧石灰不慎跌入石灰窑中,全身被烧伤,头发被烧掉,全身起大型水泡,疼痛厉害,全身发抖,呻吟不已,渴而引饮,小便极少而黄,脉数,舌红绛苔黄燥。烧伤面积大,伤后人抬入院。处方内服方:银花三钱,连翘三钱,黄柏三钱,甘草二钱,每天煎一付,日分四次服。外用方:川连一两,黄柏二两,花粉二两,地榆二两,以上四味药共细末。生桐油半斤,生蜜糖二斤。先将桐油和蜜糖搅至融合后,慢慢加入上药,随放随搅,至均匀为止即成膏状。外擦前先将水泡用消毒针头刺破放液,然后涂抹药膏,日二三次。入院后即给内服外涂药,片刻疼痛即停止,七天后全身痂皮脱落,露出嫩红的皮肤,无遗留疤痕。无一处化脓感染,第九天痊愈出院。按烧伤患者,有大型水泡,疼痛厉害,且愈后无疤痕,此属二度烧伤。全身情况良好,治宜止痛,消炎,防止感染。覃老中医重用三黄、银花、连翘、生桐油、生蜜糖,有止痛消炎、清热解毒、防腐生肌之功,故收效神速。

(摘自卫生简讯《覃立成医案》)

【医案2】刘某,女,22岁,2004年4月14日初诊。患者左足背因沸水烫伤,诊见左足背水肿明显,且颜色发红,局部肤温增高,有散在如绿豆大小水疱,底部湿润。治疗:将水疱逐个用消毒针在低位吸尽疱中水分,但勿剪去疱皮(即挑破水疱),依上法外用烫伤膏,每天2~3次。10天后烫伤面愈合,皮肤颜色恢复正常,无疤痕,无不适感。烫伤膏是成都中医药大学已故名医文琢之教授的经验方,对烧烫火伤、犬咬伤、虫伤等均有较好疗效。

(摘自《文琢之外科经验集》)

四、现代研究进展

烧伤是由于热力(火焰、灼热的气体、液体或固体)、电能、化学物质、放射线等作用于人体而引起的一种局部或全身急性损伤疾病。由于现代科学技术的发展出现了化学烧伤、放射性烧伤、电击伤等。

【病因病理】

本病是由于强热侵害人体,导致皮肉腐烂而成。强热主要有火焰、热水、热油、蒸汽、电流、激光、放射线、化学物质和战时火器等,轻者仅皮肉损伤,重者可伤及骨、关节及内脏,甚至致人死亡。

【临床表现】

烧伤的症状主要与烧伤深度、面积、伤前疾病、合并伤及并发症等有关。烧伤深度一般采用三度四分法,为了设计治疗方案,结合烧伤深度和全身症状表现可分为轻、中、重、特重四类。不同致伤物导致的烧伤可能症状有所不同,尤其是一些化学物质所致伤害,在这里以介绍热力导致的烧伤症状为主。

一度烧伤表面红斑状、红肿、干燥、有烧灼感,无皮肤破损。3~5天愈合。短期内局部皮肤颜色较深,不留瘢痕。因对全身生理状态无明显影响,在记录烧伤面积时不将该类烧伤计入烧伤面积。

浅二度烧伤出现大小不一的水疱,局部红肿比较明显。去除水泡皮后创面基底潮红,疼痛明显,创面皮肤温度较高。如不发生感染,1~2周愈合。短期内局部皮肤颜色较深,一般不留瘢痕。

深二度烧伤出现小水疱,去除水疱皮后创面基底呈红白相间或猩红色。患者痛觉较迟钝,皮肤温度较低。如无感染,3~4周愈合,但常伴有瘢痕增生。

三度及四度烧伤创面无水疱,因致病原因不同,痂皮可呈焦黄、焦黑或蜡白等颜色,甚至碳化,触之如皮革,创面干燥、发凉、痛觉消失。休克期:休克是烧伤后48h内导致病人死亡的主要原因。大面积烧伤的热力作用,使毛细血管通透性增加,导致大量血浆外渗至组织间隙及创面,引起有效循环血量锐减,从而发生低血容量性休克。一般在伤后2~3h渗出最为急剧,8h达高峰,随后逐渐减缓,48h起组织间水肿液开始回收,血压逐渐恢复正常,尿液开始增多,因此,烧伤早期补液应遵循先快后慢的原则。

烧伤还可能伴随吸入性损伤,可出现呼吸困难或吸入性窒息(常见于火灾)、全身中毒症状。烧伤面积较大没有及时接受复苏治疗时,会出现休克表现。

【临床治疗】

（1）中医辨证论治

中医药治疗烧伤时常用两种方法：内治法与外治法。

针对烧伤早、中后期的不同病机，采取分期局部辨证法为主的施治方案：①接触及扩散期：银翘散合银花解毒汤内服，并依据病情加减分量。②溃疡期：以加减四顺清凉饮子为主，并注意酌情用量。③结痂期：消翳汤注意酌情用量。也可将烧伤患者分为以下三期治疗：①早期（热毒炽盛）：治以清热解毒，生津护阴，内服黄连解毒汤，酌情用量。②中期（热盛伤阴）：治以清热养阴，解毒利湿，内服沙参麦冬汤，酌情药量。③后期（气血两虚）治以益气养阴，健脾和胃，内服四君子汤，酌情药量。

（2）中医外治　中医药在治疗烧伤特别是外治法方面有丰富的经验，烧伤的主要症状是创面，根据创面大小、受伤程度而采取不同治疗手段，其中外用中药剂型可分为膏剂、散剂、酊剂、汤剂。

①膏剂适用于各种创面。膏剂富有黏性，外敷患处，既可避免外来刺激和细菌感染，又可消炎止痛，改善局部血液循环，有利于创面组织的修复再生。湿润烧伤膏能在保持烧伤创面湿润的情况下，促进皮肤愈合。湿润烧伤膏中所含的黄芩成分能有效抑制多种细菌生长，从而起到不错的治疗效果。

②散剂适合应用于各种深度的烧伤创面。其优点甚多，配制方法简单，使用时方便可行，在渗出期可保持创面干燥。

③酊剂适用于表皮较为完整的Ⅱ度烧伤以下创面，以表皮完整为佳。具有有效成分浓度高、防腐性能好、用量小且久贮不变的优点，宜于观察创面变化。

④汤剂作为备用药，其质地较透明，可随时观察创面变化，故用于烫伤的早、中、后期治疗，可产生较好的效果。

（3）西医治疗

小面积轻度烧伤，可单用外治法，大面积重度烧伤，必须内外兼治，中西医结合治疗。内治法对烧伤治疗有促进作用，内服药能抑制细胞炎症因子，减少内毒素的吸收，亦可抗炎抑菌，改善体内血液循环，减少血栓形成，以保护内脏器官，对促进创面的愈合起到较好疗效。外治原则为正确处理烧伤创面，保持创面清洁，预防和控制感染，促进愈合。深Ⅱ度创面要争取和促进痂下愈合，减少瘢痕形成。Ⅲ度创面早期保持焦痂完整干燥，争取早期切痂植皮，缩短疗程。

烧伤的治疗原则分"干""湿"两派。干性疗法是源于西方传统的烧伤外科疗法，是针对创面感染实行干燥暴露疗法，促使创面干燥结痂，然后用外科手术切痂、植皮的方法治疗,即脱水、干燥、灭抑细菌、清除烧伤组织、封闭创面,主要靠外因的干扰、抗生素和手术方式来治疗烧伤。而湿性疗法则是针对烧伤可复性组织的恢复和残存皮肤组织的生理性修复,将烧伤创面立体式地暴露在仿生性的生理湿润环境,以最大限度地保存可复性组织,促使坏死组织无损伤性地层层液化,排出残存皮肤组织,以生理性再生修复皮肤的方式治疗烧伤。皮肤热损伤后,其损伤组织呈同心圆式三个损伤区带。中心为凝固坏死带,周围为毛细血管瘀滞带,外周为充血带。毛细血管瘀滞带是烧伤局部治疗的重点。干性疗法认为瘀滞带是不可复性组织区;湿性疗法认为在得到及时正确的治疗情况下,也可以阻止其进行性坏死。

【疾病预防】

(1)加强劳动保护,开展防火宣传教育,远离危险的火源。

(2)在家庭或幼儿园,开水、热粥、热汤要放好,以免烫伤小孩。

(3)大面积烧伤患者住院后实施无菌隔离1~2周,病室要定时通风,保持干燥,限制人员进出,接触患者的敷料、被单、物品等注意灭菌。

(4)精心护理,勤翻身,防止创面长期受压,保持痂皮干燥和完整。

(5)鼓励患者进食,可以绿豆汤、西瓜汁、水果露、银花甘草汤等代茶频服,多食新鲜蔬菜、水果、禽蛋、瘦肉之品;忌食辛辣、肥腻、鱼腥之品。

参考文献

[1] 尚新志,黄国林.等.唐乾利教授辨治烧伤创面经验撷英[J].中医药信息,2013,30(03):79-81.

[2] 欧奇.覃立成医案[J].卫生简讯,1977(Z1)

[3] 成都中医学院-成都中医学院医疗系附院.文琢之外科经验集[M].北京:科学技术出版社,1977:83-84

(王思阳　杨世睿)

附录1

常用药名别用

现代规范药名	古籍曾用名
白及	白芨
川芎	芎劳、芎藭
灯心草	灯心、灯草
瓜蒌	栝楼、栝蒌
黄柏	黄蘗
山慈菇	山慈姑
血余炭	血余碳
珍珠	真珠

附录2

常用书名简称

原书名	本书用简称
《黄帝内经》	《内经》
《肘后备急方》	《肘后》
《千金要方》	《千金》
《唐本草》	《唐本》
《集验背疽方》	《集验》
《外科精要》	《精要》
《外科精义》	《精义》
《外科理例》	《理例》
《外科启玄》	《启玄》
《外科正宗》	《正宗》
《证治准绳》	《准绳》
《医宗金鉴·外科心法要诀》	《心法》
《医宗说约》	《说约》
《外科十法》	《十法》
《青囊秘诀》	《青囊》